ODONTOLOGIA RESTAURADORA

Fundamentos & Técnicas

VOLUME 1

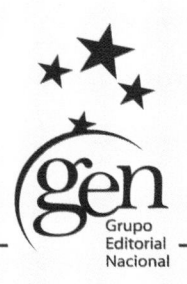

Grupo
Editorial
Nacional

O GEN | Grupo Editorial Nacional – maior plataforma editorial brasileira no segmento científico, técnico e profissional – publica conteúdos nas áreas de ciências da saúde, exatas, humanas, jurídicas e sociais aplicadas, além de prover serviços direcionados à educação continuada e à preparação para concursos.

As editoras que integram o GEN, das mais respeitadas no mercado editorial, construíram catálogos inigualáveis, com obras decisivas para a formação acadêmica e o aperfeiçoamento de várias gerações de profissionais e estudantes, tendo se tornado sinônimo de qualidade e seriedade.

A missão do GEN e dos núcleos de conteúdo que o compõem é prover a melhor informação científica e distribuí-la de maneira flexível e conveniente, a preços justos, gerando benefícios e servindo a autores, docentes, livreiros, funcionários, colaboradores e acionistas.

Nosso comportamento ético incondicional e nossa responsabilidade social e ambiental são reforçados pela natureza educacional de nossa atividade e dão sustentabilidade ao crescimento contínuo e à rentabilidade do grupo.

ODONTOLOGIA RESTAURADORA

Fundamentos & Técnicas

VOLUME 1

Luiz Narciso Baratieri

Sylvio Monteiro Jr.

Tiago Spezia de Melo

Kazuza Bueno Ferreira

Leandro Augusto Hilgert

Luís Henrique Schlichting

Jussara Karina Bernardon

Fernando Vilain de Melo

Flávia Barros Delbons Araújo

Lessandro Machry

Mônica Kina

Gustavo Zanatta Brandeburgo

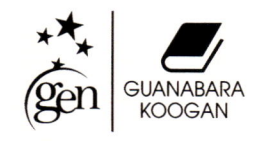

gen | GUANABARA KOOGAN

- **Atendimento ao cliente: (11) 5080-0751 | faleconosco@grupogen.com.br**

- Direitos exclusivos para a língua portuguesa
Copyright © 2010 by
GEN | Grupo Editorial Nacional S.A.
Publicado pelo selo Editora Guanabara Koogan Ltda.

  1ª edição, 2010
  1ª reimpressão, 2010
  2ª reimpressão, 2011
  3ª reimpressão, 2012
  4ª reimpressão, 2013
  5ª reimpressão, 2014
  6ª reimpressão, 2015
  7ª reimpressão, 2018
  8ª reimpressão, 2023

  Travessa do Ouvidor, 11
  Rio de Janeiro – RJ – 20040-040
  www.grupogen.com.br

- Capa: Gilberto R. Salomão

- Desenhos: Reinaldo T. Uezima

- Ficha catalográfica

O23
v.1
    Odontologia restauradora : fundamentos e técnicas, volume 1 / Luiz Narciso Baratieri...[et al.]. - [Reimpr.]. - Rio de Janeiro: Guanabara Koogan, 2023.
    2 v. (431, 330 p.) : il.

    Inclui bibliografia
    ISBN 978-85-7288-822-6

    1. Restauração (Odontologia). 2. Cavidade dentária - Preparo. 3. Resinas dentárias. I. Monteiro Júnior, Sylvio. II. Título.

11-0695   CDD: 617.6
                 CDU: 616.314

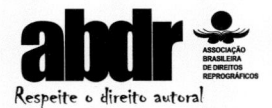

Este livro é dedicado ao Professor Dr. Jorge Seara Polidoro,
que possibilitou que chegássemos aonde chegamos.

AUTORES

LUIZ NARCISO BARATIERI

*Professor Titular e Responsável pelas Disciplinas de Dentística
da Universidade Federal de Santa Catarina UFSC – Florianópolis, SC*

SYLVIO MONTEIRO JR.

*Professor Titular de Dentística da UFSC
da Universidade Federal de Santa Catarina UFSC – Florianópolis, SC*

AUTORES

TIAGO SPEZIA DE MELO
Mestre e Doutorando em Dentística pela
Universidade Federal de Santa Catarina UFSC – Florianópolis, SC

KAZUZA BUENO FERREIRA DA ROCHA
Mestre e Doutoranda em Dentística pela
Universidade Federal de Santa Catarina UFSC – Florianópolis, SC

LEANDRO AUGUSTO HILGERT
Mestre e Doutorando em Dentística pela
Universidade Federal de Santa Catarina UFSC – Florianópolis, SC

LUÍS HENRIQUE SCHLICHTING
Mestre e Doutorando em Dentística pela
Universidade Federal de Santa Catarina UFSC – Florianópolis, SC

JUSSARA KARINA BERNARDON
Mestre e Doutora em Dentística pela
Universidade Federal de Santa Catarina UFSC – Florianópolis, SC

FERNANDO VILAIN DE MELO
Mestre e Doutorando em Dentística pela
Universidade Federal de Santa Catarina UFSC – Florianópolis, SC

FLÁVIA BARROS DELBONS ARAÚJO
Mestre e Doutoranda em Dentística pela
Universidade Federal de Santa Catarina UFSC – Florianópolis, SC

LESSANDRO MACHRY
Mestre em Dentística pela
Universidade Federal de Santa Catarina UFSC – Florianópolis, SC

MÔNICA KINA
Mestre e Doutora em Dentística pela
Universidade Federal de Santa Catarina UFSC – Florianópolis, SC

GUSTAVO ZANATTA BRANDEBURGO
Mestre em Dentística pela
Universidade Federal de Santa Catarina UFSC – Florianópolis, SC

IX

AGRADECIMENTOS

Além de agradecer a participação e empenho de todos os autores, também gostaria de agradecer às outras pessoas que têm contribuído, dia a dia, para tornar a minha vida melhor, mais fácil e mais plena. Não há dúvida, sem a ajuda delas nada disso seria possível. Assim sendo, gostaria de agradecer a Naira (minha mulher), aos meus filhos (Carolina, Gabriel e Pedro), ao meu amigo e editor Rui Santos, aos demais professores da disciplina de Dentística e do Curso de Especialização em Dentística da Universidade Federal de Santa Catarina (Sylvio, Élito, Clóvis, Mauro, Maia, Cléo, Lins, Cezar, Guilherme, Edson, Gilberto e Renata), à D. Léa e D. Talita (secretárias da disciplina de Dentística e Clínica Integrada da UFSC), ao Bruno (funcionário da disciplina de Dentística da UFSC), Terezinha, Rosângela e Adriana (funcionárias da minha clínica privada), ao Professor Vinicius Zendron, aos meus amigos Paulo Kano e Herbet Mendes, Cristina, Fontes e Fernando da Editora Ponto e, especialmente, a Deus, por ter permitido tudo isso. A todos, o meu muito obrigado. Que Deus continue a iluminar e a proteger as suas vidas e as de seus familiares.

Luiz Narciso Baratieri

Professor Titular de Dentística da Universidade Federal de Santa Catarina — Florianópolis, SC, Brasil

PREFÁCIO

Não é mais um livro deste já consagrado autor... é antes de tudo um verdadeiro tratado, que contém e demonstra toda a importância da Técnica Odontológica no mundo atual, um real exercício da arte, da precisão, do conhecimento e da sensibilidade.

O Prof. Dr. LUIZ NARCISO BARATIERI conseguiu desenvolver, ao longo de aproximadamente 30 anos de estudo e prática, uma carreira versátil e consolidada, como cirurgião-dentista, docente, pesquisador e administrador. Conseguiu o respeito e a admiração de alunos, colegas, pacientes, funcionários, enfim, de toda a comunidade com que se relaciona, face à dedicação, esforço e cordialidade com que desempenha tarefas, sempre reconhecendo a influência positiva dos diferentes grupos que atuam na Odontologia brasileira. Fez, neste livro, menção especial ao grande mestre, Prof. Dr. JORGE SEARA POLIDORO, que sempre o apoiou e motivou na carreira.

Divide a autoria desta obra com o Prof. Dr. SYLVIO MONTEIRO JUNIOR, seu amigo pessoal e de trabalho, um exemplo de profissional ético e competente, que tem disseminado a filosofia da equipe de Florianópolis por meio de cursos, eventos e artigos em periódicos de impacto científico. Formam uma dupla de elevado conceito e expressão na área de Dentística.

A Faculdade de Odontologia de Bauru, especialmente pelo seu Departamento de Dentística, orgulha-se de ter participado em algum momento da formação continuada desses expoentes do ensino e da ciência que tanto valorizam e se interessam pela nossa profissão.

Mestrandos da UFSC colaboraram também, efetivamente, e tenho a certeza de que foi mais um aprendizado presencial para todos eles.

"ODONTOLOGIA RESTAURADORA – Fundamentos & Técnicas" apresenta, em seus volumes 1 e 2, a sequência de assuntos que devem ser estudados desde a graduação e sempre considerados, qualquer que seja o nível de extensão universitária oferecido. São abordados com objetividade e profundidade, devidamente ilustrados e plenos de referências clássicas e modernas. Trata-se, portanto, de uma literatura indispensável, rica de ensinamentos, conceitos, técnicas e experiências, certamente fruto da responsabilidade consciente de seus autores em oferecer este verdadeiro presente de ANO NOVO a todos que se identificam com a Odontologia, em seus diferentes ambientes.

De parabéns estão os seus autores, Profs. Drs. LUIZ NARCISO BARATIERI e SYLVIO MONTEIRO JUNIOR, ao lado de TIAGO SPEZIA DE MELO e demais pós-graduandos colaboradores desta publicação de indiscutível qualidade.

José Mondelli

Professor Titular do Departamento de Dentística, Endodontia e Materiais Dentários da Faculdade de Odontologia de Bauru/ Universidade de São Paulo

APRESENTAÇÃO

Finalmente, após ter publicado dez livros, sendo que alguns deles foram traduzidos para várias línguas, tenho a honra, a alegria e a felicidade de lhes apresentar o livro dos meus sonhos. Sim, o livro dos meus sonhos. Aquele que desde há muitos anos eu vinha tentando fazer e sempre, por alguma razão, acabava deixando para depois. O livro dos meus sonhos. Aquele que sempre quis ver nas mãos dos estudantes de graduação e pós-graduação durante as atividades pré-clínicas e porque não dizer também das atividades clínicas. Aquele que fosse capaz de mostrar de forma simples, didática e cientificamente suportada como fazer bem feito os procedimentos mais frequentes da atividade diária de um cirurgião-dentista. Fazer o "bem feito". Aquele que fosse capaz de despertar, especialmente nos jovens, um amor profundo e duradouro por essa maravilhosa profissão, a Odontologia.

Esse livro (o dos meus sonhos) foi por mim e pelo meu amigo e colega Sylvio Monteiro Júnior idealizado e feito com a imprescindível ajuda dos estudantes de mestrado da Universidade Federal de Santa Catarina, em Florianópolis, SC. Eles (Tiago, Kazuza, Leandro, Luís, Jussara, Fernando, Flávia, Lessandro, Mônica e Gustavo), ao tornarem, com maestria que eu nunca havia antes visto, real o livro dos meus sonhos, também tornam realidade alguns dos seus sonhos. Assim sendo, devo dizer que além de acreditar que esse livro, mesmo e especialmente por ter sido feito todo em manequins, irá ajudar milhares de estudantes e profissionais por todo o mundo, que ele é a mais clara tradução do poder que os jovens bem formados e unidos têm. Como eu sou suspeito, recomendo que você preste atenção a todos os detalhes do livro, como por exemplo, ao português, às fotografias, à diagramação, à limpeza, aos esquemas, aos exercícios, ao texto e aos vídeos que o acompanham e tire as suas próprias conclusões. Tenho certeza de que você vai concordar comigo: trata-se, realmente, do livro dos meus sonhos (ou seria um "sonho" de livro?).

Bom proveito.

Luiz Narciso Baratieri

Professor Titular de Dentística da Universidade Federal de Santa Catarina – Florianópolis, SC, Brasil

SUMÁRIO

VOLUME 1

1 Nomenclatura e classificação de lesões e cavidades 1

2 Princípios gerais do preparo cavitário 17

3 Instrumental e material 49

4 Isolamento do campo operatório 71

5 Adesão aos tecidos dentais 97

6 Resinas compostas 113

7 Polimerização de compósitos 121

8 Luz, cor & caracterização de restaurações 135

9 Amálgama dental 153

Restaurações Diretas com Compósitos 160

10 Preparo e restauração Classe III com compósitos
Acesso estritamente proximal 165
Acesso palatal 175
Acesso vestibular 191

11 Preparo e restauração Classe IV com compósitos
Técnica da guia de silicone 203
Técnica de reconstrução à mão livre 227

12 Preparo e restauração Classe V com compósitos
Lesões não cariosas 241
Lesões cariosas 251

13 Colagem de fragmento dental
Técnica de colagem com guia de acrílico 263
Técnica de bisel pós-colagem 275

14 Faceta direta com compósitos
Técnica da matriz de acrílico 285
Técnica de reconstrução à mão livre 307

15 Redução ou fechamento de diastemas e dentes conoides
Fechamento de diastema 321
Incisivos laterais conoides 335

16 Acabamento e polimento de restaurações diretas anteriores 345

17 Preparo e restauração Classe I com compósitos
Técnica de estratificação à mão livre 361
Técnica da matriz oclusal de acrílico 373

18 Preparo e restauração Classe II com compósitos
Técnica do slot horizontal 385
Técnica da matriz metálica parcial biconvexa 395
Técnica da matriz metálica circunferencial 413

Bibliografia Recomendada 427

VOLUME 2

Restaurações Diretas com Amálgama 433

19 Preparo e restauração Classe I com amálgama 437

20 Preparo e restauração Classe II com amálgama 461

21 Restauração complexa com amálgama 485

22 Acabamento e polimento de restaurações de amálgama 499

Restaurações Indiretas 507

23 Materiais e técnicas de moldagem 511

24 **Restaurações provisórias** 527

25 **Cimentação adesiva** 555

26 **Pinos intrarradiculares** 581

27 **Coroas anteriores**
Dente não vital com pino de fibra e núcleo de compósito 607
Dente não vital com alteração de cor 635

28 **Facetas indiretas** 653

29 **Restaurações tipo inlay & onlay**
Inlay 675
Onlay 691

30 **Coroas posteriores**
Coroa tradicional 711
Endocrown 737

Bibliografia Recomendada 757

1

NOMENCLATURA E CLASSIFICAÇÃO DE LESÕES E CAVIDADES

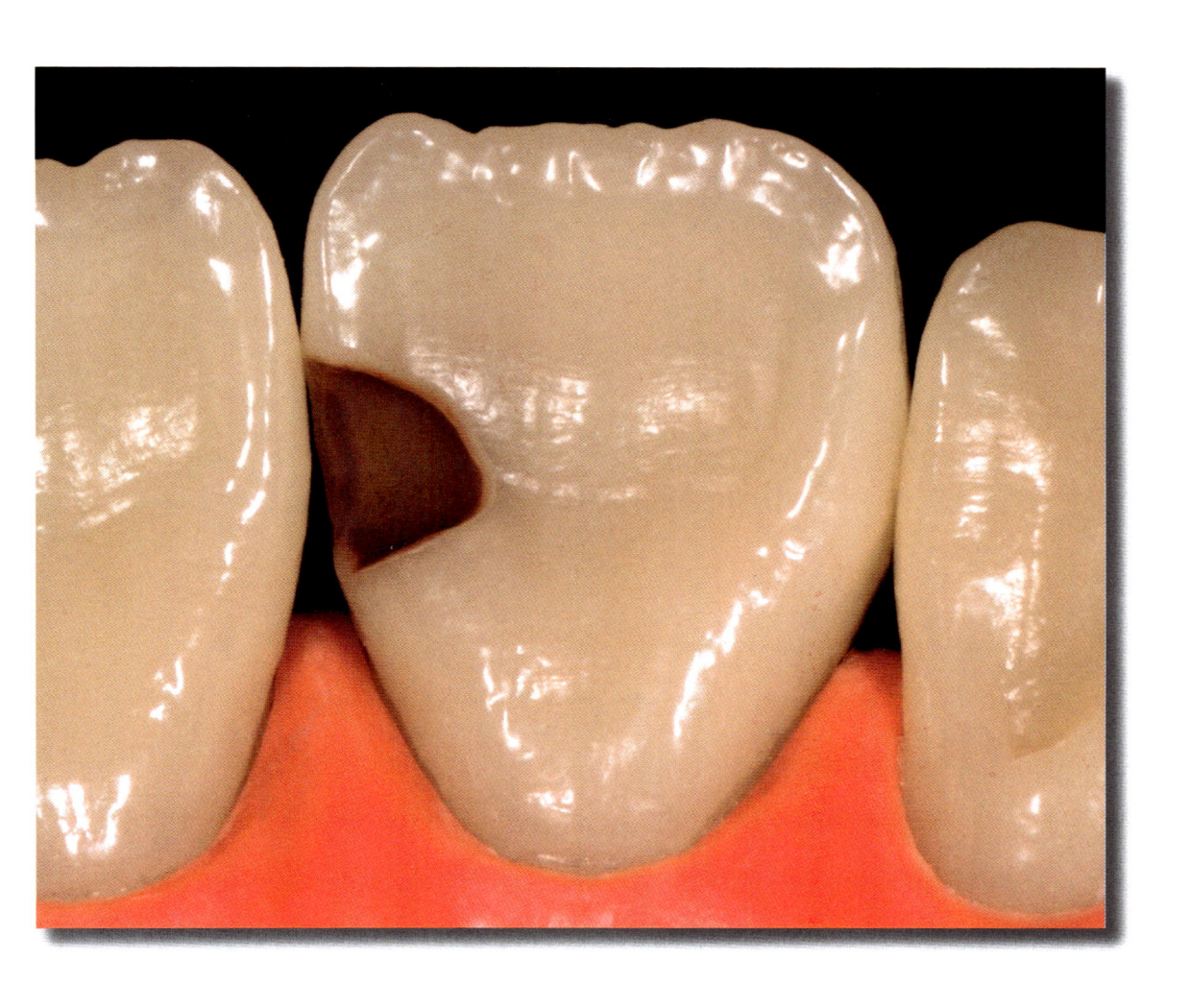

Nomenclatura é o conjunto de termos peculiares a uma arte, profissão ou ciência, através dos quais os indivíduos que as praticam são capazes de se entenderem mutuamente. Assim como contar com um bom vocabulário facilita a comunicação e minimiza a ocorrência de mal-entendidos, o aprendizado da Odontologia depende do conhecimento dos termos utilizados por essa ciência. Embora possa parecer um assunto demasiadamente básico e teórico, não há dúvida de que conhecer e empregar a nomenclatura correta é crítico para o melhor aproveitamento dos ensinamentos práticos, que serão apresentados ao longo deste livro.

NOMENCLATURA DESCRITIVA DOS DENTES

Os dentes têm sua nomenclatura definida por características de classe, tipo, conjunto, arcada e posição em relação ao plano sagital mediano. As características de *classe* dividem os dentes em quatro grandes grupos: molares, pré-molares, caninos e incisivos. As características de *tipo*, por sua vez, diferenciam os dentes dentro de cada uma das classes — incisivo central ou lateral; 1º, 2º ou 3º molar; 1º ou 2º pré-molar — ao passo que as características de *conjunto* dividem os dentes em permanentes e decíduos. Para uma descrição precisa do dente em questão, ainda devem ser consideradas a *arcada* (superior ou inferior) e a *posição* do dente em relação ao plano sagital mediano (direito ou esquerdo). De acordo com esses dois últimos fatores, é possível dividir os dentes em quatro quadrantes: superior direito (1ºQ), superior esquerdo (2ºQ), inferior esquerdo (3ºQ) e inferior direito (4ºQ). Levando em conta a combinação de todos os aspectos listados, forma-se a nomenclatura correta dos dentes — em determinados casos, não é necessário descrever todas as características (e.g., não existe mais de um tipo de canino; não há pré-molares decíduos). Observe nos exemplos descritos a seguir que cada descrição permite a identificação precisa do dente em questão.

incisivo central permanente superior esquerdo
classe   *tipo*   *conjunto*   *arcada*   *posição*

canino permanente inferior direito
classe   *conjunto*   *arcada*   *posição*

primeiro molar permanente superior esquerdo
tipo   *classe*   *conjunto*   *arcada*   *posição*

primeiro pré-molar superior direito
tipo   *classe*   *arcada*   *posição*

NUMERAÇÃO DOS DENTES

Embora a nomenclatura descritiva, apresentada na página 2, permita a identificação inequívoca de todos os elementos dentais, seu uso nem sempre é prático — imagine, por exemplo, ter que registrar os achados clínicos de todos os dentes do paciente, identificando-os de forma descriti-va. Assim, para facilitar e tornar mais rápido o processo de identificação dos dentes, foram desenvolvidos sistemas de numeração capazes de sintetizar, em poucos caracteres, todas as informações da nomenclatura completa.

Sistema internacional: Utiliza dois números para identificar os dentes: o primeiro, variando de 1 a 4 nos dentes permanentes e de 5 a 8 nos decíduos, representa o conjunto e o quadrante; o segundo, variando de 1 a 8 nos dentes permanentes e de 1 a 5 nos decíduos, representa a classe e o tipo. Por meio da combinação dos dois algarismos, é possível identificar qualquer dente da arcada. Examine atentamente a representação esquemática abaixo e procure identificar e compreender a forma como os elementos dentais são numerados, de acordo com o sistema internacional. Alguns exemplos, para facilitar a compreensão: incisivo lateral permanente superior direito (12), 2º pré-molar inferior direito (45), 3º molar superior direito (18), canino permanente inferior esquerdo (33), incisivo central decíduo superior direito (51), 1º molar decíduo superior esquerdo (64).

Sistema universal ou americano: Nesse sistema, os dentes são numerados de forma sequencial, sem qualquer distinção quanto ao papel do primeiro e do segundo dígito na numeração. Assim, os dentes permanentes superiores são identificados por números de 1 (3º molar direito) a 16 (3º molar esquerdo) e os dentes permanentes inferiores por números de 17 (3º molar esquerdo) a 32 (3º molar direito). Os dentes decíduos são identificados por letras maiúsculas, aplicadas sequencialmente ao longo dos quadrantes — em ordem alfabética — conforme a representação esquemática abaixo. Alguns exemplos, para facilitar a compreensão: incisivo lateral permanente superior direito (7), 2º pré-molar inferior direito (29), canino permanente inferior esquerdo (22), 3º molar superior direito (1), incisivo central decíduo superior direito (E), 1º molar decíduo superior esquerdo (I).

Dentes Permanentes no Sistema Internacional

18	17	16	15	14	13	12	11	21	22	23	24	25	26	27	28
48	47	46	45	44	43	42	41	31	32	33	34	35	36	37	38

Dentes Permanentes no Sistema Universal/Americano

1	2	3	4	5	6	7	8	9	10	11	12	13	14	15	16
32	31	30	29	28	27	26	25	24	23	22	21	20	19	18	17

Dentes Decíduos no Sistema Internacional

55	54	53	52	51	61	62	63	64	65
81	82	83	84	85	71	72	73	74	75

Dentes Decíduos no Sistema Universal/Americano

A	B	C	D	E	F	G	H	I	J
T	S	R	Q	P	O	N	M	L	K

NOMENCLATURA DAS SUPERFÍCIES DENTAIS

Todos os dentes apresentam cinco superfícies ou faces (FIG. 1.1): vestibular, palatal/lingual, mesial, distal, oclusal/incisal. A *vestibular* é a superfície livre voltada para os lábios e bochechas e que, nos dentes anteriores, representa quase toda a área visível do elemento dental. A *palatal* ou *lingual* é a face livre voltada para o palato na arcada superior — daí o nome *palatal* — e para a língua nos dentes da arcada inferior — por isso a denominação *lingual*. As faces lisas, nas quais cada dente mantém contato com os dentes adjacentes, são conhecidas como superfícies proximais, sendo a *mesial* aquela mais próxima da linha média e a *distal*, a mais afastada da linha média. A última das cinco faces é aquela voltada para os dentes antagonistas. Nos incisivos e caninos, essa face é conhecida como *incisal*, em decorrência da função incisiva (i.e., de corte) desempenhada pelos dentes anteriores. Nos dentes posteriores, a superfície em que se estabelece contato com os antagonistas é conhecida como *oclusal*. Para facilitar ainda mais a localização e descrição de quaisquer características nas superfícies dentais, cada uma delas pode ser dividida em terços, tanto no sentido mesiodistal, como vestibulolingual/palatal e cervicoincisal/oclusal. Observe que a combinação da divisão em terços, nos sentidos mesiodistal e cervicoincisal (FIG. 1.2) e mesiodistal e vestibulolingual/palatal (FIG. 1.3), permite dividir cada superfície em nove regiões, sendo a denominação de cada região definida pela combinação dos nomes dos terços.

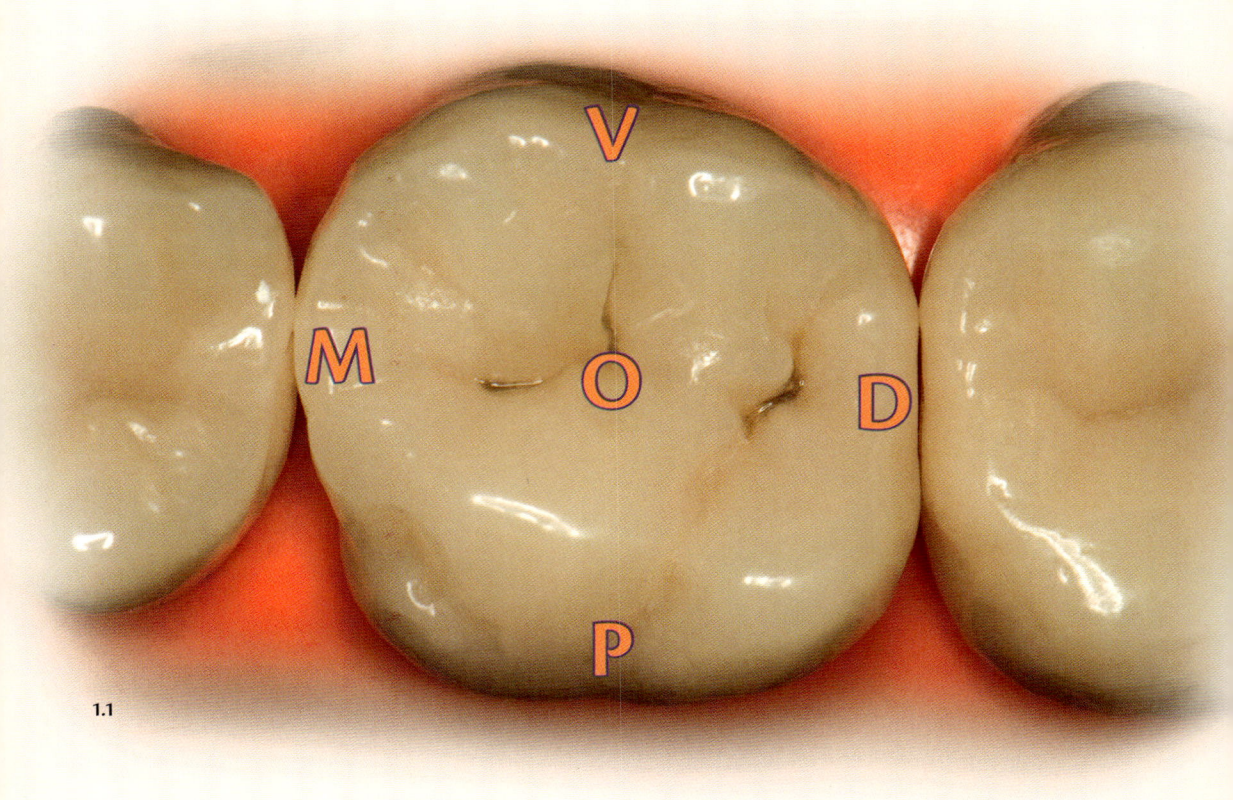

1.1

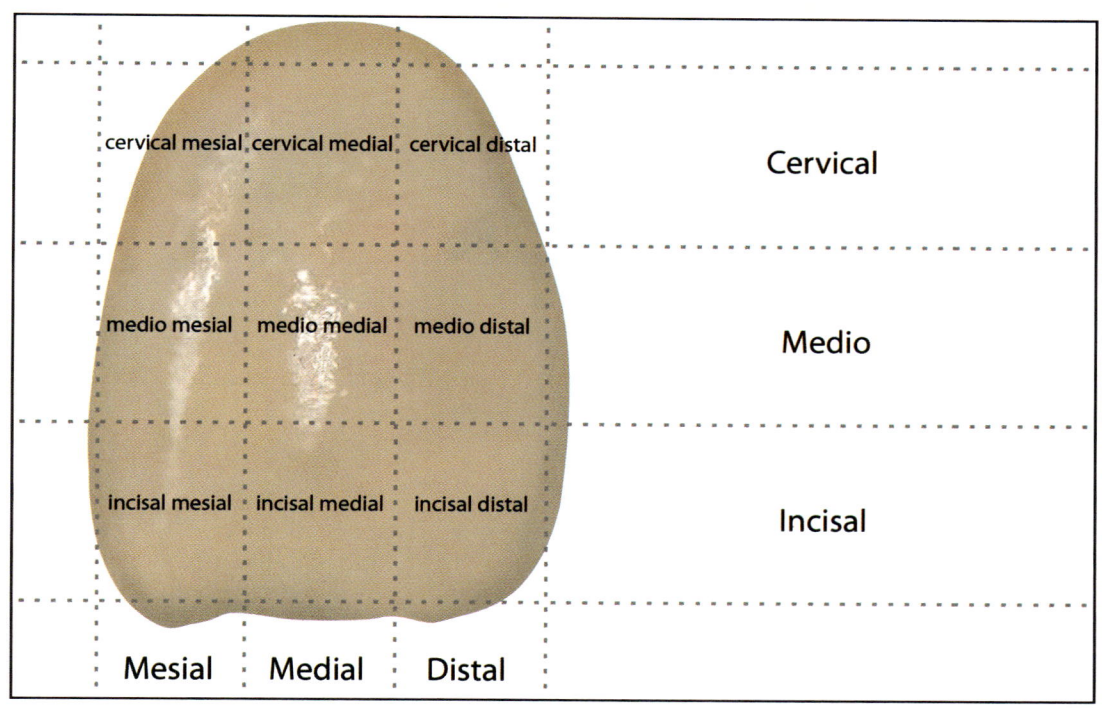

1.2

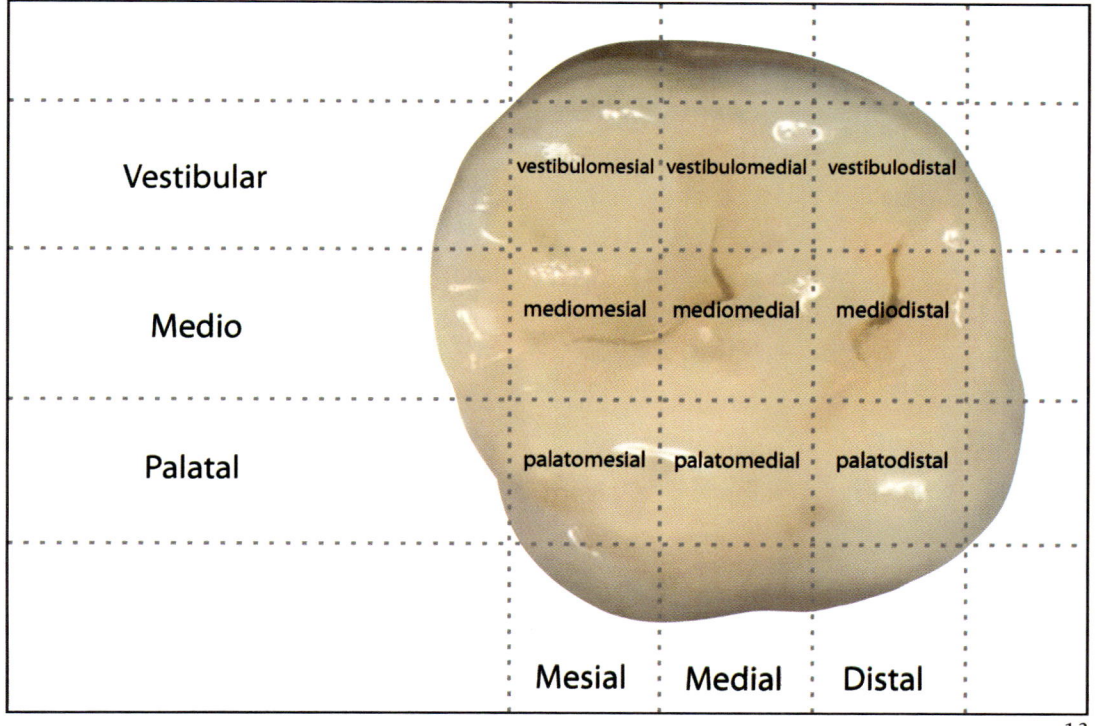

1.3

AS ESTRUTURAS DA SUPERFÍCIE OCLUSAL

A superfície oclusal dos dentes posteriores é formada por diversas estruturas anatômicas, cujas denominações são comumente utilizadas na descrição de técnicas e procedimentos restauradores. Conhecer a terminologia correta é, portanto, essencial para acompanhar os casos apresentados neste livro. Além disso, muitos procedimentos e técnicas restauradoras baseiam-se em intervenções altamente localizadas, visando à preservação de estruturas nobres (e.g, cristas marginais, ponte de esmalte). Tal preservação só é possível quando se é capaz de identificar precisamente as estruturas envolvidas. Outro aspecto que justifica o estudo morfológico da face oclusal é a relação existente entre as características anatômicas de uma restauração e o padrão de contatos oclusais pós-operatório. Em dentes alinhados adequadamente e com relação oclusal normal, a presença de contatos prematuros em uma restauração recém-concluída indica, geralmente, uma reprodução morfológica inadequada da face oclusal, sendo o erro mais comum o posicionamento incorreto dos sulcos principais. Assim, para facilitar o aprendizado e a memorização das características morfológicas da face oclusal, observe atentamente as figuras da página ao lado, nas quais as estruturas anatômicas foram evidenciadas com cores (FIGS. 1.4 E 1.5). Tenha em mente que as imagens servem apenas como um guia, uma vez que as características morfológicas variam muito de um dente para outro. Inicialmente, observe as *pontas de cúspide*, evidenciadas por quatro marcações circulares ver-

des. Seu número varia, de acordo com a classe e o tipo de dente — pré-molares apresentam duas cúspides, enquanto os molares geralmente apresentam quatro ou cinco, embora existam molares tricuspidados. A linha pontilhada de cor preta, que passa junto às pontas de cúspide e se estende ao longo de toda a superfície, define os limites da *mesa oclusal*. As estruturas evidenciadas por meio de linhas amarelas são os *sulcos principais*, que, em conjunto com os *sulcos secundários*, identificados por linhas de cor ciano, estabelecem os limites de uma cúspide para outra. Em determinadas regiões, os sulcos encontram-se, formando *fossas*, representadas no esquema ao lado por pequenos círculos de cor branca. Em virtude de sua anatomia característica, as regiões de fossa favorecem o acúmulo de placa e, consequentemente, o surgimento e progressão de lesões de cárie. Nas regiões proximais, os dentes posteriores apresentam estruturas de reforço importantes, conhecidas como *cristas marginais*, identificadas ao lado pela coloração roxa. As cristas marginais atuam de forma análoga a vigas e devem, sempre que possível, ser preservadas, por meio de preparos cavitários conservadores. O mesmo pode ser dito em relação à ponte de esmalte, outra importante estrutura de reforço presente em alguns dentes, como o 1º molar superior e o 1º pré-molar inferior, por exemplo. Finalmente, as estruturas identificadas pelas cores laranja e azul são, respectivamente, as *vertentes triturantes* e *vertentes lisas* das cúspides.

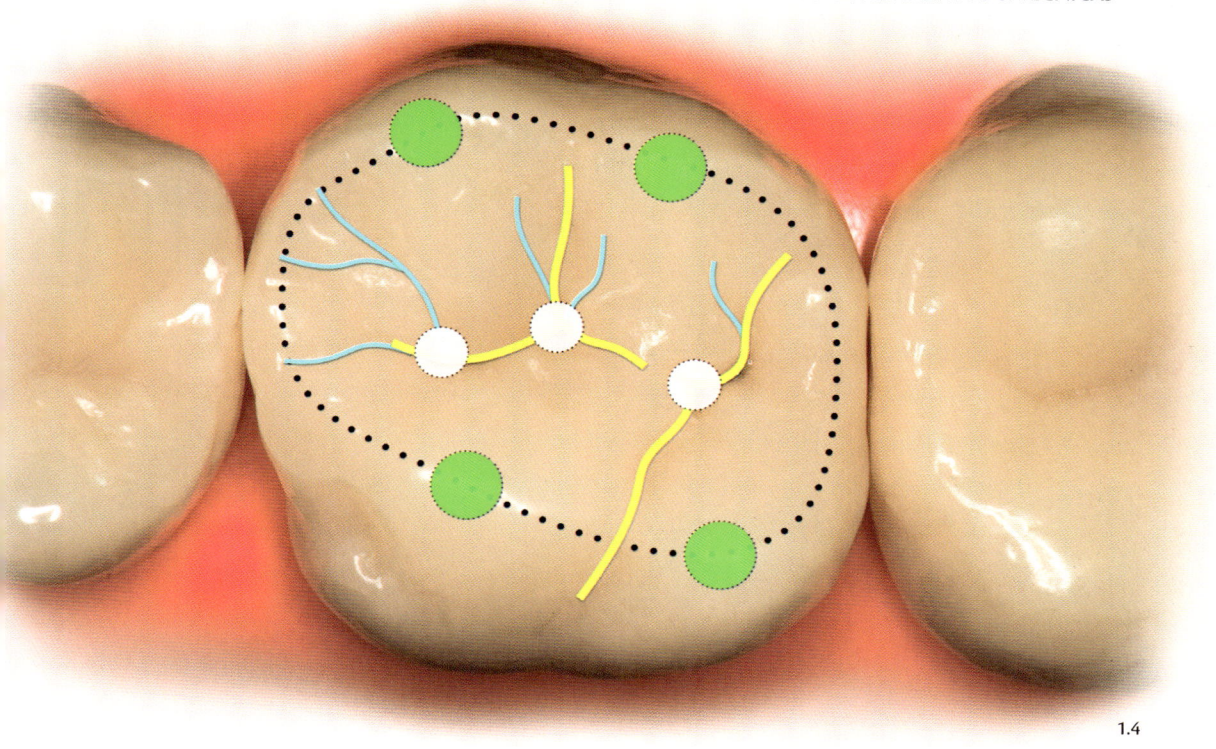

1.4

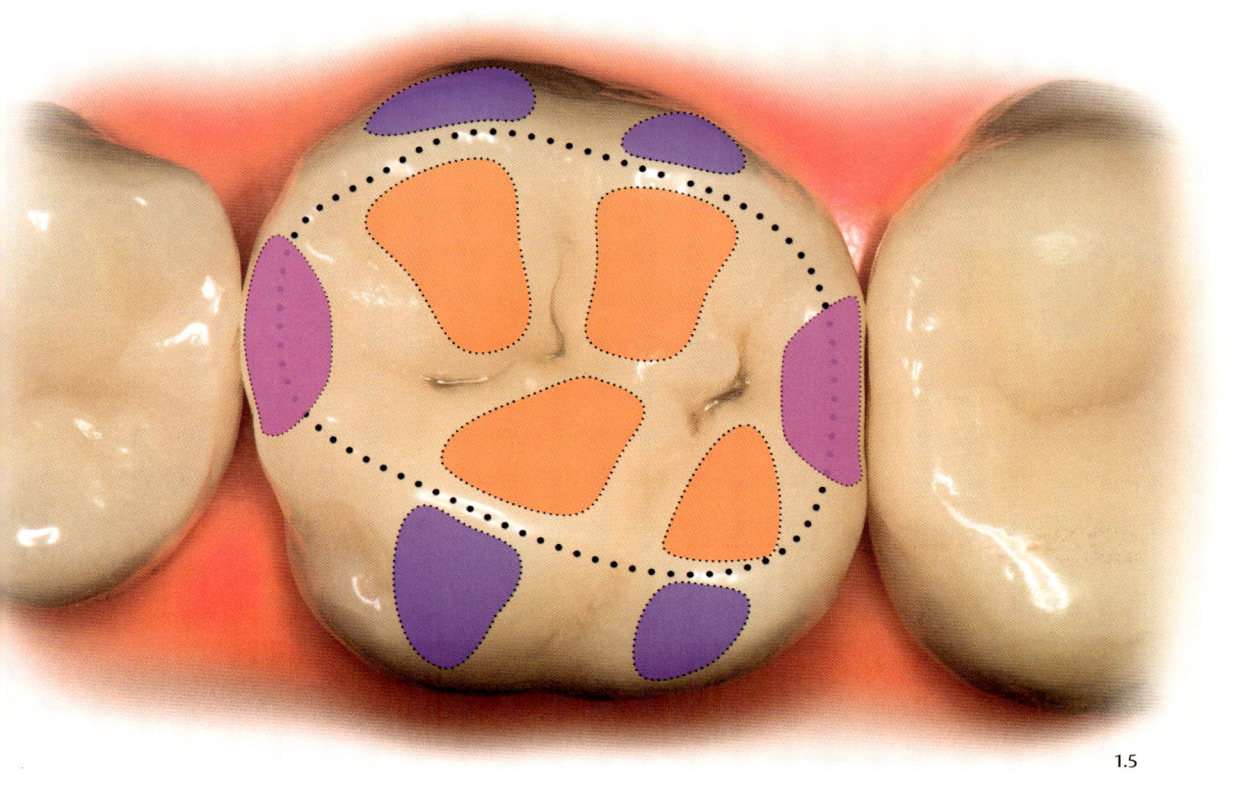

1.5

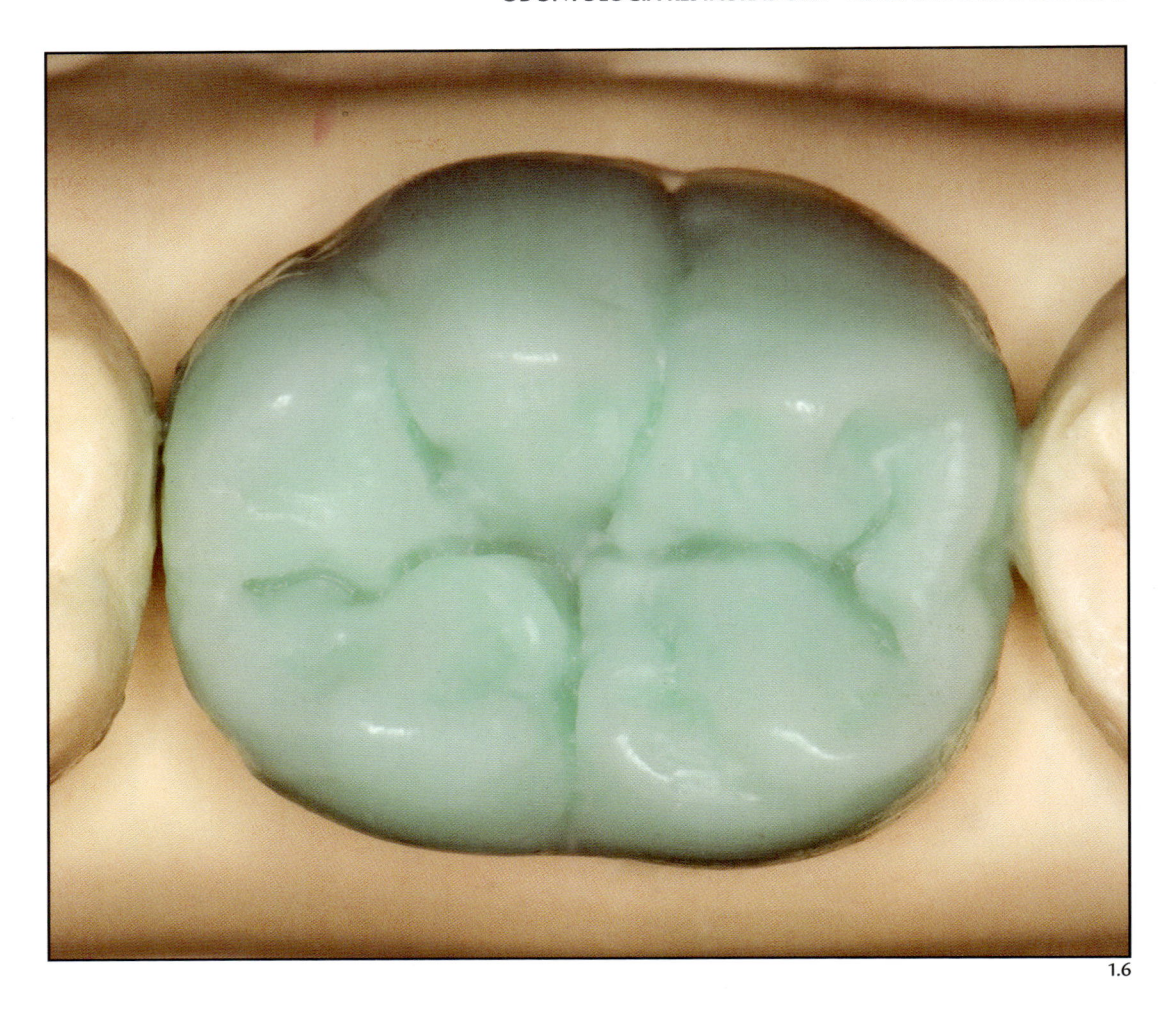

1.6

Uma das maneiras mais eficiente de aprender a morfologia da face oclusal e memorizar suas estruturas anatômicas é o estudo de modelos de gesso dos dentes naturais — desde que obtidos, evidentemente, de dentes com características morfológicas típicas e bem preservadas. O aspecto opaco e monocromático do gesso facilita sobremaneira a percepção das nuances de forma — tarefa imensamente mais difícil de se executar em um dente natural, formado pela sobreposição de tecidos translúcidos e com superfície altamente polida, características que modificam a interação com a luz e, consequentemente, a percepção da forma. Por essa mesma razão, é interessante exercitar a escultura por meio de enceramentos diagnósticos, preferencialmente realizados com ceras opacas e de cor clara, que facilitam a visualização dos detalhes anatômicos das superfícies dentais (FIG. 1.6).

NOMENCLATURA DAS PARTES CONSTITUINTES DAS CAVIDADES

A execução dos procedimentos restauradores, na maioria dos casos, é precedida pelo preparo de cavidades, de forma a remover o tecido cariado e/ou conferir ao remanescente características compatíveis com o material restaurador selecionado. Em linhas gerais, as cavidades são constituídas de paredes circundantes, paredes de fundo, ângulos internos diedros, ângulos internos triedros e ângulos cavossuperficiais, também referidos como margens cavitárias (FIG. 1.7). Deve ficar claro, entretanto, que, na prática, as transições de uma parede para outra são, em grande parte das vezes, imperceptíveis ou mesmo inexistentes, especialmente nos preparos para restaurações adesivas, em que os ângulos internos sempre são arredondados, a fim de permitir uma melhor distribuição de estresse na restauração.

PAREDES CIRCUNDANTES: são as paredes que chegam até a superfície externa das cavidades, definindo seu contorno. Para facilitar e padronizar a comunicação, sempre recebem o nome da face ou região com a qual estão mais intimamente ligadas. Assim, de acordo com a localização, podem ser chamadas de oclusal, mesial, distal, vestibular, lingual/palatal — quando são paralelas às faces de mesmo nome — e cervical/gengival, quando se localizam próximas à região cervical do dente.

PAREDES DE FUNDO: são paredes internas – nunca atingem a superfície da cavidade. Sua denominação é definida de acordo com a orientação que apresentam: quando perpendicular ao longo eixo do dente, a parede é chamada pulpar; quando no mesmo sentido do longo eixo do dente, o termo empregado é axial.

ÂNGULOS DIEDROS: localizados na região de transição entre duas paredes, são nomeados de acordo com as paredes envolvidas. Assim, o ângulo de transição entre as paredes vestibular e mesial é referido como ângulo vestibulomesial; o ângulo entre as paredes distal e gengival é referido como distogengival,

e assim por diante. Vale lembrar que a ordem dos termos não afeta o resultado: "axiopulpar" e "pulpoaxial" referem-se à mesma região – transição entre as paredes axial e pulpar.

ÂNGULOS TRIEDROS: são os ângulos localizados na junção de três paredes. De forma semelhante aos ângulos diedros, sua denominação é definida de acordo com as paredes envolvidas — o ângulo formado pela junção das paredes axial, vestibular e gengival, por exemplo, é referido como ângulo axiovestibulogengival; o ângulo entre as paredes pulpar, axial e lingual é referido como ângulo axiopulpolingual, e assim por diante.

ÂNGULOS CAVOSSUPERFICIAIS: localizados na margem entre a superfície externa do dente e o preparo. São nomeados de acordo com a parede circundante envolvida, exceto em situações especiais, como preparos para coroa total, em que todas as paredes circundantes são referidas como gengivais. Nesses casos, os ângulos cavossuperficiais podem ser referidos de acordo com a face do dente: margem vestibular, margem lingual, margem mesial, etc.

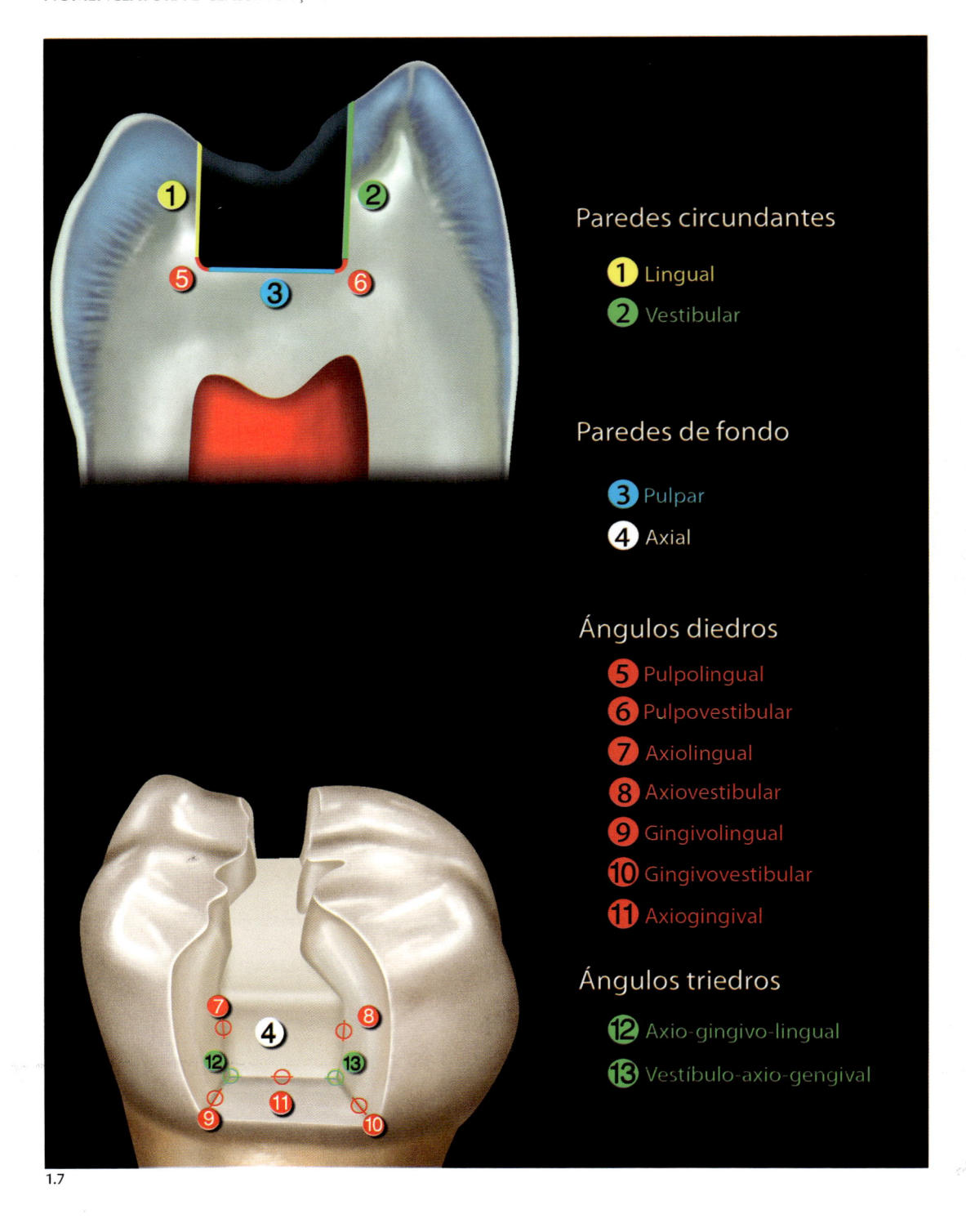

Paredes circundantes

1 Lingual
2 Vestibular

Paredes de fondo

3 Pulpar
4 Axial

Ángulos diedros

5 Pulpolingual
6 Pulpovestibular
7 Axiolingual
8 Axiovestibular
9 Gingivolingual
10 Gingivovestibular
11 Axiogingival

Ángulos triedros

12 Axio-gingivo-lingual
13 Vestíbulo-axio-gengival

1.7

PROFUNDIDADE vs EXTENSÃO

Ao descrever as cavidades, é comum utilizar expressões como *muito extensa*, *pouco extensa*, *muito profunda* e *pouco profunda*. Deve ficar claro, entretanto, que, ao menos no vocabulário da Odontologia restauradora, tais atributos não são sinônimos. A expressão *profundidade* sempre se refere à posição das paredes de fundo da cavidade, ao passo que a expressão *extensão* é usada em referência às paredes circundantes. Longe de ser uma diferenciação inútil, o uso da nomenclatura correta facilita e agiliza a comunicação. Ao dizer, por exemplo, que uma cavidade está profunda, fica implícita a afirmação de que se está muito próximo da polpa, em algum ponto da parede pulpar ou da parede axial — afinal, a profundidade sempre se refere às paredes de fundo. A profundidade de uma cavidade está, portanto, diretamente relacionada à sua interação com o complexo dentino-pulpar. A extensão, por outro lado, diz respeito às dimensões externas da cavidade e, eventualmente, à sua interação com o complexo dento-gengival. Assim, na superfície oclusal, a extensão vestibulolingual/palatal da cavidade (distância entre as paredes vestibular e lingual/palatal) é conhecida como *istmo oclusal*, cuja medida em relação à distância intercuspídea (distância entre a ponta de cúspide vestibular e a ponta de cúspide lingual/palatal), é determinante do tipo de restauração — direta ou indireta — mais indicado para o caso. Nas lesões ou cavidades que se localizam próximas ao tecido gengival, a extensão refere-se ao posicionamento dos limites da lesão ou das margens da cavidade, em relação ao complexo dentogengival — supragengival, intrassulcular, subgengival.

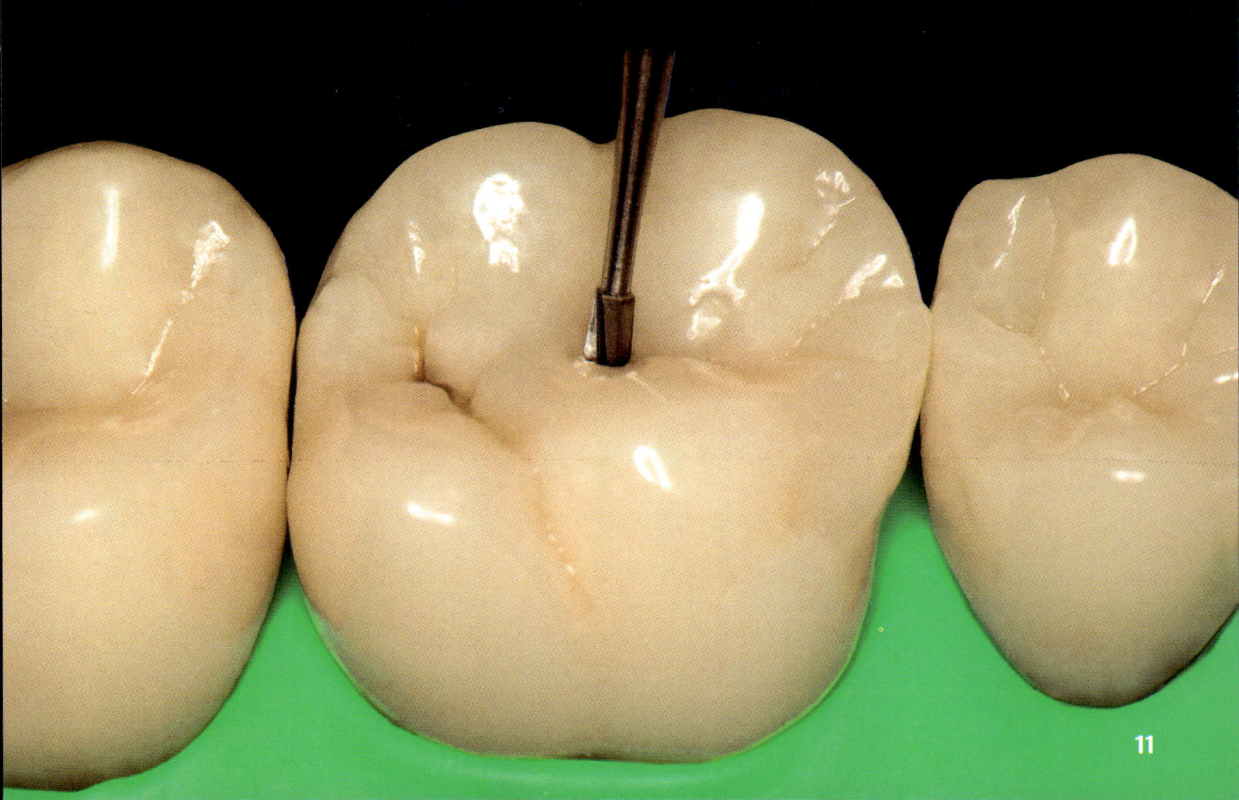

NOMENCLATURA DAS CAVIDADES QUANTO À COMPLEXIDADE

Para facilitar a comunicação e a descrição dos procedimentos operatórios, é importante que as cavidades sejam nomeadas corretamente. Assim, de acordo com o número de faces envolvidas, as cavidades podem ser denominadas *simples* (1 face), *compostas* (2 faces) ou *complexas* (3 ou mais faces), conforme demonstrado no esquema ao lado (FIG. 1.8). A literatura, muitas vezes, restringe a denominação *complexa* às cavidades que envolvem uma ou mais cúspides, porém isso não está de acordo com as regras estabelecidas pela nomenclatura. Embora todas as cavidades com envolvimento cuspídeo sejam complexas, nem todas as cavidades complexas têm cúspides envolvidas.

NOMENCLATURA DAS CAVIDADES QUANTO ÀS FACES ENVOLVIDAS

Outra possibilidade, ao nomear as cavidades, é especificar as faces envolvidas (FIG. 1.9). A principal vantagem dessa abordagem é que, ao mesmo tempo em que informa o número de faces, também define a localização do preparo — uma cavidade descrita como oclusal, por exemplo, evidentemente é simples, uma vez que se restringe a uma face. Nas cavidades que envolvem duas ou mais superfícies, a nomenclatura é formada de maneira idêntica à descrita em relação aos ângulos internos das cavidades. Assim, uma cavidade composta que envolve as faces vestibular e mesial, por exemplo, é descrita como vestibulomesial, ao passo que uma cavidade complexa envolvendo as faces oclusal, mesial e distal, pode ser descrita como mésio-oclusodistal. Para tornar as descrições ainda mais objetivas, é possível abreviá-las, identificando cada face por uma única letra — uma cavidade oclusal, por exemplo, seria descrita simplesmente como O, ao passo que uma cavidade mésio-oclusodistal seria descrita como *MOD*.

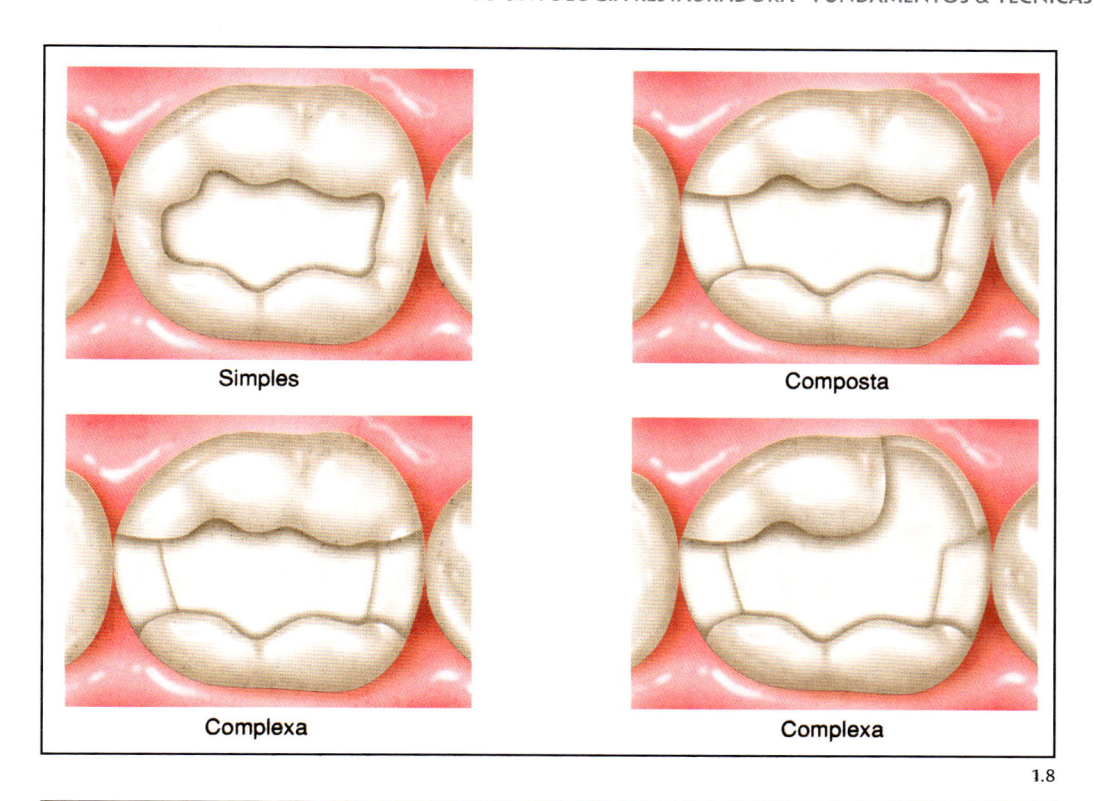

Simples

Composta

Complexa

Complexa

1.8

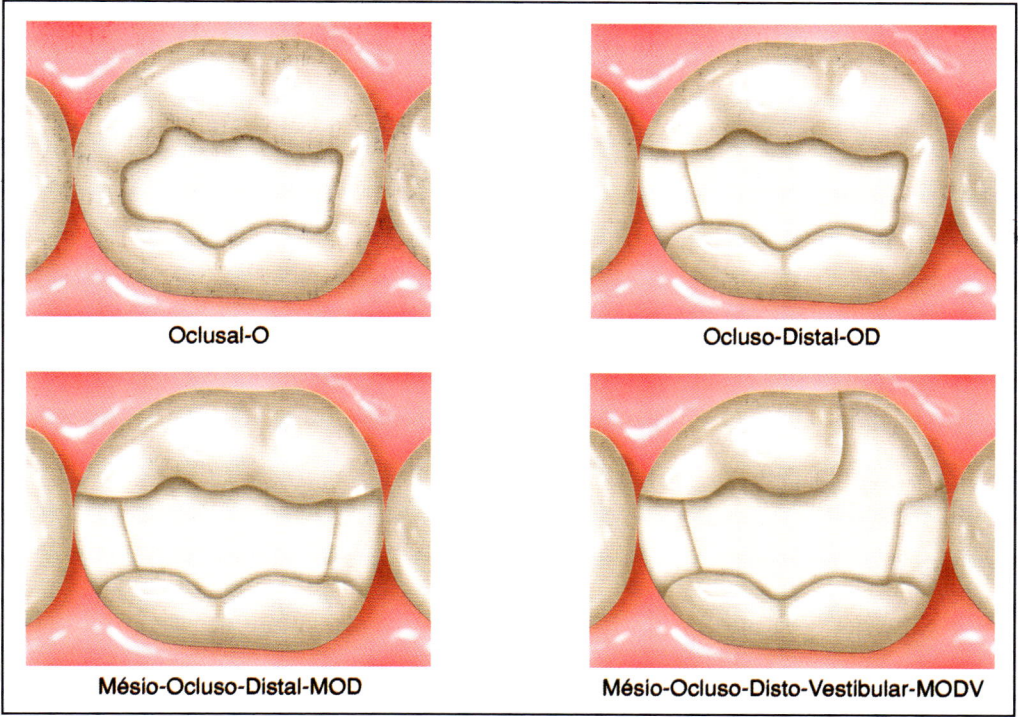

Oclusal-O

Ocluso-Distal-OD

Mésio-Ocluso-Distal-MOD

Mésio-Ocluso-Disto-Vestibular-MODV

1.9

CLASSIFICAÇÃO DAS LESÕES E CAVIDADES

Na tentativa de padronizar ainda mais a comunicação e o registro das informações, uma série de classificações das lesões e cavidades já foi proposta. Nenhuma, entretanto, foi tão bem-sucedida e aceita pela profissão, quanto a proposta por Black há mais de um século, para indicar a localização das lesões cariosas. Seu sucesso deve-se a uma combinação de simplicidade e abrangência — suas cinco *classes* são facilmente memorizadas e contemplam a maioria das situações clínicas, sendo, atualmente, usadas para descrever tanto lesões como cavidades. Nas situações não previstas na classificação original de Black, pode-se lançar mão de classificações complementares como a Classe VI de Howard e Simon.

CLASSE I: *são as lesões e/ou cavidades localizadas nas regiões de cicatrículas e fissuras — estruturas anatômicas presentes nas faces oclusais de pré-molares e molares (FIG. 1.10) e nos ⅔ oclusais das faces vestibular e lingual/palatal de molares. Eventualmente, podem também ser encontradas em cicatrículas presentes na região do cíngulo, na face palatal dos incisivos centrais e laterais superiores.*

CLASSE II: *lesões e/ou cavidades que envolvem as faces proximais de pré-molares e molares (FIGS. 1.11 E 1.12). Podem envolver outras faces do dente simultaneamente. Assim, uma lesão restrita à face mesial de um pré-molar, por exemplo, é classificada como Classe II, da mesma forma que uma lesão que envolva todas as faces — distal, mesial, oclusal, vestibular e palatal — de um molar.*

CLASSE III: *são lesões e/ou cavidades que envolvem uma ou ambas as faces proximais dos incisivos e caninos, sem, entretanto, comprometer o ângulo incisal. Podem ser restritas às faces proximais (FIG. 1.13) — situação em que sua detecção é bastante difícil — ou estender-se em direção às superfícies vestibular e/ou lingual/palatal (FIG. 1.14).*

CLASSE IV: *lesões e/ou cavidades que envolvem a face proximal de um dente anterior e que, simultaneamente, comprometem pelo menos um ângulo incisal. Embora a descrição original de Black fosse específica para lesões de cárie, a mesma classificação pode ser empregada para perdas de estrutura causadas por traumatismo (FIG. 1.15) — muito mais comuns, nos tempos atuais, do que lesões de cárie extensas nos dentes anteriores.*

CLASSE V: *são as lesões e/ou cavidades que envolvem o terço gengival das faces vestibular ou lingual/palatal de todos os dentes. Embora a classificação original fosse restrita às lesões cariosas (FIG. 1.16), a mesma nomenclatura pode ser utilizada, atualmente, para descrever perdas de estrutura causadas por processos não cariosos (FIG. 1.17) — abrasão, atrição, corrosão, abfração.*

CLASSE VI: *essa classe complementar descreve uma situação não contemplada pela classificação original de Black: lesões e cavidades localizadas nas pontas de cúspide dos dentes posteriores, sem envolvimento das cicatrículas e fissuras, ou nos bordos incisais dos dentes anteriores, sem envolvimento do ângulo incisal.*

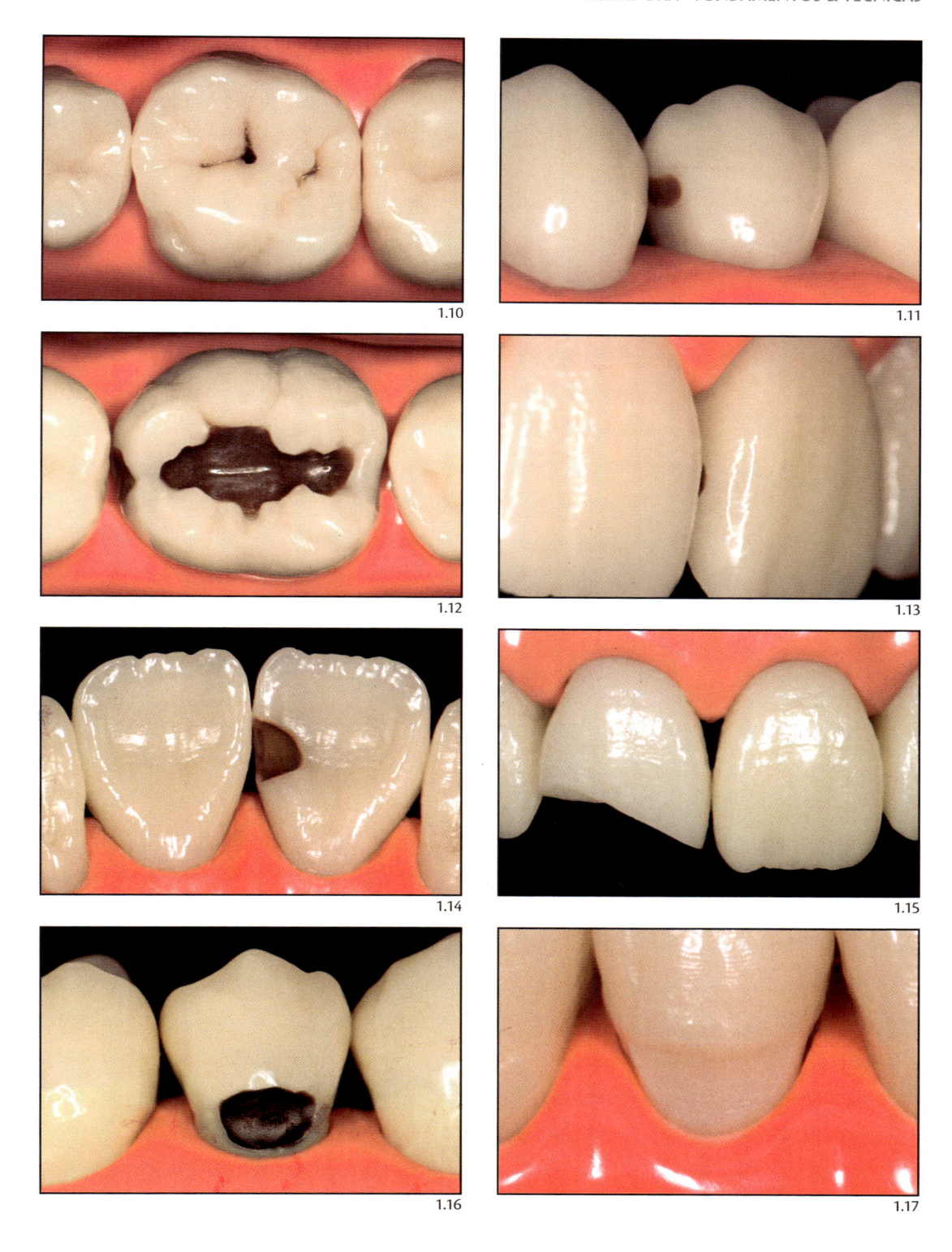

1.10

1.11

1.12

1.13

1.14

1.15

1.16

1.17

2

PRINCÍPIOS GERAIS DO PREPARO CAVITÁRIO

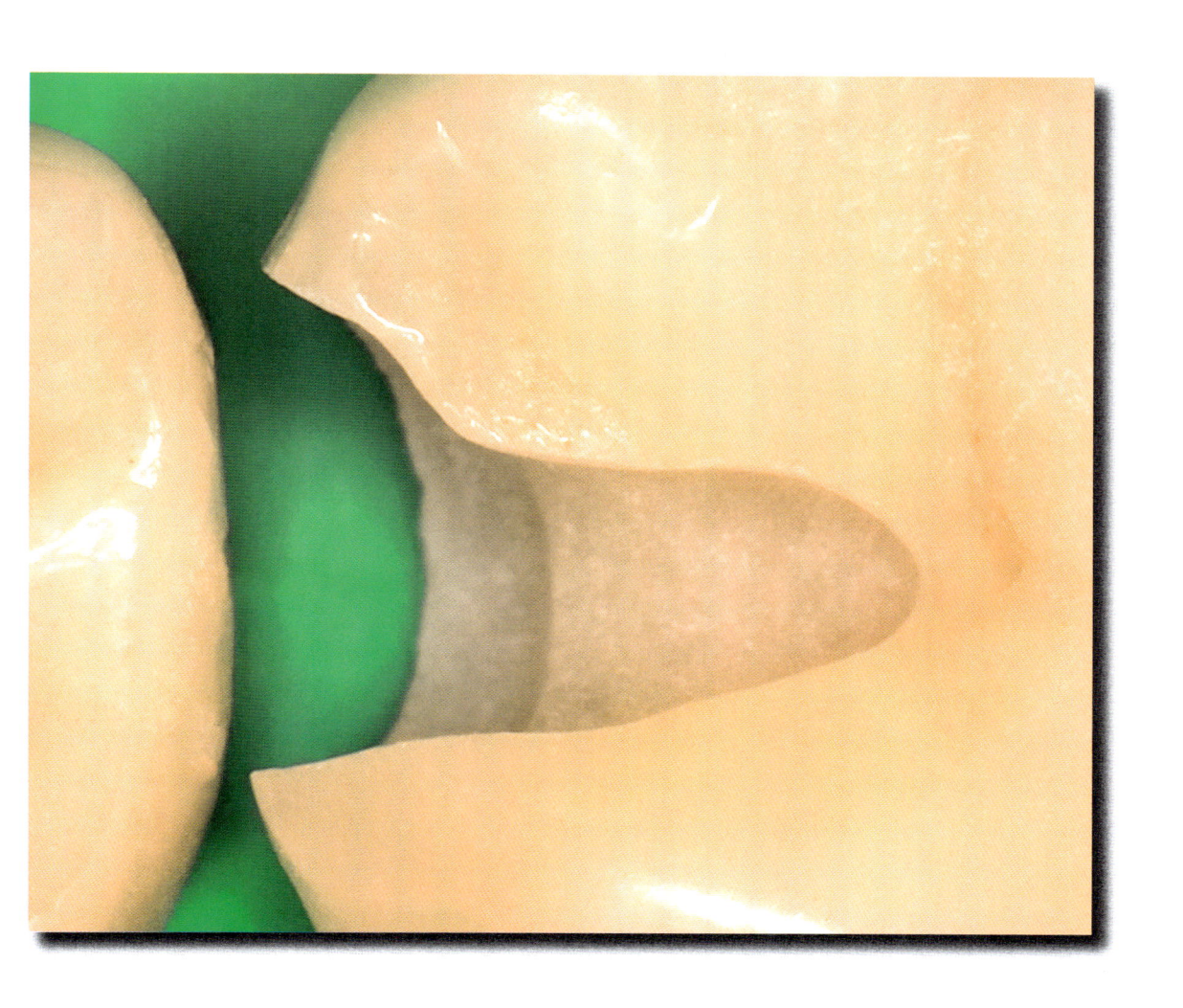

A discussão sobre as normas – ou princípios – gerais do preparo cavitário é parte integrante da Odontologia há mais de um século, quando Black apresentou ao mundo sua filosofia de tratamento. Ele foi, sem dúvida, um dos pioneiros e um dos grandes responsáveis pela cientificização da Odontologia. Deve ficar claro, entretanto, que os princípios de preparo preconizados por Black são fruto de uma época diferente, em que a cárie não era vista como doença e em que o amálgama era — virtualmente — o único bom material restaurador disponível para restaurações diretas. Assim, embora a essência dos ensinamentos de Black mantenha-se, ainda hoje, extremamente atual e relevante, é necessário que se faça uma releitura de suas ideias, adaptando-as aos tempos atuais. Dessa forma, este capítulo tem o objetivo de apresentar, de forma simples e objetiva, as normas de preparo cavitário atuais, no contexto das filosofias preventivas e restauradoras.

A FILOSOFIA DE EXTENSÃO PARA PREVENÇÃO

Quando Black formulou seus princípios de preparo, não se considerava possível controlar, de forma não restauradora, o desenvolvimento das lesões de cárie. À luz dos conhecimentos da época, as lesões *eram* a doença e não apenas um sinal desta; a única maneira de *curar* o paciente, portanto, era remover as lesões, por meio do preparo e subsequente restauração da cavidade. Esse fato, associado à observação de que os locais mais frequentemente atingidos eram as regiões de cicatrículas e fissuras, fez com que Black propusesse o conceito de *extensão para prevenção* — as margens das cavidades sempre devem ser estendidas ao longo de todo o sistema de cicatrículas e fissuras do dente, de forma a serem posicionadas em regiões de esmalte liso, prevenindo a recorrência de cárie. O resultado de tal filosofia, evidentemente, eram preparos com forma padronizada e dimensões desnecessariamente grandes, visto que as cavidades eram delineadas com base na anatomia dos dentes e não, necessariamente, nas características da lesão cariosa e nas necessidades do paciente.

Atualmente, tem-se uma melhor compreensão dos fatores etiológicos responsáveis pelo surgimento e desenvolvimento das lesões de cárie. O papel desempenhado pelas restaurações no controle da doença também é mais claro, permitindo uma conduta mais objetiva para indicar e, especialmente, não indicar sua execução. Dessa forma, no contexto das modernas filosofias preventivas e restauradoras, é evidente que as restaurações só devem ser executadas quando forem essenciais para o controle da doença cárie. Embora essa afirmação pareça óbvia e, consequentemente, desnecessária, ela vai contra um dos dogmas mais estabelecidos na prática da Odontologia restauradora — o de que lesões de cárie cavitadas sempre devem ser restauradas. Ainda que em grande parte das situações essa recomendação deva ser seguida, ela não deve ser vista como uma regra absoluta: lesões cavitadas presentes em superfícies livres, por exemplo, podem ser controladas de forma não restauradora, desde que permitam a desorganização periódica de placa bacteriana.

OS PRINCÍPIOS CLÁSSICOS DE PREPARO DE BLACK

Embora seja utilizado com sucesso há mais de um século, o amálgama apresenta uma grande deficiência: em virtude de suas propriedades mecânicas insatisfatórias e da falta de adesão aos tecidos dentais, o amálgama não é capaz de reforçar a estrutura dental fragilizada, como o esmalte sem suporte dentinário. Para compensar essa deficiência do material e prevenir a ocorrência de falhas mecânicas, é necessário adaptar a cavidade — medida realizada às expensas de estrutura dental sadia. Para sistematizar o preparo de cavidades que atendessem aos requisitos mecânicos do amálgama, Black formulou uma série de princípios gerais — *forma de resistência, forma de contorno, forma de retenção, forma de conveniência, remoção da dentina cariada remanescente, acabamento das paredes de esmalte, limpeza da cavidade*. Essa sequência de etapas deixa claro que, em um primeiro momento, o preparo visava atender aos requisitos do material (retenção e resistência) e da filosofia de extensão para prevenção (contorno). O resultado dessa conduta é que, seguidos à risca, os princípios gerais de Black resultam em preparos com aspecto padronizado, mesmo em dentes com lesões com tamanho e localização diferentes.

OS PRINCÍPIOS ATUAIS DE PREPARO CAVITÁRIO

O conhecimento dos fatores etiológicos da doença cárie e o abandono da filosofia de extensão preventiva, por si sós, resultam em cavidades mais conservadoras. Entretanto, só com o desenvolvimento dos materiais adesivos, capazes de reforçar a estrutura dental debilitada, tornou-se possível a manutenção do esmalte sem suporte dentinário — peça-chave para colocar em cheque os princípios clássicos propostos por Black. Em uma análise simplista, as cavidades atuais devem ser preparadas com base em dois preceitos básicos: *máxima conservação de estrutura dental sadia* e *bom senso*. Mais do que uma tentativa de dissociar os preparos cavitários atuais dos tempos operatórios popularizados por Black, essa conduta é fundamentada em uma observação extremamente simples: *cada lesão e cada dente apresentam características únicas e devem, portanto,* ser tratados de forma individualizada. Ao encarar a máxima conservação de tecido sadio como o principal requisito do preparo cavitário, pode-se aliar a melhor opção restauradora disponível para cada caso — direta ou indireta — com o preparo mais conservador possível. Para isso, entretanto, é imprescindível contar com o bom senso, adquirido por meio de muito estudo e treinamento. É o bom senso que contraindica a execução de restaurações cerâmicas em cavidades conservadoras, apesar de suas melhores propriedades mecânicas quando comparadas aos compósitos. Também é o bom senso que justifica o recobrimento de cúspides fragilizadas em dentes posteriores amplamente destruídos — em detrimento do simples preenchimento da cavidade — a fim de protegê-las e minimizar a possibilidade de fratura do remanescente dental.

AS RESTAURAÇÕES E O PERIODONTO

Além de discutir os aspectos técnicos relacionados ao preparo de cavidades, é essencial apresentar os fundamentos que regem as interações da Periodontia com a Odontologia restauradora. A Peridodontia é muito abrangente e não deve ser ligada apenas à presença de sangramento, inflamação, cálculo ou bolsas. Da mesma forma, a atuação periodontal é mais ampla do que a simples execução de raspagens e procedimentos cirúrgicos. A verdade é que a execução da maior parte dos procedimentos restauradores requer um certo conhecimento de Periodontia, uma vez que a presença de saúde periodontal é essencial para a manutenção e/ou recuperação estética, biológica e funcional do paciente. Assim, pode se dizer que atuar com consciência periodontal — mesmo quando os procedimentos realizados têm natureza estritamente restauradora — é um fator-chave para o sucesso de qualquer tratamento. Nesse sentido, é preciso conhecer as estruturas periodontais de maior importância para a prática da Odontologia restauradora, bem como as relações espaciais existentes entre elas (FIG. 2.1). No que diz respeito à interação das restaurações com o periodonto, a região mais importante é a porção dental entre a crista óssea e a margem cervical da restauração. É nessa região que se inserem os componentes biológicos responsáveis pela manutenção da homeostasia periodontal. O conjunto desses componentes — inserção conjuntiva, epitélio juncional e sulco gengival — compõe as *distâncias biológicas*, definidas como a altura de tecido gengival inserido ao dente coronalmente à crista óssea alveolar. As medidas de cada um dos componentes das distâncias biológicas foram determinadas com base em estudos histológicos, chegando-se aos seguintes valores médios: sulco gengival (0,69 mm), epitélio juncional (0,97 mm) e inserção conjuntiva (1,07 mm). Esses valores são determinados biologicamente, podendo variar de indivíduo para indivíduo, de dente para dente e de face para face em um mesmo dente. O conjunto formado pela inserção conjuntiva e pelo epitélio juncional também pode ser denominado *espaço biológico*. A adesão dessas estruturas ao tecido dental — por meio de fibras dentogengivais na inserção conjuntiva e hemidesmossomos no epitélio juncional — resulta em um selamento biológico ao redor do colo do dente, permitindo que o hospedeiro mantenha saúde periodontal frente à ininterrupta agressão bacteriana. O sulco gengival, por outro lado, não apresenta qualquer união à superfície dental e, por essa razão, pode ser violado durante os procedimentos restauradores, sem prejuízo à homeostasia periodontal. Visto que sua extensão média é de apenas 0,69 mm, indica-se que — quando necessário — os preparos sejam estendidos no máximo 0,5 mm no interior do sulco. Com isso, a margem fica restrita à região intrassulcular, sem comprometer o selamento biológico. Entretanto, quando o espaço biológico é invadido e, consequentemente, a união dentogengival é violada, seja por processos patológicos (e.g., lesões de cárie), traumáticos (e.g., fraturas) ou iatrogênicos (e.g., posicionamento indevido das margens do preparo), há um rompimento do selamento biológico, permitindo que as bactérias e seus produtos alcancem o tecido conjuntivo subjacente, podendo resultar em inflamação.

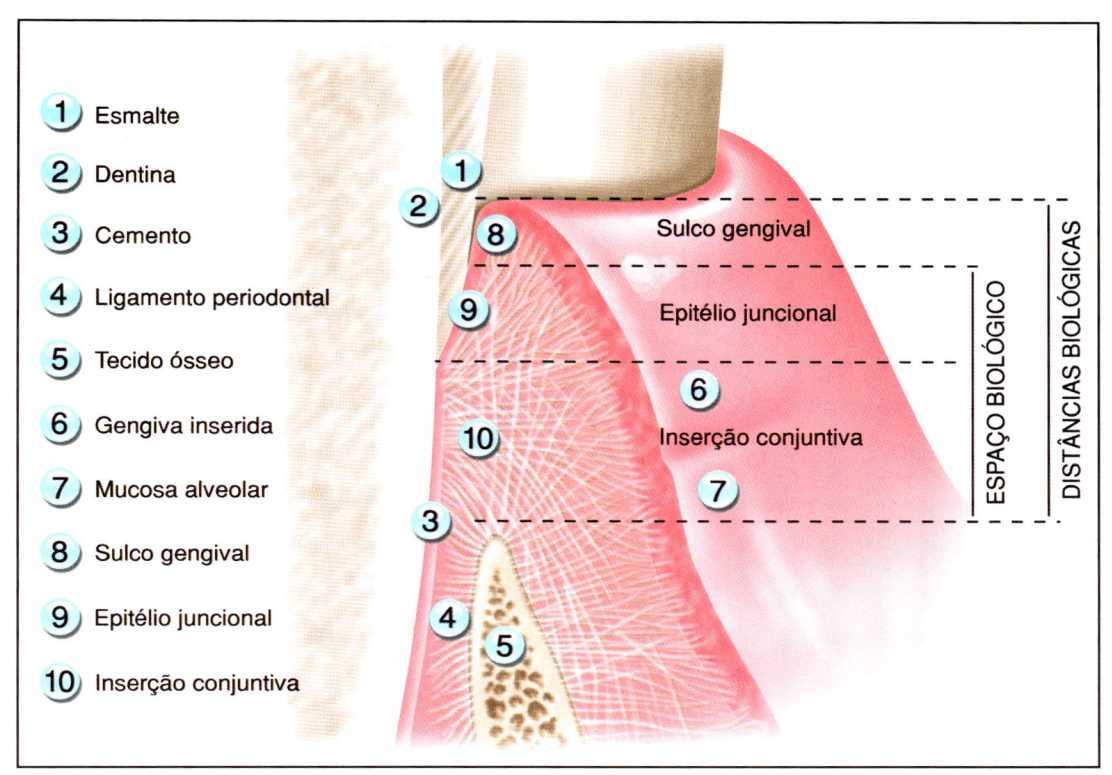

1. Esmalte
2. Dentina
3. Cemento
4. Ligamento periodontal
5. Tecido ósseo
6. Gengiva inserida
7. Mucosa alveolar
8. Sulco gengival
9. Epitélio juncional
10. Inserção conjuntiva

Sulco gengival
Epitélio juncional
Inserção conjuntiva
ESPAÇO BIOLÓGICO
DISTÂNCIAS BIOLÓGICAS

2.1

Uma vez que as distâncias biológicas, como o próprio nome diz, são determinadas biologicamente, a partir do momento em que o espaço biológico é violado, o próprio organismo — como regra geral — se encarrega de promover reabsorção da crista óssea para permitir a migração apical de seus componentes. Evidentemente, a resposta tecidual frente às agressões é diferente para cada indivíduo, porém normalmente ela se expressa através de recessão gengival ou formação de bolsa periodontal. A recessão é mais comum em regiões em que a tábua óssea alveolar é fina e afilada, enquanto a bolsa costuma se formar em regiões de tecido ósseo denso e gengiva espessa. Deve-se ressaltar que o diagnóstico precoce da invasão do espaço biológico é fundamental — pequenas alterações localizadas podem indicar problemas iniciais e de fácil tratamento. Existe ampla evidência de que a destruição do aparelho de inserção periodontal é precedida por mudanças inflamatórias na região da margem. Em relação ao aspecto do tecido gengival, o que deve se observar não é, simplesmente, a cor — mesmo porque essa varia bastante entre os indivíduos — mas o padrão cromático, procurando detectar alterações localizadas que fujam do padrão. A correção, cirúrgica ou não, das distâncias biológicas e a eliminação da inflamação são condições indispensáveis para a execução de um tratamento restaurador que não interfira na homeostasia local do periodonto.

OBJETIVOS DO PREPARO EM RESTAURAÇÕES DIRETAS COM COMPÓSITOS

Nas restaurações diretas confeccionadas com resinas compostas, a interação entre o material restaurador e o substrato dental baseia-se na adesão — processo discutido em detalhes no capítulo 5. Entre seus muitos benefícios, deve-se ressaltar que a adesão é um excelente meio de retenção. Ela proporciona a união do material restaurador ao dente — de forma análoga a uma cola — sem depender da retenção macromecânica decorrente da geometria do preparo. Com isso, é possível remover menor quantidade de tecido durante o preparo das cavidades, atuando segundo uma filosofia conservadora. Em muitos casos, aliás, os procedimentos de preparo cavitário sequer são necessários. Ao restaurar lesões não cariosas do tipo Classe V, por exemplo, nas quais a perda de estrutura é decorrente de processos de abrasão, corrosão, atrição ou abfração, não há necessidade de remover estrutura dental previamente à execução das etapas adesivas e à inserção dos compósitos (FIG. 2.2). Da mesma maneira, em dentes com alteração de forma, os processos adesivos permitem a aplicação direta dos compósitos à superfície do dente (FIG. 2.3). Finalmente, em dentes anteriores fraturados, é possível devolver a função e a beleza originais por meio de compósitos, sem qualquer tipo de preparo cavitário previamente aos procedimentos adesivos (FIGS. 2.4 E 2.5). Vale lembrar que, em alguns casos, a busca pela excelência estética também pode justificar algum tipo de preparo cavitário (e.g., remoção de estrutura dental escurecida ou manchada), porém, o mesmo sempre deve ser o mais conservador possível. Nas situações em que a indicação da restauração está vinculada à presença de uma lesão cariosa, entretanto, geralmente é necessário o preparo de uma cavidade, previamente à inserção dos materiais restauradores. Deve ficar claro que, nesses casos, o procedimento visa apenas atender ao objetivo biológico do preparo — remover o tecido cariado — sem a necessidade de remoção de estrutura sadia, porém fragilizada, como o esmalte sem suporte dentinário, uma vez que os materiais adesivos atuam como elementos de reforço. Em diversas situações, entretanto, as características da lesão dificultam, ou mesmo, não permitem o acesso direto ao tecido cariado. Quando isso ocorre, a primeira etapa operatória é, justamente, a promoção de um acesso adequado, que idealmente envolve pouco ou nenhum sacrifício de estrutura dental sadia. Assim, em lesões exclusivamente proximais (FIG. 2.6), é possível e recomendável a obtenção de acesso direto, por meio do afastamento mediato com tiras ou anéis de borrachas, a fim de preservar a estrutura hígida das faces vestibular e palatal. Em lesões cervicais tipo Classe V, o acesso às margens pode, muitas vezes, ser melhorado por meio do afastamento gengival, com fios ou grampos retratores (FIG. 2.7). Existem situações, entretanto, em que só se consegue acesso ao tecido cariado após a remoção de determinada quantidade de estrutura dental hígida, como em lesões oclusais do tipo "cárie oculta" (FIG. 2.8) e em lesões oclusoproximais nas quais as cristas marginais ainda não foram totalmente envolvidas pelo processo carioso, porém encontram-se comprometidas estruturalmente, precisando ser removidas (FIG. 2.9).

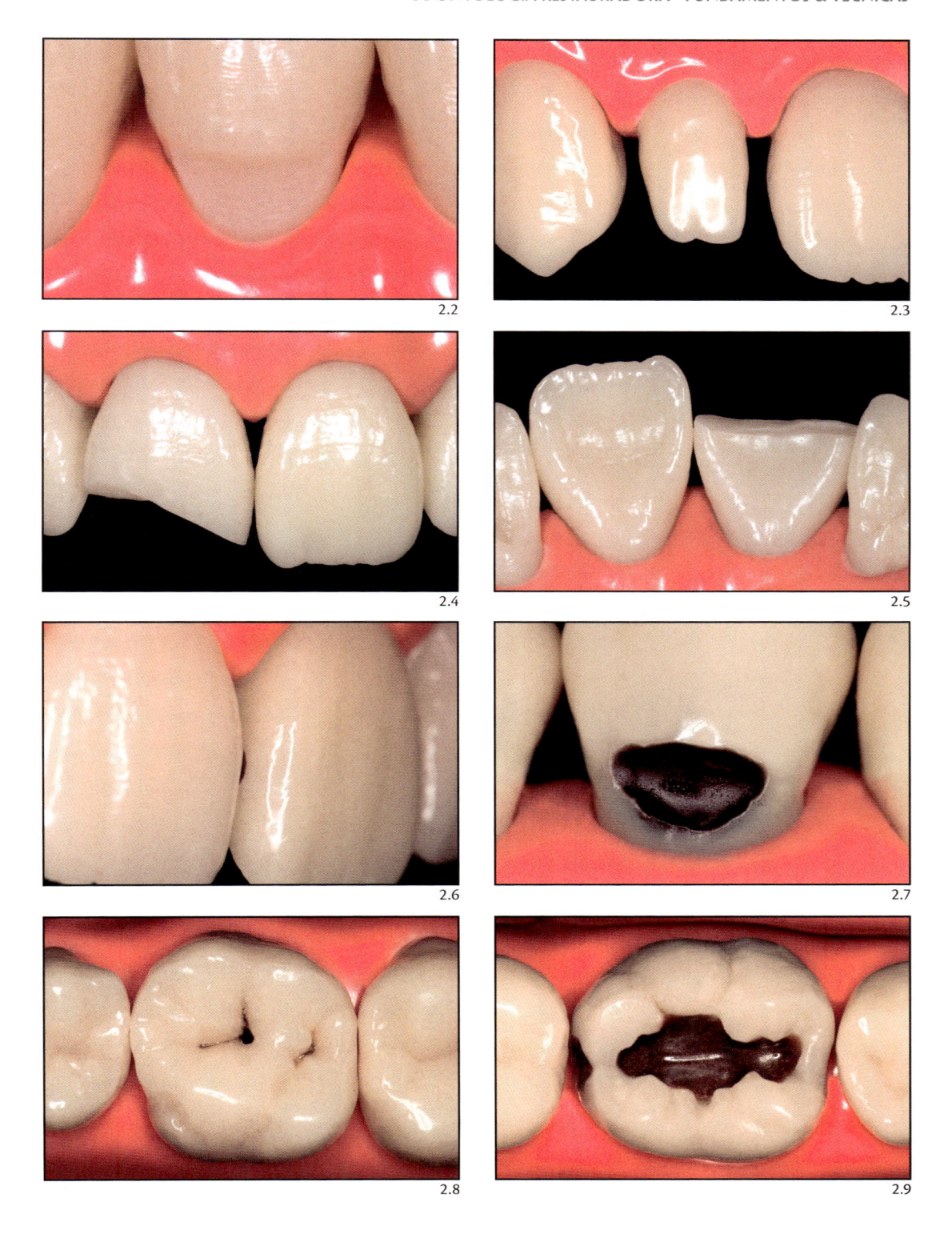

2.2

2.3

2.4

2.5

2.6

2.7

2.8

2.9

ACESSO À LESÃO EM DIFERENTES TIPOS DE CAVIDADES

Conforme discutido anteriormente, o ideal é que se possa remover o tecido cariado sem qualquer sacrifício de estrutura dental sadia. Em algumas situações, isso é possível mediante a execução de manobras específicas (e.g., afastamento mediato com tiras ou anéis de borracha, remoção de restaurações antigas em dentes adjacentes), antes da execução do preparo. Porém, na maior parte das situações, não é possível evitar totalmente o sacrifício de estrutura dental sadia. O importante, nesses casos, é que se evite sua remoção desnecessária, de forma a manter o preparo tão conservador quanto possível. A seguir, são descritas algumas das formas de acesso mais comuns para cada tipo de preparo. Evidentemente, é impossível contemplar todas as possibilidades de acesso que podem se apresentar clinicamente — afinal, um caso é diferente do outro. Porém, acredita-se que os exemplos aqui apresentados oferecem uma boa base para que se compreenda como um bom acesso é crítico para a remoção adequada do tecido cariado.

Classe I: Uma vez que se manifestam nas regiões de cicatrículas e fissuras, presentes nas faces livres, sempre permitem acesso direto. Podem apresentar-se francamente cavitadas — situação em que, geralmente, já se tem acesso à dentina cariada — ou minimamente cavitadas — situação em que faz-se necessária, inicialmente, a obtenção de acesso. Observe, na página ao lado, uma sequência de preparo em uma lesão "oculta" — caracterizada por mínima cavitação do esmalte, acompanhada de pronunciado envolvimento dentinário. Em um primeiro momento, executa-se o acesso ao tecido cariado, com uma broca ou ponta diamantada pequena, em alta rotação. A seguir, remove-se a dentina cariada e amolecida, por meio de curetas ou brocas esféricas lisas, em baixa rotação. O preparo concluído apresenta dimensões maiores do que o acesso inicial sugeria, porém essa discrepância nada tem a ver com a remoção de estrutura considerada fragilizada — prática não recomendada em preparos adesivos — mas sim com a necessidade de prover acesso suficiente para a completa instrumentação da cavidade (FIG. 2.10).

Classe II: são, geralmente, mais desafiadoras quanto à promoção de acesso adequado à lesão. O ideal é o acesso direto — estritamente proximal — uma vez que minimiza o desgaste de estrutura sadia. A condição essencial para o acesso direto à face proximal é a presença de espaço entre a superfície da lesão e o dente adjacente. Esse espaço pode ser obtido com borrachas para afastamento, instaladas 24 a 48 horas antes da sessão de preparo e restauração, ou através do preparo do dente adjacente, quando este apresenta uma lesão cariosa ou uma restauração deficiente (FIG. 2.11). Na impossibilidade de executar o acesso direto, deve-se priorizar formas de acesso alternativas, que permitam a máxima conservação da crista marginal — importante estrutura de reforço dental. Nesses casos, o ideal é um preparo tipo slot horizontal, no qual o acesso é feito via face vestibular/lingual/palatal. Alternativamente, é possível executar acessos tipo slot vertical ou túnel, ambos iniciados pela face oclusal (FIG. 2.12). Finalmente, quando nenhuma dessas vias de acesso é possível, resta o acesso oclusal convencional, com envolvimento completo da crista marginal (FIG. 2.13).

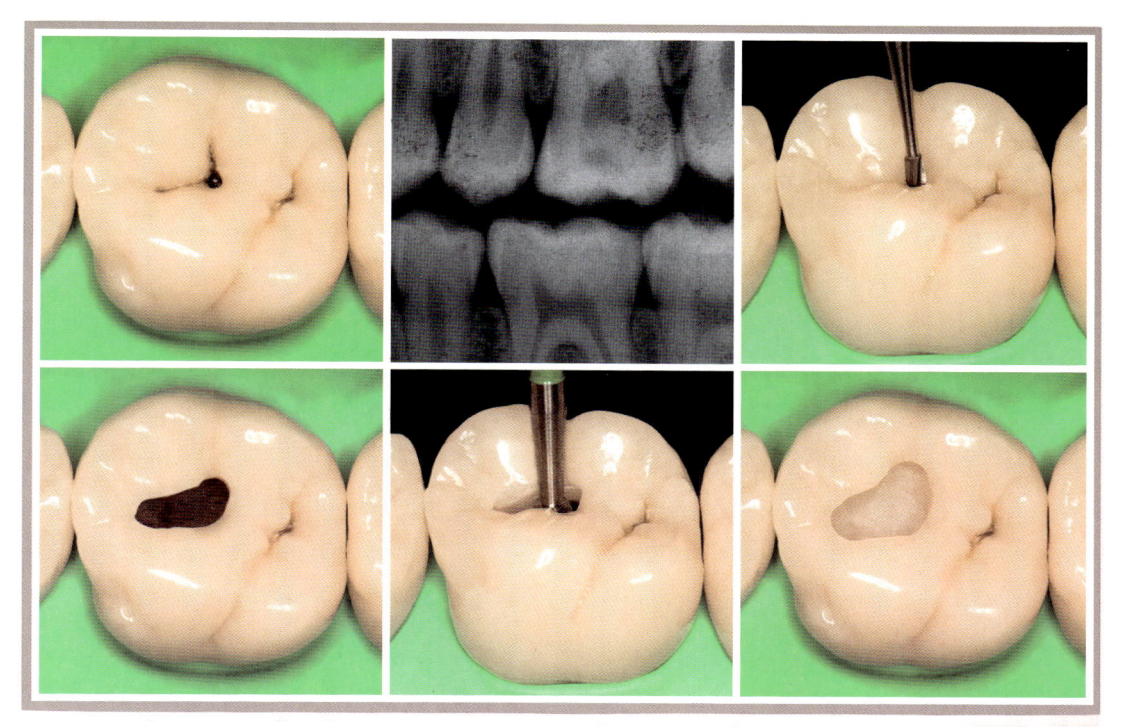

2.10

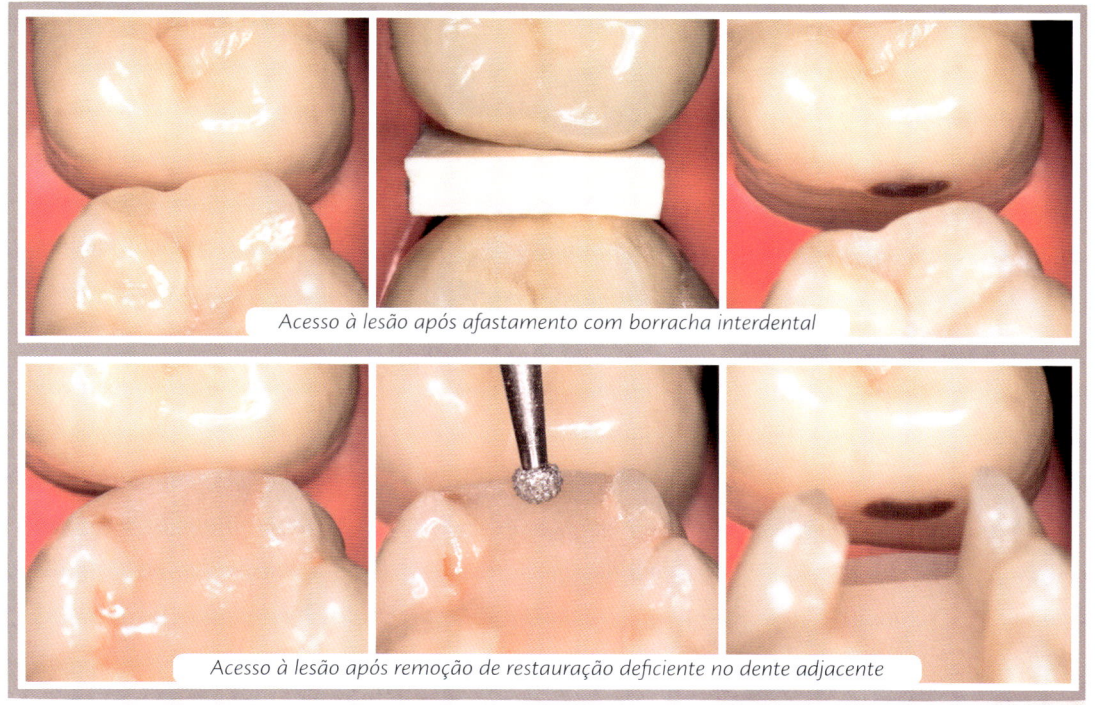

Acesso à lesão após afastamento com borracha interdental

Acesso à lesão após remoção de restauração deficiente no dente adjacente

2.11

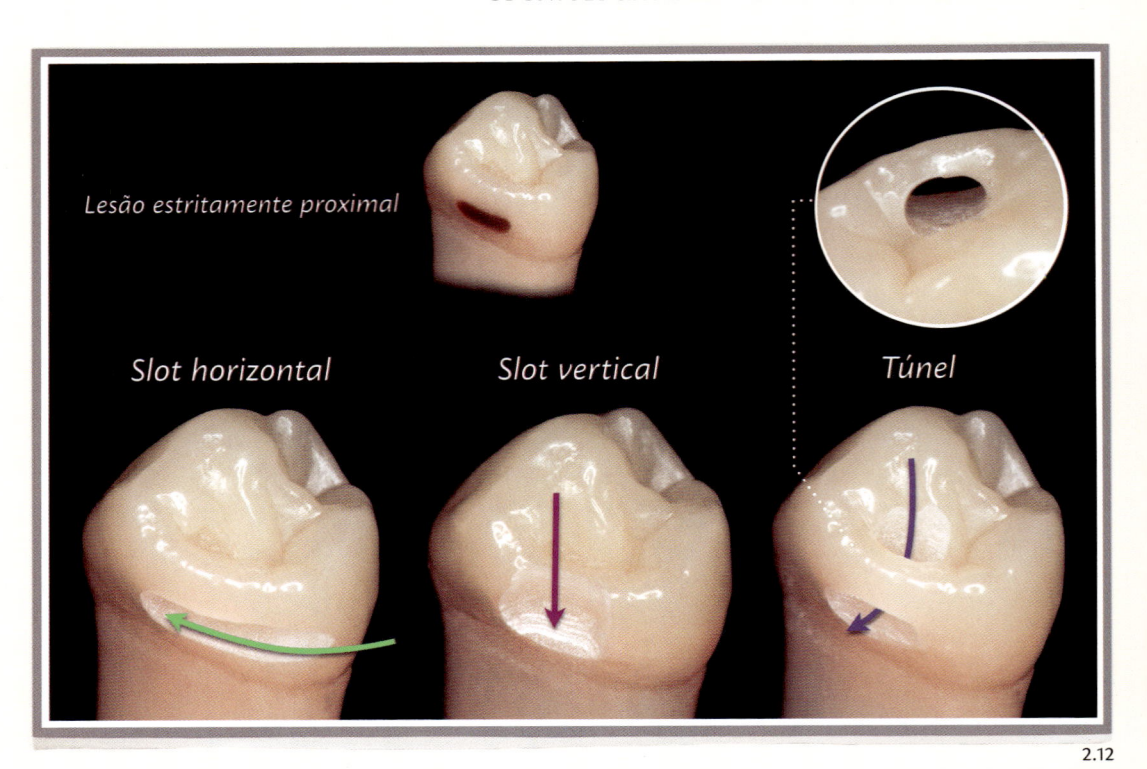

2.12

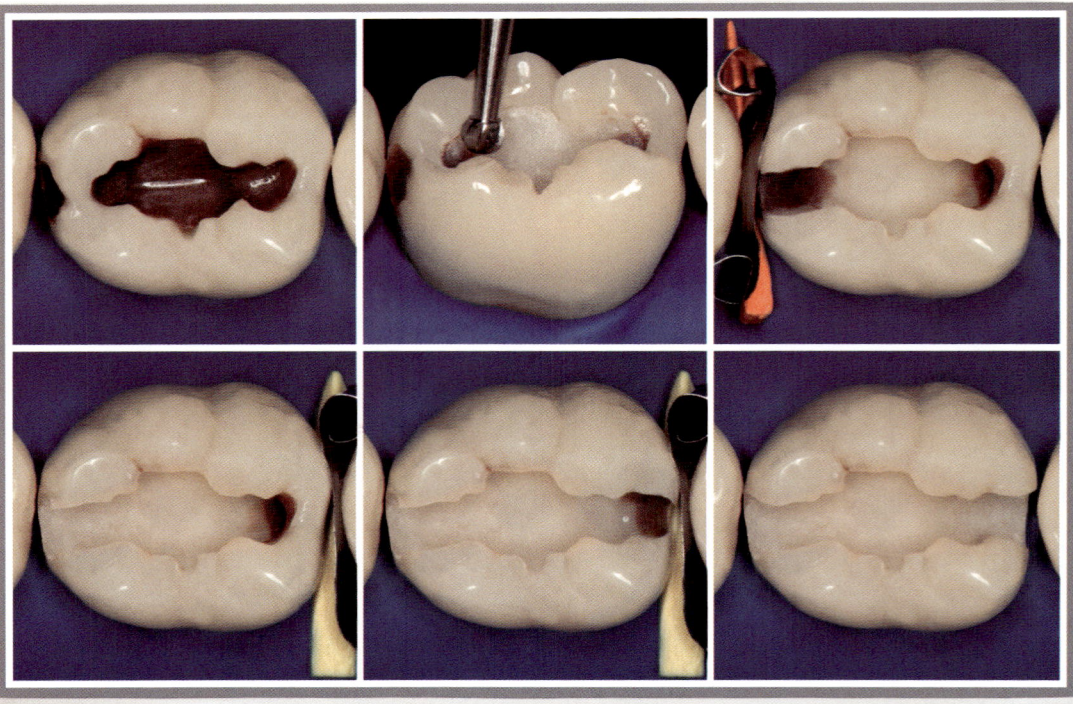

2.13

Classe III: *em virtude de sua localização na região anterior, as lesões tipo Classe III apresentam inegável importância estética inegável. De fato, muitos clínicos consideram a confecção de restaurações imperceptíveis em cavidades tipo Classe III, uma das tarefas mais árduas do repertório restaurador direto, em virtude da dificuldade de mascarar a transição do dente para o material restaurador. Por essa razão, as lesões tipo Classe III devem, sempre que possível, ser acessadas sem envolver a face vestibular. Assim, da mesma forma que nas lesões tipo Classe II, o ideal é que se execute um acesso direto estritamente proximal. Além dos benefícios estéticos, o acesso estritamente proximal é a alternativa mais conservadora disponível, visto que minimiza a remoção de estrutura dental sadia. Uma vez que, na maioria dos casos, não há espaço entre a superfície cavitada e o dente adjacente, a primeira etapa para a execução de um preparo estritamente proximal é a obtenção de espaço, seja por meio do afastamento mediato com tiras de borracha, instaladas 24 a 48 horas antes da sessão de preparo e restauração* (FIG. 2.14), *ou por meio da remoção de uma restauração deficiente presente no dente adjacente. Nas situações em que a lesão ainda se encontra restrita à face proximal — sem envolver a face vestibular ou palatal/lingual — porém não é possível ou viável a obtenção do acesso direto estritamente proximal, deve-se optar pela via de acesso que acarrete menor sacrifício de estrutura dental sadia. Em outras palavras, deve-se avaliar a localização da lesão: a mesma está posicionada levemente para vestibular ou levemente para palatal/lingual? Se a necessidade de remover tecido sadio for semelhante, deve-se dar preferência ao acesso palatal/lingual, a fim de preservar a integridade — e a es-*

tética — da face vestibular. Evidentemente, nas situações em que uma das superfícies livres já se encontra cavitada, a via de acesso natural para a remoção do tecido cariado é a própria cavidade.

Classe IV: *a maioria das restaurações tipo Classe IV está relacionada à ocorrência de traumatismo, situação em que não é necessário qualquer tipo de acesso ou preparo cavitário, embora alguns autores sugiram o preparo de um bisel na superfície vestibular, a fim de facilitar a obtenção de estética — para maiores informações, confira o capítulo 11.*

Classe V: *devido ao seu posicionamento nas faces livres, as lesões Classe V, cariosas e não cariosas, sempre permitem acesso direto, pela face vestibular ou palatal/lingual. No caso das lesões Classe V não cariosas, não é necessária a execução de qualquer tipo de preparo cavitário, antes da inserção dos materiais restauradores. Entretanto, em muitos casos, a localização das lesões, por si só, representa um desafio. Grande parte das lesões Classe V — cariosas e não cariosas — têm a margem cervical posicionada em íntimo contato com a gengiva. Uma vez que o sucesso dos procedimentos restauradores adesivos depende diretamente da qualidade do selamento marginal, é essencial que se promova um acesso adequado a toda a periferia da cavidade — com fios ou grampos retratores — antes que os procedimentos restauradores sejam iniciados. Além disso, no caso de lesões Classe V de natureza cariosa, nas quais é necessário o preparo de uma cavidade, a retração do tecido gengival promove a exposição das margens e facilita sobremaneira os procedimentos de preparo* (FIG. 2.15).

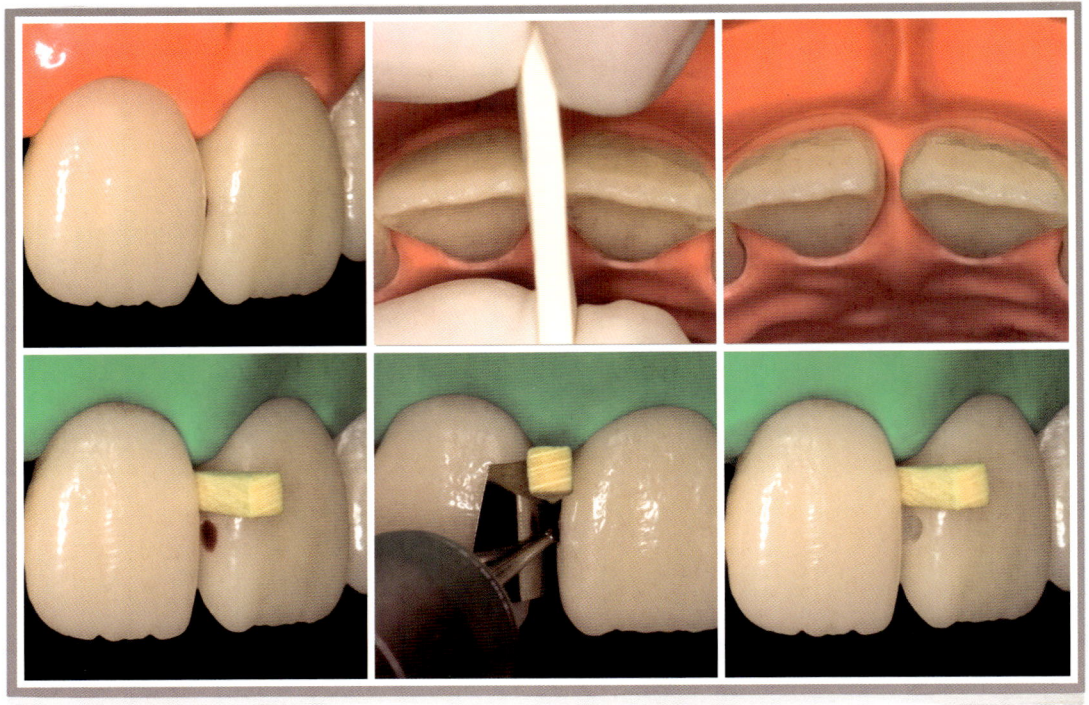

2.14

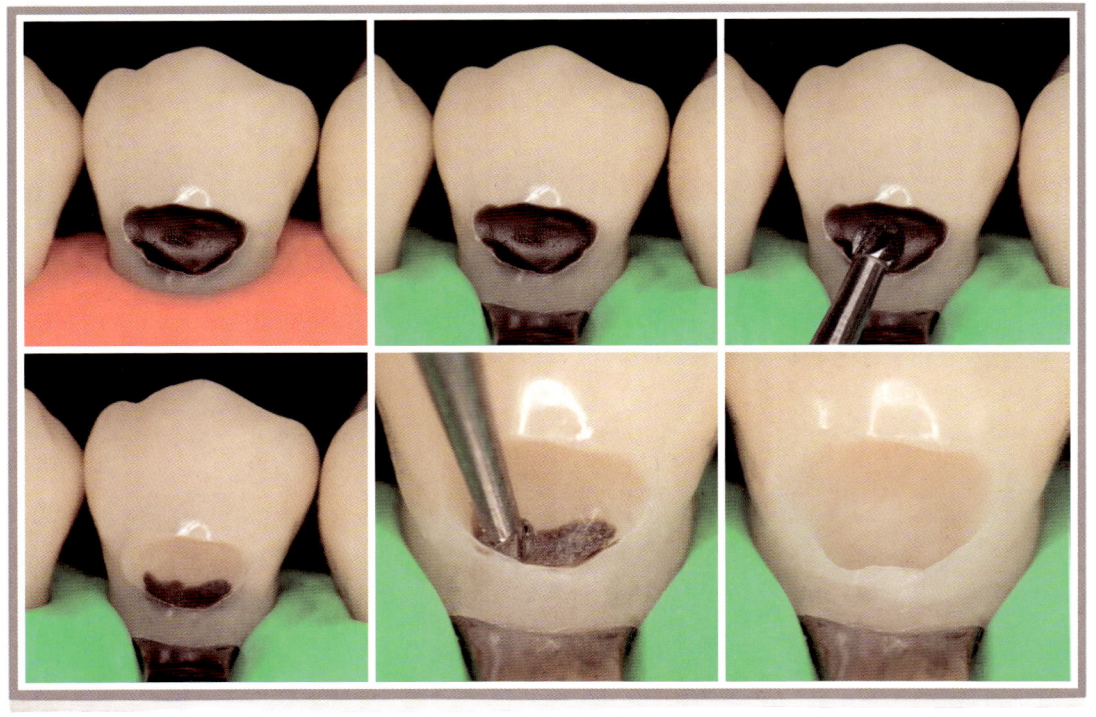

2.15

REMOÇÃO DO TECIDO CARIADO

Uma vez obtido um acesso adequado à lesão, pode-se proceder a remoção do tecido cariado. Antes, entretanto, deve-se refletir sobre um dos mais importantes questionamentos relacionados ao preparo de uma cavidade, independentemente do material ou método restaurador empregado: *quanto tecido cariado deve ser removido?* Essa pergunta motiva discussões filosóficas há várias décadas, e até hoje não existe consenso. Uma vez que o processo carioso é promovido pela placa bacteriana, é possível controlar a progressão das lesões, simplesmente impedindo que a placa se acumule — por meio da implementação de medidas de higiene adequadas e/ou da eliminação de fatores retentivos de placa — ou pelo selamento da cavidade, impedindo que os produtos do metabolismo bacteriano atuem sobre o tecido dental. Nesse contexto, *a remoção do tecido cariado não é uma condição essencial para o controle das lesões.* Para entender como essas informações influenciam na prática clínica, em uma filosofia minimamente invasiva, é importante diferenciar lesões não cavitadas daquelas que já apresentam cavitação. As lesões cariosas não cavitadas, sejam elas restritas ao esmalte ou já apresentando envolvimento dentinário, podem ser detectadas quando ainda estão em atividade ou quando já estão paralisadas — situação em que a presença da lesão nada mais é do que uma cicatriz da atividade prévia de doença. Caso estejam ativas, essas lesões devem ser submetidas a medidas de promoção de saúde, a fim de reverter o desequilíbrio do processo de DESmineralização–REmineralização. *Em hipótese alguma, lesões não cavitadas devem ser restauradas.* Nas lesões acompanhadas de cavitação, entretanto, a conduta é diferente, uma vez que as cavidades atuam como fatores retentivos de placa. A dentina alterada pelo processo carioso costuma apresentar uma zona superficial altamente infectada e desorganizada, com consistência amolecida. A conduta clínica que nos parece mais apropriada é a remoção do tecido cariado amolecido — com curetas ou brocas esféricas lisas, em baixa rotação — até que as paredes internas da cavidade apresentem uma consistência mais firme. A presença de alteração de cor no substrato dentinário não é um bom parâmetro para orientar a remoção de tecido; apenas a consistência e o grau de umidade devem ser considerados. Ao adotar a consistência como guia, é possível remover a maior parte do tecido cariado irremediavelmente alterado, com mínimo risco de remoção de estrutura hígida. Se durante a remoção do tecido amolecido você perceber que a cavidade está muito profunda e há risco de exposição pulpar, PARE! A manutenção de dentina amolecida, associada ao selamento temporário da cavidade, por meio de um tratamento expectante, ou mesmo associada a uma restauração adesiva definitiva, é biologicamente preferível do que arriscar uma exposição pulpar, na tentativa de remover TODO o tecido cariado. Nenhum método de remoção de tecido cariado resulta em uma cavidade estéril, e não há qualquer problema nisso. De fato, uma série de estudos tem demonstrado a possibilidade de manutenção de tecido cariado no fundo da cavidade, desde que as paredes circundantes estejam perfeitamente seladas pela restauração, a fim de impedir o afluxo de nutrientes que pudessem alimentar o metabolismo bacteriano.

OBJETIVOS DO PREPARO EM RESTAURAÇÕES DIRETAS COM AMÁLGAMA

O amálgama não é um material adesivo, como a resina composta. Consequentemente, as cavidades para restaurações com amálgama necessitam de retenções macromecânicas, para que o material não sofra deslocamento durante a função. Além disso, enquanto nas restaurações com compósito a adesão reforça o remanescente e permite a manutenção de estrutura dental fragilizada, nas restaurações de amálgama tal reforço não ocorre, exigindo a adaptação da cavidade por meio da remoção do esmalte sem suporte dentinário. Finalmente, as características mecânicas do amálgama exigem que a restauração apresente pelo menos 1,5 mm de espessura, sob risco de fratura, fazendo com que, em determinadas situações, seja necessário aprofundar a cavidade às expensas de estrutura hígida. Avaliando todos esses aspectos, é evidente que os preparos para amálgama, que precisam atender a uma série de objetivos biológicos e mecânicos, são menos conservadores que os preparos para restaurações com compósito, que só precisam atender aos objetivos biológicos – observe nas figuras ao lado, a diferença no contorno de uma cavidade, após o preparo biológico (FIG. 2.16) e após o preparo mecânico (FIG. 2.17). Em essência, isso significa que nas restaurações adesivas o material restaurador adapta-se ao preparo, enquanto nas restaurações com amálgama a cavidade precisa ser adaptada, com o intuito de atender às deficiências do material restaurador.

OBJETIVOS BIOLÓGICOS: *são idênticos aos requisitos dos preparos para restaurações diretas com compósitos: promover acesso adequado à lesão e remover o tecido cariado.*

OBJETIVOS MECÂNICOS: *as cavidades para amálgama devem, ainda, permitir a retenção do material à cavidade e possibilitar resistência adequada ao conjunto dente-restauração.*

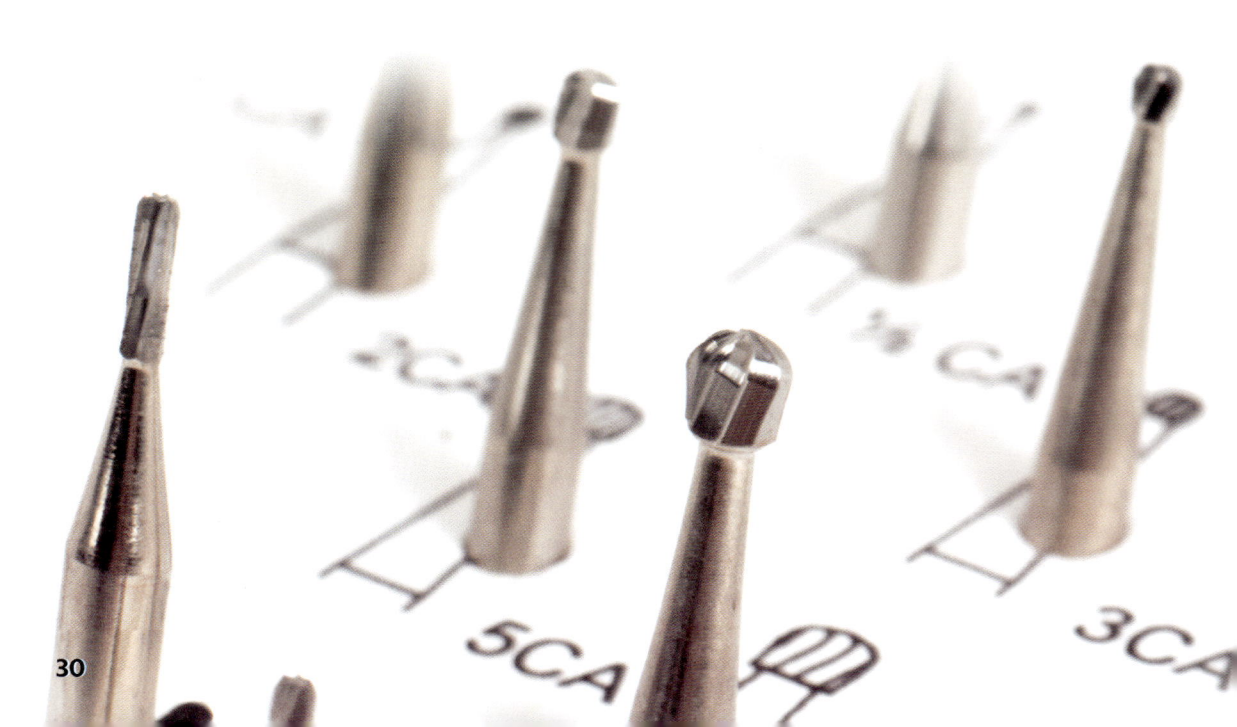

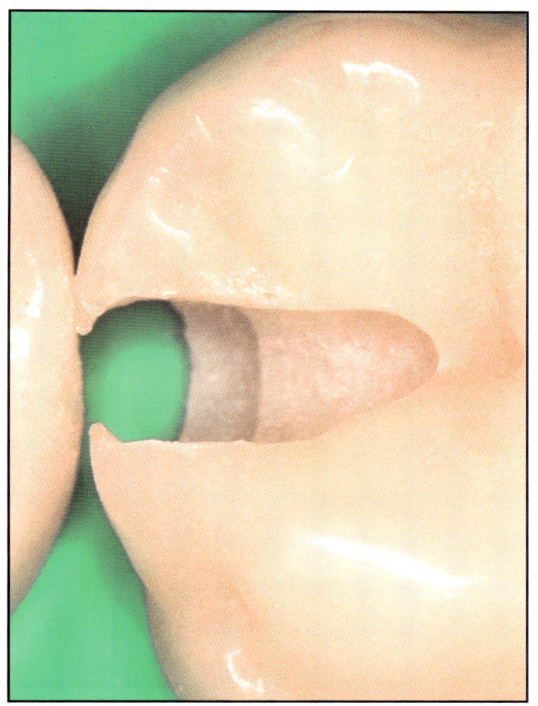

2.16

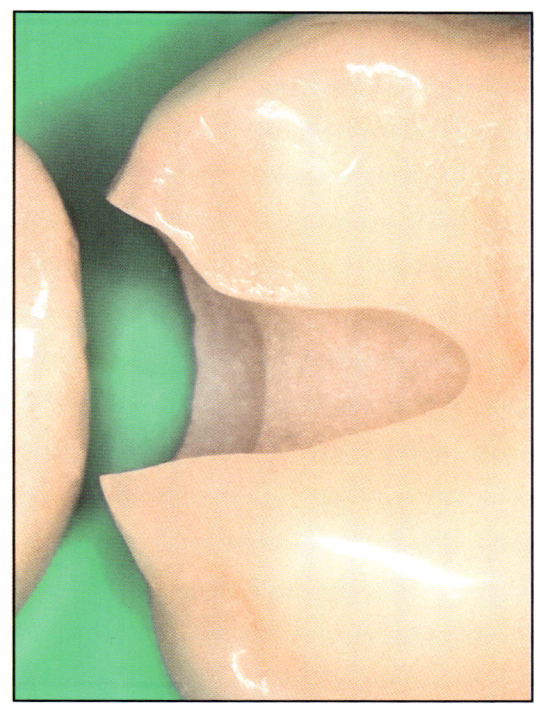

2.17

Conforme já discutido no início deste capítulo, os princípios clássicos de Black dividiam o preparo de cavidades para restaurações com amálgama em tempos operatórios — *forma de resistência, forma de contorno, forma de retenção, forma de conveniência, remoção da dentina cariada remanescente, acabamento das paredes de esmalte, limpeza da cavidade*. Nos tempos atuais, entretanto, a prática da Odontologia restauradora é regida por uma filosofia minimamente invasiva, que prioriza a máxima conservação de estrutura dental — em contraste com a filosofia de extensão para prevenção, vigente na época de Black. Isso faz com que, atualmente, os tempos operatórios clássicos confundam-se em etapas simultâneas, conferindo a essa divisão centenária um caráter burocrático e, em nossa opinião, totalmente desnecessário. É importante entender que não consideramos a divisão em tempos operatórios incorreta. Apenas acreditamos que, no contexto atual, o conhecimento claro dos objetivos do preparo cavitário é uma alternativa mais didática — e suficiente — para a obtenção de preparos que atendam aos requisitos específicos do material. Nas próximas páginas, uma série de esquemas ilustra as etapas-chave, e procura elucidar dúvidas comuns acerca do preparo de cavidades para restaurações com amálgama. Além disso, sequências de preparo e restauração, executadas com base nesses conhecimentos, podem ser conferidas nos capítulos 19, 20 e 21.

CARACTERÍSTICAS E REQUISITOS DAS CAVIDADES CLASSE I PARA AMÁLGAMA

Se nas restaurações adesivas, o sucesso longitudinal depende, principalmente, da qualidade da adesão e da técnica de aplicação dos materiais, nas restaurações com amálgama, por outro lado, o fator-chave para alcançar resultados duradouros é o preparo de cavidades adequadas — especialmente no que diz respeito aos requisitos mecânicos do amálgama. Assim, a presente seção tem o objetivo de apresentar as características e os aspectos que devem ser considerados, durante o preparo de cavidades Classe I para amálgama, a fim de atender a cada um dos objetivos mecânicos do preparo. Vale ressaltar que, por definição, *Classe I* inclui as lesões e cavidades presentes na região do cíngulo dos dentes anteriores, porém a presente discussão foca nas características de cavidades confeccionadas em molares e pré-molares.

RETENÇÃO: como o amálgama não apresenta adesão à estrutura dental, a cavidade deve reter e conferir estabilidade à restauração, de forma a minimizar a chance de deslocamento desta, quando submetida às forças oclusais. Cavidades com paredes paralelas e profundidade igual ou maior que o istmo vestibulolingual, são consideradas autorretentivas e não necessitam de quaisquer adaptações (FIG. 2.18). Nas cavidades mais largas do que profundas, entretanto, é necessário que as características geométricas do preparo favoreçam a retenção. Isso pode ser feito de forma bastante simples, executando o preparo da cavidade com as brocas 329 e 330, que, graças à sua forma de cone invertido, facilitam a obtenção de cavidades convergentes para oclusal, com embocadura mais estreita do que a base (FIG. 2.19). Uma vez que o material é condensado enquanto ainda apresenta plasticidade, se a cavidade for convergente para oclusal, é inevitável que a restauração fique retida ao preparo, após a cristalização do amálgama. Deve-se ter cuidado para não exagerar na angulação das paredes, uma vez que tal medida pode comprometer a resistência do remanescente dental. Por essa mesma razão, a convergência oclusal deve ser definida apenas às expensas das paredes vestibular e palatal/lingual, e não das paredes mesial e distal, a fim de evitar o solapamento das cristas marginais.

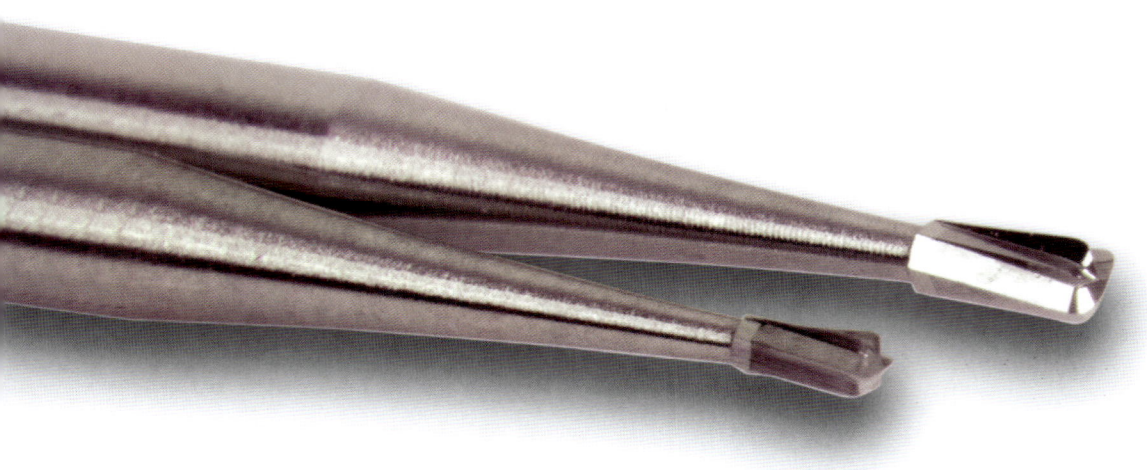

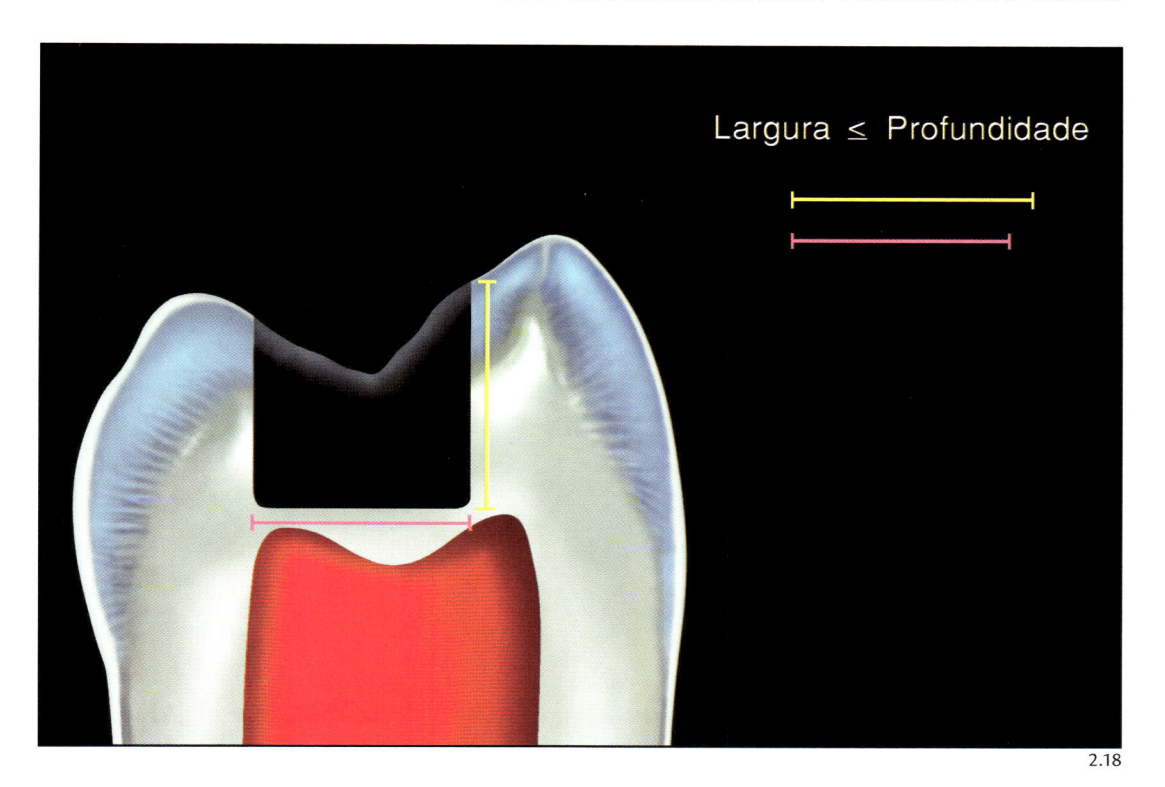

2.18

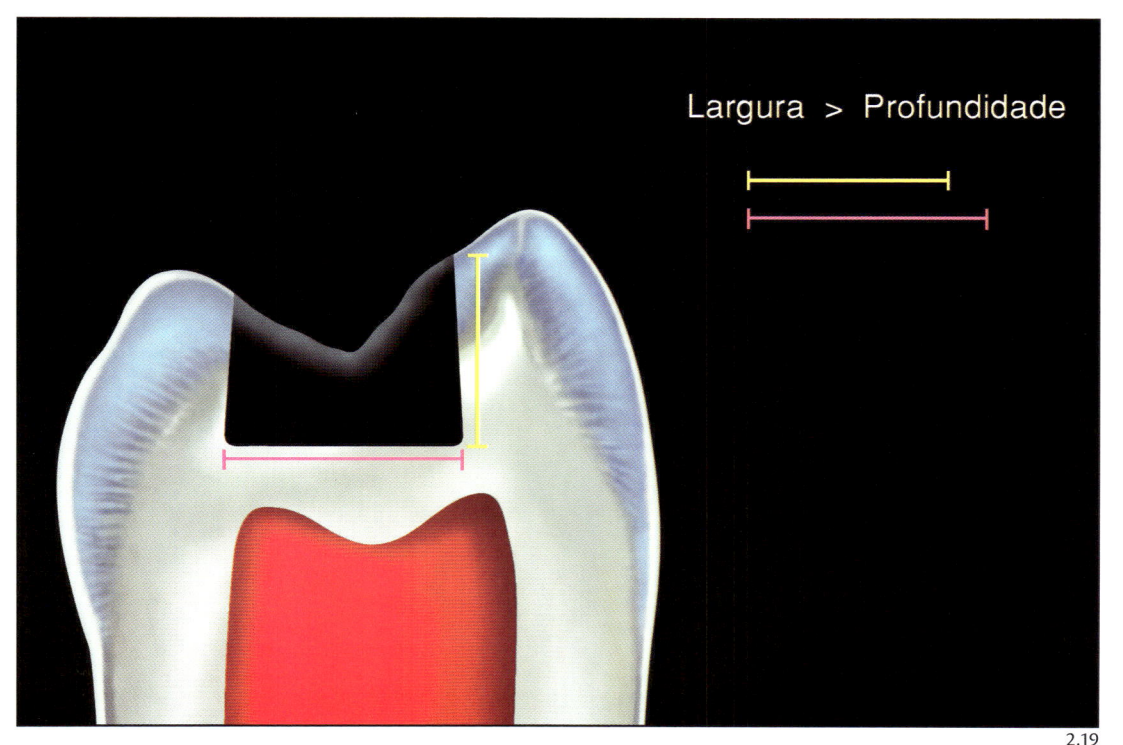

2.19

RESISTÊNCIA DO MATERIAL: *o amálgama necessita de pelo menos 1,5 mm de espessura para que sua resistência seja adequada. Além disso, é interessante que não haja grande variação na espessura do material ao longo da restauração, uma vez que os pontos menos espessos ficam mais sujeitos à ocorrência de fraturas. Um cuidado importante, para assegurar espessura adequada ao material, é a manutenção da parede pulpar paralela ao plano oclusal. Em alguns dentes, especialmente pré-molares inferiores, a observação de tal norma pode ajudar a evitar um aprofundamento excessivo da cavidade em direção ao corno pulpar vestibular* (FIG. 2.20). *Evidentemente, mesmo que se tomem todos os cuidados necessários, cavidades muito rasas podem não apresentar 1,5 mm de profundidade ao longo de toda sua extensão, especialmente quando se considera a variação de espessura decorrente da escultura das características anatômicas da face oclusal, como sulcos e fossas. Nesse caso, a primeira alternativa para contornar o problema é a execução de uma escultura rasa, caracterizada por sulcos e fossas pouco pronunciados* (FIG. 2.21). *Caso tal abordagem não seja possível, por qualquer razão (e.g., padrão oclusal desfavorável), há duas possibilidades: ou a cavidade é aprofundada às expensas de tecido dental sadio — medida que vai contra os fundamentos da filosofia minimamente invasiva — ou se contraindica a utilização do amálgama, executando uma restauração adesiva com resinas compostas. A grande vantagem da execução de uma escultura rasa é que, além de aumentar a espessura do corpo da restauração, também permite o aumento da espessura do amálgama na região das margens oclusais — zona altamente suscetível à fratura e à degradação — sem qualquer tipo de prejuízo ao remanescente. De fato, a degradação e as fraturas marginais estão entre os principais tipos de falhas mecânicas que acometem as restaurações de amálgama. Via de regra, o ideal é que o ângulo entre as paredes circundantes da cavidade e a superfície externa da restauração seja o mais próximo possível a 90°, a fim de, simultaneamente, prover espessura adequada ao amálgama e à estrutura dental. Em algumas situações, entretanto, tal angulação não é possível. Considere, por exemplo, uma cavidade oclusal, cujas paredes circundantes vestibular e palatal/lingual apresentam-se paralelas — em virtude da inclinação das vertentes triturantes das cúspides e da necessidade de acompanhar tal inclinação ao esculpir a restauração, é inevitável que o material apresente pouca espessura na região das margens. Caso se opte por aumentar a convergência das paredes vestibular e lingual/palatal até que o ângulo cavossuperficial fique próximo a 90° — situação ideal no que diz respeito à resistência do material e do esmalte marginal — ocorrerá o solapamento das cúspides. Assim, o mais indicado é que se confira convergência às paredes vestibular e lingual/palatal até que se obtenha um ângulo de cerca de 70° entre a superfície da restauração e as paredes circundantes vestibular e lingual/palatal* (FIG. 2.22). *Dessa maneira, confere-se espessura adequada ao amálgama na região das margens, sem comprometer a resistência do remanescente.*

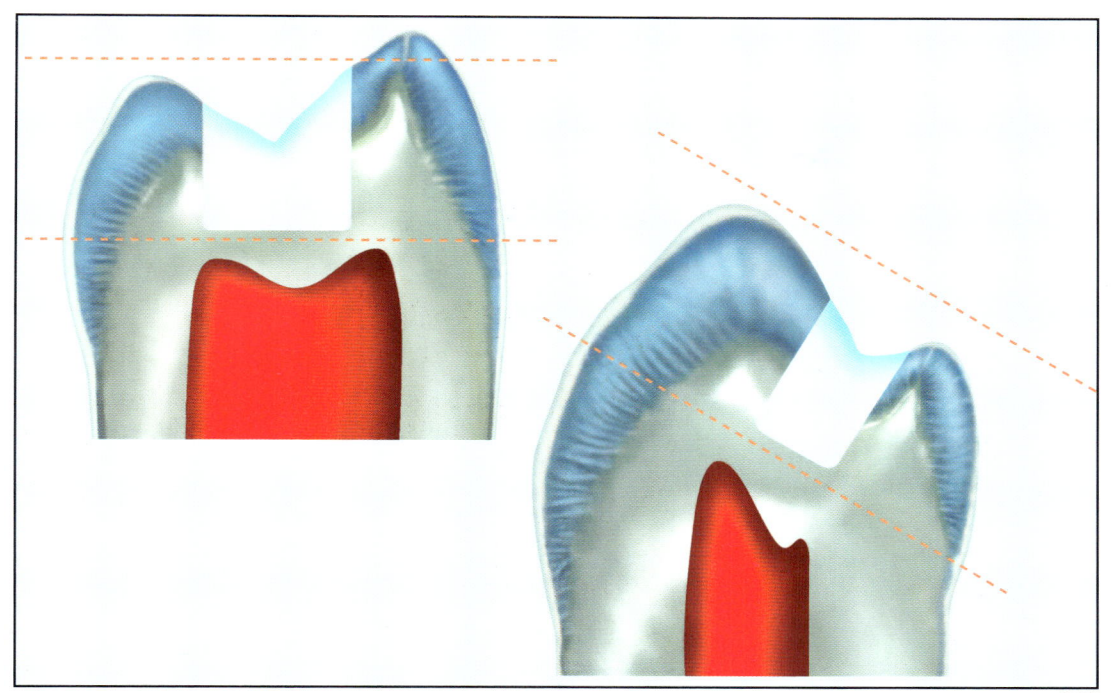

2.20

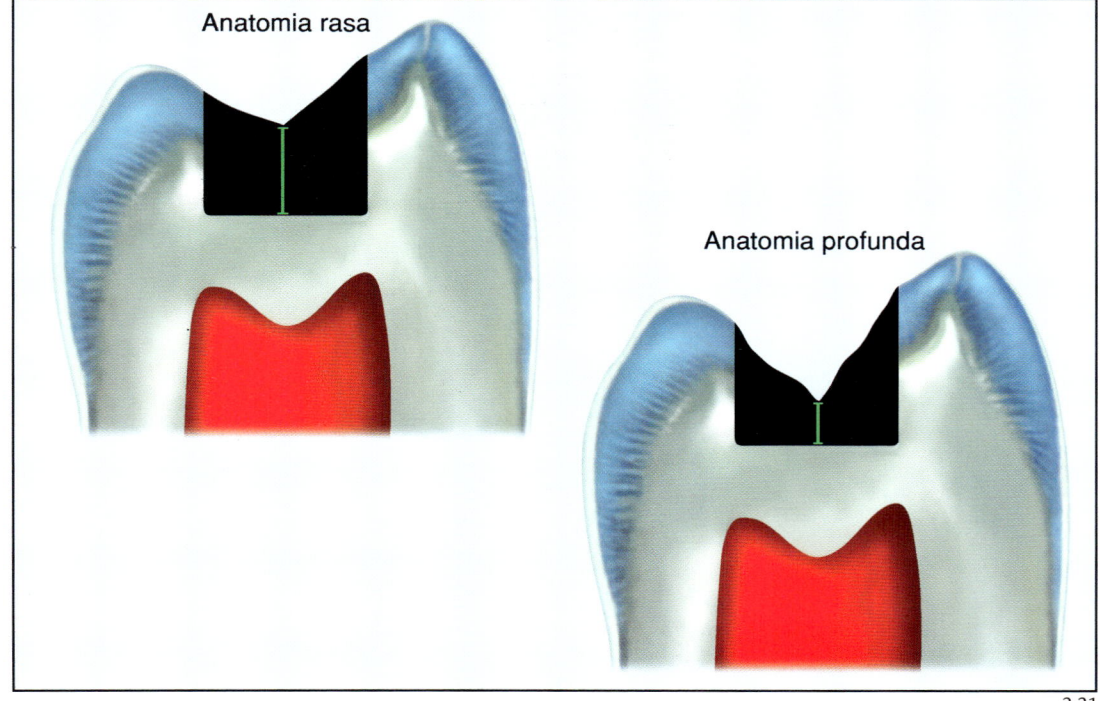

Anatomia rasa

Anatomia profunda

2.21

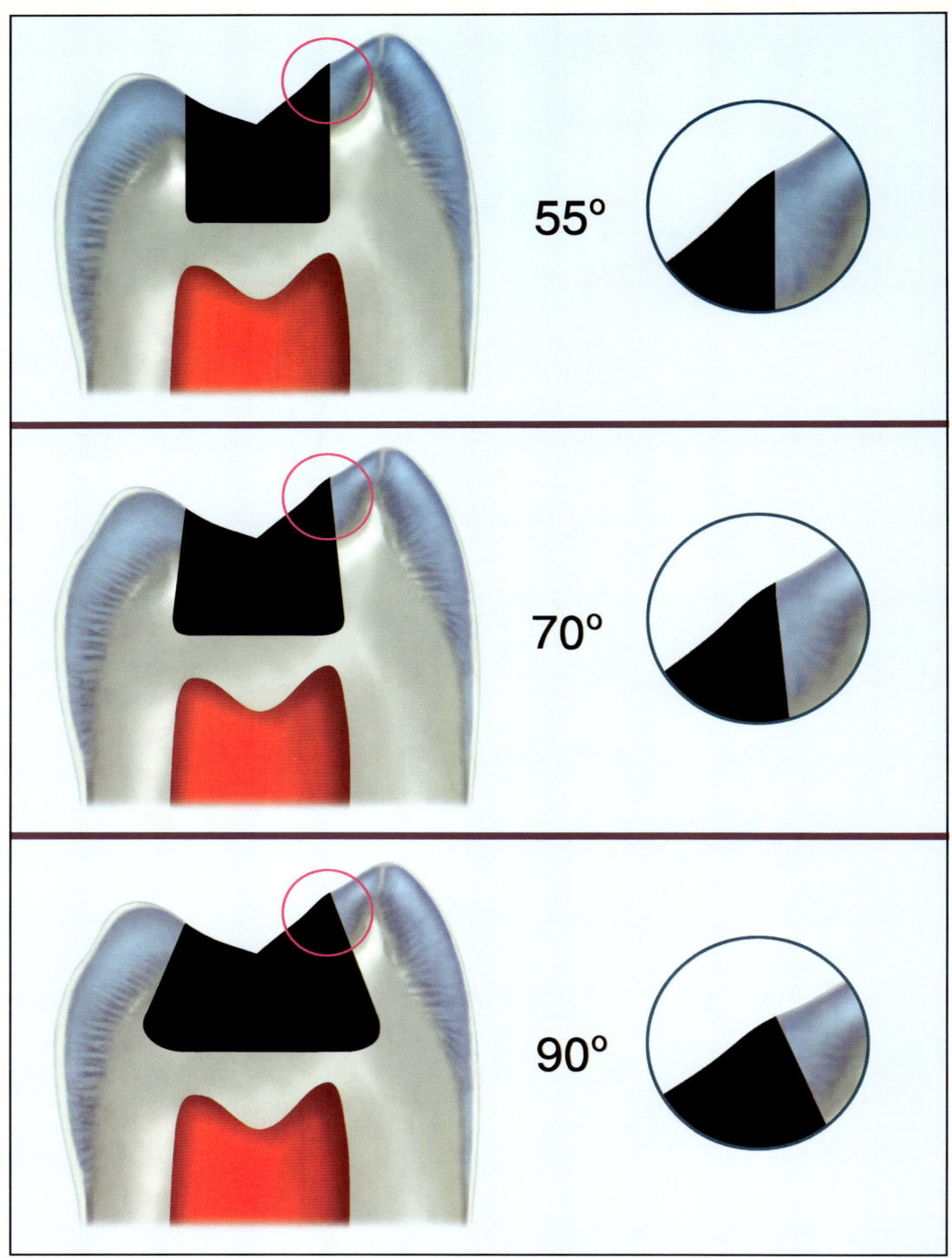

55°

70°

90°

2.22

RESISTÊNCIA DO REMANESCENTE: *em adição aos aspectos referentes à resistência do material restaurador, é fundamental que as cavidades para restaurações Classe I com amálgama atendam a alguns requisitos, relacionados à resistência do remanescente dental. Em primeiro lugar, todas as cavidades para amálgama devem apresentar ângulos internos arredondados, a fim de dissipar as tensões que incidem sobre o conjunto dente-restauração. Ângulos vivos tendem a agir como pontos de concentração de estresse, que, eventualmente, podem levar a falhas mecânicas, como fraturas de cúspides (FIG. 2.23). Para a obtenção de preparos com ângulos arredondados, é importante empregar brocas com características adequadas. As mais indicadas são as brocas 329 e 330, já mencionadas, que apresentam formato de cone invertido e ponta ativa arredondada — características que resultam em ângulos internos suaves e paredes convergentes para oclusal. Graças às suas pequenas dimensões, essas brocas são compatíveis com o preparo de cavidades minimamente invasivas — em lesões grandes, obvia-*

mente, deve-se empregar brocas maiores. Além de evitar a presença de ângulos internos vivos, outro aspecto importante para a longevidade da restauração é a remoção da estrutura dental sem suporte (FIG. 2.24). Em virtude de sua falta de adesão, o amálgama não é capaz de reforçar o esmalte que perdeu suporte dentinário. Assim, caso esse esmalte fragilizado seja mantido — na tentativa bem-intencionada de conservar estrutura dental — o resultado mais provável é a fratura do remanescente nas regiões marginais. Nesse sentido, também é importante considerar a angulação das paredes circundantes mesial e distal, da caixa oclusal. Quando estas se estendem às proximidades das cristas marginais, devem ser mantidas paralelas ou mesmo levemente divergentes para oclusal (FIG. 2.25). Tal medida, embora não favoreça a retenção da restauração, evita o solapamento da crista marginal, bem como permite que seja acompanhada a orientação dos prismas de esmalte. De qualquer forma, a retenção é garantida pela convergência oclusal das paredes circundantes vestibular e palatal/lingual.

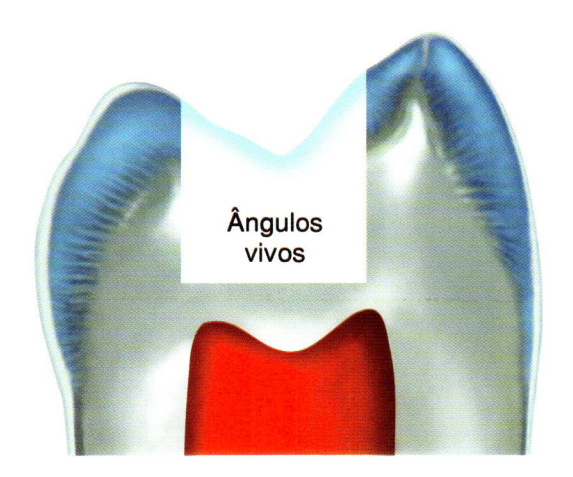
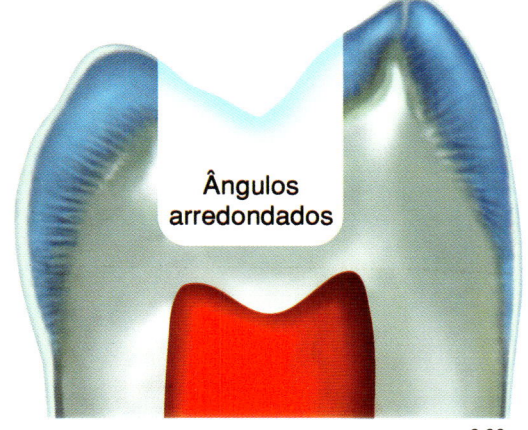

2.23

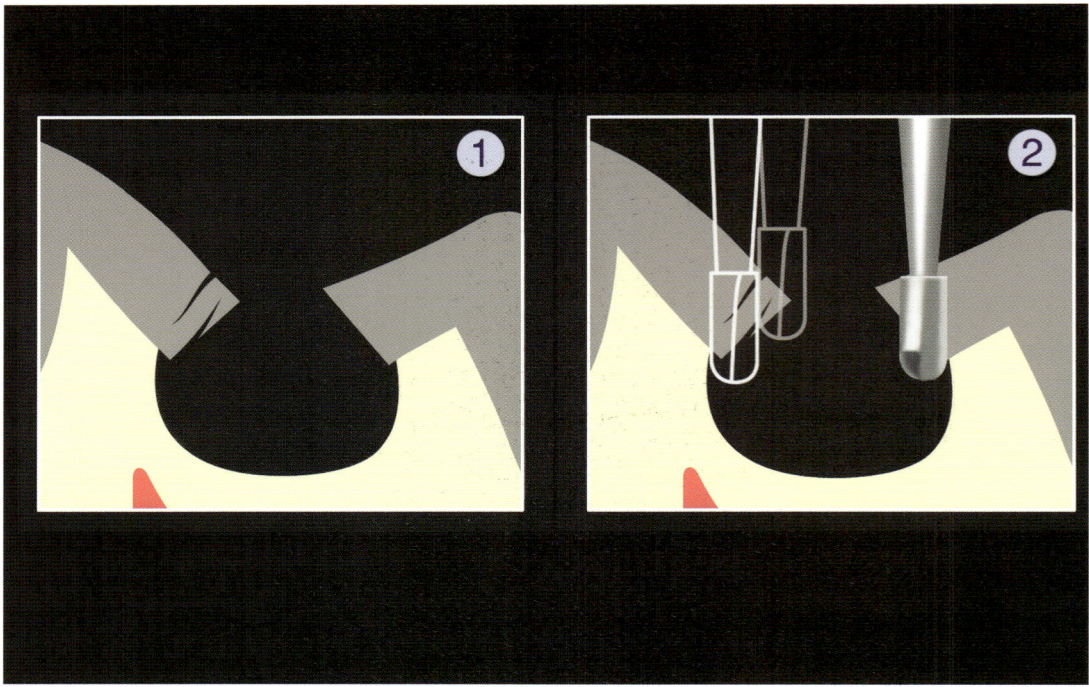

2.24

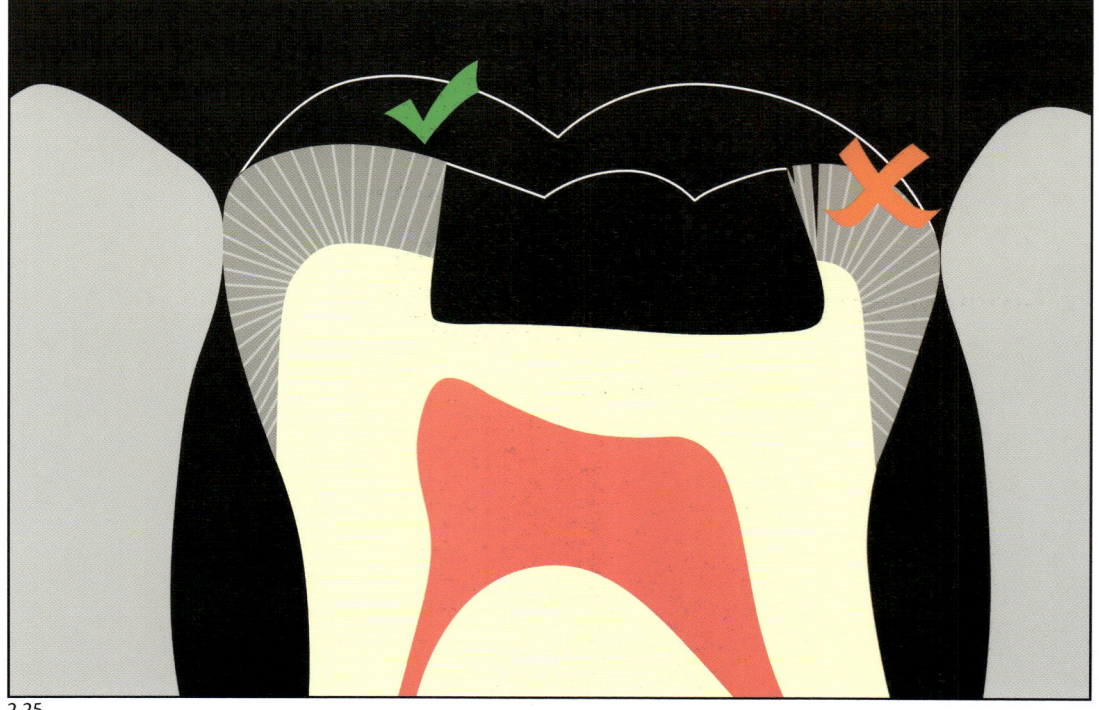

2.25

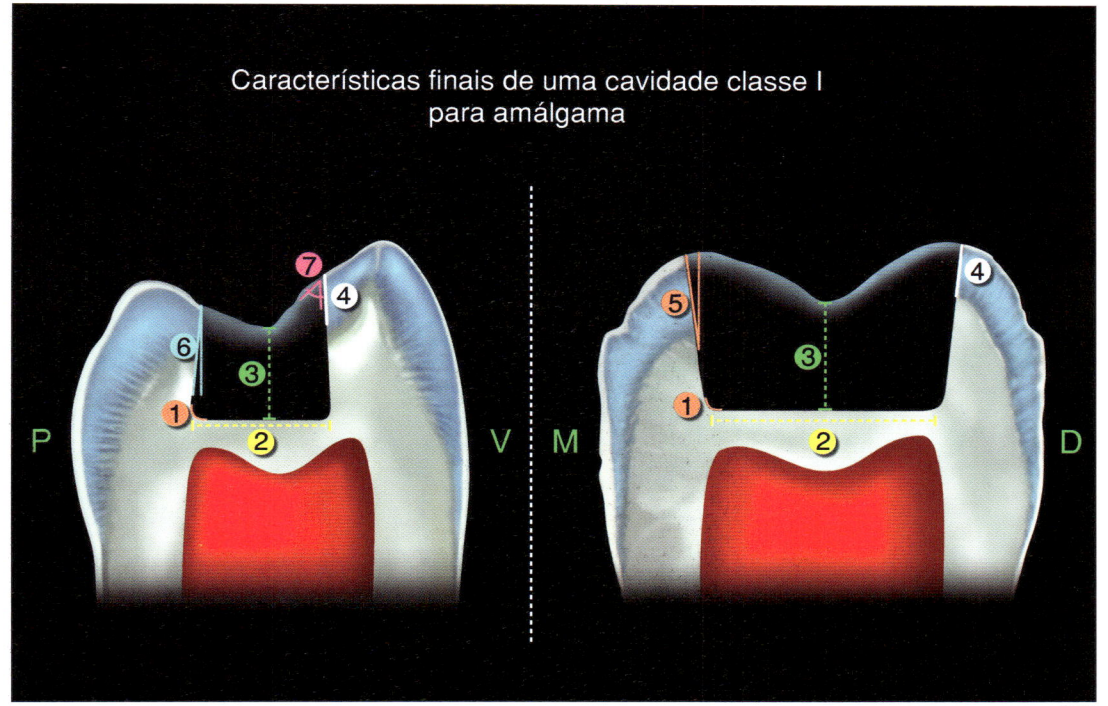

Características finais de uma cavidade classe I para amálgama

2.26

Observadas todas as recomendações discutidas, as cavidades para restaurações Classe I com amálgama apresentam as seguintes características gerais (FIG. 2.26): ① ângulos internos arredondados, obtidos graças ao uso das brocas 329 e 330; ② parede pulpar relativamente paralela ao plano oclusal; ③ espaço suficiente para, pelo menos, 1,5 mm de amálgama no corpo da restauração, seja às expensas da profundidade do preparo ou da execução de uma escultura rasa; ④ ausência de esmalte sem suporte dentinário; ⑤ paredes circundantes mesial e distal paralelas ou levemente divergentes para oclusal; ⑥ paredes circundantes vestibular e palatal/lingual com leve convergência para oclusal; ⑦ ângulo com cerca de 70° entre a superfície da restauração e as paredes circundantes vestibular e lingual/palatal, de modo a conferir espessura adequada ao amálgama na região das margens, sem comprometer a resistência do remanescente. As cavidades também devem contar com abertura vestibulolingual mínima — isso é, devem ser tão conservadoras quanto possível.

CARACTERÍSTICAS E REQUISITOS DAS CAVIDADES CLASSE II PARA AMÁLGAMA

Nas cavidades Classe II para amálgama, devem ser atendidos todos os requisitos já mencionados para as cavidades Classe I, além daqueles específicos do preparo das superfícies proximais. Assim, a presente seção visa apresentar brevemente as características das cavidades Classe II para amálgama, correlacionando-as aos objetivos mecânicos do preparo. O enfoque são os preparos oclusoproximais, mais comuns e recomendados para restaurações com amálgama. Para mais informações, consulte o capítulo 20, no qual são detalhados os procedimentos de preparo e as características finais desejadas nas cavidades.

CONVERGÊNCIA DA CAIXA PROXIMAL: assim como na caixa oclusal, as paredes vestibular e lingual/palatal da caixa proximal devem convergir levemente para oclusal, a fim de auxiliar na retenção do amálgama à cavidade (FIG. 2.27). Observe, ainda, que os ângulos gengivovestibular e gengivolingual/palatal são arredondados, com o objetivo de colaborar na dissipação das tensões.

ACABAMENTO DAS MARGENS: para assegurar uma ótima adaptação marginal, ao longo de toda a caixa proximal, é fundamental que as margens de esmalte sejam devidamente acabadas. Essa etapa, realizada com instrumentos manuais — recortadores de margem gengival e machados para esmalte — garante a remoção de espículas de esmalte debilitadas (FIG. 2.28). Caso não fosse removido, esse esmalte fragilizado ficaria sujeito à fratura, podendo comprometer o sucesso longitudinal da restauração. Confira no capítulo 20, uma sequência fotográfica dos procedimentos de acabamento do preparo.

ORIENTAÇÃO DOS PRISMAS DE ESMALTE: a fim de, simultaneamente, garantir espessura adequada ao material restaurador e ao esmalte na região das margens — aspecto crítico para a resistência do conjunto dente-restauração — é importante que o ângulo cavossuperficial seja tão próximo quanto possível a 90º com a superfície externa. Qualquer variação nesse ângulo pode acarretar em pequena espessura de amálgama, predispondo a restauração à ocorrência de fraturas marginais; ou pequena espessura de esmalte, acarretando na presença de prismas sem suporte dentinário e sujeitos à fratura (FIG. 2.29). Uma manobra indicada para a obtenção de ângulo cavossuperficial adequado na parede vestibular da caixa proximal é a execução da curva reversa de Hollenback, que garante ângulo de 90º com a superfície externa do dente e oferece volume adequado ao material restaurador. Mais detalhes acerca da execução da curva reversa de Hollenback e dos procedimentos referentes ao preparo de cavidades Classe II podem ser conferidos no capítulo 20.

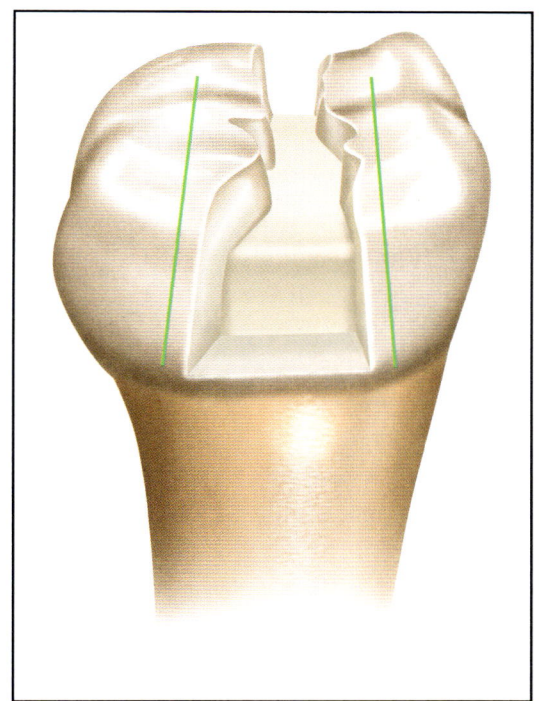

2.27

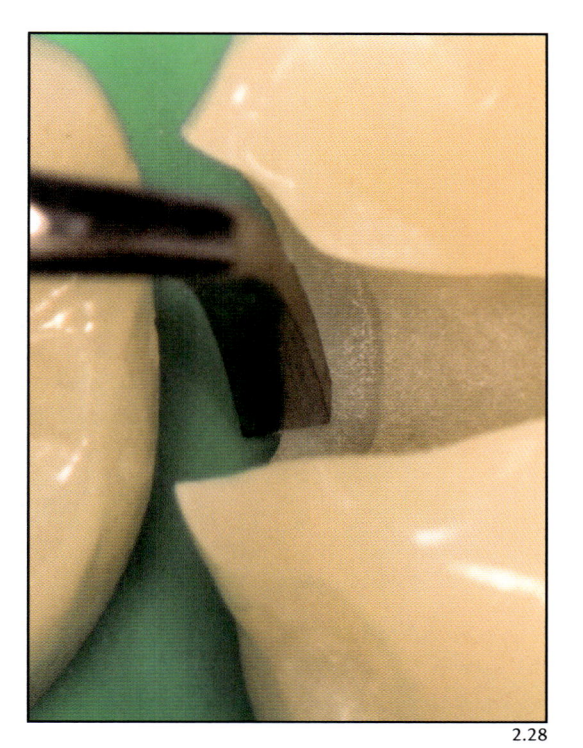

2.28

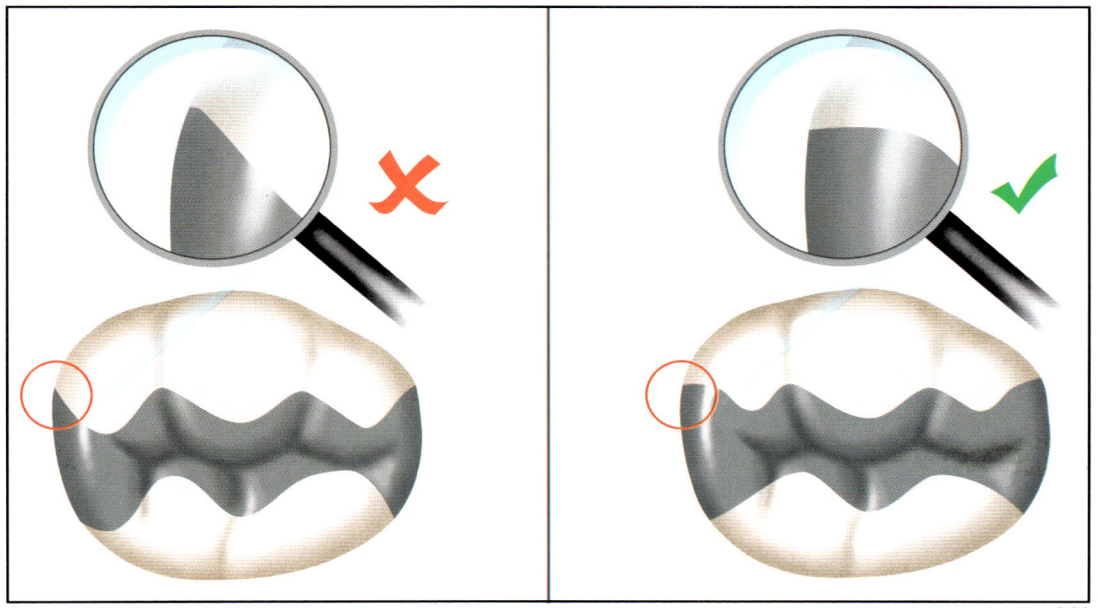

2.29

CARACTERÍSTICAS E REQUISITOS DOS PREPAROS PARA RESTAURAÇÕES INDIRETAS

Nas situações em que o grau de comprometimento do remanescente contraindica a execução de uma técnica restauradora direta, como ocorre em lesões com extensão média a grande, é necessário lançar mão de restaurações indiretas, produzidas extraoralmente. Essas restaurações são, geralmente, confeccionadas em um laboratório de prótese dentária e, após a produção extraoral, são cimentadas ao preparo. Evidentemente, as significativas diferenças entre os métodos de confecção das restaurações diretas e indiretas, fazem com que os preparos também apresentem diferenças marcantes. A seguir, serão apresentadas, de forma sucinta e genérica, algumas das principais características dos preparos para restaurações indiretas. Mais informações sobre o preparo para cada modalidade restauradora — coroas anteriores, coroas posteriores, facetas indiretas, *inlays* e *onlays*, *endocrowns* — podem ser encontradas nos capítulos 27 a 30.

Expulsividade: *essa é, provavelmente, a principal diferença entre os preparos para restaurações diretas e indiretas. Uma vez que nas restaurações indiretas, os procedimentos de confecção, acabamento e polimento são executados extraoralmente é necessário que o preparo permita a remoção e reinserção da restauração, tantas vezes quanto necessário. Para isso, é fundamental que o preparo apresente expulsividade, característica relacionada, essencialmente, à angulação das paredes circundantes* (FIGS. 2.30 E 2.31). *Apenas para fazer uma comparação com os preparos para restaurações com amálgama, recém-discutidos, considere que nas restaurações indiretas intracoronárias, como inlays, as paredes circundantes devem apresentar leve divergência para oclusal — exatamente o oposto do recomendado para as restaurações com amálgama. O grau de expulsividade do preparo é muito importante para a retenção das restaurações: quanto menor a expulsividade, maior a retenção e vice-versa. Embora essa afirmação sugira, à primeira vista, que a expulsividade deve ser sempre mantida mínima — afinal, isso melhora a retenção — saiba que a ausência de expulsividade adequada prejudica a adaptação e torna mais difíceis os procedimentos de cimentação da peça protética. O grau de expulsividade recomendado varia para cada tipo de preparo e será discutido nos capítulos referentes a cada uma das modalidades restauradoras indiretas.*

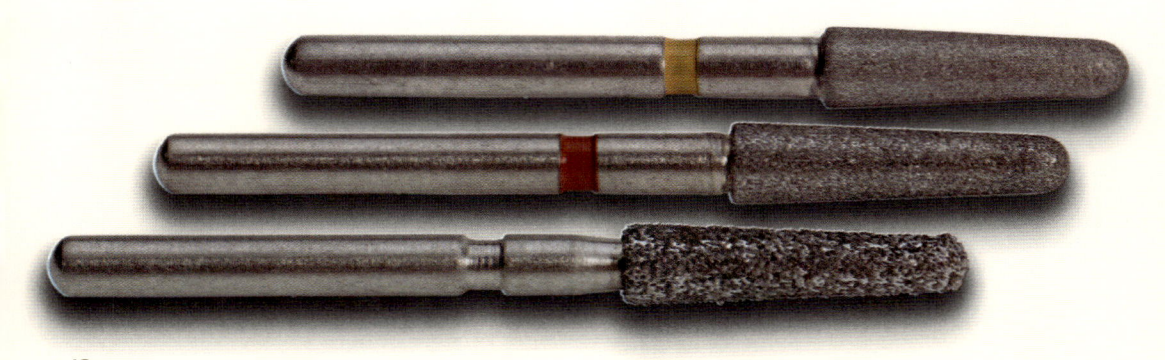

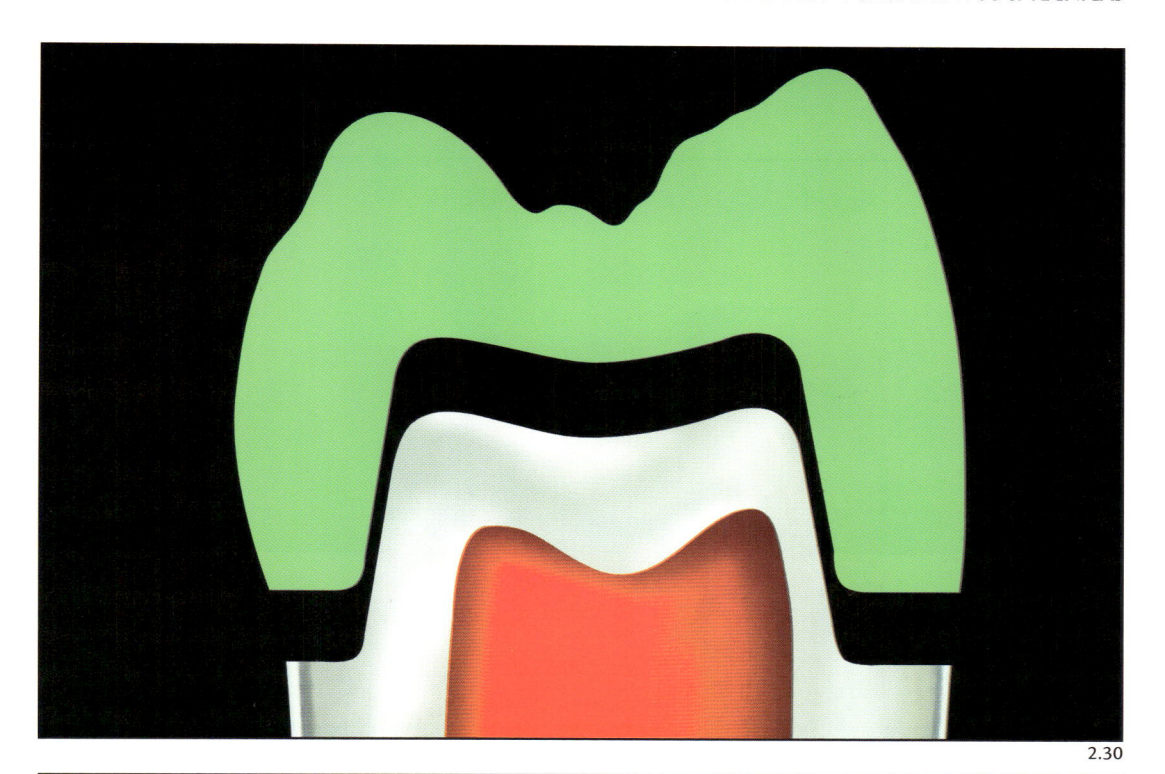

2.30

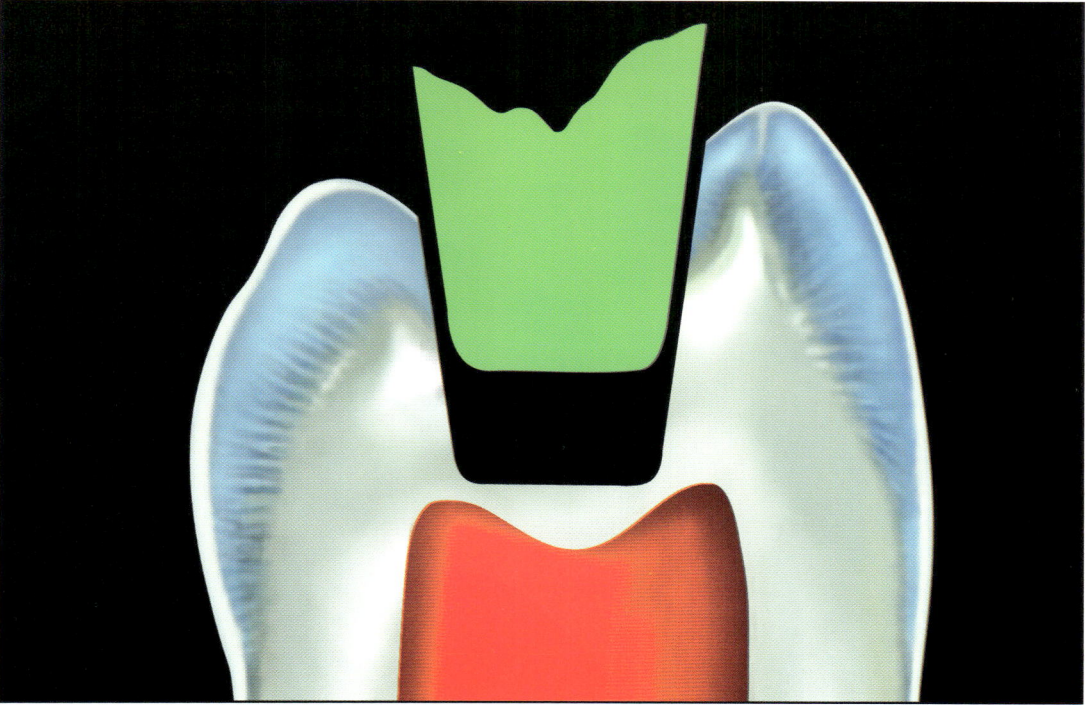

2.31

RETENÇÃO: *outro aspecto em que as restaurações indiretas diferem das restaurações diretas — em especial as restaurações com amálgama, não adesivas — é a forma como o material restaurador é retido à cavidade. Nas restaurações com amálgama, a retenção é decorrente das características geométricas da cavidade, enquanto nas restaurações indiretas a retenção depende do uso de um agente cimentante, que preenche o espaço entre a cavidade e a peça protética. Isso, evidentemente, não significa que nas restaurações indiretas as características geométricas do preparo não sejam importantes para a retenção, afinal, como já mencionado, o grau de expulsividade do preparo afeta diretamente sua capacidade retentiva. Entretanto, dependendo do tipo de agente cimentante utilizado, tal capacidade pode ser mais ou menos crítica. Quando a cimentação é realizada com cimentos convencionais, não adesivos, a retenção da restauração ao remanescente é puramente friccional e os princípios geométricos de retenção macromecânica (i.e., angulação das paredes, altura do preparo) assumem maior importância. Por outro lado, quando a cimentação é realizada com agentes cimentantes resinosos, com capacidade adesiva, além da retenção friccional tem-se a retenção micromecânica, relacionada à interação dos componentes adesivos do sistema de cimentação com os substratos dentais modificados. Graças a esse efeito, em casos em que há possibilidade de se estabelecer uma boa adesão tanto ao remanescente dental como à peça protética, a cimentação adesiva viabiliza alguns tipos de preparo que, com cimentos não adesivos, não seriam possíveis. Um exemplo é o preparo para uma faceta indireta, totalmente desprovido de retenção macromecânica (FIGS. 2.32 E 2.33). Vale lembrar que mesmo nas situações em que a restauração será cimentada adesivamente, é vantajoso contar com preparos que atendam aos requisitos macromecânicos de retenção, desde que estes não acarretem demasiado sacrifício de estrutura dental sadia. Os preparos para restaurações indiretas tipo* endocrown, *por exemplo, baseiam-se, essencialmente, na retenção da restauração por meio da técnica adesiva. Entretanto, pode-se optar pela execução de uma canaleta ao longo de todo o perímetro marginal, de forma a aumentar a ancoragem e estabilidade da restauração, graças à retenção friccional entre a peça protética e o preparo (FIG. 2.34). Esse efeito é especialmente importante durante a fase de provisionalização, entre as sessões de preparo e de cimentação definitiva, para assegurar a estabilidade da restauração provisória ao remanescente. Para finalizar, vale dizer que a tendência atual é que, cada vez mais, as restaurações indiretas sejam cimentadas adesivamente com cimentos resinosos. Eles são menos solúveis e mais estéticos do que os cimentos não adesivos, além de apresentarem excelentes propriedades mecânicas. Isso, evidentemente, não significa que não existam situações em que os cimentos convencionais, não adesivos, estejam bem indicados. Existem casos em que, por limitações técnicas ou problemas relacionados à adesão de alguns materiais restauradores, a cimentação não adesiva é uma ótima alternativa.*

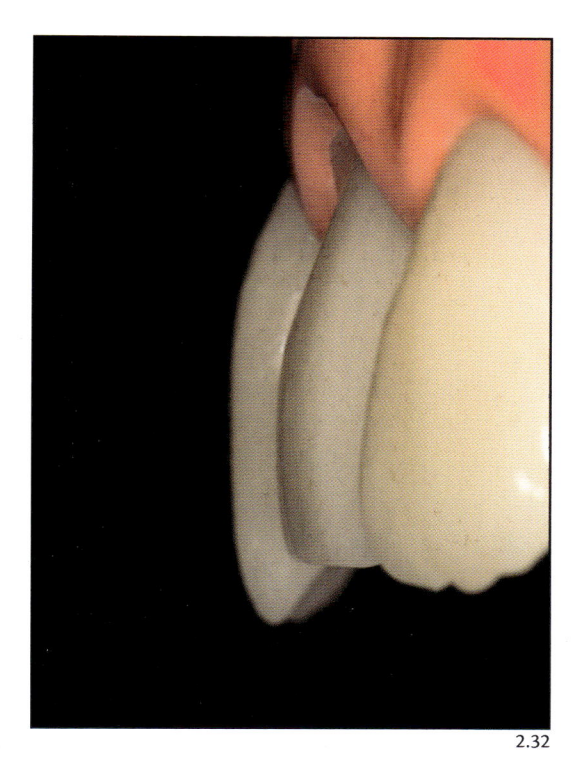

2.32

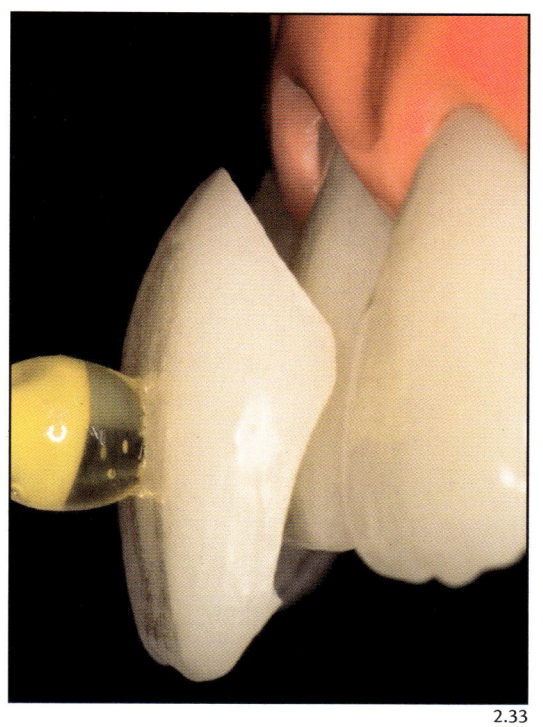

2.33

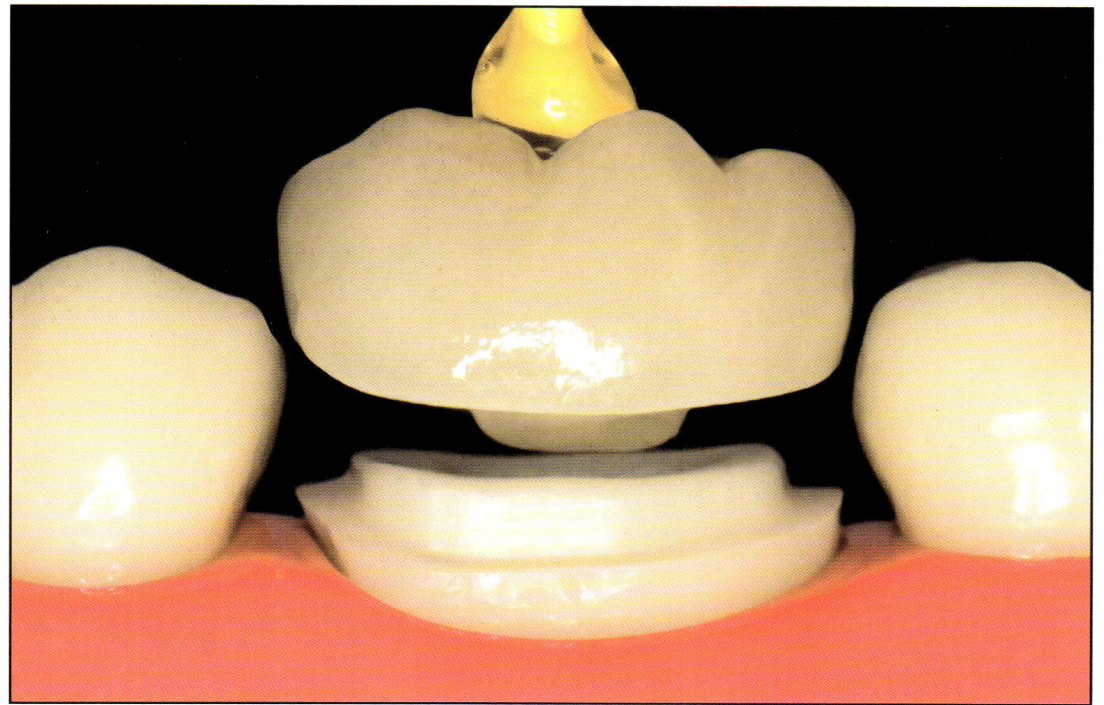

2.34

RESISTÊNCIA: *ao executar um preparo para uma restauração indireta, um dos aspectos mais importantes é a obtenção de espessura adequada para o material restaurador. Seja em decorrência de suas propriedades mecânicas ou das peculiaridades técnicas envolvidas na produção da restauração, os materiais restauradores indiretos necessitam de uma espessura mínima para que ofereçam propriedades adequadas. Essa espessura varia de acordo com o material e com a região do dente que está sendo preparada — regiões mais sujeitas a tensões durante a função, por exemplo, necessitam de mais espaço. O esquema ao lado, que demonstra como as espessuras recomendadas podem variar de uma região para outra* (FIG 2.35), *ilustra uma das principais dificuldades inerente ao preparo das restaurações indiretas: como remover estrutura suficiente, sem remover estrutura demais? A importância de tal questionamento fica clara quando se considera que, em geral, a resistência do material restaurador é beneficiada pelo aumento da espessura, porém a resistência do remanescente também é favorecida pela conservação de estrutura dental — excetuando-se aquelas situações em que há indicação para a execução de um preparo mais invasivo. Assim, para garantir que o preparo atenda aos requisitos de espessura do material e, simultaneamente, conserve tanto tecido dental sadio quanto possível, é imprescindível a utilização de uma técnica que permita o controle da profundidade de desgaste — para maiores informações, confira os capítulos 27 a 30. Outra característica importante do preparo, no que diz respeito à resistência do remanescente, é o arredondamento dos ângulos internos, a fim de dissipar de forma mais eficaz as tensões que incidem no conjunto dente-restauração.*

TÉRMINO MARGINAL: *ao contrário das restaurações adesivas diretas, nas quais é perfeitamente aceitável contar com margens com contorno e espessura irregulares, nas restaurações indiretas é imprescindível que as margens sejam nítidas e bem-definidas. Quando essas condições não são atendidas, o molde não deixa clara a real posição do término e, consequentemente, há risco de que a restauração fique mal adaptada e/ou apresente sobrecontorno ou subcontorno. Também é importante que o término assegure espessura suficiente e apresente conformação que favoreça a estratificação da cerâmica. Embora a literatura descreva vários tipos de términos, todos os modernos sistemas indiretos requerem o preparo de um ombro arredondado ou de um chanfro profundo — ambos caracterizados pela espessura uniforme e pela presença do ângulo interno arredondado. Finalmente, além de assegurar espaço para o material restaurador, o término cervical deve ser avaliado quanto às suas relações com os tecidos periodontais* (FIG. 2.36). *Idealmente, o término deve ser mantido tão longe da gengiva quanto possível (supragengival), uma vez que essa é a situação mais favorável ao periodonto. Entretanto, por uma série de motivos — estética, retenção, extensão de lesões preexistentes — o preparo pode ser estendido ao nível gengival (paragengival) ou levemente no interior do sulco (intrassulcular). Essas três alternativas respeitam as distâncias biológicas e são bem toleradas pelo periodonto. Evidentemente, qualquer que seja a posição do término, os procedimentos de preparo e cimentação devem ser tão atraumáticos quanto possível (e.g., de nada adianta contar com um término paragengival se, após a cimentação, forem deixados excessos de cimento, capazes de comprometer a saúde periodontal).*

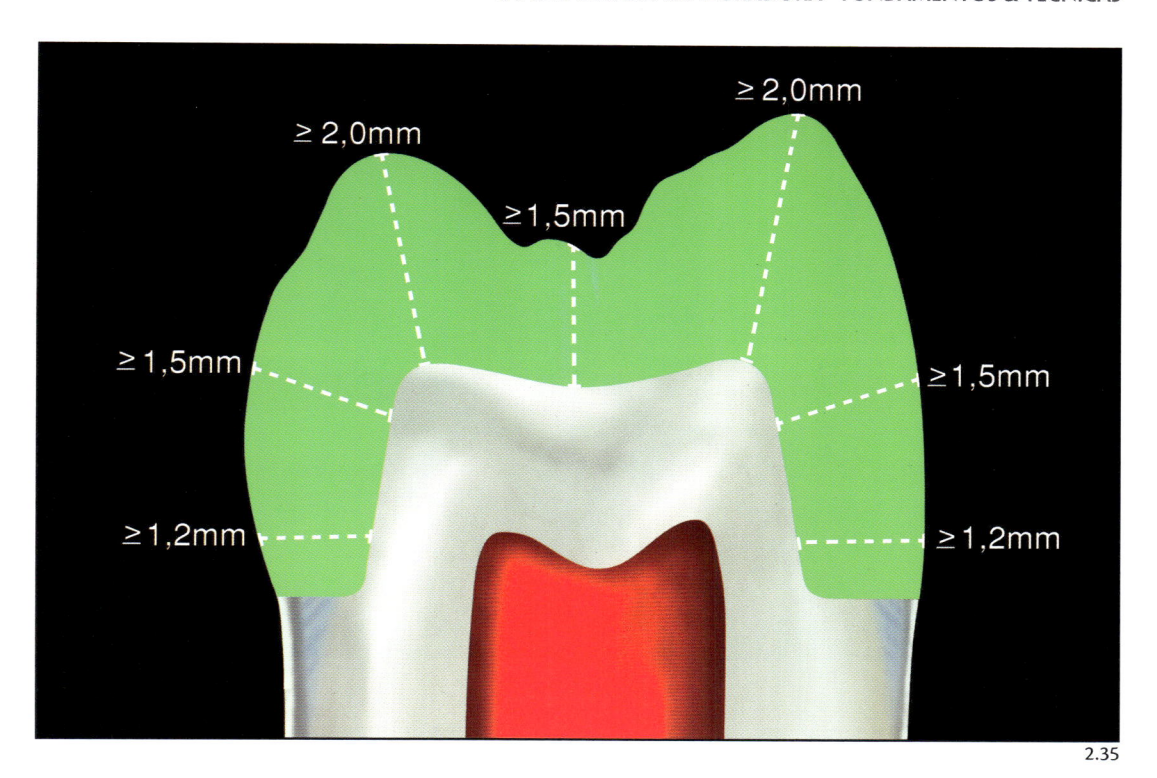

2.35

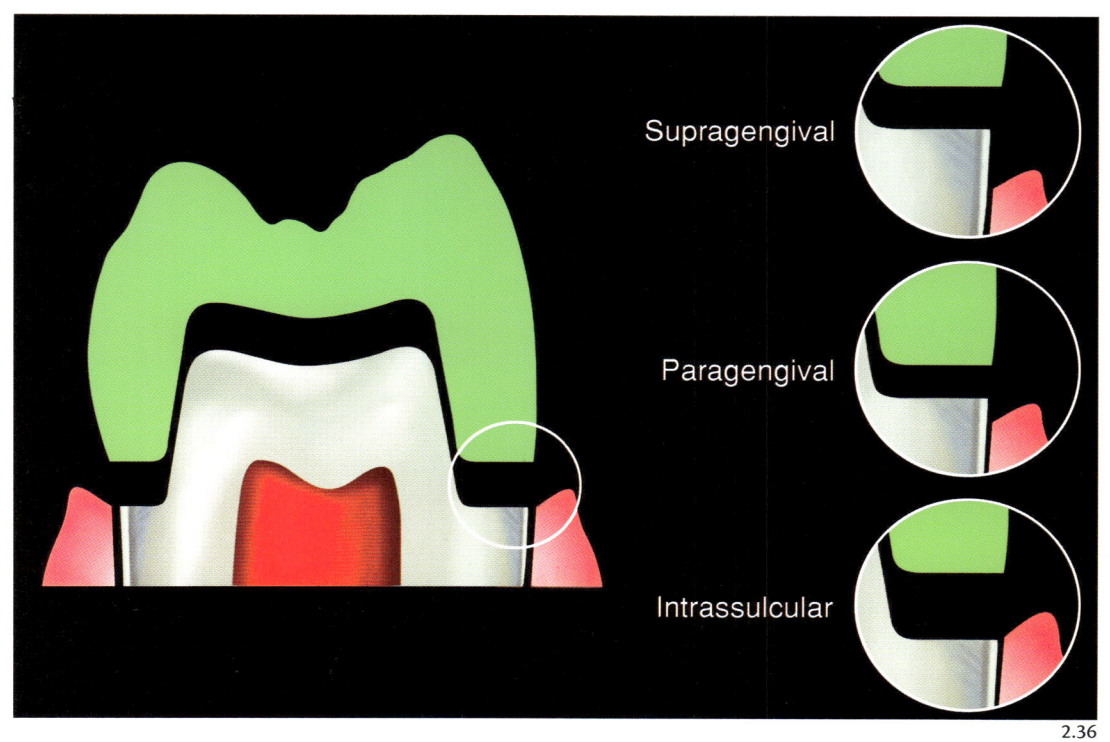

2.36

3

INSTRUMENTAL E MATERIAL

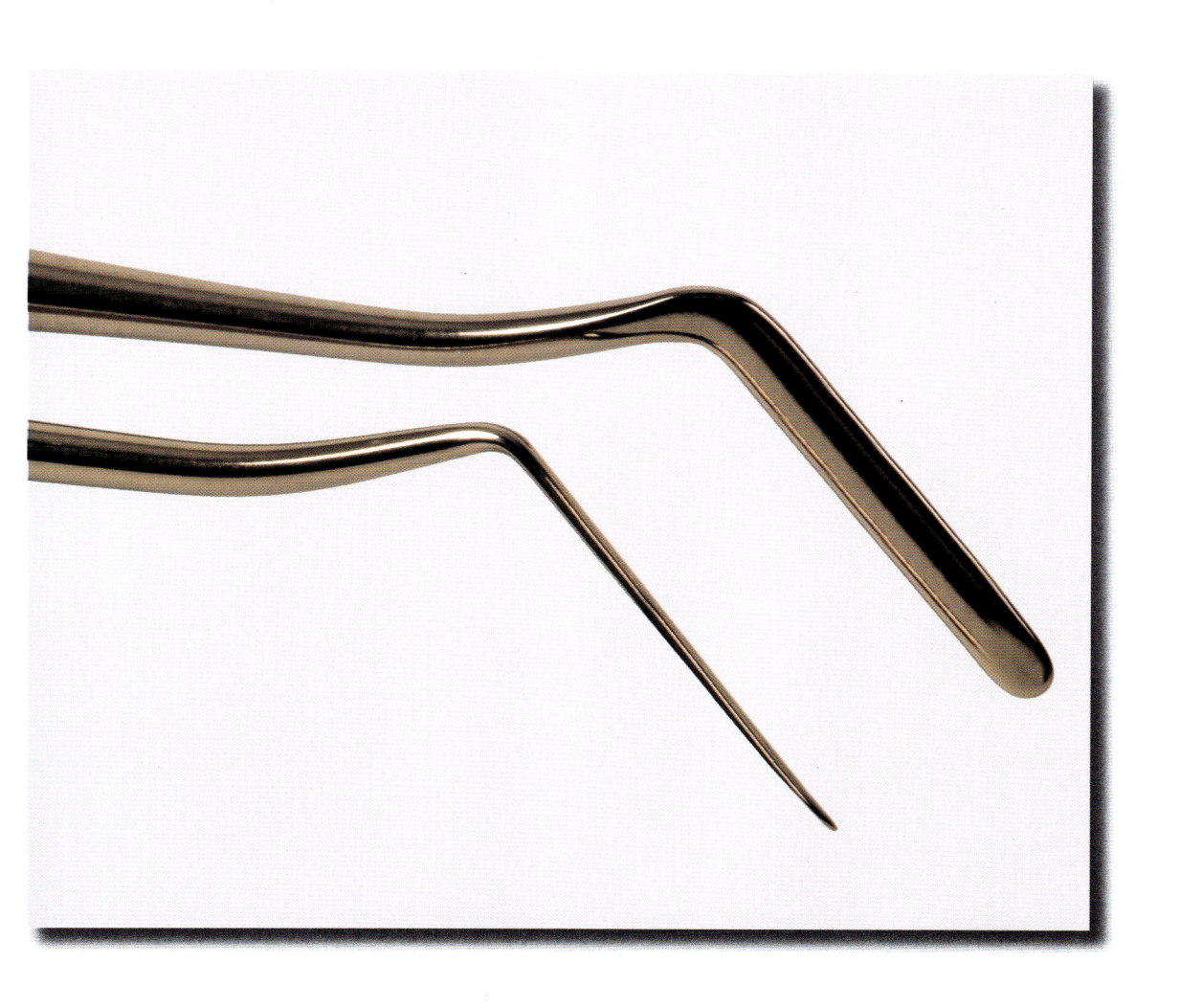

A execução dos procedimentos restauradores demonstrados neste livro demanda um amplo conjunto de instrumentos e materiais. Assim, o presente capítulo tem como objetivo apresentar — especialmente para os estudantes que estão tendo os primeiros contatos com a prática operatória — o material e o instrumental necessários para a prática diária da Odontologia restauradora. Para uma melhor identificação, os itens foram ordenados de acordo com sua função principal. Deve ficar claro, entretanto, que um mesmo instrumento ou material pode ser utilizado, com diferentes funções, em diversas fases dos procedimentos. Um exemplo é a sonda exploradora, que, graças à sua extremidade afilada, é, eventualmente, empregada durante a confecção de restaurações diretas com resinas compostas, para definição de pequenos sulcos na superfície do compósito não polimerizado.

INSTRUMENTAL E MATERIAL EXPLORATÓRIOS

São instrumentos básicos, empregados na quase totalidade dos procedimentos operatórios, para permitir, ou melhorar, a capacidade de visualização, acesso e diagnóstico:

ESPELHO CLÍNICO: um dos instrumentos mais importantes do armamentário clínico. Além de possibilitar a visualização indireta em áreas impossíveis de observar diretamente, o espelho clínico permite a manutenção de postura correta ao trabalhar em regiões de difícil acesso, nas quais a visão direta somente seria possível em associação a uma postura de trabalho inadequada. O espelho clínico também contribui sobremaneira para a iluminação da área observada, graças à reflexão e direcionamento da luz do refletor. Finalmente, o espelho pode ser utilizado para retrair os tecidos moles, melhorando o acesso à visualização e permitindo uma adequada proteção tecidual — especialmente útil durante os procedimentos de preparo com instrumentos rotatórios. Embora os mais comuns e versáteis sejam os espelhos nº 5, com 24 mm de diâmetro, existem espelhos altamente especializados, pequenos o suficiente para serem posicionados no interior das cavidades (FIG. 3.1). Ao selecionar um espelho, deve-se levar em consideração o local de reflexão da imagem. Nos espelhos mais comuns, a zona reflectiva é recoberta por um vidro que, apesar da pequena espessura, resulta na formação de uma imagem dupla (FIG. 3.2). Nos espelhos de melhor qualidade — descritos pelos fabricantes como "front surface mirrors" — a reflexão da imagem ocorre na superfície frontal, eliminando as imagens duplas (FIG. 3.3). Embora possa parecer um detalhe desimportante, a reflexão frontal é crítica para a formação de imagens de alta qualidade, especialmente naquelas situações em que a superfície do espelho encontra-se muito próxima à superfície que está sendo observada.

PINÇA CLÍNICA: empregada para preensão e deslocamento de pequenos objetos, como bolinhas ou roletes de algodão, é um dos instrumentos mais utilizados ao longo de todo o procedimento operatório (FIG. 3.4).

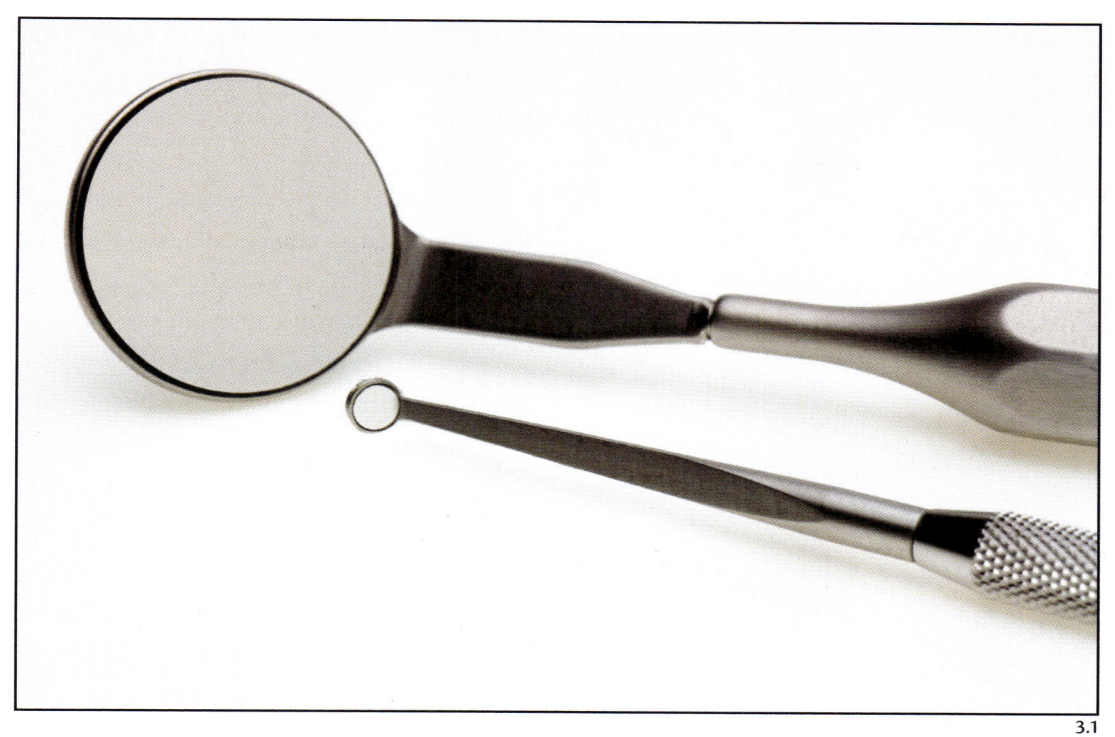

3.1

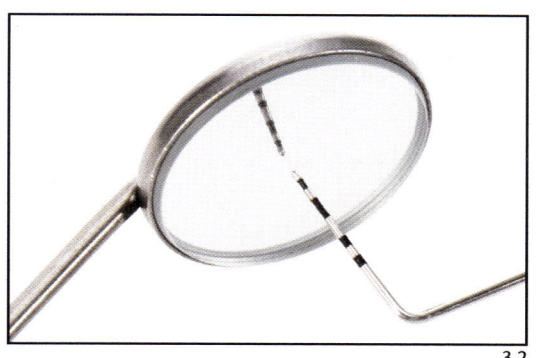

3.2

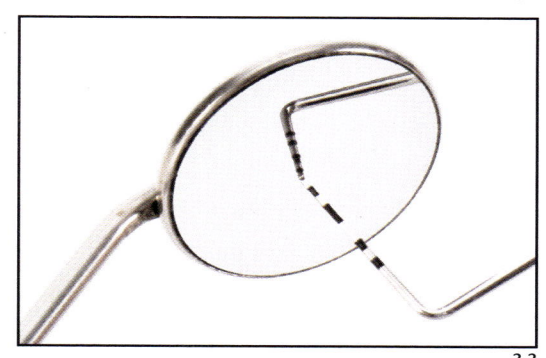

3.3

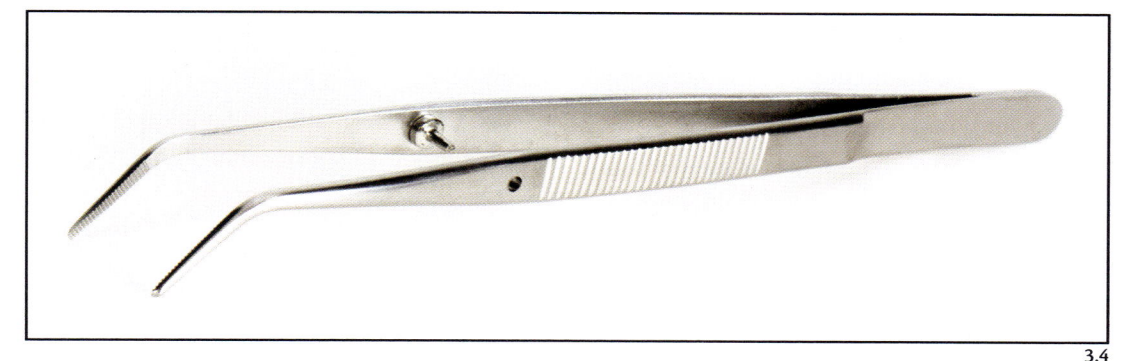

3.4

SONDA EXPLORADORA: *é o principal instrumento táctil* (FIG. 3.5). *Empregada de forma delicada e sem pressão excessiva, possibilita a percepção de irregularidades nas superfícies. Por essa razão, é intensamente utilizada nos procedimentos restauradores indiretos, para verificar a adaptação marginal das restaurações. Também é útil durante a remoção de tecido cariado, para determinar a consistência da dentina exposta — lembre-se que apenas o tecido amolecido deve ser removido. Além da função táctil, a extremidade afilada justifica a utilização da sonda exploradora durante os procedimentos de estratificação de restaurações diretas com compósitos, seja na aplicação de corantes ou na definição de sulcos e depressões na superfície do compósito não polimerizado.*

SONDA MILIMETRADA: *tradicionalmente, é empregada no diagnóstico periodontal, para permitir a detecção e mensuração de bolsas. Entretanto, suas marcações também servem como referência para medir características do preparo cavitário e das restaurações* (FIGS. 3.6 E 3.7).

PINÇA DE MILLER + PAPEL ARTICULAR: *em virtude de seu desenho diferenciado, a pinça de Miller é capaz de apreender firmemente uma pequena secção de papel articular, facilitando a marcação dos contatos oclusais* (FIGS. 3.8 E 3.9). *Durante a prova de restaurações indiretas, o conjunto pode ser utilizado para avaliação dos contatos proximais.*

ESCOVA ROBINSON, TAÇA DE BORRACHA, PASTA PROFILÁTICA: *são usadas para limpeza das superfícies dentais, a fim de permitir uma melhor avaliação táctil-visual durante o diagnóstico, ou para assegurar uma melhor efetividade aos procedimentos adesivos durante a confecção de restaurações. As taças de borracha são indicadas para faces lisas e livres, ao passo que as escovas são melhor indicadas nas superfícies oclusais, inerentemente irregulares* (FIGS. 3.10 E 3.11).

FIO DENTAL: *é um importante aliado na limpeza das superfícies proximais, a fim de melhorar a visualização e permitir o diagnóstico. Além disso, nas faces proximais, é o principal meio de avaliação táctil, permitindo a detecção de irregularidades presentes na superfície, como aquelas relacionadas à presença de cálculo, restaurações mal-adaptadas e lesões de cárie, cavitadas ou não. Também é imprescindível para um adequado isolamento absoluto do campo operatório.*

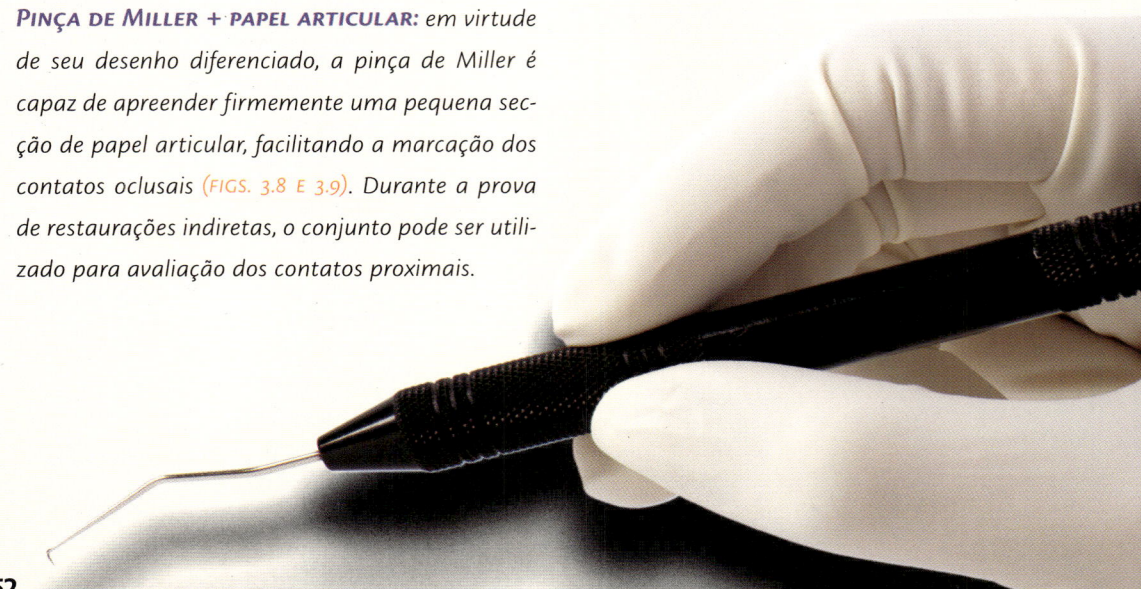

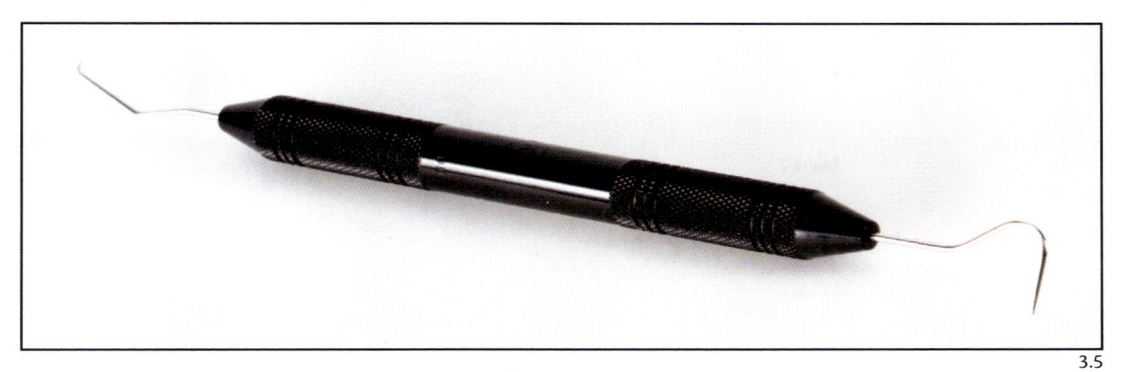

3.5

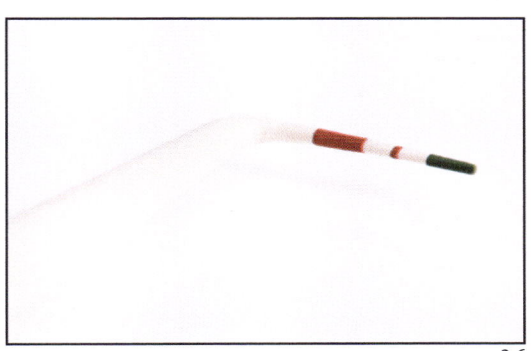

3.6

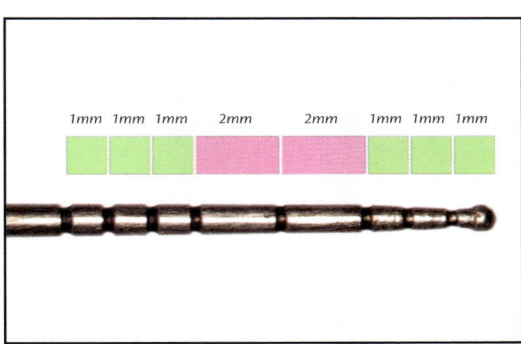

1mm 1mm 1mm 2mm 2mm 1mm 1mm 1mm

3.7

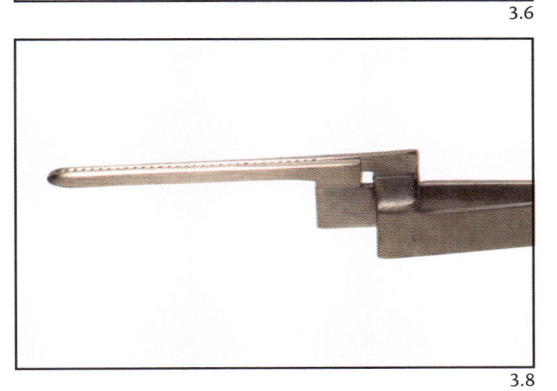

3.8

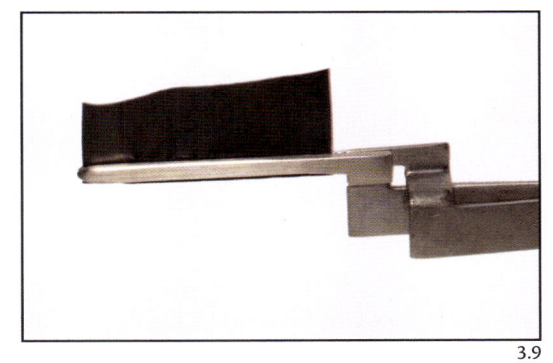

3.9

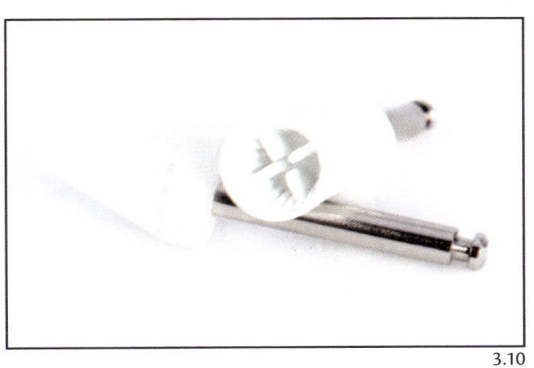

3.10

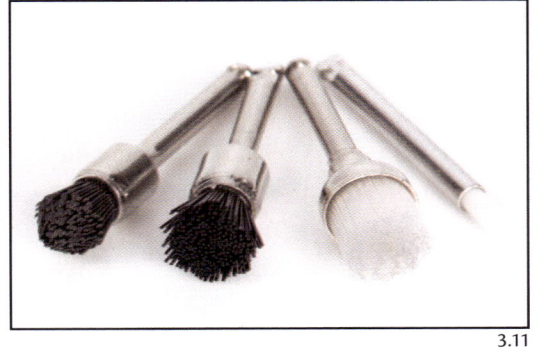

3.11

INSTRUMENTAL E MATERIAL PARA ISOLAMENTO DO CAMPO OPERATÓRIO

Os procedimentos de isolamento do campo operatório, seja ele realizado de forma relativa com rolos de algodão e sugador de alta potência, ou absoluta com dique de borracha, demandam um grande número de instrumentos e materiais específicos, que serão apresentados no capítulo 4 ("Isolamento do campo operatório"), juntamente com a descrição das técnicas recomendadas.

INSTRUMENTAL E MATERIAL PARA PREPARO CAVITÁRIO

Os instrumentos e materiais empregados durante o preparo de cavidades compreendem todos aqueles itens responsáveis, direta ou indiretamente, pela remoção da estrutura dental previamente aos procedimentos restauradores. Didaticamente, eles podem ser divididos em rotatórios, manuais e alternativos (e.g., abrasão a ar, pontas ultrassônicas), de acordo com seu mecanismo de ação.

EQUIPAMENTOS E INSTRUMENTOS ROTATÓRIOS: *os instrumentos rotatórios são aqueles nos quais a remoção de estrutura — dental ou não — ocorre graças à ação mecânica da ponta ativa, girando em velocidade controlada. Diferentes equipamentos podem ser empregados para gerar a rotação responsável por acionar o instrumento. O primeiro destes é o* micromotor (FIG. 3.12A), *que gira a um máximo de 20.000 rotações por minuto (RPM), embora seja possível e interessante utilizá-lo em velocidades mais baixas. Ao micromotor, são adaptados, de forma intercambiável, o* contra-ângulo de baixa rotação *(FIG. 3.12B) e a* peça reta *(FIG. 3.12C). Esta última, em virtude de seu formato, é de uso extraoral, com discos, brocas, feltros e outros instrumentos rotatórios, bastante comuns no protocolo restaurador indireto. O contra-ângulo, por sua vez, é um dispositivo ao qual são acoplados instrumentos intraorais — brocas de baixa rotação, escovas Robinson, taças de borracha, discos abrasivos, etc. Quando há necessidade de uma rotação maior do que a oferecida pelo micromotor, deve-se empregar uma* turbina *de alta rotação* (FIG. 3.12D), *que pode chegar a incríveis 450.000 RPM. Devido ao calor gerado pela alta velocidade, as turbinas apresentam sistemas de refrigeração que, geralmente, consistem de 3 ou 4 saídas de spray ar/água direcionadas à ponta ativa da broca ou ponta diamantada. É importante que essas saídas não sejam obstruídas, para que o calor não cause danos irreversíveis aos tecidos dentais. Nas situações em que se deseja empregar instrumentos específicos para alta rotação, como as pontas diamantadas usadas em preparos indiretos, porém com o controle e a suavidade que somente a baixa rotação é capaz de oferecer, pode-se utilizar um* mandril adaptador *ou um* contra-ângulo multiplicador*, com encaixe para instrumentos de alta rotação. O contra-ângulo multiplicador é a solução ideal, uma vez que o encaixe e o eixo de rotação são mais precisos do que aqueles proporcionados pelo mandril. O último dispositivo relacionado à utilização dos instrumentos rotatórios é o* extrator de brocas*, necessário para troca de uma broca por outra, em alguns modelos de turbinas e contra-ângulos.*

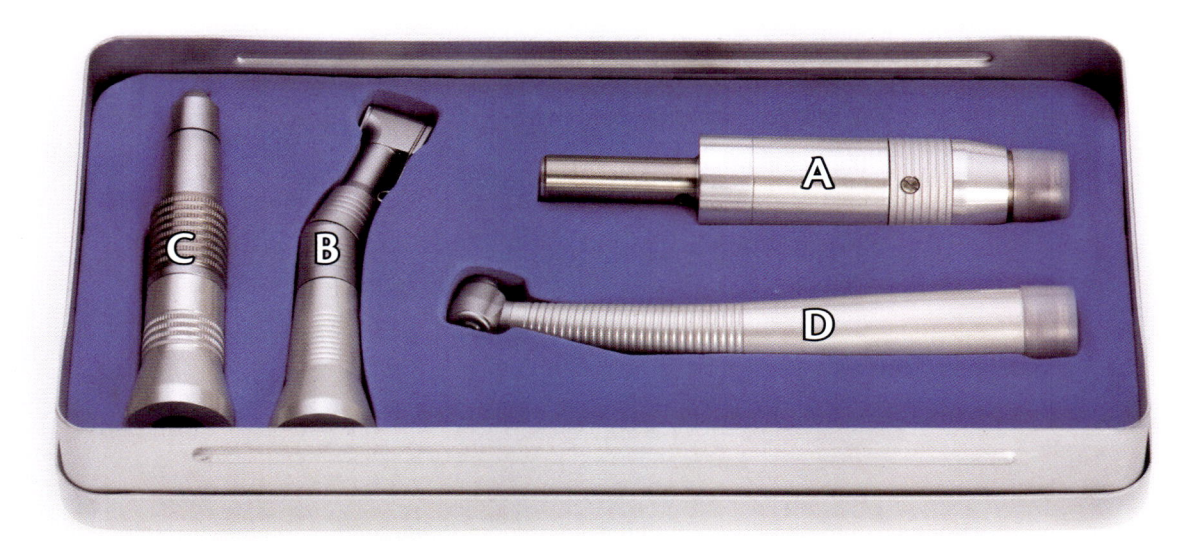

3.12

Os instrumentos rotatórios podem remover estrutura por meio de corte ou desgaste. Durante o preparo de uma cavidade, ambos os processos costumam ser empregados, de acordo com a etapa operatória e o tecido/material em questão. Os instrumentos de corte são conhecidos como *brocas* e são compostos por três partes distintas (FIG. 3.13): a **haste**, responsável pela conexão ao equipamento rotatório (turbina de alta rotação, contra-ângulo ou peça reta); o **intermediário** ou **colo**, geralmente longo em brocas para peça reta e curto em brocas para contra-ângulos e turbinas de alta rotação; e a **ponta ativa**, composta por uma série de lâminas que, ao girar, promovem o corte (FIG. 3.14). Em relação às brocas para uso intraoral (i.e., aquelas que possuem haste curta), veja que elas são diferenciadas por duas características: o diâmetro da haste — menor nas brocas para turbinas de alta rotação — e o encaixe — liso nas brocas para alta rotação e edentado nas brocas para baixa rotação (FIG. 3.15). Lembre-se que é possível empregar mandris adaptadores ou contra-ângulos especiais, para permitir a utilização de brocas para alta rotação em menor velocidade — medida extremamente útil nos procedimentos de acabamento dos preparos indiretos. Os principais instrumentos rotatórios que agem por desgaste são as *pontas diamantadas*. Assim como as brocas, elas também se dividem em haste, intermediário e ponta ativa, sendo esta formada por partículas abrasivas diamantadas, aglutinadas ao metal — razão pela qual as pontas diamantadas são também chamadas de instrumentos abrasivos aglutinados. Repare que, apesar de serem instrumentos intrinsecamente distintos, as brocas e as pontas diamantadas podem apresentar características geométricas — diâmetro, comprimento, tipo de término, angulações — bastante similares (FIG. 3.16).

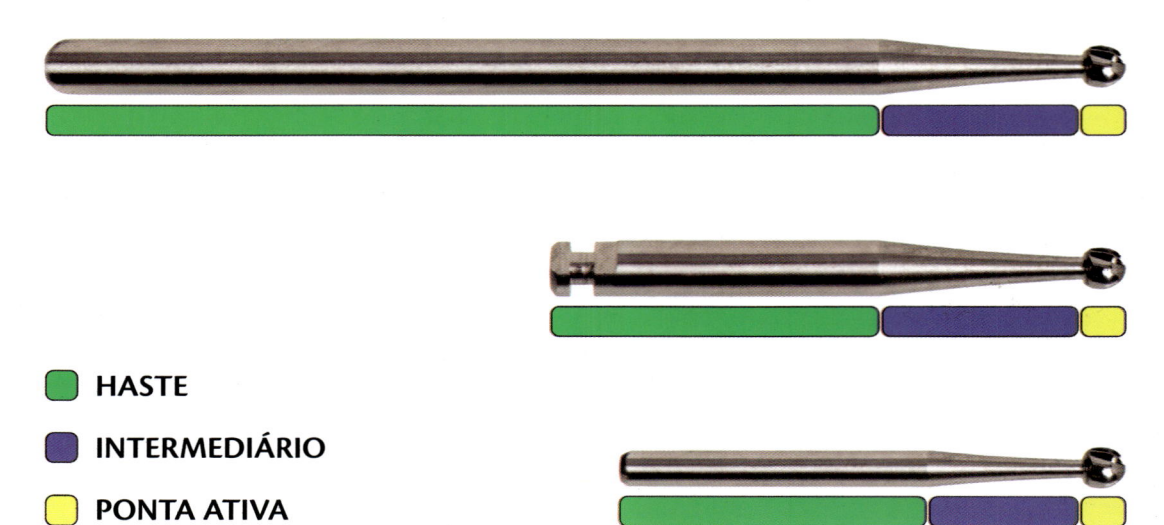

- 🟢 **HASTE**
- 🟣 **INTERMEDIÁRIO**
- 🟡 **PONTA ATIVA**

3.13

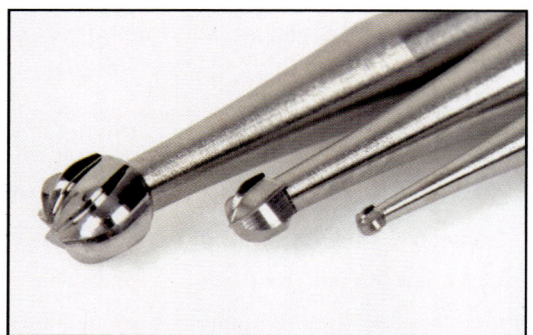

3.14

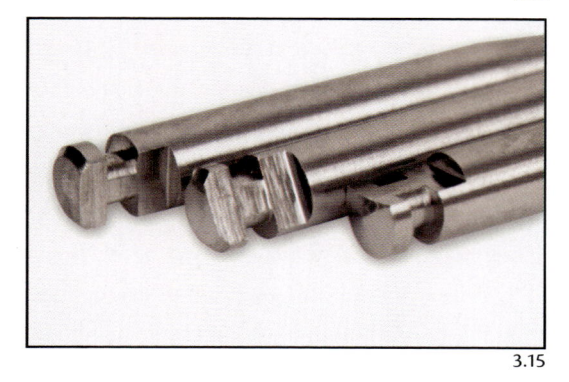

3.15

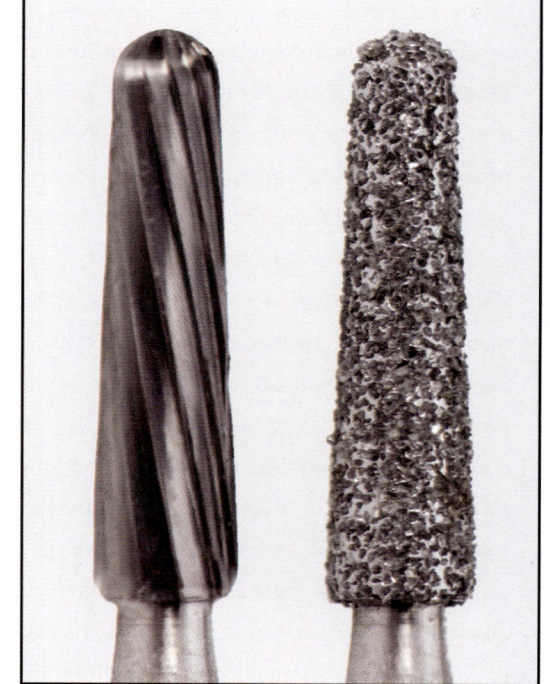

3.16

*Tanto as brocas como as pontas diamantadas podem ser empregadas para cortar/desgastar esmalte e dentina, dependendo da velocidade em que são utilizadas. Tradicionalmente, as pontas diamantadas são instrumentos para alta rotação, ao contrário das brocas — disponibilizadas tanto para alta como para baixa rotação. A seleção das brocas e pontas diamantadas mais apropriadas para cada situação deve levar em conta uma série de aspectos: ① O **formato da ponta ativa** — esférico, ovoide, cilíndrico, troncocônico, cone invertido, etc. — uma vez que formatos diferentes atendem a finalidades distintas de preparo (FIG. 3.17). Via de regra, nas restaurações diretas, o formato do instrumento é menos crítico do que nas restaurações indiretas, nas quais o desenho do preparo deve atender a uma série de requisitos geométricos, já discutidos no capítulo 2. ② O **diâmetro da ponta ativa**, especialmente quando se objetiva o preparo de cavidades conservadoras. Quanto maior a ponta ativa, maior a remoção de estrutura. Porém, isso não significa que os instrumentos menos calibrosos sejam sempre os mais indicados, conforme será demonstrado ns sequências passo a passo deste livro. ③ O **potencial de corte** (nas brocas) **ou de desgaste** (nas pontas diamantadas), uma vez que de acordo com a fase do preparo, pode-se priorizar a eficiência na remoção de estrutura ou a lisura superficial que resulta da ação do instrumento. Nas brocas, essas características estão relacionadas ao desenho das lâminas (lisas ou picotadas, sendo que as últimas apresentam maior potencial de corte) e ao número de lâminas (convencionais ou multilaminadas — quanto maior a quantidade de lâminas, melhor a lisura da superfície)*

*(FIG. 3.18). Nas pontas diamantadas, deve-se atentar para o tamanho das partículas abrasivas: pontas com partículas maiores promovem desgaste mais eficiente, porém, resultam em superfícies altamente irregulares; pontas com partículas menores têm baixa eficiência na remoção de estrutura, porém resultam em superfícies mais lisas e polidas. Para facilitar a comunicação e escolha das pontas diamantadas, os fabricantes diferenciam-nas em pelo menos três graus de abrasividade: convencional, fina (F) e extrafina (FF) (FIG. 3.19). ④ O **formato do ângulo na borda**, visto que é ele que determina os ângulos internos da cavidade. Embora por muitos anos tenham-se empregado instrumentos com ângulos vivos na borda, essa é uma tendência ultrapassada e, frente aos conhecimentos atuais, incorreta. Conforme já discutido no capítulo 2, a tendência atual, tanto em restaurações diretas como indiretas, é o uso de brocas que proporcionem ângulos internos arredondados (FIG. 3.20). Além de conservar mais estrutura dental, a suavização dos ângulos internos reforça a estrutura dental remanescente, graças à eliminação de possíveis pontos de concentração de estresse. Finalmente, além das brocas e pontas diamantadas, em determinadas situações é possível e interessante utilizar discos abrasivos, especialmente nas etapas de acabamento e polimento de preparos indiretos e na suavização de ângulos vivos em cavidades Classe IV. Assim como as pontas diamantadas, os discos são compostos por partículas abrasivas — nesse caso, aderidas a uma base flexível (FIG. 3.21). A utilização dos diferentes tipos de instrumentos será demonstrada posteriormente, nas sequências passo a passo.*

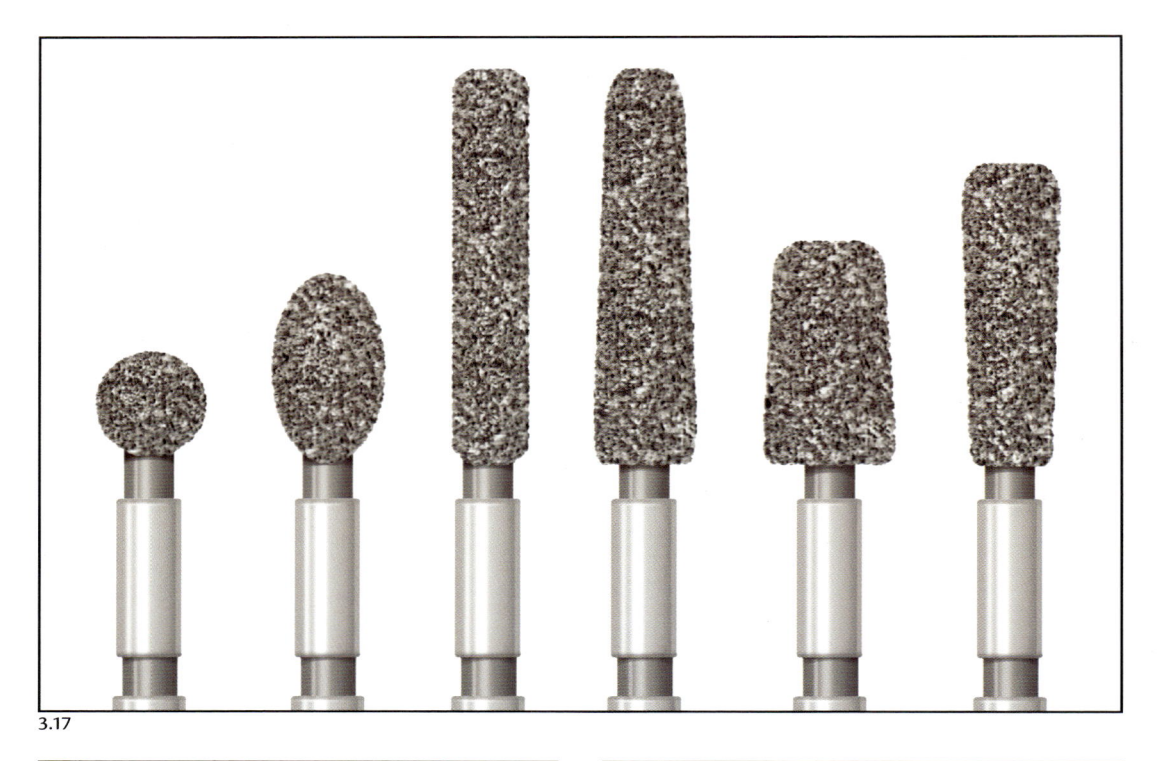

3.17

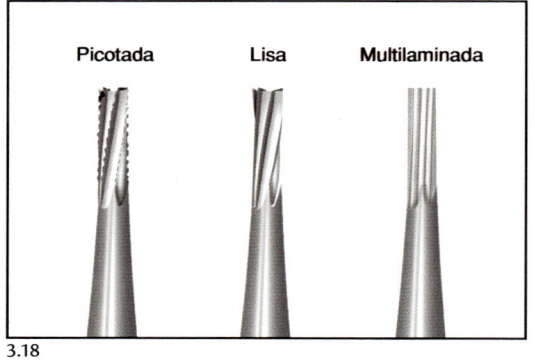

Picotada   Lisa   Multilaminada

3.18

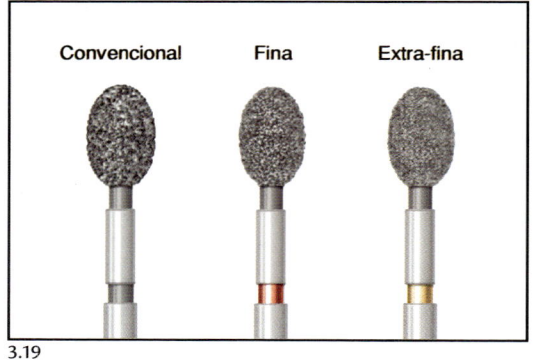

Convencional   Fina   Extra-fina

3.19

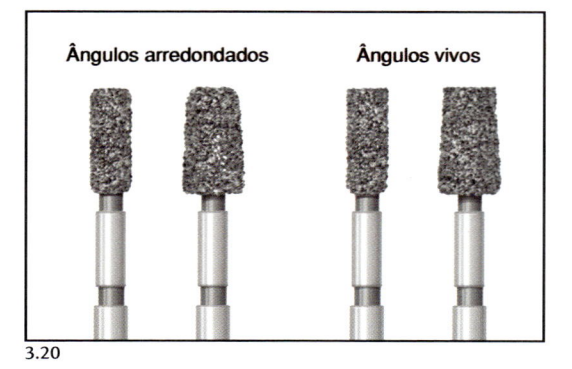

Ângulos arredondados   Ângulos vivos

3.20

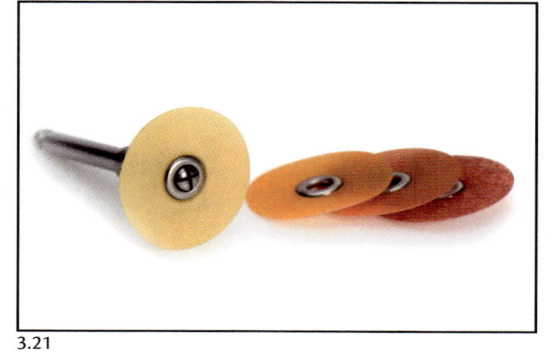

3.21

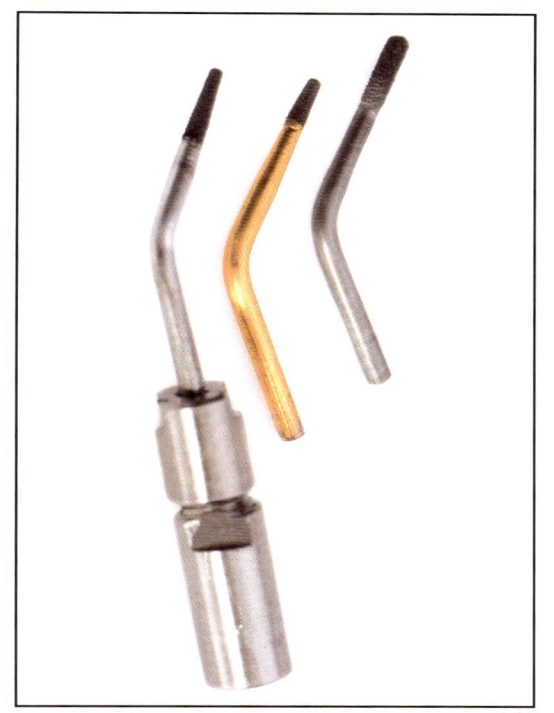

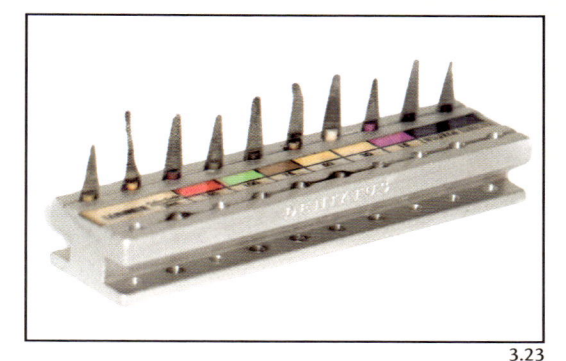

3.22

3.23

3.24

EQUIPAMENTOS E INSTRUMENTOS ALTERNATIVOS: embora os instrumentos rotatórios sejam altamente versáteis e atendam à maior parte das situações em que há necessidade de remoção de estrutura dental, existem equipamentos e dispositivos alternativos que, eventualmente, podem ser interessantes. O primeiro deles são as *pontas ultrassônicas*, que atuam por vibração, produzindo desgaste. A ausência de rotação minimiza o risco de danificar a superfície proximal dos dentes adjacentes durante os preparos proximais. Com isso, essas pontas são bastante indicadas em intervenções minimamente invasivas nas faces proximais e no refinamento dos preparos (FIG. 3.22). Outra alternativa interessante é a tecnologia de *abrasão a ar*, um método de preparo no qual a estrutura dental é removida pelo jateamento de pequenas partículas abrasivas. A abrasão gera um desgaste localizado, especialmente útil em preparos de lesões em cicatrículas e fissuras. Uma terceira possibilidade é a utilização de *pontas oscilatórias*, que atuam em um movimento de vaivém — paralelo ao longo eixo da ponta. Disponíveis em diversos formatos, essas pontas têm um amplo leque de indicações — desde o refinamento dos preparos até o acabamento de restaurações diretas e indiretas (FIGS. 3.23 E 3.24). Finalmente, a remoção de estrutura dental também é possível com lasers de alta potência, em um processo conhecido como ablação.

INSTRUMENTOS CORTANTES MANUAIS: *ainda que os instrumentos rotatórios sejam eficientes e versáteis, existem situações e/ou etapas do preparo que são melhor executadas com instrumentos manuais. Antes de mais nada, deve ficar claro que muitos dos instrumentos manuais foram projetados para atender aos requisitos específicos dos preparos para amálgama — por muitos anos o único bom material restaurador direto disponível. Obviamente, os tempos mudaram... O advento da Odontologia adesiva fez com que os princípios de preparo fossem drasticamente modificados. Assim, embora a literatura tradicional descreva uma multiplicidade de instrumentos diferentes (e.g., cinzéis, enxadas, machados para esmalte e dentina, curetas para dentina, recortadores de margem gengival, etc.), acreditamos que é possível e importante reduzir o número destes — de modo a simplificar os procedimentos operatórios — sem que isso acarrete em preparos com qualidade inferior. Mais importante do que memorizar os nomes e números dos instrumentos, é ter em mente os requisitos que cada cavidade deve apresentar, de forma a atender às peculiaridades de cada material ou técnica restauradora. Em essência, os instrumentos cortantes manuais são indicados para remoção de dentina cariada e regularização de margens. Nas restaurações adesivas diretas, nas quais a regularização de margens não é necessária ou mesmo recomendada, os únicos instrumentos manuais empregados são aqueles envolvidos na remoção de dentina cariada, conhecidos como* curetas para dentina. *Disponíveis em diversas formas, tamanhos e angulações, as curetas — também conhecidas como "colheres" para dentina, em virtude de sua forma característica* (FIGS. 3.25 E 3.26) *— permitem a avaliação táctil da consistência da dentina cariada — etapa essencial para a diferenciação do tecido que deve ser removido daquele que deve ser mantido. Embora a remoção do tecido cariado cumpra os objetivos biológicos do preparo e seja suficiente para as restaurações adesivas diretas, nas cavidades para amálgama deve-se, ainda, atender aos objetivos mecânicos. Assim, em preparos para amálgama, os instrumentos manuais são também empregados para regularizar as margens, removendo o esmalte sem suporte, que, frequentemente, é encontrado na região das bordas — especialmente nas caixas proximais de preparos Classe II. Nas paredes e margens vestibular e lingual/palatal das caixas proximais, recomenda-se o uso de um* machado para esmalte (FIG. 3.27), *a fim de clivar e aplainar o esmalte. Já nas margens gengivais, a regularização do bordo é feita com os* recortadores de margem gengival (FIG. 3.28). *Observe que existem dois recortadores, diferenciados pela angulação da lâmina — um deles será utilizado em caixas proximais mesiais e o outro, em caixas proximais distais* (FIG. 3.29). *Os recortadores de margem gengival também são indicados para arredondamento do ângulo axiopulpar.*

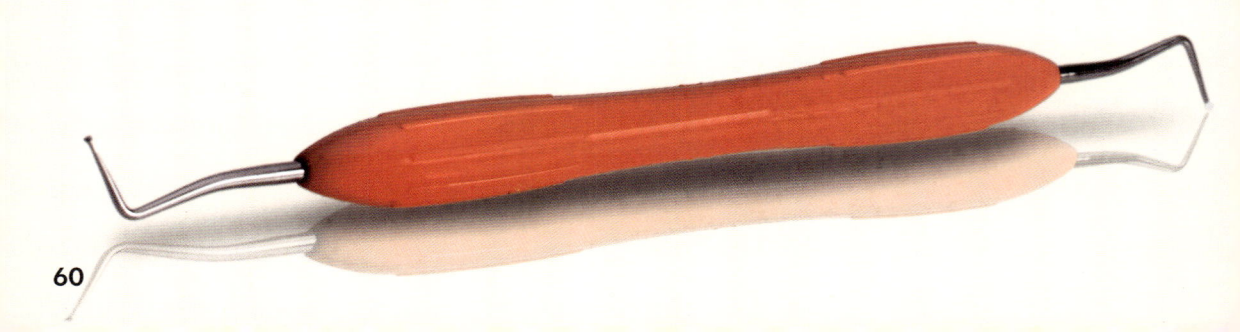

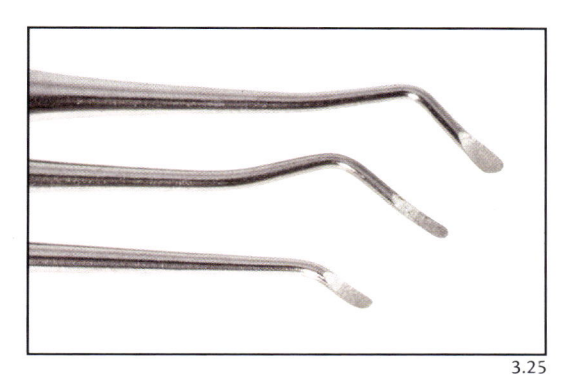

3.25

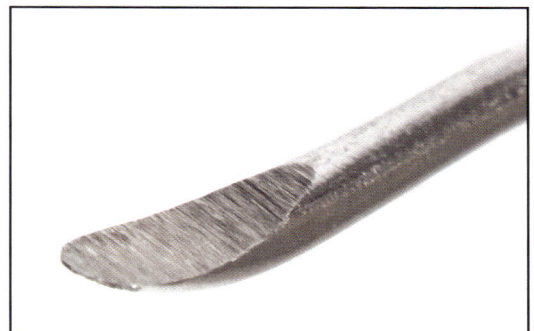

3.26

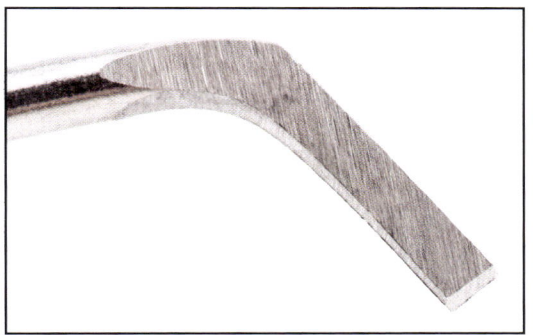

3.27

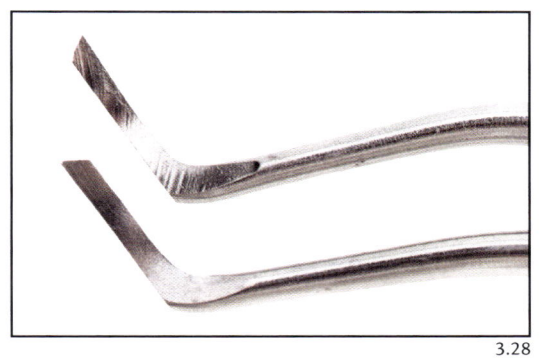

3.28

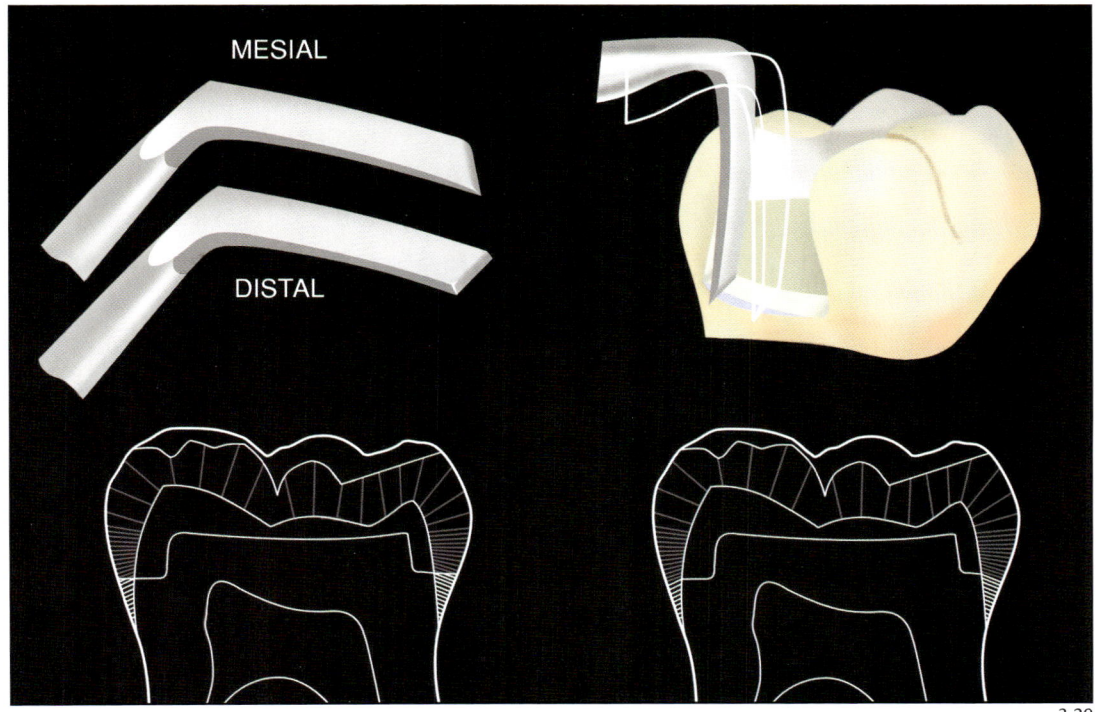

MESIAL

DISTAL

3.29

INSTRUMENTAL E MATERIAL PARA MOLDAGEM

A moldagem é uma etapa crítica para o sucesso das restaurações indiretas. Utilizar instrumentos adequados e materiais precisos é, evidentemente, essencial para a obtenção de restaurações de qualidade. Tão ou mais importante, entretanto, é fazer uso correto destes, respeitando suas indicações e limitações. Assim, os materiais e instrumentos recomendados para moldagem serão discutidos em conjunto com as técnicas mais indicadas para cada situação, no capítulo 23.

INSTRUMENTAL E MATERIAL PARA RESTAURAÇÕES

Esse é, provavelmente, o grupo com maior número de itens, englobando todos os materiais e instrumentos empregados nos procedimentos de inserção dos materiais restauradores. Muitos deles são específicos para determinados tipos de restaurações, ao passo que outros podem ser utilizados em associação a diversas técnicas e materiais diferentes. O presente capítulo limita-se a dar uma visão geral dos instrumentos e materiais empregados na confecção das restaurações. Mais informações serão apresentadas ao longo do livro, nas sequências passo a passo.

CONDENSADORES: são responsáveis por adaptar o material restaurador às paredes da cavidade. Nos condensadores para amálgama, a denominação é perfeitamente justificada, uma vez que o material realmente sofre redução de volume frente à pressão de condensação. Para que o processo seja eficiente, é necessário atentar para duas características: o desenho da ponta ativa (instrumentos com pontas planas são preferíveis, pois limitam o escape de material, ao passo que instrumentos com topo convexo promovem o deslizamento do amálgama e dificultam a condensação) e o diâmetro da mesma — quanto menor o diâmetro, maior a pressão de condensação (FIG. 3.30). Embora similares à primeira vista, os condensadores para compósitos apenas acomodam a resina composta à cavidade, sem que o material sofra qualquer redução de volume. Assim, pode-se argumentar que estes instrumentos não são realmente condensadores. Entretanto, acreditamos que a denominação usual, embora incorreta, justifica-se pela similaridade que apresentam com os "verdadeiros" condensadores para amálgama. Repare que, diferentemente dos instrumentos para amálgama, os melhores condensadores para compósitos apresentam ponta ativa com ângulos arredondados (FIG. 3.31).

BRUNIDORES: são utilizados em restaurações de amálgama, antes e após a escultura. Dependendo do momento operatório, podem ser empregados instrumentos mais retilíneos ou mais curvilíneos e suaves (FIG. 3.32), como será demonstrado nos capítulos 19 a 21. Os brunidores também podem ser empregados para melhorar a adaptação de matrizes metálicas, de modo a favorecer a obtenção de bons pontos de contato proximais. Alternativamente, alguns brunidores que apresentam pontas afiladas podem ser utilizados na modelagem de restaurações de compósito — evidentemente, sem a função de brunir.

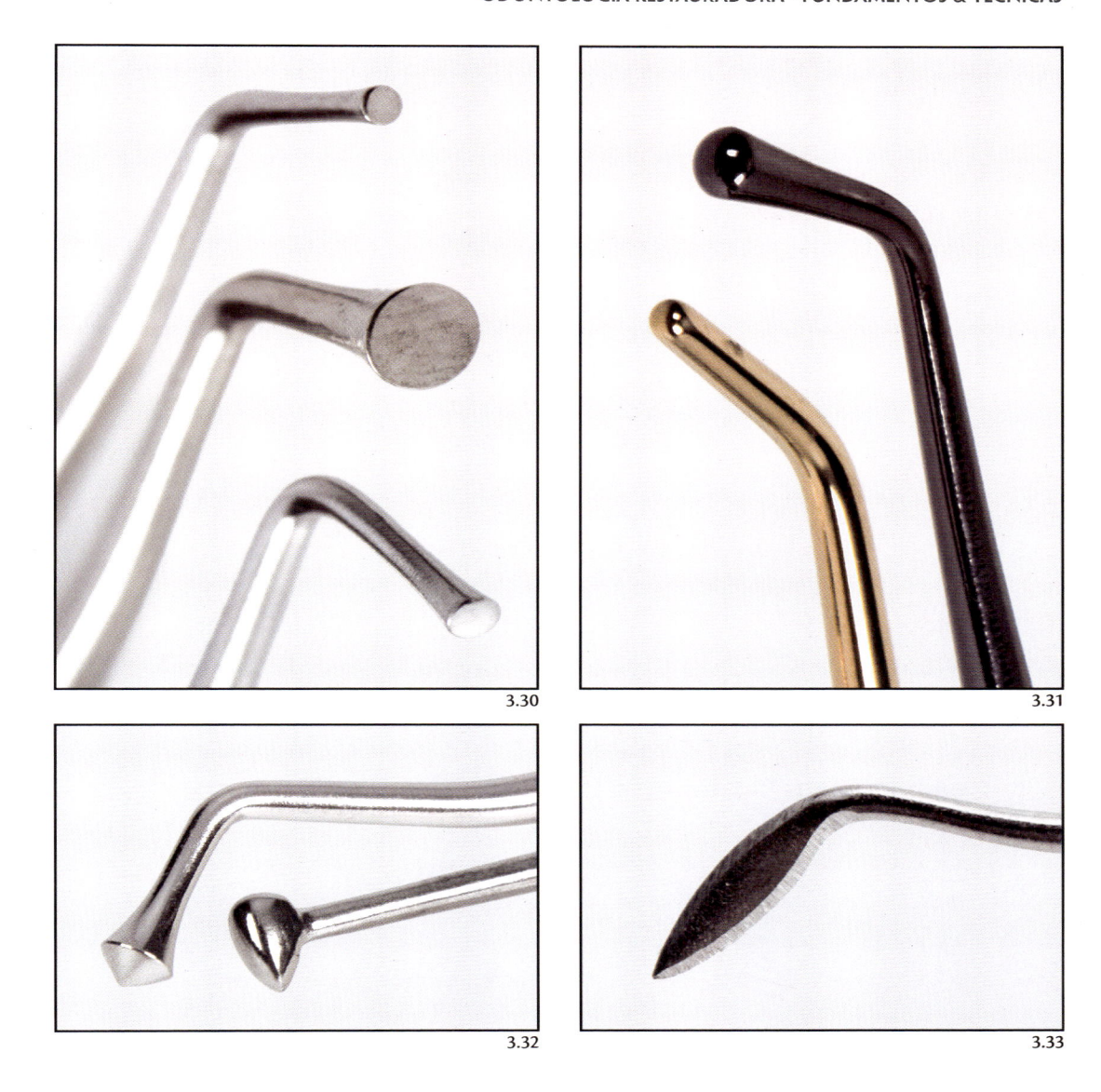

3.30

3.31

3.32

3.33

ESCULPIDORES PARA AMÁLGAMA: *como o próprio nome indica, são utilizados para esculpir as características anatômicas nas restaurações com amálgama. Embora existam múltiplos tipos de esculpidores (e.g., de Frahm, cleoide-discoide), nossa preferência é pelo uso do esculpidor de Hollenback número 3s, sempre que possível, graças à sua incrível versatilidade* (FIG. 3.33). *Uma vez que a escultura do amálgama é realizada por corte/redução, é fundamental que os instrumentos apresentem bordos cortantes perfeitamente afiados.*

PORTA-AMÁLGAMA: *é o dispositivo empregado para levar o amálgama até a cavidade, para que seja condensado* (FIG. 3.34). *Alternativamente, o porta-amálgama também pode ser utilizado para levar pó de hidróxido de cálcio, em alguns procedimentos operatórios — entretanto, não use o mesmo dispositivo para as duas funções; tenha um destinado para cada uso.*

ESPÁTULAS PARA MANIPULAÇÃO DE CIMENTOS: *disponíveis em diferentes tamanhos e graus de flexibilidade, essas espátulas são utilizadas — em associação a uma placa de vidro — para manipulação de cimentos e outros materiais tipo pasta–pasta ou pó–líquido* (FIG. 3.35).

MATRIZES: *são utilizadas para dar contorno às restaurações que envolvem faces proximais, sendo disponibilizadas em diferentes formatos e tamanhos. De acordo com a técnica empregada, as matrizes podem ser plásticas ou metálicas. As matrizes plásticas, conhecidas como matrizes de poliéster, são mais utilizadas em dentes anteriores, tanto para proteção dos dentes adjacentes durante os procedimentos adesivos, como para auxiliar na inserção dos compósitos. As matrizes metálicas são, em geral, mais finas e rígidas, além de serem passíveis de brunimento, o que as torna mais indicadas para restaurações posteriores. Elas podem ser empregadas isoladamente ou em associação a um porta-matriz — dispositivo que tem a função de apreender a matriz, facilitando sua adaptação ao dente. O mais comum destes é o porta-matriz de Tofflemire, eventualmente utilizado em restaurações Classe II confeccionadas com compósitos ou, especialmente, amálgama* (FIG. 3.36). *Embora seja possível utilizar o porta-matriz de Tofflemire com matrizes retas, comercializadas em pequenos rolos* (FIG. 3.37), *é preferível empregar matrizes especiais, com formato de "bumerangue"* (FIG. 3.38). *Esse desenho favorece a constrição da matriz na região cervical do dente e facilita a confecção de restaurações bem-adaptadas e com contorno correto. Uma variação do conceito de Tofflemire é o sistema Omni-Matrix, que oferece o conjunto porta-matriz/matriz em um dispositivo único e descartável* (FIG. 3.39) *— confira sua utilização no capítulo 18. Deve ficar claro que, em determinadas situações, a utilização de um porta-matriz não é necessária. Nas restaurações de amálgama, o material é condensado com pressão e o porta-matriz é importante, na maior parte dos casos, para assegurar a adaptação da matriz, de modo a minimizar a ocorrência de excessos marginais. Nas restaurações de resina composta, não se tem esse problema, uma vez que o material é simplesmente adaptado ao preparo, sem pressão exagerada. Assim, uma alternativa interessante ao empregar compósitos em restaurações Classe II é o uso de sistemas de matrizes parciais biconvexas (e.g., sistema Palodent e similares). Esses sistemas são compostos por uma matriz metálica parcial pré-contornada e um anel metálico especial* (FIG. 3.40), *que prende a matriz em posição, ao mesmo tempo em que promove leve afastamento dental — medidas que facilitam a obtenção de contorno e ponto de contato adequados. Finalmente, um tipo alternativo de matriz, especialmente útil para proteção dos dentes vizinhos durante as etapas adesivas, é a fita de politetrafluoretileno, comumente conhecida como fita "veda-rosca", cuja utilização pode ser conferida em várias das sequências passo a passo deste livro* (FIG. 3.41).

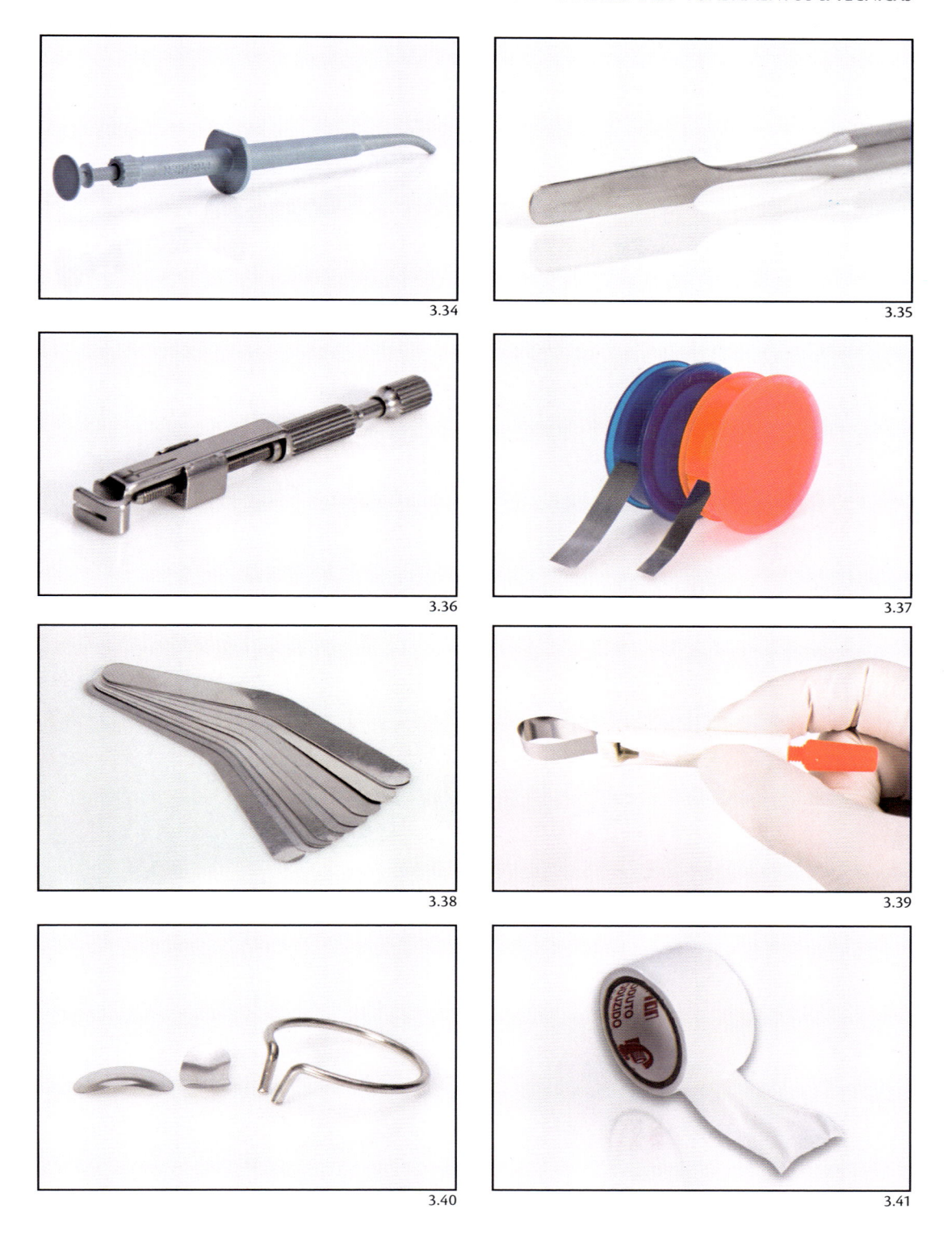

3.34

3.35

3.36

3.37

3.38

3.39

3.40

3.41

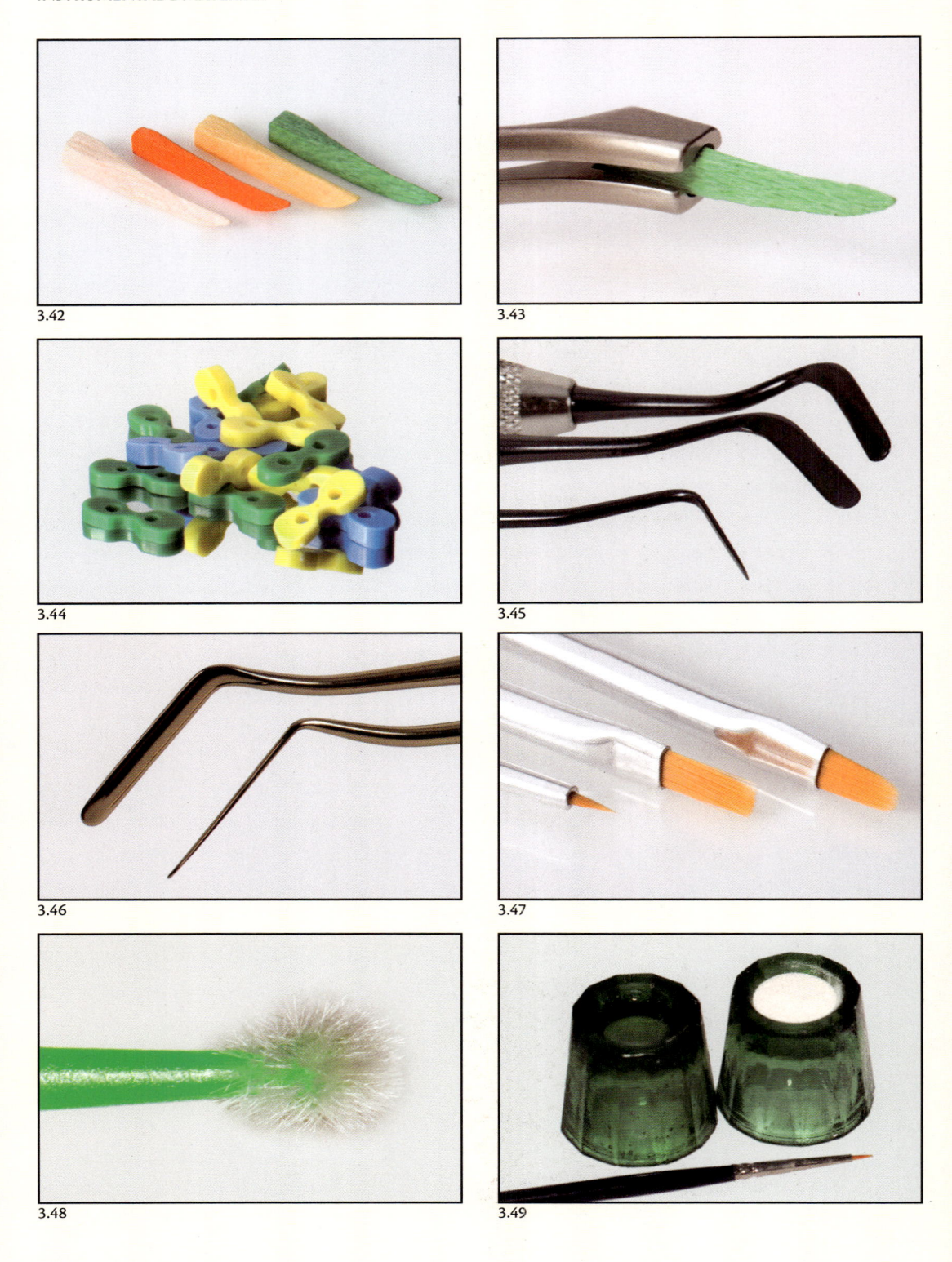

3.42

3.43

3.44

3.45

3.46

3.47

3.48

3.49

CUNHAS: são pequenos dispositivos, geralmente feitos de madeira, que são inseridos na região interproximal, a fim de promover ligeiro afastamento dental e/ou melhorar a adaptação da matriz às margens da cavidade. Graças ao leve afastamento que promovem, as cunhas compensam a espessura da matriz e auxiliam na obtenção de bons contatos proximais, além de proteger o lençol de borracha e/ou o tecido gengival, durante os procedimentos de preparo da caixa proximal. As cunhas de madeira são disponibilizadas em tamanhos variados, porém, em alguns casos, precisam ser adaptadas manualmente para exercer a plenitude de suas funções (FIG. 3.42). Para facilitar a preensão e inserção das cunhas, é interessante utilizar uma pinça especial (FIG. 3.43) ou, alternativamente, uma pinça hemostática. Embora menos populares, também existem cunhas plásticas e de borracha (FIG. 3.44) — veja mais no capítulo 18.

ESPÁTULAS PARA COMPÓSITO: com o aumento das indicações de restaurações diretas com compósitos, também aumentou a quantidade e a variedade de instrumentos destinados a inserir e esculpir os materiais. É interessante contar com espátulas com formas, tamanhos e angulações variados, a fim de facilitar a correta reprodução dos detalhes anatômicos dos dentes naturais (FIGS. 3.45 E 3.46).

PINCÉIS: os pincéis são instrumentos bastante utilizados durante a confecção de restaurações diretas com resinas compostas (FIG. 3.47). De forma delicada e eficiente, eles são capazes de, simultaneamente, definir a forma e conferir lisura à superfície do compósito não polimerizado. Os mais utilizados são, provavelmente, os pincéis chatos, que se comportam como verdadeiras espátulas. Pincéis com ponta fina também são úteis na caracterização de restaurações, permitindo a aplicação precisa de corantes. Os pincéis podem, ainda, ser usados para manipular resinas acrílicas.

APLICADORES DESCARTÁVEIS: em essência, são pincéis descartáveis, utilizados para aplicação de materiais líquidos (e.g., sistemas adesivos, vaselina, vernizes). São disponibilizados em diversos tamanhos, para permitir um bom acesso mesmo em situações difíceis, como cavidades pequenas ou nas paredes dos canais radiculares (FIG. 3.48).

RESINA ACRÍLICA: disponibilizadas em diversas cores, sob forma de pó e líquido (FIG. 3.49). É utilizada para confecção de restaurações provisórias (Cap. 24), matrizes (Caps. 14 e 17) e guias de posicionamento (Cap. 13).

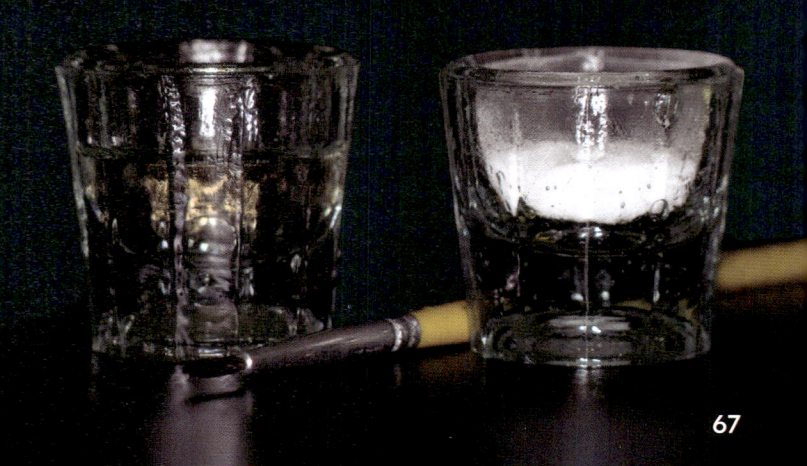

INSTRUMENTAL E MATERIAL PARA ACABAMENTO E POLIMENTO

Os procedimentos restauradores somente são finalizados após a realização do acabamento e do polimento, com uma série de instrumentos específicos. A presente seção apresenta, de forma básica, os instrumentos empregados com mais frequência. Para mais informações, é interessante consultar o capítulo 16, que descreve os procedimentos de acabamento e polimento de restaurações diretas anteriores.

BISTURI: *o bisturi é um dos instrumentos mais eficientes para remover pequenos excessos de adesivo e/ou compósito que, eventualmente, estendem-se além das margens da restauração. A lâmina 12 é a mais utilizada para esse fim* (FIG. 3.50).

DISCOS ABRASIVOS: *disponíveis em diversas granulações, são geralmente empregados em faces livres e/ou proximais — quando o acesso permitir. Os discos mais abrasivos permitem um desgaste considerável, auxiliando na definição da forma final da restauração, ao passo que os discos menos abrasivos proporcionam lisura e brilho* (FIG. 3.51).

PONTAS DIAMANTADAS FINAS E EXTRAFINAS: *utilizadas para acabamento e polimento das restaurações, especialmente quando não há acesso para o uso de discos* (FIG. 3.52). *Graças aos inúmeros formatos disponíveis, são inigualáveis para o ajuste oclusal de restaurações posteriores. Nas faces livres, sua principal finalidade é a definição de detalhes anatômicos e a texturização da superfície.*

BORRACHAS ABRASIVAS: *disponíveis em formatos e graus de abrasividade variados* (FIG. 3.53), *as borrachas promovem um fino desgaste nos materiais restauradores, resultando em superfícies lisas e com alto brilho. Existem borrachas especiais para amálgama, compósitos e cerâmicas.*

BROCAS MULTILAMINADAS: *assim como as pontas diamantadas finas e extrafinas, são indicadas para ajuste e anatomização das restaurações. Podem apresentar até 30 lâminas, resultando em superfícies altamente lisas* (FIG. 3.54). *São os instrumentos de escolha para o acabamento de restaurações de amálgama, como mostra o capítulo 22.*

TIRAS DE LIXA: *podem ser confeccionadas com metal ou plástico e geralmente têm uma face abrasiva e uma face lisa. A face abrasiva, evidentemente, atua contra a superfície que se deseja desgastar (i.e., superfície da restauração), de modo a suavizar as irregularidades superficiais. Algumas tiras de lixa contam com uma área central, sem abrasivos, para evitar o rompimento do ponto de contato* (FIG. 3.55).

ESCOVAS E PASTAS PARA POLIMENTO: *as pastas abrasivas são excelentes alternativas para o polimento das restaurações, sendo disponibilizadas em diversos graus de abrasividade. As mais abrasivas são interessantes para suavizar a textura definida pelas brocas/pontas, enquanto as menos abrasivas resultam em alto polimento. Para a aplicação das pastas, podem ser empregadas escovas tipo Robinson* (FIG. 3.56) *ou discos de feltro. Outra alternativa é a utilização de escovas especiais, cujas cerdas são impregnadas com partículas abrasivas* (FIG. 3.57) *— estas escovas podem ser utilizadas a seco.*

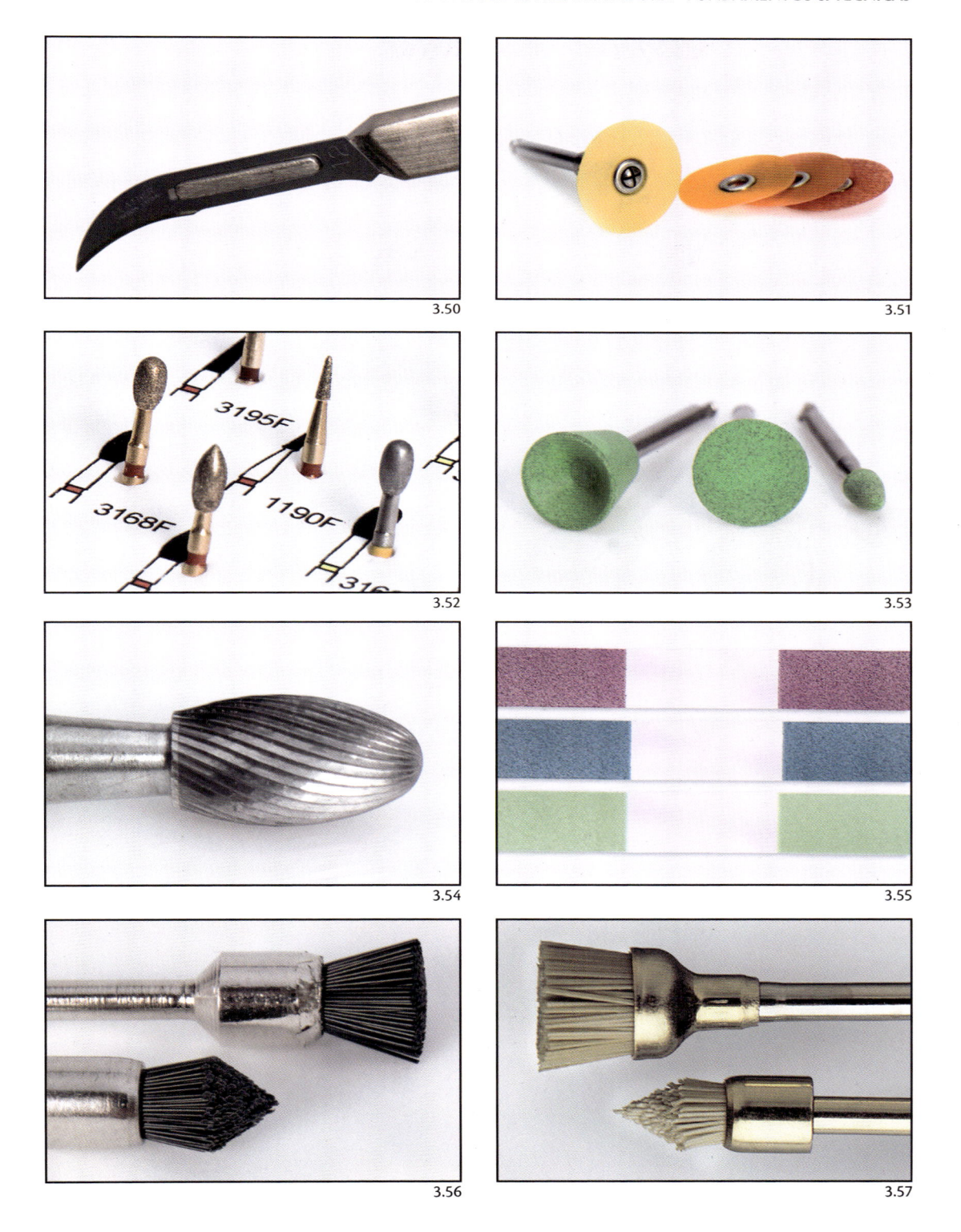

3.50

3.51

3.52

3.53

3.54

3.55

3.56

3.57

4

ISOLAMENTO DO CAMPO OPERATÓRIO

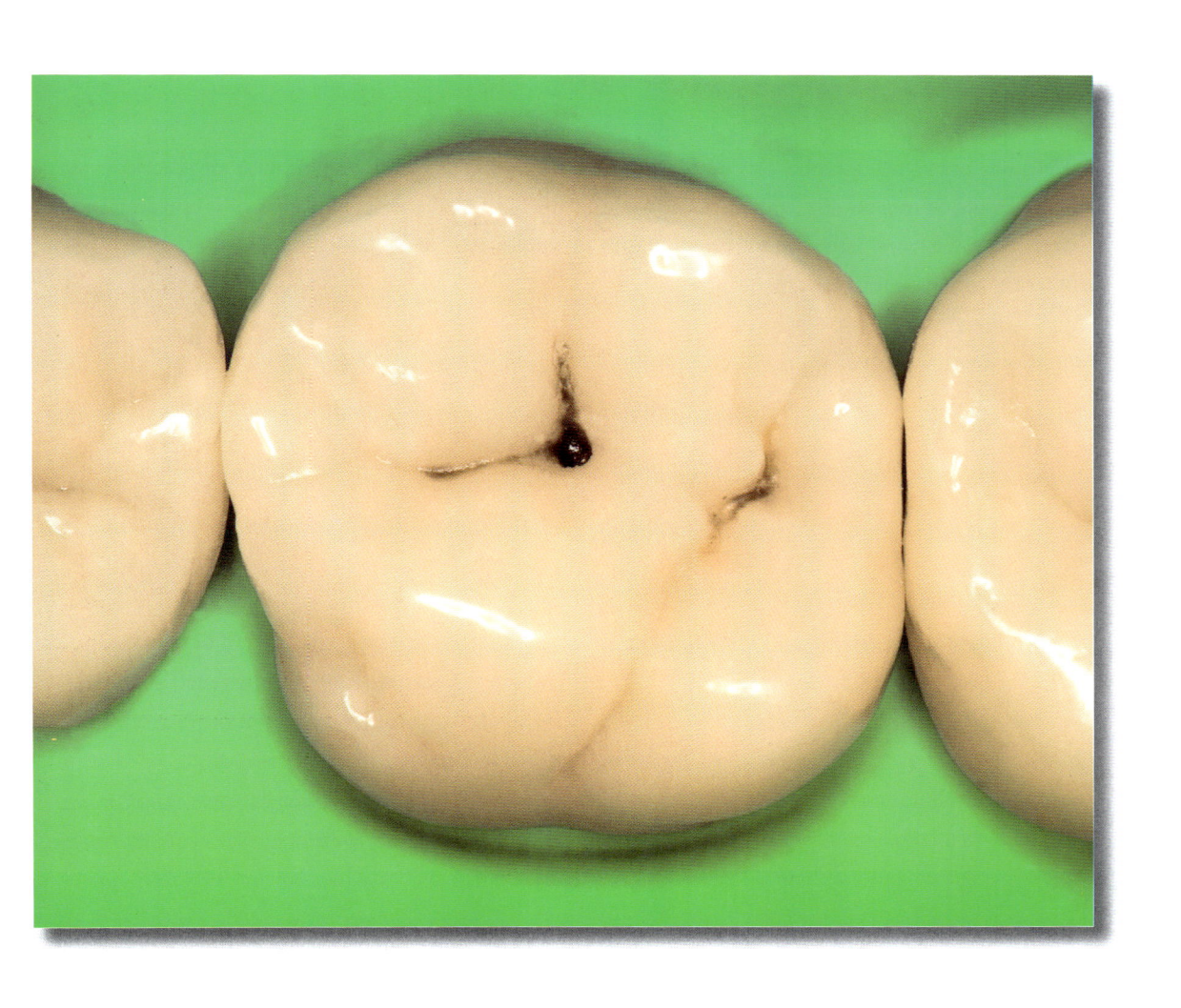

O isolamento do campo operatório é a etapa responsável pela obtenção e manutenção de um campo limpo, seco e com adequado acesso — aspectos essenciais para o sucesso de qualquer procedimento clínico. De acordo com o tipo de procedimento a ser realizado, o isolamento pode ser executado com ou sem o uso de dique — ou lençol — de borracha. O isolamento executado com dique de borracha é comumente conhecido como *isolamento absoluto*, enquanto o que não envolve o uso do dique é chamado de *isolamento relativo*.

ISOLAMENTO ABSOLUTO DO CAMPO OPERATÓRIO

A utilização de um dique de borracha durante o isolamento é acompanhada de inúmeros benefícios. Em primeiro lugar, o isolamento absoluto permite um ótimo controle da contaminação e da umidade, cuidados essenciais para melhorar o desempenho dos materiais restauradores. O isolamento com dique de borracha também oferece melhor visibilidade e acesso ao profissional, permitindo que os procedimentos sejam realizados com mais precisão. Essa vantagem se faz evidente, em especial, durante o preparo de cavidades com instrumentos rotatórios, uma vez que o alto poder de corte ou desgaste torna os instrumentos tão eficientes que se deve ter cuidado para minimizar a remoção de estrutura dental sadia. O isolamento absoluto também protege o paciente frente à deglutição e à aspiração acidental de objetos e resíduos, além de prevenir lesões acidentais aos tecidos moles. Além disso, o dique de borracha também é um importante aliado para aumentar a segurança do operador, protegendo-o de possíveis infecções existentes na cavidade bucal. Finalmente, o isolamento absoluto também minimiza o desperdício do valioso tempo clínico, uma vez que o paciente fica impossibilitado de falar e expectorar ao longo do procedimento. Por todas essas vantagens, é altamente recomendado que o isolamento absoluto seja realizado sempre que possível. A seguir, confira algumas das situações mais comuns em que o uso do dique de borracha é recomendado: ① durante a remoção do tecido cariado, em especial em cavidades profundas; ② durante a remoção de restaurações insatisfatórias; ③ em todos os procedimentos que envolvam amálgama, para reduzir a aspiração e/ou deglutição de mercúrio pelo paciente; ④ durante todos os procedimentos adesivos, sejam eles diretos ou indiretos, uma vez que a ausência de contaminação e o controle da umidade são aspectos críticos para o sucesso da adesão; ⑤ em situações em que o acesso à lesão ou cavidade depende do afastamento gengival promovido por grampos retratores; ⑥ em pacientes com necessidades especiais e/ou dificuldades motoras, para reduzir a possibilidade de aspiração ou deglutição de instrumentos e objetos. A despeito de todas as suas vantagens, há situações em que o isolamento absoluto do campo operatório pode estar contraindicado: em pacientes com asma ou dificuldade respiratória, visto que o dique de borracha impede a respiração bucal; em dentes com erupção incompleta, uma vez que, nesses casos, pode ser difícil ou mesmo impossível invaginar corretamente a borracha; e em pacientes com alergia ao látex, embora nesses casos seja possível utilizar um dique livre de látex.

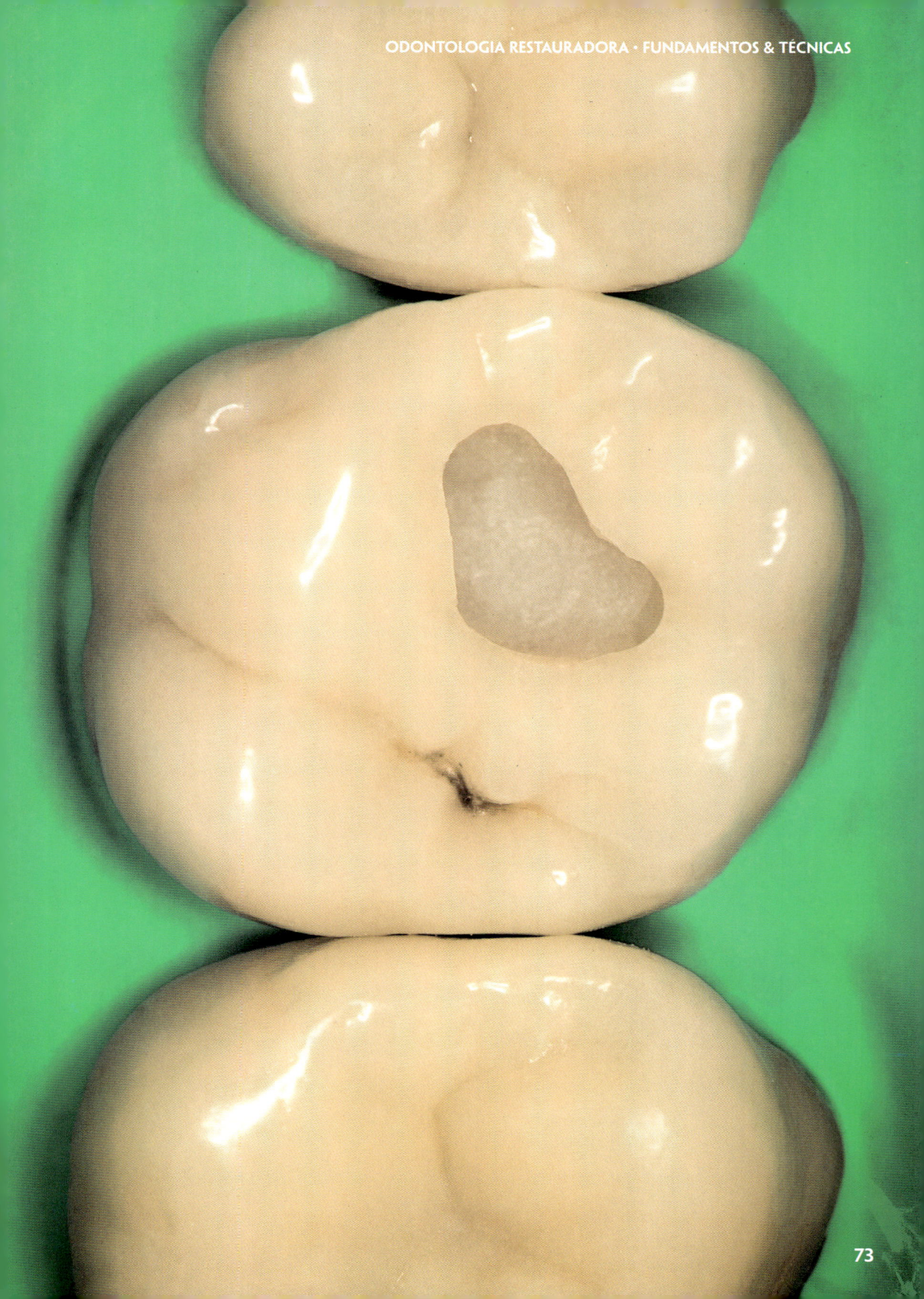

Para a execução do isolamento absoluto, são necessários diversos instrumentos e materiais, além daqueles já apresentados e discutidos no capítulo 3. Contar com todos os itens que possam, eventualmente, ser necessários durante o isolamento, é essencial para que o procedimento seja executado de forma rápida, segura e com mínimo desconforto para o paciente. É altamente frustrante precisar de um determinado modelo de grampo, por exemplo, e só perceber que este não está disponível no momento em que seria inserido.

Lençol de borracha: *é a folha (ou dique) de borracha responsável por separar o campo operatório da cavidade bucal. É impermeável e disponibilizado em espessuras variadas, sendo que os lençóis mais espessos são mais resistentes e promovem melhor afastamento gengival, além de oferecerem melhor vedamento da interface entre a borracha e o dente. Também são oferecidos em cores variadas* (FIG. 4.1) *— o ideal é que sejam utilizados diques que apresentem bom contraste com a cor dos elementos dentais (e.g., verde ou azul). Finalmente, existem lençóis livres de látex — confeccionados com vinil — bastante úteis para utilização em pacientes alérgicos.*

Arco de Young: *é um dispositivo metálico em forma de U, utilizado para esticar e apreender o lençol de borracha. Para isso, ele conta com pequenas garras ao longo de sua haste, que mantém o dique levemente preso — sob tensão. O arco apresenta uma curvatura na região central, que indica a posição em que deve ser utilizado — a parte côncava deve ficar voltada para o lençol de borracha* (FIG. 4.2).

Perfurador de borracha: *dispositivo utilizado para confeccionar os orifícios correspondentes a cada um dos dentes que serão isolados* (FIGS. 4.3 E 4.4). *O modelo mais utilizado é o perfurador de Ainsworth, que conta com uma parte giratória, com cinco orifícios de diâmetros diferentes — cada um indicado para um grupo específico de dentes, conforme será demonstrado no decorrer deste capítulo.*

Pinça porta-grampos: *a pinça tem as funções de apreender e abrir o grampo, a fim de permitir seu posicionamento no dente. Ao final do procedimento, também é empregada na apreensão e remoção do grampo. Para que essas funções sejam desempenhadas corretamente, é importante que as pontas ativas da pinça porta-grampo apresentem formato adequado, de modo a apreender firmemente o grampo e se desprender com facilidade do mesmo, nos momentos desejados* (FIGS. 4.5 A 4.7).

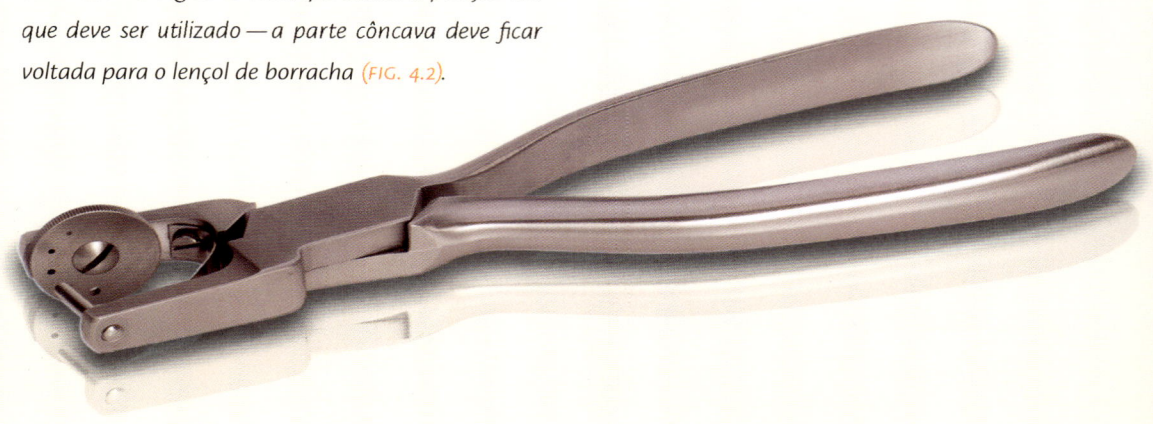

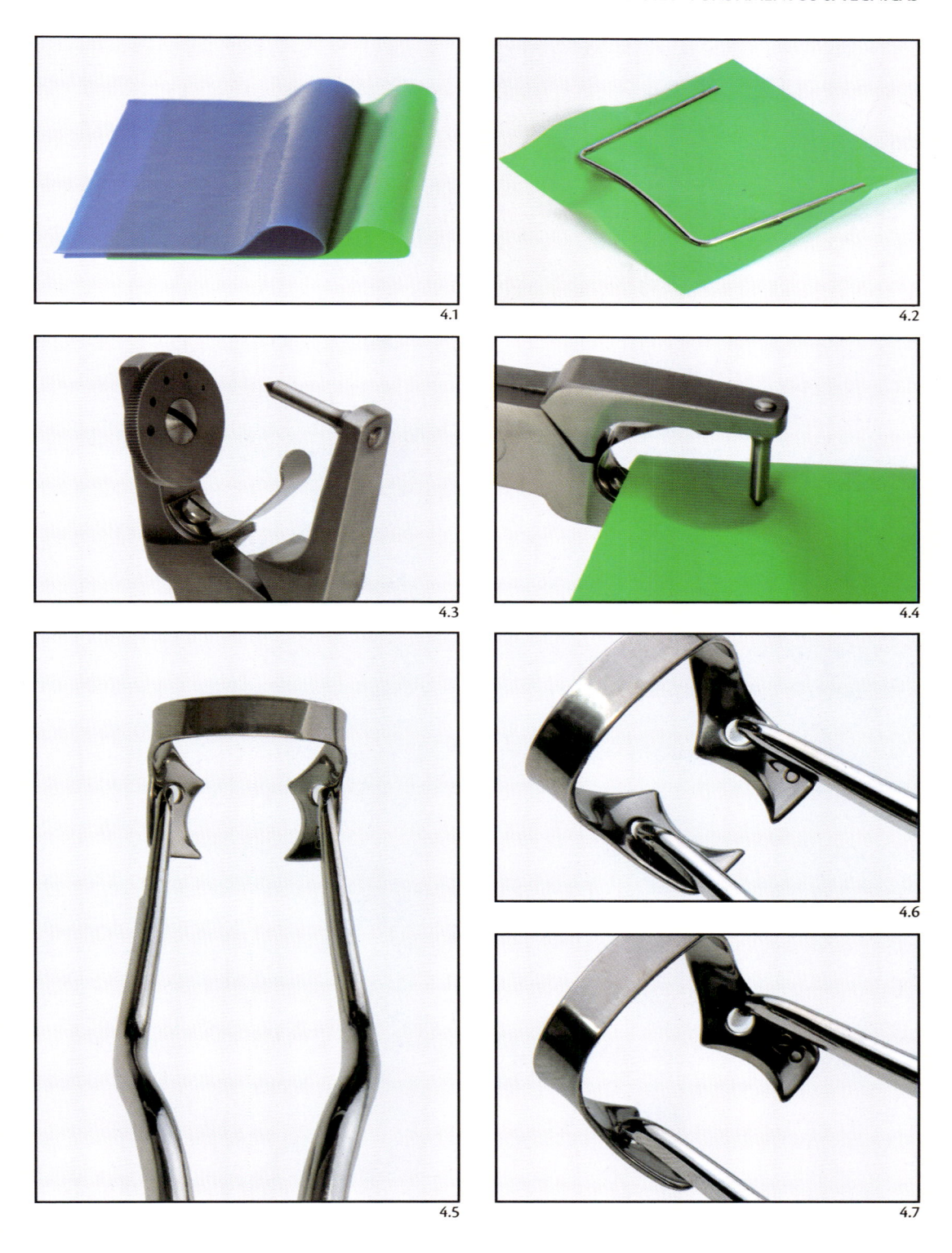

4.1

4.2

4.3

4.4

4.5

4.6

4.7

GRAMPOS: *a função primária dos grampos é a manutenção e estabilização do lençol de borracha, embora, eventualmente, também sejam responsáveis por promover a retração dos tecidos gengivais. De acordo com o dente a ser isolado e as particularidades da situação clínica, grampos de diferentes modelos, formatos e tamanhos podem ser empregados. Na prática da Odontologia restauradora, os grampos mais comumente utilizados são: 200 a 205 (molares); 206 a 209 (pré-molares); 210 e 211 (incisivos e caninos). Além destes, são também bastante utilizados os grampos W8A e 26, ambos recomendados para o isolamento de dentes posteriores, especialmente quando os mesmos apresentam coroas curtas e/ou expulsivas — situações nas quais o uso dos grampos "convencionais" é bastante difícil. De fato, tal é a versatilidade do grampo 26, que se pode considerá-lo a primeira escolha para o isolamento de molares, ao menos quando se opta pelo posicionamento do grampo antes da inserção do dique de borracha, conforme será discutido ainda neste capítulo. Finalmente, em situações em que há necessidade de retrair os tecidos gengivais, pode-se empregar o grampo 212 — bem como suas variantes 212L e 212R, úteis quando há necessidade de retração simultânea em dois dentes contíguos. Vale ressaltar que, em alguns casos, é necessário modificar a curvatura das garras lingual e/ou vestibular do grampo 212, a fim de obter mais retração em uma das faces, sem ocasionar trauma ao periodonto na face oposta. Assim, caso se deseje maior retração na face vestibular, a garra vestibular deve ser curvada para apical e a garra lingual/palatal, para incisal — e vice-versa. Para melhor entender como a modificação do grampo influencia no resultado do isolamento, confira o capítulo 12. Embora o desenho varie muito de um grampo para outro (FIG. 4.8), é possível dividi-los em dois grandes grupos: grampos com asas laterais e grampos sem asas laterais — diferença que pode ser facilmente percebida nas fotografias abaixo. Essa diferenciação é importante para selecionar os grampos mais adequados para cada técnica de isolamento. Via de regra, a técnica de inserção simultânea do grampo e do dique de borracha exige a utilização de grampos com asas laterais, para preensão do grampo ao dique.*

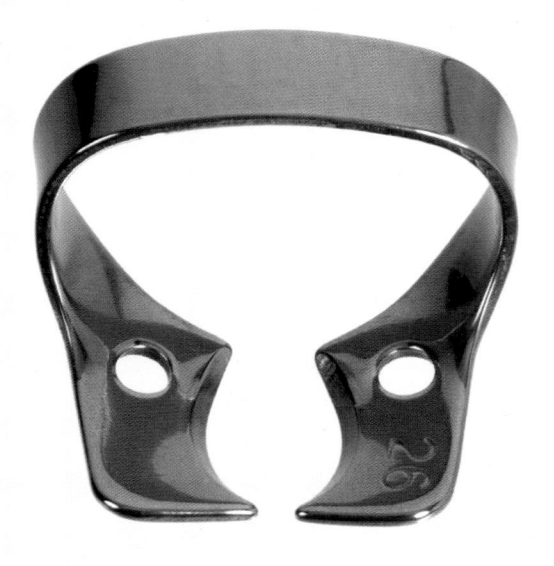 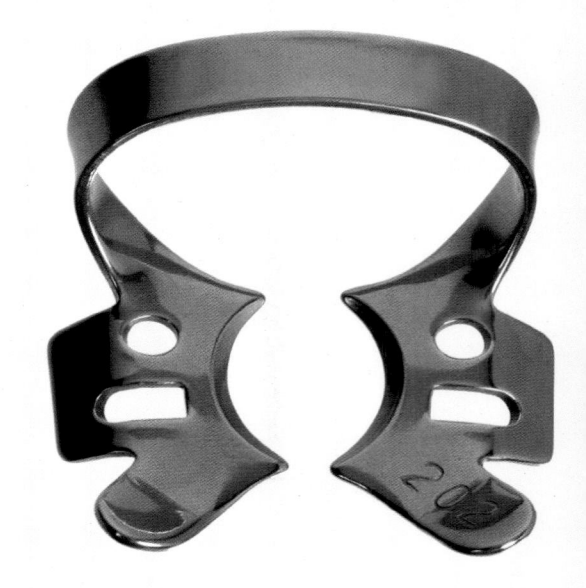

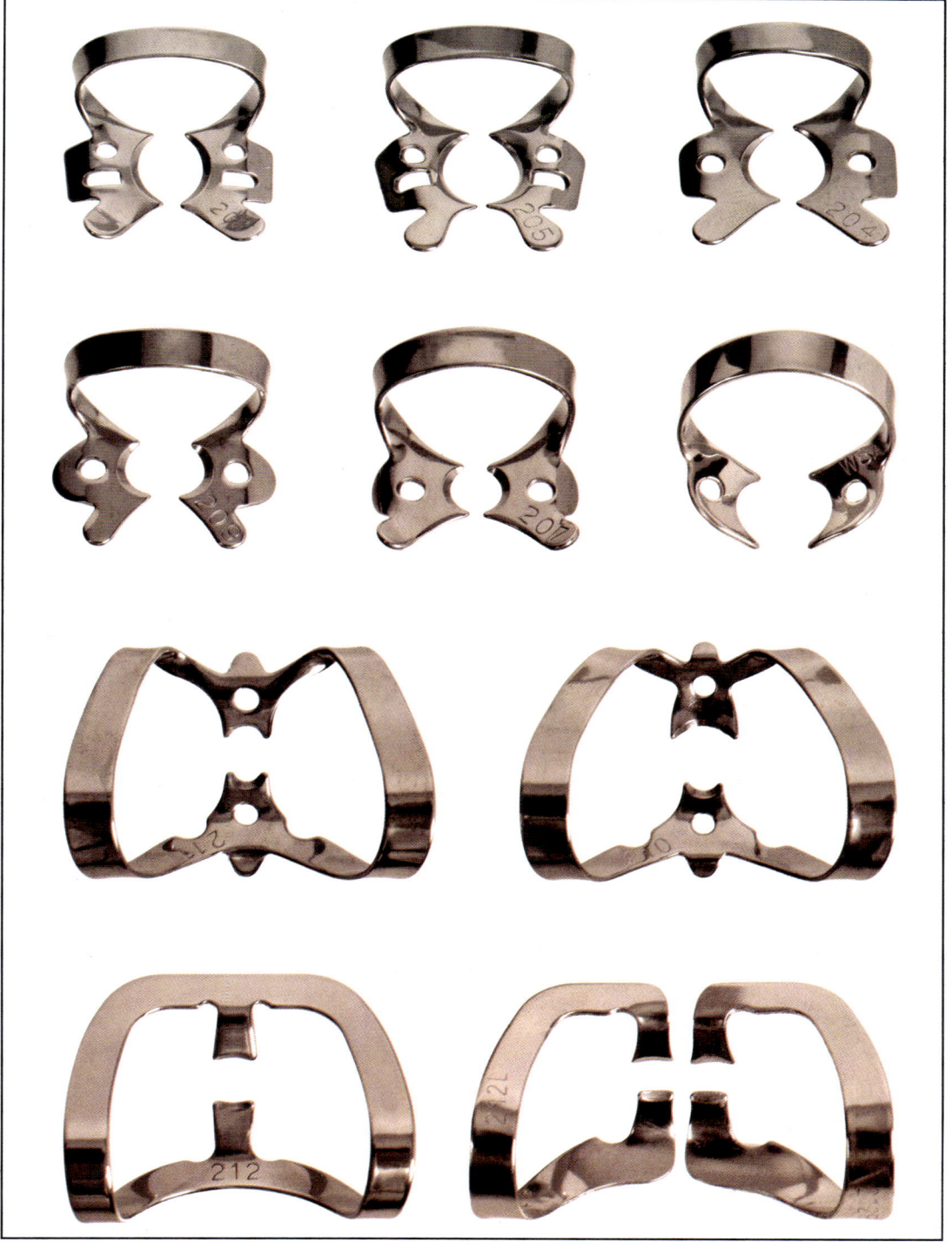

4.8

LUBRIFICANTE HIDROSSOLÚVEL: é aplicado na face interna do dique de borracha, diretamente sobre as perfurações, a fim de facilitar a sua passagem pelos pontos de contato interdentais. É essencial que o lubrificante seja hidrossolúvel, de modo a permitir sua completa remoção antes da execução dos procedimentos restauradores. Uma alternativa interessante é o popular creme de barbear, que é fácil de aplicar e pode ser removido com um simples spray de ar/água. A vaselina é totalmente contraindicada, uma vez que não é hidrossolúvel e age como um contaminante, podendo comprometer a efetividade das interações adesivas.

CANETA: utilizada para marcar as posições onde o dique deve ser perfurado — uma marcação para cada dente que será isolado. As mais eficientes são as canetas com ponta úmida, tipo hidrocor, capazes de marcar a borracha mesmo quando o contato é leve ou se dá com a parte lateral da ponta ativa — aspecto importante, uma vez que as marcações são feitas intraoralmente, com o dique de borracha posicionado sobre os dentes. Canetas esferográficas não são indicadas, uma vez que, além de não serem eficazes quando empregadas em angulação pronunciada — como é necessário para uso intraoral — suas marcações dependem da pressão com que a ponta incide sobre a superfície.

FIO DENTAL: previamente à execução do isolamento absoluto, é empregado para avaliar a pressão dos contatos proximais. Caso sejam excessivamente justos, os contatos devem ser ajustados antes da instalação do dique de borracha, a fim de permitir que ele seja inserido sem dificuldades. Ainda nos momentos que precedem a inserção do dique de borracha, o fio dental deve ser utilizado para detectar a presença de bordos cortantes e/ou excessos de material restaurador, em dentes com restaurações deficientes ou lesões de cárie proximais. Via de regra, sempre que o fio dental sofrer ruptura ou for desfiado durante a avaliação das superfícies proximais, recomenda-se que estas sejam ajustadas previamente à inserção do dique de borracha — manobra importante para evitar o rompimento do lençol, durante a inserção. O ajuste proximal pode ir desde um leve desgaste com tiras de lixa até a remoção total do material restaurador, no caso de dentes com restaurações proximais deficientes. Além dessas funções pré-isolamento, o fio dental também é utilizado para auxiliar a passagem do lençol de borracha nas regiões interproximais, para promover a invaginação deste nos espaços sulculares e para estabilizar o isolamento — através de amarrias, conforme será demonstrado mais adiante. Um fio dental de boa qualidade e com superfície encerada costuma facilitar todos estes procedimentos.

TIRAS DE LIXA: eventualmente utilizadas para o ajuste das superfícies proximais, de modo a facilitar a passagem do lençol de borracha — conforme já discutido.

ESPÁTULA COM PONTA ROMBA: colabora na invaginação do dique de borracha e na instalação de amarrias, conforme será demonstrado nas sequências passo a passo.

TESOURA: essencial durante a etapa de remoção do isolamento absoluto, cortando o lençol de borracha e facilitando sua retirada.

ISOLAMENTO RELATIVO DO CAMPO OPERATÓRIO

Deve ficar perfeitamente claro que, embora as palavras *relativo* e *absoluto* possam sugerir que o isolamento com dique de borracha é sempre vantajoso — afinal, ele permite um controle "absoluto" do campo operatório — isso não é, necessariamente, verdade. Apesar de suas indiscutíveis vantagens, especialmente no que diz respeito à confiabilidade do controle da umidade, há diversas situações em que o uso do dique de borracha não traz benefícios significativos. Durante o exame clínico, por exemplo, mesmo frente aos possíveis benefícios (e.g.. melhor controle da umidade e visualização dos dentes e das lesões), a instalação do dique de borracha não é indicada, uma vez que o isolamento de toda uma arcada consome um considerável tempo clínico, além de limitar a visualização das regiões dentogengivais. Da mesma forma, em procedimentos de execução rápida e simples (e.g., aplicações tópicas de flúor), o isolamento

absoluto não traz vantagens frente a um bom isolamento relativo. Finalmente, há situações em que a simples presença do lençol de borracha pode ser indesejável — caso de procedimentos em que a visualização do complexo dentogengival é importante para a obtenção de resultados estéticos satisfatórios. Nesses casos, não há qualquer problema em optar pelo isolamento relativo. Desde que bem indicado e realizado de forma diligente, o isolamento relativo é perfeitamente compatível com procedimentos de alta qualidade técnica. Evidentemente, em todos os casos em que o isolamento relativo não cumprir à risca com seu papel de realmente "isolar" o campo operatório, o mesmo está contraindicado e deve-se optar pelo isolamento absoluto. Como regra geral, em especial durante a execução de restaurações adesivas, nas quais o perfeito controle da umidade é crítico para o sucesso do procedimento, o isolamento de escolha é o absoluto, com exceção daquelas situações em que há vantagens reais no uso do isolamento relativo. Nestes casos, um bom isolamento pode ser executado com o auxílio de roletes de algodão, sugadores, afastadores labiais, compressas de gaze e fios retratores, utilizados de acordo com as necessidades particulares de cada caso — nem todas as situações beneficiam-se do uso de fios retratores, por exemplo, de modo que não faz sentido utilizá-los indiscriminadamente.

Assim como durante a realização do isolamento absoluto, a execução de um bom isolamento relativo está relacionada ao uso de alguns instru-mentos e materiais específicos, além daqueles já apresentados no capítulo 3.

SUGADORES: *responsáveis pela sucção da saliva e da água presentes na cavidade bucal. Sua utilização, além de colaborar na manutenção de um campo adequadamente seco, traz conforto ao paciente e ganho de tempo para o profissional, uma vez que virtualmente elimina a necessidade de expectoração dos líquidos pelo paciente. Os sugadores estão disponíveis em diversos tamanhos e formatos, desde os modelos convencionais descartáveis, que ilustram esta página, até modelos metálicos de menor calibre, como os empregados em procedimentos endodônticos — bastante úteis durante a execução de procedimentos restauradores adesivos, por permitirem a sucção da água acumulada dentro da cavidade.*

ROLETES DE ALGODÃO: *o uso de roletes de algodão com alto poder de absorção colabora muito no controle de umidade proporcionado pelo isolamento relativo, além de minimizar a necessidade de substituição dos roletes no decorrer do procedimento. O posicionamento correto dos roletes, na saída das glândulas salivares e nas regiões de fundo de sulco vestibulares, é essencial para o sucesso do isolamento relativo.*

AFASTADORES LABIAIS: *o uso de bons afastadores labiais é imprescindível para um isolamento relativo eficiente. Estes dispositivos são capazes de retrair os lábios e as bochechas, mantendo-os afastados durante todo o procedimento. Dependendo do modelo de afastador empregado, pode-se priorizar o afastamento lateral — útil ao trabalhar nas regiões posteriores — ou vertical — ideal para uso na região anterior.*

COMPRESSAS DE GAZE: *ao trabalhar na região anterior, podem ser posicionadas sobre a língua, de modo a auxiliar no controle da umidade, além de também protegerem o paciente contra a deglutição/aspiração de materiais e resíduos.*

FIOS RETRATORES: *além de retrair a gengiva, afastando-a das áreas de interesse para a execução dos procedimentos, os fios retratores colaboram no controle da umidade, ao impedir o fluxo do fluido crevicular proveniente do sulco gengival.*

ISOLAMENTO ABSOLUTO vs ISOLAMENTO RELATIVO

Como qualquer outro procedimento operatório, o isolamento absoluto e o relativo têm vantagens e desvantagens, indicações e contraindicações — fatores que devem ser cuidadosamente avaliados antes de se optar por uma ou outra técnica. Embora, em um primeiro momento, a execução do isolamento absoluto com lençol de borracha possa parecer um procedimento demorado e complicado, isso não é verdade. De fato, a execução do isolamento absoluto por um profissional devidamente treinado leva poucos minutos e propicia significativa economia de tempo clínico, conforme já discutido neste capítulo. Mais importante, entretanto, é que o isolamento absoluto propicia *tranquilidade*. Tranquilidade em saber que se está trabalhando em um campo operatório adequado e compatível com a execução dos procedimentos restauradores — adesivos ou não. Tranquilidade graças à proteção que o isolamento absoluto oferece, tanto ao paciente como ao profissional. E, finalmente, tranquilidade de saber que a qualidade do campo operatório mantém-se ao longo de todo o procedimento, aspecto crítico especialmente durante a confecção de restaurações adesivas, que são extremamente sensíveis à umidade e/ou contaminação do campo. O isolamento relativo, que à primeira vista pode parecer mais fácil e rápido, é extremamente dependente da colaboração do paciente. Assim, a manutenção do campo operatório em condições ideais requer esforço e vigilância constantes por parte do profissional e da equipe de apoio — situação totalmente diferente daquela propiciada pelo isolamento absoluto. Além disso, dependendo da região bucal, a obtenção e, especialmente, a manutenção de condições ideais de trabalho sob isolamento relativo, em procedimentos operatórios de média e longa durações, são tarefas virtualmente impossíveis. Por todas essas razões, deve-se priorizar o isolamento absoluto do campo operatório, restringindo o uso do isolamento relativo àquelas situações em que ele realmente apresenta vantagens. Com base nesta premissa, pode-se afirmar que restaurações adesivas nos dentes posteriores *sempre* devem ser executadas sob isolamento absoluto, visto que, além de o risco de contaminação por saliva ser alto, não há vantagens reais associadas à utilização do isolamento relativo. Em situações como a que ilustra esta página, diferentemente, é possível manter o campo operatório sob controle durante os procedimentos adesivos, de modo que não há problema em empregar o isolamento relativo.

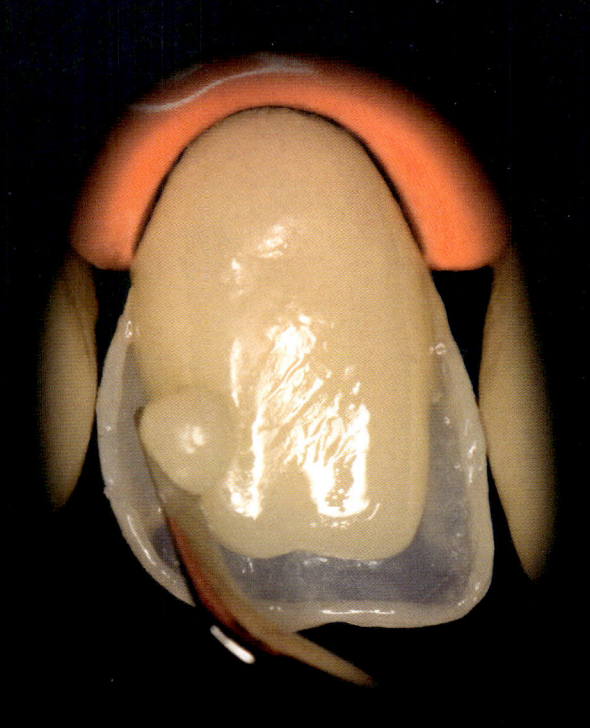

PASSO A PASSO: ISOLAMENTO ABSOLUTO NO SEGMENTO POSTERIOR

A presente sequência demonstra, de forma bastante detalhada, o passo a passo para a execução do isolamento absoluto no segmento posterior. Embora cada situação apresente particularidades que, eventualmente, exigem modificações na técnica, os fundamentos gerais e as etapas envolvidas mantêm-se constantes de um caso para outro. No presente caso, como pode ser visto na fotografia ao lado, simulou-se uma lesão de cárie oclusal no primeiro molar inferior esquerdo. A fim de facilitar os procedimentos de preparo e restauração, deve-se evitar a adaptação do grampo diretamente sobre o dente que será restaurado. Assim, no presente caso, optou-se pela adaptação do grampo ao segundo molar inferior. Inicialmente, o dique de borracha deve ser adaptado ao arco de Young, sendo levemente esticado, até que fique preso às garras existentes ao longo do arco (**FIG. 4.9**). A seguir, o conjunto arco/lençol é posicionado sobre a cavidade bucal e o dique é pressionado de encontro aos dentes que serão isolados, até que seus contornos sejam facilmente percebidos através da borracha (**FIG. 4.10**). Nesse momento, com uma caneta com ponta úmida, faz-se uma marcação sobre cada um dos dentes que se planeja isolar. É importante que o lençol seja mantido estável, da primeira à última marcação, visto que é a posição destas marcas que determina os locais a serem perfurados e, consequentemente, define a distância de um orifício para outro. O ideal é iniciar as marcações pelo último dente do hemiarco — neste caso o segundo molar — e seguir em direção à linha média (**FIGS. 4.11 E 4.12**). Concluídas as marcações, observe que todos os dentes — do segundo molar até o canino do hemiarco oposto — podem ser facilmente identificados. A extensão do isolamento até o hemiarco oposto, embora possa parecer desnecessária à primeira vista, melhora muito o acesso e a visualização, sendo altamente indicada (**FIG. 4.13**).

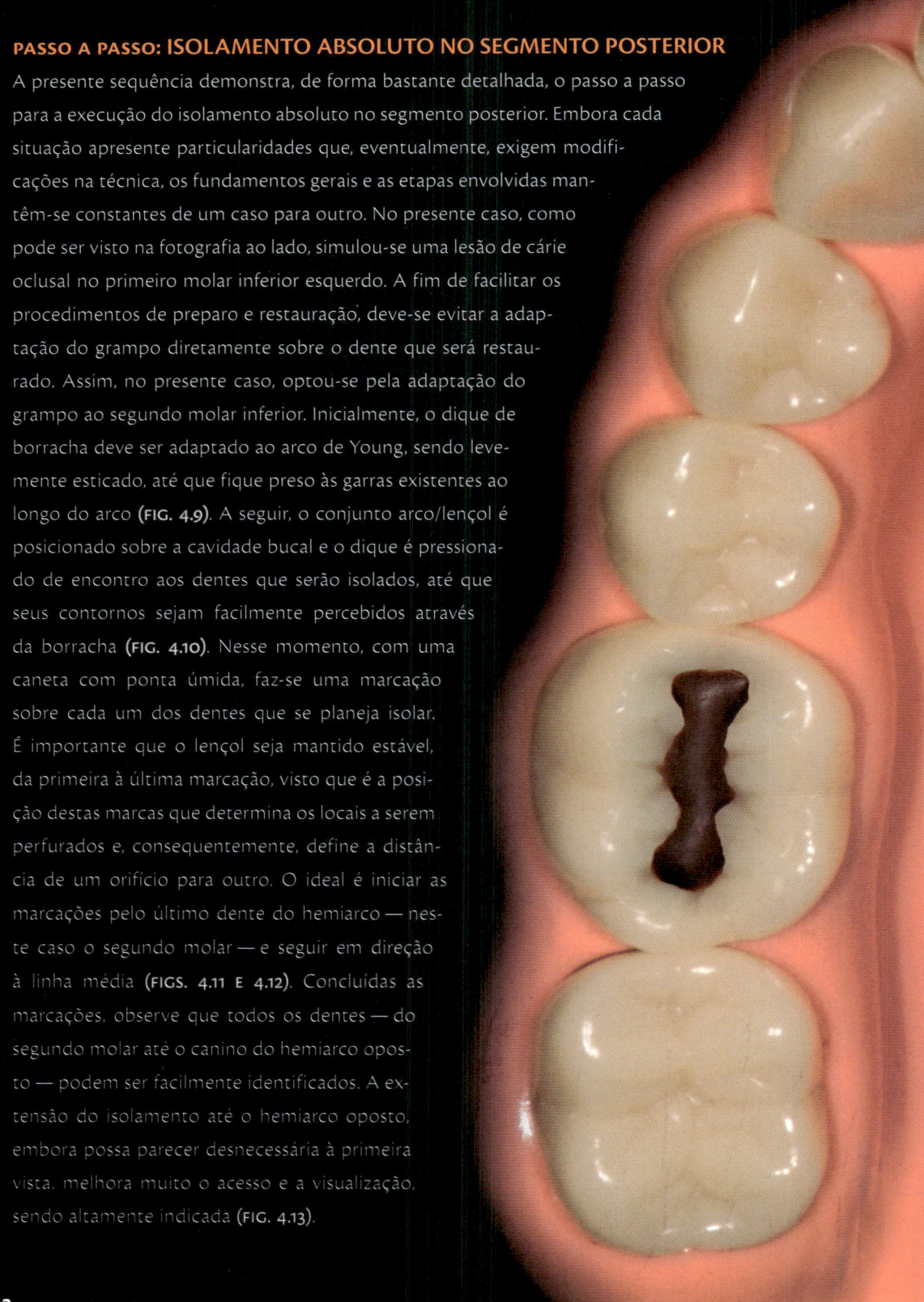

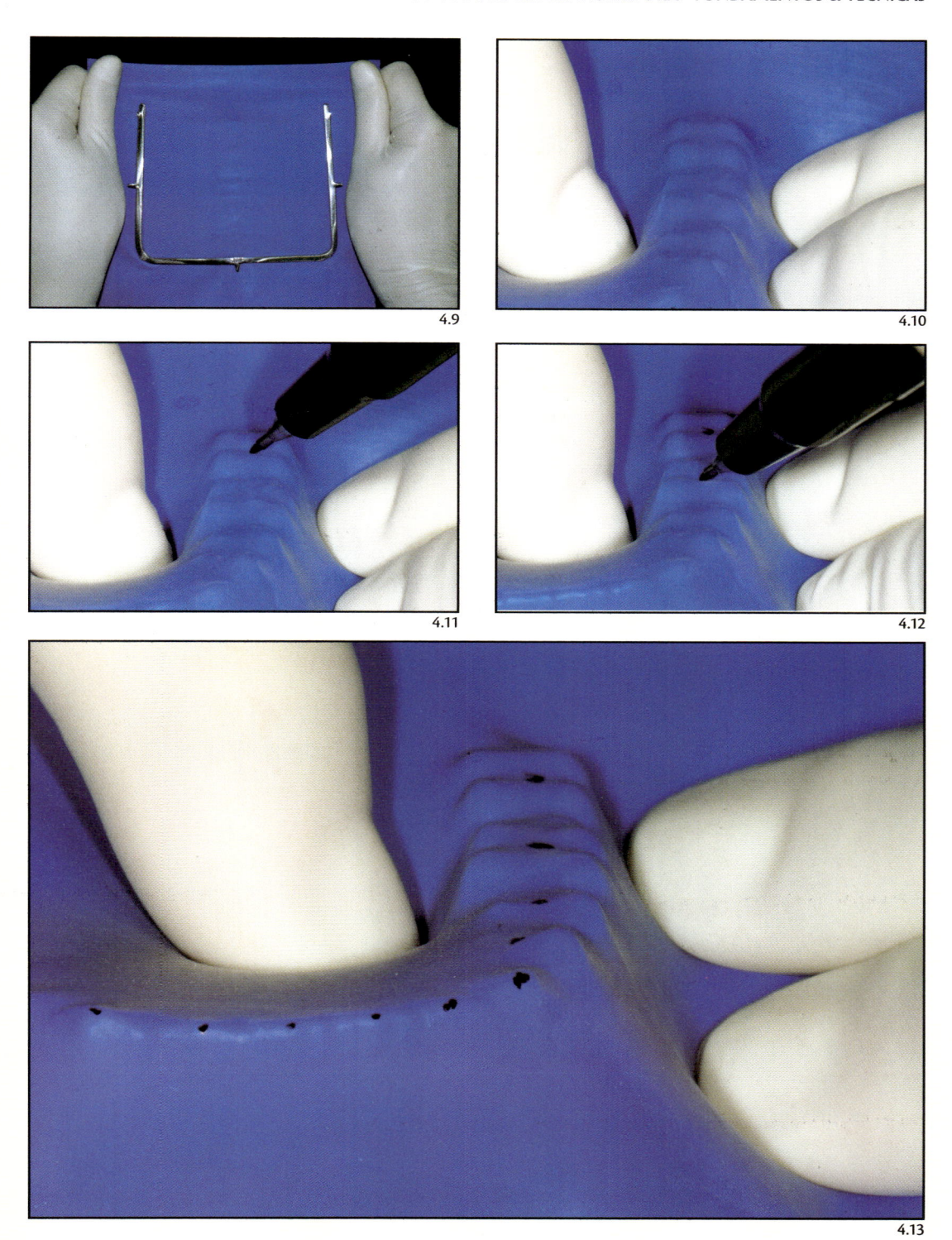

4.9

4.10

4.11

4.12

4.13

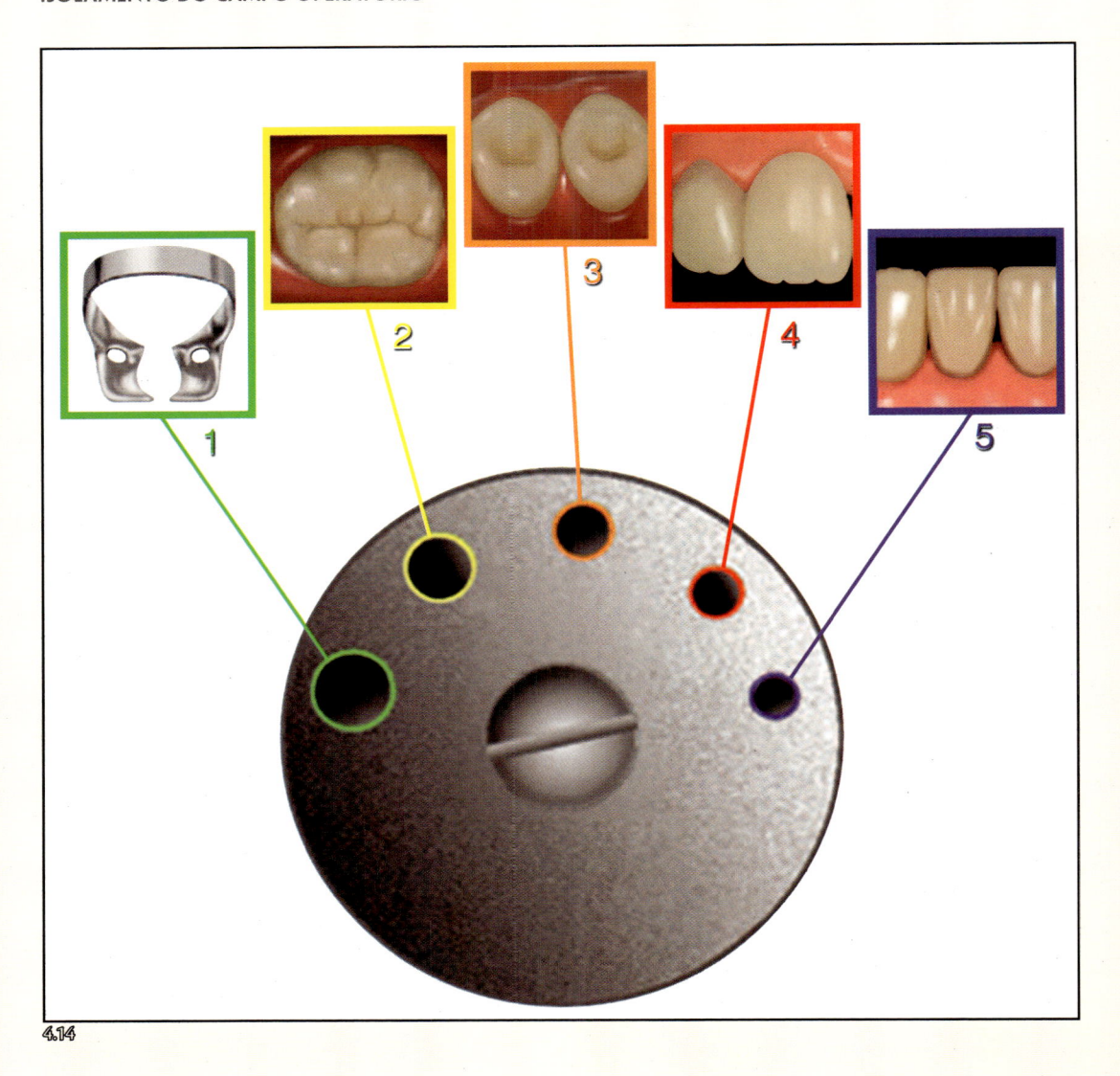

4.14

Após a marcação do dique de borracha, este deve ser perfurado — um orifício por dente. Uma vez que, ao longo da arcada, os dentes apresentam ampla gama de variações anatômicas e dimensionais, é natural que o perfurador conte com diâmetros variados, específicos para cada grupo de dentes (FIG. 4.14): o maior orifício é reservado ao dente que recebe o grampo; o segundo é usado para molares; o terceiro para pré-molares e caninos; o quarto para incisivos superiores; e, finalmente, o quinto, último e menor dos orifícios, é empregado para incisivos infe-

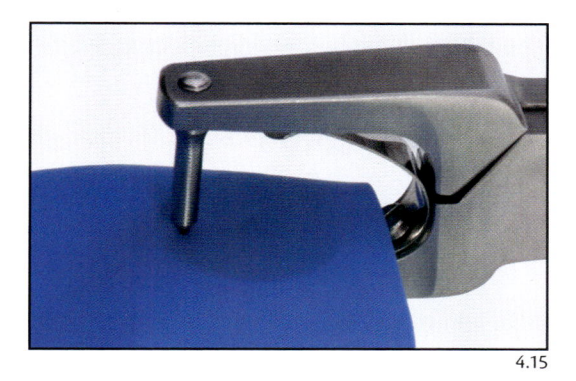
4.15

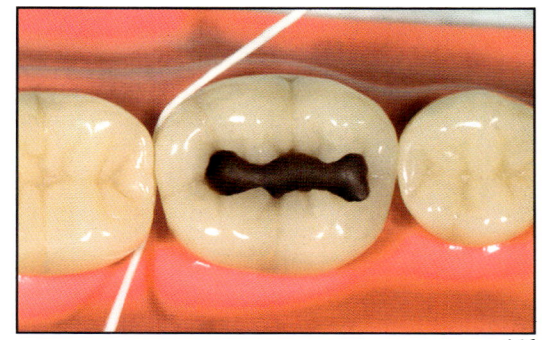
4.16

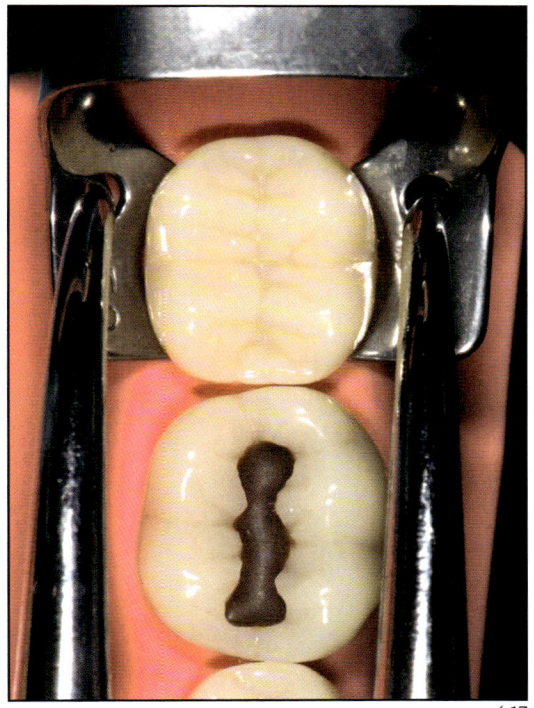
4.17

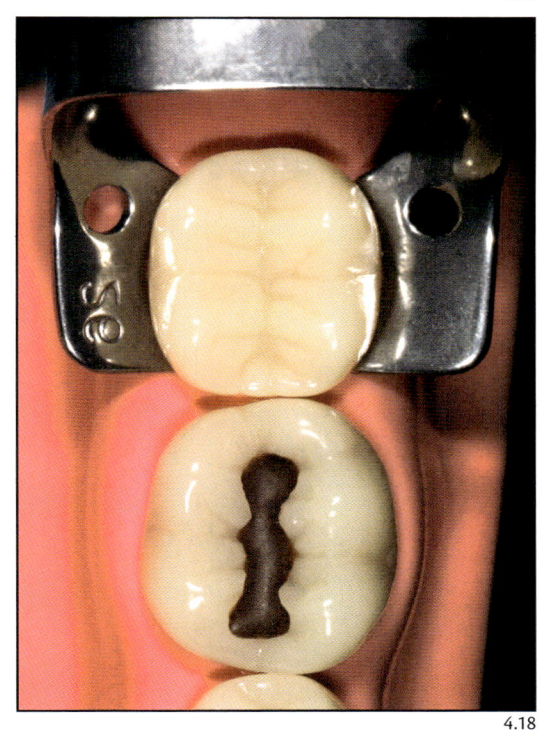
4.18

riores. As perfurações devem ser realizadas com movimentos firmes, de modo a não dilacerar a borracha (FIG. 4.15). Antes de inserir o lençol, os contatos proximais devem ser conferidos com um fio dental (FIG. 4.16) e, caso necessário, devem ser ajustados com uma tira de lixa. A seguir,

o grampo selecionado deve ser posicionado de forma estável sobre o dente, com cuidado para não comprimir inadvertidamente os tecidos gengivais (FIGS. 4.17 E 4.18). O modelo 26, sem asas laterais, é o mais utilizado quando se opta pela inserção do grampo previamente ao lençol.

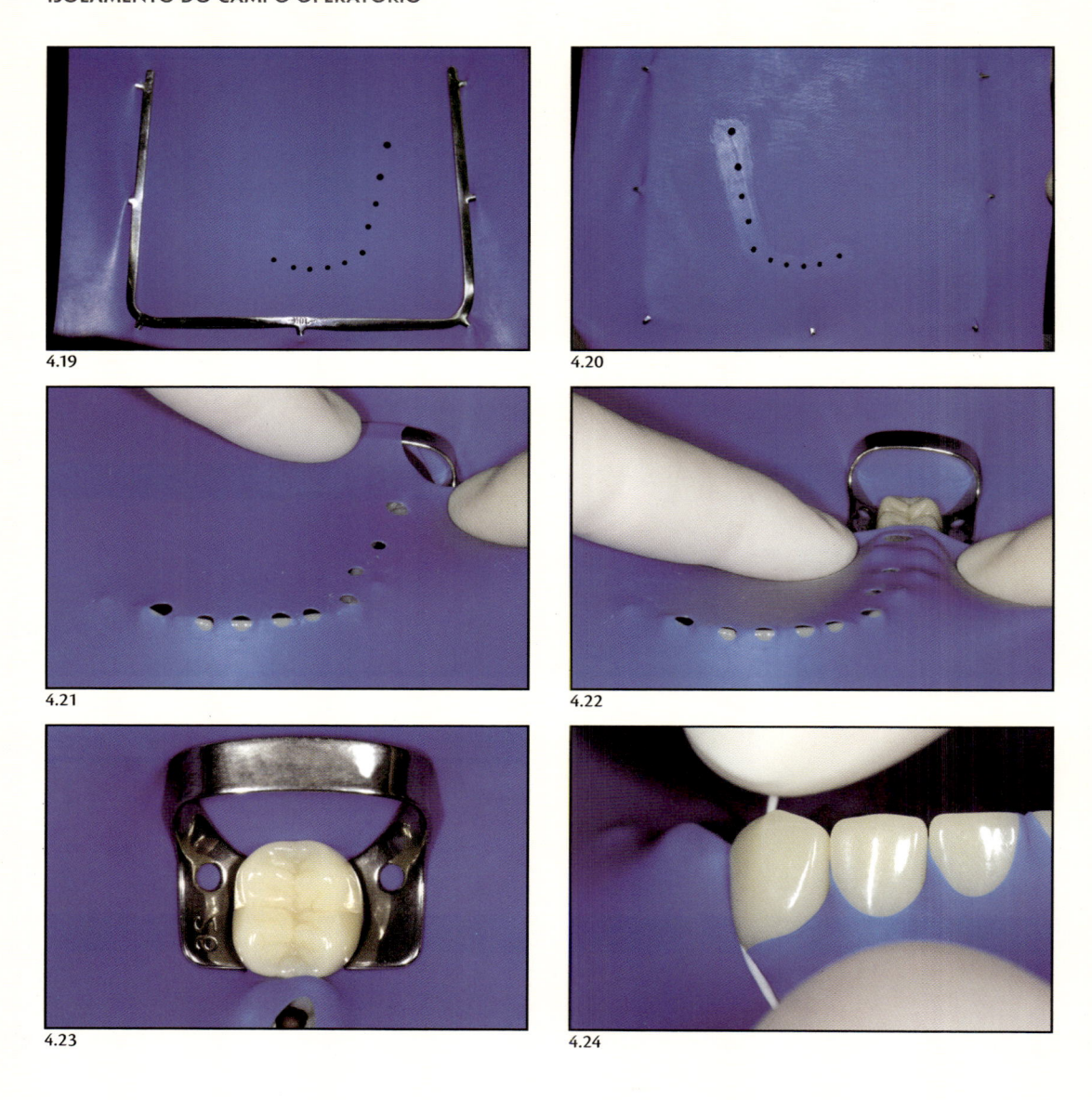

4.19

4.20

4.21

4.22

4.23

4.24

Com o grampo devidamente adaptado sobre o segundo molar, é momento de posicionar o conjunto arco/lençol (FIG. 4.19). Antes, entretanto, a superfície interna do dique deve ser levemente lubrificada com um agente hidrossolúvel — o creme de barbear é perfeito para esse fim (FIG. 4.20). A seguir, leva-se o conjunto arco/lençol em posição e, por meio de um leve tensionamento da borracha, passa-se o dique sobre o grampo (FIGS. 4.21 A 4.23). Essa etapa deve ser realizada com cuidado, para minimizar o risco de ruptura do lençol. O próximo passo é a estabilização do dente mais anterior do isolamen-

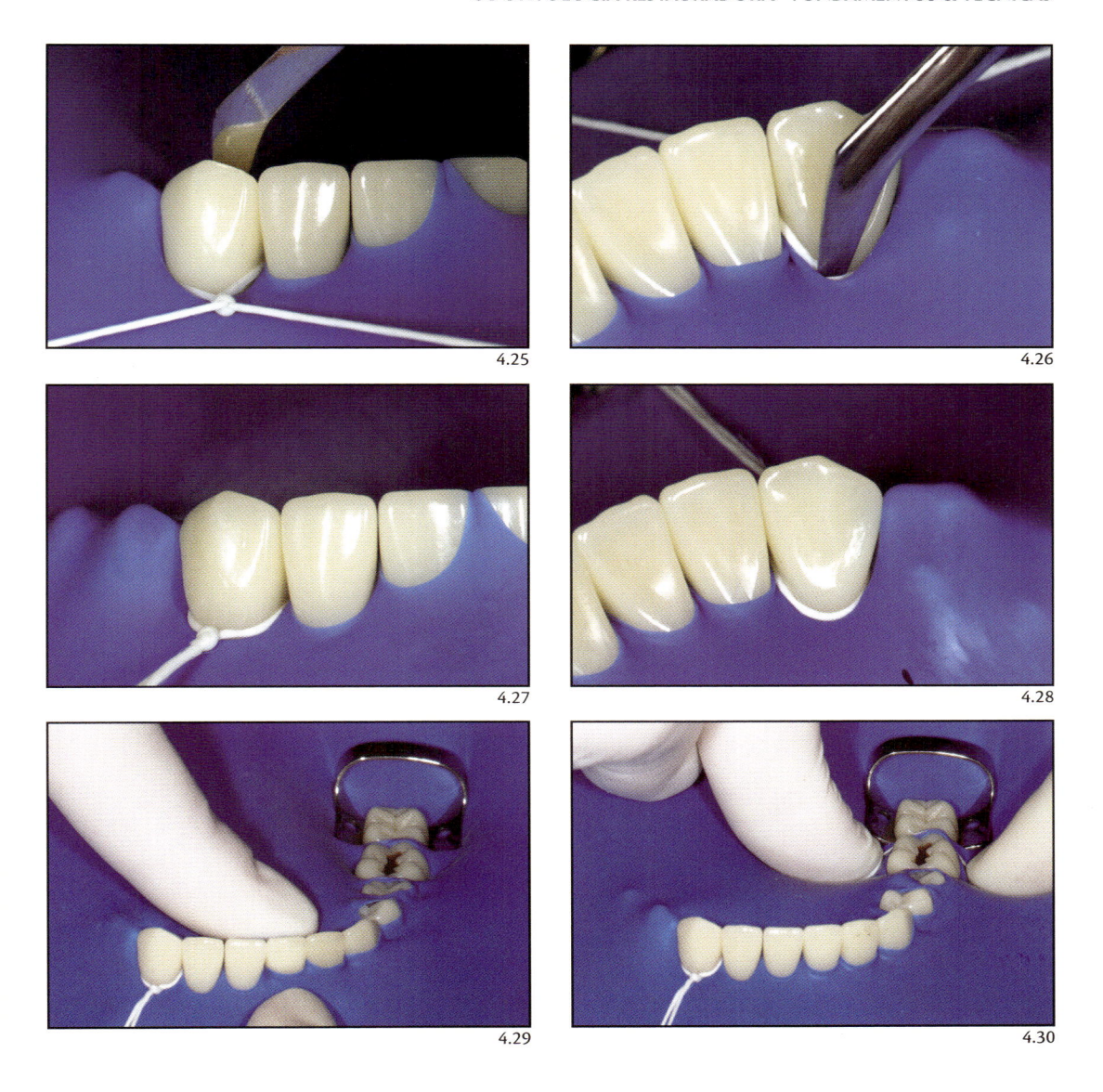

4.25

4.26

4.27

4.28

4.29

4.30

to — neste caso, o canino direito (FIG. 4.24). Para isso, basta inserir uma pequena secção de borracha — recortada do próprio dique — entre o canino e o lençol ou, alternativamente, pode-se executar uma amarria com fio dental (FIGS. 4.25 A 4.28). Com ambos os extremos estabilizados, os orifícios automaticamente assumem sua posição sobre cada um dos dentes — desde que a marcação das perfurações tenha sido conduzida com cuidado. Basta então tensionar levemente o lençol de borracha, de modo a permitir sua passagem pelos pontos de contato interproximais (FIGS. 4.29 E 4.30).

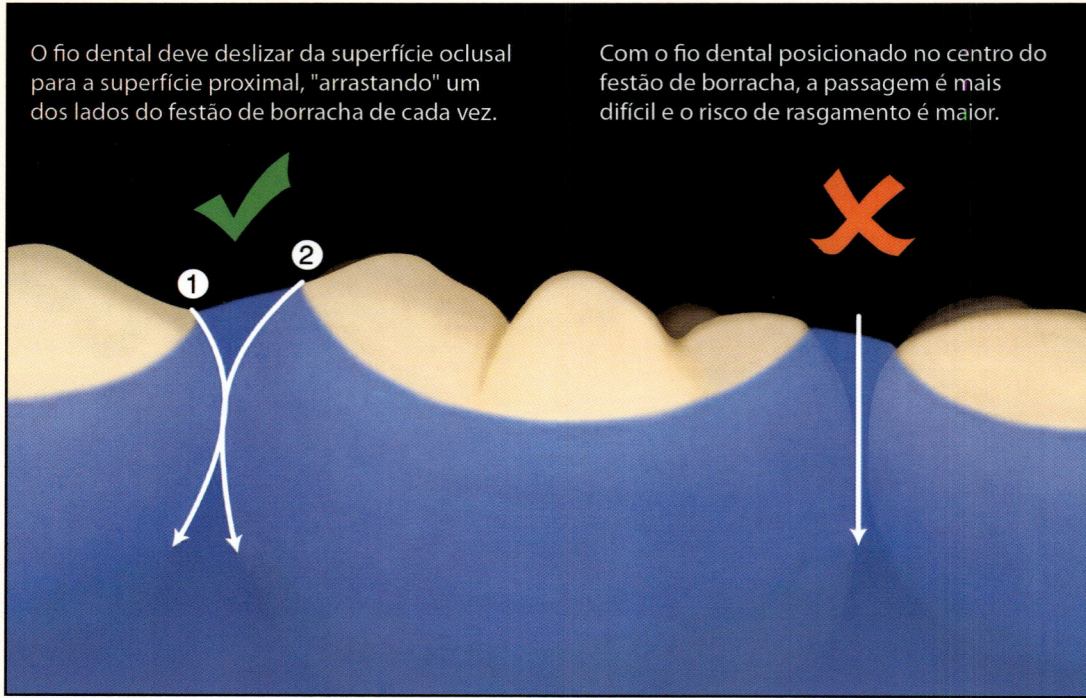

O fio dental deve deslizar da superfície oclusal para a superfície proximal, "arrastando" um dos lados do festão de borracha de cada vez.

Com o fio dental posicionado no centro do festão de borracha, a passagem é mais difícil e o risco de rasgamento é maior.

4.31

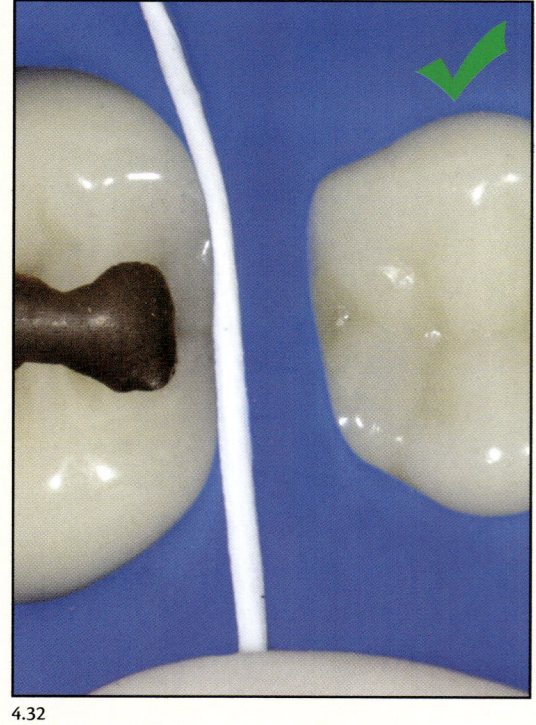

4.32

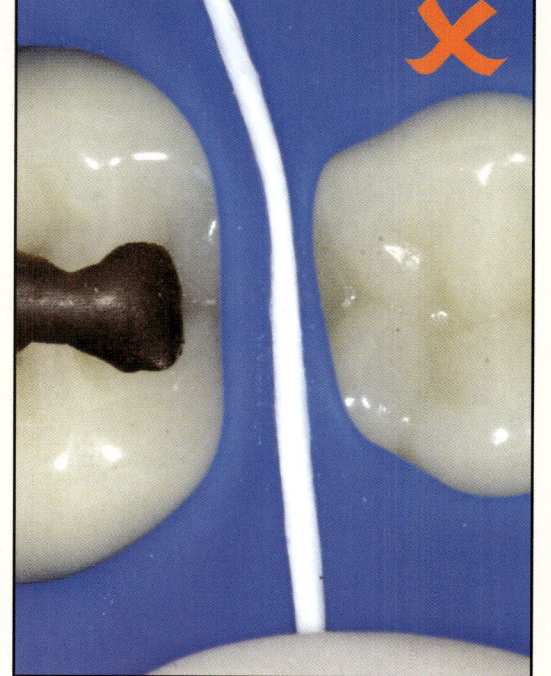

4.33

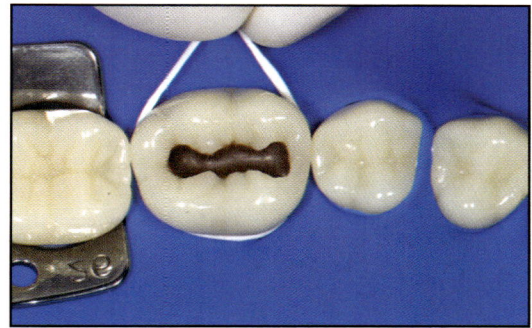

4.34

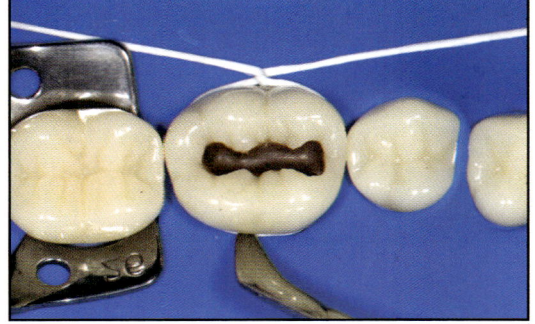

4.35

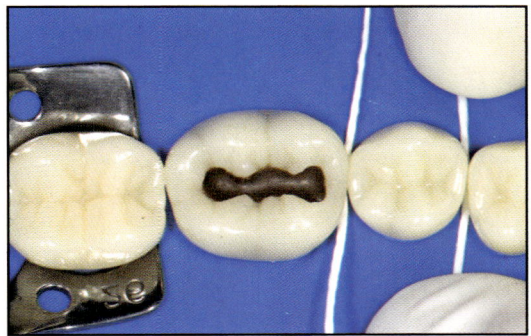

4.36

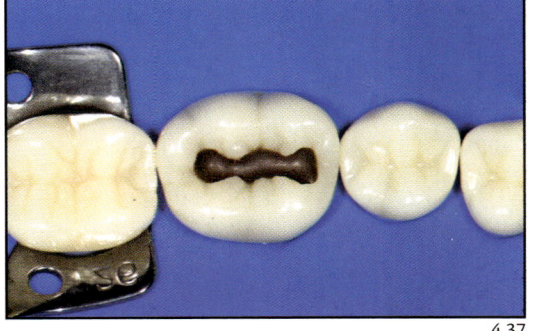

4.37

Evidentemente, pode haver alguma resistência à passagem do lençol de borracha pelos contatos interproximais, especialmente em locais em que eles são muito justos. Tal resistência é normal, mesmo naquelas situações em que os contatos foram ajustados com tiras de lixa, antes do isolamento. Para permitir a passagem do lençol nessas situações, é imprescindível a utilização de um fio (ou fita) dental. Embora essa seja uma manobra simples, é importante que seja executada de forma adequada, a fim de agilizar o isolamento e minimizar o risco de ruptura do lençol nas áreas interproximais — que implicaria na necessidade de reiniciar o isolamento, desde a marcação dos pontos para perfuração. Observe no esquema (FIG. 4.31) e nas fotografias da página ao lado, que o fio dental deve ser posicionado sobre o dente e deslizado em direção à região proximal, de modo a promover a passagem do festão de borracha pelo ponto de contato (FIG. 4.32). Caso o fio dental fosse simplesmente pressionado sobre o festão de borracha, sua passagem seria muito mais difícil, além de acompanhada de maior risco de ruptura do lençol (FIG. 4.33). Após a passagem do dique de borracha pelos pontos de contato, é importante que ele seja invaginado adequadamente na região do sulco gengival, a fim de melhorar o vedamento. Para isso, é interessante a utilização conjunta do fio dental e de uma espátula com ponta romba, conforme as fotografias ao lado (FIGS., 4.34 A 4.36). Ao mesmo tempo em que o fio é apertado ao redor do dente e tensionado em direção cervical, a espátula é empregada na face oposta. Esse procedimento é repetido em todos os dentes, completando o isolamento absoluto (FIG. 4.37).

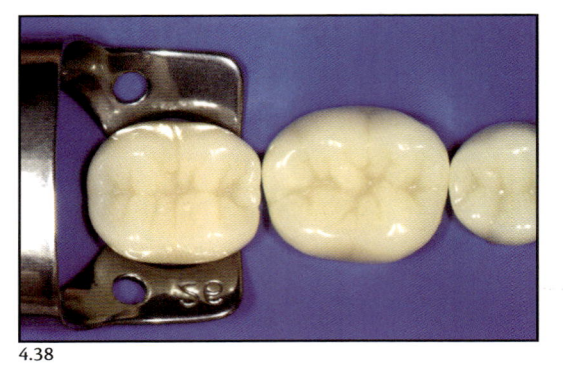

4.38

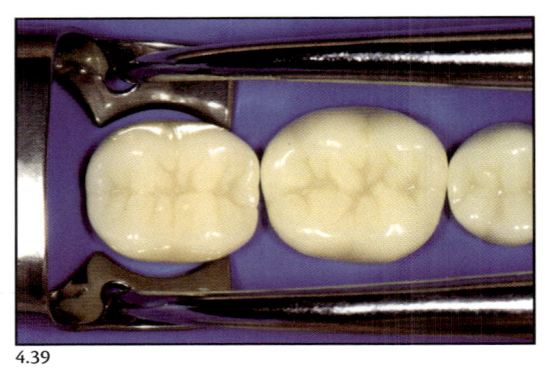

4.39

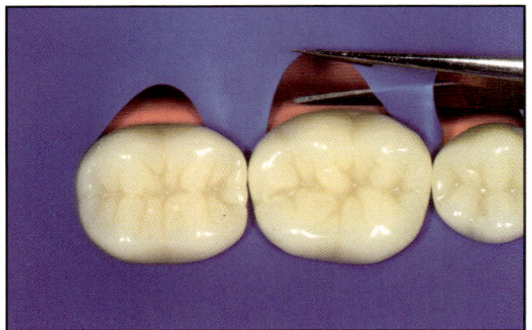

4.40

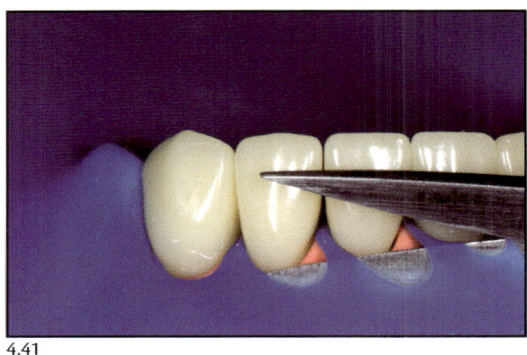

4.41

A remoção do isolamento absoluto é iniciada pela retirada do grampo, seguida pelo corte do lençol de borracha com uma tesoura, conforme mostram as figuras acima (FIGS. 4.38 A 4.41). Após a remoção do dique, é importante observar se o mesmo não está rasgado em algum ponto, o que pode significar que algum pedaço de borracha permanece preso entre os dentes, devendo ainda ser retirado. Alternativamente, o isolamento absoluto pode ser realizado com a inserção simultânea do grampo e do dique de borracha. Para isso, é necessário um grampo com asas laterais, como o grampo 200, empregado nas fotografias da página ao lado. O grampo é adaptado ao lençol por meio das asas — repare que elas ficam cobertas pela borracha (FIG. 4.42). Feito isso, dique, arco e grampo, com o auxílio do porta-grampo, são levados conjuntamente em direção aos dentes que serão isolados (FIGS. 4.43 E 4.44). Com o grampo em posição, uma espátula com ponta romba é posicionada sob a porção do lençol de borracha que ainda recobre as asas laterais, de modo a promover o deslocamento do lençol para baixo das asas do grampo (FIGS. 4.45 E 4.46). Para assegurar a boa adaptação do lençol de borracha à região cervical do dente, pode ainda ser necessária a utilização do fio dental. Daí em diante, os procedimentos de adaptação e invaginação do lençol nos demais dentes são realizados de acordo com o protocolo já demonstrado (FIG. 4.47).

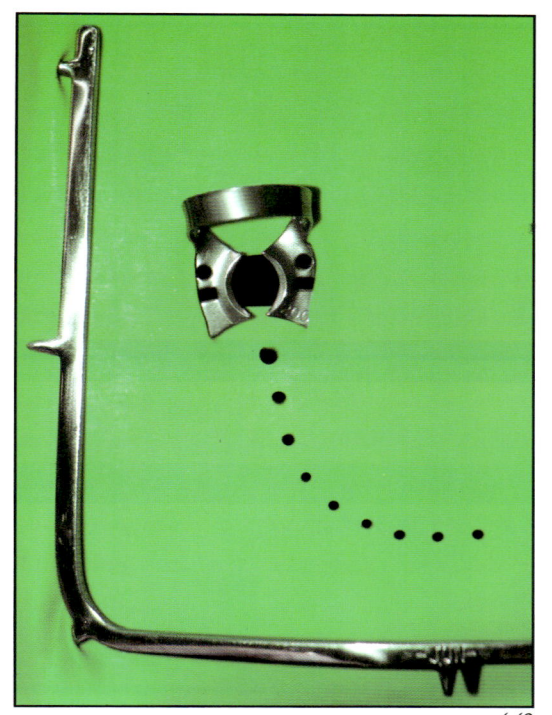

4.42

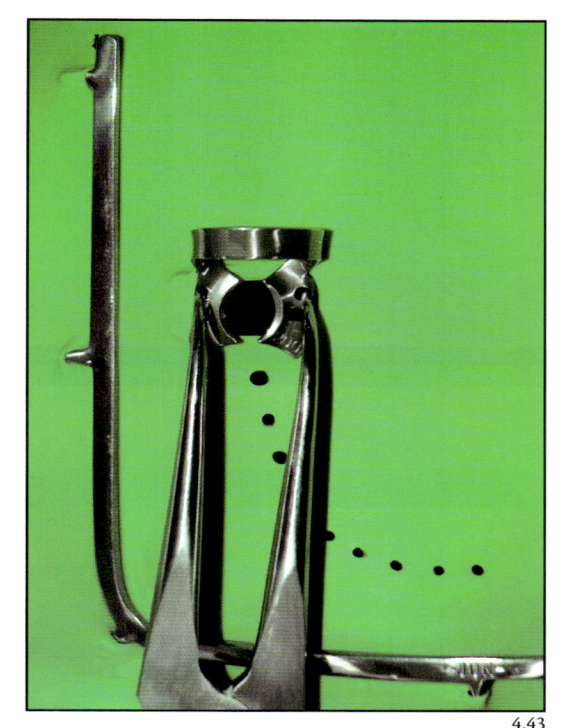

4.43

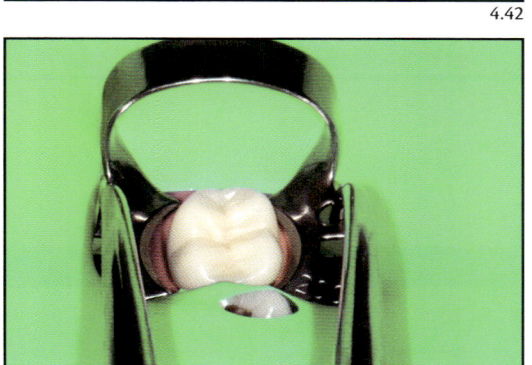

4.44

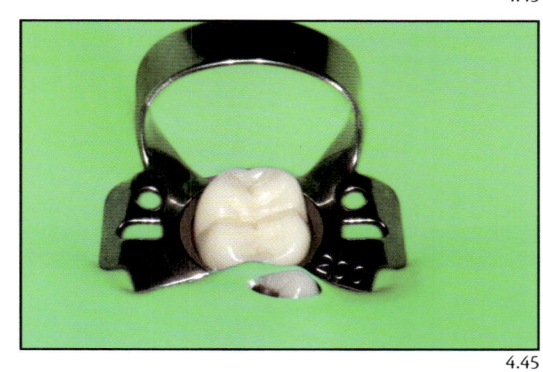

4.45

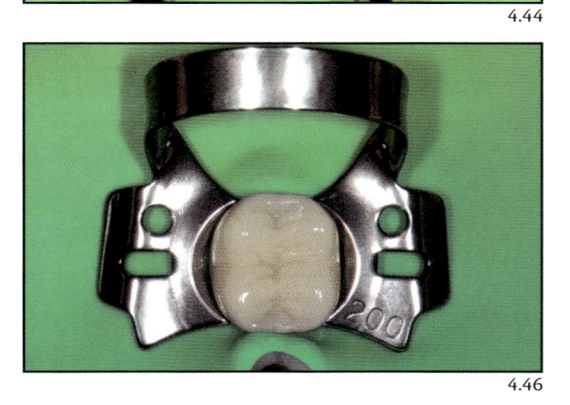

4.46

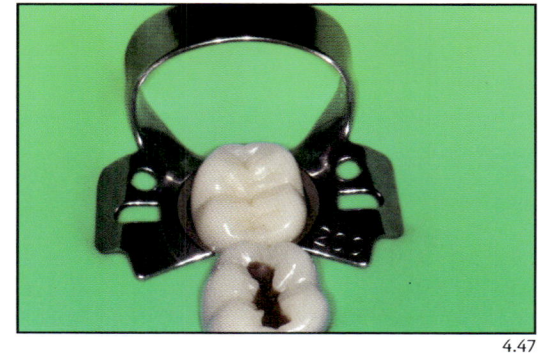

4.47

PASSO A PASSO: ISOLAMENTO ABSOLUTO NO SEGMENTO ANTERIOR

A execução do isolamento absoluto na região anterior segue exatamente os mesmos princípios já demonstrados para o isolamento dos dentes posteriores. Entretanto, em virtude da maior relevância estética dos dentes anteriores, há uma diferença operatória importante: muitas vezes, é interessante que os procedimentos de preparo sejam conduzidos sob isolamento relativo — a fim de minimizar a desidratação da estrutura dental e a alteração de cor que a acompanha — passando-se ao isolamento absoluto somente no momento em que o preparo está concluído. Essa tática tem como principal vantagem o fato de possibilitar a execução de um ensaio restaurador, com aplicação dos compósitos selecionados diretamente sobre a estrutura dental — para mais informações consulte o capítulo 8. Outra importante diferença é que, na maioria dos casos, o isolamento dos dentes anteriores com dique de borracha pode ser conduzido sem o uso de grampos, salvo aquelas situações em que há necessidade de promover retração dos tecidos gengivais — confira um exemplo no capítulo 12. A sequência passo a passo apresentada a seguir ilustra as etapas-chave para a execução do isolamento absoluto no segmento anterior. Inicialmente, a pressão dos contatos e a regularidade das superfícies proximais devem ser avaliadas. Caso sejam detectados contatos excessivamente justos e/ou irregularidades superficiais, fatores que dificultam sobremaneira a passagem do lençol de borracha, pode-se realizar um ajuste com tiras de lixa interproximais (FIGS. 4.48 A 4.50). Feito isso, o lençol de borracha é adaptado ao arco de Young e as posições planejadas para os orifícios são demarcadas com uma caneta com ponta úmida (FIGS. 4.51 A 4.53). A seguir, o lençol é perfurado, de acordo com a gradação já apresentada anteriormente — não se esqueça, entretanto, que neste caso o isolamento está sendo executado sem o uso de grampos, de modo que os orifícios de ambos os extremos não devem ser confeccionados com o maior diâmetro do perfurador. O conjunto arco/lençol é, então, posicionado sobre os dentes (FIG. 4.54) e, com o auxílio de um fio dental, os festões de borracha interdentais são passados através dos pontos de contato e o dique é invaginado na região cervical, de modo a melhorar o selamento (FIG. 4.55).

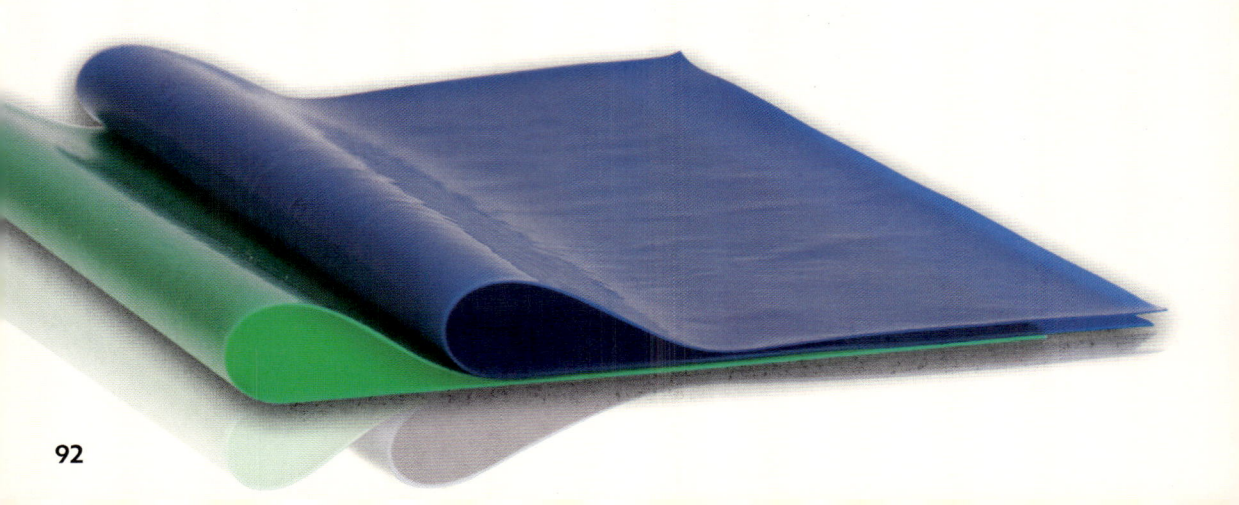

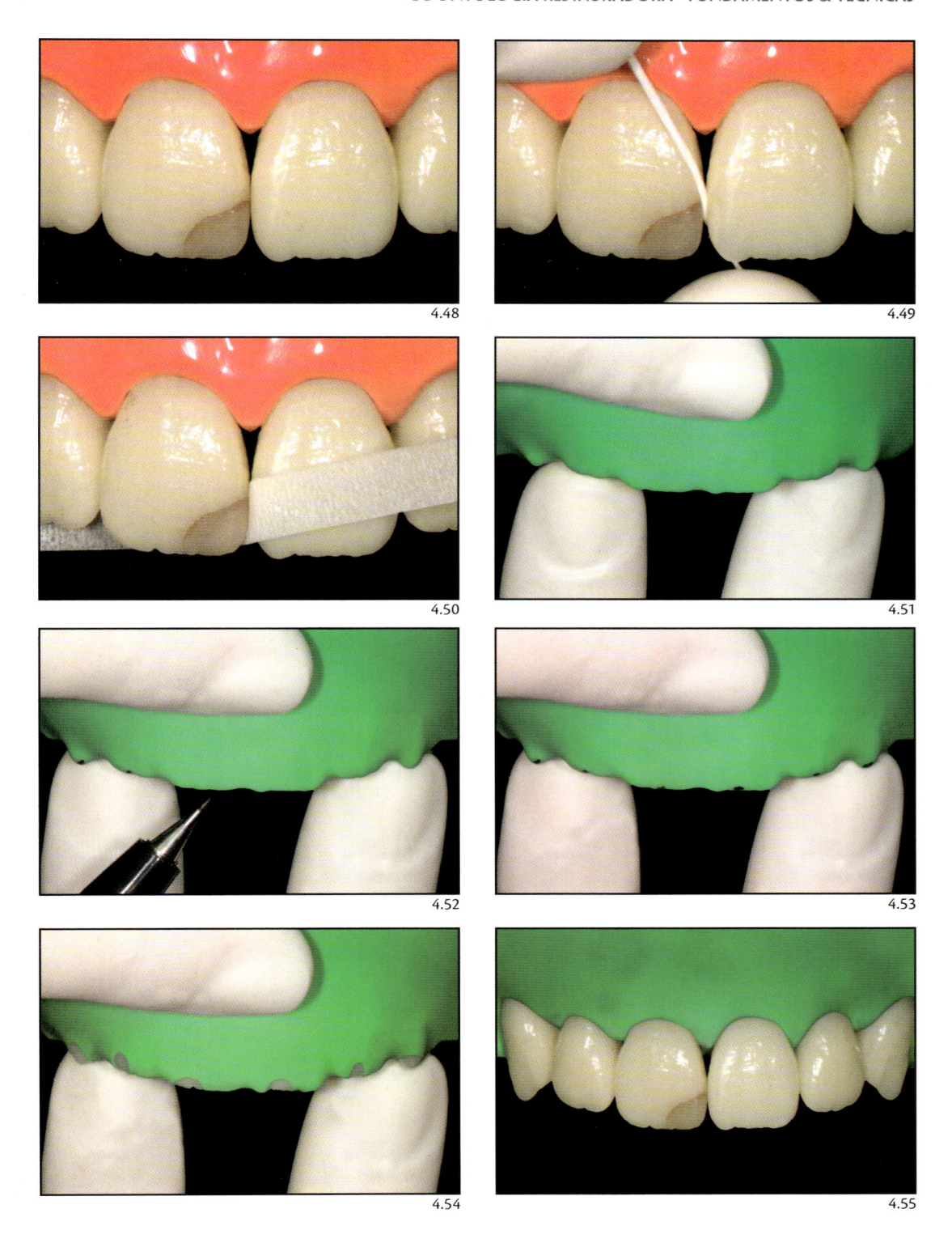

4.48

4.49

4.50

4.51

4.52

4.53

4.54

4.55

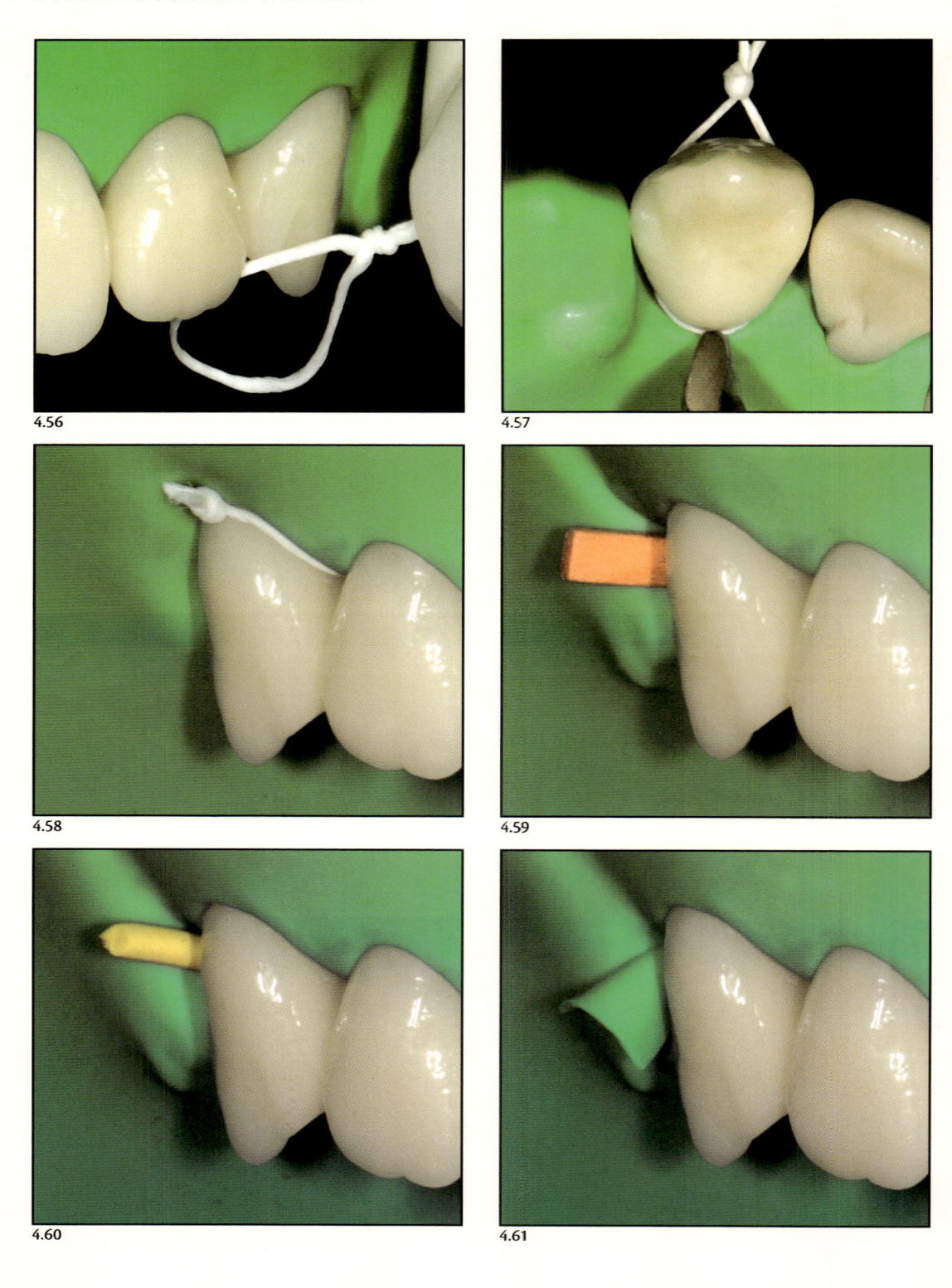

4.56

4.57

4.58

4.59

4.60

4.61

O isolamento absoluto é concluído com a instalação de amarrias em ambos os extremos. Em situações como a apresentada nesta sequência (i.e., em um isolamento anterior de canino a canino), as amarrias confeccionadas com fio dental são uma forma extremamente prática de garantir a estabilização do dique de borracha sem a utilização de grampos. As amarrias podem ser confeccionadas extraoralmente, com nós corredios, de modo a facilitar sua adaptação ao dente (FIG. 4.56). Após a inserção, uma espátula com ponta romba é utilizada na face oposta ao nó, de modo a pressionar o fio dental para cervical, ao mesmo tempo em que o nó é apertado (FIG. 4.57). Finalizada a inserção, o fio dental pode ser cortado rente ao nó, a fim de não obstruir desnecessariamente o campo operatório (FIG. 4.58). Também é possível estabilizar a posição do lençol com cunhas de madeira (FIG. 4.59) ou com fios de borracha especiais, próprios para este fim (FIG. 4.60). Nossa preferência, entretanto, é pela utilização de pequenas secções da própria borracha do dique, recortadas de uma região que não interfira na qualidade do isolamento (e.g., um dos cantos do lençol). Após recortadas, essas pequenas secções são delicadamente manipuladas entre dois dedos, assumindo a forma de pequenos rolos que, ao serem tensionados, têm sua espessura reduzida, permitindo uma fácil inserção (FIG. 4.61). A escolha por uma ou outra alternativa é dependente da preferência do profissional, uma vez que todas têm um bom desempenho, desde que empregadas corretamente. Deve ficar claro, entretanto, que a utilização de grampos pode ser necessária em determinadas situações, de modo que cada caso deve ser avaliado individualmente. Na presente situação, por exemplo, caso houvesse diastemas entre os caninos e os pré-molares, nenhuma das alternativas aqui apresentadas seria capaz de estabilizar adequadamente o lençol de borracha.

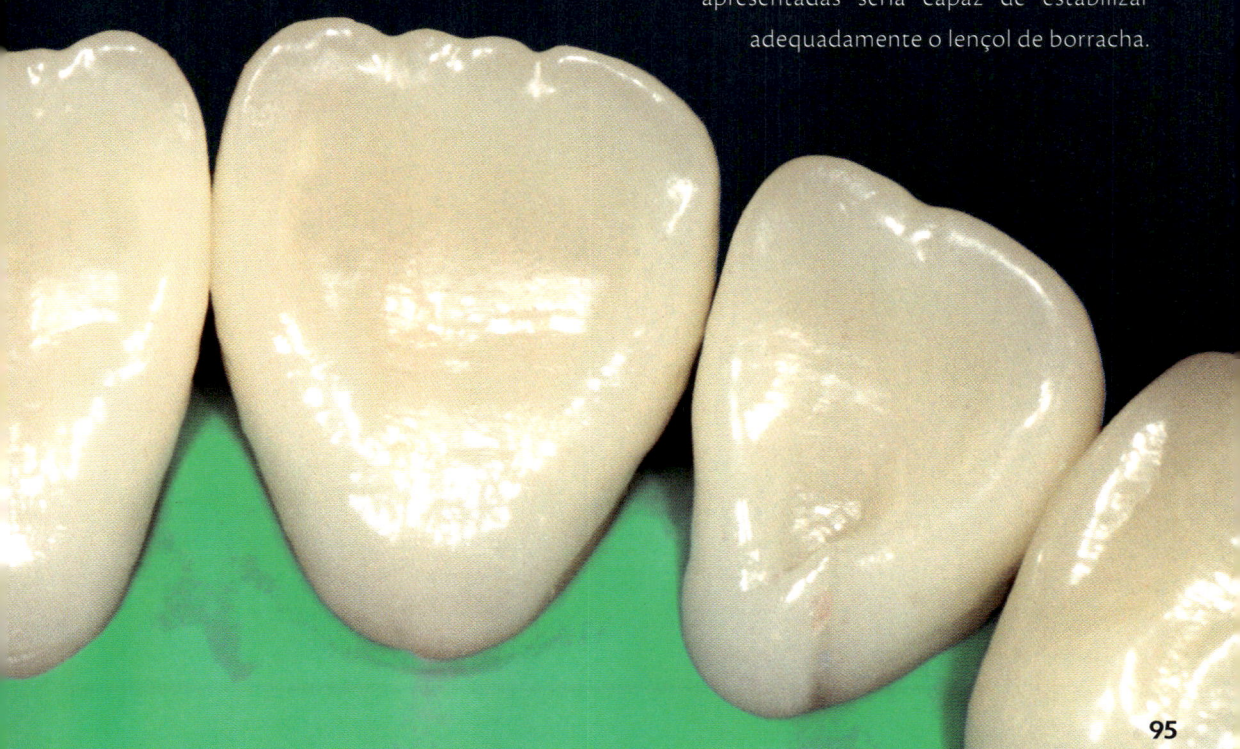

5

ADESÃO AOS TECIDOS DENTAIS

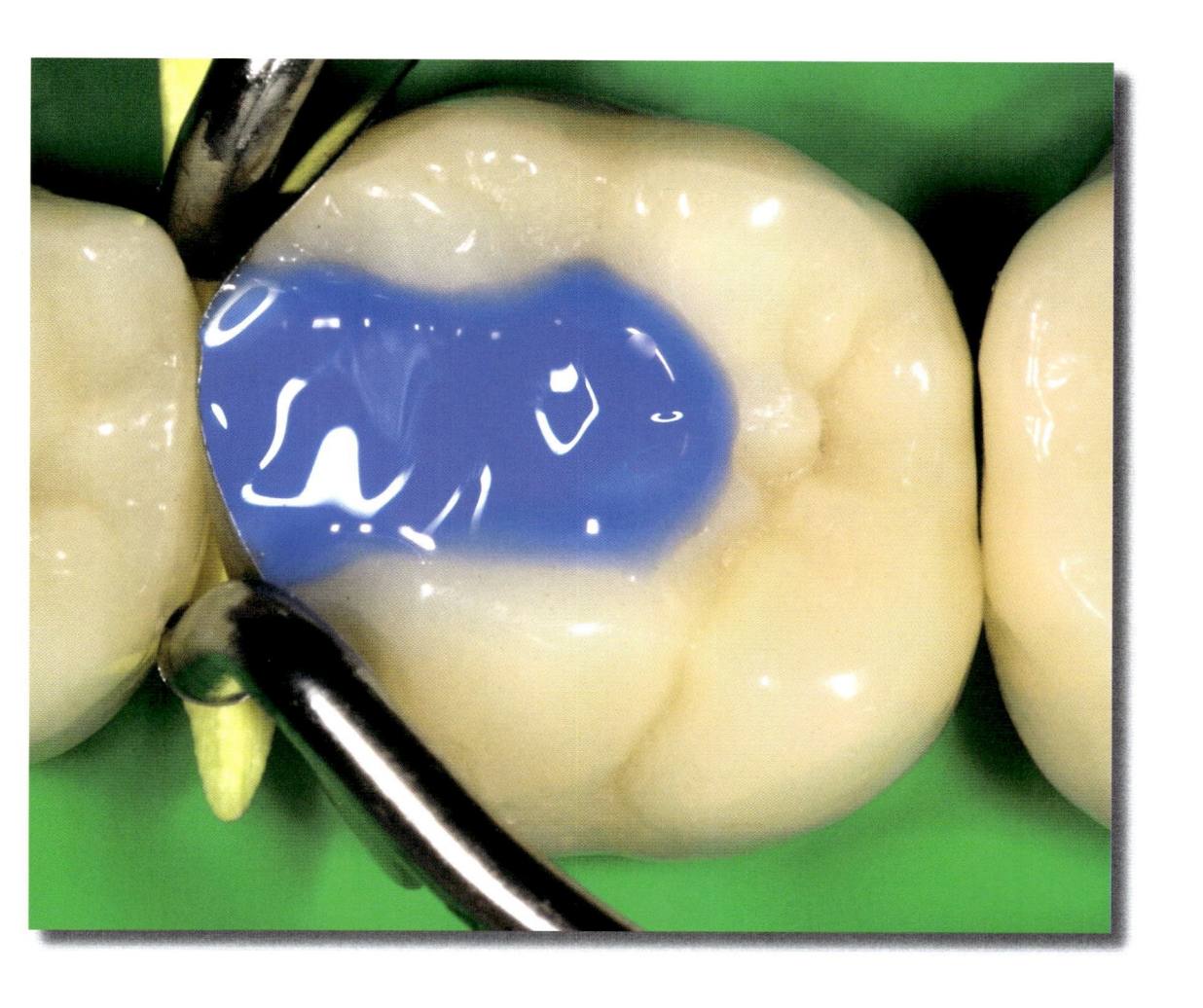

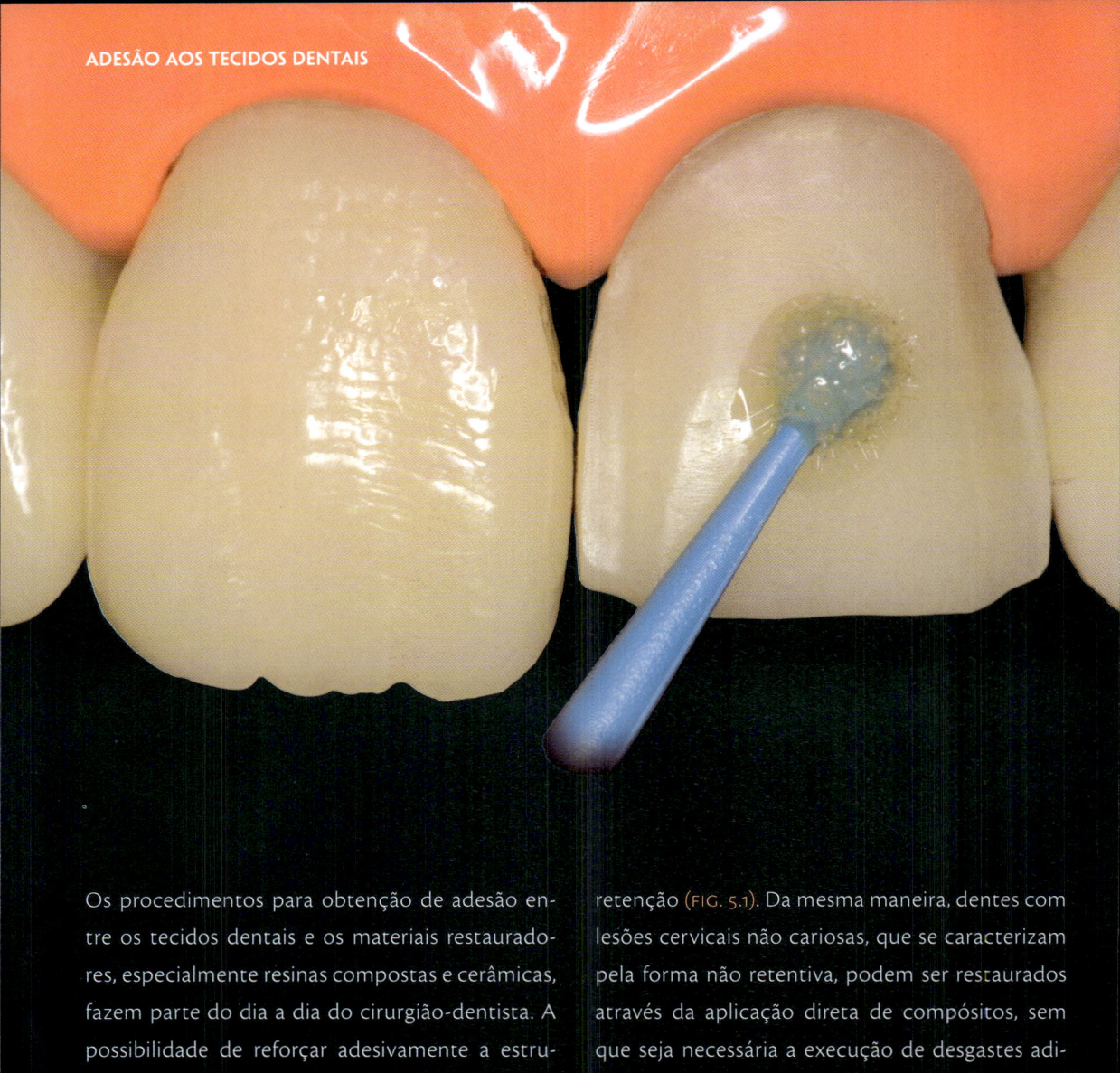

Os procedimentos para obtenção de adesão entre os tecidos dentais e os materiais restauradores, especialmente resinas compostas e cerâmicas, fazem parte do dia a dia do cirurgião-dentista. A possibilidade de reforçar adesivamente a estrutura dental fragilizada—assunto já discutido no capítulo 2—permite a confecção de cavidades menores e mais conservadoras. Além disso, a possibilidade de reter adesivamente os materiais à superfície dental, mesmo na ausência de retenções macromecânicas, viabiliza abordagens restauradoras que, em outros tempos, seriam impensáveis—dentes fraturados, por exemplo, podem ser reabilitados por meio de técnicas de colagem de fragmento, nas quais a adesão é o único meio de

retenção (FIG. 5.1). Da mesma maneira, dentes com lesões cervicais não cariosas, que se caracterizam pela forma não retentiva, podem ser restaurados através da aplicação direta de compósitos, sem que seja necessária a execução de desgastes adicionais (FIG. 5.2). Entretanto, para aproveitar ao máximo os benefícios da adesão, não basta empregar os melhores e mais modernos sistemas adesivos — é importante empregá-los de forma correta. Assim, este capítulo apresenta as bases fundamentais para o entendimento da adesão em Odontologia. Contar com um apurado conhecimento dos mecanismos envolvidos é a chave para o estabelecimento de interações adesivas bem-sucedidas.

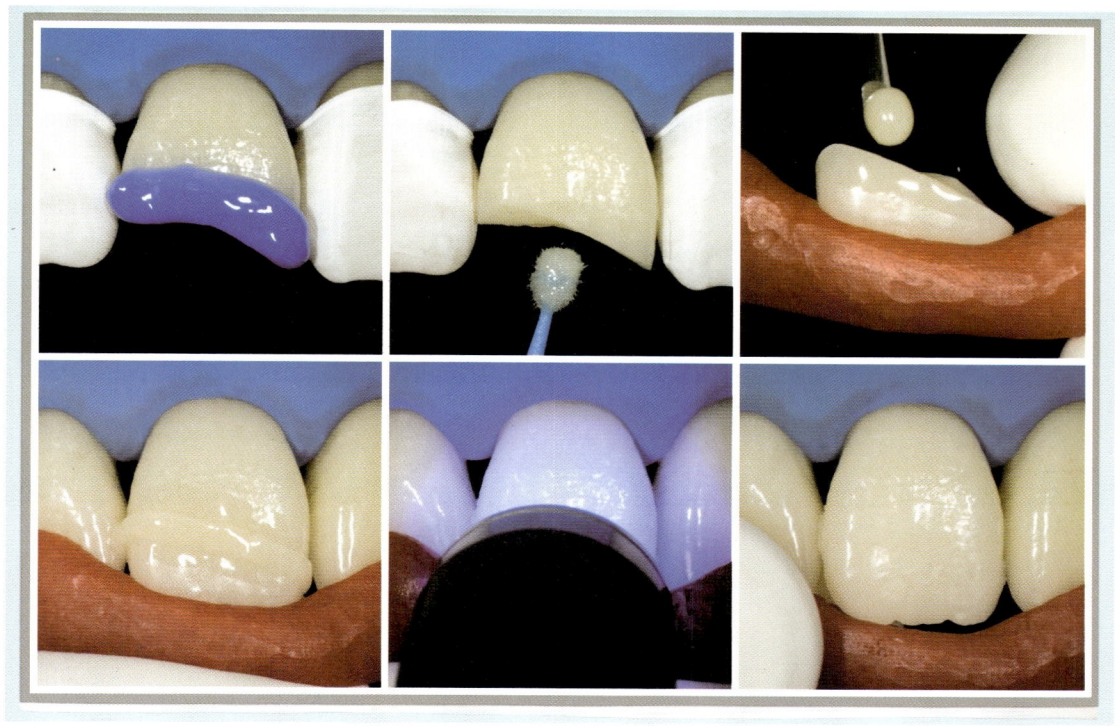

5.1

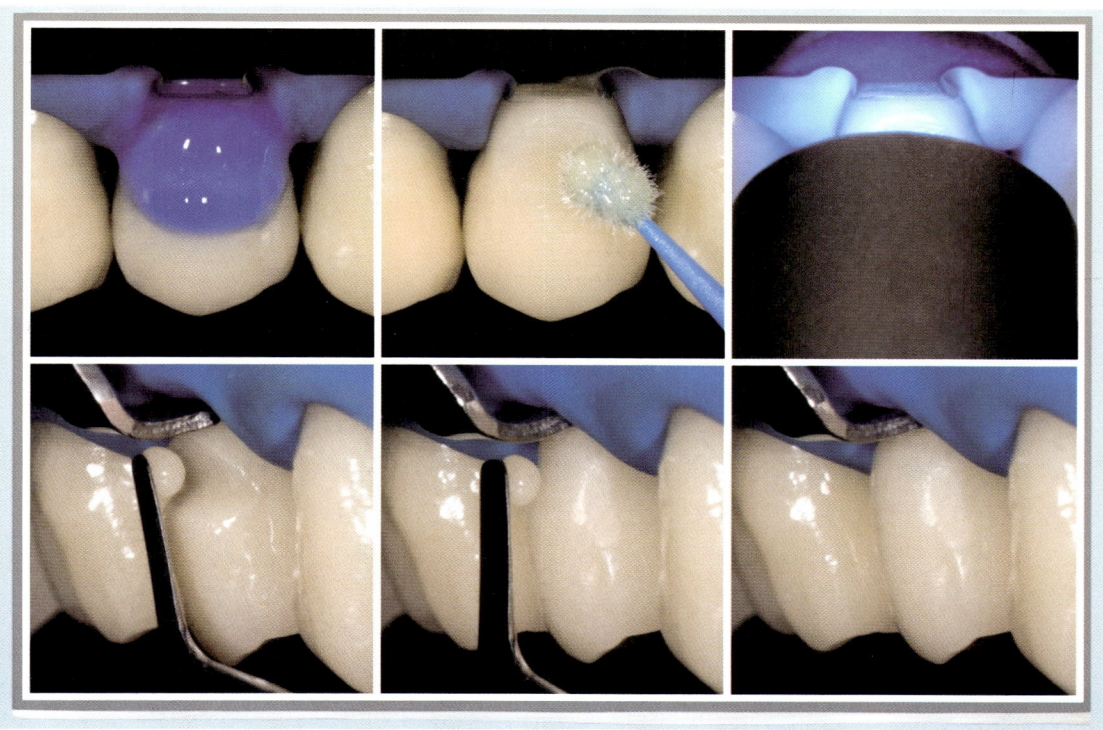

5.2

BASES FUNDAMENTAIS PARA COMPREENDER AS INTERAÇÕES ADESIVAS

Os procedimentos adesivos em Odontologia envolvem a união dos materiais restauradores aos tecidos dentais. Essa união é, geralmente, mediada por sistemas adesivos, que atuam como agentes intermediários entre os substratos dentais e os materiais restauradores. Para compreender e tirar melhor proveito das interações adesivas, é fundamental assimilar alguns conceitos básicos. Em primeiro lugar, deve-se entender que a adesão é um fenômeno diretamente relacionado à área de contato entre as partes. Assim, para que se estabeleça adesão entre duas superfícies, é necessário que elas se contatem intimamente. Mantendo esse conceito em mente, considere duas placas de vidro, firmemente pressionadas uma contra a outra. Embora, aparentemente, apresentem-se em íntimo contato, não há qualquer adesão entre elas, porque as superfícies das placas, mesmo que pareçam perfeitamente lisas a olho nu, são altamente irregulares quando observadas microscopicamente. Com isso, o contato entre elas restringe-se a inúmeros pontos isolados, insuficientes para o estabelecimento de interações adesivas (FIG. 5.3). Quando o espaço entre as superfícies é preenchido por um líquido (um adesivo), aumenta-se drasticamente o contato entre as partes e consegue-se estabelecer adesão (FIG. 5.4). Faça a experiência: molhe levemente a superfície de duas placas de vidro e pressione-as uma contra a outra. Ao tentar separá-las, você verá que embora a resistência ao desprendimento não seja muito alta, elas ficam levemente aderidas uma à outra. Outro aspecto importante em qualquer interação adesiva é a necessidade de contar com superfícies perfeitamente limpas—a presença de contaminantes dificulta o estabelecimento de adesão, visto que eles impedem o contato direto do adesivo com o substrato. Dessa forma, os contaminantes prejudicam a capacidade de molhamento do adesivo sobre o substrato— quanto melhor essa capacidade, maior o potencial para o estabelecimento de boas interações adesivas (FIG. 5.5). O molhamento depende, ainda, do ângulo de contato entre o sólido e o líquido (i.e., entre o substrato e o adesivo) — quanto menor o ângulo, melhor a capacidade de molhamento e, consequentemente, maior o potencial para uma boa adesão (FIG. 5.6). Finalmente, deve-se considerar a energia de superfície dos substratos, característica diretamente relacionada à sua capacidade de reagir, ser molhada, impregnada pelos líquidos — superfícies com alta energia superficial têm melhor molhabilidade e, consequentemente, são mais favoráveis ao estabelecimento de adesão. Para melhor entender como os fenômenos descritos influenciam na capacidade ou incapacidade que os líquidos apresentam de molhar as superfícies sólidas, é interessante observar alguns fenômenos do cotidiano. Por exemplo, se uma gota de água for pingada sobre a superfície de uma panela recoberta por Teflon ou sobre um carro recém-encerado, ela não irá se espalhar. Graças à baixa energia dessas superfícies, a água forma glóbulos com grande ângulo de contato e, consequentemente, pouca capacidade de molhamento. Se a mesma gota for pingada sobre uma superfície com maior energia, a água irá se espalhar, formando um baixo ângulo de contato com a superfície (FIG. 5.7).

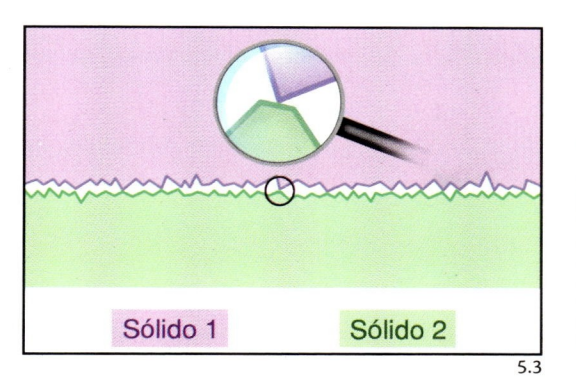

Sólido 1 Sólido 2

5.3

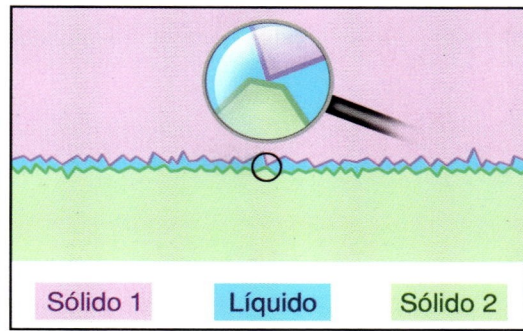

Sólido 1 Líquido Sólido 2

5.4

Nenhum molhamento Molhamento parcial Molhamento perfeito

5.5

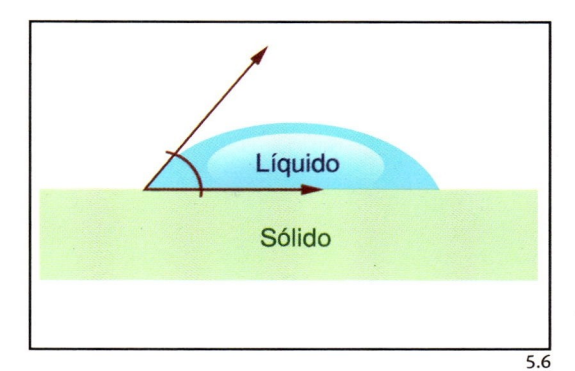

Líquido

Sólido

5.6

FAVORÁVEL

Substrato limpo
Alta energia de superfície
Baixo ângulo de contato
Ótimo molhamento

DESFAVORÁVEL

Substrato contaminado
Baixa energia de superfície
Alto ângulo de contato
Péssimo molhamento

SÓLIDO CONTAMINANTE LÍQUIDO

5.7

ADESÃO CLÍNICA PASSO A PASSO

Para que se obtenha uma boa qualidade adesiva, é necessário seguir à risca uma série de passos, cada qual com sua função específica. Assim, esta seção tem o objetivo de apresentar e fundamentar, de forma tão concisa quanto possível, os fundamentos para a aplicação clínica dos sistemas adesivos. Para não limitar a relevância das informações aqui apresentadas a um ou outro material, a discussão será mantida em nível conceitual — como fazer, por que fazer...

Isolamento do campo operatório: os procedimentos adesivos não podem ser realizados sem um controle adequado da contaminação do campo operatório por saliva, sangue e umidade. Assim, o primeiro passo para estabelecer interações adesivas bem-sucedidas é a execução de um isolamento eficiente — seja ele relativo ou absoluto — conforme demonstrado no capítulo 4 (FIG. 5.8).

Condicionamento ácido: o uso de ácido fosfórico, em concentração que varia entre 30 e 40%, prepara a superfície do esmalte e da dentina para receber o sistema adesivo. Para que o esmalte seja condicionado adequadamente, o ideal é que o ácido permaneça por 15 a 30 segundos sobre este. Na dentina, entretanto, o tempo ideal de atuação do ácido é de apenas 15 segundos. Assim, quando a cavidade envolve tanto o esmalte como a dentina, o condicionamento deve ser sempre iniciado pelo esmalte (FIG. 5.9), somente passando à dentina no momento em que este já estiver devidamente recoberto pelo ácido (FIG. 5.10). Transcorrido o tempo de condicionamento, a cavidade deve ser lavada por 15 a 30 segundos, com o auxílio de um spray de ar/água. Essa etapa é crítica e deve ser conduzida com muito cuidado, para assegurar a remoção de todo o ácido, bem como de qualquer resíduo gerado pelo condicionamento. A seguir, os excessos de umidade devem ser cuidadosamente removidos, para que os componentes do sistema adesivo não sejam diluídos — lembre-se que, durante o estabelecimento das interações adesivas, a água é um contaminante. Em cavidades ou preparos restritos ao esmalte, comuns em situações como fechamento de diastemas e facetas diretas e indiretas, a umidade excessiva pode ser facilmente removida por meio de jatos de ar — tática que frequentemente resulta em uma superfície branca-opaca nas zonas em que houve contato entre o esmalte e o ácido, embora a ausência de tal aspecto não signifique que o condicionamento não foi eficiente. Na dentina, devido à sua estrutura orgânica, o uso de jatos de ar é totalmente contraindicado, uma vez que promove alterações que comprometem a efetividade da adesão. Assim, em cavidades que combinam esmalte e dentina, o ideal é que os excessos de umidade sejam removidos por meio da associação de jatos de ar no esmalte e bolinhas de algodão na dentina — essa tática permite a manutenção da umidade dentinária (FIGS. 5.11 E 5.12). Vale ressaltar que, para assegurar o condicionamento correto da interface adesiva, também é importante que o ácido seja estendido cerca de 2 mm além das margens da cavidade — ao final do procedimento clínico, basta que as zonas de esmalte que tiverem sido sobrecondicionadas sejam polidas, visto que a remoção de estrutura mineral decorrente do condicionamento é insignificante e não tem repercussão clínica a longo prazo.

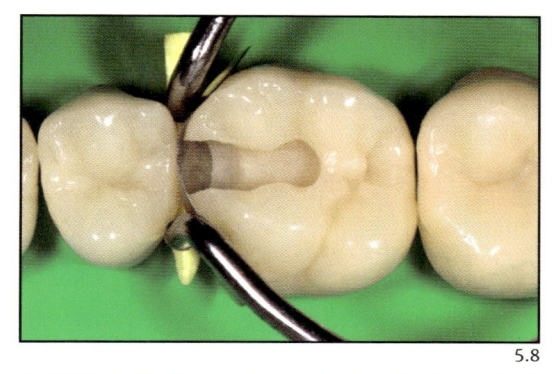

5.8

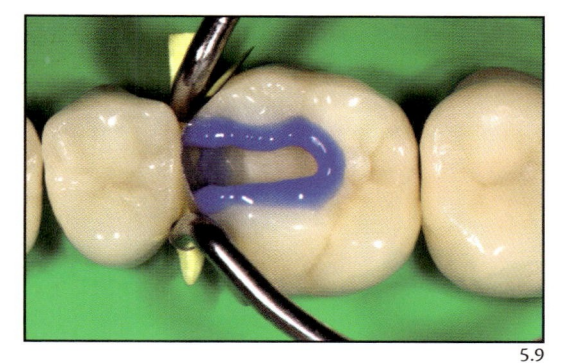

5.9

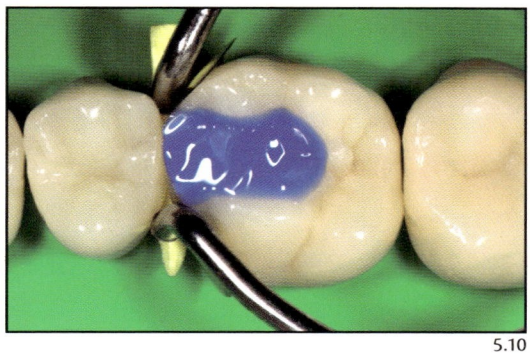

5.10

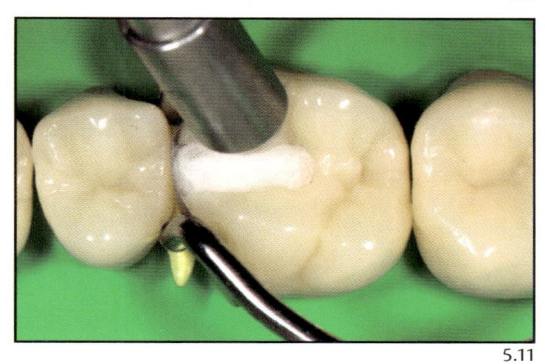

5.11

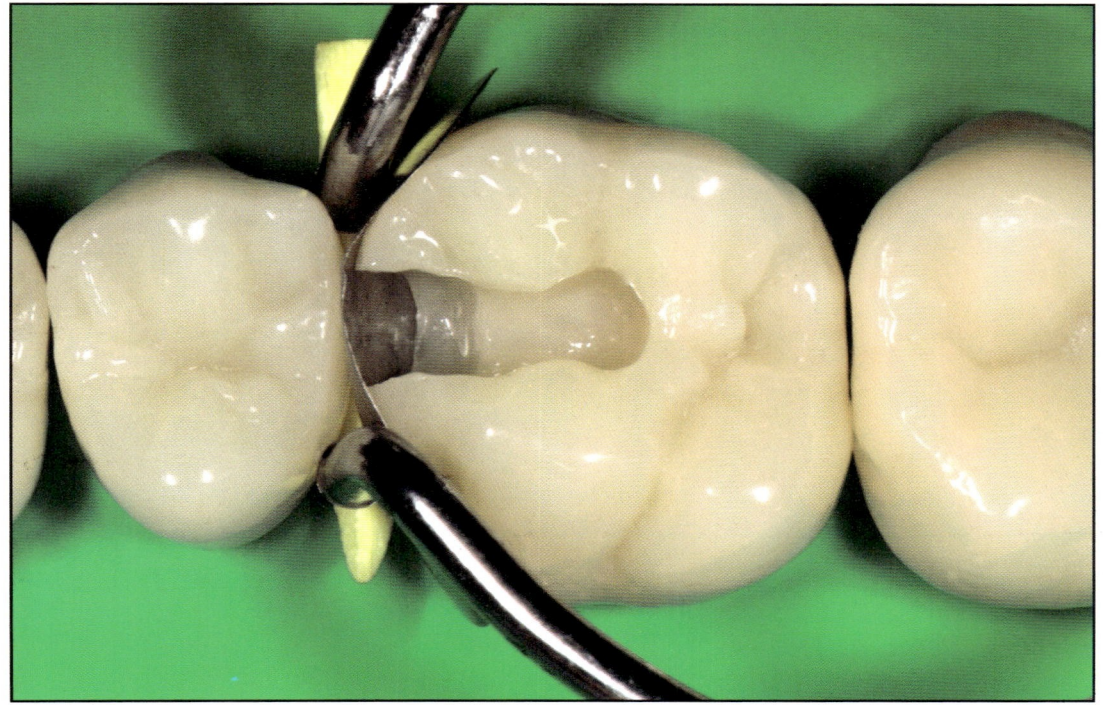

5.12

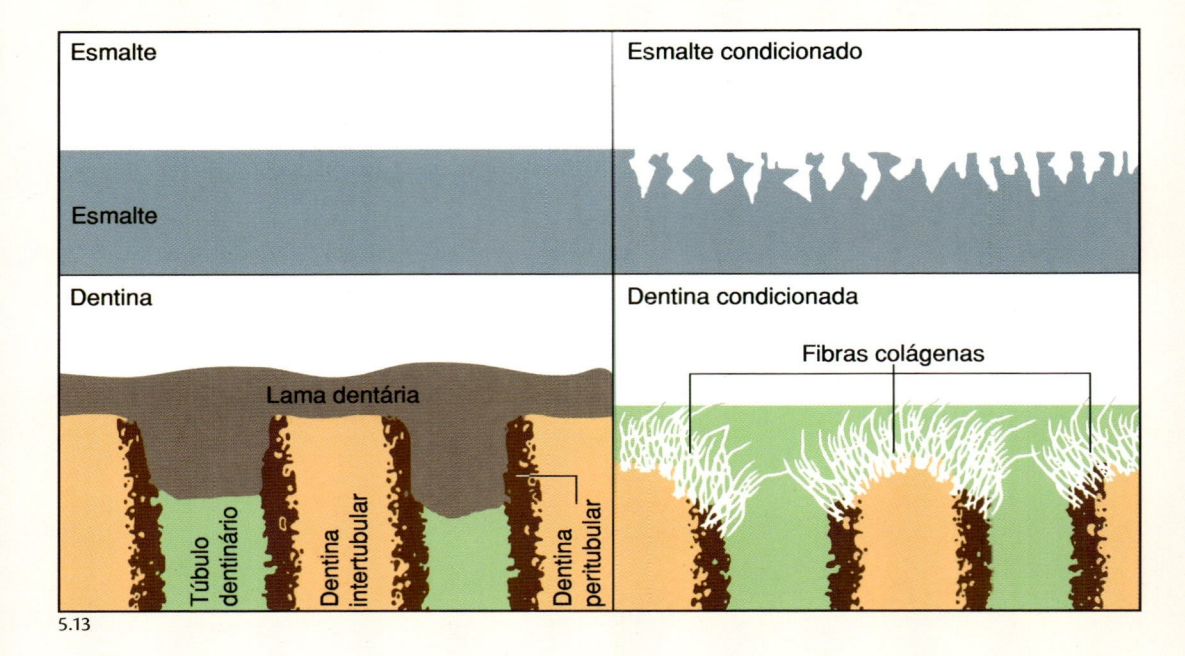

5.13

É interessante notar que, embora a maioria dos sistemas adesivos envolva a aplicação simultânea do ácido no esmalte e na dentina — uma técnica conhecida como condicionamento ácido total — as funções e os efeitos do condicionamento são totalmente distintos de um tecido para outro (FIG. 5.13). No esmalte, um tecido altamente mineralizado, o condicionamento tem como principais funções o aumento do **molhamento** e da **energia livre de superfície** — efeitos naturais da remoção da película adquirida. Além disso, a desmineralização superficial do esmalte resulta na criação de **microrretenções** e, consequentemente, no aumento da área de contato — condições favoráveis para o subsequente embricamento mecânico do agente adesivo. Na dentina, por outro lado, a aplicação do ácido tem como função principal a remoção da **lama dentinária** — uma camada superficial formada por detritos gerados durante o preparo cavitário. A remoção da lama dentinária é acompanhada da dissolução mineral superficial da dentina e da exposição de fibras colágenas, além de resultar em um aumento da embocadura dos túbulos, que permite o afloramento do fluido dentinário. Com isso, a superfície dentinária pós-condicionamento apresenta-se extremamente úmida e com considerável teor orgânico — características opostas às do esmalte pós-condicionamento — o que faz com que ela tenha baixa energia de superfície e represente um grande desafio ao estabelecimento de interações adesivas bem-sucedidas.

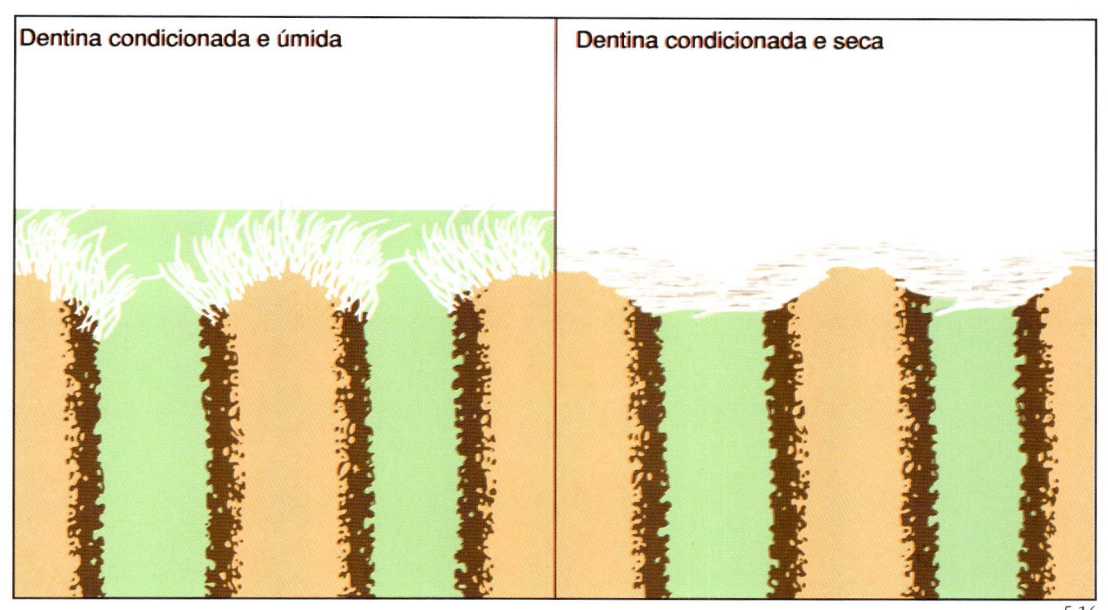

Dentina condicionada e úmida

Dentina condicionada e seca

5.14

Para contornar as dificuldades impostas pela estrutura orgânica da dentina, deve-se, primeiramente, entender por que ela não deve ser seca com jatos de ar, mas sim com bolinhas de algodão ou papel absorvente (FIG. 5.14) *— cuidado já comentado nas páginas anteriores. Com a remoção da lama dentinária e a desmineralização da dentina superficial, ocorre a exposição de um emaranhado de fibras colágenas, que contam com a umidade para manter sua configuração espacial* (FIG. 5.15), *de modo a permitir a infiltração subsequente do adesivo. Se a dentina for seca com jatos de ar, após o condicionamento, a rede colágena perde a sustentação da água e colapsa, impedindo a penetração do adesivo.*

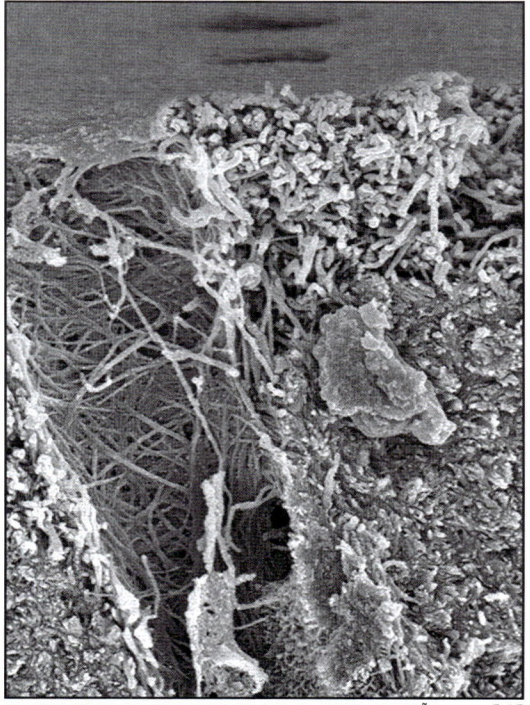

IMAGEM GENTILMENTE CEDIDA PELO PROF. JORGE PERDIGÃO   5.15

APLICAÇÃO DO PRIMER: *graças a sua natureza úmida e orgânica e à baixa energia de superfície, a dentina condicionada não é um bom substrato para adesão. Por essa razão, antes da aplicação do agente adesivo propriamente dito, é necessário aplicar um* primer *na superfície dentinária. O* primer *é composto por monômeros bifuncionais — com uma extremidade hidrófila (com afinidade pela água) e outra hidrófoba (sem afinidade pela água, mas com alta afinidade química pelos monômeros do adesivo) — e serve de elo entre a superfície úmida da dentina condicionada e o agente adesivo. Ao penetrar na superfície desmineralizada e preencher os espaços antes ocupados pelos cristais de hidroxiapatita, os componentes do* primer *estabilizam a rede de fibras colágenas e promovem a evaporação do excesso de água. O resultado é o aumento da energia livre de superfície da dentina, tornando-a apta a interagir com o agente adesivo* (FIG. 5.16). *Para assegurar bons resultados, o* primer *deve ser aplicado em toda a extensão da dentina, com o auxílio de um aplicador descartável e, após cerca de 30 segundos — tempo necessário para uma melhor infiltração dos monômeros — procede-se à evaporação dos solventes com suaves jatos de ar. Deve ficar claro que a aplicação do* primer *sobre o esmalte é totalmente desnecessária, uma vez que este não apresenta fibras colágenas, pode ser seco com jatos de ar e apresenta alta energia de superfície. Quando a cavidade envolver esmalte e dentina, entretanto, o* primer *pode ser tranquilamente aplicado também sobre o esmalte condicionado, sem qualquer prejuízo à adesão. Isso é extremamente importante, uma vez que é muito difícil assegurar o completo recobrimento da dentina pelo* primer, *sem que ocorra o contato do aplicador descartável com o esmalte.*

APLICAÇÃO DO ADESIVO: *o adesivo propriamente dito nada mais é que uma resina fluida polimerizável, cuja função é molhar os substratos, de modo a atuar como um agente intermediário entre a estrutura dental e os materiais restauradores. No esmalte, a interação do adesivo com o tecido envolve o preenchimento das irregularidades e microporosidades criadas pelo condicionamento ácido. Ao ser polimerizado dentro dessas reentrâncias superficiais, o adesivo fica retido micromecanicamente à superfície. Na dentina condicionada e tratada pelo* primer, *o adesivo preenche os espaços da rede de fibras colágenas expostas, penetra em alguns túbulos dentinários e é, então, polimerizado. O resultado é uma região de interdifusão entre os polímeros do adesivo e os componentes da dentina. Essa região, conhecida como camada híbrida, estende-se desde a zona de dentina não afetada pelo condicionamento ácido até a superfície das fibras colágenas expostas. Nos túbulos dentinários, o adesivo pode penetrar em profundidade considerável, formando prolongamentos (ou* tags) *de resina* (FIG. 5.17). *Clinicamente, a aplicação do adesivo é feita com um pincel descartável, com cuidado para assegurar o recobrimento de toda a superfície dental — isso significa que o adesivo deve sempre ser aplicado além dos limites da cavidade. Suaves jatos de ar podem ser empregados para uniformizar a espessura da camada adesiva, desde que não existam zonas de empoçamento do agente de união. O jato de ar não promove uma remoção controlada de eventuais excessos de adesivo, apenas espalha o material encontrado sobre a superfície. Assim, acúmulos grosseiros de adesivo, comuns em regiões como os ângulos internos do preparo, devem ser removidos com pincéis descartáveis secos, antes da aplicação do jato de ar.*

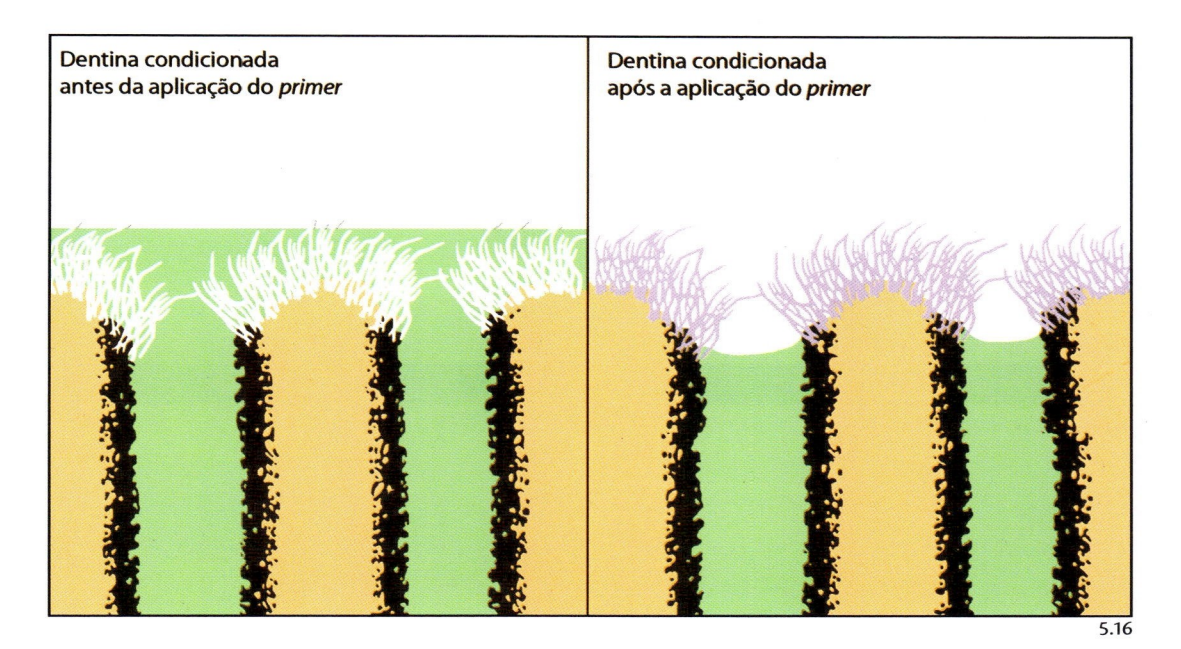

Dentina condicionada
antes da aplicação do *primer*

Dentina condicionada
após a aplicação do *primer*

5.16

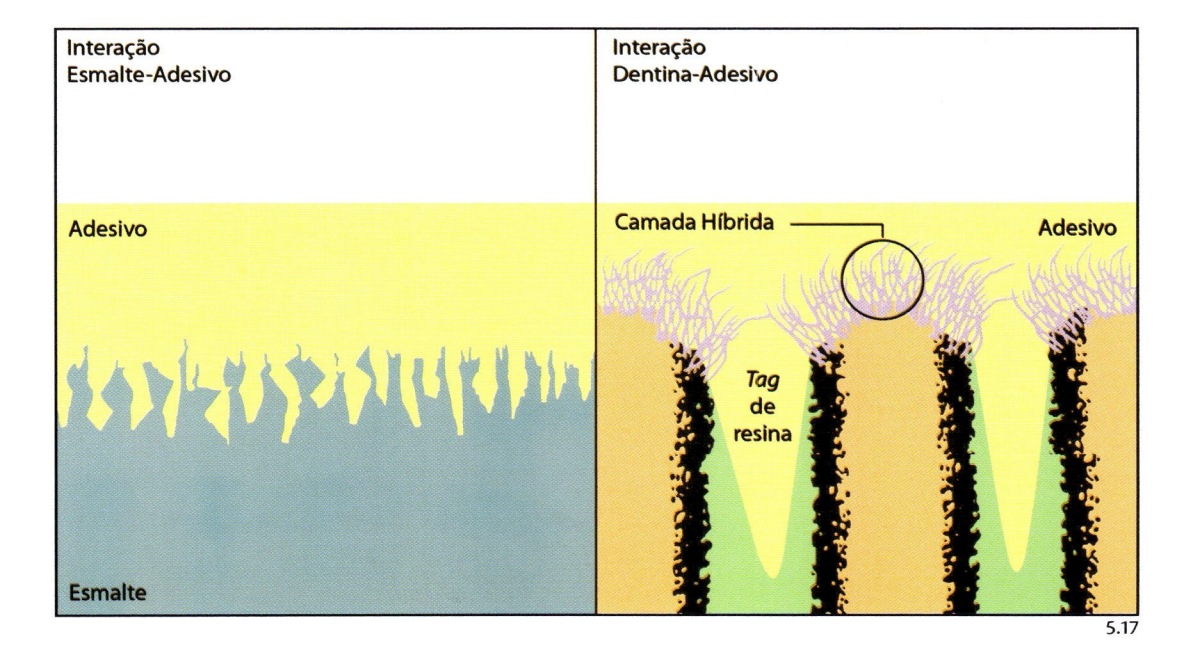

Interação
Esmalte-Adesivo

Interação
Dentina-Adesivo

Adesivo

Camada Híbrida

Adesivo

Tag
de
resina

Esmalte

5.17

SISTEMAS ADESIVOS ATUAIS: QUAIS AS DIFERENÇAS?

Agora que os princípios básicos da adesão dental foram estabelecidos, é importante apresentar os diferentes tipos de adesivos existentes no mercado. A fim de simplificar os procedimentos operatórios e reduzir o tempo clínico, os fabricantes procuram desenvolver materiais e técnicas alternativas, em geral por meio da combinação de etapas (e.g., *primers* ácidos, capazes de aliar as funções do condicionador e do *primer* em um único frasco). Evidentemente, não há qualquer problema em buscar a simplificação dos procedimentos operatórios, desde que a rapidez e a simplicidade não se sobreponham à efetividade da união adesiva. Jamais esqueça que a longevidade das restaurações é mensurada em anos, enquanto a economia de tempo operatório relacionada à utilização de um ou outro adesivo é, na melhor das hipóteses, de alguns segundos.

SISTEMAS ADESIVOS MULTICOMPONENTES: *são os sistemas mais tradicionais, comumente descritos como* sistemas adesivos de três passos, *nos quais cada componente — ácido, primer, adesivo — é disponibilizado em um frasco separado* (FIG. 5.18). *Esses materiais têm uma longa tradição de bons resultados em avaliações clínicas e laboratoriais, e ainda hoje representam o padrão-ouro da adesão odontológica. Um cuidado importante para alcançar bons resultados com esses materiais é a correta aplicação do primer — o que é facilitado pelo uso de mais de uma camada — a fim de assegurar a completa infiltração da dentina desmineralizada. Entre cada camada, é interessante utilizar suaves jatos de ar, a fim de promover a volatilização dos solventes e permitir uma melhor infiltração dos monômeros. Ao empregar os sistemas de três passos em situações em que não há dentina exposta (e.g., fechamento de diastemas), pode-se abrir mão da aplicação do primer. Neste caso, após o condicionamento com ácido fosfórico em concentração de 30% a 40%, a superfície deve ser completamente seca com jatos de ar e, a seguir, aplica-se o adesivo, com cuidado para que não permaneça uma camada demasiadamente espessa.*

SISTEMAS ADESIVOS MONOCOMPONENTES: *estes materiais representam uma tentativa de simplificação em relação aos sistemas tradicionais. Assim como nos sistemas de três passos, eles dependem do condicionamento dos substratos dentais com ácido fosfórico em concentração de 30% a 40%. A grande diferença é que os componentes do primer e do adesivo são disponibilizados pelo fabricante em uma única solução (i.e., um único frasco). Por essa razão, esses materiais são comumente descritos como* sistemas adesivos de dois passos *— condicionamento + aplicação do primer/adesivo. Embora tal nomenclatura possa sugerir que a utilização destes sistemas é mais rápida e simples do que nos sistemas de três passos, isso, necessariamente, não é verdade, uma vez que a maioria dos fabricantes recomenda a aplicação de múltiplas camadas do primer/adesivo previamente à fotoativação. A aplicação de várias camadas colabora sobremaneira na adequada infiltração do adesivo na completa extensão da dentina condicionada. Nesse conceito, as primeiras camadas teriam função semelhante à do primer e as camadas subsequentes teriam ação similar à do adesivo dos sistemas tradicionais* (FIG. 5.19).

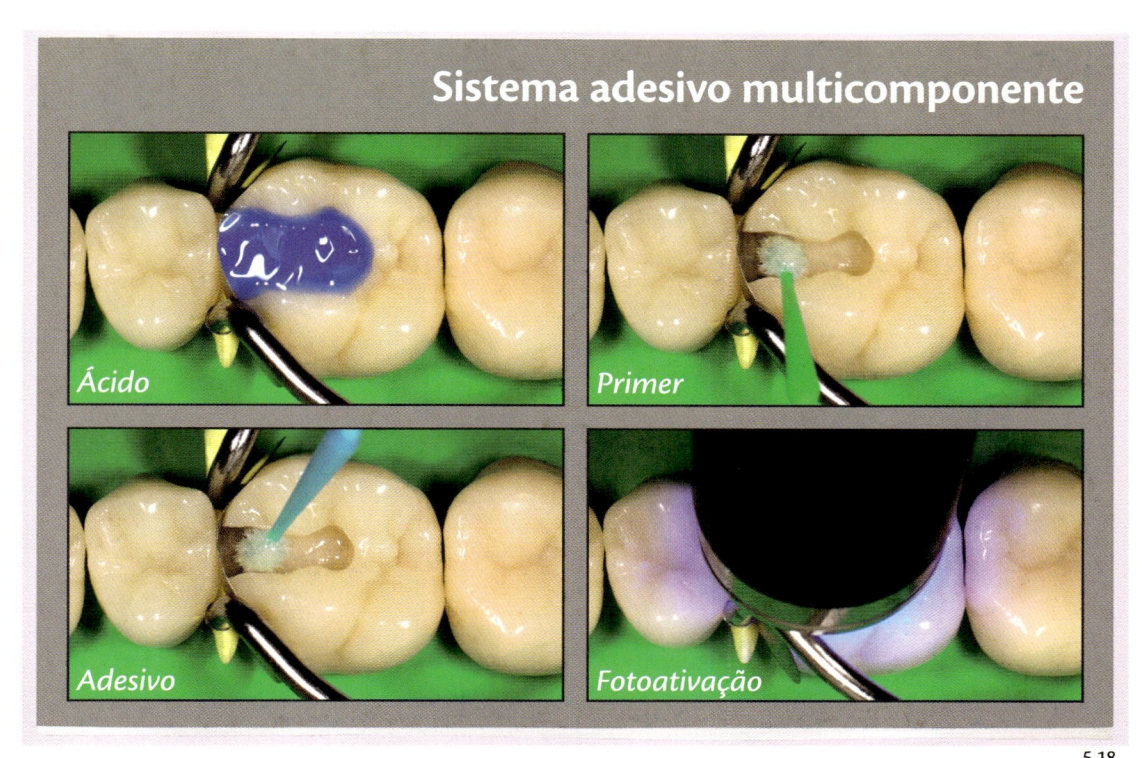

5.18

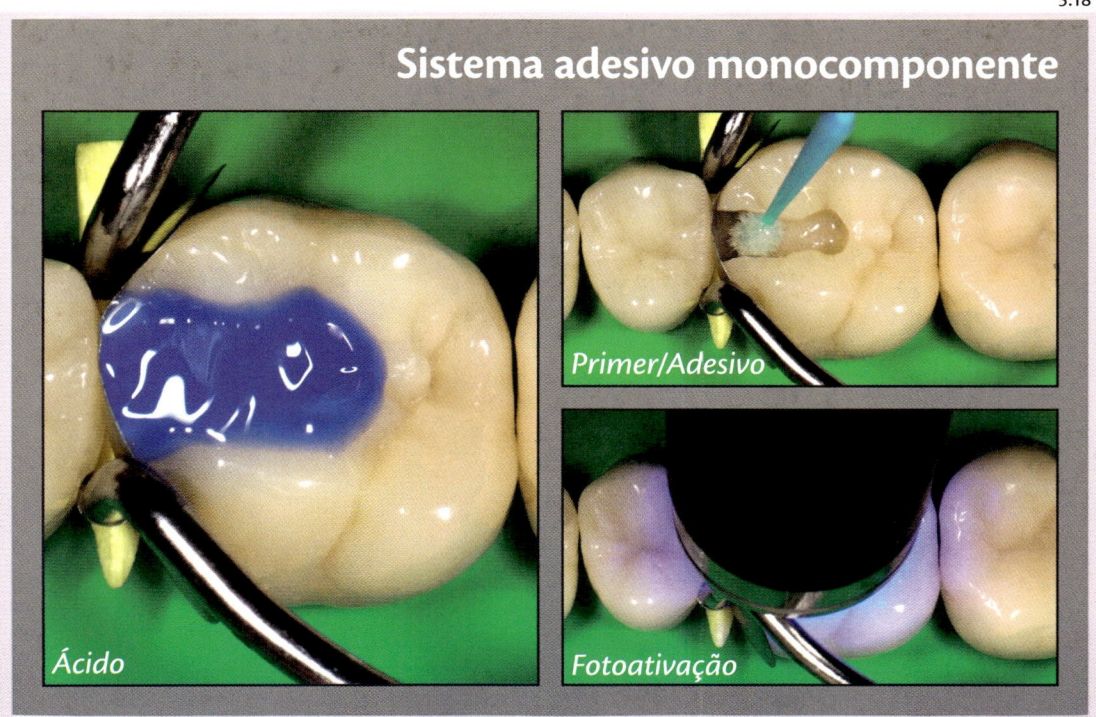

5.19

Sistemas adesivos autocondicionantes de dois passos

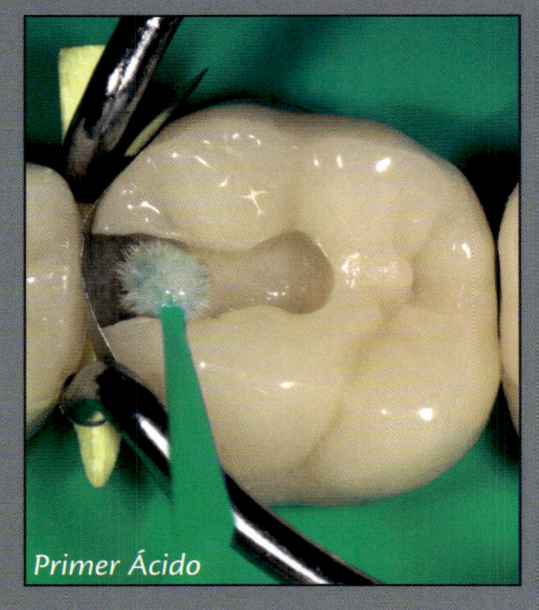

Primer Ácido

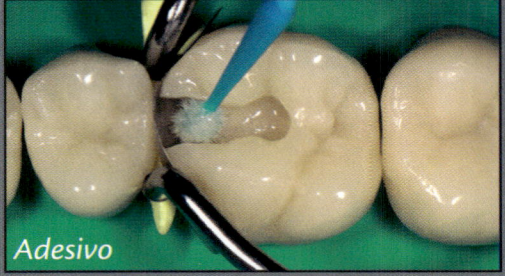

Adesivo

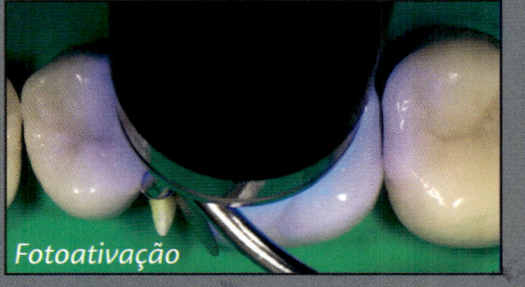

Fotoativação

5.20

Sistemas adesivos autocondicionantes de passo único

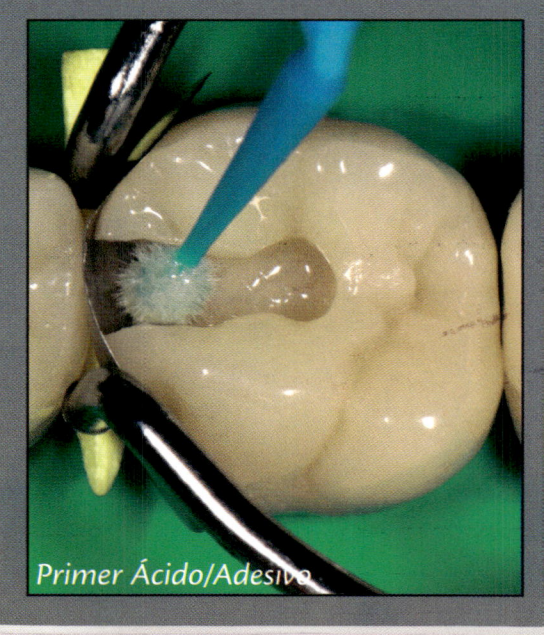

Primer Ácido/Adesivo

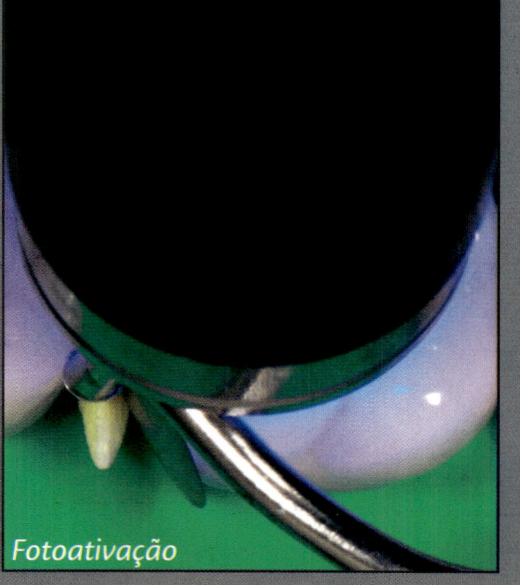

Fotoativação

5.21

Sistemas adesivos autocondicionantes de dois passos: são sistemas compostos por um primer *ácido e um agente adesivo. Nesses materiais, não há uma etapa separada de condicionamento ácido, cabendo ao* primer *a modificação dos substratos dentais, a fim de torná-los aptos a interagir com o agente adesivo. Para isso, é importante que o* primer *apresente pH baixo, o suficiente para desmineralizar os cristais de hidroxiapatita do esmalte e da dentina. É importante ressaltar que, embora os* primers *acídicos desempenhem função equivalente à do ácido fosfórico empregado nas técnicas de condicionamento ácido total, os mesmos não devem ser lavados após seu período de atuação. Isso resulta em uma diferença fundamental entre os sistemas tradicionais e os sistemas autocondicionantes: nos últimos, a camada de lama dentinária não é removida, mas sim modificada e incorporada à camada híbrida. Concluída a aplicação do* primer, *aplica-se uma camada fina e uniforme do agente adesivo, com o auxílio de um pincel descartável* (FIG. 5.20). *A despeito de serem conceitualmente diferentes dos sistemas convencionais — afinal, a lama dentinária é modificada, não removida — os sistemas autocondicionantes de dois passos apresentam ótimo desempenho em testes de adesão à dentina. Já no esmalte, cujo altíssimo conteúdo inorgânico representa um verdadeiro desafio aos* primers *acídicos, há evidências de que os sistemas autocondicionantes de dois passos têm desempenho inferior ao dos sistemas convencionais, que contam com uma etapa prévia de condicionamento com ácido fosfórico.*

Sistemas adesivos autocondicionantes de passo único: *representam mais uma tentativa de simplificação por parte dos fabricantes. Nestes materiais, todos os componentes — ácido,* primer, *adesivo — são aplicados simultaneamente sobre os tecidos dentais. Eles podem ser comercializados em frasco único ou em dois frascos. Nos primeiros, todos os componentes da cadeia adesiva já se encontram misturados e prontos para o uso. Nos sistemas de dois frascos, por outro lado, basta misturar uma gota de cada frasco, imediatamente antes do uso. A seguir, a mistura é aplicada como um produto único, realizando todas as etapas da hibridização em um único passo clínico* (FIG. 5.21). *Assim como nos sistemas autocondicionantes de dois passos, a lama dentinária não é removida, mas sim incorporada à camada híbrida.*

CONSIDERAÇÕES FINAIS

O desenvolvimento contínuo de materiais e o apelo comercial por novidades, fazem com que sempre existam novos sistemas adesivos — alguns bons, outros não. Por essa razão, é necessário que a escolha dos materiais seja baseada em resultados de estudos sérios e independentes, e não simplesmente em uma promessa — geralmente por parte dos fabricantes — de resultados mais rápidos e simples. Devido à importância dos procedimentos adesivos na Odontologia cotidiana, este capítulo deve ser visto apenas como uma introdução aos fundamentos da adesão em Odontologia. É altamente recomendável que você procure informações adicionais, a fim de aprofundar seus conhecimentos sobre o assunto e se manter atualizado.

6

RESINAS COMPOSTAS

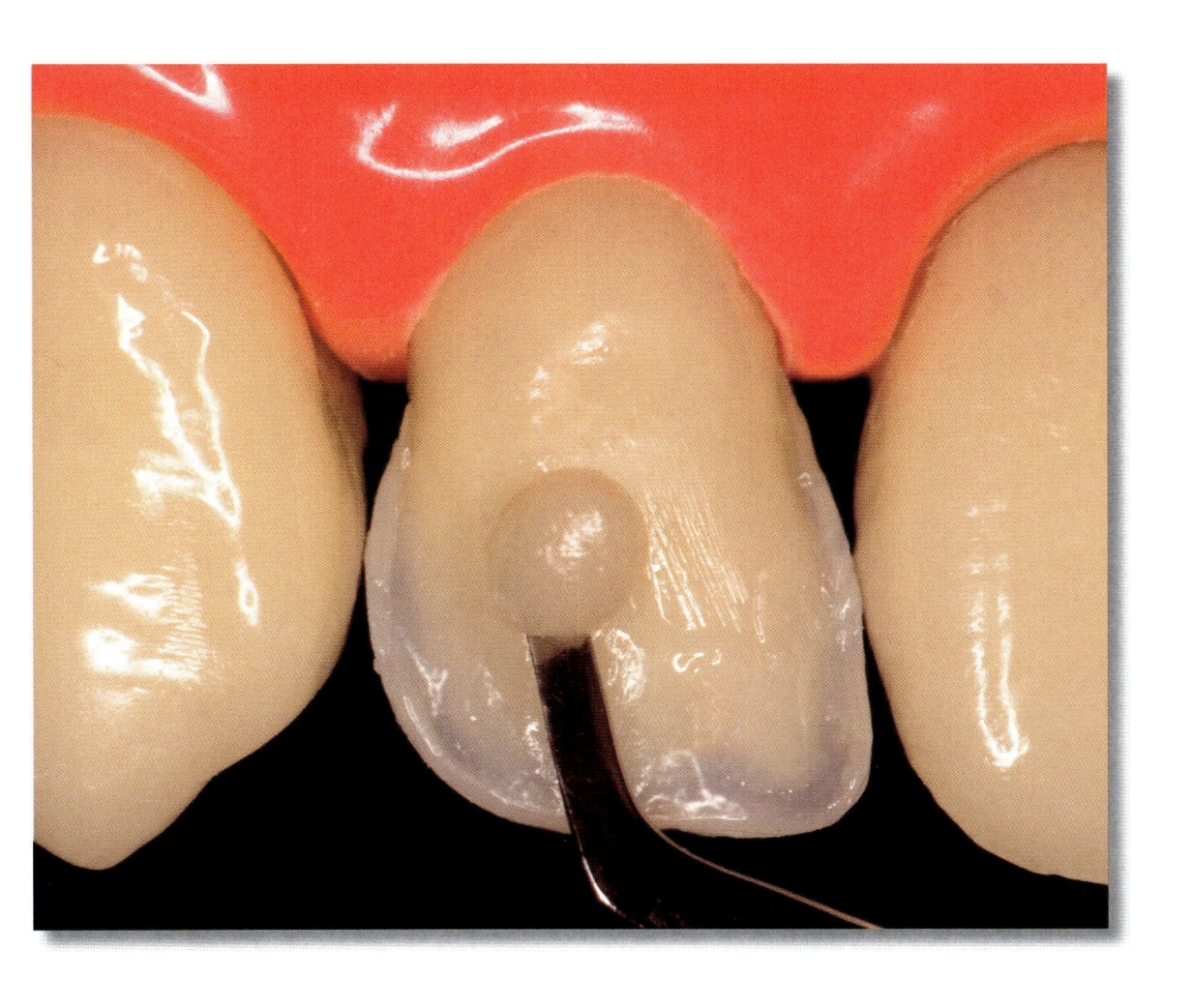

Como o próprio nome indica, as resinas compostas — ou compósitos — têm sua estrutura formada por vários componentes. Há quatro componentes principais, sendo as características e os percentuais de cada um deles variáveis de um material para outro (FIG. 6.1).

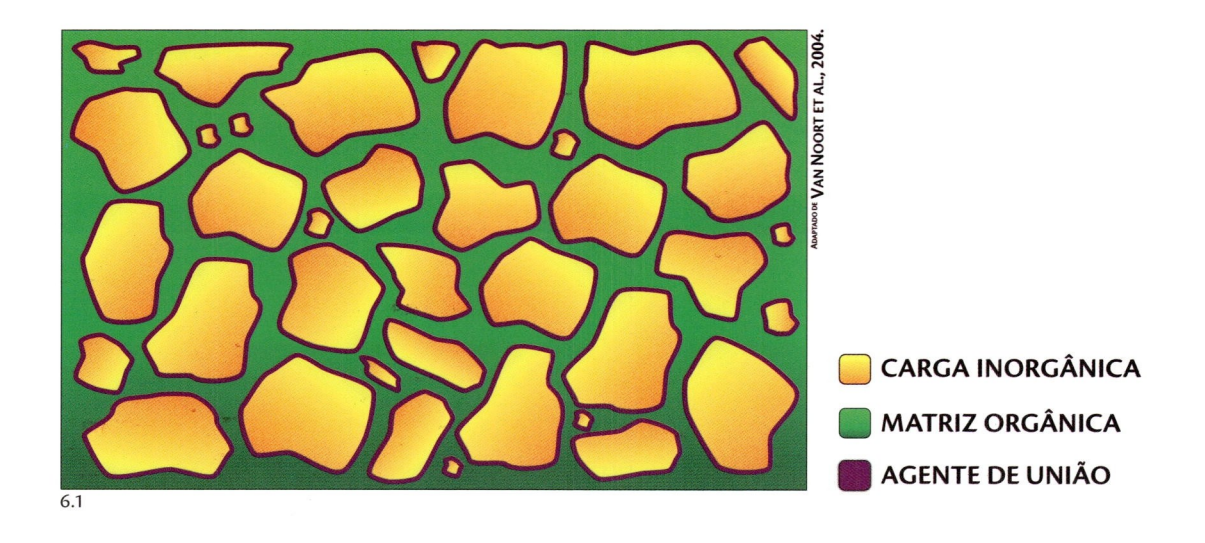

ADAPTADO DE **VAN NOORT ET AL., 2004.**

■ **CARGA INORGÂNICA**
■ **MATRIZ ORGÂNICA**
■ **AGENTE DE UNIÃO**

6.1

MATRIZ ORGÂNICA: *geralmente um dimetacrilato como o BIS-GMA ou o UDMA, associado a outros monômeros de menor peso molecular, como o TEGDMA — necessários para regular a viscosidade.*

CARGA INORGÂNICA: *é formada por partículas de vidro, quartzo e/ou sílica, presentes em diferentes tamanhos, formas e quantidades. Está diretamente ligada às propriedades finais do material — a principal classificação dos compósitos baseia-se no tamanho das partículas de carga.*

AGENTE DE UNIÃO: *em virtude de sua natureza quimicamente distinta, as partículas de carga não têm adesão direta à matriz orgânica. Por essa razão, durante o processo de fabricação dos compósitos, a superfície das partículas é recoberta por um agente* de união, como o silano — uma molécula bifuncional, capaz de se unir tanto à carga inorgânica como à matriz polimérica.

SISTEMA ACELERADOR–INICIADOR: *envolve os componentes responsáveis pela reação de polimerização. Nos materiais de polimerização química, a reação inicia-se com a mistura de duas pastas, uma contendo o acelerador (amina orgânica) e outra, o iniciador (peróxido orgânico). Nos materiais fotopolimerizáveis, o acelerador e o iniciador estão presentes na mesma pasta, porém a reação só se inicia quando o iniciador é estimulado por luz de um comprimento de onda específico. O fotoiniciador mais comumente utilizado é a canforquinona, que tem seu pico de absorção na faixa de luz com comprimento de onda de 470 nm.*

CLASSIFICAÇÃO DAS RESINAS COMPOSTAS

No que diz respeito às principais propriedades mecânicas e, consequentemente, às indicações dos compósitos, o aspecto mais importante é o tamanho das partículas de carga. Entretanto, do ponto de vista clínico, também é fundamental saber diferenciar e escolher os materiais mais adequados para cada situação, de acordo com as características de manipulação (i.e., viscosidade) e as propriedades ópticas.

GRAU DE VISCOSIDADE: os compósitos apresentam-se em diversas consistências, de acordo com a finalidade para a qual são destinados. A maior parte dos materiais é disponibilizada em uma consistência regular ou convencional, padrão para a execução da maioria dos procedimentos restauradores. De fato, todos os casos apresentados neste livro foram realizados com resinas compostas de consistência convencional, o que confirma a incomparável versatilidade destas. Em determinadas situações, entretanto, há profissionais que preferem utilizar compósitos de baixa viscosidade, conhecidos como **flow**, *em virtude de sua maior fluidez. Esses materiais estão indicados, de acordo com os fabricantes e alguns autores, para áreas de difícil acesso — uma vez que são disponibilizados em seringas dotadas de uma ponta fina, o que facilita sua aplicação. Também podem ser empregados como camada intermediária entre o adesivo e um compósito convencional, devido ao seu menor módulo de elasticidade. Outras possíveis indicações das resinas tipo* **flow** *são o selamento de fóssulas e fissuras e a cimentação de restaurações indiretas — desde que estas sejam translúcidas, uma vez que todas as resinas flow são fotopolimerizáveis. Deve-se ressaltar que a tática empregada pelos fabricantes para diminuir a viscosidade do material é a redução da quantidade de carga, o que, infelizmente, acarreta prejuízo às propriedades mecânicas do compósito e aumenta a contração de polimerização. No extremo oposto da escala de consistência, encontram-se os compósitos de alta viscosidade, recomendados para a restauração de dentes posteriores e (indevidamente) chamados de compósitos condensáveis. Essa denominação, embora incorreta, uma vez que o volume do material não é reduzido pela aplicação de pressão, foi empregada pelos fabricantes por muito tempo, na tentativa de associar as características de manipulação da resina composta às características de manipulação do amálgama, que por muitos anos foi o material restaurador mais empregado para restaurar dentes posteriores. Embora não sejam realmente condensáveis, esses compósitos apresentam maior viscosidade, necessitando de mais pressão durante a inserção e adaptação à cavidade — característica que, teoricamente, facilitaria a obtenção de contatos proximais, embora sua eficácia nesse sentido seja bastante discutida e apresente resultados controversos. De qualquer forma, as resinas de alta viscosidade, em geral, apresentam grande quantidade de carga e, consequentemente, boas propriedades físico-mecânicas. Por essa razão, podem ser consideradas boas alternativas para a restauração de dentes posteriores, desde que o operador se adapte às suas características de manipulação.*

TAMANHO DAS PARTÍCULAS DE CARGA: em uma análise simplista, a quantidade de carga de uma resina composta é o principal fator determinante de suas propriedades físico-mecânicas — quanto maior o percentual de carga inorgânica, maior a resistência, maior o módulo de elasticidade e menor a contração de polimerização. As primeiras resinas compostas introduzidas no mercado apresentavam partículas consideravelmente grandes, com até 40 μm. Esses materiais, conhecidos como compósitos de macropartículas, apresentam como grandes desvantagens a dificuldade de obtenção de um bom polimento e, principalmente, a dificuldade de manutenção da lisura superficial ao longo do tempo, uma vez que a matriz orgânica — mais frágil — se desgasta com facilidade. O resultado é uma superfície com aspecto opaco e irregular, em virtude da projeção das partículas, além de altamente propensa à incorporação de pigmentos. Para contornar esses problemas, foi necessário criar resinas com partículas menores, capazes de oferecer um bom polimento e uma melhor manutenção da lisura superficial. A primeira classe destes materiais alternativos é representada pelas resinas de micropartículas, lançadas no final da década de 70 e ainda presentes no mercado. Essas resinas têm partículas com tamanho médio de 0,04 μm, o que resulta em superfícies que, além de extremamente fáceis de polir, mantêm o brilho e a lisura superficiais por mais tempo. Infelizmente, o processo de fabricação dos compósitos microparticulados não permite a incorporação direta de um grande volume de carga ao material. Para contornar essa limitação, os fabricantes adicionam grandes aglomerados, compostos por elevada densidade de micropartículas. Isso permite gerar com-

pósitos com alta capacidade de polimento, ótimas características de manipulação e boas propriedades mecânicas — embora ainda insuficientes para justificar sua indicação em situações que exigem maior resistência. Para essa finalidade, foram desenvolvidas resinas compostas híbridas, que apresentam partículas com 0,2–6 μm associadas a micropartículas com 0,04 μm. Essa associação permite melhorar a incorporação de partículas de carga à matriz orgânica, resultando em um material que combina boas propriedades físico-mecânicas e lisura superficial aceitável. As resinas compostas híbridas podem ainda ser subdivididas de acordo com o tamanho médio de suas partículas, sendo que a tendência atual favorece o uso de resinas micro-híbridas, com partículas entre 0,04 e 1 μm e tamanho médio próximo a 0,4 μm — materiais conhecidos como compósitos de uso universal. Mais recentemente, foram introduzidos no mercado os compósitos de nanopartículas, que contêm partículas de carga inorgânica com tamanho entre 20 e 75 nanômetros. A principal vantagem desses compósitos — especialmente em comparação às resinas de micropartículas — é que o método de fabricação permite agregar um maior volume de carga à matriz, permitindo combinar boas propriedades físico-mecânicas, em virtude da alta quantidade de carga, e um bom polimento, uma vez que as partículas são extremamente pequenas. Veja na página ao lado uma representação esquemática do tamanho médio das partículas nas diferentes classes de compósitos. Veja, ainda, que a tabela mostra de forma bastante resumida as características e propriedades dos principais tipos de resinas compostas disponíveis atualmente no mercado — micropartículas, micro-híbridas e nanopartículas (FIG. 6.2).

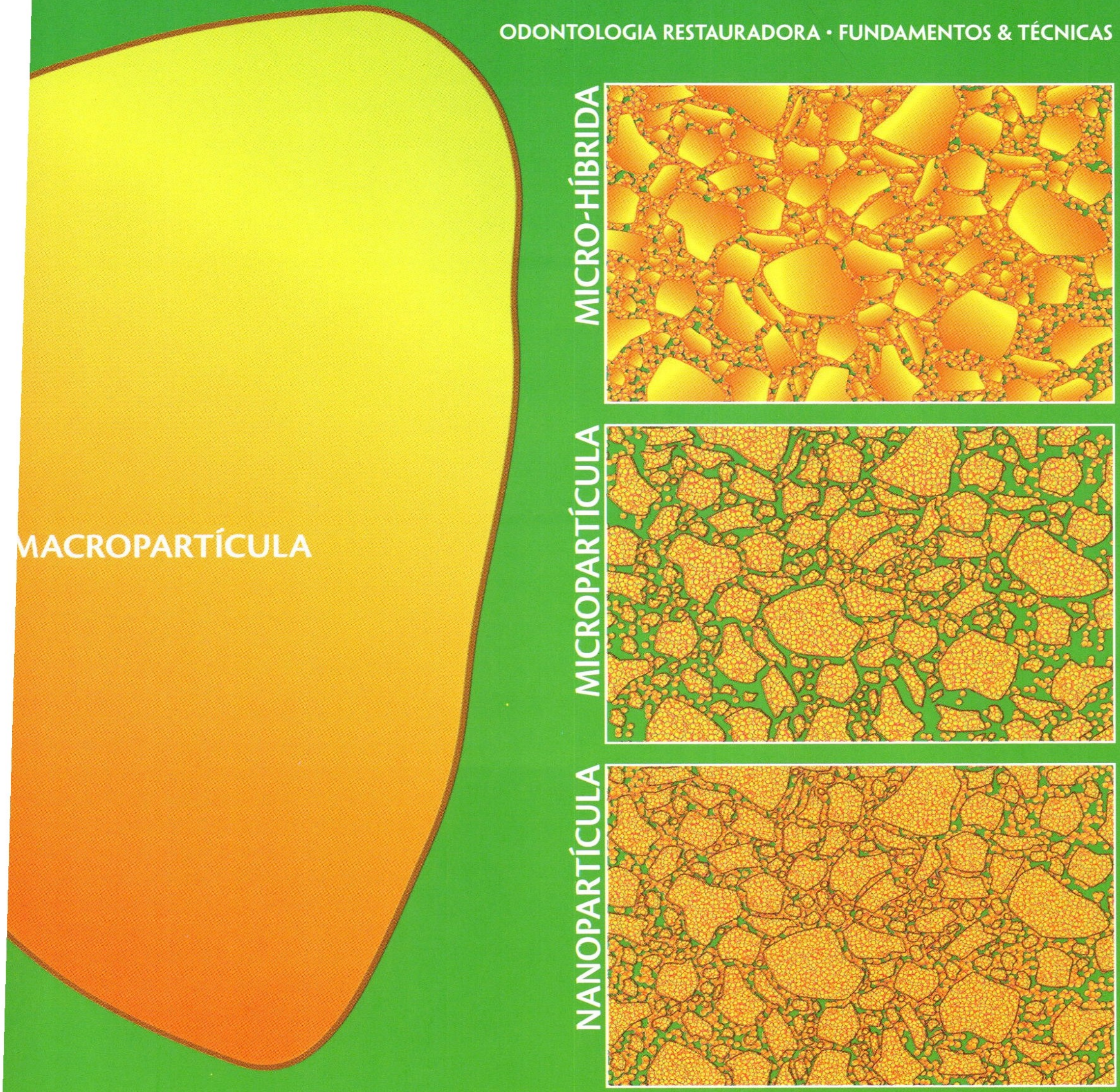

MICRO-HÍBRIDA

MICROPARTÍCULA

NANOPARTÍCULA

MACROPARTÍCULA

	Tamanho das partículas	Quantidade de carga (% vol)	Propriedades físico-mecânicas	Polimento e lisura superficial	Indicação
Micro-híbridas	0,04 µm – 1 µm	57 – 72	Boas	Bom	Universal
Micropartículas	0,04 µm	32 – 50	Regulares	Muito bom	Face vestibular dos dentes anteriores e restaurações Classe V
Nanopartículas	0,02 µm – 0,07 µm (20 nm – 75 nm)	58 – 60	Boas	Muito bom	Universal

PROPRIEDADES ÓPTICAS: *a fim de atender aos requisitos estéticos necessários para a confecção de restaurações imperceptíveis, especialmente importantes no segmento anterior, as resinas compostas são disponibilizadas em diversas tonalidades. Contar com uma ampla variedade de cores é fundamental para reproduzir as características cromáticas dos dentes naturais, relacionadas à sobreposição de espessuras variadas de esmalte e dentina — tecidos com propriedades ópticas bastante distintas. Via de regra, as resinas compostas empregadas para reproduzir a dentina são mais saturadas do que as resinas empregadas para reprodução do esmalte. Além disso, a fim de simular a diferença de translucidez que existe entre a dentina e o esmalte nos dentes naturais, a maioria dos fabricantes oferece materiais com cores específicas para dentina e para esmalte. Os compósitos para dentina apresentam menor translucidez — além de maior saturação, conforme já mencionado — enquanto os compósitos para esmalte caracterizam-se por permitir a passagem da luz, em virtude de sua alta translucidez. A combinação dessas características, por meio da sobreposição de camadas de compósito altamente translúcidas sobre camadas com menor translucidez — de modo a copiar a relação óptica existente entre o esmalte e a dentina nos dentes naturais — é conhecida como* técnica de estratificação natural *e permite a obtenção de resultados estéticos muito agradáveis, desde que os materiais sejam aplicados de forma correta. Além dos compósitos "padrão" para dentina e para esmalte, também estão disponíveis resinas compostas altamente opacas, recomendadas para o mascaramento de substratos escurecidos ou manchados e para a caracterização de restaurações — materiais brancos e opacos podem ser empregados, por exemplo, para criar zonas de intensa reflexão de luz, simulando hipoplasias de esmalte. No extremo oposto, existem materiais altamente translúcidos, quase transparentes, geralmente identificados pelos fabricantes como resinas* **incisais** *ou* **trans** *— indicadas para reproduzir áreas com alta translucidez, como o terço incisal dos dentes anteriores. Além das propriedades ópticas já descritas, é interessante que os compósitos apresentem, também, características de opalescência e fluorescência similares às dos dentes naturais, de modo a permitir que as restaurações comportem-se adequadamente — no que diz respeito à interação com a luz — sob diferentes ângulos de observação e fontes luminosas variadas. Mais detalhes sobre as propriedades ópticas dos compósitos e dos dentes naturais podem ser conferidos no capítulo 8. Além disso, as técnicas de estratificação recomendadas para reproduzir os efeitos ópticos mais importantes são descritas em detalhes nas sequências passo a passo deste livro.*

CONSIDERAÇÕES FINAIS

A escolha de um sistema restaurador adequado para as diferentes situações clínicas depende de suas características físico-mecânicas e de polimento. Cada vez mais, os fabricantes têm procurado desenvolver sistemas restauradores universais, que possam ser utilizados tanto em regiões sujeitas a estresse (e.g., superfície oclusal dos dentes posteriores), como em áreas que exigem alto grau de polimento e lisura superficial (e.g., superfície vestibular dos dentes anteriores). Além disso, a procura por restaurações altamente estéticas estimulou os fabricantes a desenvolver materiais que oferecem uma enorme gama de cores e diferentes graus de translucidez. Infelizmente, contar com sistemas de compósitos altamente sofisticados não garante a criação de belíssimas restaurações. Se, por um lado, dispor de tais sistemas é um passo importante para a confecção de restaurações imperceptíveis, por outro lado a multiplicidade de cores e graus de translucidez complica sobremaneira o processo de seleção e aplicação dos materiais. É, portanto, fundamental que se conheça a fundo a dinâmica de interação dos compósitos com a luz e que se tenha em mente as características morfológicas e cromáticas que devem ser reproduzidas com as resinas. Tudo isso exige estudo, treinamento e, especialmente, familiaridade com o sistema restaurador que está sendo empregado. Certamente, a competência técnica e o esmero do profissional são o que há de mais importante em um procedimento restaurador, porém, para que se obtenha sucesso longitudinal, é fundamental contar com materiais de boa qualidade.

7

POLIMERIZAÇÃO DE COMPÓSITOS

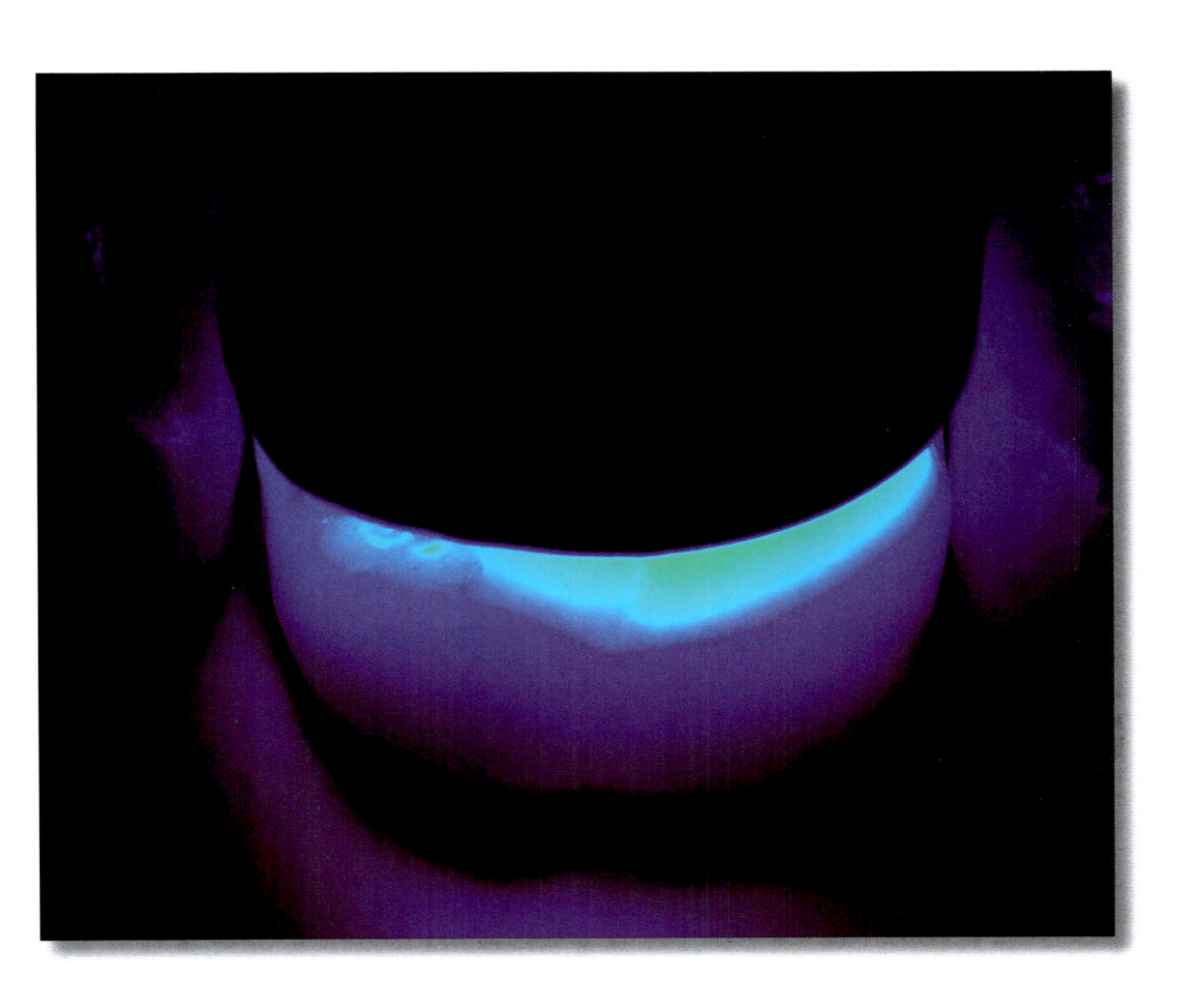

As resinas compostas — conforme discutido no capítulo 6 — apresentam uma matriz orgânica formada por moléculas muito pequenas, conhecidas como *monômeros*. Os monômeros são as unidades estruturais básicas da matriz (mono = um). Ao se unirem quimicamente em longas cadeias, por meio de um processo conhecido como *polimerização*, os monômeros formam macromoléculas conhecidas como *polímeros* (poli = muitos).

O PROCESSO DE POLIMERIZAÇÃO

A matriz orgânica das resinas compostas é a parte quimicamente ativa do material, responsável por sua transformação de uma massa plástica em um sólido rígido. Essa reação química ocorre por meio da ativação de um sistema acelerador–iniciador que, em uma análise simplista, gera radicais livres, que quebram as duplas ligações (carbono–carbono) dos monômeros e, em seguida, geram novos radicais livres, que promovem a união dos monômeros em polímeros. Nos compósitos de uso mais comum, a reação acelerador–iniciador pode ocorrer de três diferentes formas.

POLIMERIZAÇÃO QUÍMICA: *nos materiais em que a polimerização é ativada quimicamente, é necessário que o acelerador e o iniciador sejam disponibilizados em embalagens separadas. Assim, uma das pastas contém o iniciador (e.g., um peróxido orgânico, como o peróxido de benzoíla) e a outra contém o acelerador (em geral, uma amina orgânica). A reação de polimerização inicia-se somente no momento em que as duas pastas são misturadas.*

POLIMERIZAÇÃO FÍSICA: *nesses materiais, um estímulo físico — em geral sob forma de uma luz azul com comprimento de onda específico — ativa o iniciador (e.g., uma diquetona), que reage com uma amina orgânica, promovendo a formação de radicais livres e a conversão das pequenas moléculas dos monômeros em longas cadeias poliméricas. O fotoiniciador mais comumente utilizado é a canforquinona, que tem seu pico de absorção na faixa de luz com comprimento de onda de 470 nm.*

POLIMERIZAÇÃO DUAL: *nos compósitos duais, a reação de polimerização é ativada tanto de forma química como física. Assim como nos materiais de polimerização exclusivamente química, é necessário que o iniciador e o ativador sejam disponibilizados em embalagens separadas. No momento em que as duas pastas são misturadas, tem início a parte química da polimerização. Entretanto, graças à presença de fotoiniciadores sensíveis à luz azul (e.g., canforquinona), é possível ativar também a parte física da reação, de modo a acelerá-la e, consequentemente, reduzir o tempo necessário para a polimerização inicial do material. Os compósitos duais mais comumente empregados são os cimentos resinosos — leia mais no capítulo 25. Por meio da combinação da ativação química e física, é possível beneficiar-se das vantagens clínicas da fotoativação — nos locais em que há acesso à luz — e ainda, contar com a polimerização química nas regiões em que o acesso à energia luminosa é insuficiente.*

METIL METACRILATO (MMA)

BISFENOL GLICIDIL METACRILATO (BIS-GMA)

TRIETILENO GLICOL DIMETACRILATO (TEGDMA)

URETANO DIMETACRILATO (UDMA)

Observe acima, a fórmula química dos principais monômeros que compõem a matriz orgânica dos compósitos odontológicos. Dentre eles, os mais utilizados são o UDMA e, em especial, o Bis-GMA, cujas moléculas têm alto peso molecular e, consequentemente, sofrem menor contração durante a polimerização. O alto peso molecular, entretanto, inviabiliza a produção de compósitos baseados exclusivamente em UDMA e Bis-GMA, uma vez que mesmo a adição de uma pequena quantidade de carga resultaria em materiais rígidos demais para uso clínico. Para contornar esse problema, os fabricantes usam controladores de viscosidade — monômeros mais simples e de menor peso molecular, como o MMA e o TEGDMA. Veja que o MMA, além de se apresentar como uma molécula isolada, também aparece nas cadeias moleculares dos demais monômeros — graças ao seu pequeno tamanho e à presença das ligações duplas, que são rompidas no processo de polimerização, ele é extremamente reativo.

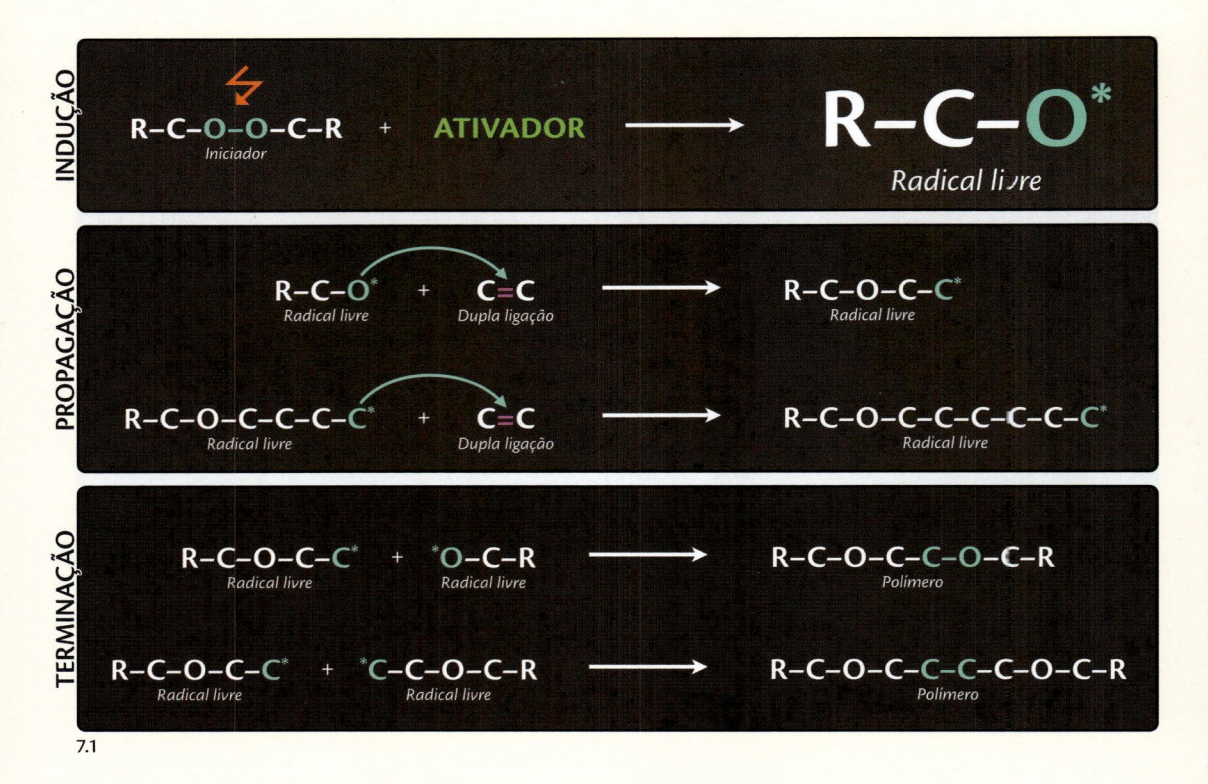

7.1

O esquema acima resume o mecanismo básico de polimerização dos compósitos (FIG. 7.1). Embora o processo ocorra de forma levemente distinta nos materiais de polimerização química, física e *dual*, a primeira fase — conhecida como *indução* — sempre se inicia com a quebra das moléculas de iniciador por ação do ativador, gerando radicais livres. A presença dos radicais livres dá início à *propagação*, uma reação em cadeia caracterizada pela quebra das ligações duplas presentes nos monômeros. No momento em que a ligação dupla é quebrada, o monômero é ativado e passa a agir como um novo radical livre, fazendo com que a reação prossiga até que duas moléculas ativas se unam, trocando energia e fechando a cadeia do polímero — fenômeno conhecido como *terminação*. Idealmente, ao fim da reação, não deveria haver monômeros residuais (i.e., não reagidos), porém a presença destes é inevitável, uma vez que, com o avanço da reação, as cadeias poliméricas tornam-se progressivamente mais rígidas, impedindo a movimentação e o reposicionamento das moléculas — fatores essenciais para a ocorrência de ligações. O percentual de monômeros que têm suas ligações duplas (carbono–carbono) rompidas, formando polímeros, é chamado *grau de conversão* e varia de acordo com o método de polimerização. Para que os compósitos atinjam suas melhores propriedades, é desejável que a taxa de conversão seja sempre a mais alta possível.

APLICAÇÃO CLÍNICA DOS MÉTODOS DE INICIAÇÃO DA POLIMERIZAÇÃO

As primeiras resinas compostas restauradoras eram apresentadas na forma de duas pastas, que ao serem misturadas iniciavam a reação de autopolimerização (uma ativação química da polimerização). Tais materiais eram difíceis de serem esculpidos e o profissional não tinha controle do tempo de trabalho, além das bolhas incorporadas pela mistura das pastas. A evolução dos compósitos trouxe as primeiras resinas fotopolimerizáveis (ativação física), cuja reação era ativada pela luz ultravioleta. Essa luz, no entanto, apresentava problemas técnicos, não atuava bem em profundidade e gerava riscos à saúde dos pacientes e operadores. O aprimoramento da tecnologia fez com que as resinas compostas mais utilizadas na atualidade, com reação de cura ativada pela luz visível azul, fossem implantadas no mercado. A fotoativação permite um bom controle do tempo de trabalho, o que facilita a escultura, o uso de inúmeros incrementos e diferentes massas desses compósitos. Entretanto, a polimerização iniciada pela luz visível só ocorre onde ela chega e gera uma transformação do estado "plástico" para o "rígido" de maneira rápida. É por essa razão que a polimerização química ainda é utilizada atualmente, em especial em cimentos resinosos. A polimerização ativada quimicamente apresenta uma velocidade de reação mais lenta do que a fotoativada, o que incorre em menor produção de estresses. Ainda, os cimentos resinosos autopolimerizáveis podem ser utilizados em situações onde a luz não atua adequadamente. Porém, a ausência de controle do tempo de trabalho ainda é um problema. Assim, os cimentos duais (ativação química e física) surgem como ótima opção na cimentação de restaurações opacas, translúcidas espessas, pinos intrarradiculares, entre outras indicações. A reação de cura é ativada pela luz nas margens e até onde atua a luminosidade. Nas demais regiões, a ativação química garante a conversão de monômeros em polímeros, mesmo na ausência da luz. Embora o estresse causado pela polimerização seja maior nos cimentos duais do que nos autopolimerizáveis, não há comprovação de que isso exerça influência negativa no sucesso clínico da cimentação.

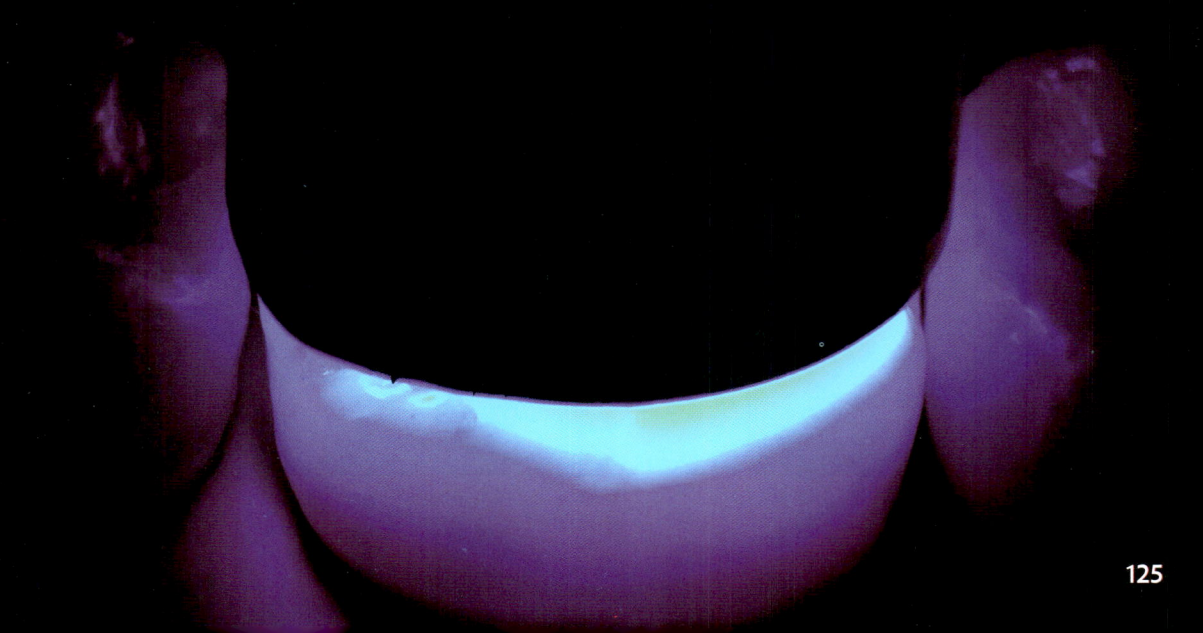

FOTOINICIADORES

Para que a polimerização dos compósitos fotoativados seja efetiva, permitindo ao material alcançar suas melhores propriedades, é importante conhecer os tipos de fotoiniciador existentes, bem como suas peculiaridades no que diz respeito à sensibilidade à luz. Nas últimas décadas, o fotoiniciador mais comumente empregado tem sido a *canforquinona*, encontrada na maioria dos compósitos contemporâneos. Ela é excitada pela luz azul visível, com pico de absorção em torno de 470 nm. Uma desvantagem importante da canforquinona é sua coloração excessivamente amarelada, que faz com que alguns fabricantes evitem empregá-la em compósitos de cor clara, como os desenvolvidos para restauração de dentes clareados. Uma alternativa é a utilização de fotoiniciadores como o *PPD* e a *lucerina*, especialmente interessantes por não apresentarem a coloração amarelada que caracteriza a canforquinona. Seu pico de absorção de luz situa-se em uma faixa do espectro inferior à faixa da canforquinona — em geral entre 400 e 450 nm — exigindo alguns cuidados na seleção da unidade de fotoativação.

UNIDADES DE FOTOATIVAÇÃO

Existem diversos tipos de unidades, que emitem luz com diferentes características e comprimentos de onda. As mais comuns são as unidades fotoativadoras *halógenas*, desenvolvidas no final da década de 70 para substituir as primeiras unidades criadas para uso odontológico, que eram baseadas em luz ultravioleta. As lâmpadas halógenas contêm um filamento de tungstênio, que emite luz branca (380–760 nm) ao ser aquecido. Uma vez que apenas os comprimentos de onda referentes à luz azul (400–520 nm) são desejáveis, os demais comprimentos de onda são filtrados e descartados, o que ilustra o desperdício de luz e energia inerentes aos sistemas halógenos. Uma alternativa aos aparelhos halógenos são as unidades baseadas em diodos emissores de luz, ou *LEDs* (*Light-Emitting Diodes*). Os LEDs de uso odontológico emitem luz apenas na faixa de 450 a 490 nm, não necessitando de filtros para restringir a emissão de luz. Com isso, são mais eficientes no uso de energia e geram menos calor, o que faz com que as lâmpadas tenham uma durabilidade muito maior. Além disso, por não necessitarem de sistemas de ventilação, podem ser portáteis — sem fio, com baterias recarregáveis. As primeiras gerações de LEDs apresentavam intensidade de luz muito baixa, porém as gerações subsequentes corrigiram esse problema e podem ser empregadas sem receio. Além das unidades halógenas e dos LEDs, outras alternativas — menos utilizadas e com custo mais alto — são os fotopolimerizadores baseados em *arco de plasma* (PAC, ou *Plasma Arc*) e o *laser de argônio*. Ambos apresentam altíssima intensidade de luz, permitindo polimerizar o compósito em menos tempo e em maior profundidade. Entretanto, há indícios de que a polimerização excessivamente rápida gera muito calor e alto estresse de polimerização, sem quaisquer benefícios significativos em adição ao menor tempo necessário.

COMPATIBILIDADE ENTRE INICIADORES E UNIDADES DE FOTOATIVAÇÃO

Para que o agente iniciador seja estimulado pela energia luminosa, de modo a desencadear a reação de polimerização, é essencial que a unidade de fotoativação utilizada cubra a faixa espectral específica de cada fotoiniciador. Evidentemente, quanto maior a amplitude do espectro emitido pelo fotopolimerizador, maior sua compatibilidade. As unidades halógenas e os PACs emitem um espetro amplo e são compatíveis com todos os fotoiniciadores utilizados atualmente. O *laser* de argônio e os LEDs, por outro lado, foram desenvolvidos para ativar a canforquinona e emitem luz num espetro bastante estreito, ao redor de 470 nm. Por essa razão, essas unidades são pouco eficientes — ou mesmo incompatíveis — com materiais que não contêm canforquinona, mas sim PPD e lucerina, como alguns compósitos para restaurar dentes clareados, já mencionados. Com o aumento da popularidade dos LEDs, os fabricantes têm trabalhado intensamente, tanto para aumentar a compatibilidade dos compósitos esbranquiçados com os diodos emissores de luz — por meio da associação de múltiplos fotoiniciadores em um mesmo material — como através da criação de LEDs capazes de atuar também em comprimentos de onda menores, de modo a fotoativar iniciadores como a lucerina e o PPD.

INTENSIDADE DE LUZ

Para que os compósitos fotoativados sejam polimerizados de forma adequada e, consequentemente, desfrutem de suas melhores propriedades físico–mecânicas, é essencial contar com uma unidade de fotoativação que ofereça intensidade de luz suficiente. A intensidade de luz é medida em mW/cm^2 (miliwatts por centímetro quadrado), através de um aparelho chamado *radiômetro*. Como regra geral, quanto maior a intensidade da luz, melhor a polimerização (i.e., maior o grau de conversão). Entretanto, deve-se entender que a intensidade de luz, por si só, não garante a boa polimerização do material. O que deve ser levado em consideração é a energia disponível — calculada como a razão entre a intensidade da luz e o tempo de ação desta. Assim, a energia resultante de uma exposição de luz a 1000 mW/cm^2 por 20 segundos (20 J/cm^2) é idêntica à energia de uma exposição a 500 mW/cm^2 por 40 segundos (20 J/cm^2), e assim por diante. Dessa forma, é essencial conhecer a intensidade de luz do fotopolimerizador utilizado, para que se possa calcular o tempo de fotoativação. Diversos trabalhos demonstram que grande parte das unidades fotoativadoras utilizadas por profissionais de diferentes regiões do mundo apresentam intensidade de emissão de luz abaixo da recomendada — o mínimo aceitável é 400 mW/cm^2. Essa baixa intensidade de luz pode ser relacionada à lâmpadas antigas, pontas intraorais sujas ou danificadas, fotopolimerizadores de baixa qualidade, entre outros motivos. Assim, periodicamente, deve-se aferir as unidades fotoativadoras com radiômetros, para garantir uma polimerização de boa qualidade.

CONTRAÇÃO DE POLIMERIZAÇÃO

A reação de polimerização é caracterizada pela aproximação das moléculas de monômero e, consequentemente, por uma redução no volume do material. Esse fenômeno, conhecido como *contração de polimerização*, tem relação direta com a quantidade de matriz orgânica do compósito: quanto maior o volume de matriz, maior a contração e vice-versa. Nos compósitos contemporâneos, a contração varia entre aproximadamente 2 e 6% do volume, com os menores valores ocorrendo nos materiais com menor volume de matriz orgânica. O grau de contração é, ainda, influenciado pelo tipo de matriz e pelo comprimento das moléculas de monômero, uma vez que quanto menor a cadeia molecular, maior o número de ligações covalentes necessárias para a formação dos polímeros, conforme demonstrado no esquema abaixo (FIG. 7.2). Assim, matrizes compostas por monômeros com cadeias menores e mais simples (e.g., MMA e TEGDMA) sofrem maior contração ao se unirem em polímeros, do que monômeros com cadeias mais longas e de maior peso molecular (e.g., UDMA e Bis–GMA). Entretanto, conforme já mencionado, a fabricação de compósitos baseados exclusivamente em monômeros de alto peso molecular é inviável, uma vez que, após a adição de carga, os materiais seriam rígidos demais para uso clínico. Para contornar esses problemas, os fabricantes associam monômeros de alto e baixo pesos moleculares em um mesmo material. Outro aspecto que influencia diretamente na contração de polimerização de uma resina composta é o volume de carga incorporado à matriz orgânica — quanto maior o volume de carga, menor a quantidade de matriz utilizada no material e, consequentemente, menor a contração volumétrica deste.

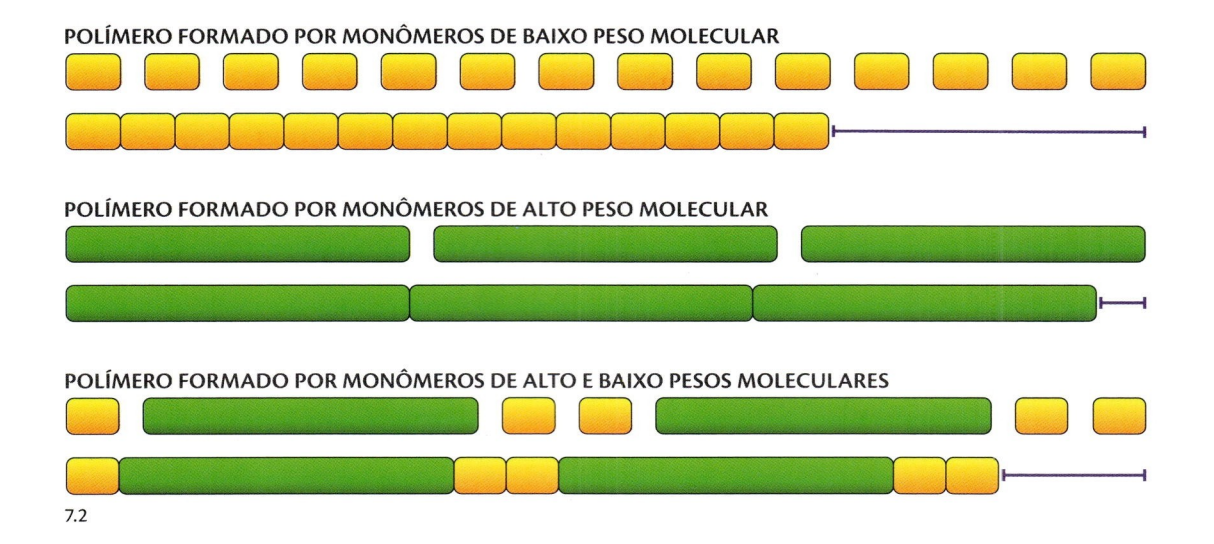

POLÍMERO FORMADO POR MONÔMEROS DE BAIXO PESO MOLECULAR

POLÍMERO FORMADO POR MONÔMEROS DE ALTO PESO MOLECULAR

POLÍMERO FORMADO POR MONÔMEROS DE ALTO E BAIXO PESOS MOLECULARES

7.2

ESTRESSE DE POLIMERIZAÇÃO

O estresse de polimerização é um dos principais problemas associados ao uso de compósitos em Odontologia. Com a contração de polimerização e a consequente redução do volume do material, são geradas tensões na interface entre o compósito e os substratos dentais, em virtude da união adesiva entre eles. Quando as forças relacionadas ao estresse de contração são superiores à resistência adesiva, pode ser criado um espaço — uma ruptura da união — que pode ter consequências clínicas indesejadas, como a infiltração marginal e todos os problemas que a ela se relacionam (e.g., manchamento marginal, cárie secundária). Nas situações em que o estresse de contração é alto, porém não suficiente para romper a união adesiva, é possível que as forças sejam transmitidas ao remanescente, causando problemas como flexão de cúspides e sensibilidade pós-operatória. Outra possibilidade, quando a magnitude do estresse é considerável, porém não chega a romper a união adesiva, é a ocorrência de trincas no esmalte periférico, especialmente comuns quando este se encontra fragilizado e sem suporte dentinário — lembre-se que o esmalte é um tecido extremamente friável e com baixa resistência à tração. Dentre os principais fatores que influenciam e/ou modulam a magnitude do estresse de polimerização de uma resina composta, alguns dos mais importantes são: o volume de material que está sendo polimerizado; as propriedades físico-mecânicas do material, em especial o módulo de elasticidade; a técnica de polimerização utilizada, em especial no que diz respeito à velocidade e à maneira como a reação de polimerização é conduzida; e a técnica de inserção dos incrementos de compósito. Resumidamente, pode-se afirmar que quanto maior o volume de material sendo polimerizado, maior o estresse de polimerização. Da mesma forma, quanto maior o módulo de elasticidade da resina composta, maior o estresse associado à polimerização, uma vez que o módulo de elasticidade está diretamente relacionado à rigidez do material e, consequentemente, à sua capacidade de se deformar frente às tensões. Para compreender a forma como as técnicas de inserção dos incrementos de compósito e de fotoativação podem influenciar na magnitude final do estresse, é necessário discutir e entender alguns conceitos: fase pré-gel, ponto gel, fase pós-gel e fator C.

FASE PRÉ-GEL, PONTO GEL, FASE PÓS-GEL: no início da reação de polimerização, as tensões decorrentes da contração são dissipadas pela deformação da resina composta, principalmente das superfícies livres em direção às aderidas. Essa deformação é possível graças à grande mobilidade que as moléculas apresentam durante essa fase inicial da reação, conhecida como fase pré-gel. A partir do momento — conhecido como ponto gel — em que a complexidade das cadeias poliméricas impede o reposicionamento molecular, o compósito não mais é capaz de sofrer deformação sem que esta seja acompanhada de tensões internas. Assim, do ponto gel até o final da reação de polimerização — etapa conhecida como fase pós-gel — toda a contração é acompanhada de estresse. Algumas técnicas de polimerização visam reduzir o estresse final através do prolongamento da fase pré-gel, conforme será discutido na sequência.

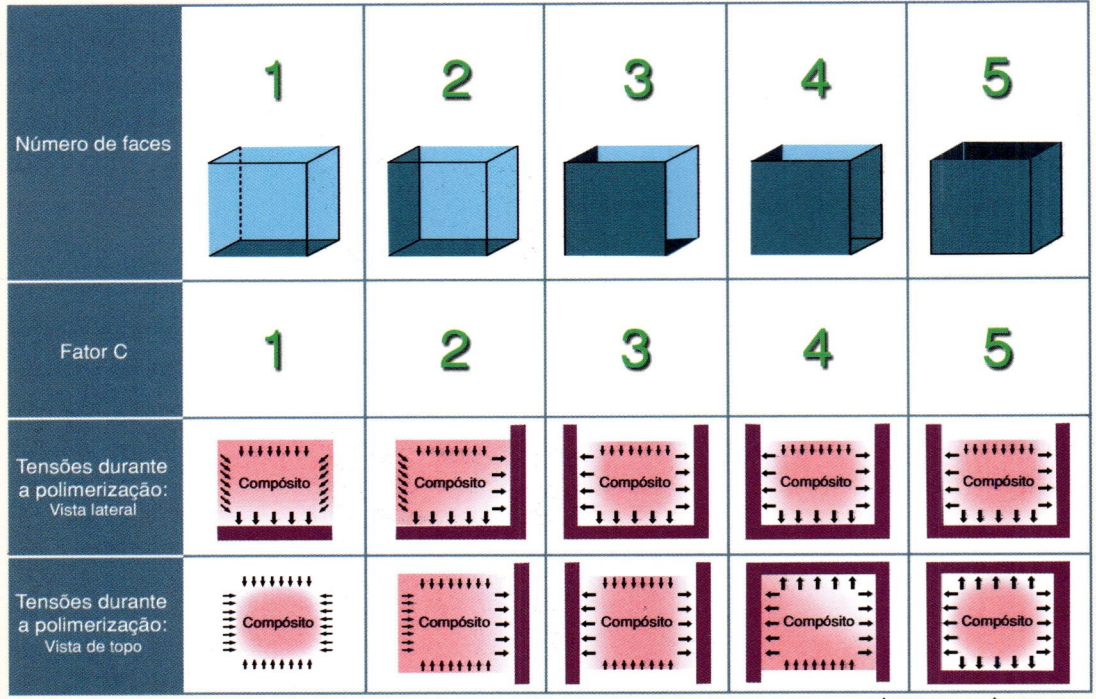

7.3

ADAPTADO DE ALBERS, 2002.

FATOR C: *uma vez que a deformação do compósito ocorre principalmente das superfícies livres em direção às superfícies aderidas, é evidente que quanto maior for a área aderida em relação à área livre, menor será a possibilidade de deformação e, consequentemente, maior será o estresse de polimerização. Essa é a teoria que fundamenta o conceito do fator de configuração cavitária, mais conhecido como* fator C. *Esquematicamente, o fator C pode ser compreendido como a razão entre o número de superfícies aderidas pelo número de superfícies livres existentes em uma cavidade* (FIG. 7.3). *Assim, em uma cavidade Classe I oclusal, por exemplo, diz-se que o fator C é igual a 5, uma vez que são cinco as paredes aderidas (vestibular, lingual ou palatal, mesial, distal e pulpar) e apenas uma a superfície livre disponível para a liberação do estresse (oclusal). Deve ficar claro que, embora a relação entre o número de faces aderidas e livres da cavidade seja didaticamente interessante, ela só seria válida caso as cavidades fossem preenchidas em um único grande incremento. Assim, quando as cavidades são preenchidas de forma incremental, conforme indicado nas sequências passo a passo do presente livro, o que é realmente importante é a relação entre a área aderida e a área livre de cada incremento — quanto maior a área livre do incremento em relação à área aderida, maior a chance de ocorrer escoamento do compósito e menor o estresse de polimerização.*

TÉCNICAS DE INSERÇÃO INCREMENTAL

A fim de propiciar uma melhor relação entre a área aderida e a área livre, de modo a permitir um melhor controle do estresse de polimerização, foram criadas diversas técnicas de inserção incremental de compósitos. Nas cavidades Classe I oclusais, por exemplo, normalmente se procede a reconstrução da dentina de cada uma das cúspides individualmente e, na sequência, faz-se o mesmo com os compósitos referentes ao esmalte. Essa tática, além de permitir um bom controle do fator C, também facilita a reprodução das características cromáticas dos dentes naturais, graças à possibilidade de empregar materiais com cor e translucidez diferenciadas durante a reconstrução do esmalte e da dentina — para mais informações, consulte o capítulo 17. Em cavidades Classe II, a face proximal é, geralmente, reconstruída por meio da técnica de incrementos oblíquos — veja mais no capítulo 18. Nessa técnica, o objetivo básico é unir cada incremento ao menor número possível de paredes simultâneas, por meio de repetidos acréscimos de compósito com conformação triangular, tentando, com isso controlar a direção dos vetores de contração de polimerização. Outra possibilidade é reconstruir toda a face proximal por meio de incrementos horizontais, aplicados sequencialmente, um sobre o outro. Compare, no esquema ao lado, a relação entre os incrementos aplicados em cada uma das técnicas recomendadas para cavidades Classe II: inserções oblíqua e horizontal (FIG. 7.4). Vale ressaltar que, embora esse ainda seja um tema discutido e relativamente controverso, existem trabalhos que indicam que a maneira como os incrementos são inseridos na cavidade — oblíqua ou horizontalmente — tem pouca relevância, desde que eles sejam pequenos e numerosos. As técnicas incrementais são interessantes, ainda, por permitirem uma melhor polimerização da resina composta, uma vez que grandes porções do material não permitem que a luz fotoativadora atue com a mesma eficiência ao longo de todo o volume do mesmo — nesse caso, apenas a superfície seria polimerizada adequadamente. O ideal, para permitir um bom controle do fator C e uma polimerização adequada, é que cada incremento de compósito apresente espessura máxima de 2 mm.

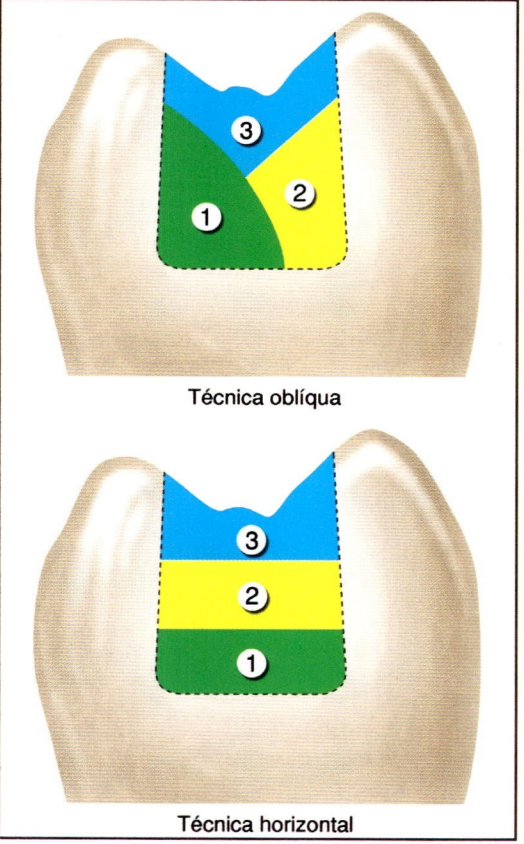

Técnica oblíqua

Técnica horizontal

7.4

TÉCNICAS DE FOTOPOLIMERIZAÇÃO

Conforme já comentado, a técnica empregada para fotoativar o compósito pode modificar a magnitude do estresse de polimerização. Entretanto, existe controvérsia na literatura quanto às reais vantagens associadas a cada uma das técnicas. Algumas pesquisas demonstram redução do estresse por meio de técnicas que prolongam a fase pré-gel, enquanto outros estudos não indicam diferenças ou mesmo sugerem que a taxa de conversão pode ser reduzida por tais métodos de fotoativação. Assim, tanto métodos que procuram iniciar a reação de forma mais lenta — modulando a dinâmica de polimerização através do prolongamento da fase pré-gel, na qual a contração volumétrica não acarreta estresse — como técnicas que envolvem a aplicação de alta intensidade de luz por pouco tempo — cuja vantagem é, evidentemente, a redução do tempo necessário para uma ótima polimerização do material — são aceitos. Dentre as várias técnicas de fotopolimerização de uso corrente em Odontologia restauradora, destacam-se as modalidades descritas a seguir (FIG. 7.5).

UNIFORME CONTÍNUA: a intensidade de luz é mantida constante, do início ao fim da fotoativação, em geral, na potência máxima do fotopolimerizador.

PASSOS: a emissão de luz é realizada em uma intensidade baixa durante os primeiros segundos, passando à intensidade máxima e nela permanecendo até o final do processo. A variação da intensidade pode ser obtida por programação — em alguns fotopolimerizadores — ou pelo afastamento da ponteira intraoral em relação à superfície da restauração — tática que vale para qualquer aparelho.

RAMPA: nessa técnica, a intensidade de luz aumenta progressivamente, até atingir a emissão máxima, mantida até o fim da fotoativação.

PULSO TARDIO: e nvolve uma rápida ativação inicial — por 3 a 5 segundos — em baixa intensidade, seguida de um intervalo de alguns minutos. A seguir, realiza-se uma segunda ativação, com alta intensidade e por tempo adequado, de modo a garantir a polimerização do material.

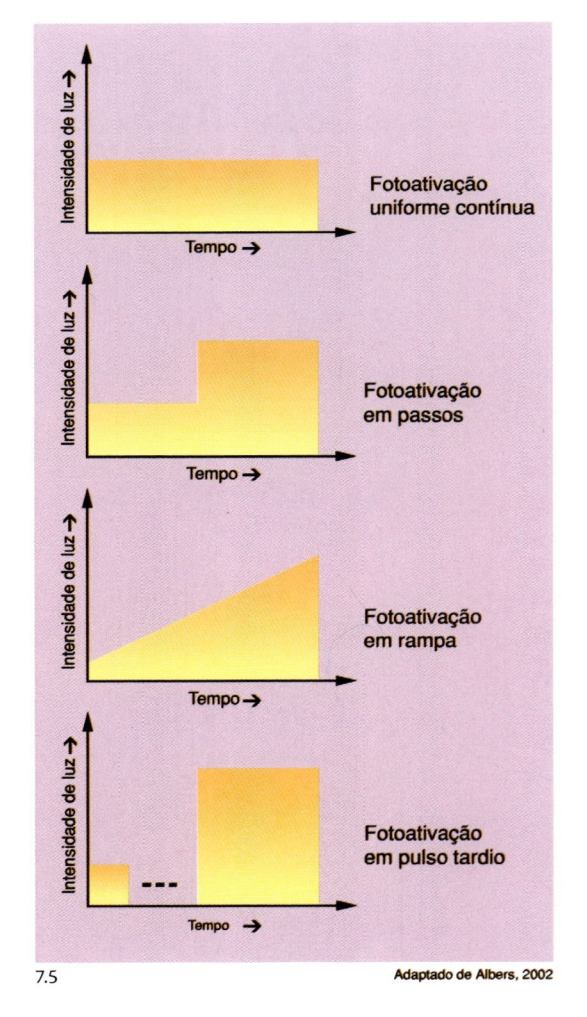

7.5   Adaptado de Albers, 2002

OBSERVAÇÕES FINAIS

Compósitos mal-polimerizados apresentam propriedades físico-mecânicas inadequadas, além de certa toxicidade, devido ao monômero residual.

Quanto maior o volume de material, mais significativos são os efeitos deletérios da contração de polimerização. Assim, restaurações extensas devem ser preferencialmente realizadas por meio de técnicas indiretas.

Quanto maior a espessura do compósito, mais difícil é a sua polimerização em profundidade.

Quanto maior a distância da fonte de luz à resina composta, menor a energia disponível para ativar a polimerização. A intensidade de luz apresenta relação quadrada inversa com a distância — um afastamento de 2 mm da ponta do fotopolimerizador à superfície do material reduz em 4 vezes (2^2) a intensidade de luz em relação a 1 mm de afastamento.

Alguns aparelhos fotopolimerizadores emitem muito calor, o que pode comprometer a saúde pulpar em dentes vitais.

Novos materiais restauradores, novas tecnologias de polimerização e aperfeiçoamentos técnicos têm sido introduzidos constantemente no âmbito dos compósitos de uso odontológico — alguns com sucesso, outros não. É necessário acompanhar a literatura científica e aceitar as mudanças que vêm com o progresso da ciência, mas sempre aguardando fortes evidências laboratoriais e clínicas de que tais novidades realmente trazem benefícios clínicos aos pacientes.

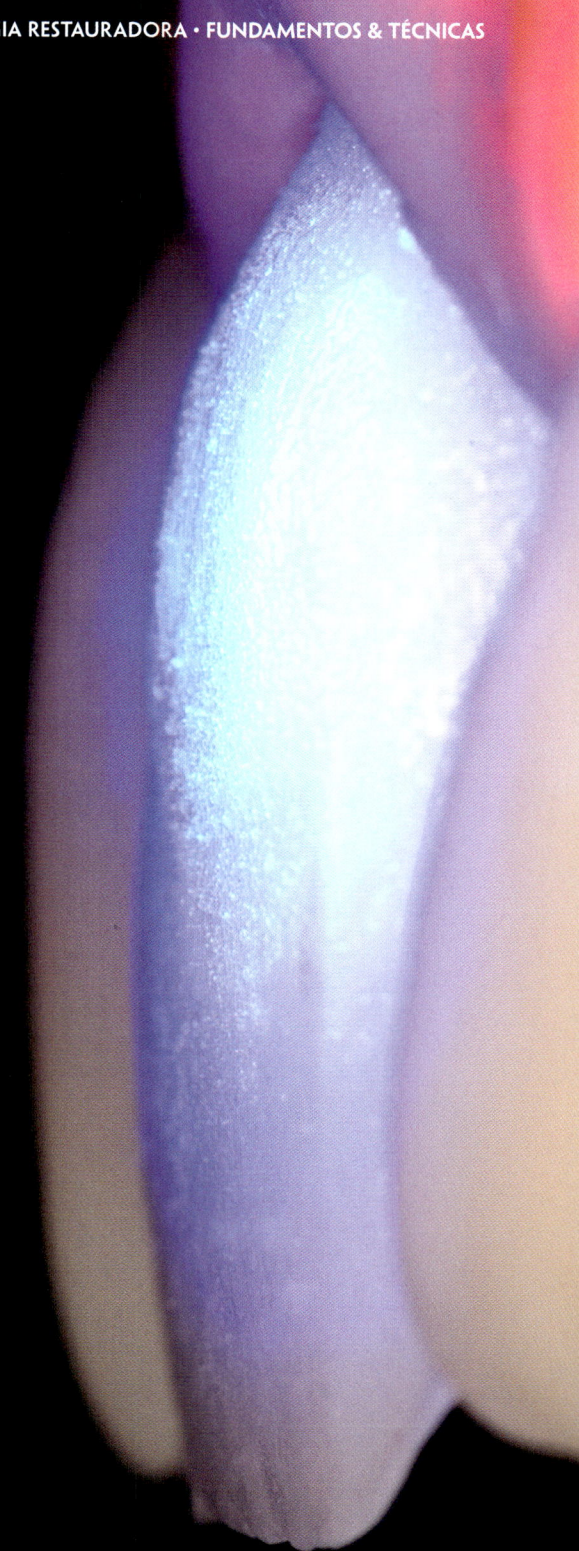

8

LUZ, COR & CARACTERIZAÇÃO DE RESTAURAÇÕES

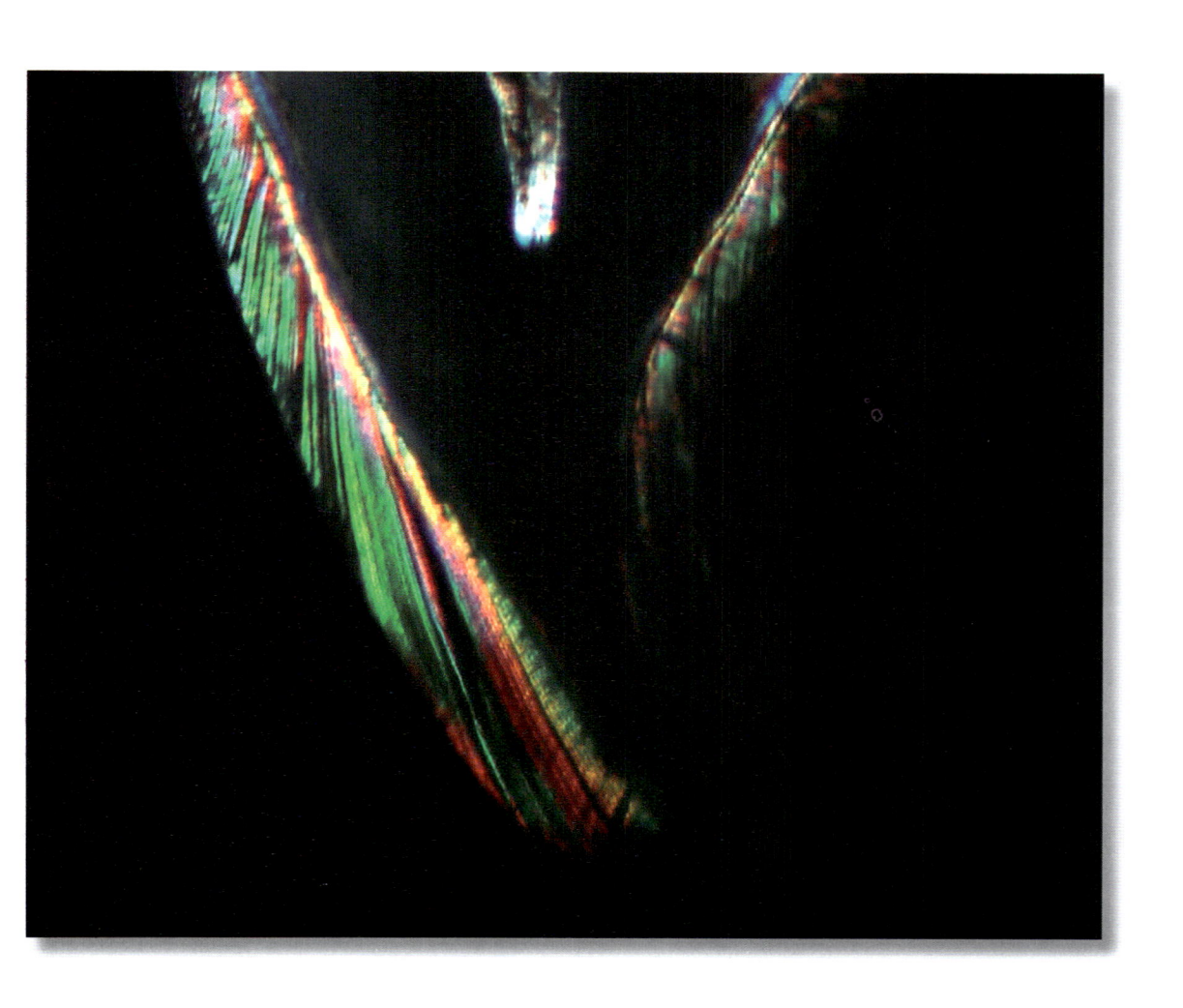

Confeccionar restaurações imperceptíveis é, sem dúvida, um dos maiores desafios da Odontologia restauradora, em especial quando se consideram as profundas diferenças entre os materiais e os tecidos dentais. A fim de tornar mais previsível a reprodução dos efeitos ópticos responsáveis pelas sutis nuances de cor que caracterizam o esmalte e a dentina, este capítulo apresenta, de forma básica, os conceitos fundamentais para o entendimento da cor em Odontologia, as características ópticas dos dentes naturais e os principais métodos de avaliação, seleção e comunicação de cores. Antes de mais nada, deve ficar claro que qualquer discussão sobre cor deve iniciar pela relação entre cor e luz, afinal sem luz, não existe cor. Em uma análise simplista, a luz nada mais é que uma forma de energia ou radiação. O que diferencia a luz de outros tipos de radiação, permitindo que seja captada por nossos olhos, é o comprimento de onda — a luz visível ocupa uma faixa do espectro eletromagnético conhecida como *espectro visível*, com comprimento de onda entre 380 e 760 nm — e o fato do olho humano contar com estruturas especializadas, sensíveis a estes comprimentos de onda. De acordo com o comprimento de onda captado, diferentes cores são interpretadas pelo cérebro: ondas curtas ($\approx$400–500 nm) são interpretadas como azul, ondas médias ($\approx$500–600 nm) como verde e ondas longas ($\approx$600–700 nm) como vermelho — todas as demais cores resultam da combinação dessas três cores primárias. Deve ficar claro que as ondas propriamente ditas não têm cor; na realidade, a cor nada mais é do que uma resposta cerebral aos estímulos luminosos. Embora essa afirmação possa parecer puramente filosófica e sem aplicação prá-

tica, sua compreensão é essencial para a aceitação de que a cor só existe na presença dos seguintes elementos: ① luz; ② objeto ou corpo submetido à ação da luz; ③ observador, capaz de captar (na retina) e interpretar (no cérebro) os estímulos luminosos recebidos após a interação da luz com o objeto observado (FIG. 8.1). O fato da percepção de as cores depender da interação de todos esses fatores explica porque dois indivíduos podem perceber as cores de um mesmo objeto de formas completamente distintas. Explica, também, porque alguns indivíduos têm mais sensibilidade à percepção de pequenas diferenças de cor ao comparar dois ou mais objetos. Outro aspecto crucial para uma adequada percepção das cores é a qualidade da fonte de luz. Idealmente, a luz deve englobar todo o espectro luminoso visível, ser constante, ter temperatura de cor de aproximadamente 5500 K, ser equilibrada (sem predomínio de alguns comprimentos de onda sobre os demais) e, especialmente, ser reproduzível. Uma forma simples de verificar a influência da fonte de luz na percepção das cores é observar um mesmo corpo ou objeto sob diferentes fontes de luz (FIG. 8.2). A literatura indica que a iluminação ideal é proveniente da luz solar natural das 10 horas da manhã ou das 2 horas da tarde, o que, em uma determinada estação do ano, em um dia sem nuvens e em um ambiente bem iluminado, até pode ser verdade. Entretanto, é inviável depender de tamanha coincidência de fatores para fazer a seleção de cores antes de confeccionar uma restauração, por exemplo. Assim, existem lâmpadas que emitem luz com características ideais, próprias para uso em ambientes em que há necessidade de alta fidelidade de cor.

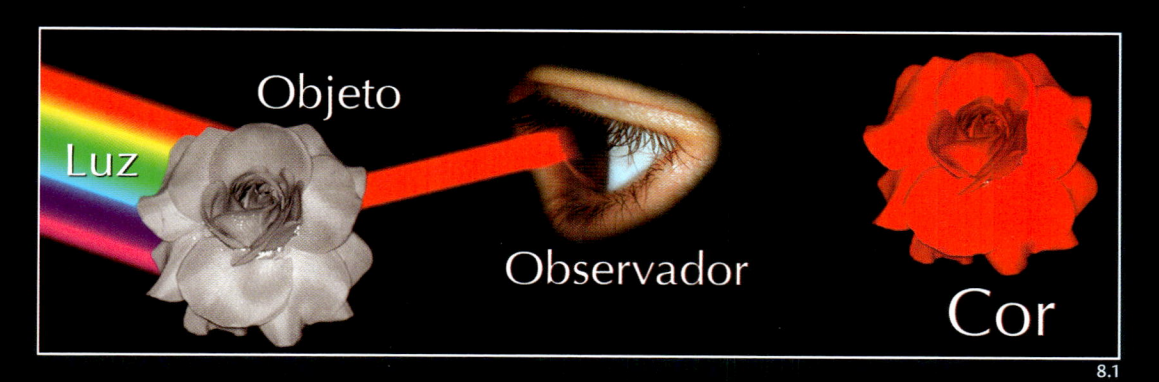

Luz

Objeto

Observador

Cor

8.1

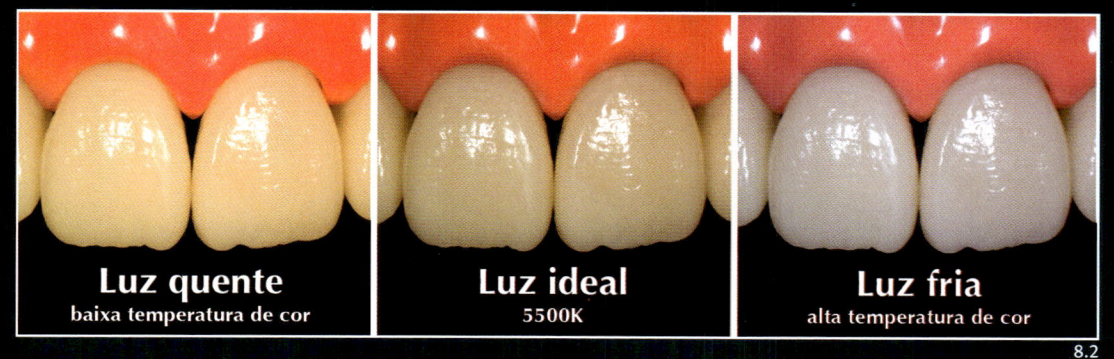

Luz quente
baixa temperatura de cor

Luz ideal
5500K

Luz fria
alta temperatura de cor

8.2

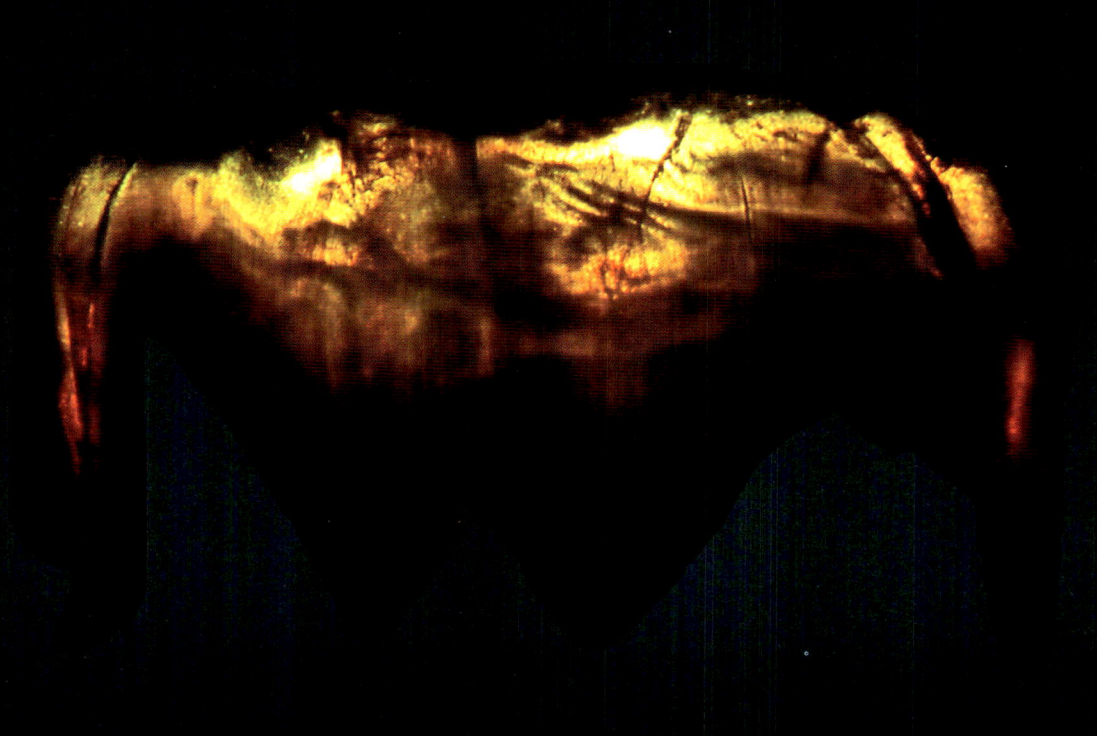

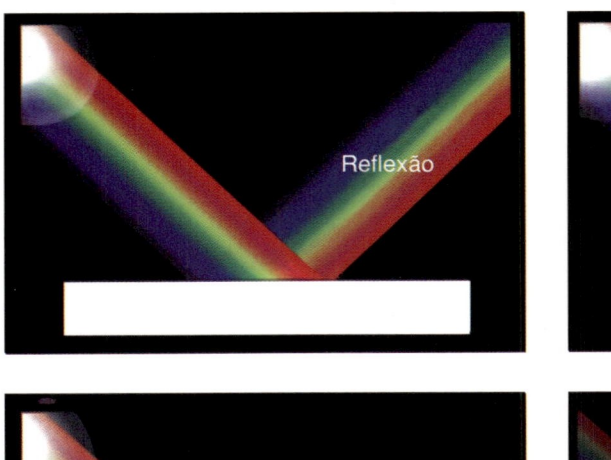
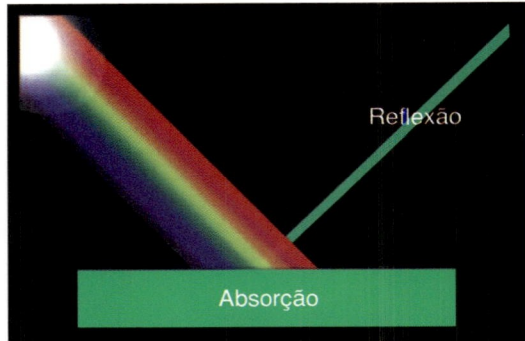
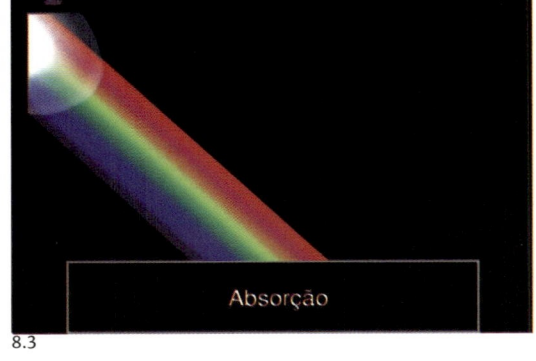
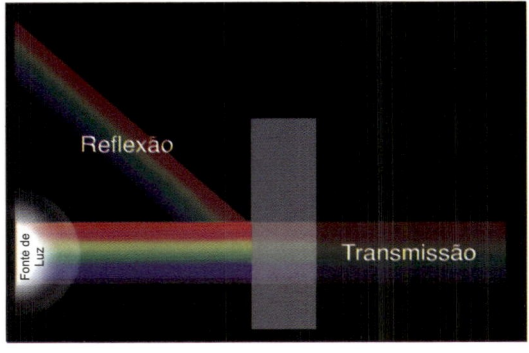

8.3

Ao incidir sobre um corpo, a luz pode interagir e ser modificada por três processos distintos (FIG. 8.3): reflexão, absorção ou transmissão. O interessante é que a reflexão, a absorção e a transmissão podem ocorrer de maneira diferente para determinados comprimentos de onda. Assim, uma luz contendo todo o espectro luminoso, caso seja totalmente refletida pelo objeto, emprestará a ele a cor branca. Se apenas os comprimentos de onda interpretados como verde (ondas médias) forem refletidos e os demais absorvidos, a cor observada será verde. Por outro lado, se todos os comprimentos de onda forem absorvidos, a interpretação do cérebro à total ausência de luz refletida será o preto. Além da capacidade de refletir e absorver seletivamen-

te os comprimentos de onda do espectro eletromagnético, alguns corpos permitem que a luz seja transmitida de um lado ao outro (e.g., o vidro é um objeto transparente, que transmite a luz em sua totalidade). Nos dentes naturais, a transparência não é observada, porém, a transmissão parcial da luz através dos tecidos dentais é importantíssima. O fenômeno pelo qual parte da luz é transmitida e parte é absorvida e/ou refletida, é conhecido por *translucidez*; quando toda a luz é refletida e/ou absorvida, diz-se que os corpos são opacos. Da mesma forma como existem unidades de medida do espaço e da temperatura, a cor também apresenta dimensões mensuráveis, importantes para permitir sua comunicação e reprodução (FIG. 8.4).

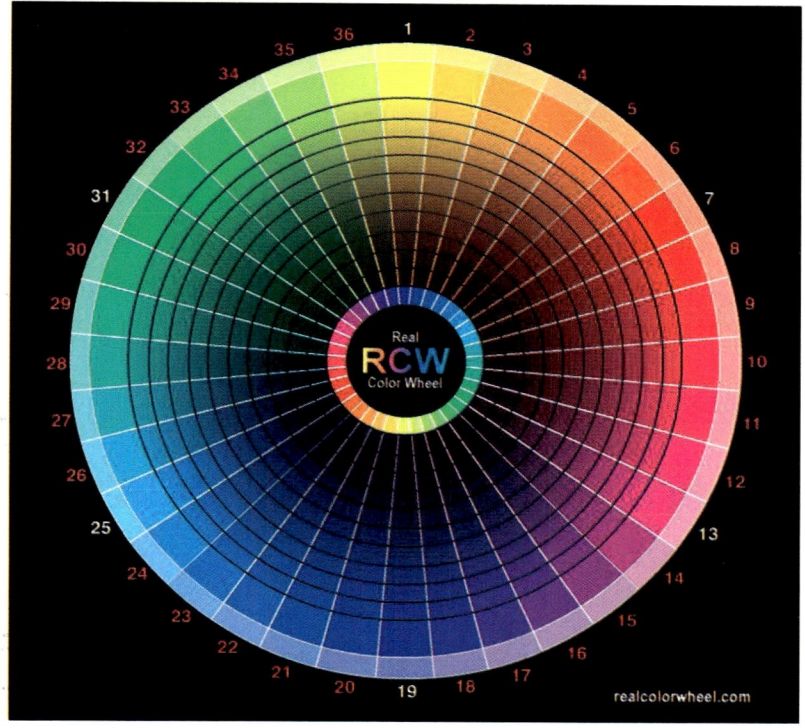

8.4

MATIZ: o matiz é a dimensão que distingue uma família de cor de outra. Assim, pode-se dizer que o matiz é o "nome" da cor: vermelho, azul, verde, amarelo. Nos dentes naturais, as variações de matiz são bastante restritas, oscilando entre poucos tons de amarelo e laranja, além de eventuais detalhes azulados e acinzentados na região incisal, como será discutido no decorrer deste capítulo.

CROMA: o croma descreve a saturação ou intensidade de um determinado matiz — é a característica que diferencia tons de amarelo ou azul, por exemplo. Nos dentes naturais, podem ser observadas variações de croma entre dentes de um mesmo indivíduo e até mesmo entre regiões distintas de um mesmo dente.

VALOR: o valor é a luminosidade da cor, a característica que distingue cores claras de cores escuras. Uma maneira simples de observar a escala de valor é através de imagens em escala de cinza, nas quais se elimina a influência do matiz e do croma, permitindo uma melhor percepção das variações de luminosidade, desde o preto (valor baixo) ao branco (valor alto). Graças ao maior número de estruturas envolvidas na detecção de variações de luminosidade no olho humano, quando comparadas às estruturas encarregadas de detectar variações de matiz e croma, considera-se que o valor é a dimensão mais importante da cor — duas vezes mais importante do que o croma e três vezes mais importante do que o matiz.

LUZ E COR NOS DENTES NATURAIS

A natureza tridimensional da cor foi idealizada para a mensuração de cores sólidas em superfícies opacas. Porém, como já comentado, os dentes são estruturas translúcidas, cuja cor é resultado de manifestações simultâneas de absorção, reflexão e transmissão da luz. Assim, a fim de permitir o uso das três dimensões da cor na Odontologia, é necessário considerar, também, o papel desempenhado pela translucidez. Tal é a importância da translucidez, que muitos autores descrevem-na como a quarta dimensão da cor. Para compreender os mecanismos responsáveis pela manifestação cromática do esmalte e da dentina e estabelecer as bases para sua reprodução com materiais restauradores, é essencial estudar as características ópticas dos dentes naturais. A sobreposição de diferentes espessuras de esmalte e dentina ao longo da coroa, resulta em um aspecto policromático que, se por um lado dificulta e torna altamente desafiadora a emulação dos efeitos de cor nas restaurações, por outro lado confere aos elementos dentais uma beleza ímpar. Em essência, a dentina é geralmente caracterizada por baixa translucidez e alta saturação, sendo a principal responsável pelo matiz e croma básicos do dente. O esmalte, por sua vez, é um tecido altamente translúcido e pouco saturado, que atua como um filtro que permite a visualização da cor dentinária — graças a esse comportamento, o esmalte é o principal responsável pelo valor dos dentes naturais. O grau de translucidez dos tecidos dentais modifica-se ao longo da vida, levando a uma alteração na expressão cromática dos dentes. Via de regra, a translucidez do esmalte aumenta com o passar dos anos, em virtude, especialmente, da redução de sua espessura e da perda da textura superficial, efeitos decorrentes do desgaste fisiológico. A dentina também sofre modificações cromáticas ao longo da vida, decorrentes de sua deposição contínua — que resulta em maior saturação da cor — e do aumento da mineralização — que leva ao aumento da translucidez. Essas modificações explicam, de forma simplificada, o porquê de os dentes jovens apresentarem-se mais brancos e luminosos — a maior espessura do esmalte atenua a percepção da saturação dentinária e a textura aumenta a dispersão e reflexão da luz — e de os dentes adultos e idosos apresentarem-se mais amarelados — o esmalte liso é mais translúcido e sua menor espessura acentua a influência cromática da dentina. Para entender melhor as relações espaciais e os efeitos resultantes da interação do esmalte e da dentina ao longo da coroa, é interessante discutir separadamente as características de cada terço (FIG. 8.5) — cervical, médio e incisal.

TERÇO CERVICAL: apresenta grande espessura de dentina e esmalte delgado, que resulta em croma alto e valor intermediário ao dos terços médio e incisal. Nessa região, a expressão cromática é minimamente influenciada pelo esmalte, sendo um ótimo local para avaliar a cor da dentina.

TERÇO MÉDIO: apresenta um grande volume de dentina e uma camada de esmalte espessa. Com isso, caracteriza-se pela baixa translucidez — decorrente da grande espessura de dentina — e alto valor, visto que a camada de esmalte consegue atenuar a saturação dentinária, o que aumenta a luminosidade final.

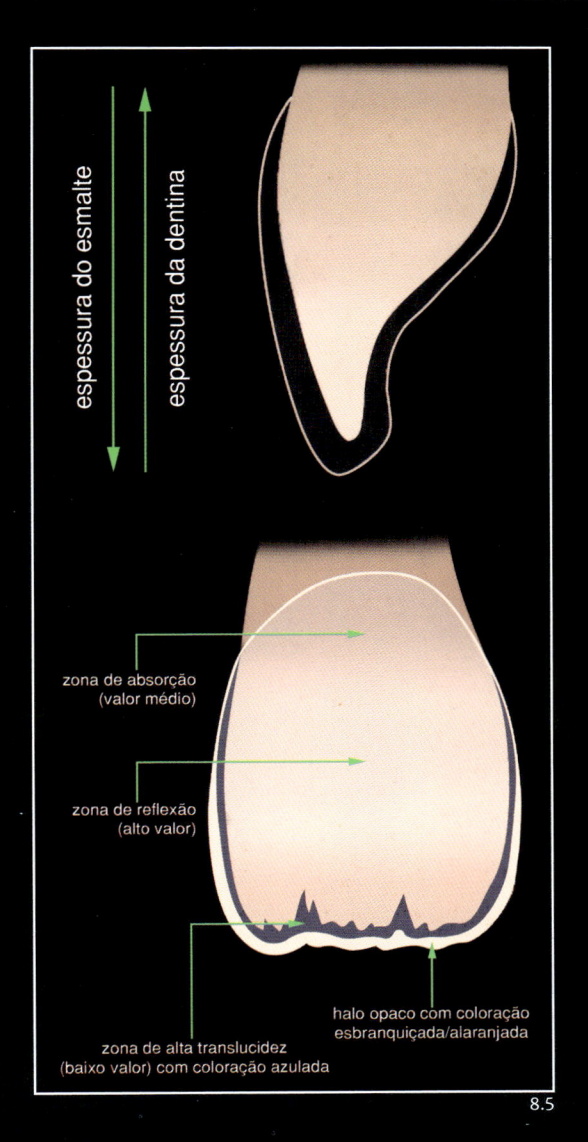

espessura do esmalte

espessura da dentina

zona de absorção
(valor médio)

zona de reflexão
(alto valor)

halo opaco com coloração
esbranquiçada/alaranjada

zona de alta translucidez
(baixo valor) com coloração azulada

8.5

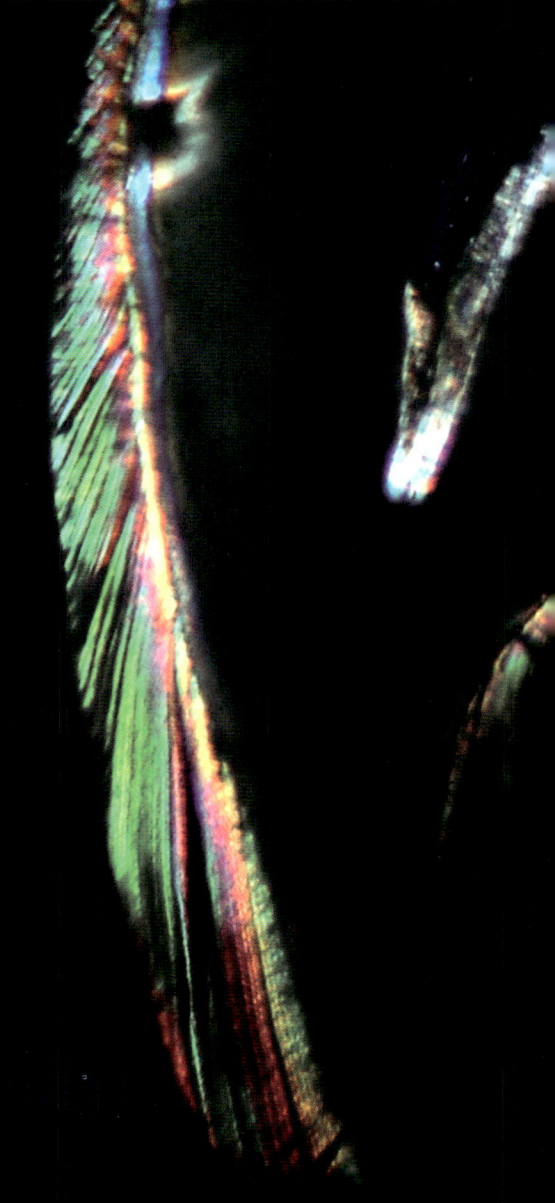

Terço incisal: *apresenta, em especial nas proximidades da borda incisal, dentina bastante delgada, disposta em projeções digitiformes — conhecidas como mamelões. A expressão cromática da região incisal é definida, basicamente, pelas características do esmalte, que apresenta grande espessura e translucidez alta. Uma vez que o fundo da boca é escuro, ele transparece, reduzindo o valor final dessa região. Graças à alta translucidez, também é no terço incisal que os belos efeitos ópticos oriundos da opalescência são mais pronunciados, conforme será discutido mais adiante.*

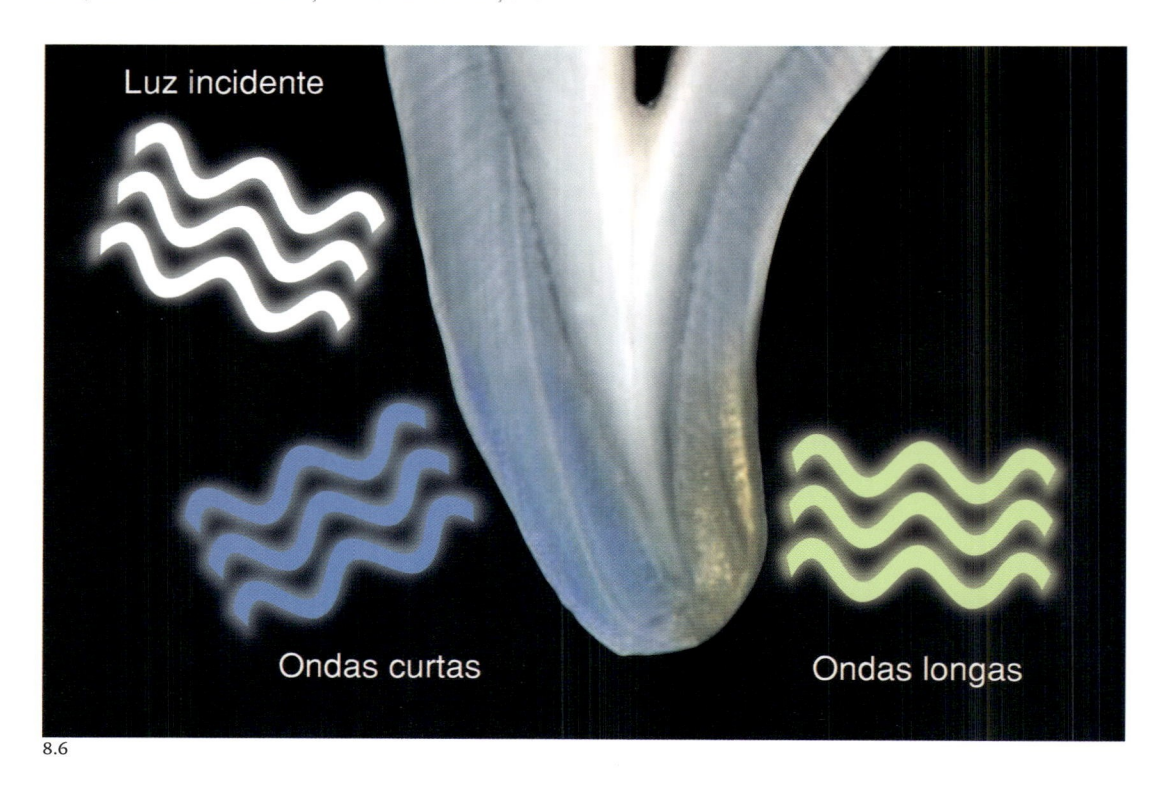

Luz incidente

Ondas curtas

Ondas longas

8.6

Um dos mais belos efeitos ópticos dos dentes naturais é a opalescência, propriedade relacionada à capacidade do esmalte de refletir as ondas curtas e, simultaneamente, transmitir as ondas longas do espectro visível (FIG. 8.6). Uma vez que a opalescência é uma propriedade típica do esmalte, é no terço incisal que esses efeitos ópticos são percebidos com maior intensidade, visto que a relação espacial entre os tecidos na região incisal favorece a expressão cromática do esmalte. Graças à opalescência, quando o dente é observado sob luz refletida, as áreas mais translúcidas apresentam uma coloração azulada (FIG. 8.7), enquanto sob luz transmitida as mesmas áreas assumem uma coloração alaranjada (FIG. 8.8). Esse comportamento dinâmico da região incisal contraindica a reprodução dos efeitos azulados e/ou alaranjados com tintas e pigmentos, uma vez que ao fazer isso os efeitos teriam caráter estático e permanente. O ideal, portanto, é utilizar materiais opalescentes, capazes de pintar com luz os efeitos desejados, emprestando naturalidade às restaurações. Ainda no terço incisal, é interessante observar a presença de um halo opaco na região da borda, com coloração branca-alaranjada. A visualização do halo opaco é um fenômeno óptico decorrente da angulação do esmalte na borda, que modifica a forma como a luz é refletida e refratada. Esse fenômeno é bastante complexo e alterável pela presença ou ausência de saliva, que modifica os índices de refração da luz (FIG. 8.9).

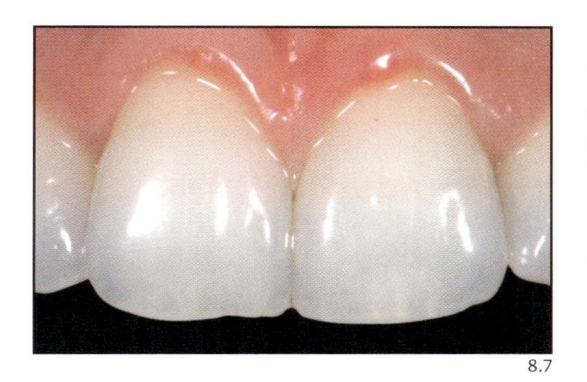

8.7

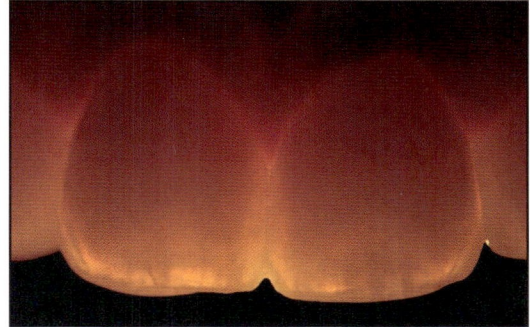

8.8

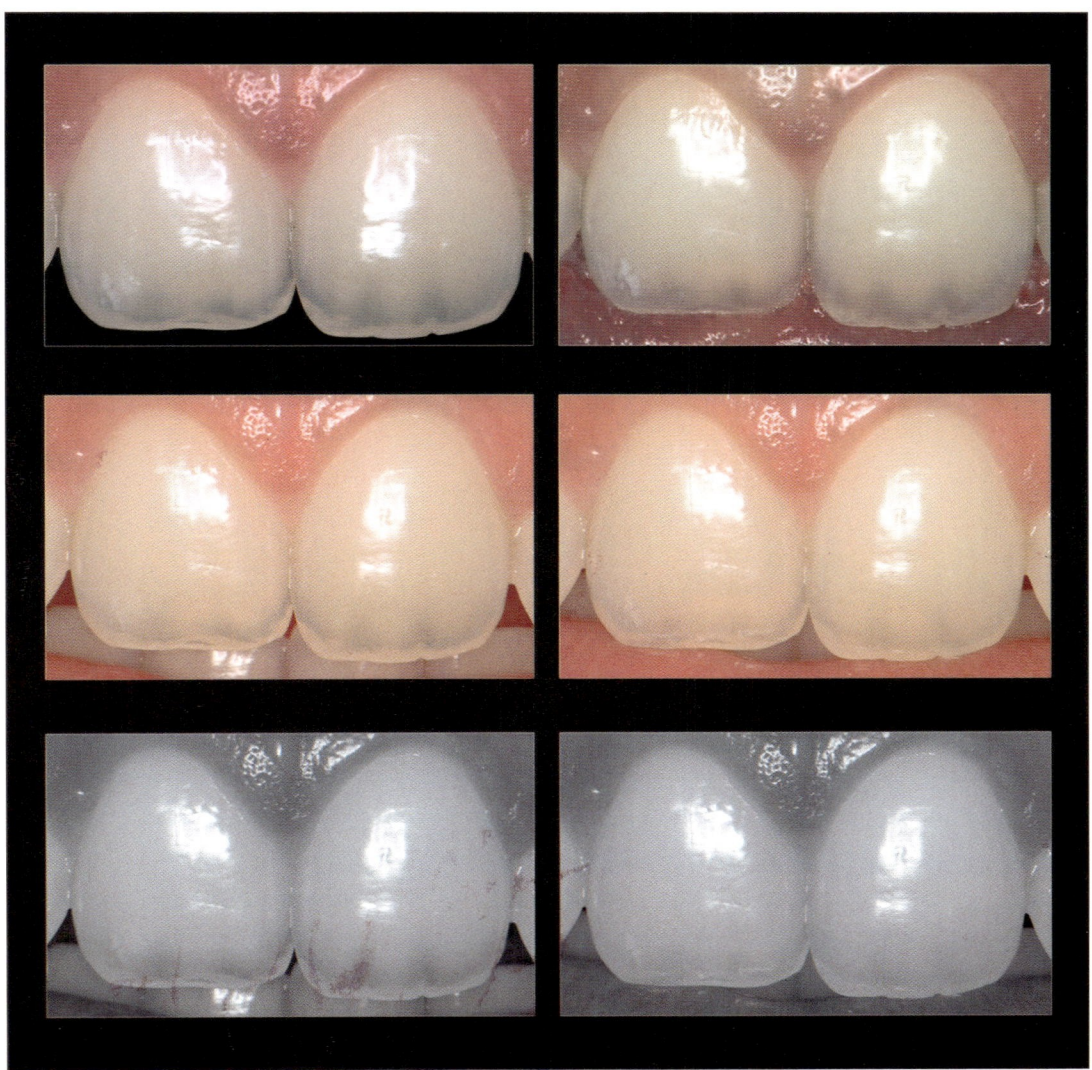

8.9

Outro efeito óptico característico dos dentes naturais é a fluorescência, definida como a capacidade de absorver luz de um determinado comprimento de onda e, em resposta, emitir luz com comprimento de onda diferente. Nos dentes naturais, a fluorescência é caracterizada pela absorção de luz ultravioleta — que é invisível aos nossos olhos — seguida da emissão de luz visível com curto comprimento de onda, interpretada como azulada. Isso significa que, na presença de luz ultravioleta, contida na luz solar e no espectro emitido por lâmpadas especiais como a "luz negra", os dentes passam a exibir luminosidade adicional, que pode levar a uma alteração da expressão cromática final. Deve-se ressaltar que, embora tanto o esmalte quanto a dentina sejam tecidos naturalmente fluorescentes, é na dentina que o fenômeno manifesta-se com mais intensidade, devido ao seu maior conteúdo orgânico. De fato, a dentina é aproximadamente três vezes mais fluorescente que o esmalte, conferindo um efeito de luminosidade interna, essencial para a aparência dos dentes naturais. Embora seja difícil identificar a fluorescência sob condições normais de iluminação — a despeito da luz solar ser extremamente rica em radiação ultravioleta — é possível evidenciar artificialmente seus efeitos, através da simples exposição dos dentes naturais a uma luz artificial rica em radiação ultravioleta, como a "luz negra" empregada na iluminação de casas noturnas, por exemplo. A ausência de fluorescência em uma restauração pode resultar em um aspecto bastante desagradável (FIGS. 8.10 E 8.11). Assim, é importante que os materiais restauradores apresentem comportamento fluorescente compatível com os dentes naturais, para que sejam capazes de mimetizar o comportamento óptico do esmalte e da dentina nas mais diversas condições de iluminação.

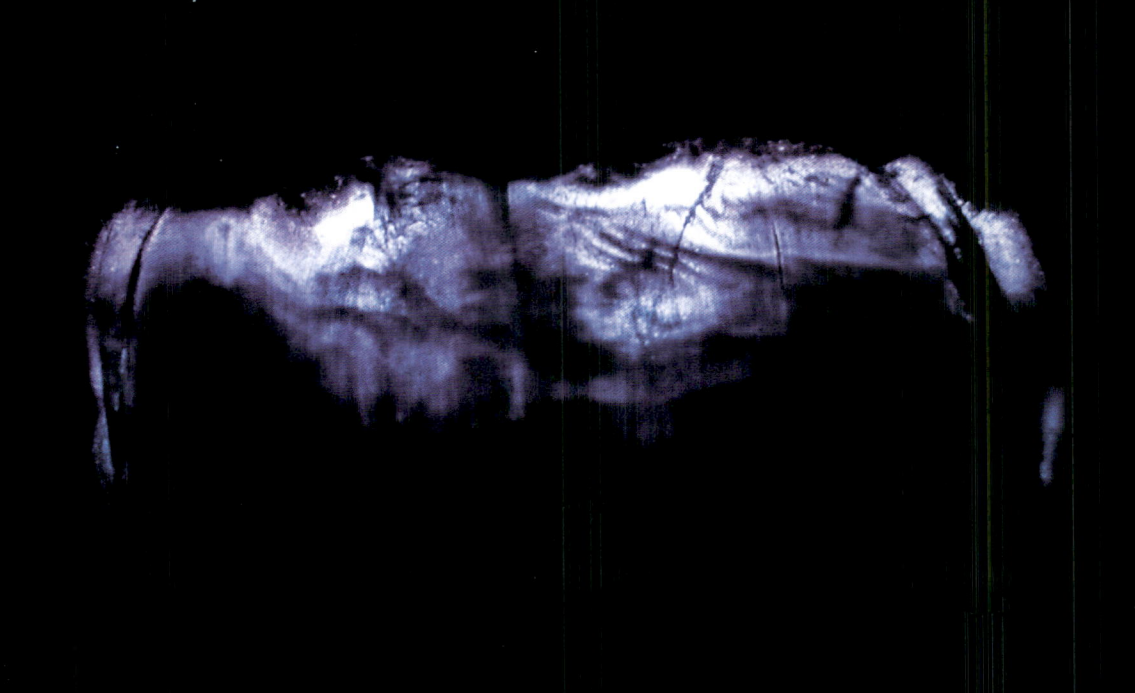

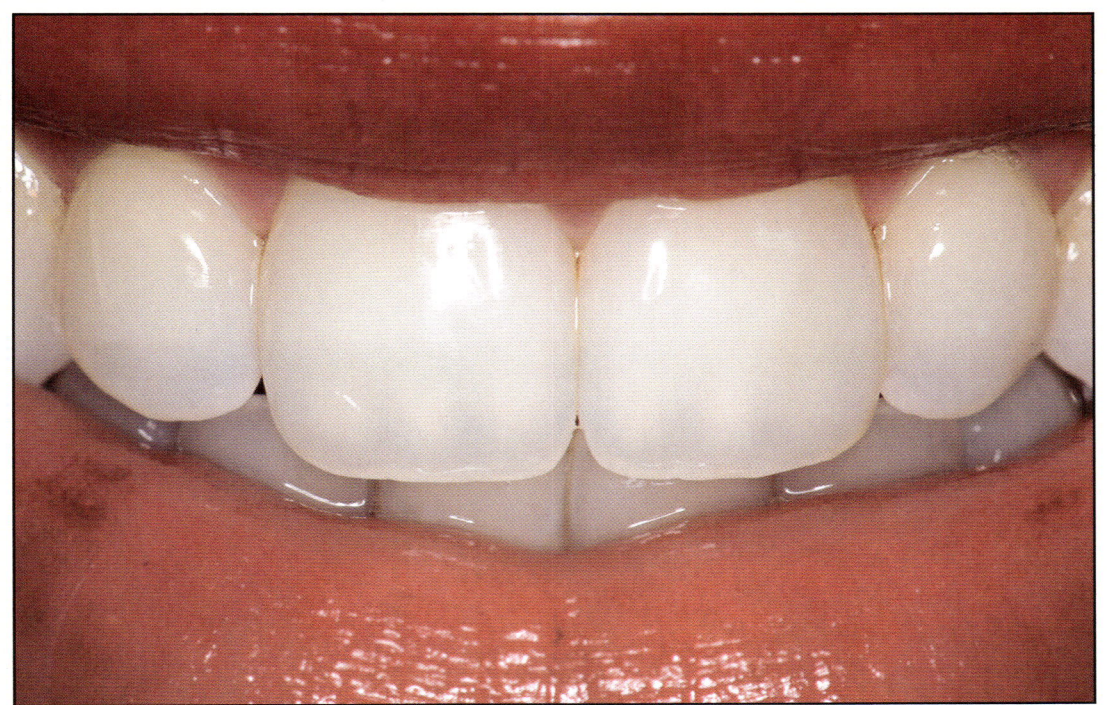

8.10

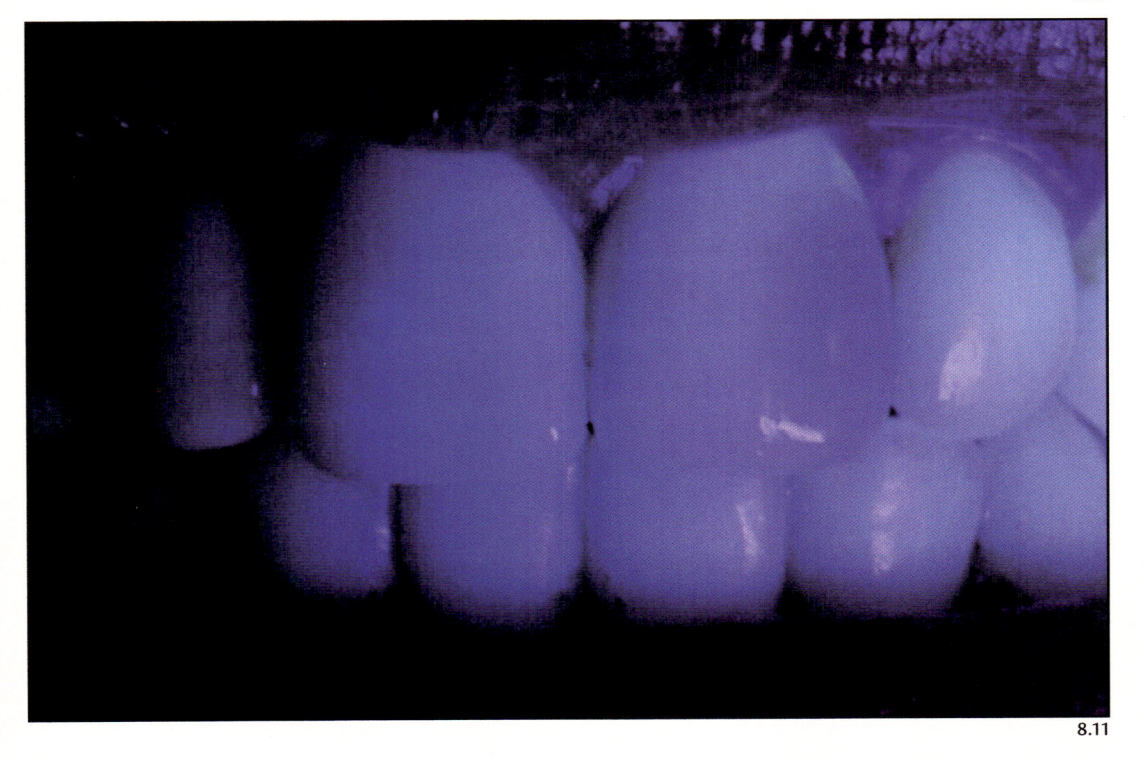

8.11

MÉTODOS PARA AVALIAÇÃO E REGISTRO DE COR

Agora que já foram discutidos alguns conceitos fundamentais sobre os mecanismos de formação e percepção das cores e sobre os efeitos ópticos que caracterizam os dentes naturais, é importante apresentar os principais métodos utilizados para a determinação de cor em Odontologia. Certamente, o método mais frequentemente empregado é a comparação visual das características cromáticas dos dentes com diferentes tipos de escala de cor. Existem escalas próprias para diversos sistemas de resinas compostas e cerâmicas, porém a maioria segue o padrão estabelecido pela tradicional escala Vitapan Classical, produzida pela companhia Vita. Esta escala é baseada no matiz e no croma: as nuances de matiz são A, B, C e D — descritas, respectivamente, como laranja, amarelo, amarelo/cinza e laranja/cinza — enquanto o croma varia de 1 a 4. No total, a escala Vitapan Classical é formada por 16 cores, geralmente separadas em grupos de matiz (A, B, C e D) e ordenadas pelo croma, da seguinte forma: A1, A2, A3, A3.5, A4, B1, B2, B3, B4, C1, C2, C3, C4, D2, D3, D4 (FIG. 8.12). Alternativamente, as cores podem ser reordenadas em ordem decrescente de valor: B1, A1, B2, D2, A2, C1, C2, D4, A3, D3, B3, A3.5, B4, C3, A4 E C4 (FIG. 8.13). Essa modificação, que coloca a luminosidade da cor em primeiro plano, visa facilitar a seleção de cores com base no valor — a dimensão mais importante — em detrimento do matiz e do croma. Com o mesmo objetivo em mente, a própria empresa Vita desenvolveu a escala Vita 3D–Master, que divide suas 26 cores em 5 grupos de acordo com a luminosidade (FIG. 8.14) — todas as cores dentro de um mesmo grupo apresentam exatamente o

mesmo valor. A seleção de cores com essa escala inicia-se pela definição do grupo, cujo valor mais se assemelha ao dente que está sendo avaliado. A seguir, faz-se a seleção do croma, comparando as diferentes saturações (1, 2 e 3) na coluna central do grupo. Finalmente, escolhe-se o matiz, identificado pelas letras M (matiz padrão), L (levemente amarelado) ou R (levemente avermelhado). Observe que a escala 3D–Master contempla a ordem de importância das dimensões das cores: valor > croma > matiz. Além disso, nessa escala, as cores estão distribuídas de maneira mais uniforme e abrangente no espaço cromático relevante para a Odontologia. Apesar dessas vantagens, a escala Vita 3D–Master não é tão utilizada quanto a Vitapan Classical, que ainda se mantém como principal referência para a denominação e seleção de cores em Odontologia. Além das escalas de cor tradicionais, mais recentemente tem-se observado o desenvolvimento de aparelhos que realizam eletronicamente o processo de avaliação das cores. Esses aparelhos — colorímetros e espectrofotômetros — agem emitindo luz e analisando o espectro refletido pelos dentes, de forma a identificar as cores presentes. De acordo com as particularidades de cada equipamento, o resultado pode ir desde uma simples indicação da cor em notação correspondente às escalas Classical e 3D–Master, até complexos relatórios cromáticos de todas as regiões avaliadas (FIGS. 8.15 E 8.16). Dentre as grandes vantagens desses aparelhos, destaca-se a ausência do fator psicológico (e.g., cansaço do profissional), a padronização da iluminação e a ótima reprodutibilidade dos resultados.

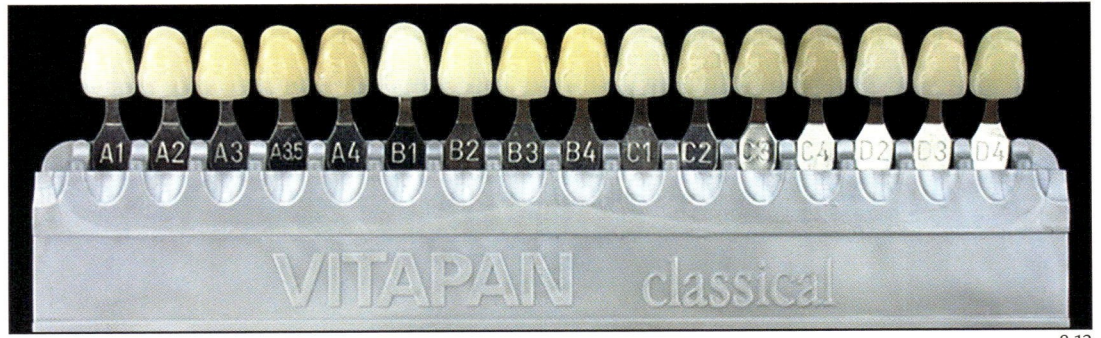

8.12

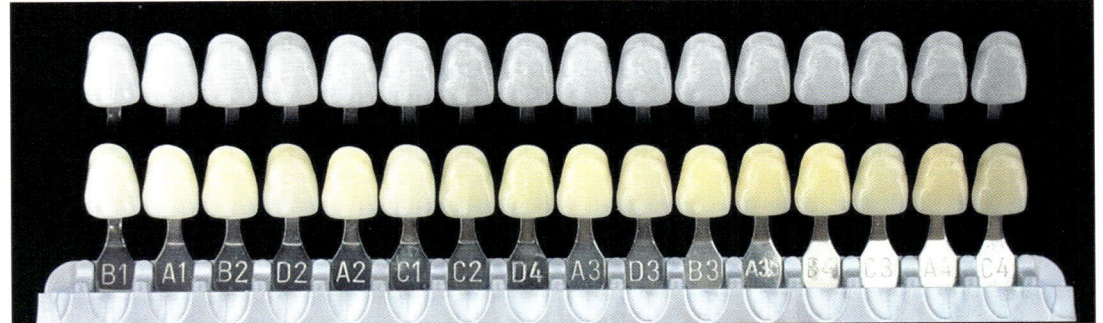

8.13

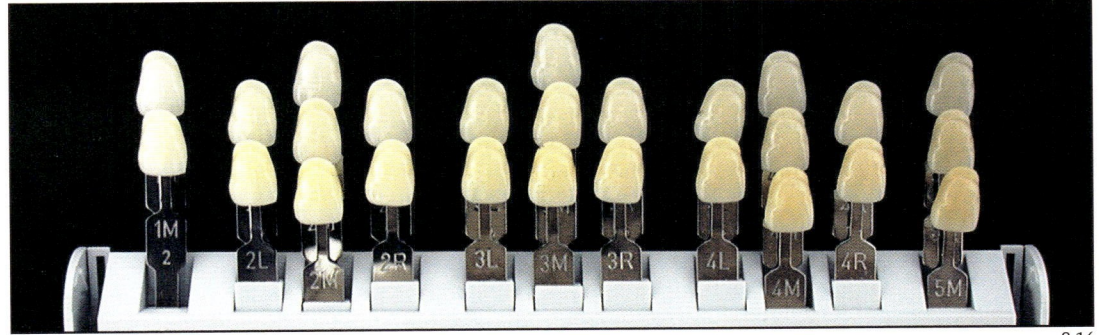

8.14

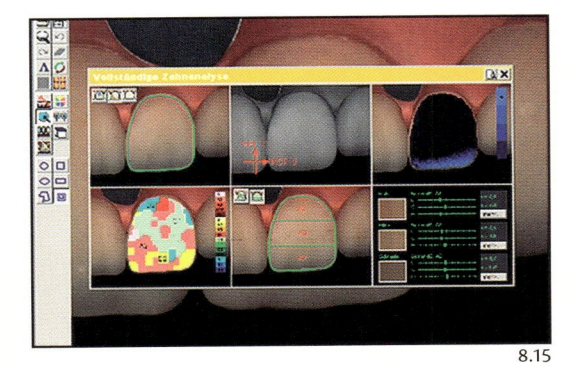

8.15

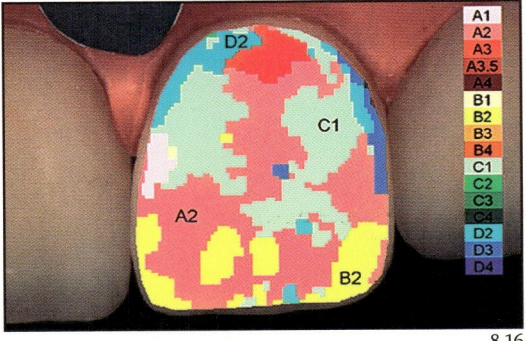

8.16

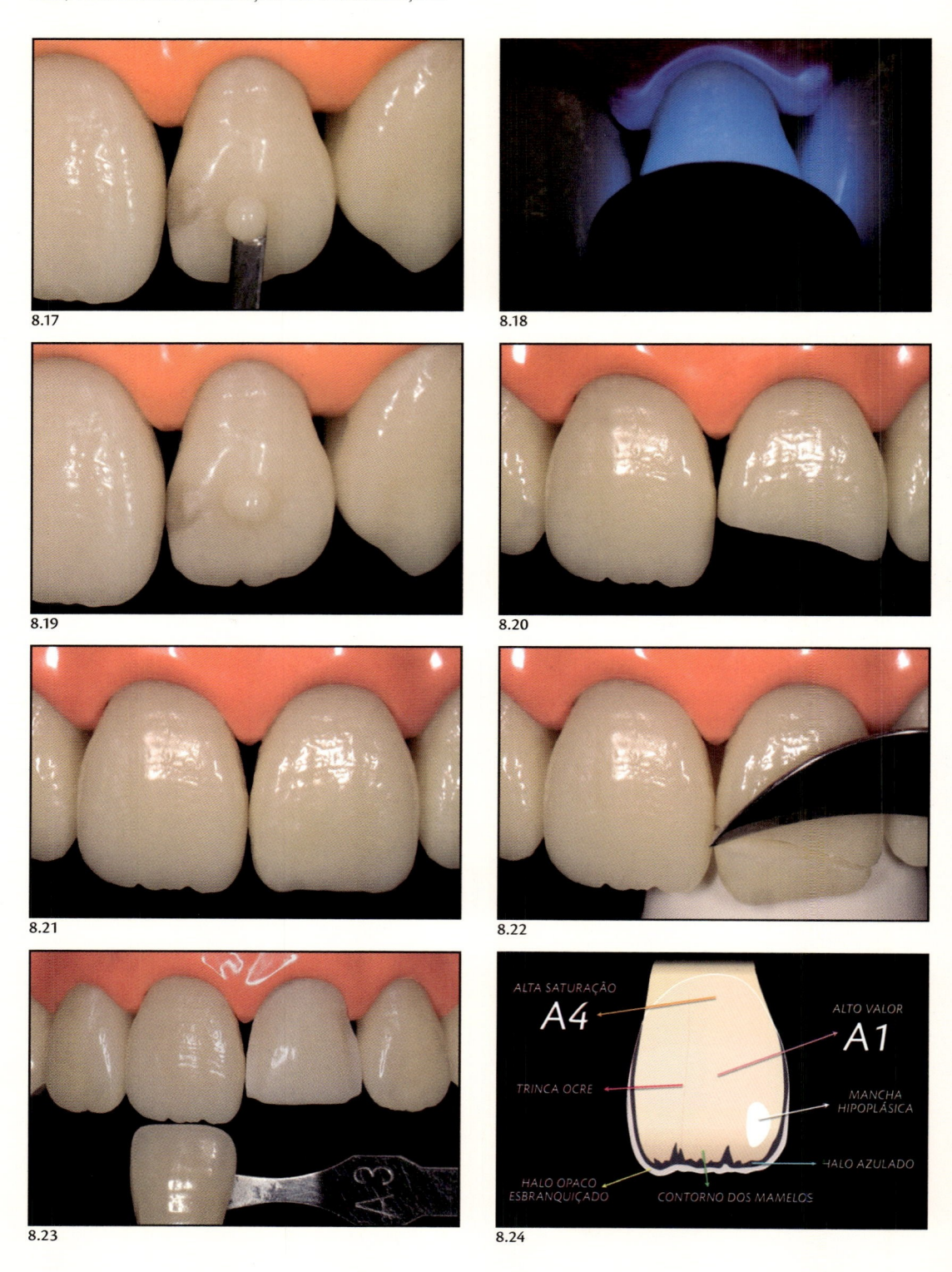

8.17

8.18

8.19

8.20

8.21

8.22

8.23

8.24

Outro método de seleção de cores, muito útil em restaurações diretas, é a aplicação e fotoativação de pequenos incrementos de compósito sobre a superfície dental adotada como referência (FIGS. 8.17 A 8.19). Além de simples e prático, este método vale-se do próprio sistema de resina composta para selecionar a cor — uma grande vantagem, visto que é comum a mesma cor (e.g., A3) apresentar diferenças entre a escala e o material. A despeito da praticidade de selecionar os materiais por meio dessa técnica de incrementos isolados, acreditamos que, especialmente em restaurações diretas mais desafiadoras, o ideal é executar um *ensaio restaurador*. Para isso, diferentes cores do material — selecionadas por qualquer dos métodos já descritos — são aplicadas ao dente, tal qual em uma restauração definitiva, com a diferença de que não se realiza qualquer tipo de procedimento adesivo prévio (FIGS. 8.20 A 8.22). A restauração diagnóstica permite não só confirmar a escolha dos materiais, mas, especialmente, avaliar o resultado da combinação de cores diferentes e definir a espessura em que as massas devem ser aplicadas, a fim de atingir os efeitos ópticos planejados. Lembre-se que a expressão cromática dos dentes naturais — e também das restaurações — resulta da sobreposição de tecidos ou materiais com níveis de translucidez e saturação diferentes. Os melhores resultados são obtidos pela associação de massas menos translúcidas e mais saturadas para a reprodução da dentina, e massas mais translúcidas e menos saturadas para a reprodução do esmalte. Assim, para se obter uma cor final A2, por exemplo, pode-se utilizar uma dentina mais saturada (e.g. A3 ou A3.5) associada a um esmalte translúcido e de saturação baixa (e.g., A1), que

atenue a intensidade com que se percebe o croma da dentina. A qualidade do resultado final depende, essencialmente, da espessura conferida ao esmalte: se for muito delgado, não atenuará o croma dentinário de forma adequada; se for muito espesso, pode conferir um aspecto acinzentado e excessivamente translúcido à restauração. Vale lembrar que o compósito só assume sua cor definitiva após fotoativado pelo período recomendado pelo fabricante. Assim, uma rápida — e incompleta — polimerização pode levar a erros no processo de seleção de cor. A experiência necessária para combinar diferentes massas de resina composta de forma correta, produzindo restaurações com aspecto natural, requer muito treinamento, tempo e estudo. Nas restaurações indiretas, entretanto, as dificuldades envolvidas são ainda maiores — além de determinar as cores corretas, é necessário transmitir as informações a um técnico em prótese dentária, para que ele possa reproduzir as cores planejadas nas restaurações. Se a reprodução dos detalhes de cor já é difícil quando a restauração é executada intraoralmente, imagine a dificuldade de aplicar os materiais sobre modelos de gesso, sem jamais ter visto o paciente. Uma vez que a presença física do técnico durante os processos de seleção de cor é inviável para a maioria dos profissionais, recomenda-se que as informações de cor sejam transmitidas por meio de fotografias. As câmeras digitais auxiliam nessa tarefa, desde que utilizadas de forma apropriada e associadas a referências conhecidas — como as escalas de cor (FIG. 8.23). Também é interessante registrar as informações observadas em um mapa cromático, que permite a identificação de peculiaridades ópticas, como trincas e manchas (FIG. 8.24).

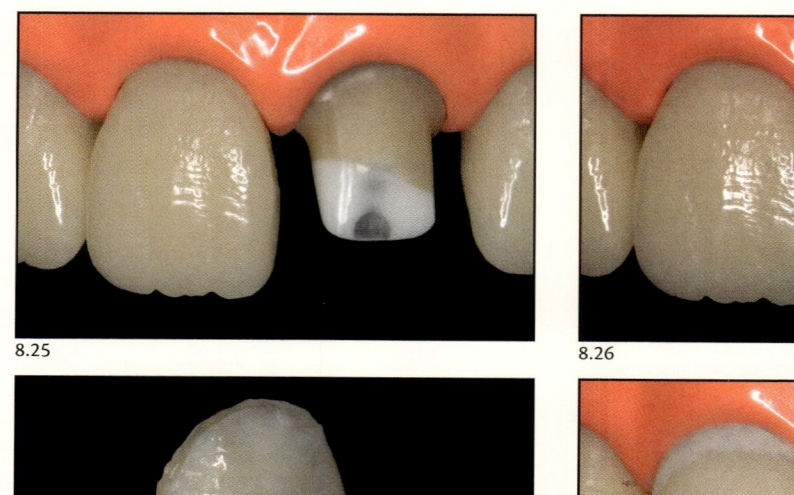

8.25

8.26

8.27

8.28

Nas situações em que se opta pela confecção de restaurações indiretas, seja no segmento anterior ou no posterior, há uma tendência clara a favorecer a indicação de sistemas totalmente cerâmicos, em detrimento daqueles que necessitam de infraestruturas metálicas. Esses sistemas têm, como principal vantagem, estética excepcional, decorrente de sua capacidade de permitir a passagem da luz, que faz com que a restauração integre-se opticamente ao remanescente dental. Do ponto de vista da seleção de cor, entretanto, o uso de tais sistemas exige alguns cuidados especiais. Enquanto nas restaurações metalocerâmicas tradicionais, a cor do substrato não tem qualquer influência sobre a cor final da restauração, uma vez que a opacidade do metal encarrega-se de mascarar totalmente a coloração subjacente, nas restaurações cerâmicas é fundamental que o laboratório seja informado sobre a cor do substrato dental. Preparos demasiadamente escurecidos e/ou manchados ou com núcleos metálicos necessitam ser mascarados pela peça protética e, muitas vezes, representam um verdadeiro desafio ao ceramista. Mais uma vez, o uso de fotografias está indicado para permitir uma comunicação cromática adequada (FIGS. 8.25 E 8.26). Outra etapa importante, ao utilizar restaurações totalmente cerâmicas, é a prova estética da restauração, antes da cimentação. Idealmente, a prova deve ser realizada com o auxí-

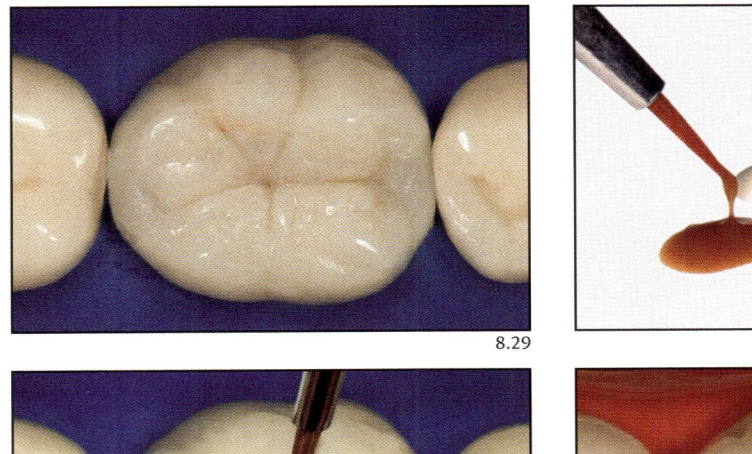

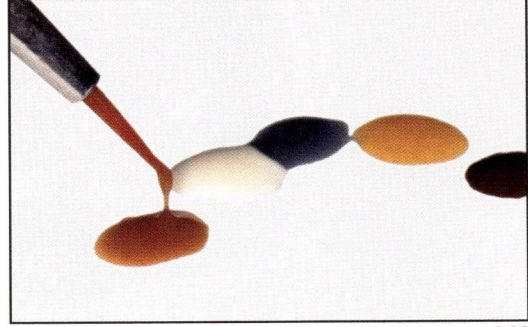

8.29

8.30

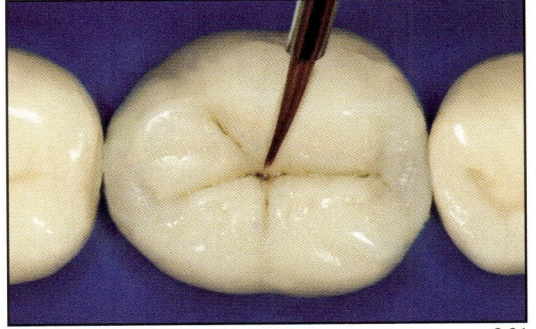

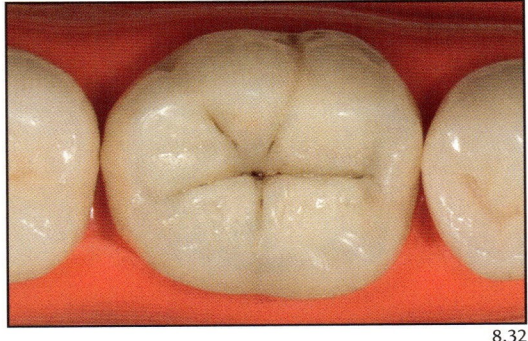

8.31

8.32

lio de pastas *try-in* — géis especiais que simulam a coloração dos cimentos resinosos estéticos, dando ao profissional a oportunidade de antever o resultado final da cimentação definitiva (FIGS. 8.27 E 8.28). Após a prova, caso necessário, a restauração pode ser retornada ao laboratório para as correções de cor. Outro aspecto a considerar durante a confecção das restaurações — diretas ou indiretas — é a necessidade de executar caracterizações. Expressar artificialmente a miríade de detalhes cromáticos dos dentes é, sem dúvida, uma arte. Para alcançar resultados ainda mais naturais, muitas vezes, é interessante caracterizar as restaurações, pintando-as com corantes de diferentes tonalidades (e.g., bran-

co, azul, ocre, marrom), a fim de simular áreas de hipoplasia, pigmentação de sulcos e quaisquer outros efeitos que auxiliem na integração estética (FIGS. 8.29 A 8.32). Quanto mais avança a ciência odontológica, tanto no entendimento dos processos responsáveis pelo belo policromatismo dental como na criação de materiais e técnicas que permitem a reprodução desses efeitos, mais cresce a expectativa estética e a exigência dos pacientes. É por isso que o estudo da cor requer atualização constante, treinamento, detalhismo e, acima de tudo, observação atenta das características dos dentes naturais dos pacientes, a fim de aprender um pouco a cada tratamento, seja ele restaurador ou não.

9

AMÁLGAMA DENTAL

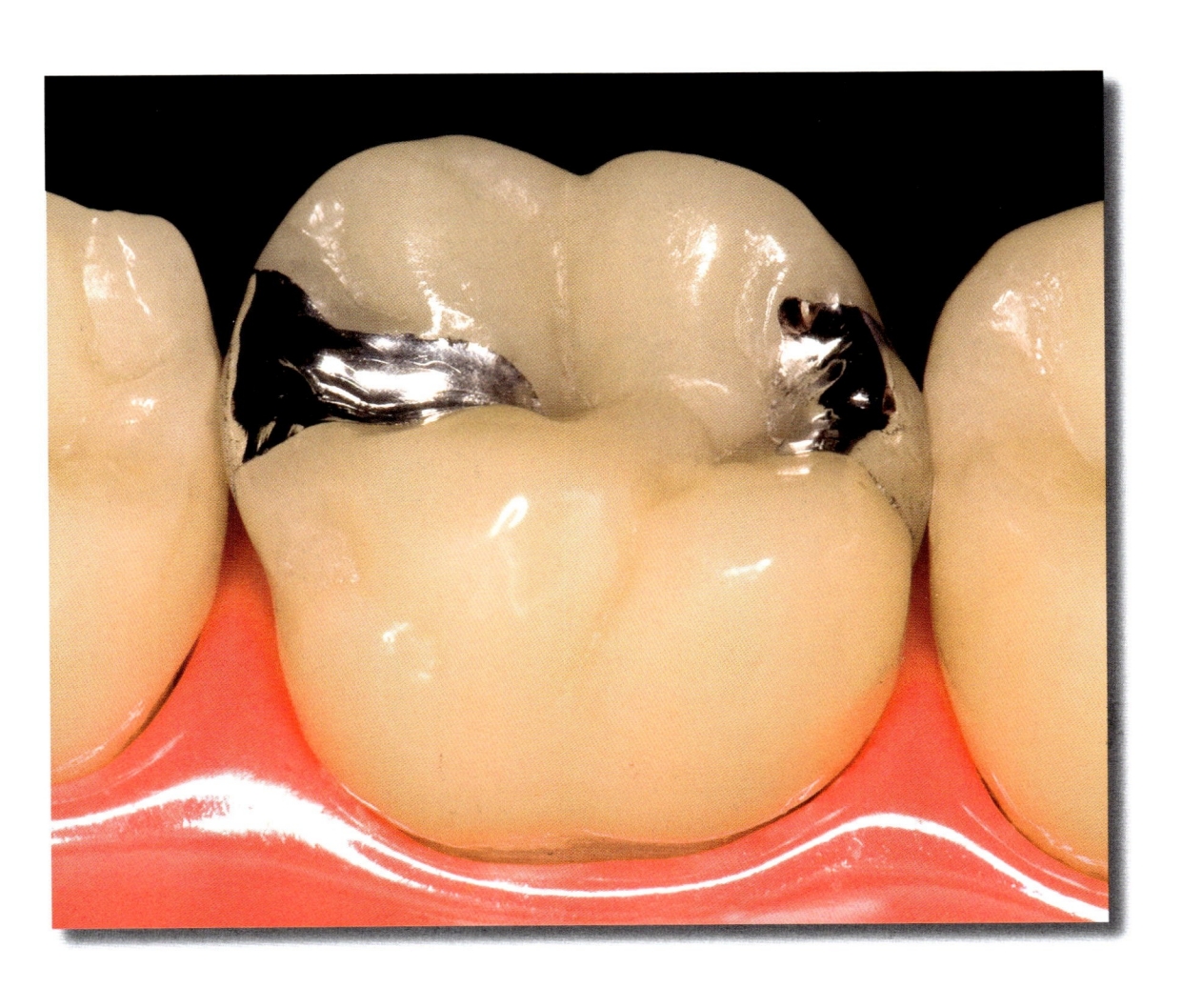

O amálgama é formado quando o mercúrio, líquido à temperatura ambiente, é misturado a uma liga metálica, composta basicamente por prata, estanho e cobre. A reação de mistura, conhecida como *amalgamação*, envolve a dissolução da camada superficial das partículas da liga pelo mercúrio, formando duas novas fases — sólidas à temperatura ambiente. De forma simplificada, a reação de amalgamação pode ser representada da seguinte forma:

$$\underset{\gamma}{Ag_3Sn} + \underset{mercúrio}{Hg} \rightarrow \underset{\gamma}{Ag_3Sn} + \underset{\gamma_1}{Ag_2Hg_3} + \underset{\gamma_2}{Sn_8Hg}$$

Na reação acima, a fase γ (gama) corresponde à liga não reagida com o mercúrio, ao passo que as fases γ_1 (gama-1) e γ_2 (gama-2) correspondem à matriz formada pela reação do mercúrio com a prata e o estanho respectivamente. Evidentemente, a presença da fase γ ao fim da reação de amalgamação indica que nem todas as partículas da liga reagem com o mercúrio. De fato, uma quantidade considerável de fase γ permanece na estrutura do material, mantida unida por uma matriz, formada predominantemente por γ_1 e que é entremeada por γ_2 (FIG. 9.1). Dentre as três fases, a γ é a que apresenta maior resistência — 5 vezes mais resistente que a fase γ_1 e 8 vezes mais resistente que γ_2. Além de menos resistente, a fase γ_2 também é mais propensa à corrosão. É natural, portanto, que se procure reduzi-la ou mesmo eliminá-la, a fim de melhorar as propriedades do amálgama.

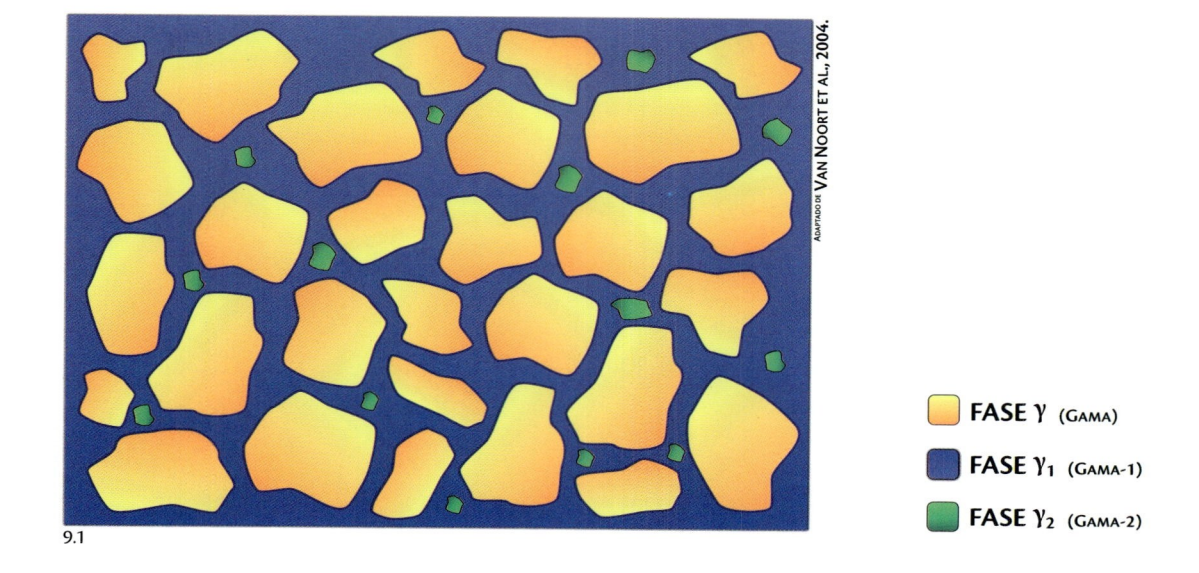

ADAPTADO DE VAN NOORT ET AL., 2004.

FASE γ (GAMA)

FASE γ_1 (GAMA-1)

FASE γ_2 (GAMA-2)

9.1

CLASSIFICAÇÃO DAS LIGAS PARA AMÁLGAMA

Embora as ligas para amálgama possam ser classificadas de inúmeras maneiras, as duas principais classificações — as que apresentam maior relevância do ponto de vista clínico — diferenciam as ligas de acordo com o teor de cobre e o formato das partículas.

TEOR DE COBRE: as ligas convencionais — com baixo teor de cobre — são compostas por proporções variadas de prata (67–74%), estanho (25–28%), cobre (< 6%) e zinco (< 2%). Nessas ligas, a reação de amalgamação resulta na formação da indesejável fase γ_2, o que acarreta uma série de desvantagens ao material: aumento da suscetibilidade à corrosão, diminuição da resistência e aumento do "creep" ou escoamento (deformação sob pressão). Para contornar esses problemas, no início da década de 1960, passou-se a adicionar partículas esféricas com alto teor de cobre — na forma de um eutético Ag_3Cu_2 — às ligas convencionais em forma de limalha. O resultado dessa mistura são ligas em que a reação de amalgamação continua ocorrendo da mesma forma (i.e., ainda há formação de γ_2), porém, após algumas horas, ocorre uma reação entre o eutético e a fase γ_2, devido à alta afinidade entre cobre e estanho. O resultado dessa segunda reação é a formação de Cu_6Sn_5 e de mais fase γ_1 — ambas mais resistentes do que a indesejada fase γ_2.

Reação de amalgamação: γ + eutético + mercúrio $\longrightarrow$ γ + γ_1 + γ_2 + Ag_3Cu_2

Reação do eutético com a fase γ_2: γ_2 + eutético $\longrightarrow$ γ_1 + Cu_6Sn_5

Os primeiros materiais a se beneficiarem dessa segunda reação foram os amálgamas com fase dispersa — ligas com alto teor de cobre formadas pela mistura das partículas esféricas do eutético Ag_3Cu_2 a partículas convencionais em forma de limalha. Entretanto, as ligas metálicas com alto teor de cobre também podem se apresentar em fase única (i.e., apenas um formato de partícula). Nestas ligas, a prata (Ag), o cobre (Cu) e o estanho (Sn) encontram-se em diferentes posições na estrutura de cada partícula — a prata fica localizada na periferia, o estanho no centro e o cobre numa posição intermediária. O resultado natural dessa distribuição dos componentes é que o mercúrio reage preferencialmente com a prata, formando γ_1. Embora o cobre não tenha afinidade direta com o mercúrio, a partir do momento em que este último reage com o estanho, a presença do cobre colabora para a redução/eliminação da fase γ_2. Além disso, nas ligas com alto teor de cobre, o fato de o estanho estar localizado no centro da partícula dificulta sua reação com o mercúrio e reduz ainda mais a formação de γ_2. Em essência, a redução ou eliminação da fase γ_2 resulta em um amálgama mais resistente à compressão, à corrosão e menos sujeito à deformação sob pressão — graças à redução do "creep". Por todas essas razões, sempre que possível, recomenda-se utilizar ligas com alto teor de cobre. Também há evidências de que as ligas com alto teor de cobre proporcionam melhores resultados clínicos do que as ligas convencionais.

TAMANHO E FORMA DAS PARTÍCULAS: *o tamanho e o formato das partículas têm influência direta sobre as características de manipulação do material, além de influenciar na composição final (i.e., o percentual dos diferentes componentes) e as propriedades mecânicas do amálgama. Em relação ao tamanho das partículas, o consenso é que aquelas com tamanho médio são preferíveis às muito finas ou muito grossas. Aquelas muito finas, embora proporcionem escultura mais fácil e resultem em um acabamento final excelente, necessitam de mais mercúrio para reagir com a liga e, consequentemente, apresentam maior formação das fases γ_1 e γ_2. Por essas razões, as ligas com partículas muito finas resultam em amálgamas com propriedades mecânicas inferiores. Nas ligas com partículas grossas, por outro lado, a escultura é mais difícil, uma vez que as partículas são facilmente deslocadas da superfície durante a cristalização inicial do amálgama, resultando em superfícies mais porosas e difíceis de polir adequadamente. Quanto à forma das partículas, as ligas podem ser divididas em dois grandes grupos: tipo limalha e esféricas/esferoidais. Nas ligas tipo limalha, o formato inerentemente irregular das partículas exige mais mercúrio para a reação de amalgamação. Nas ligas com partículas esféricas ou esferoidais, uma quantidade menor de mercúrio é necessária, uma vez que há uma melhor justaposição entre as partículas, com espaços menores para serem ocupados pelo mercúrio. A forma das partículas também modifica as características de manipulação do material. Assim, as ligas com partículas em limalha necessitam de mais pressão durante a condensação, o que requer condensadores com diâmetro menor. Além disso, mesmo quando a condensação e a brunidura são conduzidas corretamente, o resultado é uma superfície relativamente granulosa no momento da escultura. As ligas esféricas/esferoidais, por outro lado, apresentam menos resistência à condensação, uma vez que as partículas "rolam" umas sobre as outras, frente à pressão de condensação. Para contornar esse problema, são necessários condensadores com diâmetro maior, que geram menos pressão sobre o material. Finalmente, em virtude da forma das partículas, as ligas esféricas/esferoidais resultam em uma superfície mais lisa no momento da escultura. Vale lembrar que, conforme já mencionado na discussão sobre os amálgamas com alto teor de cobre, é possível combinar mais de um formato de partícula em um mesmo material (e.g., amálgamas com fase dispersa, que combinam partículas convencionais em forma de limalha e partículas esféricas com alto teor de cobre). É interessante notar que, ao contrário do teor de cobre, que influencia significativamente no desempenho clínico das restaurações (i.e., amálgamas com alto teor de cobre têm desempenho comprovadamente superior aos amálgamas convencionais), o formato das partículas, por si só, não parece influenciar consideravelmente na taxa de sucesso das restaurações. Com isso, a escolha por um ou outro material — no que diz respeito ao formato das partículas — deve ser feita de acordo com a preferência do profissional.*

RECOMENDAÇÕES TÉCNICAS

Durante a execução de uma restauração com amálgama, há vários fatores que ficam sob controle direto do profissional e podem influenciar significativamente na qualidade final da restauração. A presente seção discute alguns dos aspectos mais relevantes, clinicamente, em relação à manipulação do material — para mais informações, confira os capítulos 19 a 22.

Proporção e amalgamação/trituração: *o proporcionamento correto entre a liga e o mercúrio é essencial para que o amálgama obtenha suas propriedades ideais e apresente plasticidade adequada. Entretanto, a relação ideal entre a liga e o mercúrio varia de material para material, sendo influenciada pela forma, pelo tamanho e pela composição das partículas. É essencial, portanto, que o profissional atente para as recomendações do fabricante, a fim de obter uma proporção correta entre os componentes e, com isso, propriedades ideais. Realizado o proporcionamento, efetua-se a trituração ou amalgamação do material. Esta etapa é responsável pela mistura do pó ao líquido, resultando na massa plástica que será utilizada para a restauração. No passado, a trituração era realizada manualmente, com um gral e um pistilo. Atualmente, entretanto, prefere-se a mistura mecânica, com amalgamadores de alta velocidade — manobra que, além de mais rápida e segura, oferece resultados melhores. O tempo de amalgamação depende da liga utilizada e da velocidade do amalgamador. Tenha em mente que quanto maior o tempo de amalgamação, maiores a plasticidade e o tempo de trabalho do amálgama produzido. Assim, caso se observe que a cristalização está ocorrendo muito rapidamente, o tempo de trituração deve ser aumentado — e não diminuído, como se poderia pensar. Atualmente, a maioria dos fabricantes oferece* amálgamas em cápsulas pré-dosadas para serem utilizadas em amalgamadores. Essas cápsulas são uma opção muito interessante, uma vez que garantem uma proporção liga/mercúrio ideal e reduzem significativamente a possibilidade de erros técnicos. Além disso, ao utilizar materiais encapsulados, os riscos de contaminação pelo mercúrio são menores, já que não há manipulação direta.

Condensação: *após a inserção do amálgama na cavidade, realiza-se a condensação, que tem como objetivos: compactar e adaptar o material às paredes da cavidade, minimizar as porosidades internas e reduzir o conteúdo de mercúrio. À medida que o amálgama é condensado, o mercúrio excedente aflora à superfície e é removido. Conforme já mencionado, a pressão recomendada para a condensação varia de acordo com o formato das partículas — ligas em forma de limalha ou com fase dispersa requerem maior pressão de condensação, possibilitada por condensadores com ponta ativa de diâmetro pequeno; ligas esféricas ou esferoidais devem receber menor pressão durante a condensação, o que exige o uso de condensadores maiores. A etapa de condensação é seguida pela brunidura pré-escultura, realizada com um brunidor grande e com formato esférico ou ovoide, de modo a melhorar a adaptação do material às margens do preparo cavitário.*

ESCULTURA: *como já mencionado, a resposta do amálgama à escultura depende das características da liga empregada, em especial o tamanho e a forma das partículas — ligas com partículas finas e/ou esféricas resultam em superfícies lisas e ligas com partículas maiores e/ou do tipo limalha dão origem à superfícies mais granulosas. Outro aspecto importante é o momento de início da escultura, diretamente relacionado à velocidade de cristalização do amálgama. Uma vez que os esculpidores atuam por ação de corte, é necessário que o material apresente alguma resistência, para que se alcancem bons resultados. Assim, ao empregar materiais de cristalização rápida, a escultura deve ser iniciada logo após a condensação, especialmente em restaurações mais extensas. Caso se espere demais, pode não ser possível completar a escultura anatômica, o que resulta em restaurações sobrecontornadas e que necessitam de ajuste imediato. Nos amálgamas de cristalização lenta, por outro lado, pode ser necessário aguardar algum tempo até o início da escultura, porém tem-se a vantagem de um maior tempo de trabalho, especialmente útil em restaurações amplas. Qualquer que seja o material selecionado, a velocidade de escultura deve ser compatível com a velocidade de cristalização do amálgama, exigindo do profissional muito treinamento e conhecimento. Assim, a seleção do material deve levar em conta fatores como a preferência pessoal, a destreza do operador e as dimensões da cavidade. A escultura deve respeitar a oclusão e as individualidades anatômicas dos dentes, porém deve ser a mais rasa possível na região de sulcos, uma vez que tal prática aumenta a espessura de amálgama*

e, consequentemente, melhora a resistência da restauração à fratura — para mais informações, consulte o capítulo 19. Finalizada a escultura, a superfície da restauração deve ser brunida, a fim de melhorar a adaptação do material às margens da cavidade, deixar uma superfície mais lisa e reduzir a porosidade e a quantidade de mercúrio residual das bordas da restauração.

ACABAMENTO E POLIMENTO: *para que uma restauração de amálgama possa ser polida adequadamente, é necessário que a reação de cristalização alcance um grau elevado. Assim, os procedimentos de acabamento e polimento das restaurações de amálgama só devem ser realizados em uma sessão posterior à sessão na qual a restauração foi confeccionada. Resumidamente, o acabamento e o polimento do amálgama visam: ① corrigir a oclusão, quando necessário, eliminando quaisquer interferências que tenham permanecido; ② refinar a escultura, uma vez que pode não ter se conseguido esculpir a morfologia planejada originalmente; ③ reduzir a aspereza das restaurações, de modo a tornar as superfícies mais lisas e menos propensas à retenção de placa; ④ regularizar os bordos da restauração, eliminando irregularidades que dificultariam a higienização e favoreceriam o acúmulo de placa; ⑤ aumentar a resistência do amálgama à corrosão, graças à remoção da camada superficial, que contém muito mercúrio residual, além de maior percentual de γ_1 e γ_2. Além de todos esses fatores, o acabamento e o polimento melhoram o aspecto final das restaurações — a despeito da coloração antiestética do amálgama — fazendo com que elas sejam mais bem aceitas por parte dos pacientes.*

VANTAGENS E LIMITAÇÕES DAS RESTAURAÇÕES DE AMÁLGAMA

A melhor restauração é aquela que alcança o equilíbrio ideal entre conservadorismo de preparo, exequibilidade técnica, custo, expectativa de longevidade e satisfação do paciente. As restaurações de amálgama apresentam· uma história clínica de sucesso muito satisfatória, têm um protocolo de uso mais tolerante às dificuldades clínicas do que os compósitos e apresentam capacidade de autosselamento das margens, graças à deposição de produtos de corrosão na interface, o que colabora na redução dos índices de infiltração marginal e lesões de cárie secundárias. Por outro lado, além de sua conhecida limitação estética, o amálgama não apresenta adesão à estrutura dental e necessita de pelo menos 1,5 mm de espessura para que apresente boa resistência à fratura — fatores que requerem preparos cavitários mais invasivos e amplos do que aqueles que resultam da simples remoção do tecido cariado. Com isso, restaurações de amálgama em lesões primárias e/ou com dimensões pequenas acabam sendo mais invasivas do que restaurações adesivas diretas confeccionadas com compósitos. O conhecimento das características do amálgama dental, bem como das demais modalidades restauradoras disponíveis para os dentes posteriores, é fator fundamental para que o profissional seja capaz de oferecer aos seus pacientes — baseado nas particularidades de cada caso — a melhor opção restauradora capaz de restabelecer a função e colaborar na promoção de condições compatíveis com saúde bucal.

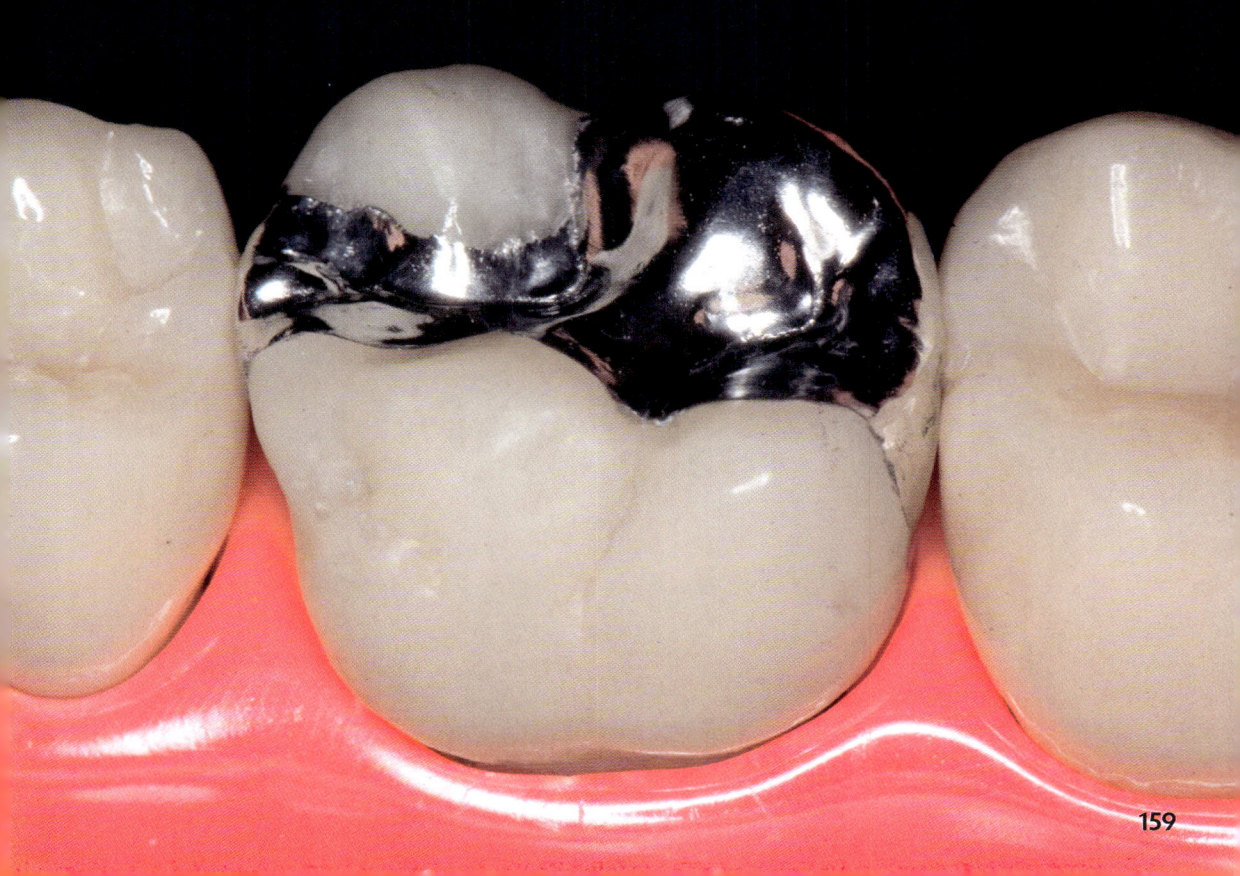

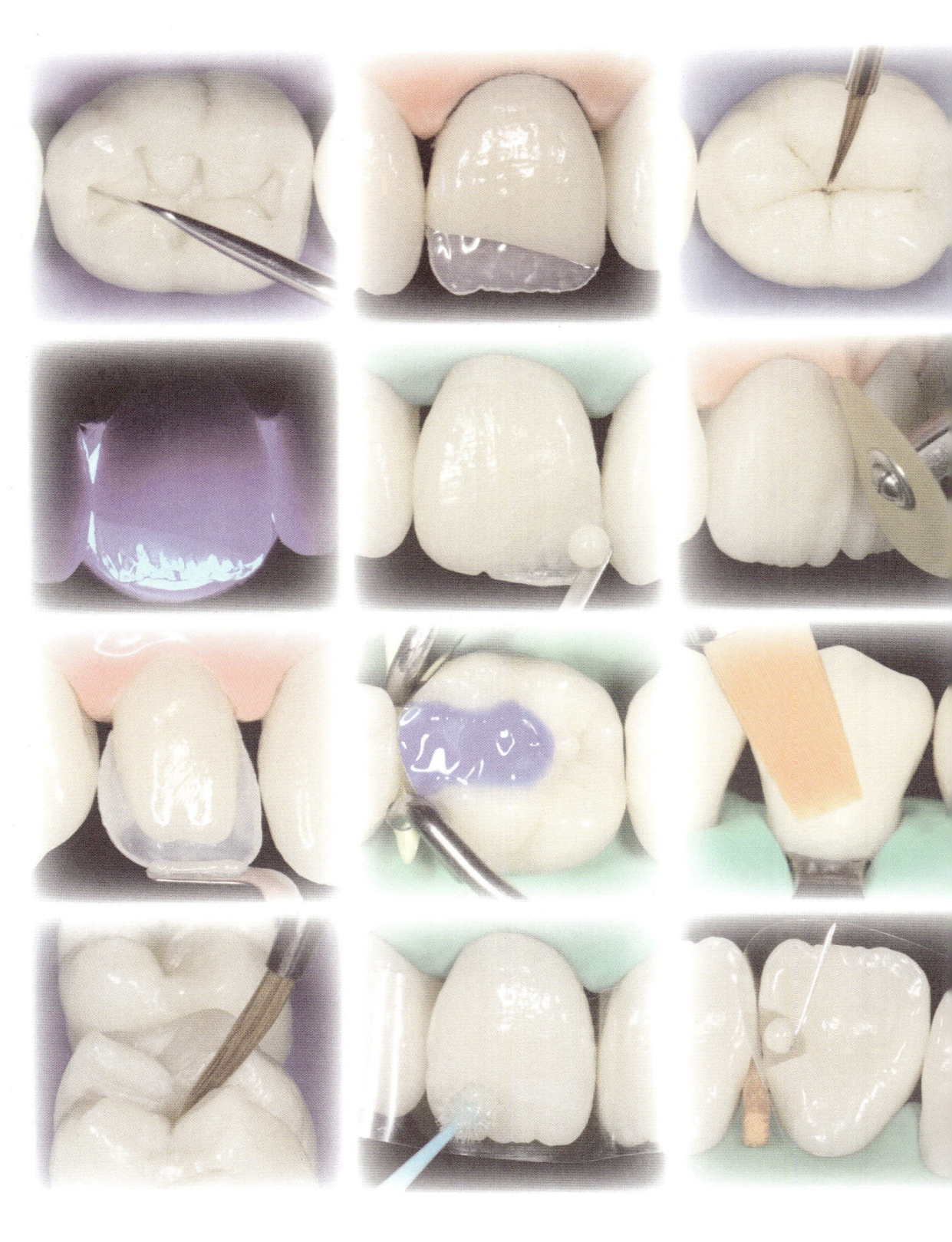

RESTAURAÇÕES DIRETAS COM COMPÓSITOS

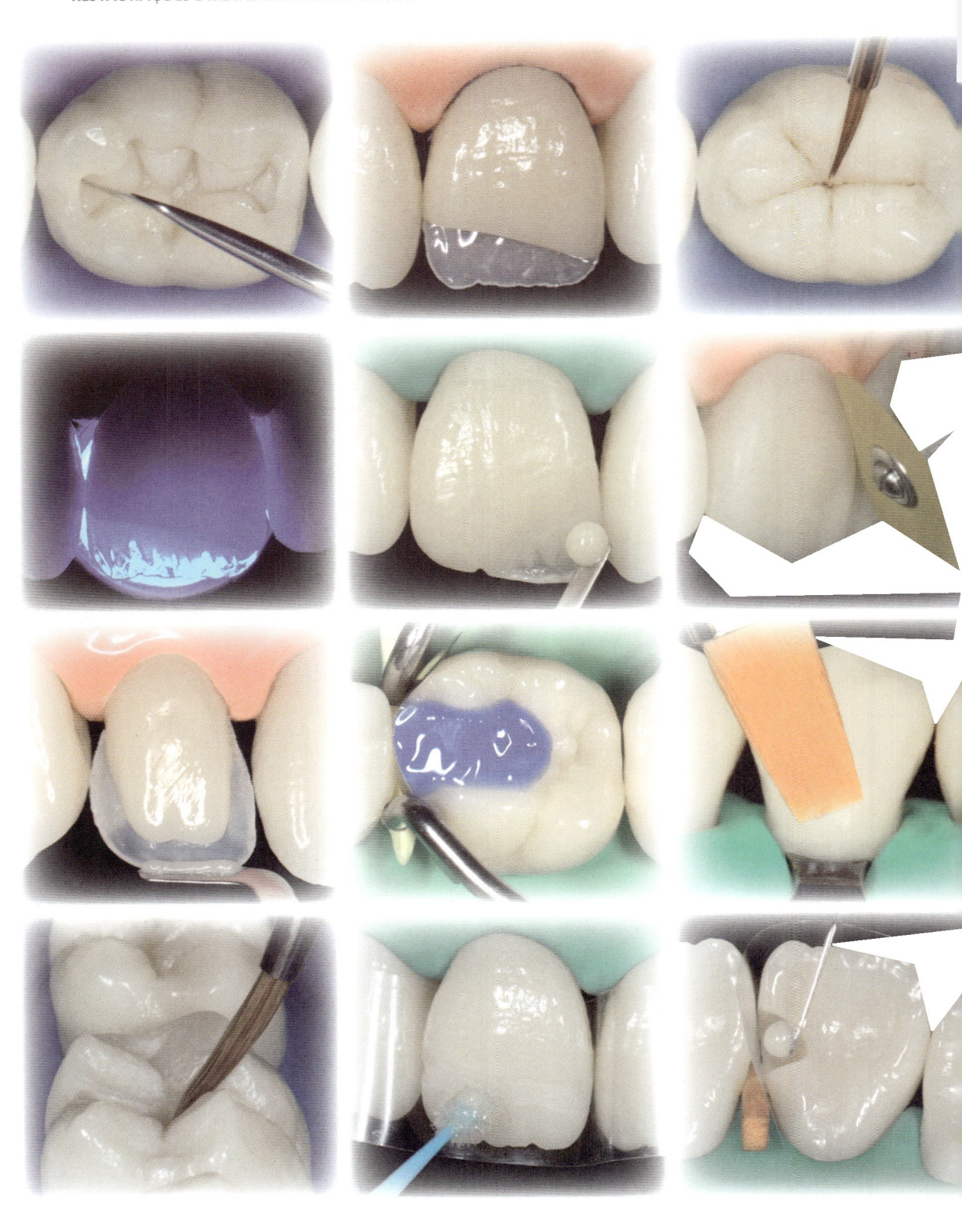

O desenvolvimento das técnicas adesivas e dos materiais restauradores à base de resinas compostas mudou consideravelmente a maneira como se pensa e pratica a Odontologia restauradora. Atualmente, as vantagens das restaurações diretas realizadas pela associação de sistemas adesivos e compósitos — como o grande conservadorismo dental e a ótima estética — já podem ser relacionadas a boas taxas de sucesso mesmo a longo prazo, o que não era verdade no passado.

As resinas compostas são materiais restauradores extremamente versáteis, cada vez mais utilizados e com uma enorme quantidade de indicações. Entretanto, a técnica de execução das restaurações adesivas com compósitos — aspecto crítico para o sucesso do procedimento — é bastante sensível. Certamente, o sucesso restaurador está diretamente ligado a uma boa indicação do caso. Assim, nas situações em que existe grande perda de estrutura dental, as restaurações indiretas devem ser escolhidas. Além disso, quando não for possível a perfeita execução da técnica restauradora adesiva, materiais mais tolerantes como o amálgama ainda têm grande e importante papel. O conhecimento e a correta execução do protocolo restaurador em casos bem indicados são requisitos *sine qua non* para a obtenção do tão almejado sucesso restaurador.

Os capítulos 10 a 18 apresentam diversas possibilidades de uso das resinas compostas em associação a sistemas adesivos, na resolução de casos de Classe I, II, III, IV e V. Também são demonstrados os protocolos de colagem de fragmentos dentários, redução e/ou fechamento de diastemas, modificação de forma em dentes conoides e confecção de facetas diretas.

PREPARO E RESTAURAÇÃO CLASSE III COM COMPÓSITOS

Acesso estritamente proximal

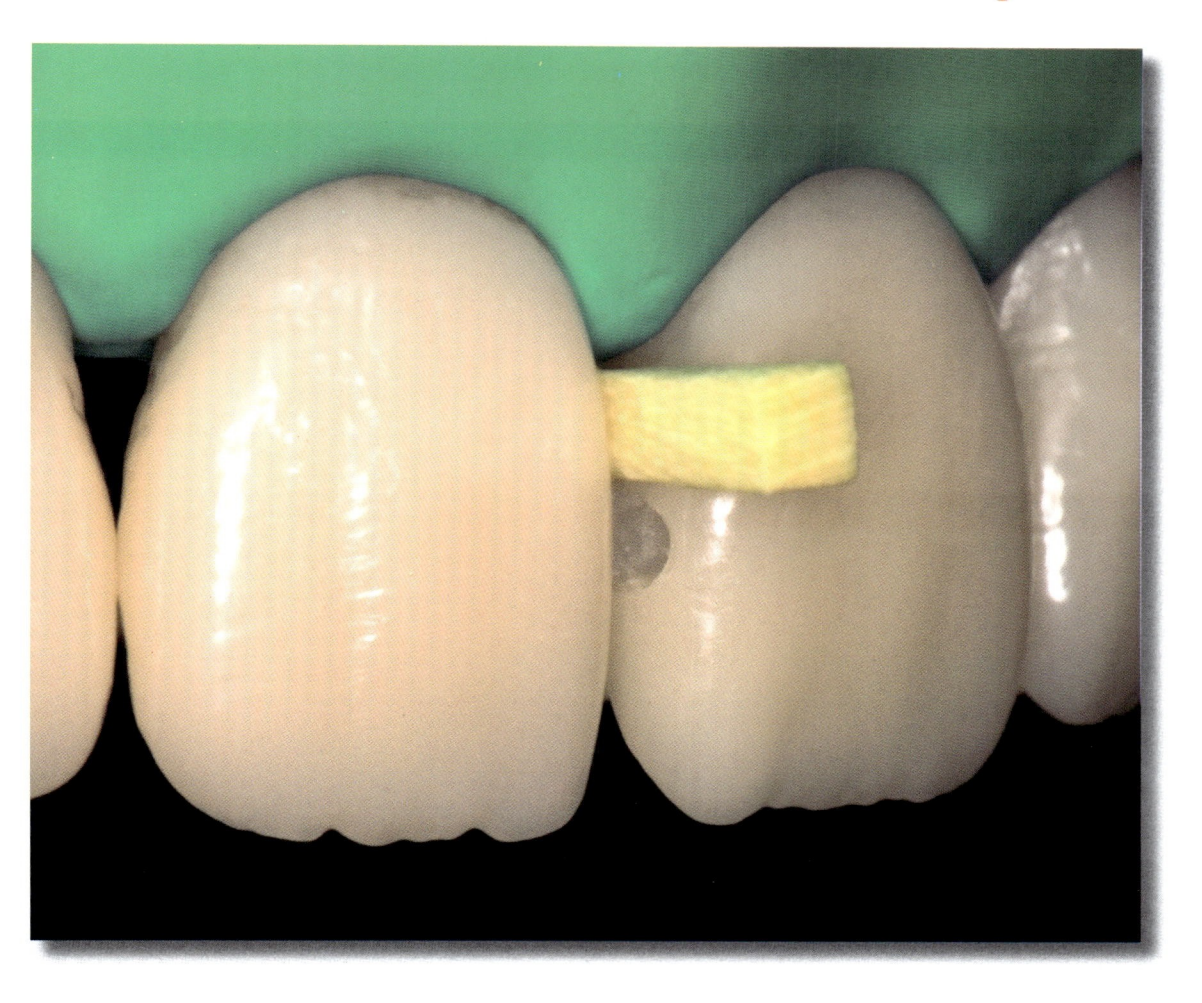

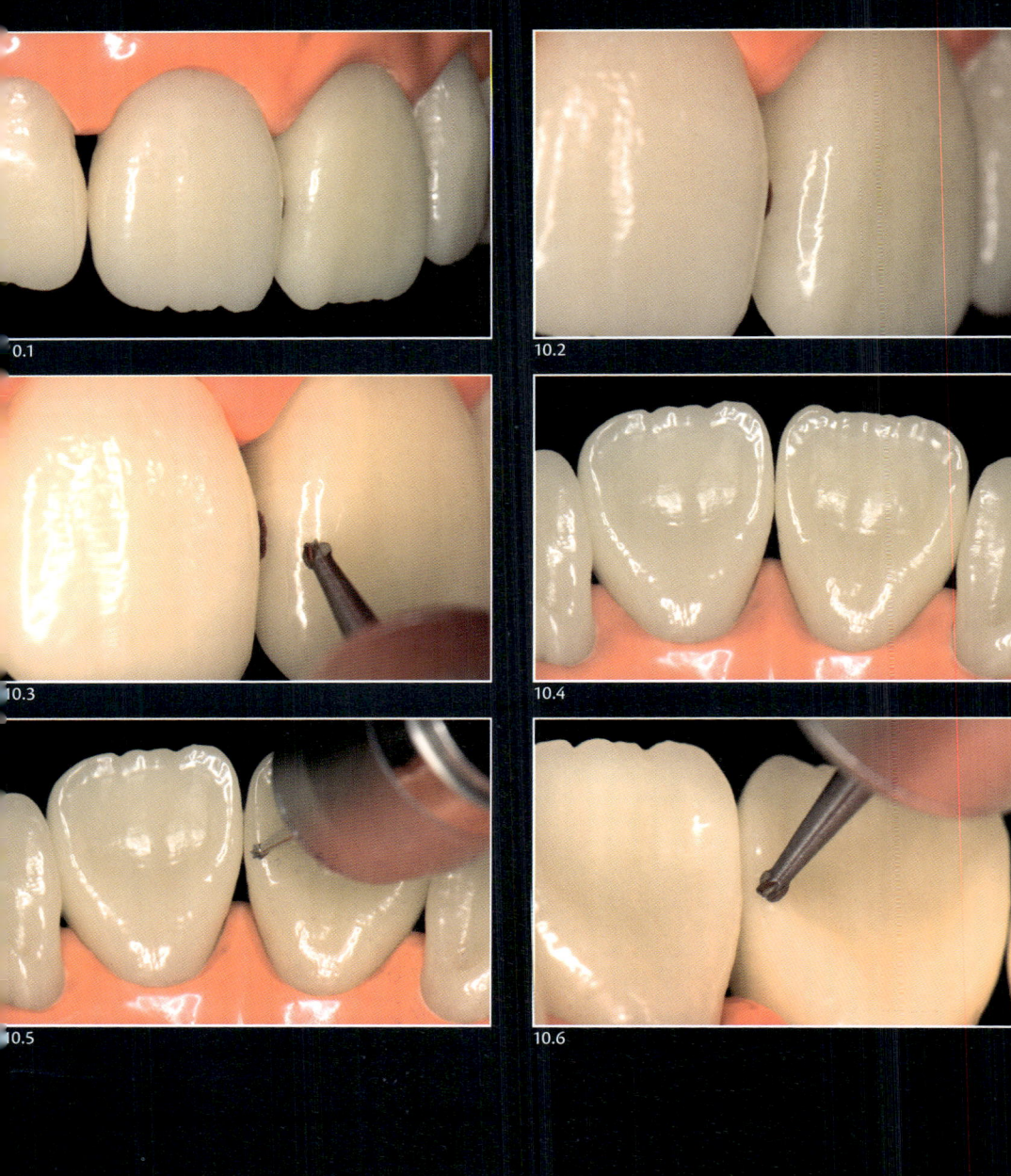

10.1

10.2

10.3

10.4

10.5

10.6

Algumas lesões Classe III são muito pequenas e sua localização exclusivamente proximal pode dificultar a avaliação da extensão e da presença de cavitação, fatores imprescindíveis para um planejamento correto do tratamento. O uso de brocas, por menores que sejam, levará fatalmente a um desgaste desnecessário de estrutura sadia (FIGS. 10.1 A 10.6). Nesses casos, uma solução interessante é o afastamento mediato, pelo uso de tiras ou anéis de borracha, posicionados entre os dentes, 24 a 48 horas antes da sessão restauradora (FIG. 10.7). Durante esse tempo, os dentes são

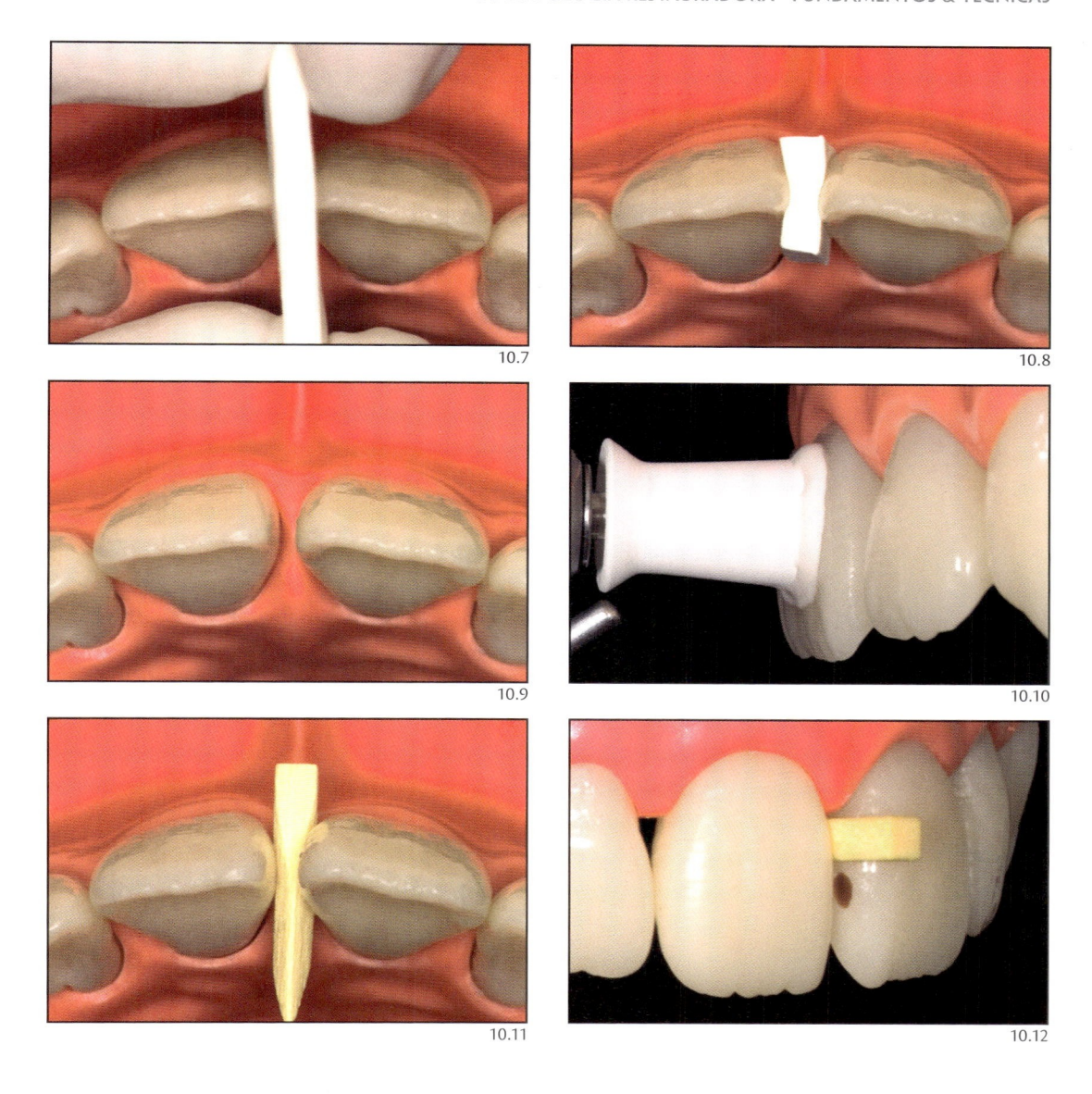

10.7

10.8

10.9

10.10

10.11

10.12

lentamente afastados (FIGS. 10.8 E 10.9), proporcionando um espaço que, além de permitir a observação direta da lesão, simplificará a execução do preparo e da restauração. Para que o espaço seja mantido, entretanto, imediatamente após a realização de uma profilaxia com pasta profilática e taça de borracha (FIG. 10.10), é importante a sua estabilização com uma cunha de madeira de tamanho adequado (FIG. 10.11). Observe a pequena extensão da lesão e a possibilidade de realização de um preparo cavitário altamente conservador, restrito à remoção de tecido cariado (FIG. 10.12).

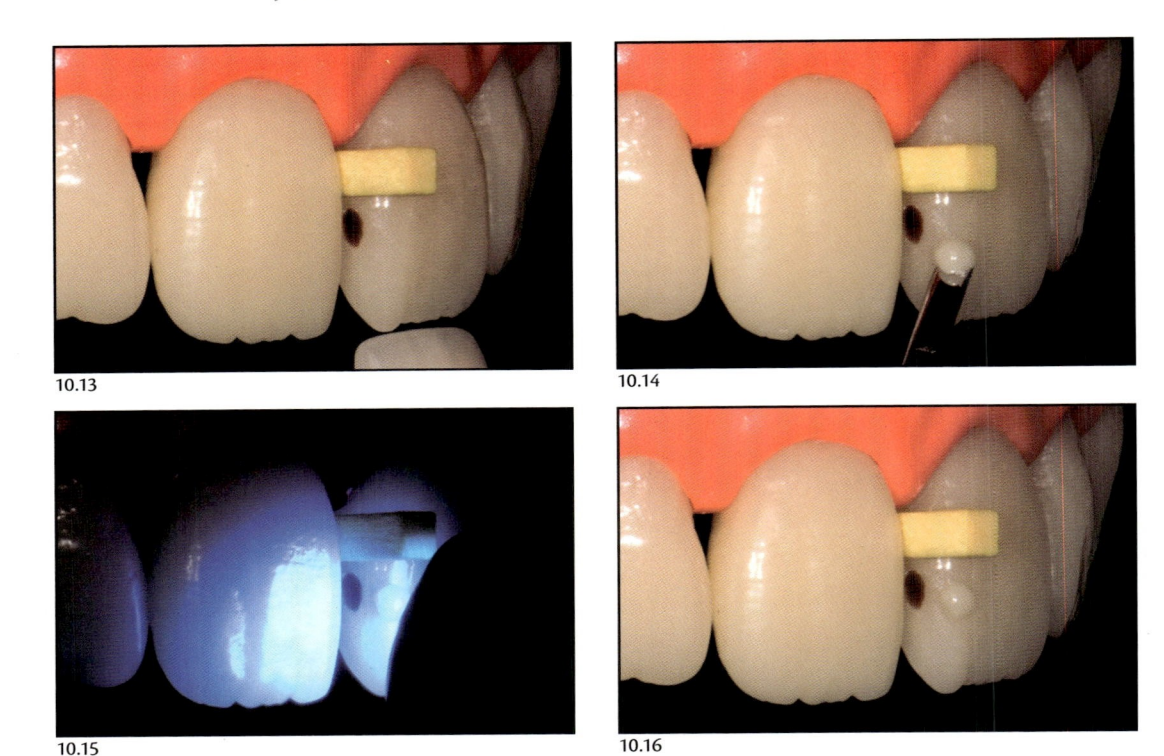

10.13

10.14

10.15

10.16

Com a superfície dental limpa e com o espaço já estabilizado pela cunha de madeira, realiza-se a seleção de cores. Como a lesão é pequena e pouco visível, raramente é necessário utilizar mais de uma cor de compósito. A seleção das massas mais adequadas pode ser realizada por meio da comparação do dente a ser restaurado com uma escala de cores (FIG. 10.13), ou pela aplicação de pequenas bolinhas de compósito em uma área do dente que apresente coloração semelhante àquela que se planeja para a restauração (FIG. 10.14). Nesse caso, é fundamental que a fotoativação seja feita pelo tempo recomendado pelo fabricante, visto que a cor da resina depende de seu grau de polimerização (FIGS. 10.15 E 10.16).

Finalizada a seleção de cores, o campo operatório é isolado e tem início o preparo cavitário (FIG. 10.17). Uma vez que a superfície proximal do dente adjacente está próxima da região a ser preparada, recomenda-se que esta seja protegida com uma matriz metálica, inserida entre a superfície do dente e a cunha de madeira (FIG. 10.18). A associação dos procedimentos de afastamento mediato, proteção do dente adjacente com uma matriz metálica e o uso de brocas com calibre pequeno, como as esféricas de número ¼ e ½, permitem o preparo de cavidades bastante conservadoras (FIGS. 10.19 A 10.21). Veja que a cavidade final apresenta praticamente a mesma forma, tamanho e profundidade da lesão cariosa.

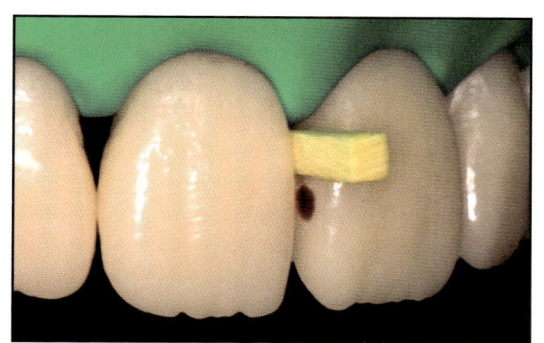

10.17

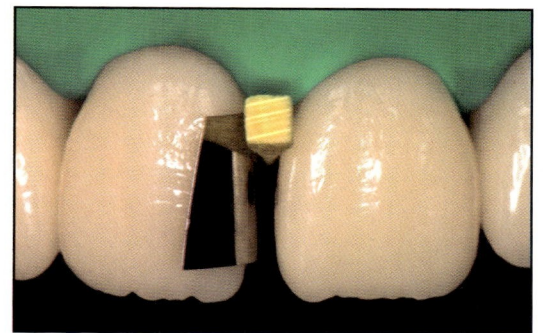

10.18

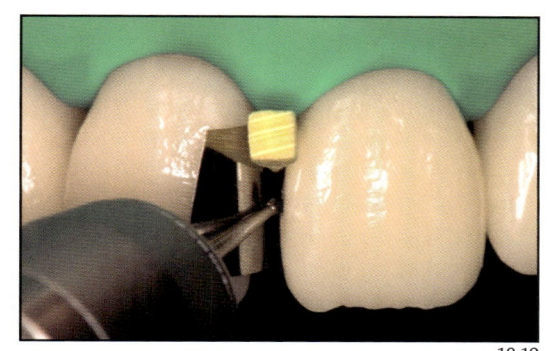

10.19

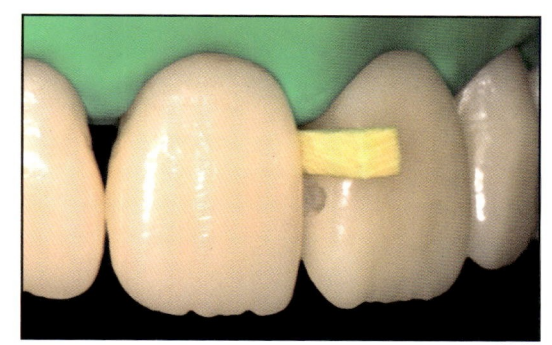

10.20

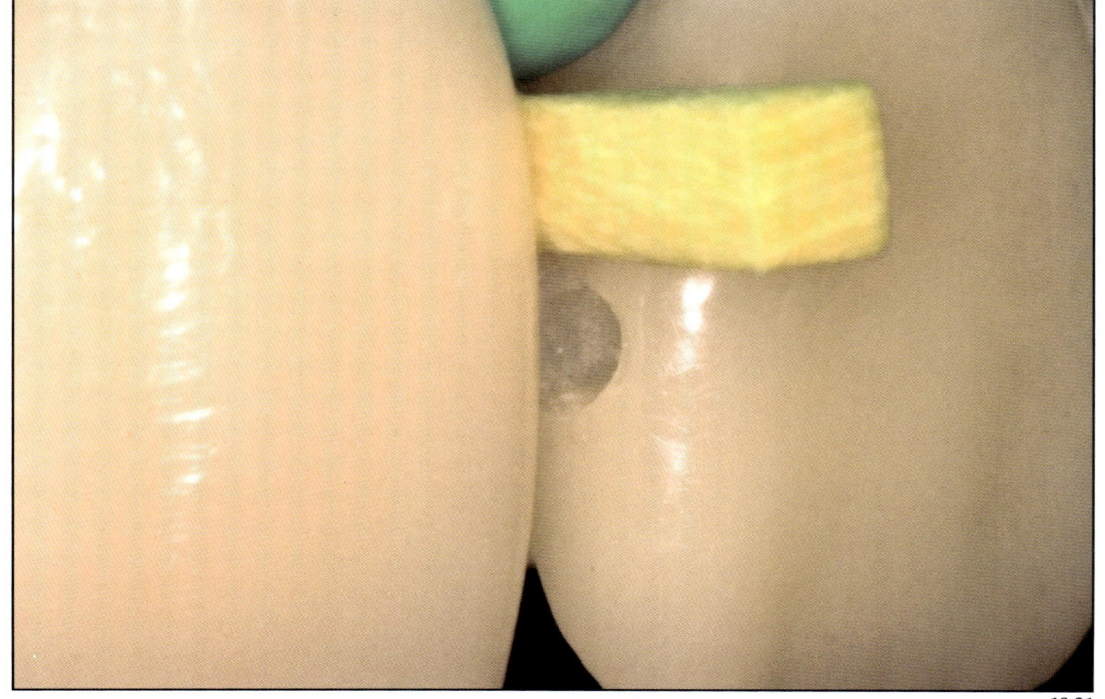

10.21

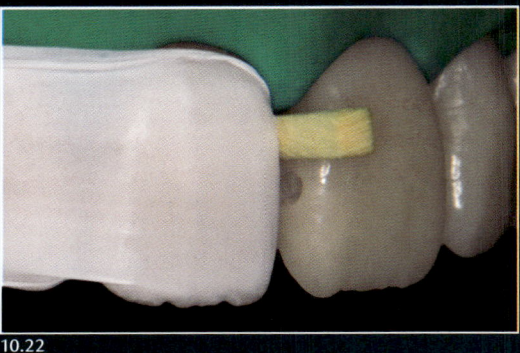
10.22

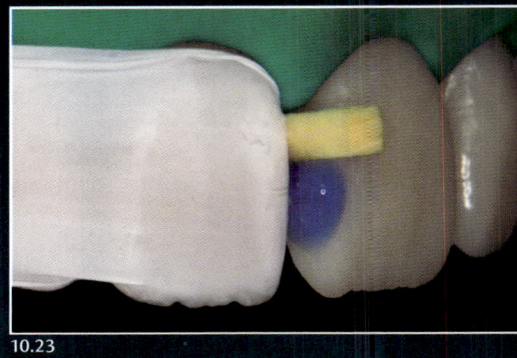
10.23

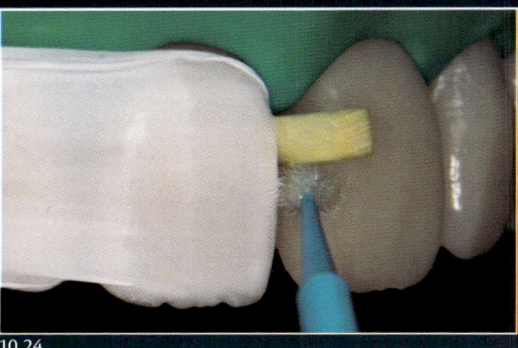
10.24

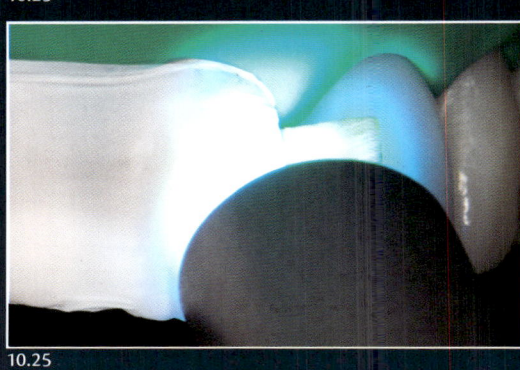
10.25

Antes da execução dos procedimentos adesivos, a superfície da cavidade deve ser limpa cuidadosamente com um jato de bicarbonato de sódio ou com uma pasta profilática. Realizada a limpeza, o dente vizinho é protegido com uma fita de matriz de poliéster ou com uma fita de politetrafluoretileno, comumente conhecida por fita "veda-rosca" (FIG. 10.22). O ácido fosfórico é aplicado em toda a cavidade e aproximadamente 2 mm além de suas margens, por 15 segundos (FIG. 10.23). Após lavagem copiosa e atenta remoção dos excessos de umidade, o sistema adesivo escolhido é aplicado (FIG. 10.24). Neste caso, está sendo empregado um sistema adesivo que combina as funções de *primer* e adesivo em um mesmo frasco. Este adesivo requer que a aplicação e a volatilização de solventes sejam repetidas ao menos duas vezes, previamente à fotoativação (FIG. 10.25). Na sequência, um incremento de resina composta, da cor escolhida antes do isolamento absoluto, é levado à cavidade com espátulas apropriadas (FIGS. 10.26 A 10.29). Pincéis são auxiliares úteis na acomodação da resina composta e remoção de excessos, de forma a melhorar o contorno da restauração e reduzir o tempo dispendido nos procedimentos de acabamento (FIGS. 10.30 A 10.32). Com a cavidade preenchida, realiza-se a fotoativação (FIG. 10.33).

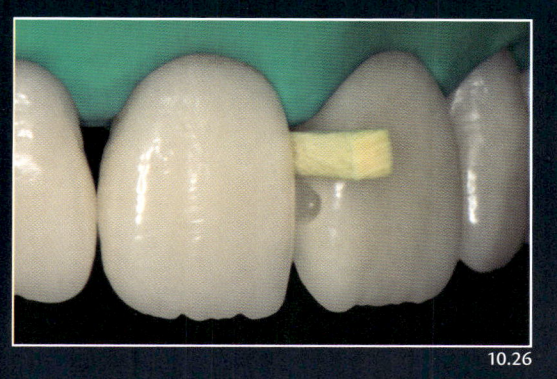
10.26

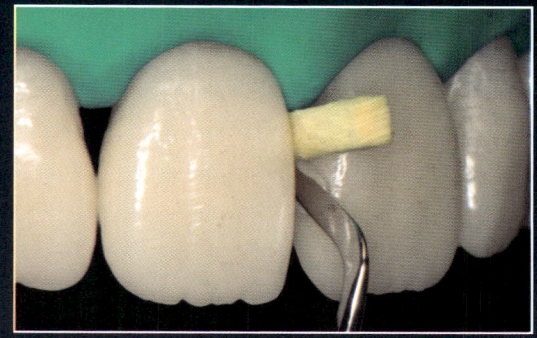
10.27

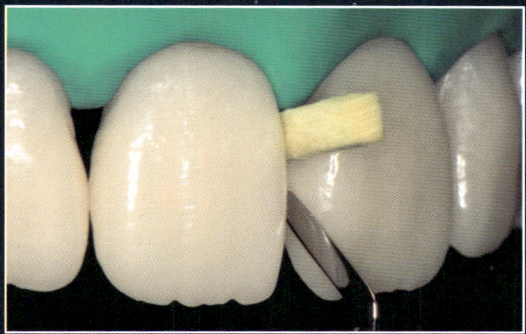
10.28

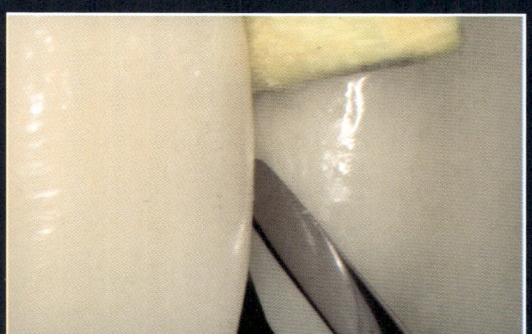
10.29

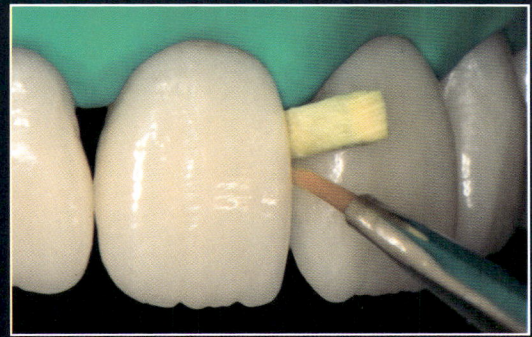
10.30

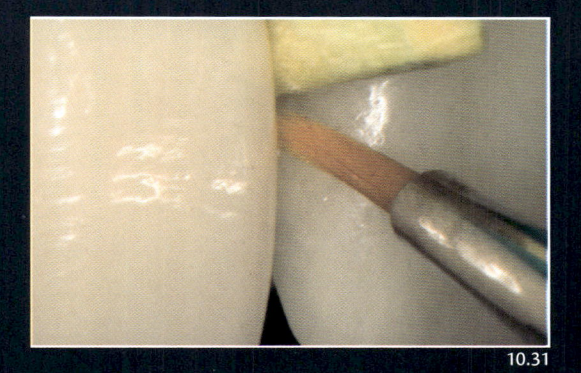
10.31

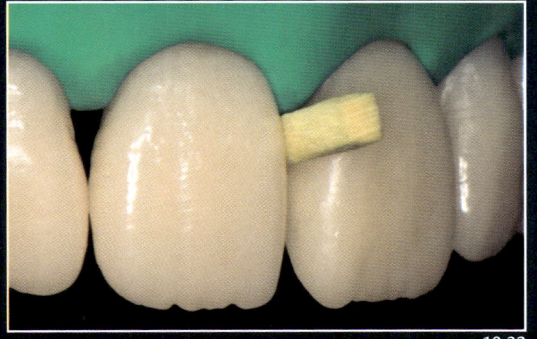
10.32

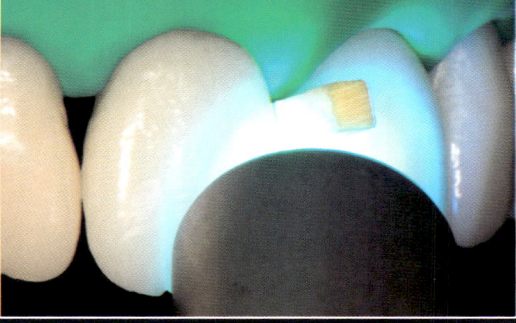
10.33

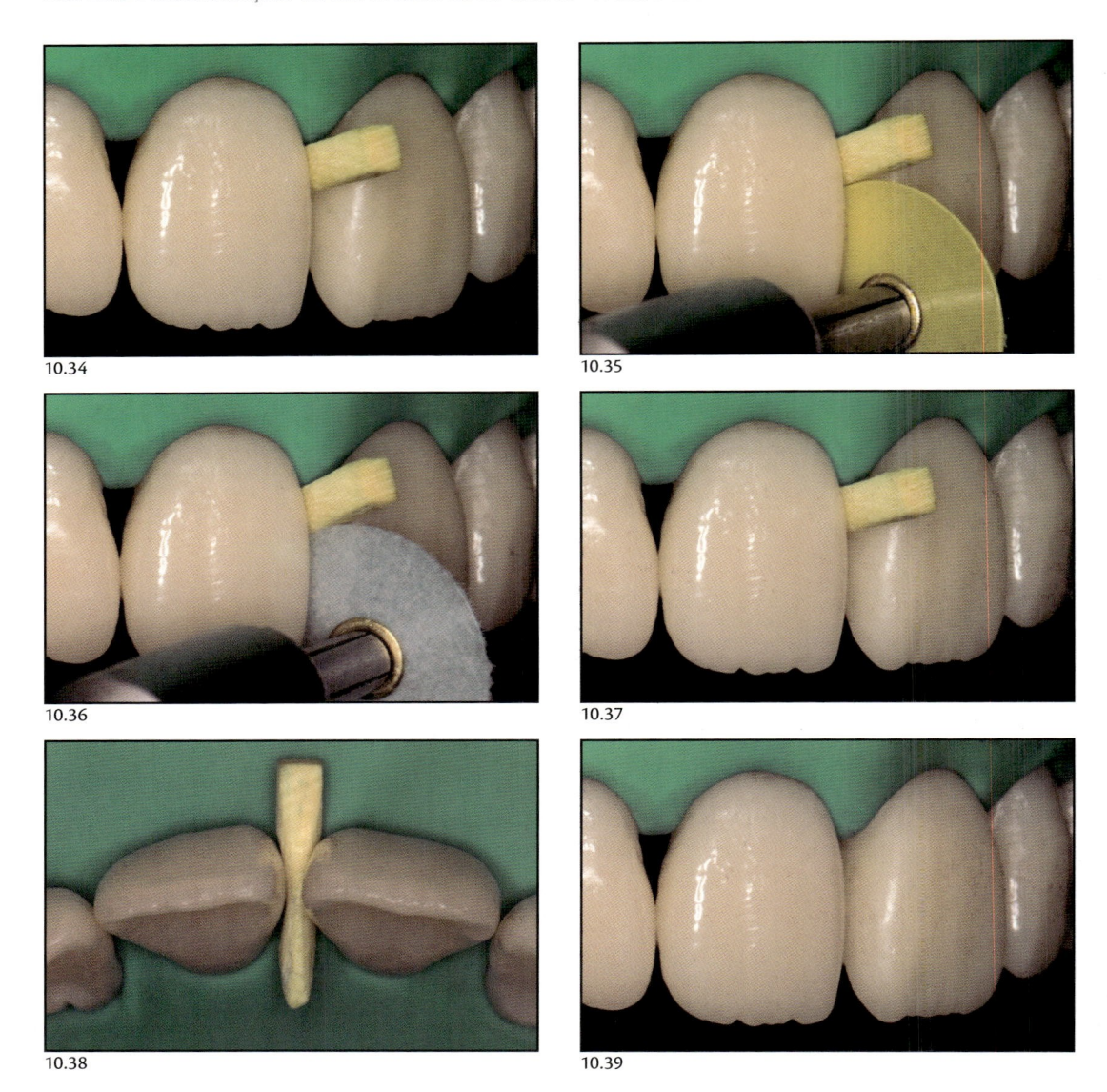

10.34

10.35

10.36

10.37

10.38

10.39

Ainda com o auxílio do espaço obtido pelo afastamento mediato com tiras de borracha e mantido pela cunha de madeira (FIG. 10.34), os procedimentos de acabamento e polimento são realizados. Discos de lixa flexíveis em granulação decrescente são bastante indicados para regularizar a superfície restaurada, sempre que o local da restauração permitir seu uso (FIG. 10.35). Realizado o acabamento, discos de feltro apresentam-se como uma solução ótima para a obtenção de brilho e lisura superficial final (FIGS. 10.36 A 10.38). Ccm a restaura-

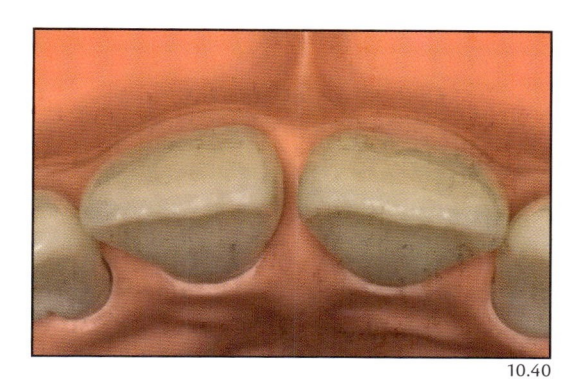

10.40

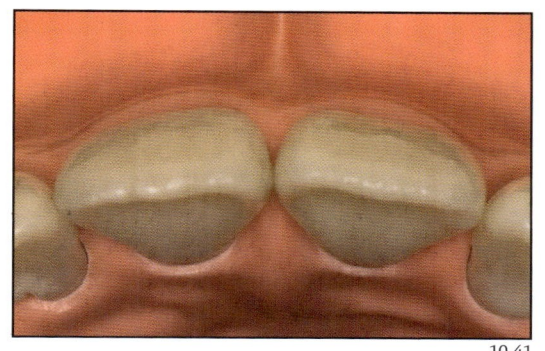

10.41

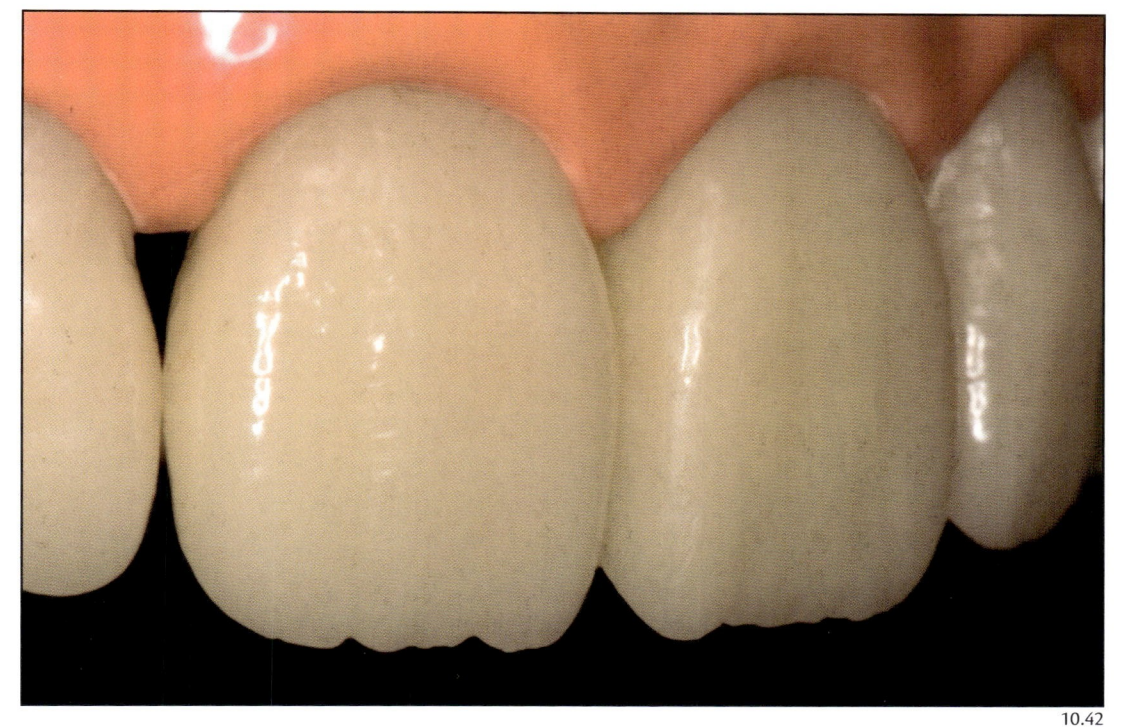

10.42

ção finalizada, remove-se a cunha posicionada no espaço interproximal (FIG. 10.39) e, então, retira-se o isolamento absoluto (FIG. 10.40). Em um curto espaço de tempo, os dentes voltam para sua posição original, restabelecendo os contatos proximais, a estética e a função (FIGS. 10.41 E 10.42). O protocolo demonstrado neste caso é o mais conservador possível e, embora necessite do afastamento mediato prévio, que exige uma visita adicional do paciente, antes da sessão clínica restauradora, deve ser indicado sempre que possível.

10

PREPARO E RESTAURAÇÃO CLASSE III COM COMPÓSITOS

Acesso palatal

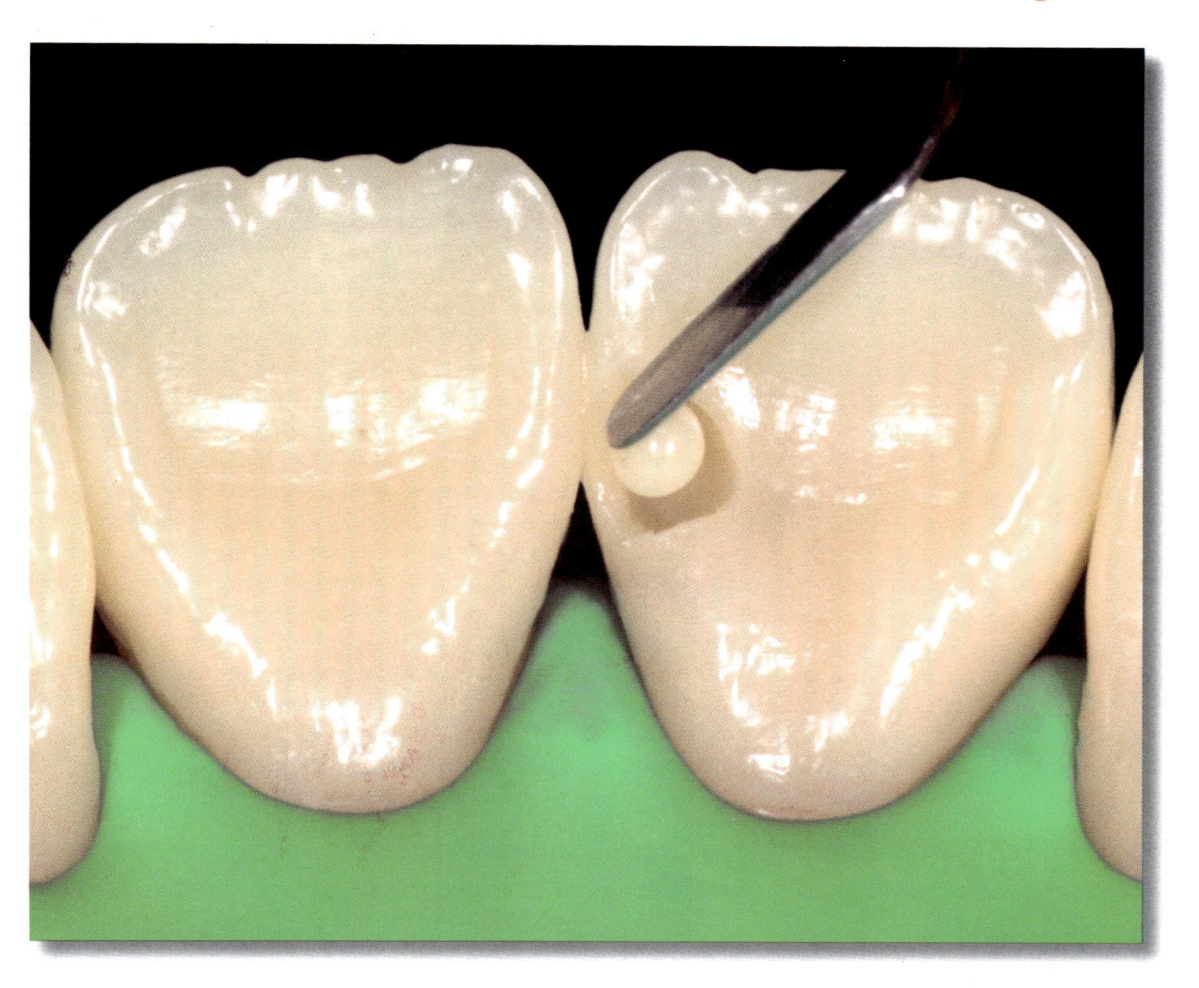

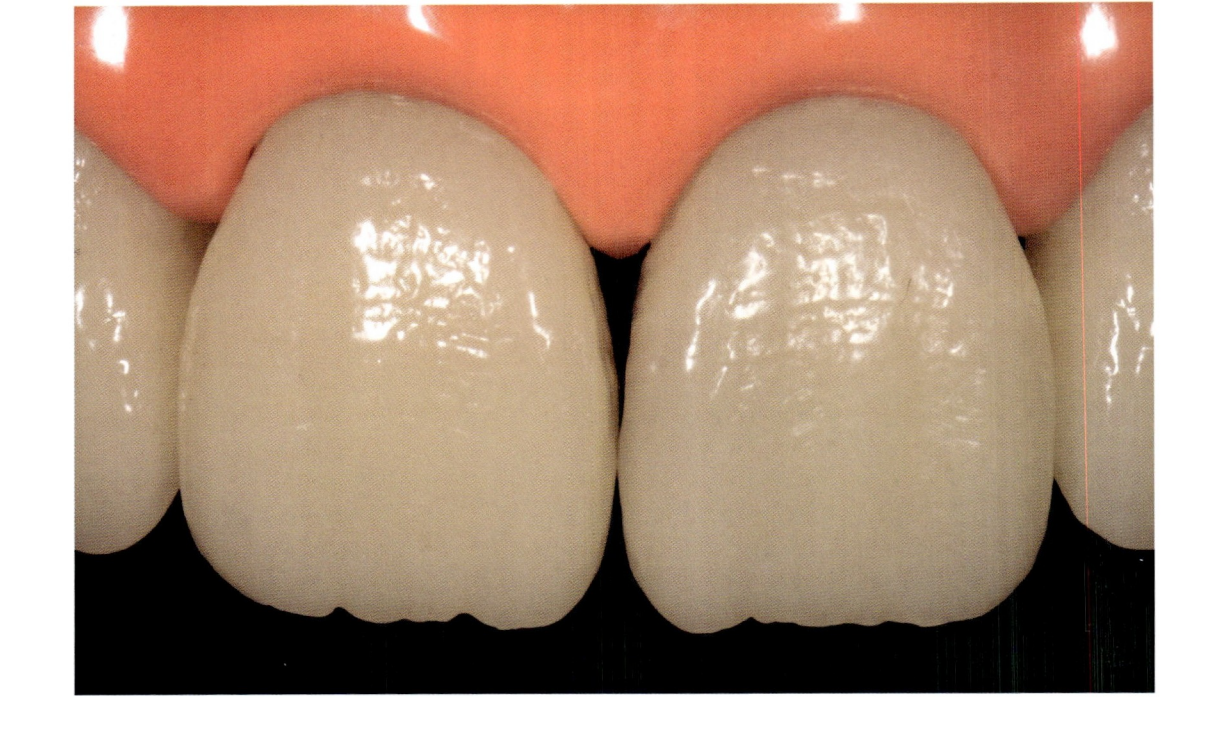

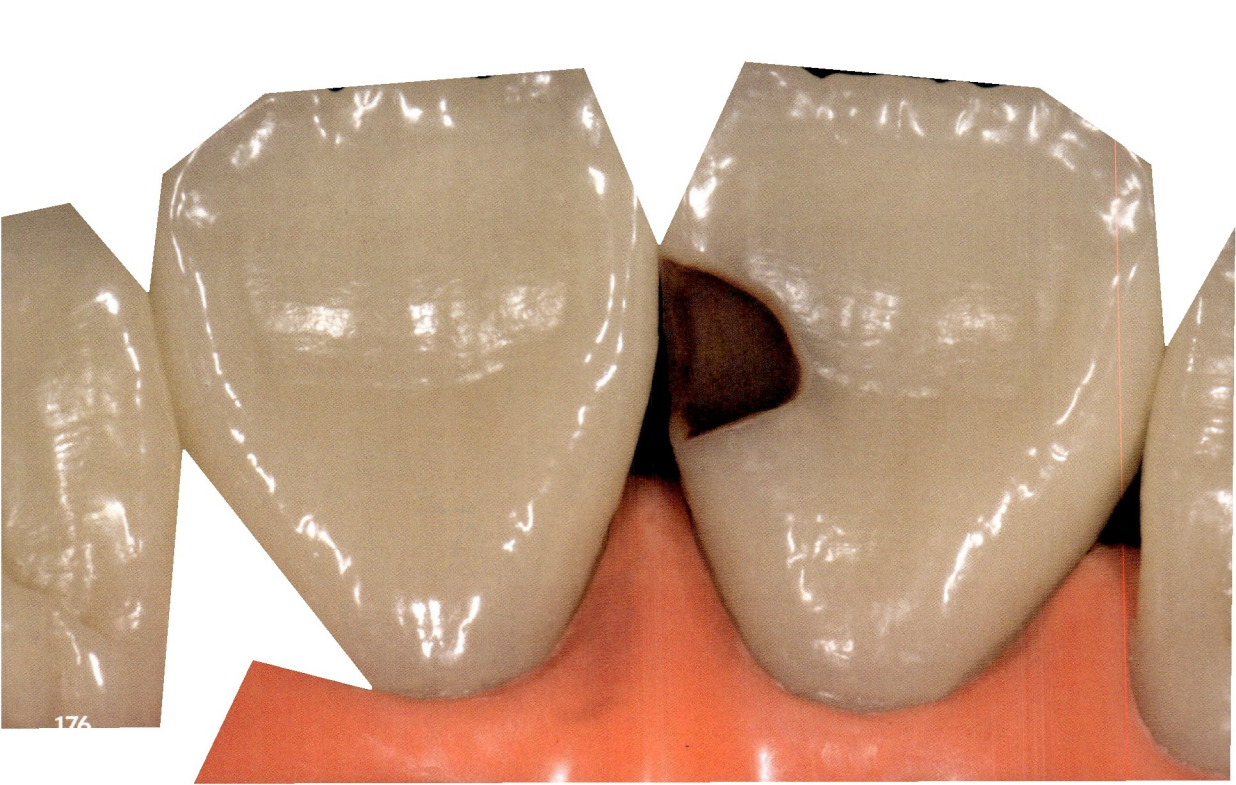

176

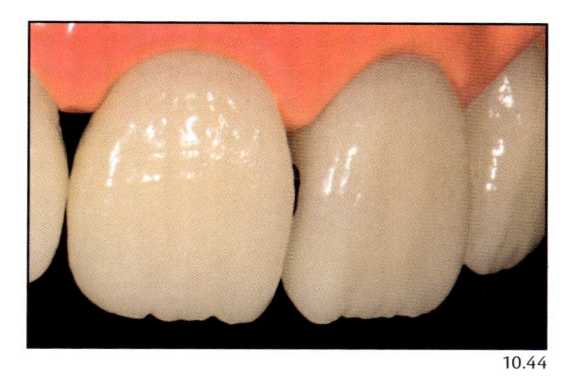

10.44

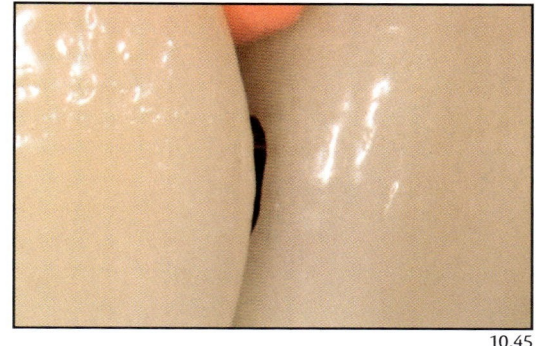

10.45

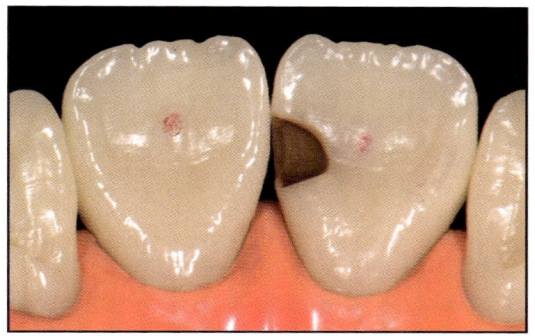

10.46

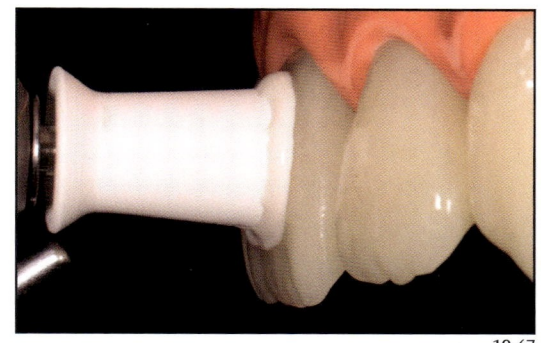

10.47

A lesão cariosa escolhida como exemplo neste capítulo é praticamente imperceptível quando o paciente é observado, tanto em uma vista frontal, como de viés (FIGS. 10.43 A 10.45), a despeito da presença de uma grande cavitação, evidente em uma observação palatal. Deve ficar claro, entretanto, que o acesso direto palatal não é recomendado só quando a lesão é grande, como a aqui apresentada, visto que apresenta vantagens importantes também em cavidades pequenas e médias. A sequência operatória inicia-se pela demarcação dos contatos oclusais com uma folha de papel articular (FIG. 10.46), seguida pela execução de uma profilaxia com taça de borracha e pasta profilática (FIG. 10.47). Veja que os contatos na face palatal dos incisivos superiores seguem um padrão de localização e que a lesão cariosa existente no dente 21 não afeta a oclusão. A verificação prévia dos contatos oclusais é uma referência importante na definição dos limites da cavidade, não sendo recomendada sua presença na região da interface, sob risco de comprometer a longevidade da restauração. Assim, em caso de presença de contatos na interface, é possível e recomendável a execução de um ajuste oclusal, antes do procedimento restaurador, a fim de transferir os pontos de contato para uma zona localizada totalmente em estrutura dental.

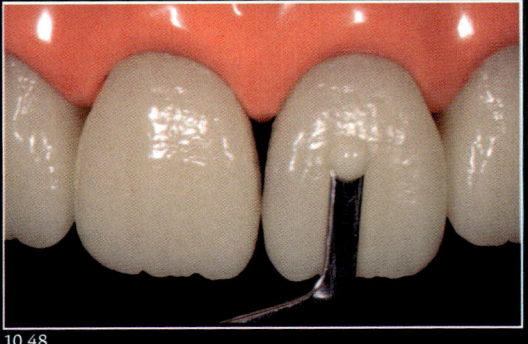

10.48

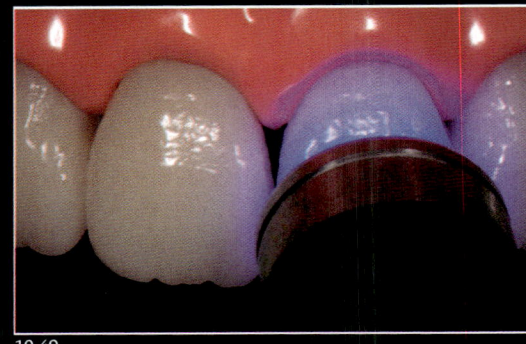

10.49

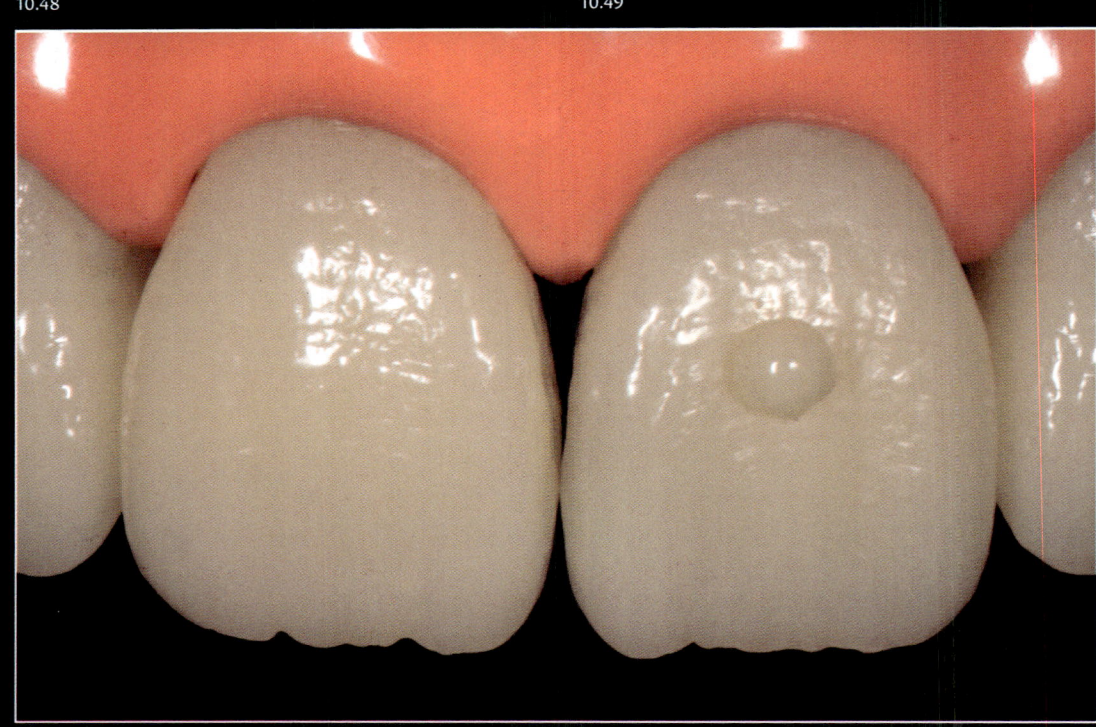

10.50

Embora a lesão cariosa não esteja envolvendo diretamente a face vestibular, a seleção de cores deve ser cuidadosamente realizada. Além de a lesão ser levemente visível em uma vista de viés (FIGS. 10.44 E 10.45), é importante lembrar que os tecidos dentais são translúcidos, e mesmo os materiais restauradores aplicados no corpo da restauração e na face palatal têm influência no aspecto óptico da face vestibular. No presente caso, observe que a seleção de cores é realizada com pequenos incrementos de compósito, fotoativados por tempo adequado (FIGS. 10.48 A 10.50).

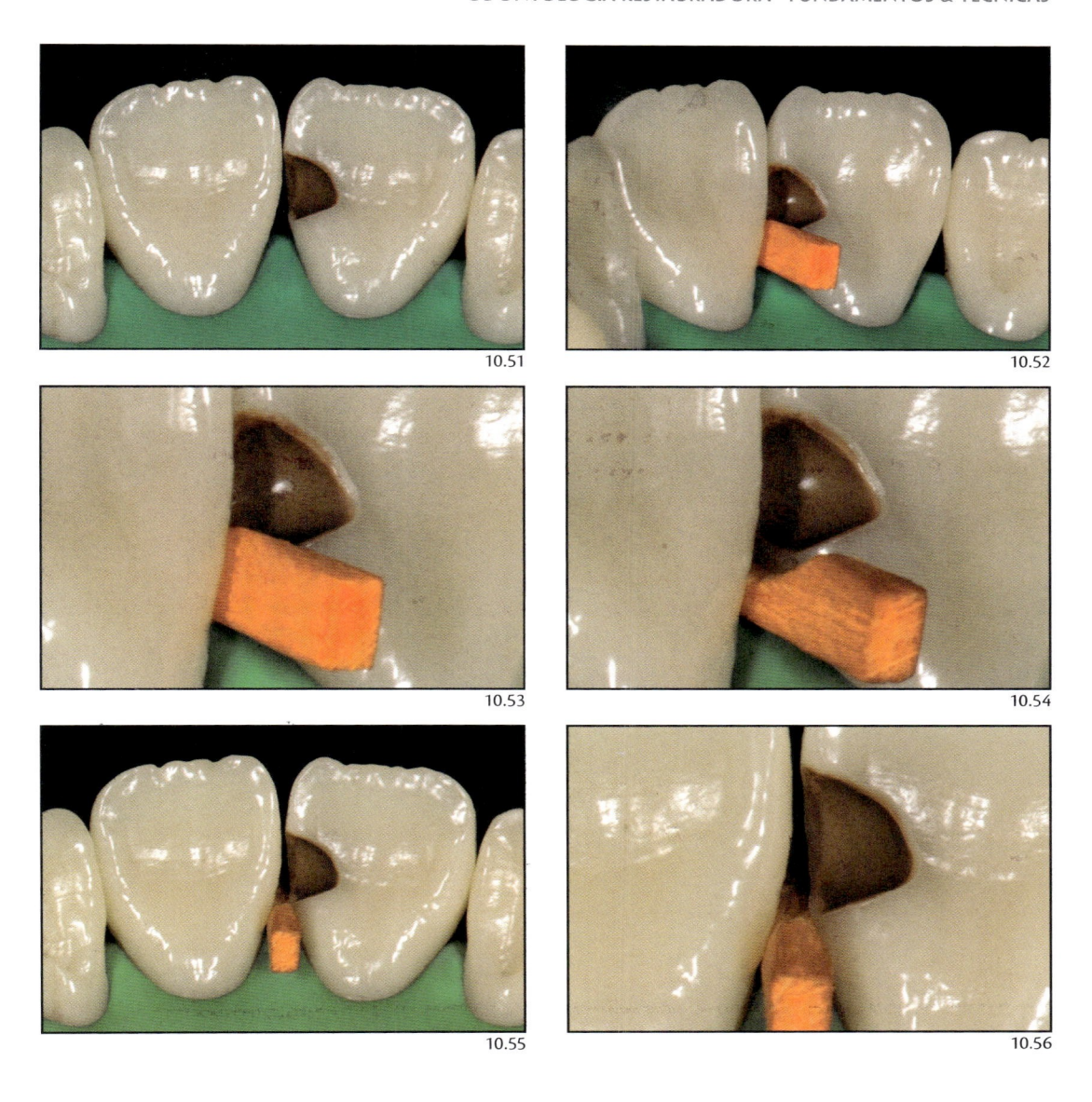

10.51

10.52

10.53

10.54

10.55

10.56

O próximo passo é isolar o campo operatório de maneira eficaz. O uso de um lençol de borracha é fortemente recomendado (FIG. 10.51). Para facilitar o acesso à lesão, realiza-se uma leve separação dental com uma cunha de madeira (FIG. 10.52). Muitas vezes, a altura da cunha pode comprometer a visualização e limitar o acesso ao tecido cariado, como pode ser visto no detalhe (FIG. 10.53). Em tais casos, pequenos desgastes com um disco ou uma lâmina de bisturi são necessários para liberar o acesso à cavidade (FIGS. 10.54 A 10.56).

A mesma cunha adaptada anteriormente, tem agora a função de prender uma matriz metálica que serve de proteção ao dente adjacente, durante a remoção do tecido cariado (FIG. 10.57), realizada em baixa rotação, com brocas esféricas lisas (FIG. 10.58). A seleção de brocas com dimensões adequadas é, sem dúvida, um dos cuidados operatórios mais importantes para que se consiga aliar efetividade (rapidez) e segurança (conservação de estrutura dental) durante o preparo de cavidades. Brocas maiores que a lesão podem estender o preparo além do desejado, não sendo, portanto, recomendadas (FIGS. 10.59 E 10.60). Em contrapartida, brocas muito pequenas não são eficazes, tornam a remoção do tecido cariado desnecessariamente demorada e podem, ainda, facilitar a ocorrência de exposições pulpares (FIGS. 10.61 E 10.62). O ideal, evidentemente, é que o diâmetro da broca seja compatível com o tamanho da lesão cariosa (FIGS. 10.63 E 10.64), sendo que, na maioria das situações, é necessário empregar brocas de diâmetros diferentes, de acordo com a etapa do preparo. Como regra geral, os preparos devem ser iniciados com a maior broca disponível, desde que ela não exceda as dimensões previstas para a cavidade. A seguir, devem ser utilizadas brocas progressivamente menores, de acordo com a localização e extensão da área a ser instrumentada. Um cuidado fundamental, especialmente no preparo de cavidades Classe III, é a avaliação da região amelodentinária. Mesmo após a remoção de todo o tecido cariado, é comum que a junção amelodentinária permaneça manchada, devido à sua natureza altamente orgânica. Embora esse manchamento não represente, necessariamente, a presença de tecido infectado, é recomendável sua remoção com uma broca esférica pequena, para aumentar as chances de sucesso estético da restauração.

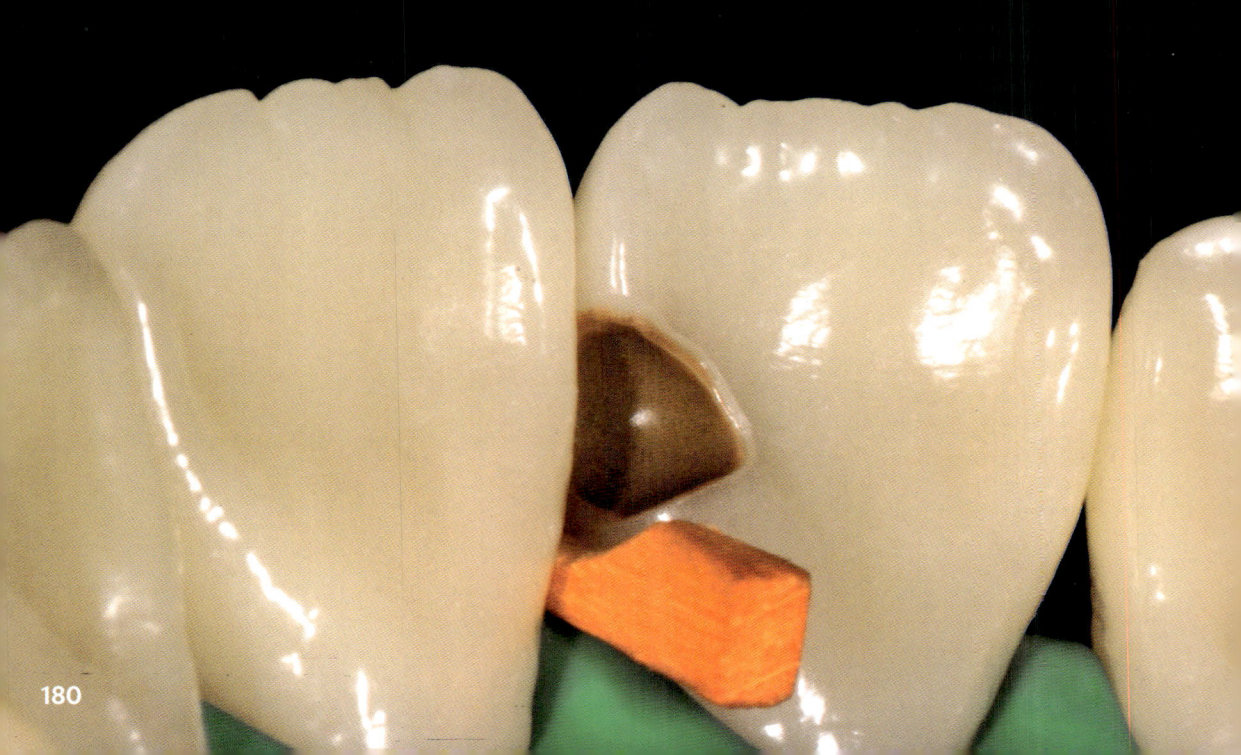

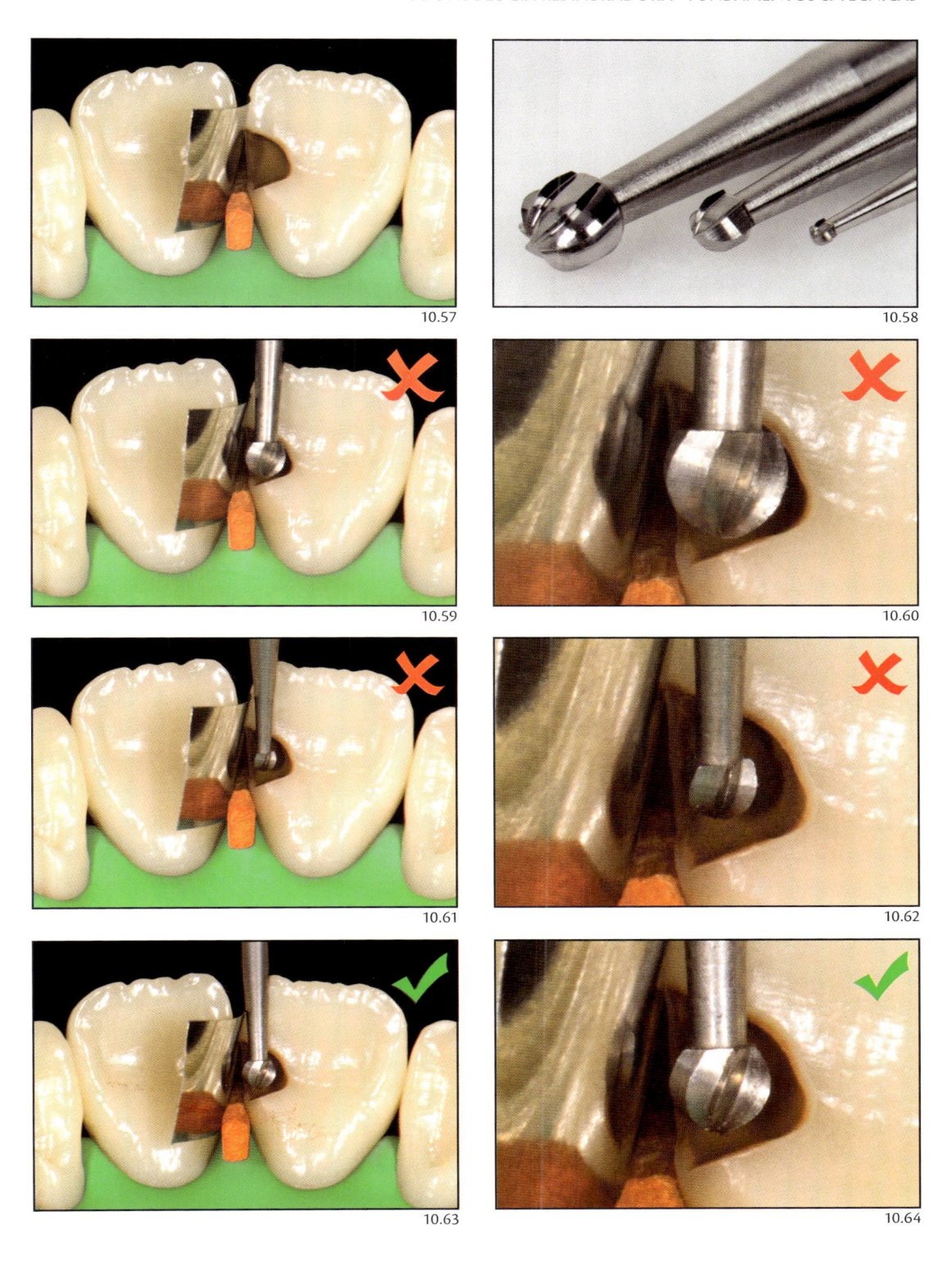

10.57

10.58

10.59

10.60

10.61

10.62

10.63

10.64

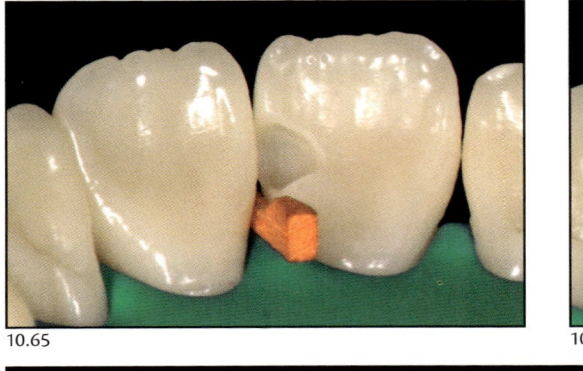

10.65

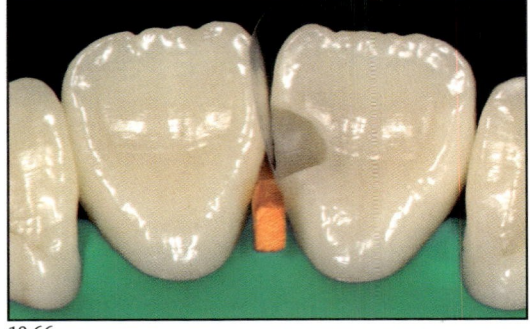

10.66

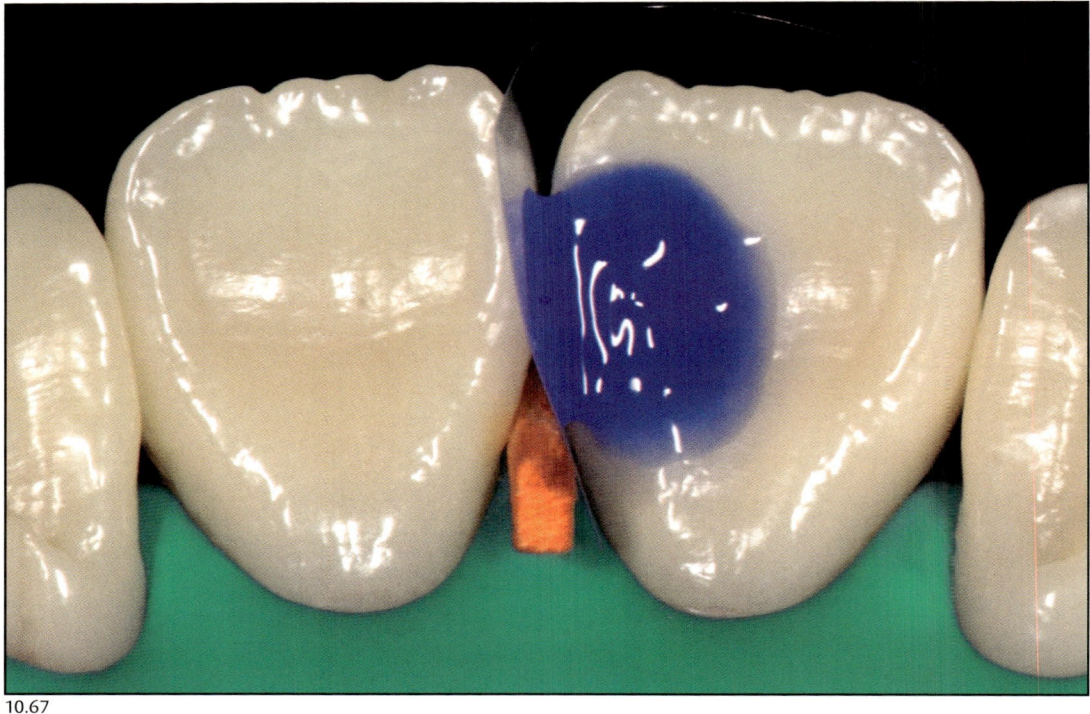

10.67

Após a remoção do tecido cariado, a cavidade é limpa (FIG. 10.65) e têm início os procedimentos adesivos. Inicialmente, uma tira de poliéster é inserida entre o dente a ser restaurado e a cunha de madeira (FIG. 10.66), a fim de restringir a ação do gel de ácido fosfórico, responsável pelo condicionamento ácido de esmalte e dentina, ao dente que está sendo restaurado (FIG. 10.67). Esse é um cuidado especialmente importante quando a inserção da resina composta é feita de acordo com a técnica que será apresentada nas páginas seguintes, sob risco de os dentes ficarem uni-

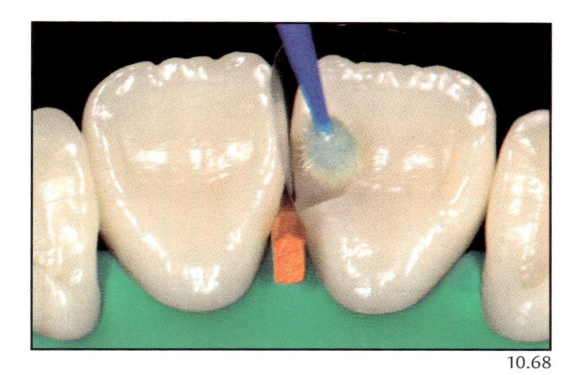
10.68

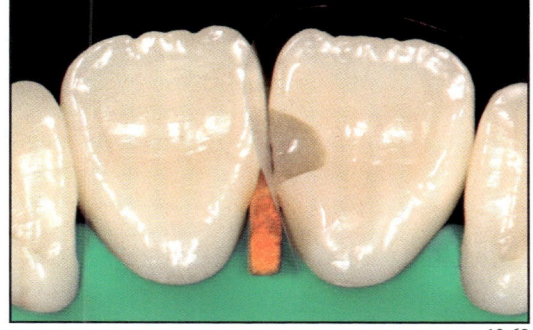
10.69

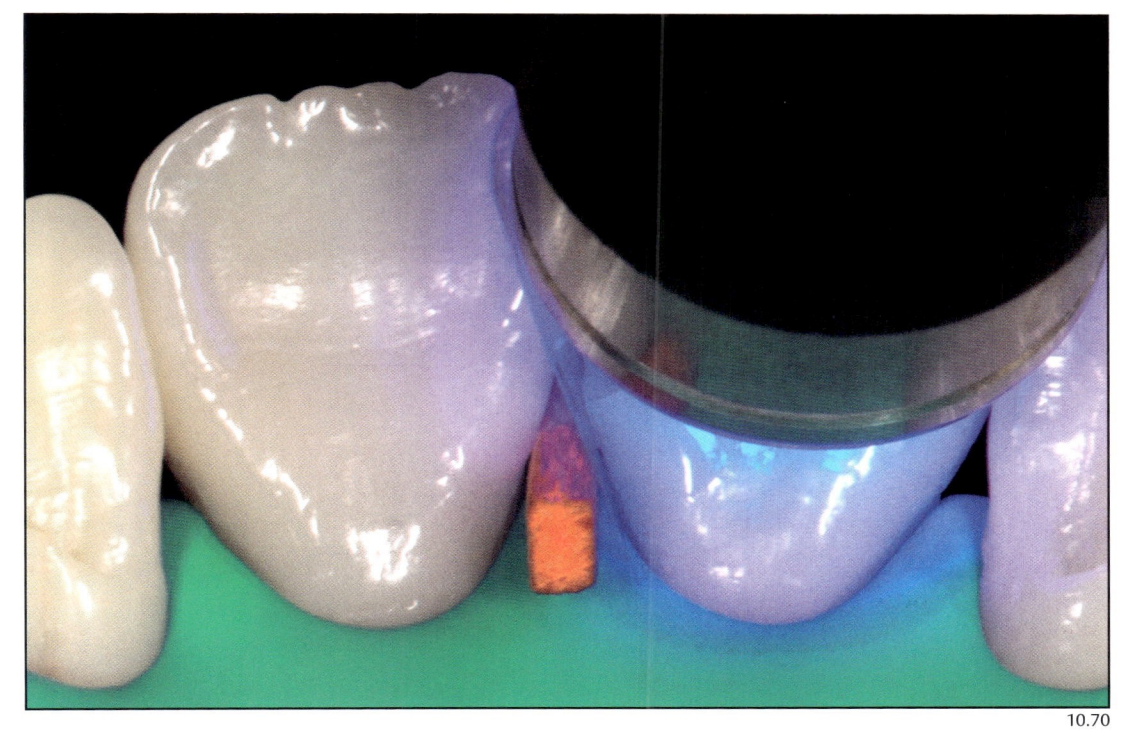
10.70

dos ao fim do procedimento restaurador. Após a atuação do ácido por 15 segundos, lavagem e remoção dos excessos de umidade, é aplicado um adesivo monocomponente em, no mínimo, duas camadas (FIGS. 10.68 E 10.69). Os solventes são volatilizados com jatos de ar suaves e a su-

perfície é fotoativada (FIG. 10.70). Vale ressaltar que, embora as fotos acima descrevam o uso de um sistema adesivo monocomponente, é perfeitamente possível adaptar a técnica a outros sistemas, como os tradicionais e excelentes sistemas de três passos (ácido, *primer* e adesivo).

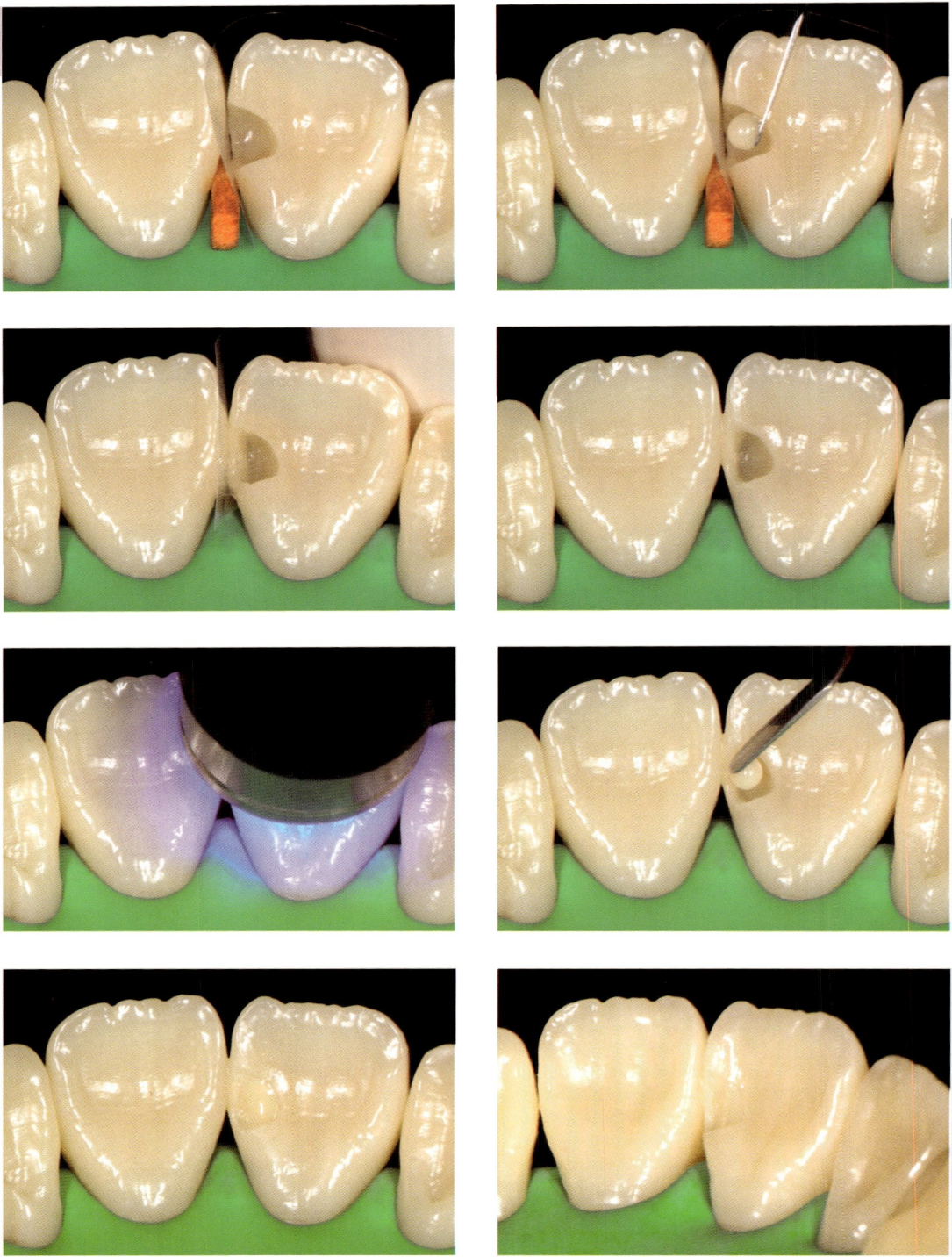

Após a hibridização dos tecidos dentais, inicia-se a inserção dos compósitos. A primeira massa de resina composta aplicada é referente ao esmalte proximal e tem, como características gerais, baixa saturação e maior translucidez que as massas de dentina. Esse primeiro incremento é posicionado, com o auxílio de espátulas finas, contra a parede vestibular do preparo e a matriz de poliéster (FIGS. 10.71 E 10.72). A seguir, a cunha é removida e a matriz é tracionada em direção vestibular, a fim de adaptar perfeitamente o incremento de resina composta às margens do preparo (FIG. 10.73). A ausência do tracionamento da matriz em casos como esse pode levar à imperfeições na interface dente-restauração. Repare, após a remoção da matriz, que o compósito está em contato direto com a superfície do dente adjacente (FIG. 10.74). Uma vez que esta foi devidamente protegida durante os procedimentos adesivos, não há risco de os dentes ficarem unidos. No momento em que o es-malte proximal estiver reproduzido e contornado corretamente, o incremento de resina composta pode ser fotoativado, pelo tempo recomendando pelo fabricante do compósito (FIG. 10.75). Após a reconstrução do esmalte proximal, insere-se um segundo incremento de resina composta, ago-ra referente à dentina (FIGS. 10.76 E 10.77). Um compósito mais saturado e menos translúcido é utilizado nessa etapa restauradora. Observe que não há mais necessidade da presença de tiras de poliéster no espaço interproximal, uma vez que a parede mesial já está totalmente reconstruída. A dentina é reproduzida até as proximidades do contorno final desejado para a restauração na face palatal. É essencial que seja deixado um espaço, geralmente em torno de 0,5 mm, para que uma última camada de compósito, com características ópticas de esmalte, seja utilizada (FIG. 10.78). Concluída a inserção dos compósitos referentes à dentina, realiza-se a fotoativação.

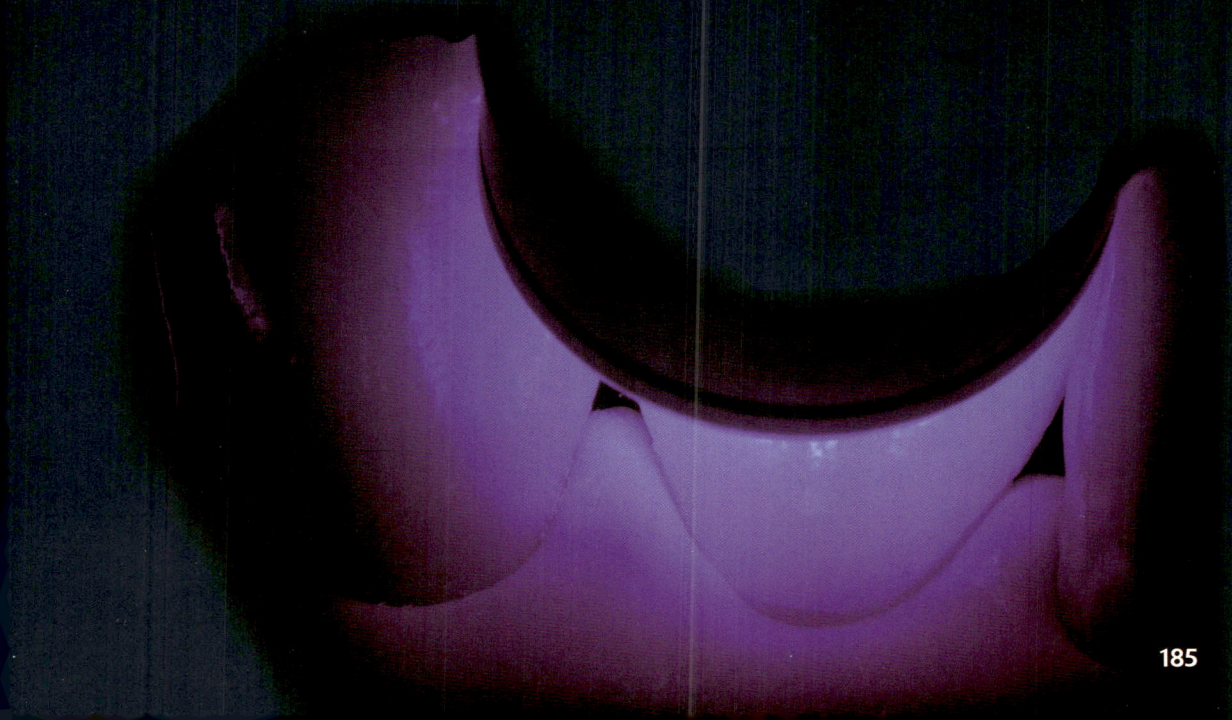

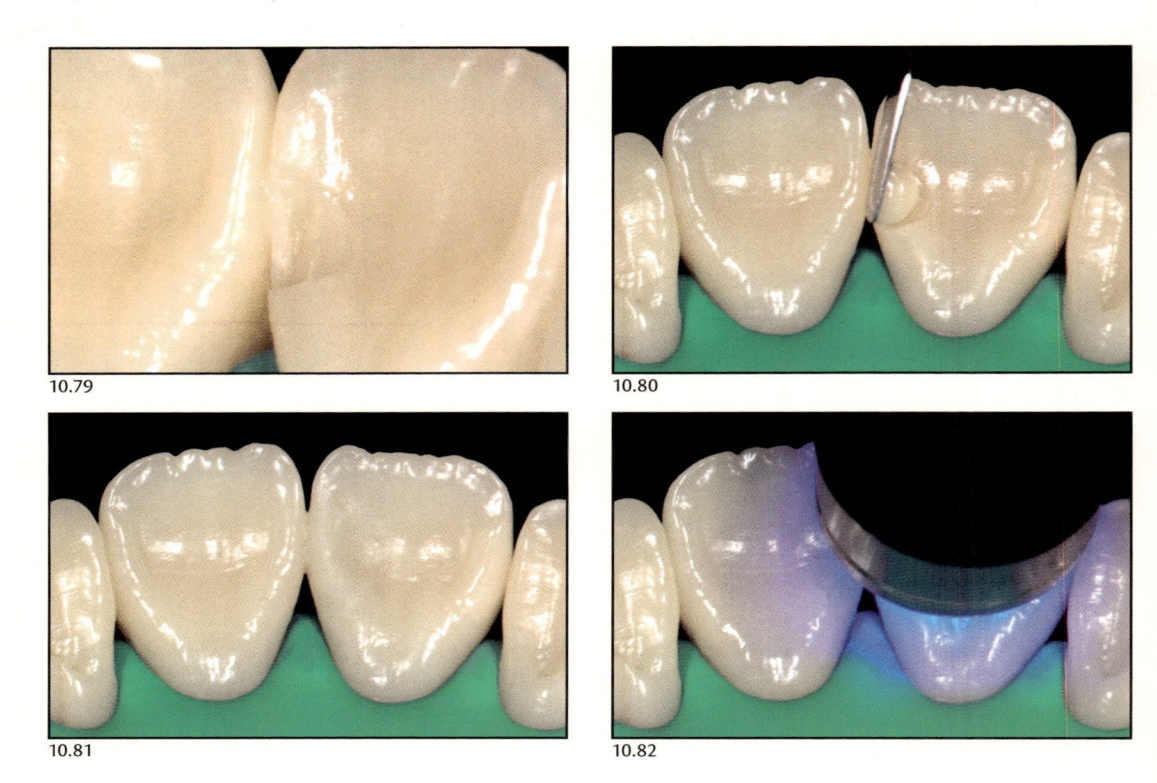

10.79

10.80

10.81

10.82

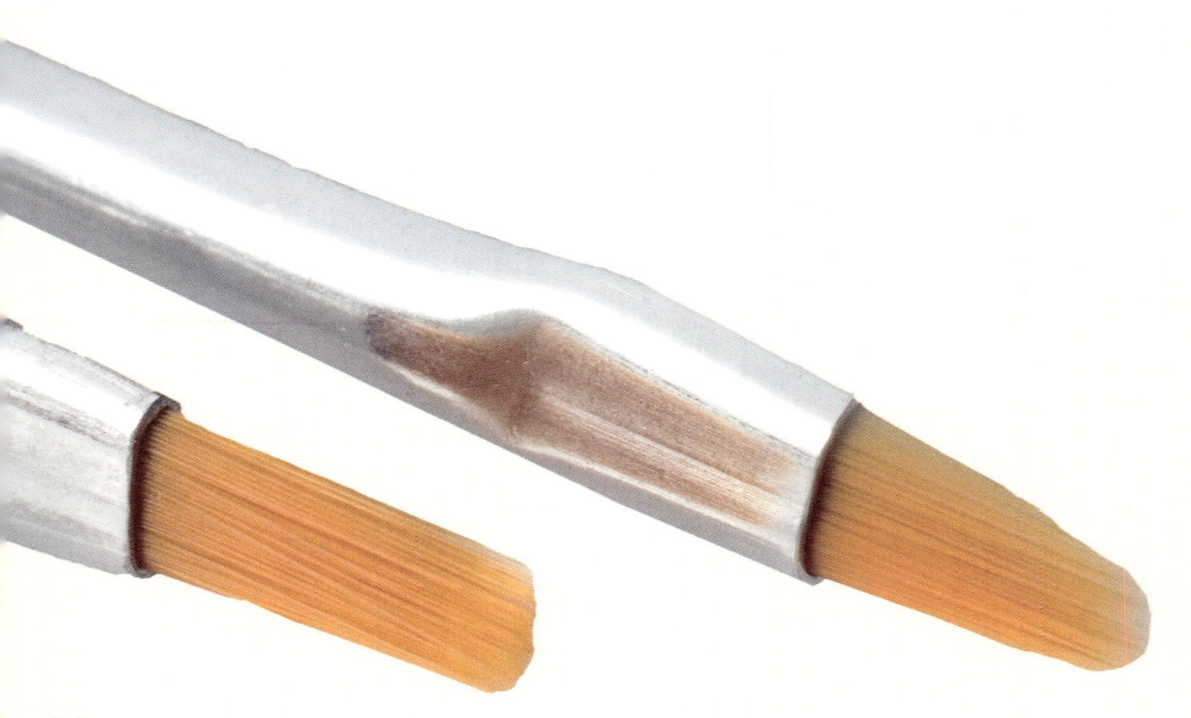

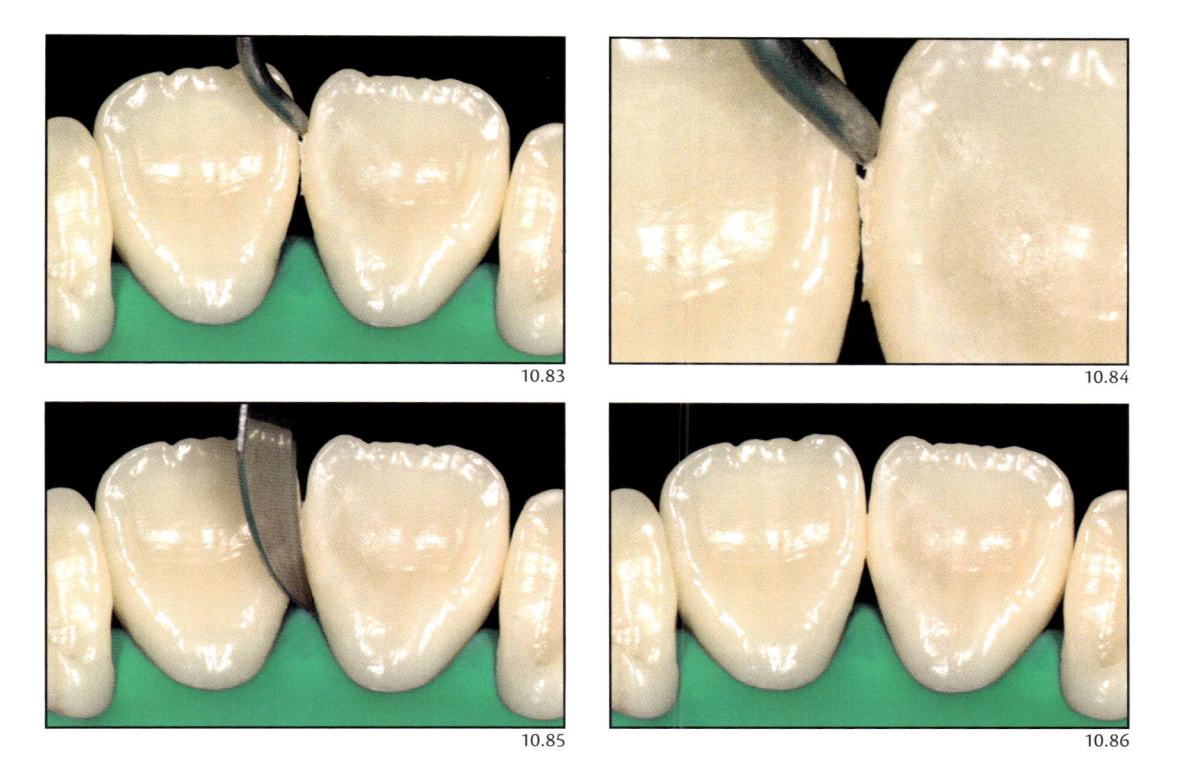

10.83

10.84

10.85

10.86

A última camada de compósito, referente ao esmalte palatal, é inserida e conformada com o auxílio de espátulas e, preferencialmente, pincéis, visto que estes facilitam a obtenção de superfícies bastante lisas (FIGS. 10.79 A 10.81). Assim que o "esmalte artificial" palatal estiver conformado corretamente, procede-se a fotoativação do compósito (FIG. 10.82). Observe que, neste momento, a anatomia básica da restauração já está finalizada, embora ainda sejam necessárias pequenas correções na forma e a obtenção de uma textura correta e de um brilho superficial adequado. A etapa de acabamento inicia-se com a separação da restauração do dente adjacente, realizada por meio da inserção de uma espátula na ameia incisal, e da execução de uma leve força de torção (FIG. 10.83). Conforme mencionado anteriormente, uma vez que o dente adjacente tenha sido protegido adequadamente durante a aplicação do ácido e do adesivo na cavidade, a separação é facilmente obtida (FIG. 10.84). A seguir, os excessos proximais são removidos com uma lâmina de bisturi número 12, atuando da estrutura dental para a restauração, a fim de evitar a remoção inadvertida de compósito na região das margens (FIGS. 10.85 E 10.86). Nesse ponto, a restauração já apresenta contorno próximo do ideal e o isolamento absoluto é removido, a fim de permitir a conclusão dos procedimentos de acabamento e polimento.

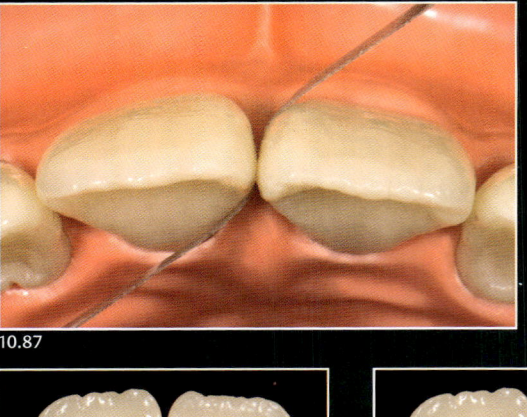

10.87

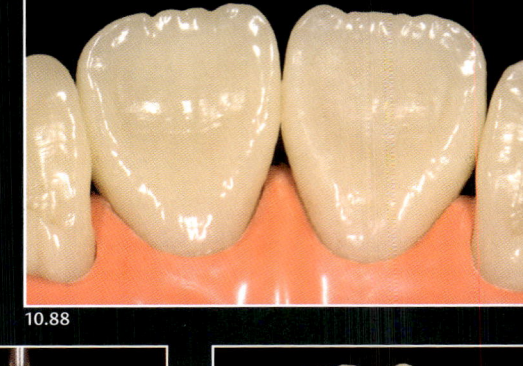

10.88

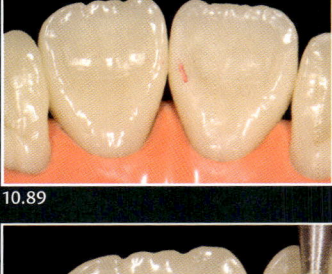

10.89

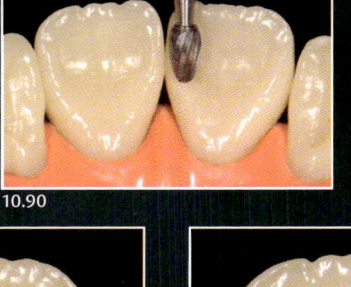

10.90

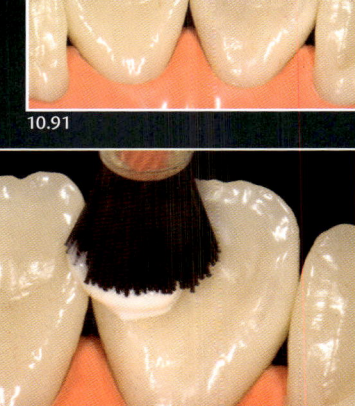

10.91

10.92

10.93

O acabamento e o polimento são realizados com lixas abrasivas de granulação decrescente (FIGS. 10.87 E 10.88). A seguir, os contatos são verificados e, caso necessário, ajustados com pontas diamantadas extrafinas ou brocas multilaminadas (FIGS. 10.89 E 10.90), até que se assemelhem àqueles registrados antes da restauração (FIG. 10.91). O acabamento da face palatal é feito com borrachas abrasivas e o polimento com escovas Robinson e pastas especiais (FIGS. 10.92 E 10.93). O resultado é bastante agradável, preservando estrutura dental natural na face vestibular e reproduzindo com resinas compostas a forma e a estética das faces palatal e proximal (FIG. 10.94). Observe, na página ao lado, que a restauração é praticamente imperceptível, graças à mimetização correta de forma e de cor.

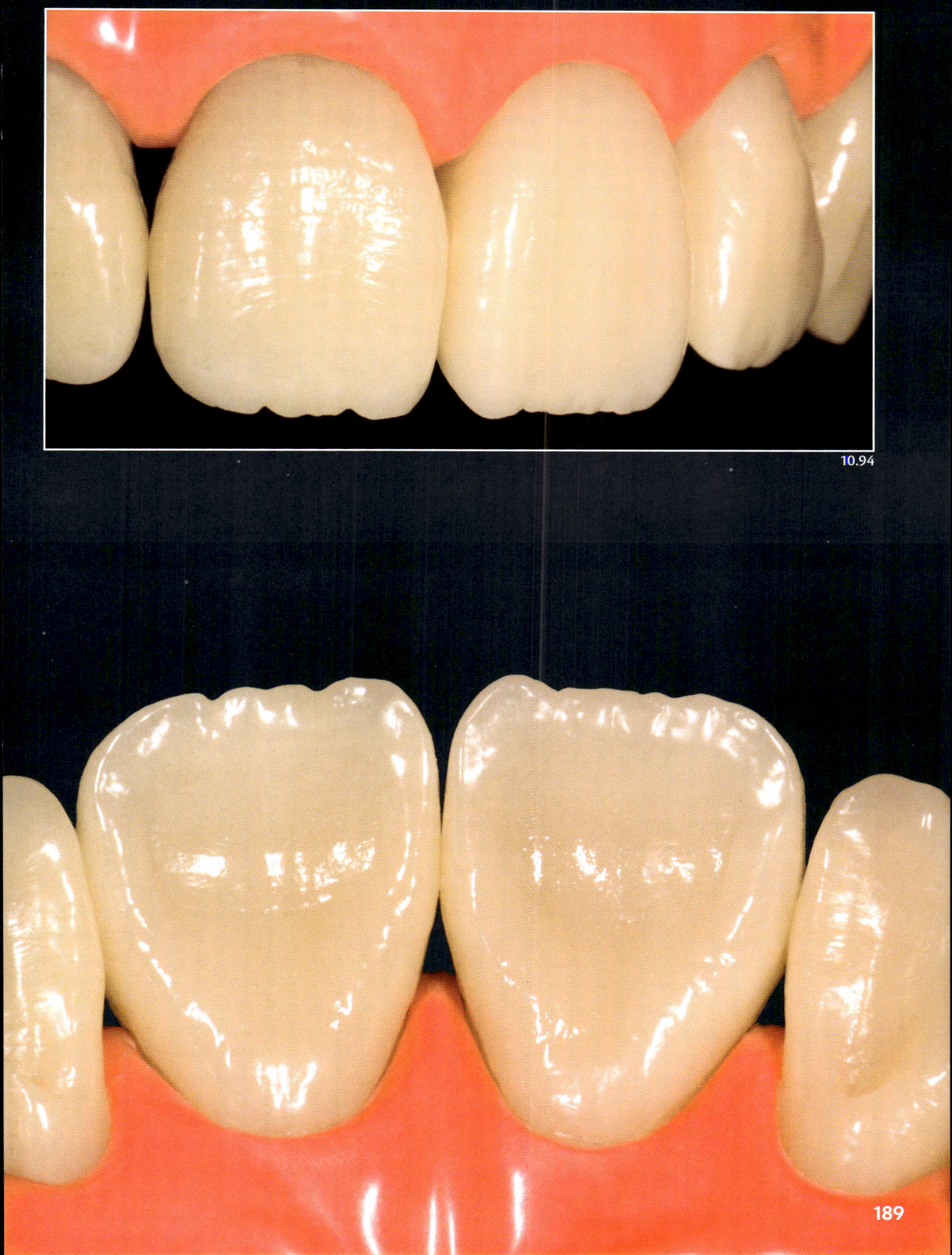

10.94

PREPARO E RESTAURAÇÃO CLASSE III COM COMPÓSITOS

Acesso vestibular

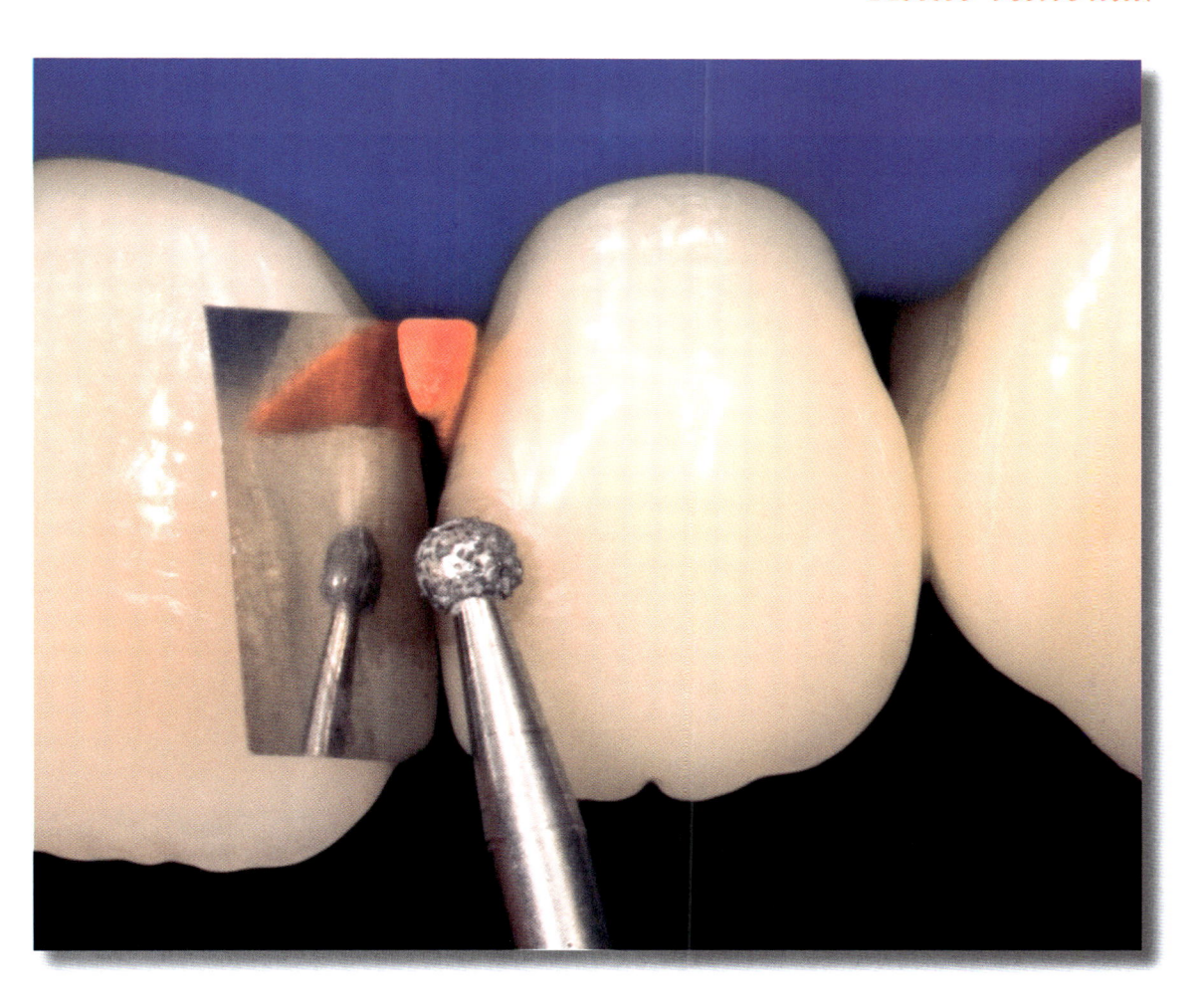

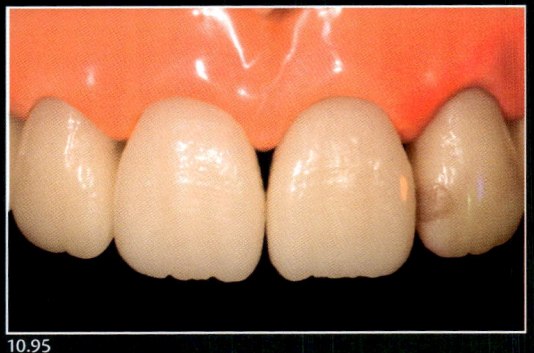

10.95

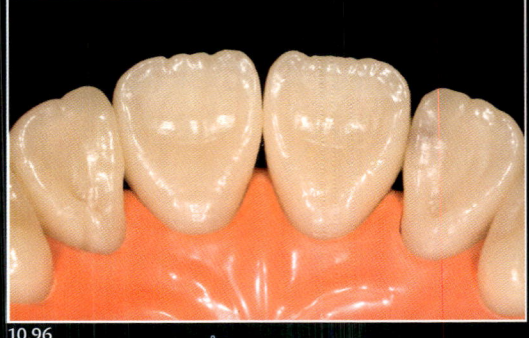

10.96

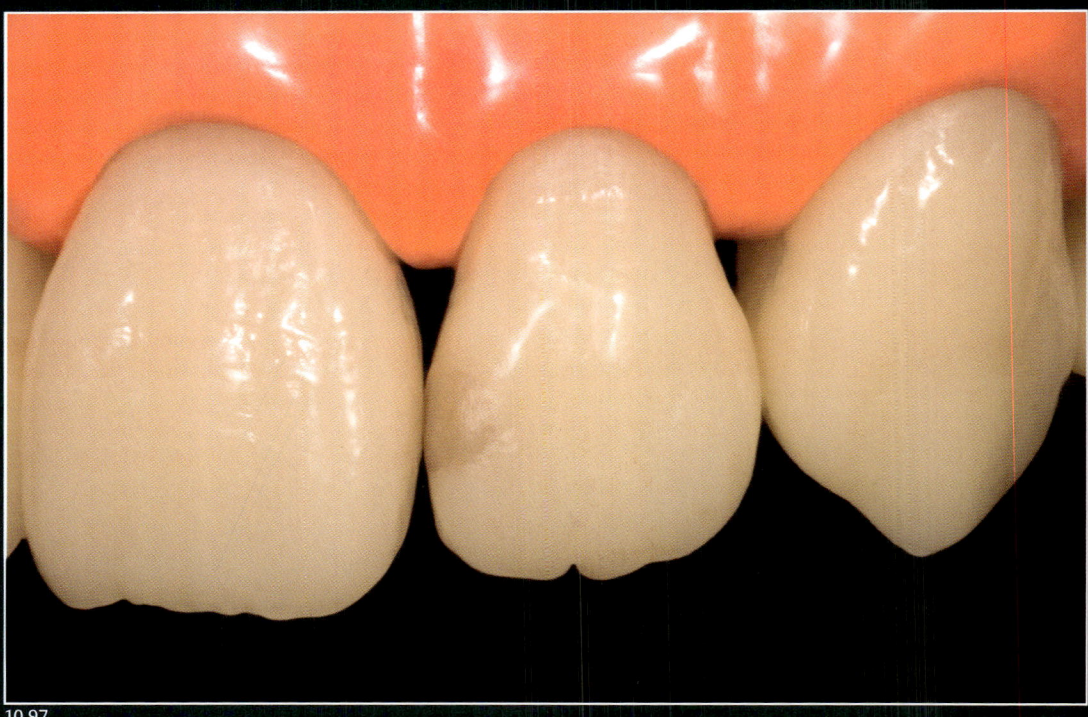

10.97

A execução de restaurações Classe III visualmente imperceptíveis e que contemplem os preceitos de conservadorismo tecidual é uma tarefa extremamente desafiadora. Por essa razão, sempre que possível, a face vestibular não é envolvida no preparo cavitário. Entretanto, existem situações em que tal atitude não é possível. No caso simulado neste capítulo, observa-se uma restauração Classe III com necessidade de substituição (FIGS. 10.94 A 10.97). Após a profilaxia (FIG. 10.98), realiza-se uma atenta seleção de cores. Escalas de cor e

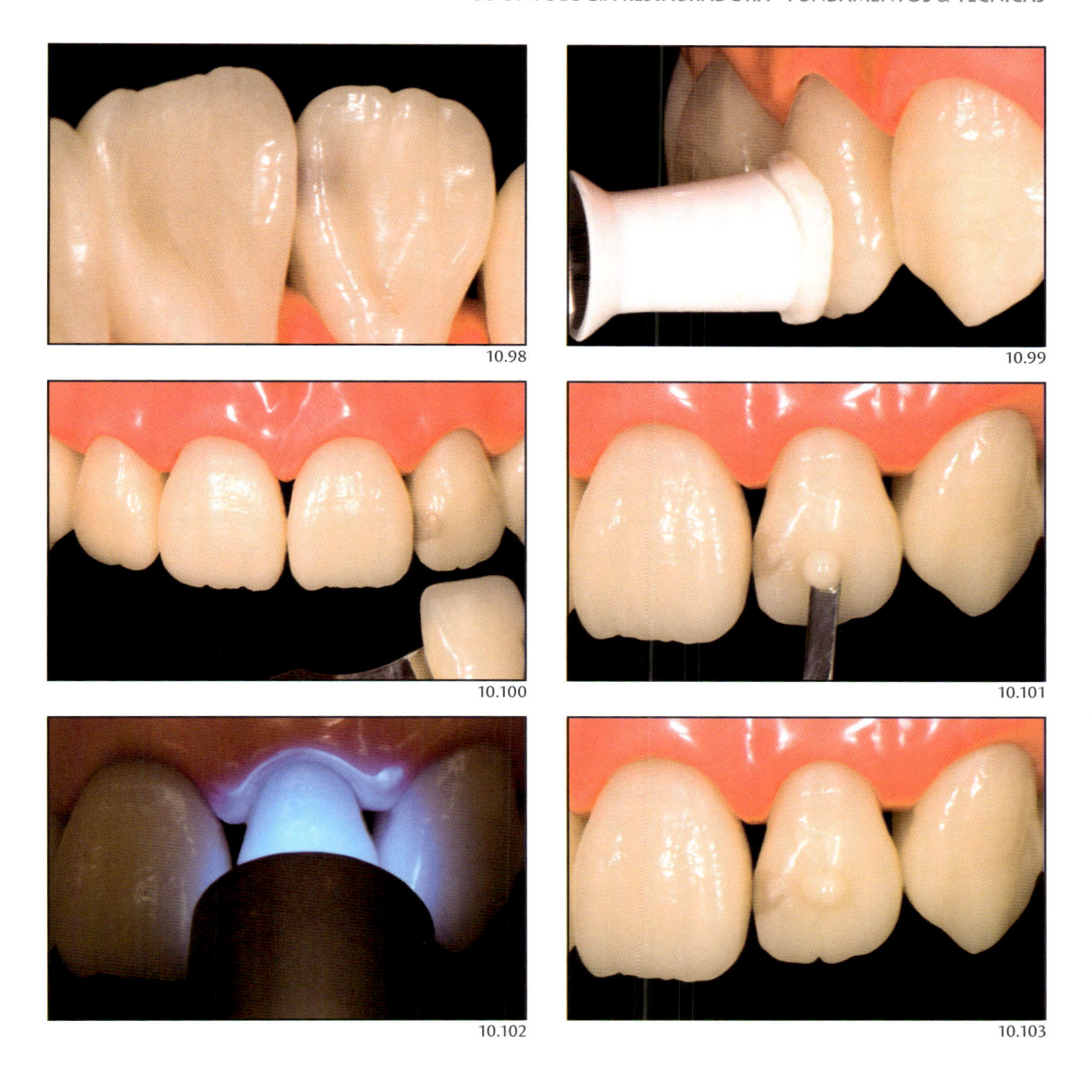

10.98

10.99

10.100

10.101

10.102

10.103

pequenos incrementos de compósito são auxiliares valiosos nesta etapa (FIGS. 10.99 A 10.102). A restauração final será composta por massas de resina composta para dentina (menos translúcidas) e massas para esmalte (mais translúcidas), sendo o sucesso estético dependente de um perfeito equilíbrio entre elas. O uso exagerado de compósitos translúcidos acarreta em uma "meia-lua" acinzentada, ao passo que excessos de compósito para dentina gerarão uma "meia-lua" opaca, igualmente desagradável do ponto de vista estético.

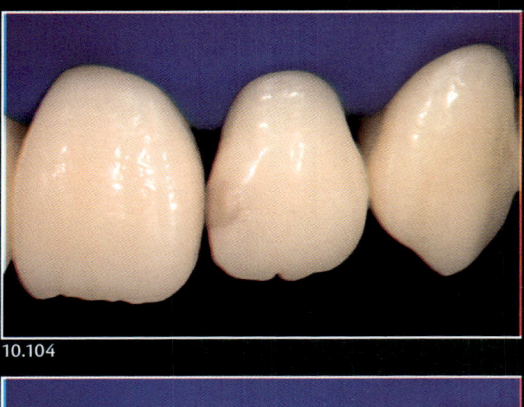

10.104

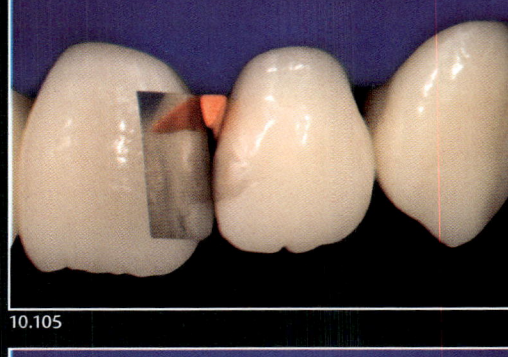

10.105

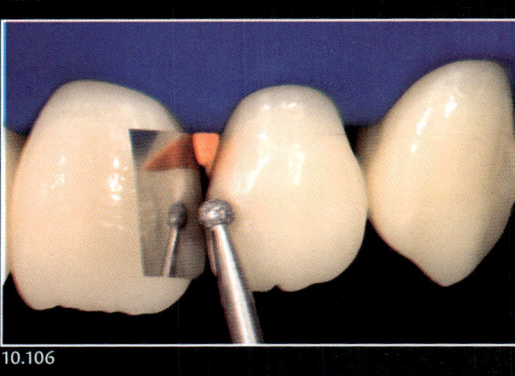

10.106

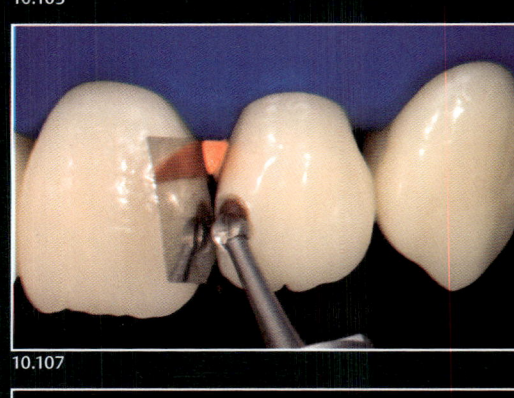

10.107

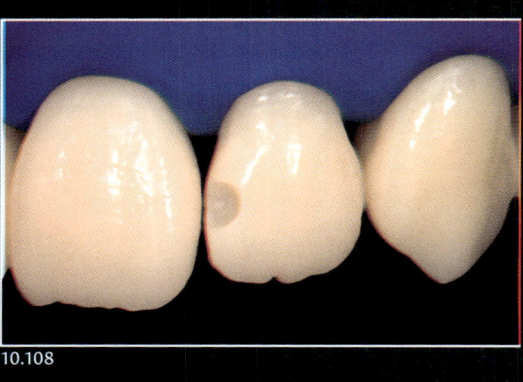

10.108

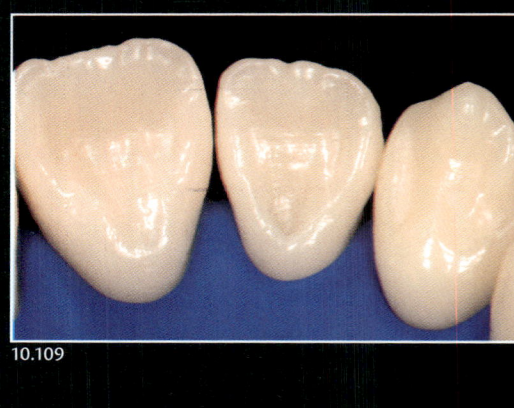

10.109

Para facilitar a visualização, o acesso e minimizar o desconforto do paciente durante todas as etapas operatórias, é realizado o isolamento do campo operatório com lençol de borracha (FIG. 10.104). Com uma cunha e uma matriz metálica, o dente adjacente ao preparo cavitário é protegido, para que a ação das pontas diamantadas e brocas não cause nenhum desgaste acidental na estrutura hígida (FIG. 10.105). A restauração antiga é removida com uma ponta diamantada sob refrigeração com água, em alta rotação (FIG. 10.106). Na presença de tecido cariado ou áreas de manchamento

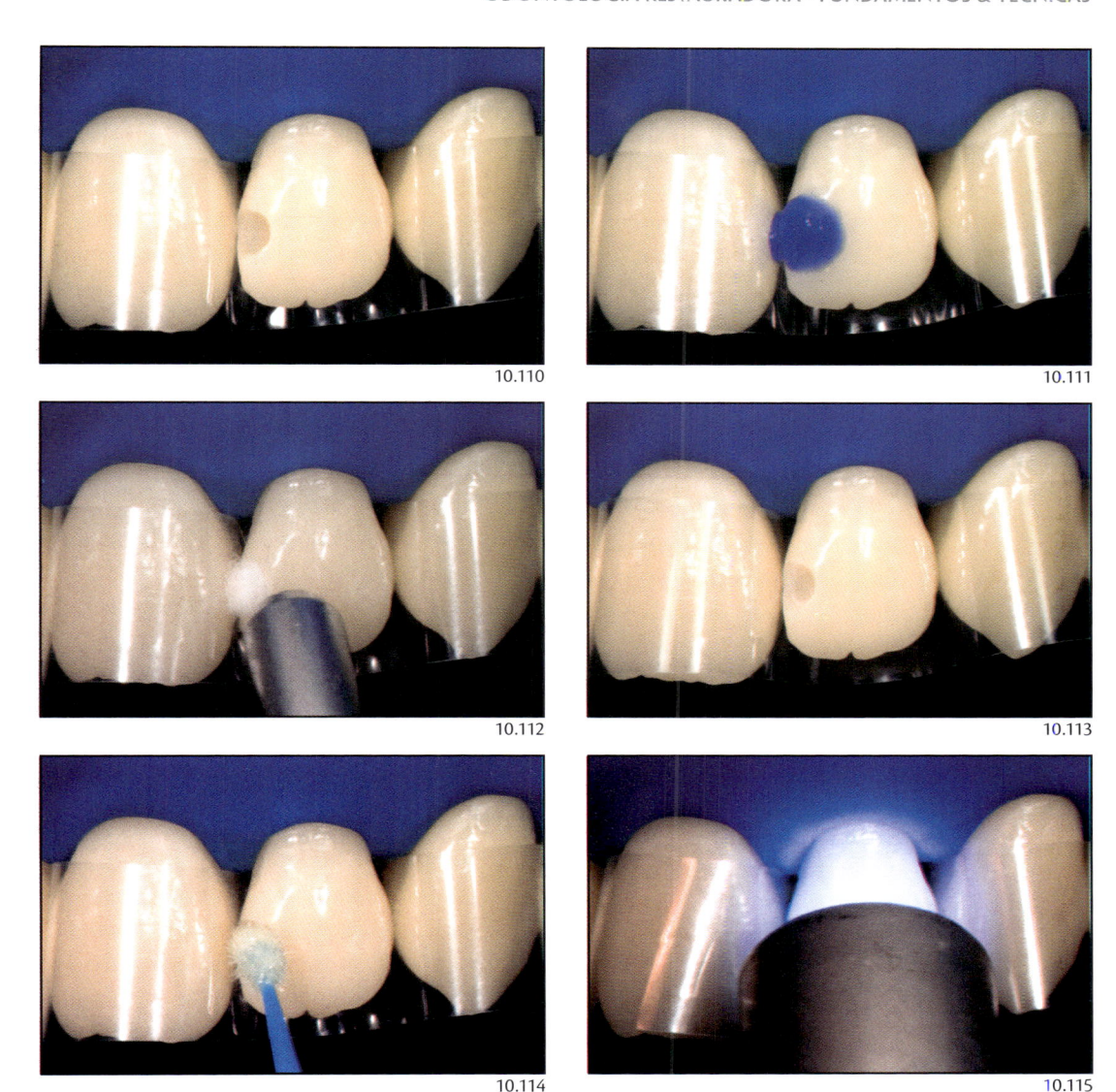

que interfiram na estética, está indicado o uso de brocas esféricas lisas em baixa rotação, que finalizarão o preparo cavitário (FIGS. 10.107 A 10.109). Dando início aos procedimentos adesivos, os dentes adjacentes são protegidos com uma tira de poliéster (FIG. 10.110), o esmalte e a dentina são condicionados (FIG. 10.111) e, após a lavagem dos substratos, o excesso de umidade é removido com jatos de ar e bolinhas de algodão (FIGS. 10.112 E 10.113) — veja mais no capítulo 5. A seguir, o sistema adesivo é aplicado adequadamente e fotopolimerizado (FIGS. 10.114 E 10.115).

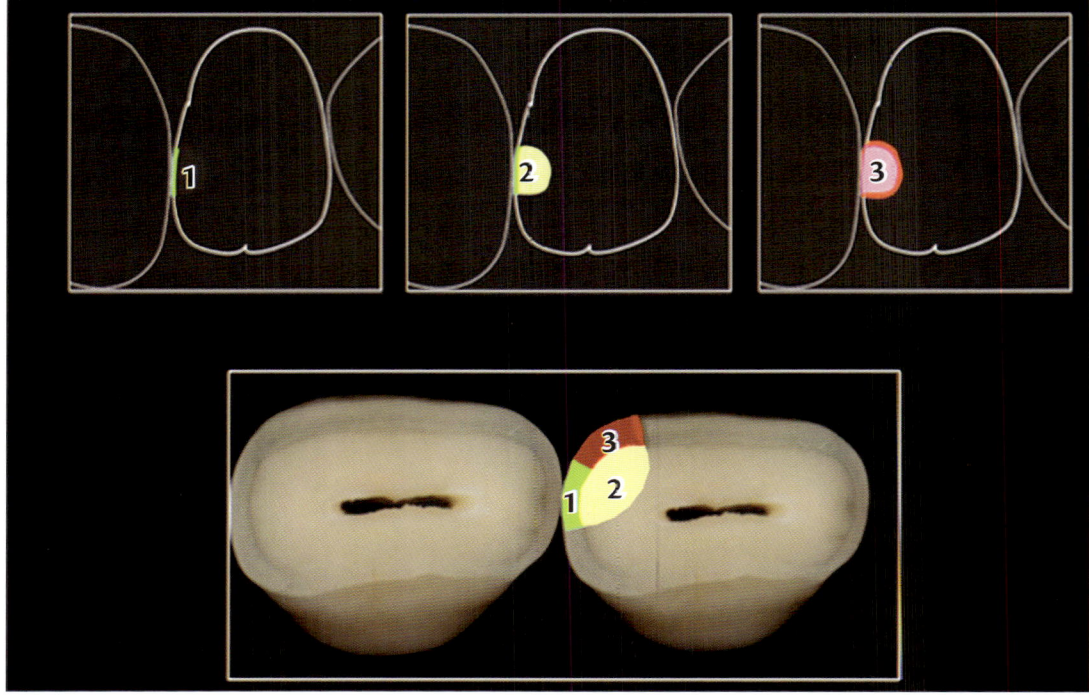

10.116

O aspecto mais crítico para a obtenção de bons resultados estéticos em restaurações Classe III que envolvem a face vestibular é, provavelmente, a reprodução das relações de translucidez observadas nos dentes naturais. Para isso, entretanto, não basta empregar compósitos com graus de translucidez diferentes para reproduzir o esmalte e a dentina. É necessário, também, mimetizar as relações de espessura que estes tecidos apresentam nos dentes naturais (FIG. 10.116). No caso apresentado aqui, uma vez que a face palatal não está envolvida no preparo, o primeiro incremento de compósito tem por função reproduzir a relação de contato proximal entre a restauração e o dente adjacente. Na página ao lado, são sugeridas duas técnicas para a aplicação correta deste incremento. Na primeira delas, a resina composta é inserida contra uma matriz de poliéster estabilizada por uma cunha de madeira, que também promove um pequeno afastamento dental, sendo o incremento fotopolimerizado com a matriz ainda em posição (FIG. 10.117). Na segunda técnica, o compósito é inserido contra uma matriz de poliéster, e a matriz é tracionada para palatal até que seja totalmente removida, e só então o compósito é fotoativado (FIG. 10.118). As duas técnicas apresentam bons resultados. Sugerimos que você pratique ambas e escolha aquela com que melhor se adaptar.

1

Matriz estabilizada por cunha de madeira

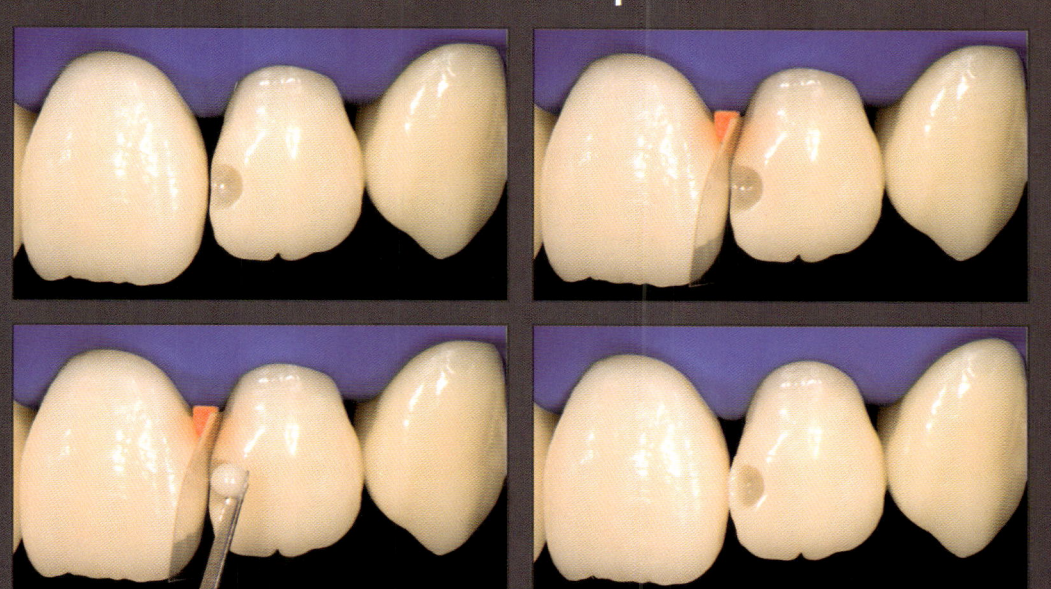

10.117

2

Matriz tracionada

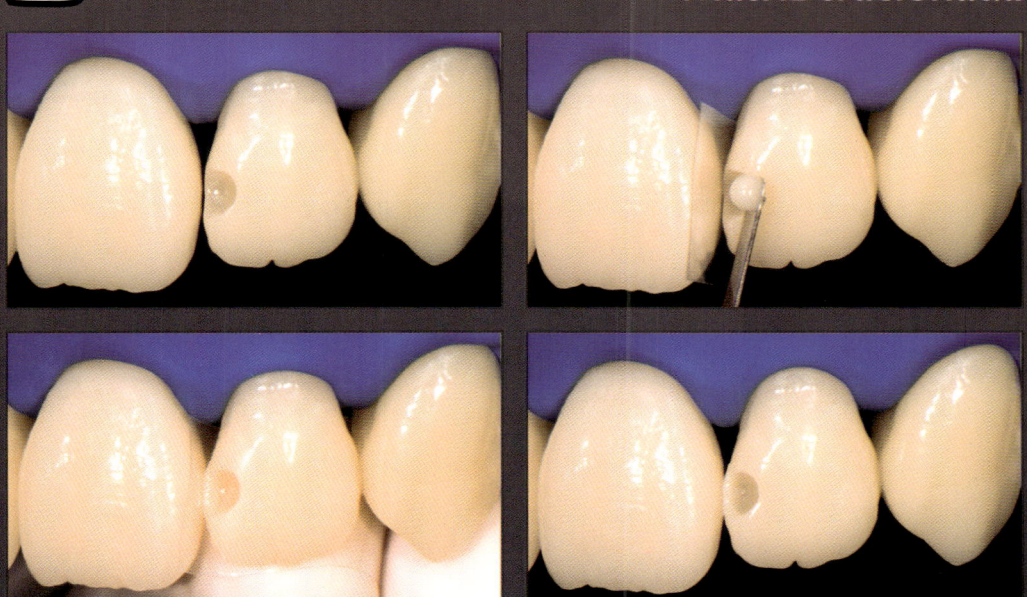

10.118

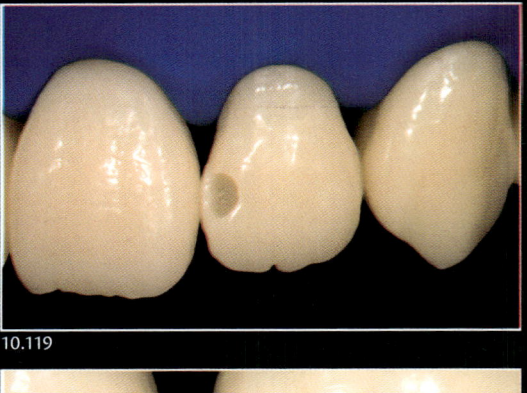

10.119

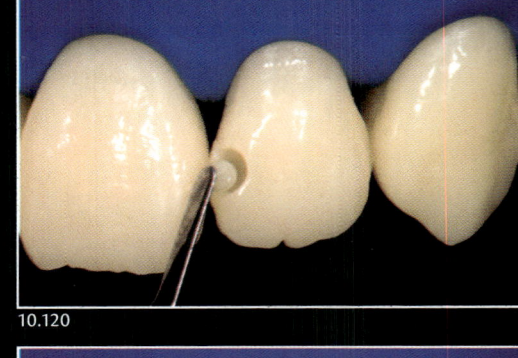

10.120

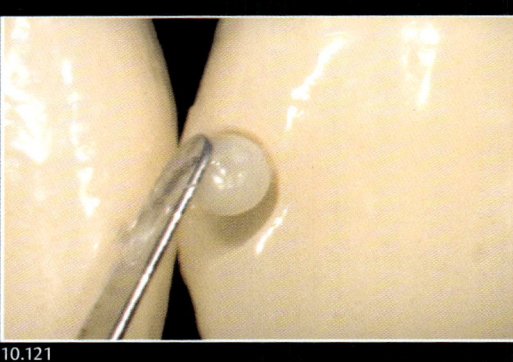

10.121

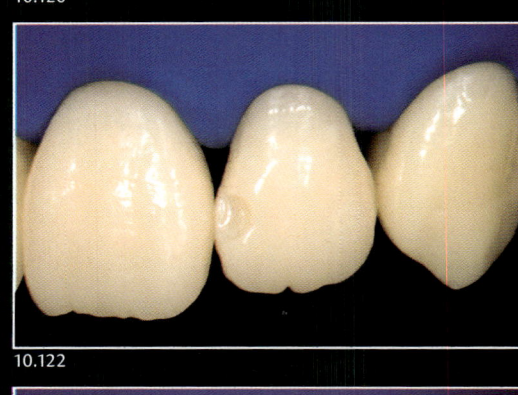

10.122

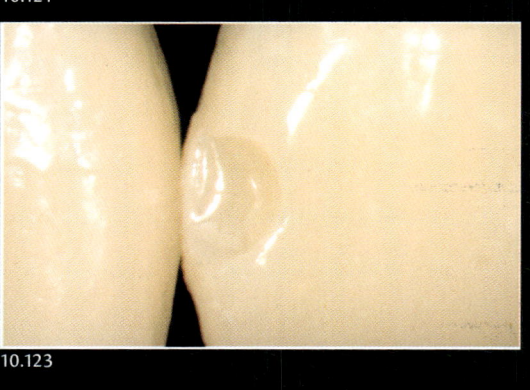

10.123

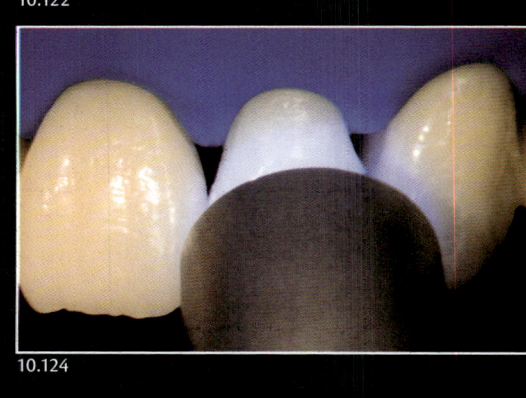

10.124

Com a face proximal já devidamente restaurada, realiza-se a reprodução da porção de dentina perdida no preparo cavitário. Assim, uma resina menos translúcida e mais saturada é utilizada, procurando respeitar as observações feitas na etapa de seleção de cores (FIGS. 10.119 A 10.122).

Lembre-se que um equilíbrio perfeito entre translucidez e volume de dentina e esmalte é essencial para a obtenção de estética. Observe que, ao final da inserção do compósito para dentina, ainda deve permanecer um espaço, que será futuramente preenchido pelo compósito

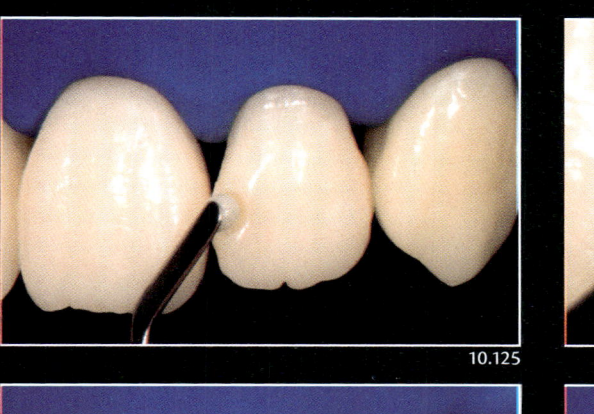

10.125

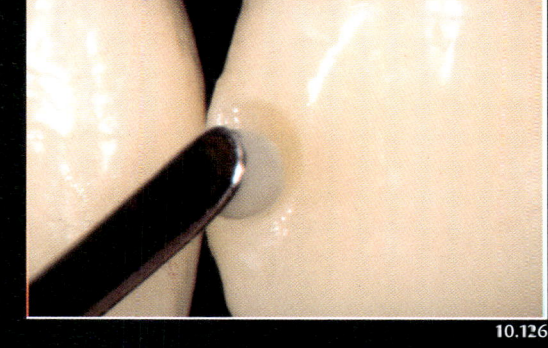

10.126

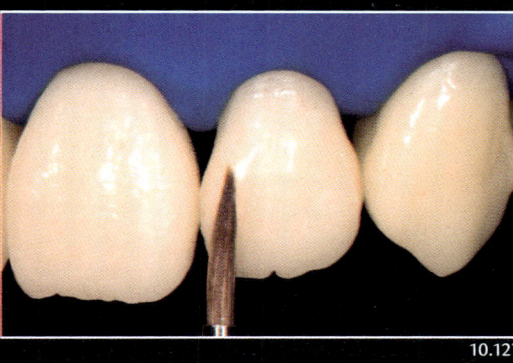

10.127

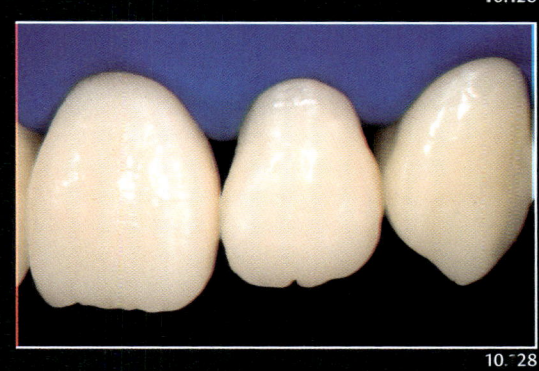

10.128

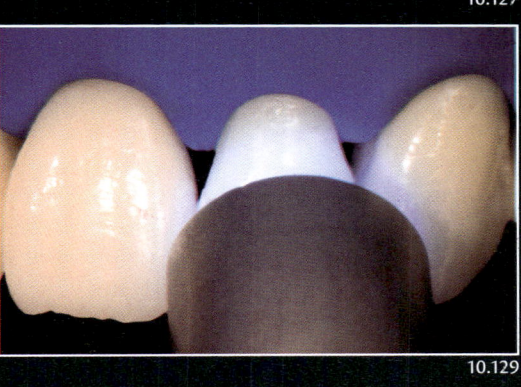

10.129

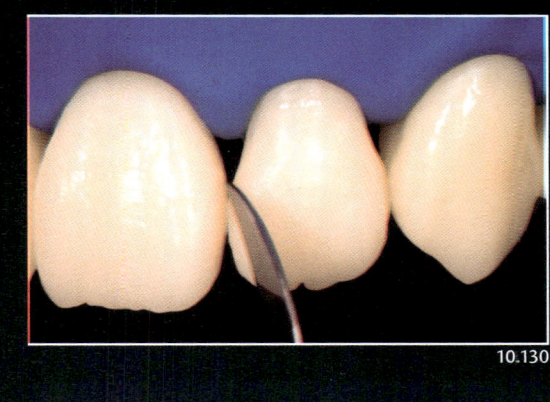

10.130

para esmalte (FIGS. 10.123 E 10.124). O último incremento de resina composta é responsável pela mimetização das características ópticas do esmalte e deve, também, apresentar boas propriedades de polimento. Ele é aplicado e conformado com espátulas e pincéis, de forma a minimizar

a presença de excessos (FIGS. 10.125 A 10.129). Quanto melhor a escultura desse incremento, menor será o trabalho nas etapas de acabamento e polimento, que se iniciam pela remoção de excessos proximais com um bisturi montado com lâmina 12 (FIG. 10.130).

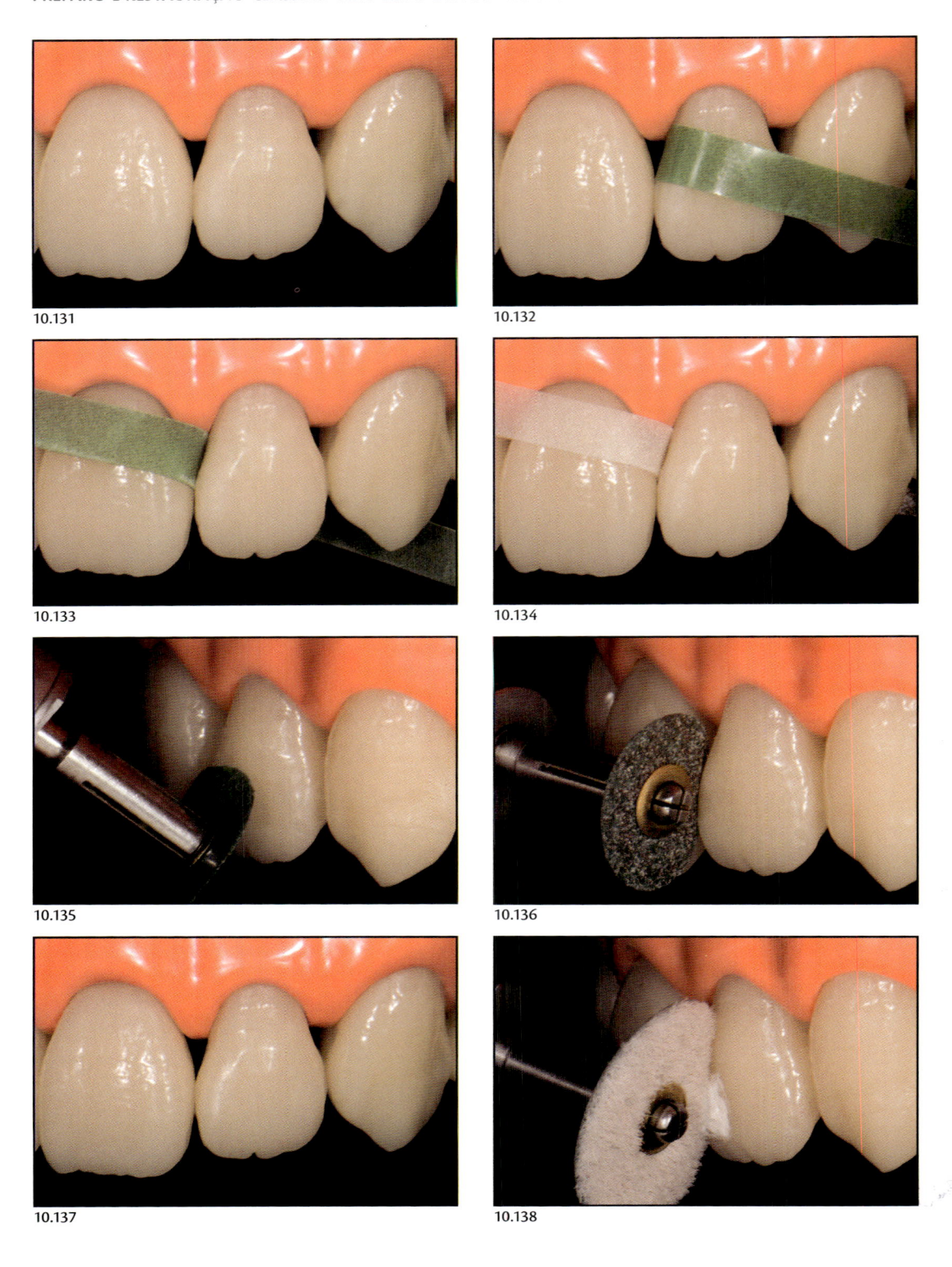

10.131

10.132

10.133

10.134

10.135

10.136

10.137

10.138

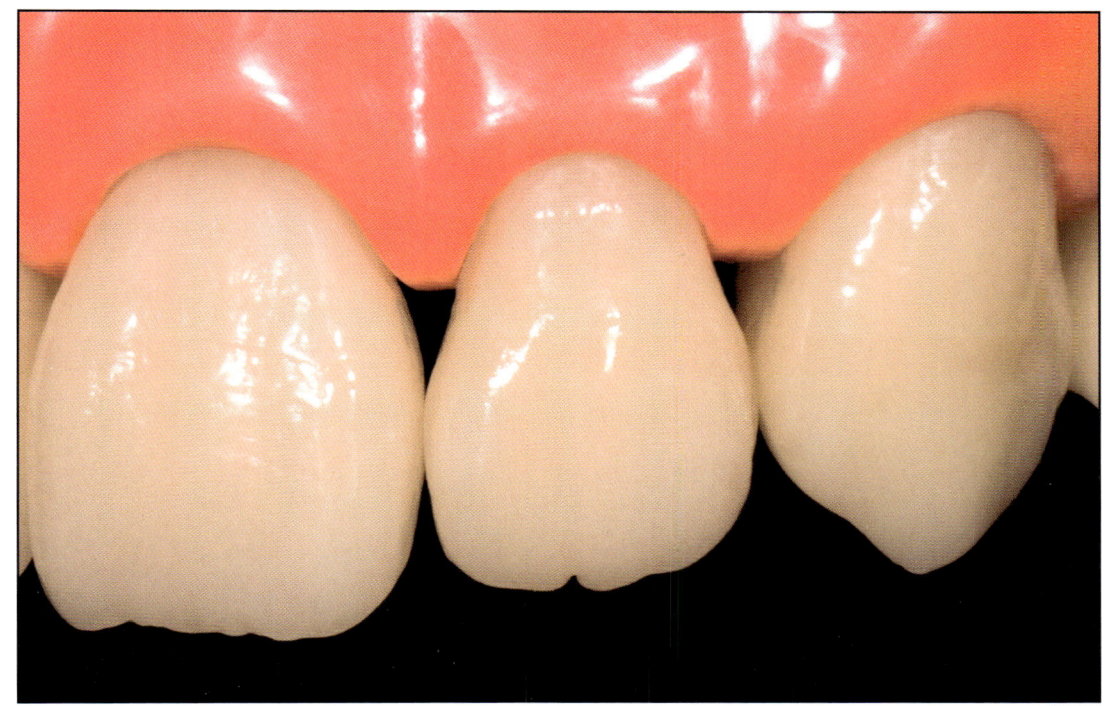

10.139

Idealmente, os procedimentos de acabamento e polimento devem ser realizados em uma sessão subsequente, para permitir uma melhor avaliação estética da restauração e para assegurar melhores propriedades aos materiais empregados. Exatamente por essa razão é vantajoso confeccionar restaurações com excesso mínimo. No presente caso, inicialmente, realizou-se o acabamento e polimento da face proximal da restauração, com tiras de lixa empregadas em ordem decrescente de abrasividade (FIGS. 10.131 A 10.134). A seguir, discos abrasivos flexíveis foram empregados para realização de pequenos ajustes na forma e nas áreas de reflexão da restauração. Inicialmente, utilizam-se discos mais abrasivos, seguidos por discos de menor granulação, que colaboram na obtenção de lisura superficial (FIGS. 10.135 A 10.137). A etapa de acabamento e polimento é finalizada pelo uso de pastas de polimento, aplicadas com o auxílio de discos de feltro (FIG. 10.138). Todos esses cuidados e procedimentos ajudam sobremaneira e são indispensáveis na obtenção de uma restauração que recupera a função e o aspecto estético natural do dente. Observe na fotografia final que apesar do envolvimento da face vestibular a restauração é praticamente imperceptível, graças à correta mimetização da forma e cor da estrutura dental circundante (FIG. 10.139).

11

PREPARO E RESTAURAÇÃO CLASSE IV COM COMPÓSITOS

Técnica da guia de silicone

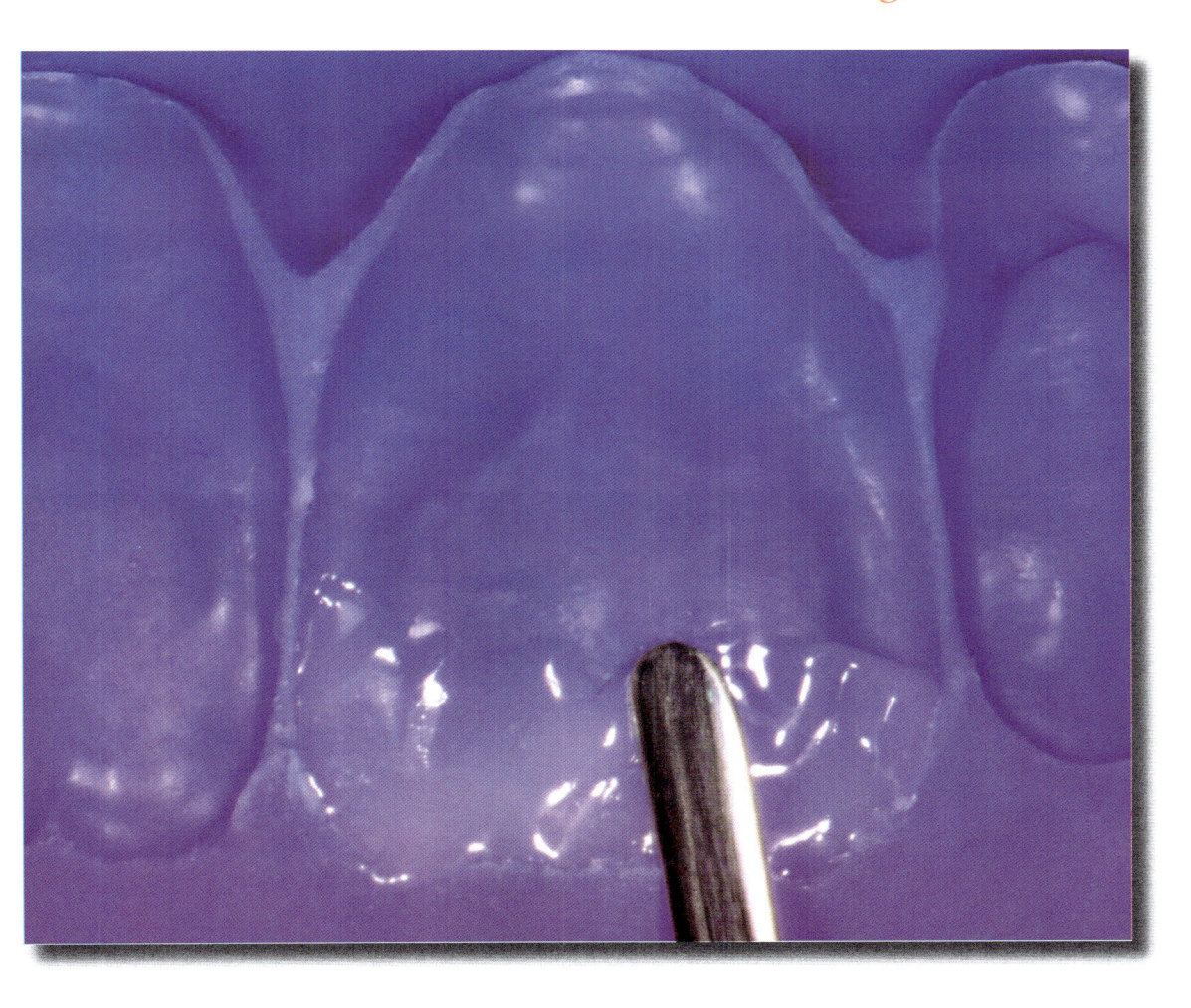

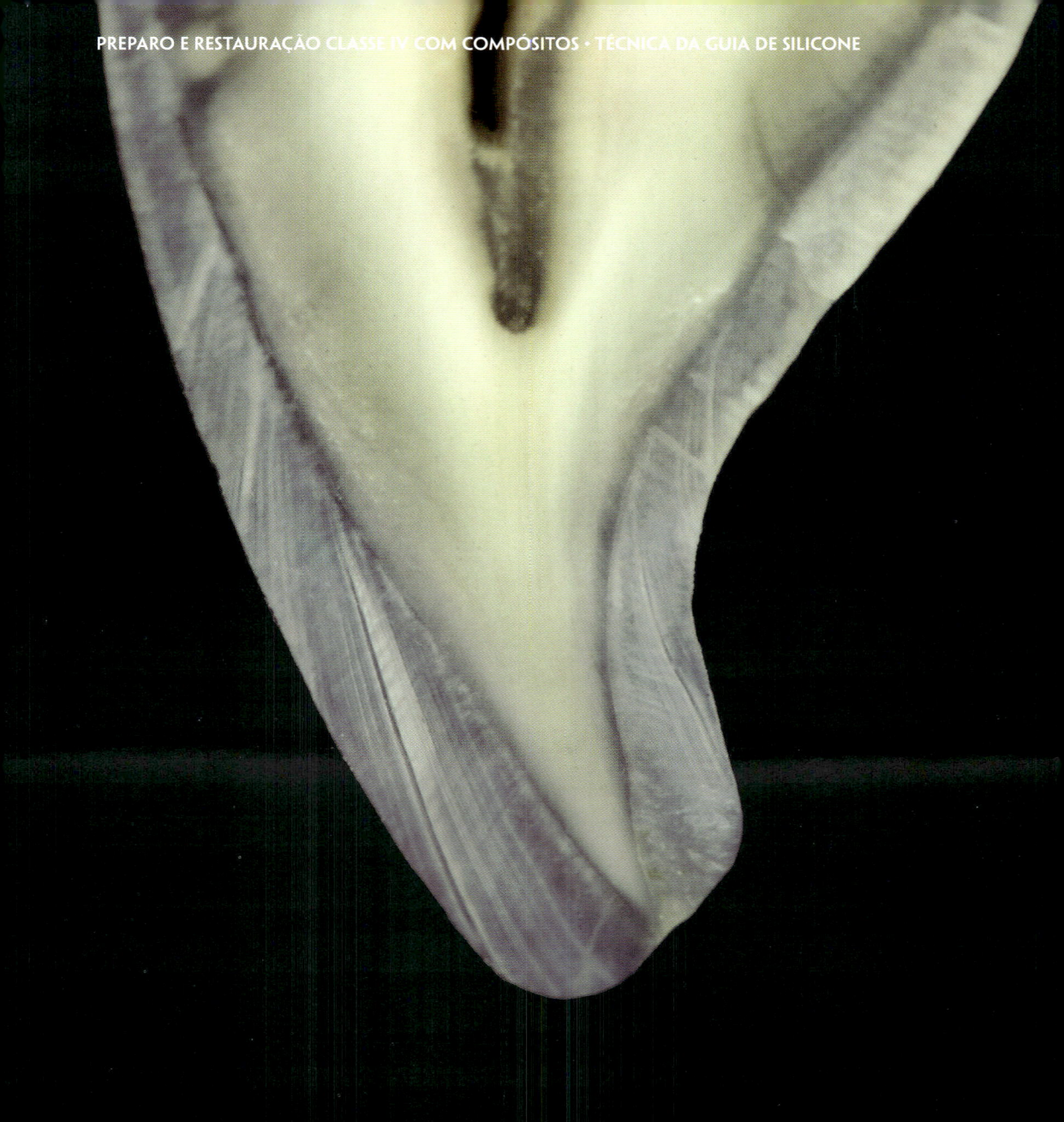

Lesões Classe IV são aquelas em que ocorre envolvimento da face proximal e do ângulo incisal dos dentes anteriores. Elas têm como origens mais comuns a doença cárie e os traumatismos bucais, sendo esta a causa mais frequente, em especial em pacientes jovens. As restaurações Classe IV representam um enorme desafio ao clínico e exigem atenção especial no que tange à sua aparência, influenciada principalmente por dois itens: cor e forma. A sequência operatória simulada

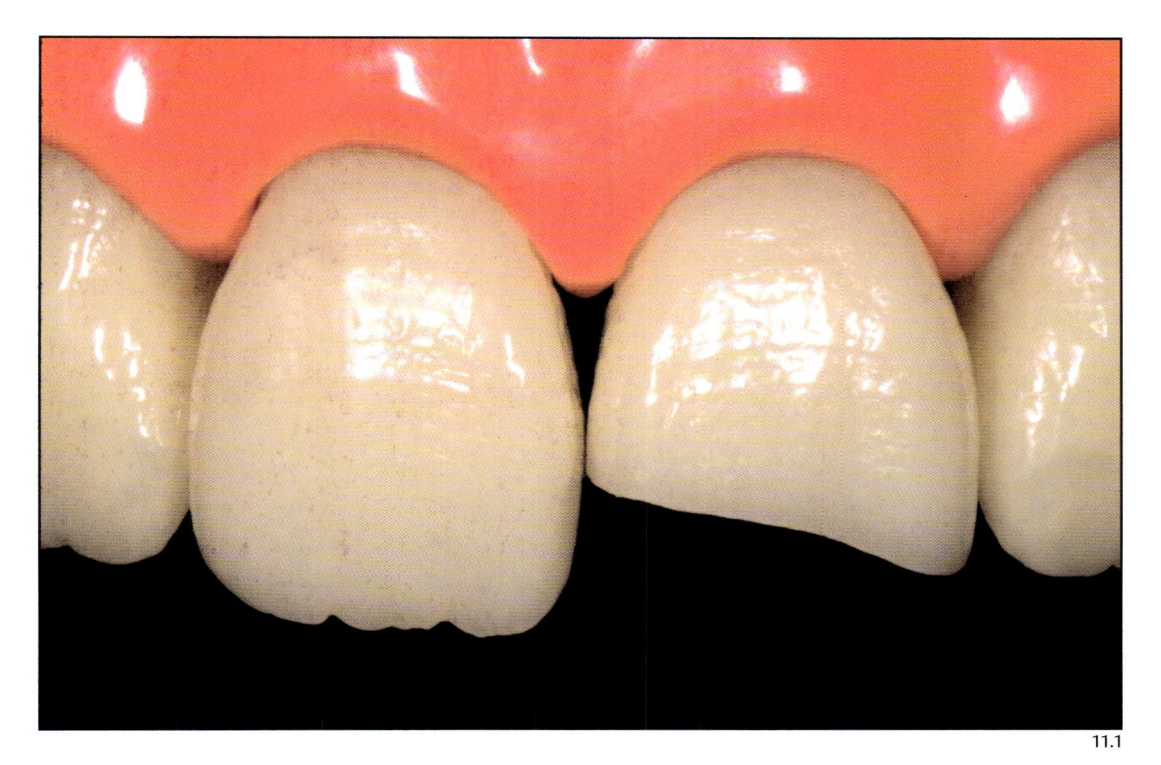

11.1

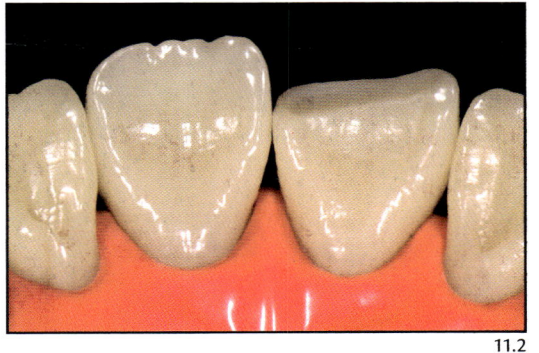

11.2

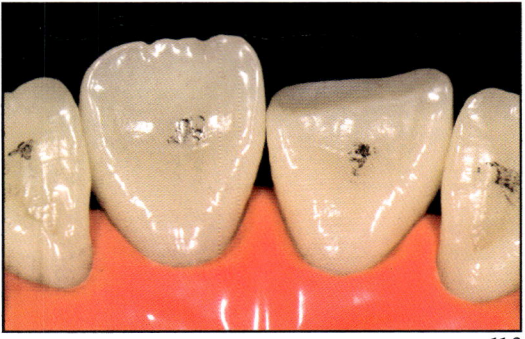

11.3

neste capítulo apresenta uma fratura do dente 21 com envolvimento de ambos os ângulos incisais (FIGS. 11.1 E 11.2). Em situações como esta, antes de pensar na restauração propriamente dita, são essenciais a avaliação prévia e a demarcação dos contatos oclusais, para assegurar que a restauração realizada fique em equilíbrio com o sistema estomatognático e não interfira na função oclusal habitual (FIG. 11.3). Observe que os contatos dentais apresentam padrão similar em todos os incisivos.

A reconstrução de dentes anteriores fraturados é, sem dúvida, uma das situações que mais exige habilidade por parte do clínico. Forma, cor e textura são apenas alguns dos vários aspectos que devem ser avaliados minuciosamente, caso se deseje realizar uma restauração imperceptível. No que tange à cor, especificamente, para que os efeitos cromáticos do dente sejam reproduzidos adequadamente, é imprescindível selecionar materiais com características ópticas adequadas. Assim, imediatamente após a realização de uma profilaxia (FIG. 11.4), diferentes massas de resina composta são aplicadas e fotoativadas sobre o dente, para selecionar aquelas que melhor reproduzem as características ópticas do esmalte e da dentina. Além do matiz, croma e valor, devem ser consideradas as características de translucidez dos tecidos dentais. Feita a seleção dos materiais, é interessante realizar um ensaio restaurador, para avaliar se as interações entre as diferentes massas de compósitos proporcionarão os efeitos cromáticos desejados. Evidentemente, para que o ensaio cumpra seu papel, é necessário realizá-lo com as mesmas resinas compostas que se pretende usar na restauração final, sem, entretanto, executar os procedimentos adesivos (FIGS. 11.5 A 11.7). Outro ponto que deve ser frisado é a importância de realizar o ensaio restaurador tão rapidamente quanto possível, sem o isolamento prévio do campo operatório, uma vez que este leva à desidratação do dente e, consequentemente, à alteração momentânea da cor. Visto que a principal função do ensaio é justamente avaliar a interação óptica dos compósitos com o dente, não haveria sentido realizá-lo sobre uma estrutura com a cor alterada.

Concluído o ensaio, é o momento de avaliá-lo e, caso necessário, repeti-lo. Se o resultado do ensaio for plenamente satisfatório, é interessante registrar uma "receita" do que foi feito, anotando em um mapa cromático as cores e espessuras de compósito empregados em cada região da restauração. Esse é um cuidado importante e que facilita a transferência do resultado alcançado no ensaio para a restauração definitiva. Caso, por outro lado, o resultado deste primeiro ensaio não seja adequado, avalie-o com atenção, procurando descobrir onde errou e, a seguir, realize-o novamente, até encontrar a combinação de compósitos ideal. Antes de remover o ensaio e iniciar os procedimentos restauradores, deve-se considerar a possibilidade de transferir para a restauração definitiva a forma obtida no ensaio restaurador. Se você se esmerar e alcançar uma forma próxima da ideal, é possível confeccionar uma guia de silicone a partir do próprio ensaio (FIGS. 11.8 A 11.10). Entretanto, uma maneira muito mais simples e que facilita sobremaneira a obtenção de resultados altamente naturais é a confecção da guia de silicone sobre um modelo de gesso com um enceramento diagnóstico, conforme será demonstrado adiante. O processo de remoção do ensaio é extremamente simples, uma vez que não foi realizado qualquer procedimento adesivo previamente à aplicação dos compósitos. Assim, com o auxílio de uma lâmina de bisturi, o ensaio é facilmente destacado do remanescente dental (FIG. 11.11), com cuidado para assegurar a remoção de todo o compósito, visto que a permanência de resíduos do mesmo na superfície poderia comprometer de forma significativa o desempenho da restauração definitiva.

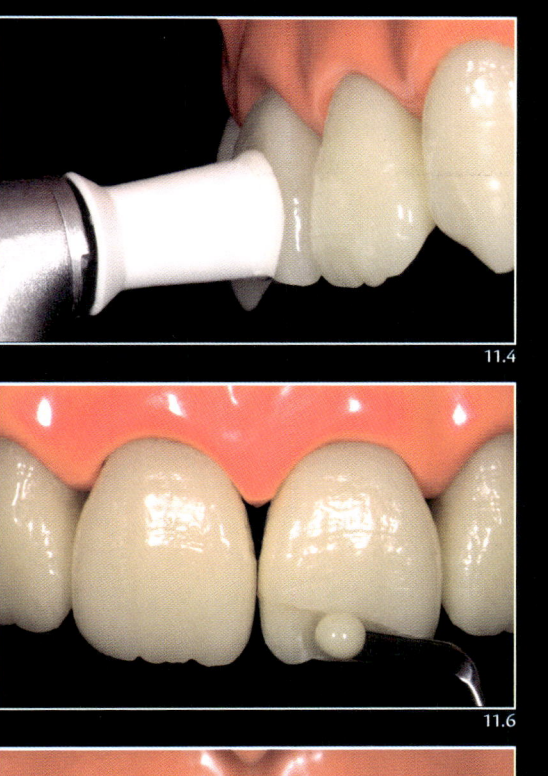

11.4

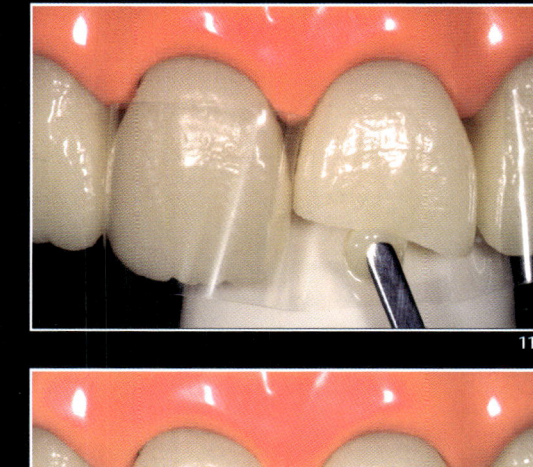

11.5

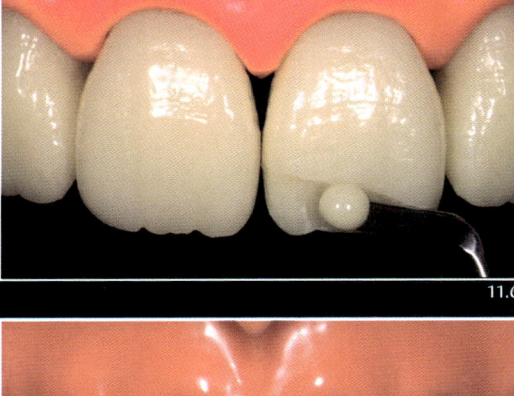

11.6

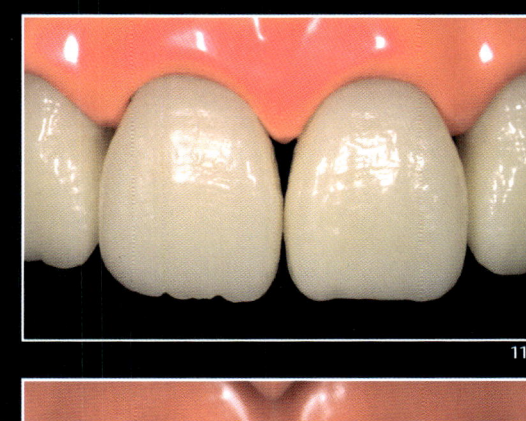

11.7

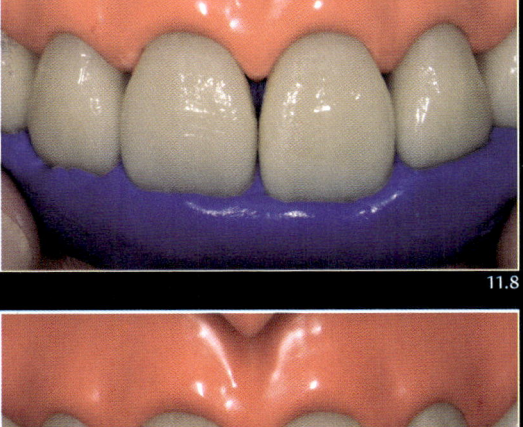

11.8

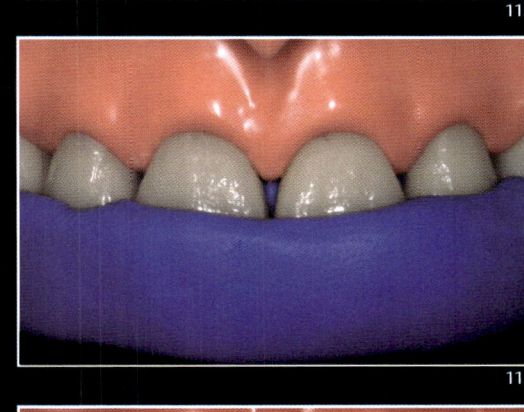

11.9

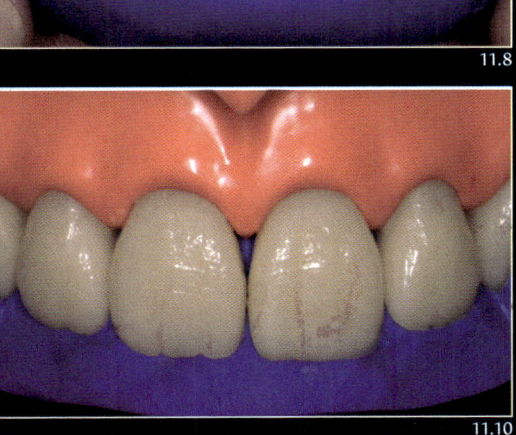

11.10

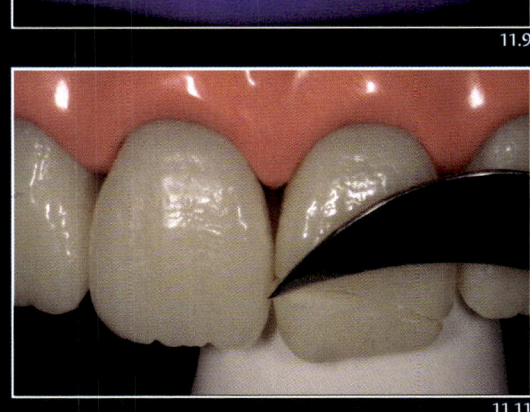

11.11

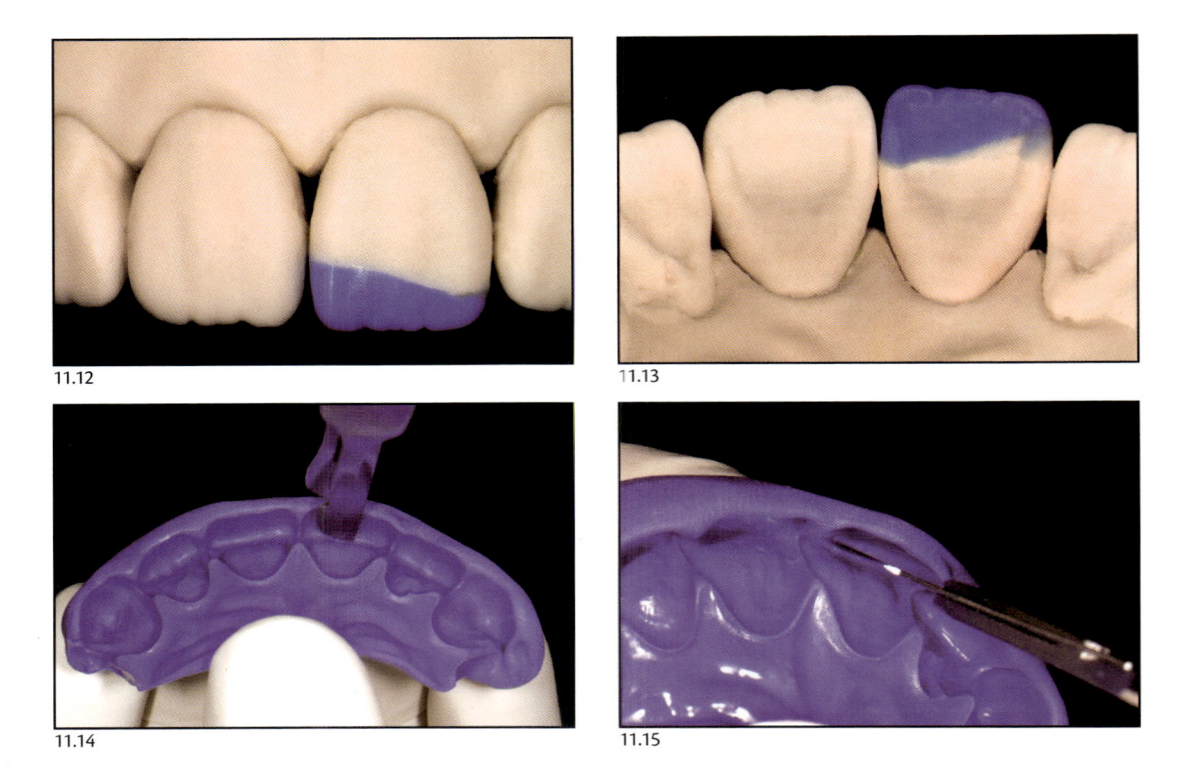

11.12

11.13

11.14

11.15

Para a confecção da guia de silicone sobre um enceramento diagnóstico, primeiramente se realiza uma moldagem da arcada dentária e, a partir do molde, obtém-se um modelo em gesso. Sobre este, confecciona-se um enceramento, reproduzindo em cera a forma desejada para a restauração (FIGS. 11.12 E 11.13). A seguir, já sobre o modelo encerado, realiza-se um molde com a massa de alta viscosidade de um silicone de adição ou de condensação. Na sequência, esse molde é cortado na região das bordas incisais, com o auxílio de um bisturi ou um estilete, com muito cuidado para que o corte não invada a região da borda incisal (FIGS. 11.14 E 11.15). Finalizado o corte,

obtém-se uma matriz, que permitirá a transferência da forma obtida no enceramento para o dente fraturado (FIG. 11.16). Quando realizada corretamente, a matriz facilita a obtenção de uma forma ideal para a face palatal e incisal, além de permitir uma estratificação mais precisa dos incrementos referentes à dentina e ao esmalte. Conforme demonstrado anteriormente, é possível realizar a guia diretamente em boca, adotando o ensaio como referência, porém são inegáveis as vantagens de confeccioná-la sobre o enceramento. Além de ser mais fácil definir uma ótima anatomia na bancada do laboratório do que diretamente em boca, a transferência dessas etapas para o laboratório permite uma redução do valioso tempo clínico.

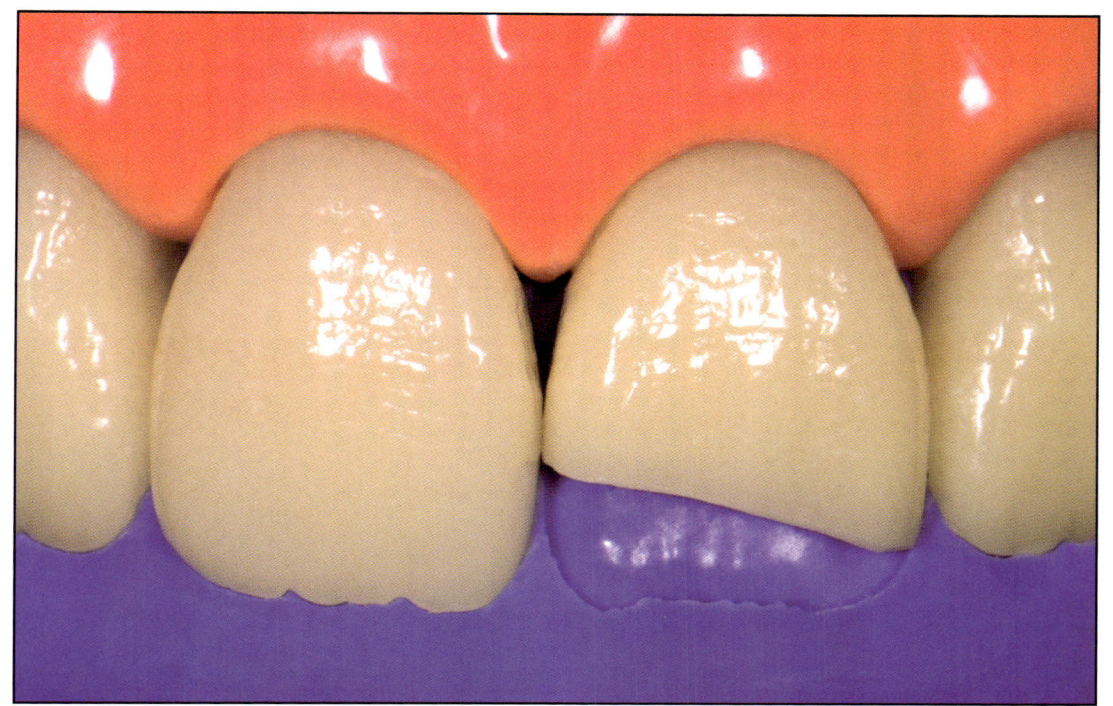

11.16

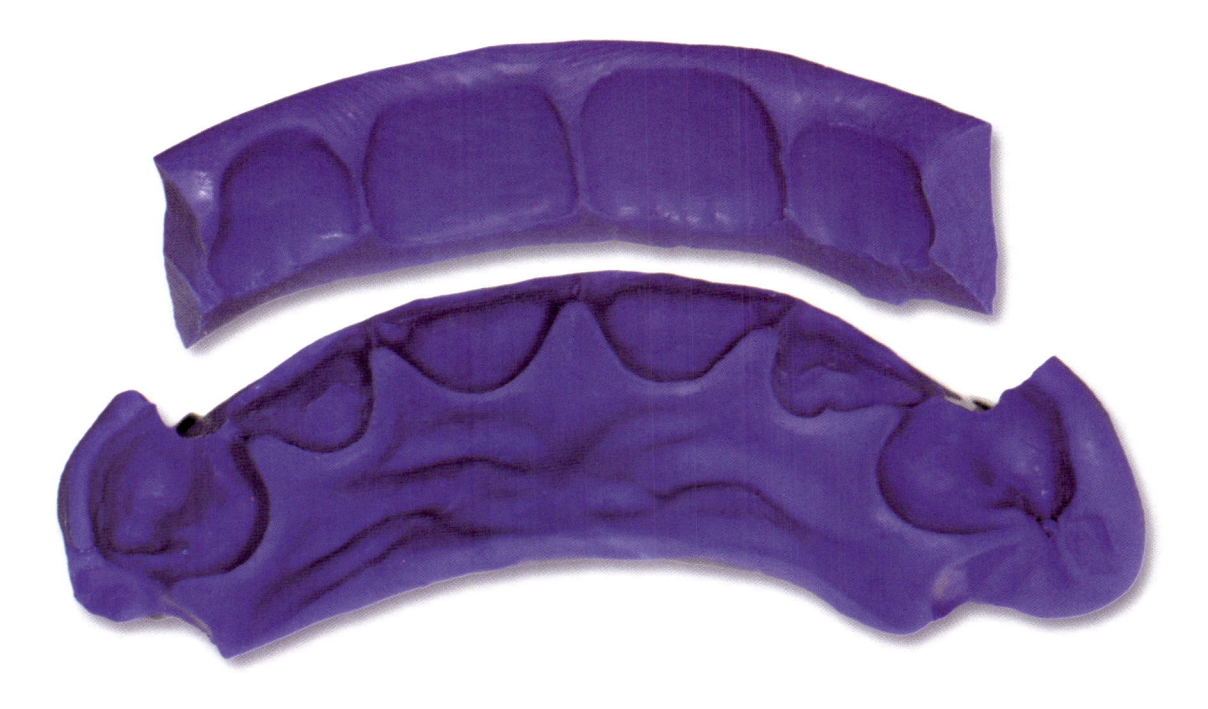

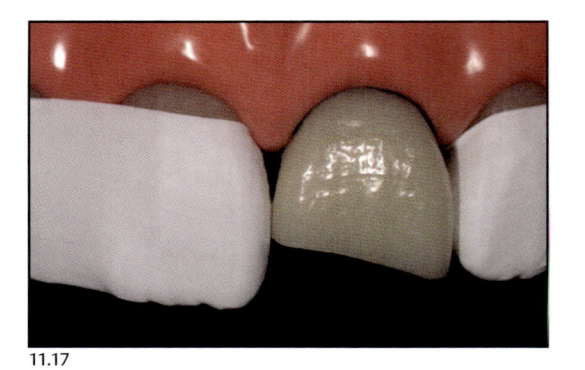

11.17

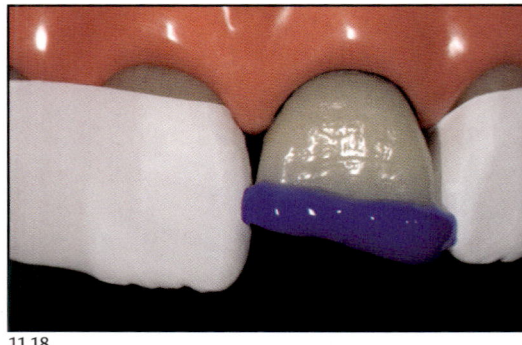

11.18

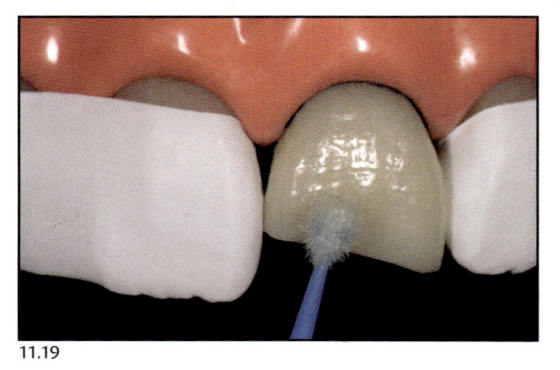

11.19

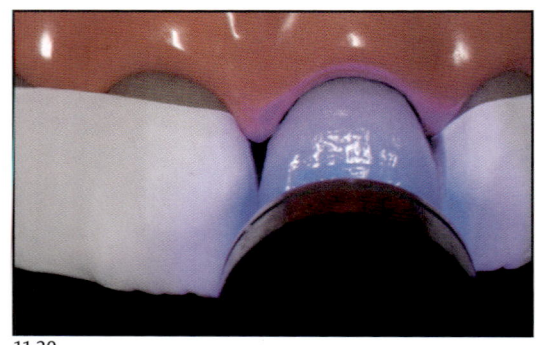

11.20

Com a matriz em mãos e a receita cromática obtida a partir do ensaio restaurador, passa-se à restauração definitiva. Em situações como essa, em que a restauração será realizada em um dente ânterosuperior e as margens encontram-se distantes dos tecidos gengivais, é possível abrir mão do isolamento com dique de borracha, sem que isso comprometa a qualidade do isolamento. Assim, inicialmente, foi inserido um fio retrator no sulco gengival e os dentes adjacentes foram protegidos com uma fita veda-rosca, para evitar o contato inadvertido destes com o ácido e com os componentes do sistema adesivo (FIG. 11.17). Observe que o ácido estende-se um mínimo de 2 mm além das margens do preparo (FIG. 11.18). Com o dente condicionado, passa-se à aplicação do sistema adesivo e realiza-se a fotopolimerização (FIGS. 11.19 E 11.20). Nesse ponto, a superfície está pronta para receber os compósitos, que são inicialmente aplicados na matriz de silicone, como você pode ver na página ao lado. Todo o esforço possível deve ser tomado para minimizar a incorporação de bolhas de ar no compósito. Esse primeiro incremento deve ser realizado com uma fina camada de um compósito com boa resistência e propriedades ópticas similares às do esmalte, com cuidado para ultrapassar levemente a linha de fratura, que costuma ficar ligeiramente evidente na matriz.

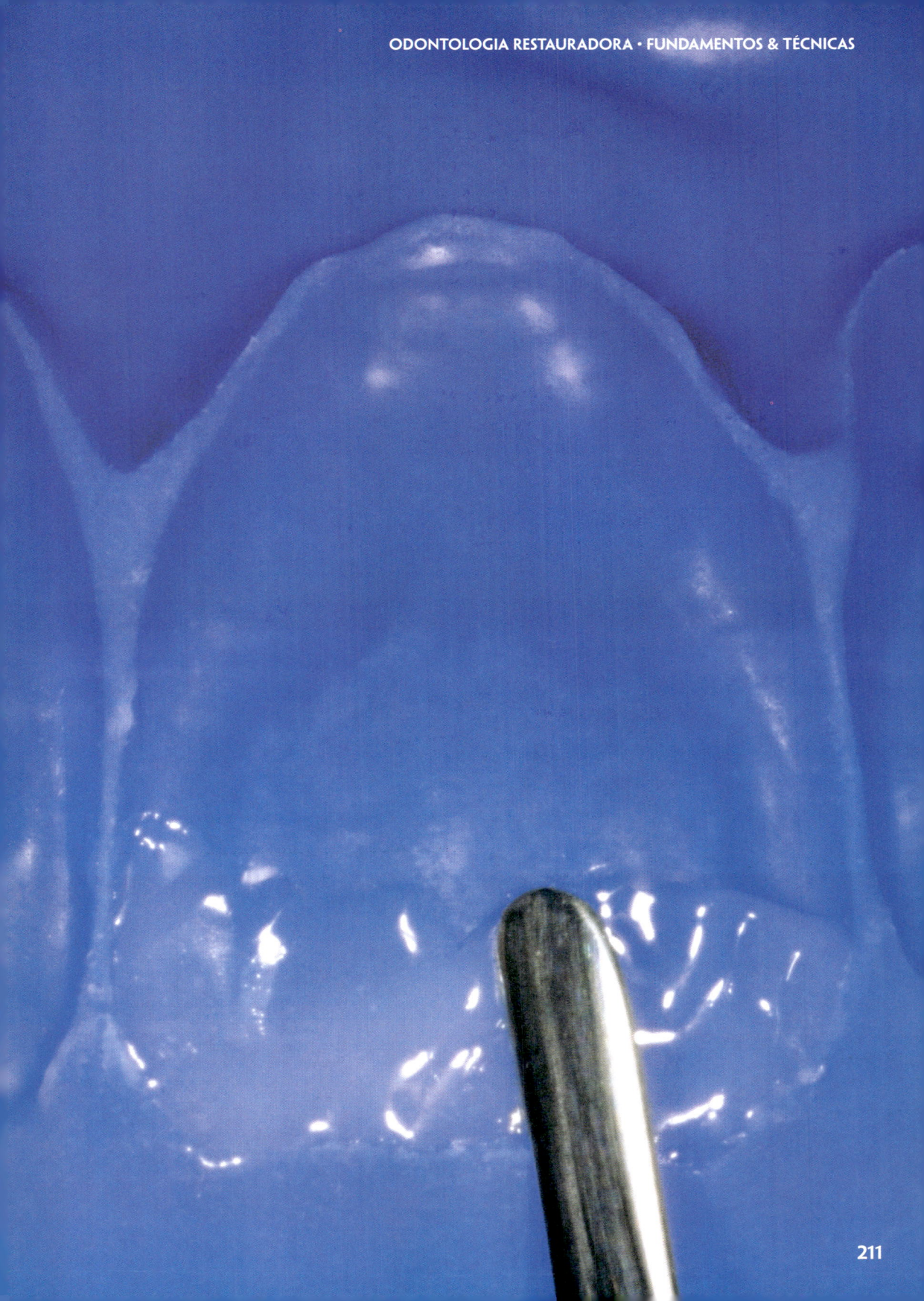

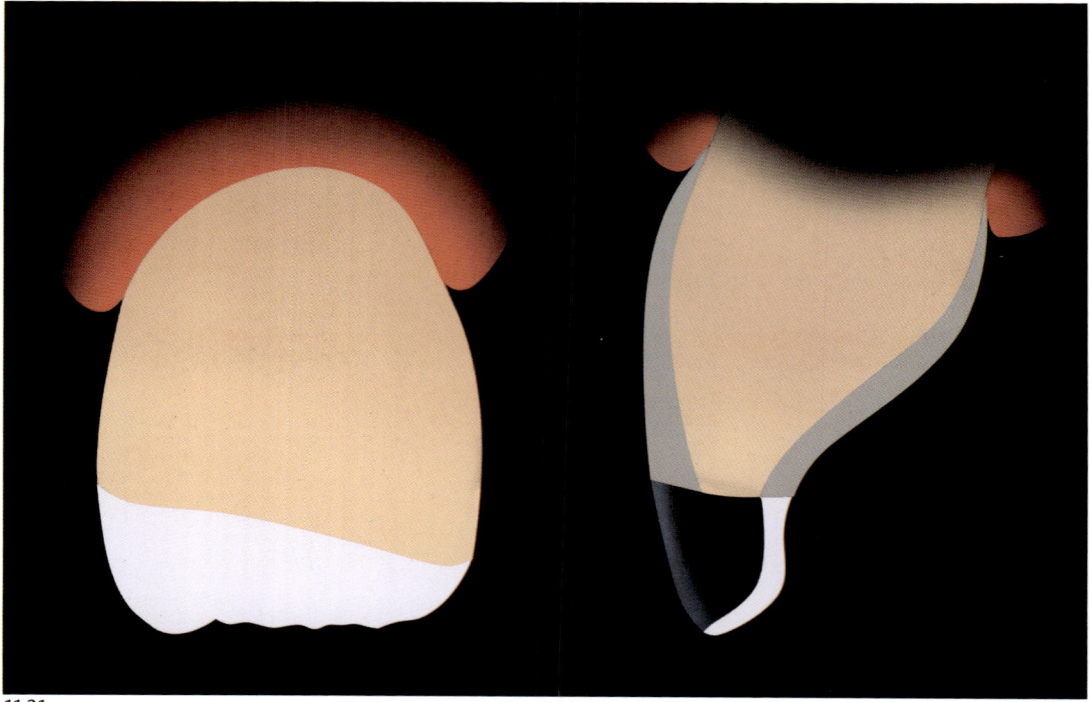

11.21

Um dos requisitos para assegurar o sucesso estético de uma restauração anterior é a aplicação dos compósitos para esmalte e dentina em espessuras compatíveis com os tecidos que serão substituídos (FIG. 11.21). Assim, com o compósito já devidamente adaptado à matriz, esta é posicionada, mantida em posição por pressão digital firme e o contato entre o remanescente dental e a resina composta é conferido (FIG. 11.22). É importante que a resina composta contate com o remanescente ao longo de toda a margem palatal, para que o incremento não se descole após a retirada da matriz. A seguir, o compósito é fotoativado pelo tempo recomendado pelo fabricante (FIG. 11.23) e a matriz é removida (FIG. 11.24). Nesse momento, graças a um planejamento adequado, a face palatal e os contornos dentais já estão reproduzidos (FIG. 11.25). Observe a alta translucidez e a pequena espessura do compósito, necessária para que permaneça espaço para os incrementos de resina responsáveis pela reprodução da dentina. Se um dos objetivos da restauração é reproduzir o comportamento óptico do dente natural, é essencial que sejam empregados compósitos semelhantes ao esmalte (mais translúcido) e à dentina (menos translúcida). É evidente que o grau de translucidez varia significantemente, devendo ser observado no momento da seleção de cores e realização do ensaio restaurador.

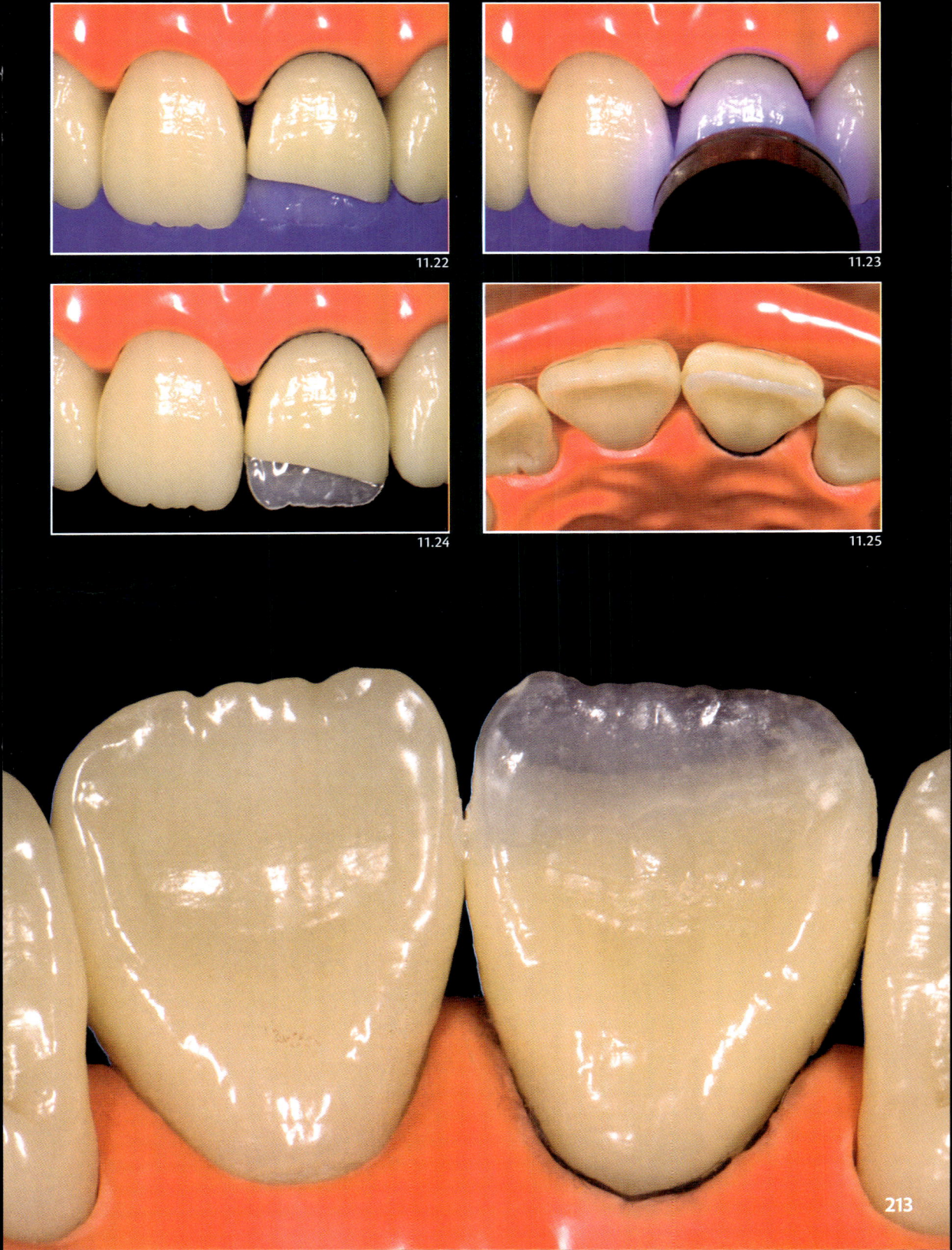

11.22

11.23

11.24

11.25

213

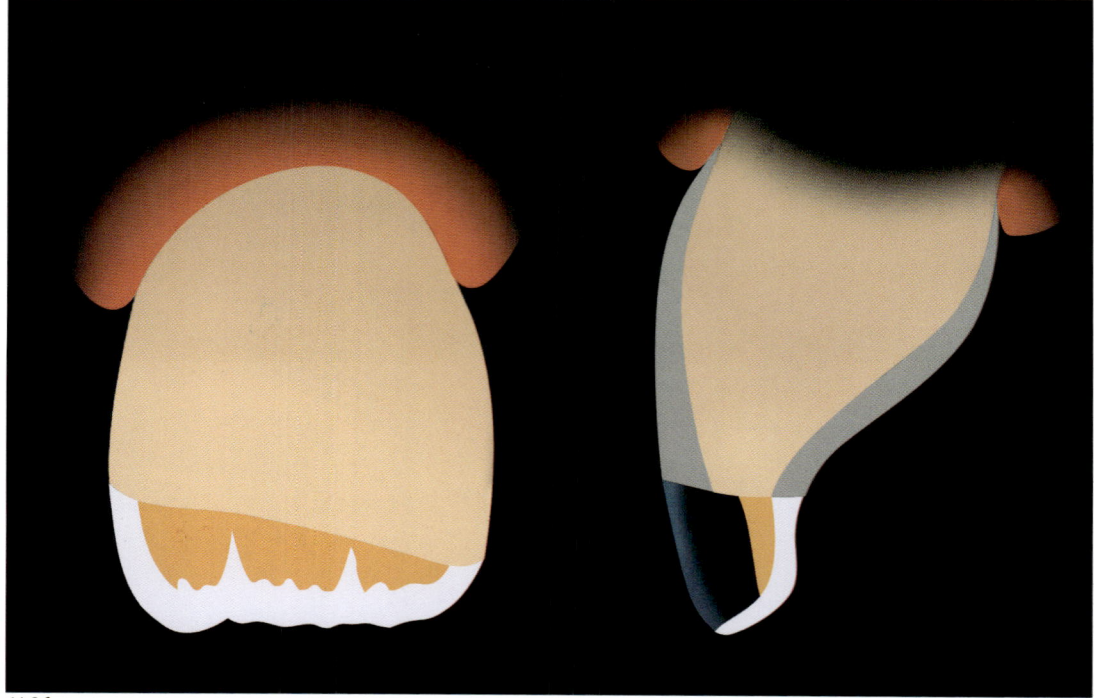

11.26

Realizada a reconstrução do esmalte palatal, é momento de iniciar a reprodução da dentina. Nesse instante, é fundamental atentar não apenas ao uso de compósitos mais saturados e menos translúcidos, mas à reprodução anatômica do contorno dentinário. Em outras palavras, embora a utilização de compósitos com cor e translucidez adequadas seja essencial, é imprescindível que estes sejam conformados de forma semelhante ao que ocorre na dentina dos dentes naturais (FIG. 11.26). Assim, um primeiro incremento de compósito, mais saturado e com translucidez baixa, em geral referido nos sistemas restauradores como "dentina", é inserido e conformado com o auxílio de espátulas e pincéis, de forma a reproduzir três projeções digitiformes, referentes aos lóbulos de desenvolvimento ou mamelões dentinários (FIGS. 11.27 A 11.30). Verifique, em uma vista incisal, que esse incremento não invade o espaço referente ao esmalte vestibular (FIGS. 11.31 E 11.32). De fato, nesse momento, ainda há muito espaço por vestibular, necessário para um bom mascaramento da interface dente-restauração. Só depois de confirmar que o contorno está correto, sem invadir o espaço reservado aos demais incrementos, é realizada a fotopolimerização (FIG. 11.33). Observe que, já durante a fotoativação, fica evidente a capacidade do compósito de limitar a passagem de luz, sem, entretanto, bloqueá-la (FIG. 11.34).

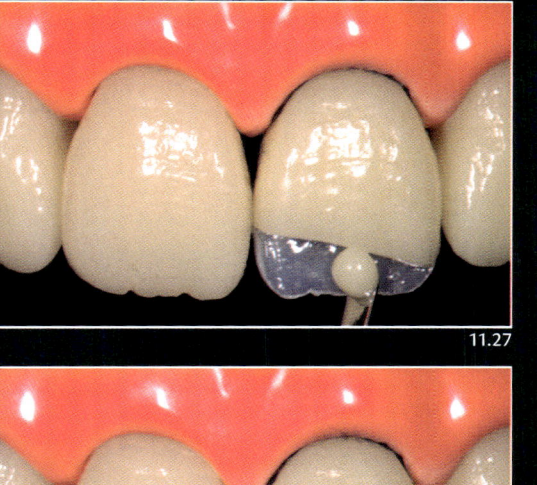

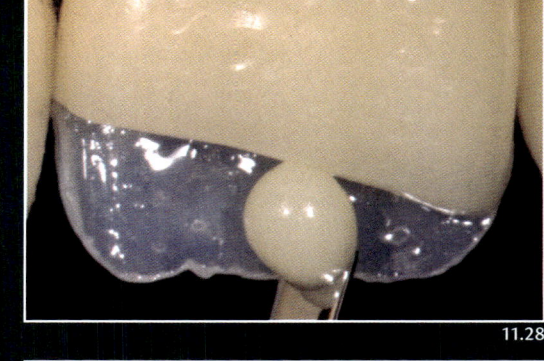
11.27
11.28

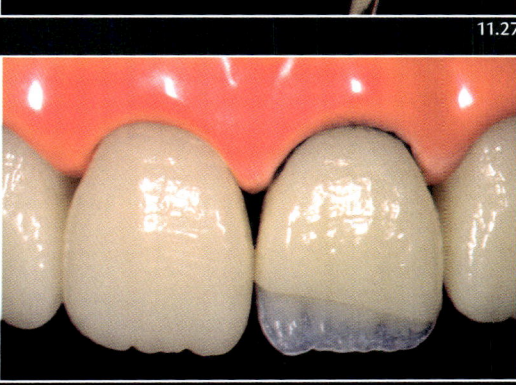

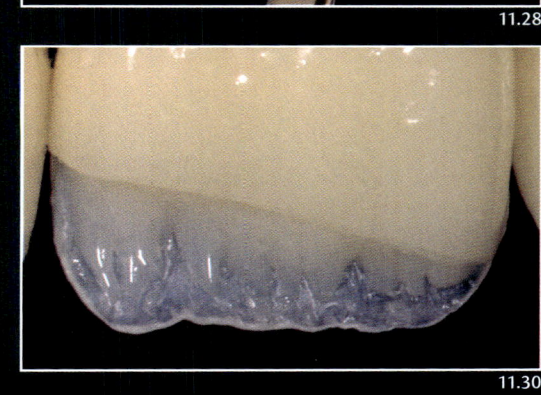
11.29
11.30

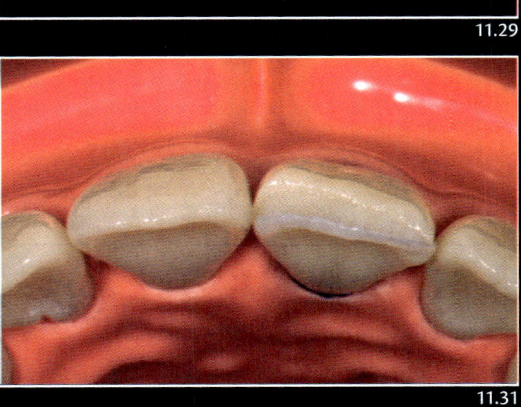

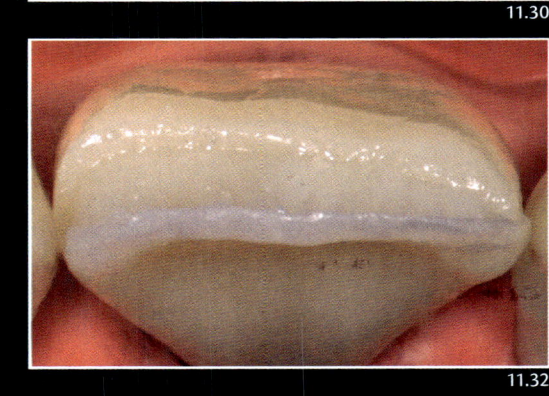
11.31
11.32

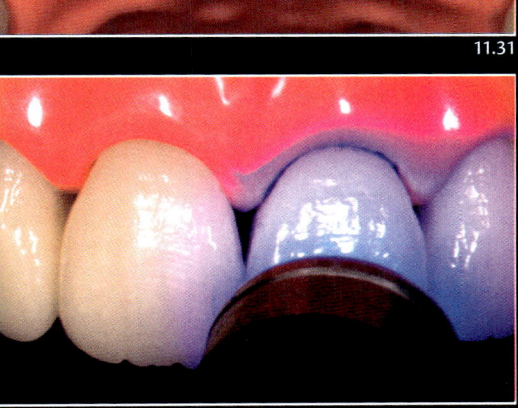

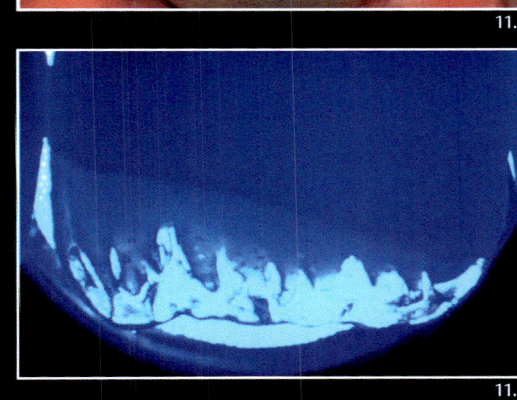
11.33
11.34

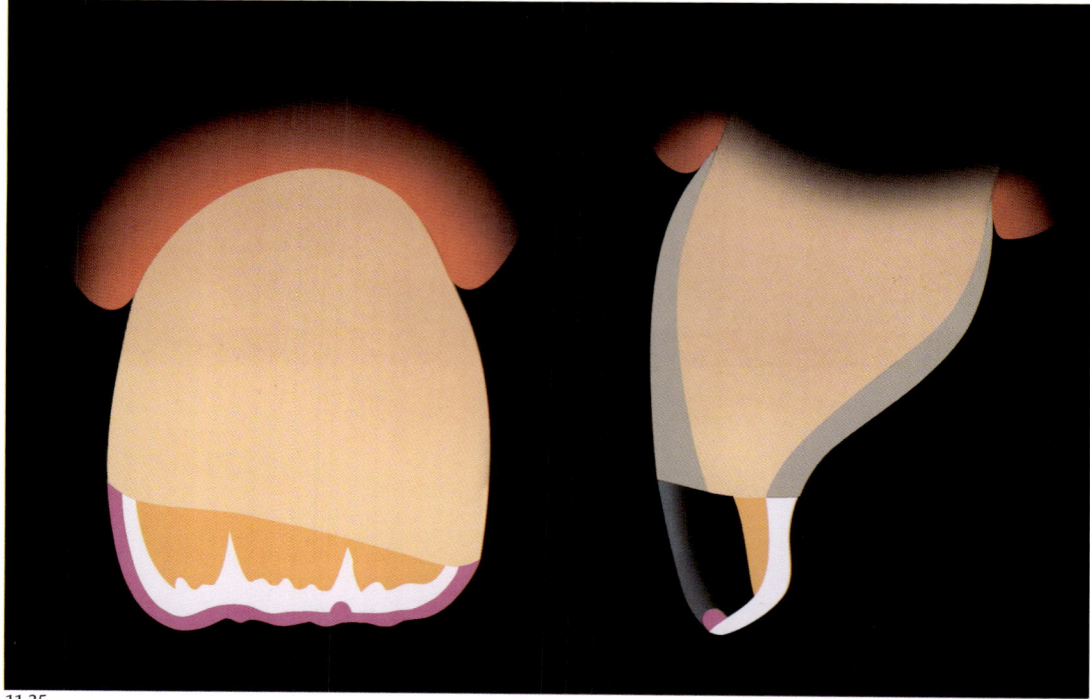

11.35

Após a reconstrução dos mamelões dentinários, o próximo passo restaurador é reproduzir do halo incisal opaco, um efeito óptico comumente observado na borda incisal dos dentes naturais (FIG. 11.35). Assim, no momento em que você estiver realizando o mapa cromático e a seleção de cores, observe nos dentes adjacentes qual deve ser o desenho e a espessura correta desse incremento, aspectos que variam de caso para caso. O halo incisal opaco é um dos belos efeitos ópticos que surgem da interação entre os dentes e a luz, sendo, geralmente, bastante sutil e se apresentando com uma coloração branca-opaca ou alaranjada. Assim, deve-se ter a mesma sutileza no momento de reproduzir

tal efeito nas restaurações. Embora o efeito opaco do halo seja um fenômeno puramente óptico, criado somente pela interação entre a luz e a forma da borda incisal, a reprodução de tal característica nas restaurações é facilitada pelo uso localizado de materiais com mais opacidade. A técnica aqui apresentada envolve a aplicação de um filete de compósito de translucidez baixa — geralmente o mesmo empregado na reprodução da dentina — à região da borda incisal (FIGS. 11.36 E 11.37). Veja que o incremento utilizado é bastante fino e obedece o contorno do dente, previamente estabelecido pela guia de silicone (FIGS. 11.38 E 11.39). Na sequência, realiza-se a fotoativação (FIGS. 11.40 E 11.41).

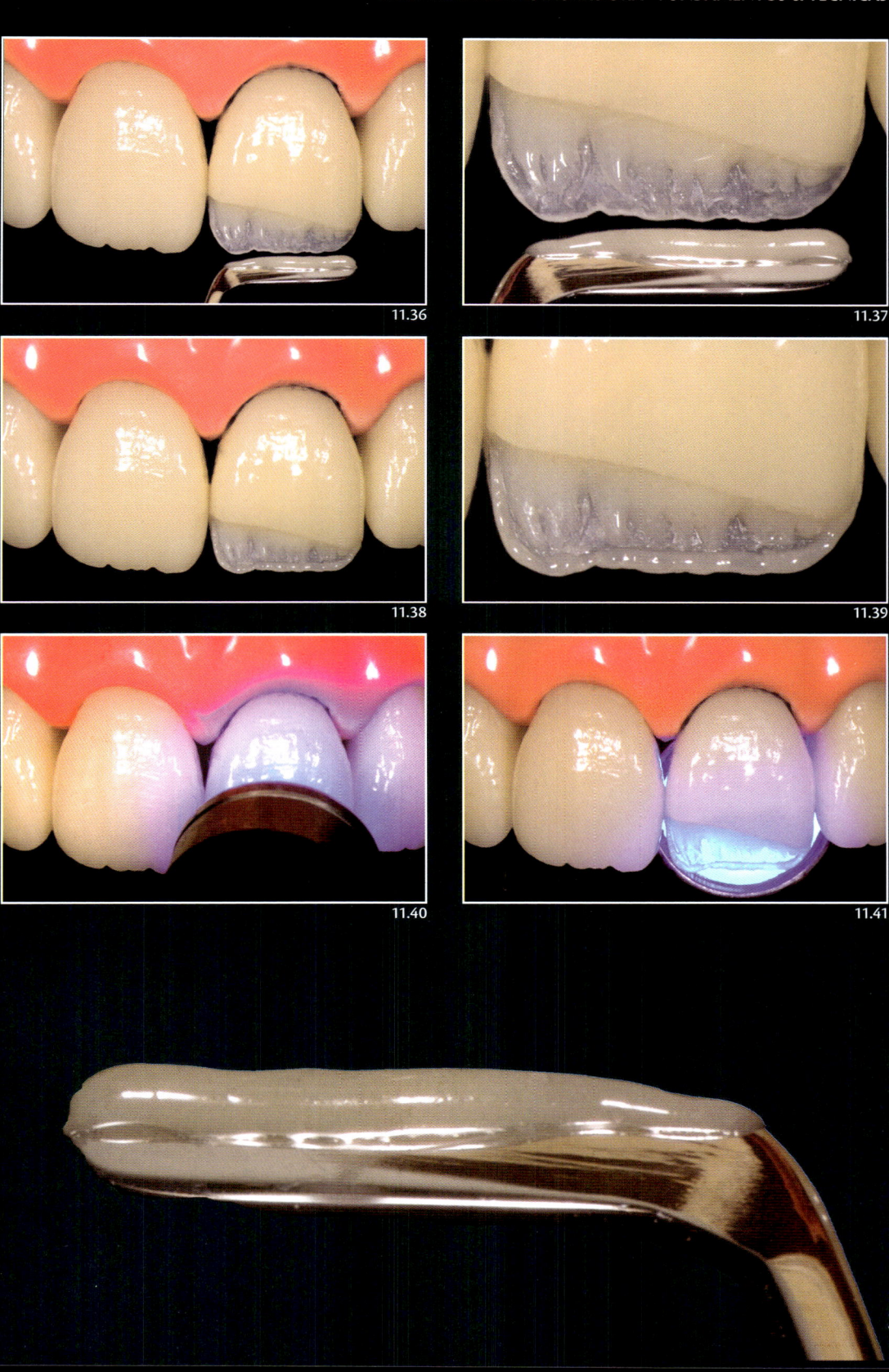

11.36

11.37

11.38

11.39

11.40

11.41

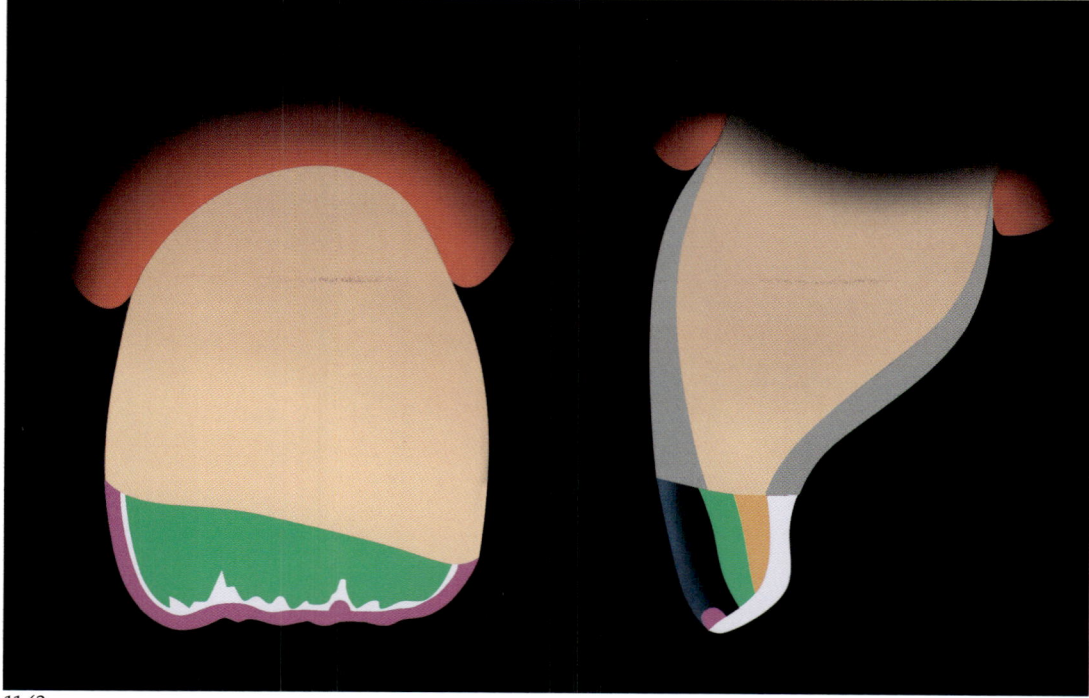

11.42

Nessa etapa, um segundo incremento de compósito tipo dentina é inserido e conformado, a fim de reproduzir corretamente a forma final dos lóbulos de desenvolvimento ou mamelões dentinários (FIG. 11.42). Conforme já mencionado, os lóbulos de desenvolvimento são em número de três e fazem lembrar, geralmente, os três dedos medianos de uma mão. Eles são separados por vales, que podem, de acordo com cada caso, ser mais ou menos pronunciados. Outro aspecto importante é que, tal qual os três dedos, as pontas dos três lóbulos geralmente se posicionam em alturas levemente diferentes em relação à borda incisal (FIGS. 11.43 A 11.45). Com o passar dos anos e com o desgaste que comumente

ocorre na região incisal, muitas vezes, a ponta dos mamelões fica exposta. Tal característica, evidentemente, deve ser avaliada antes da estratificação das restaurações, uma vez que acarreta a modificação dos contornos almejados para os incrementos de dentina. Outro cuidado importante para que a restauração estratificada pareça mais natural é a realização de pequenos "recortes" na ponta dos mamelões (FIG. 11.46). Esse é um efeito comumente observado nos dentes naturais e que dá um aspecto bastante agradável às restaurações. Veja as fotografias em diferentes ângulos e atente para o espaço ainda disponível (FIGS. 11.47 A 11.49). Nesse ponto, o compósito é fotoativado (FIG. 11.50).

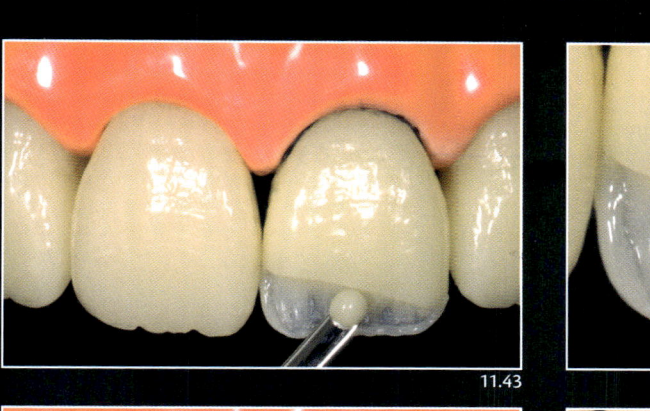

11.43

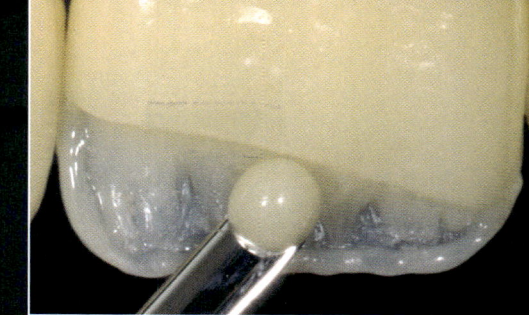

11.44

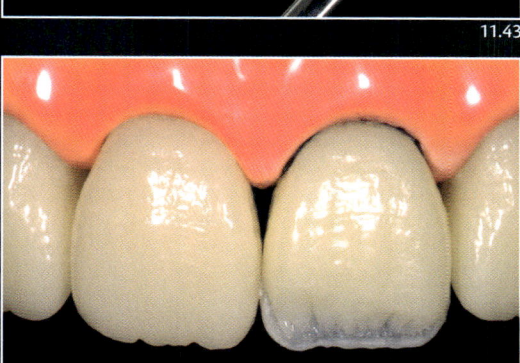

11.45

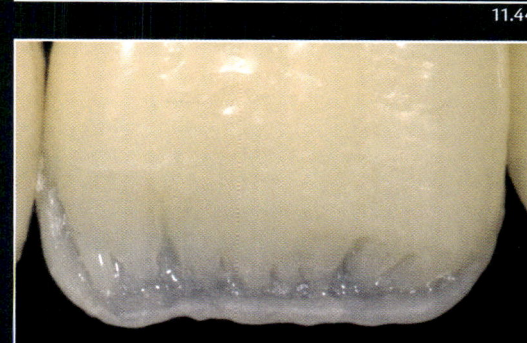

11.46

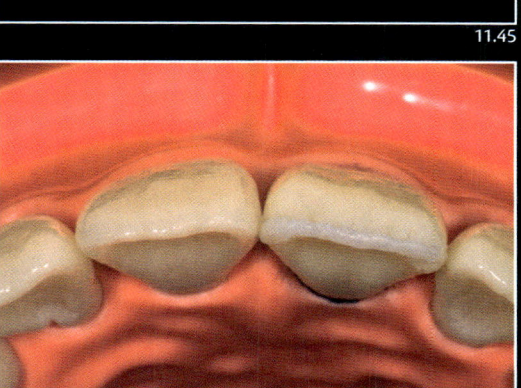

11.47

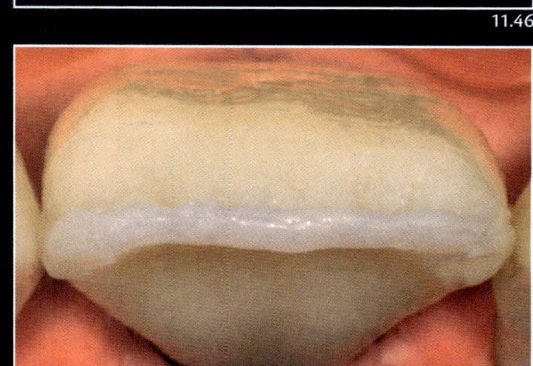

11.48

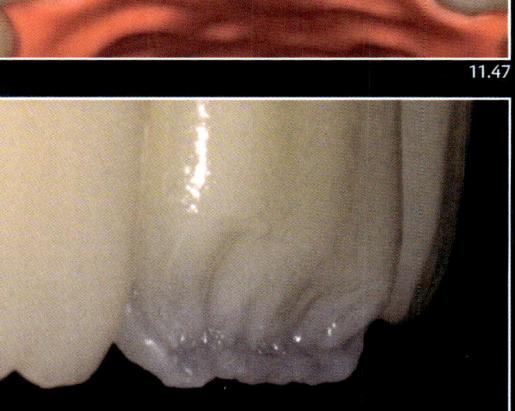

11.49

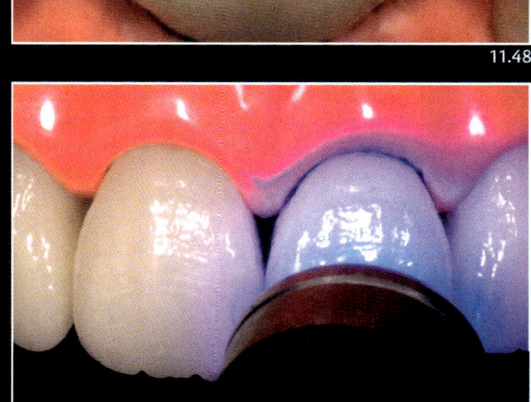

11.50

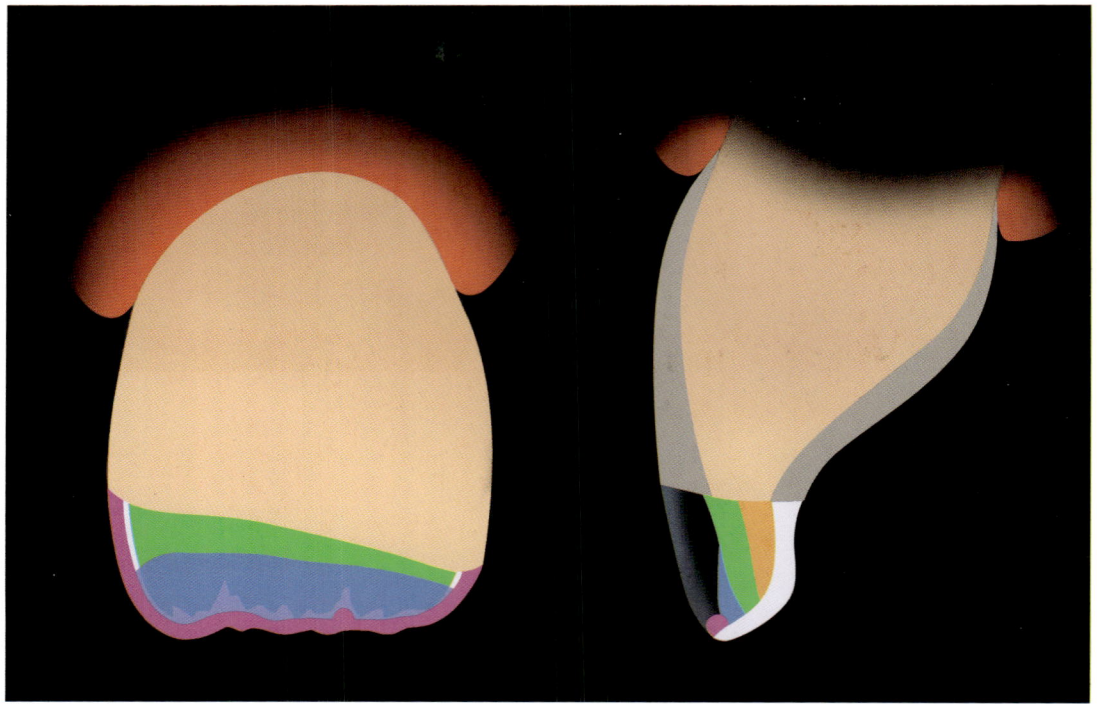

11.51

Com os lóbulos dentinários devidamente conformados pelos incrementos anteriores, é o momento de aplicar um compósito mais translúcido na região incisal, de forma a preencher os vales existentes entre os mamelões, bem como o espaço que se estende da ponta destes ao halo incisal opaco (FIG. 11.51). É importante, nesta etapa, que seja empregado um compósito com alta opalescência, a fim de reproduzir de forma dinâmica os matizes azulados e alaranjados que caracterizam a região incisal. Lembre-se que a aparência azulada do halo incisal translúcido, observada sob luz refletida, não é obtida por meio da aplicação de compósitos ou tintas azuladas, mas sim de compósitos com alta opalescência, capazes de obter sua aparência cromática pelos mesmos mecanismos ópticos que emprestam ao dente natural suas características de cor. Evidentemente, nem todos os dentes apresentam caracterizações incisais marcantes, de forma que o grau de translucidez e de opalescência devem ser selecionados caso a caso. Para mais detalhes, é interessante revisar o capítulo 8. Na situação aqui demonstrada, um compósito altamente opalescente foi aplicado na região incisal, de forma a preencher todo o espaço entre os mamelões (FIGS. 11.52 A 11.55), sem, entretanto, invadir o espaço reservado ao esmalte vestibular (FIGS. 11.56 A 11.58). Na sequência, realiza-se a fotopolimerização (FIG. 11.59).

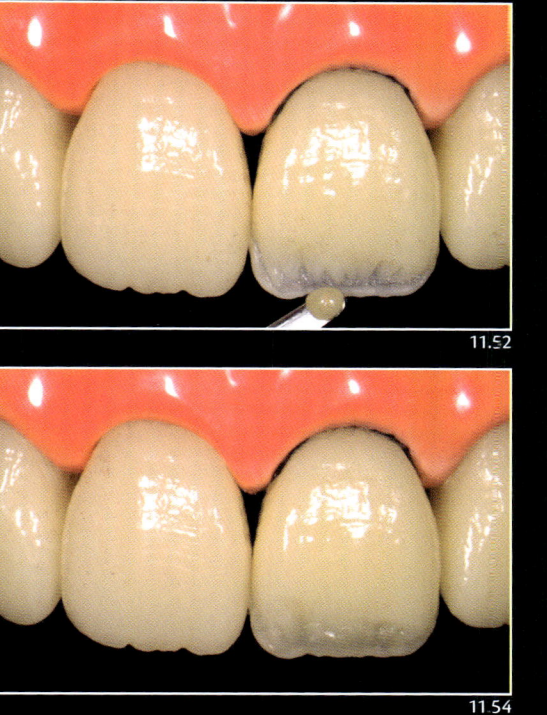
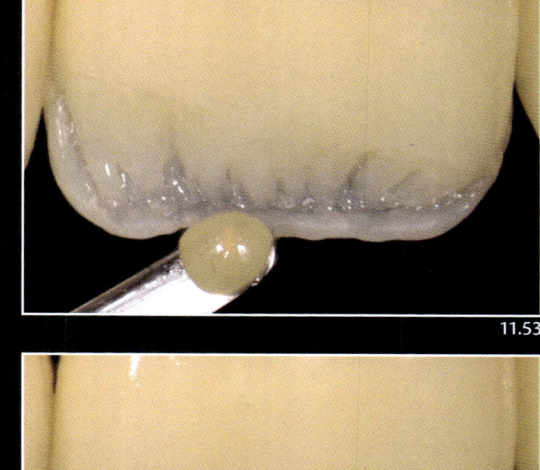

11.52

11.53

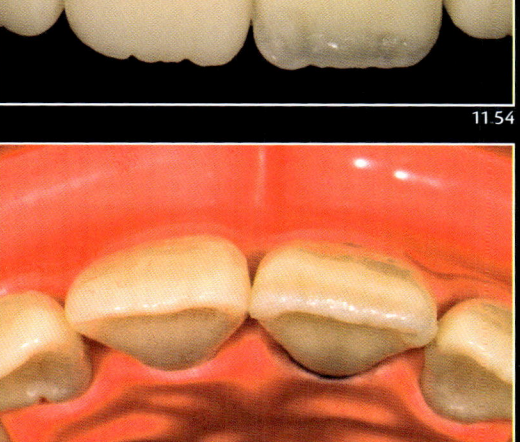

11.54

11.55

11.56

11.57

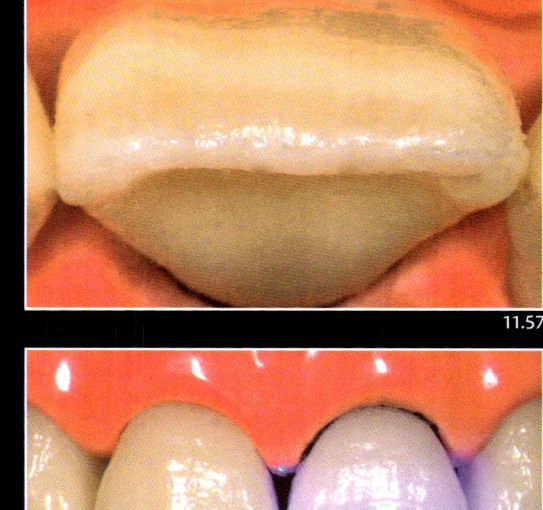

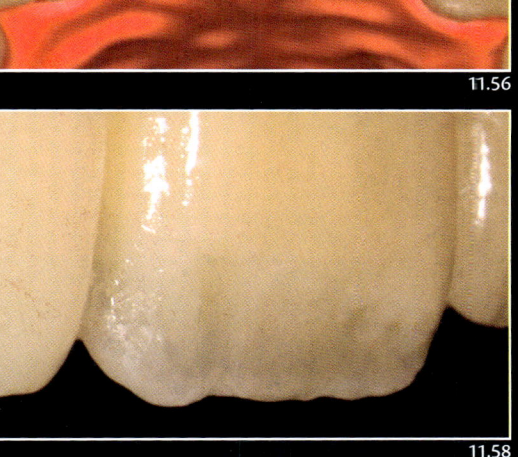

11.58

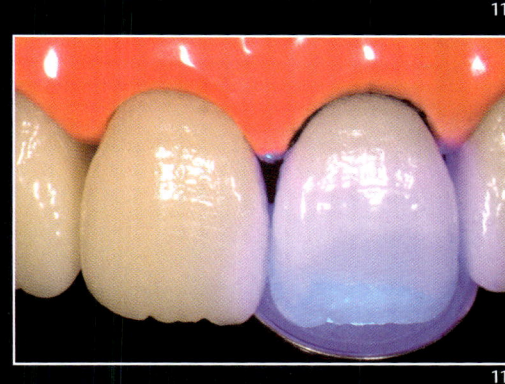

11.59

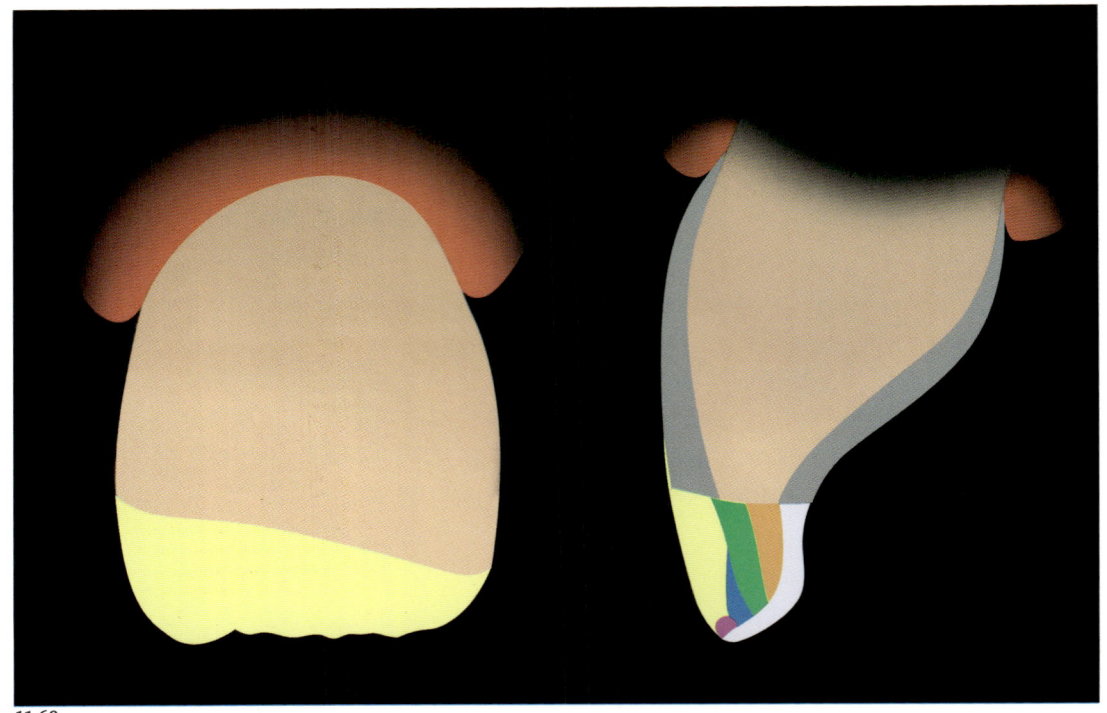

11.60

É chegado o momento de aplicar o último incremento de compósito à restauração, de forma a completar o volume da coroa, com o mínimo de excesso possível, sem, entretanto, que isso acarrete ausência de material restaurador (FIG. 11.60). Evidentemente, para este incremento, seleciona-se um compósito com características semelhantes ao esmalte e grau de translucidez compatível com o nível de evidenciação que se quer dar às caracterizações incisais. Em outras palavras, quanto mais marcantes forem as características incisais, mais translúcido deve ser este último incremento, e vice-versa. O compósito selecionado deve apresentar boas características de polimento, já que o brilho final da restauração será determinado por ele. Na dúvida, opte por resinas nanoparticuladas ou microparticuladas, que, em geral, proporcionam melhor lisura superficial (FIGS. 11.61 E 11.62). Recomenda-se atenção especial à escultura desse último incremento, uma vez que a dificuldade e o tempo necessários para o acabamento da restauração estão intimamente relacionados à qualidade desta última camada de compósito (FIGS. 11.63 A 11.65). Com treinamento intenso e aquisição de experiência no uso de resinas compostas, é possível realizar restaurações com mínima necessidade de procedimentos de acabamento e polimento (FIGS. 11.66 A 11.68).

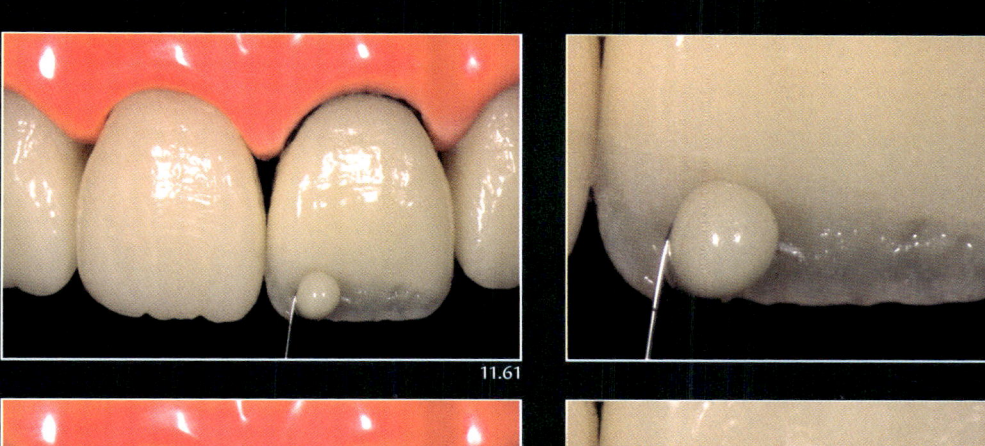

11.61

11.62

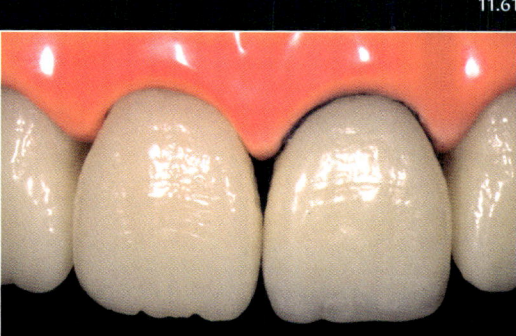

11.63

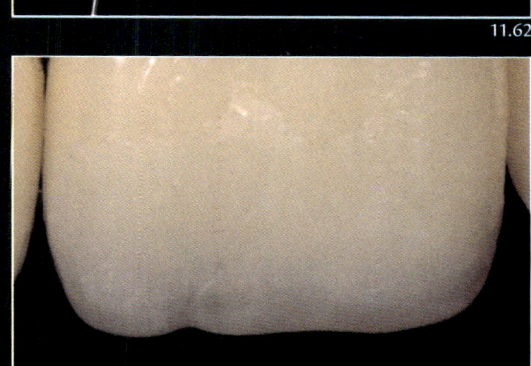

11.64

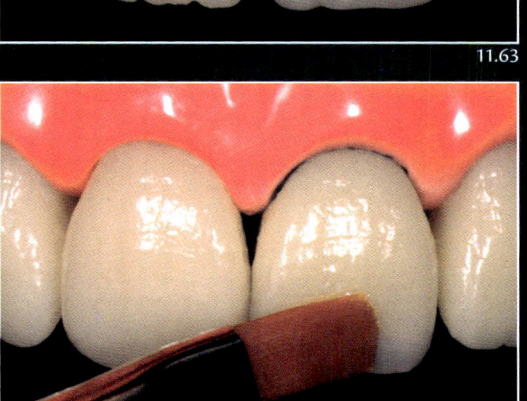

11.65

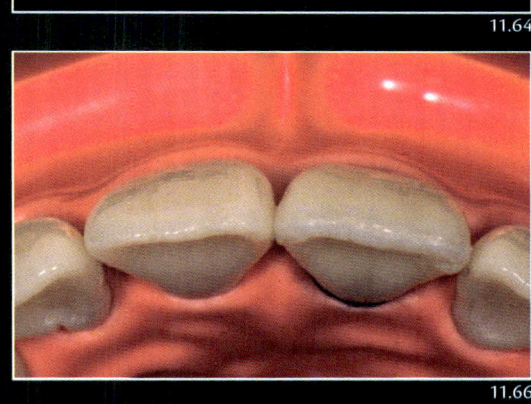

11.66

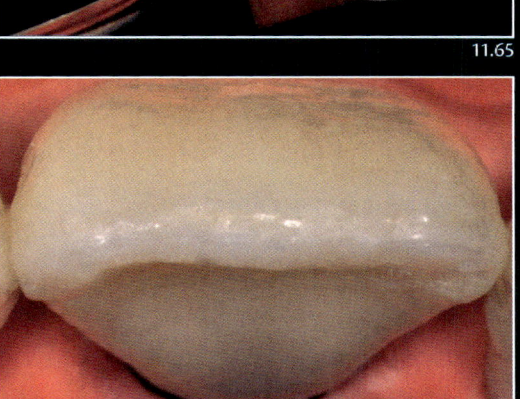

11.67

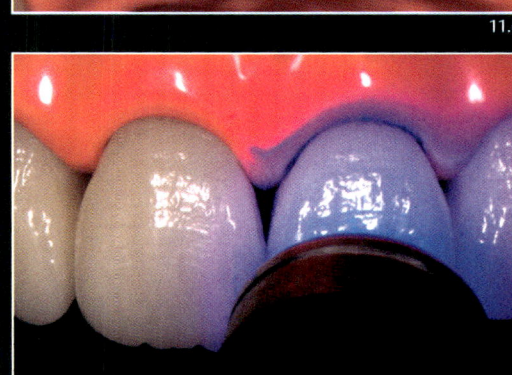

11.68

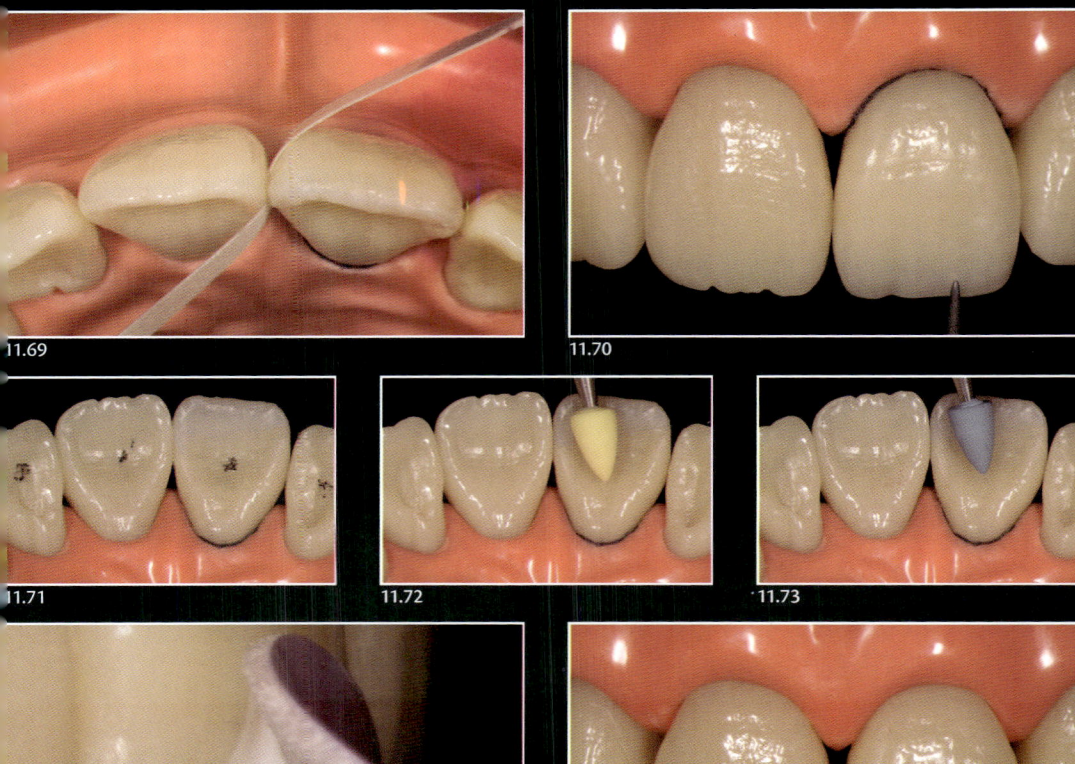

11.69

11.70

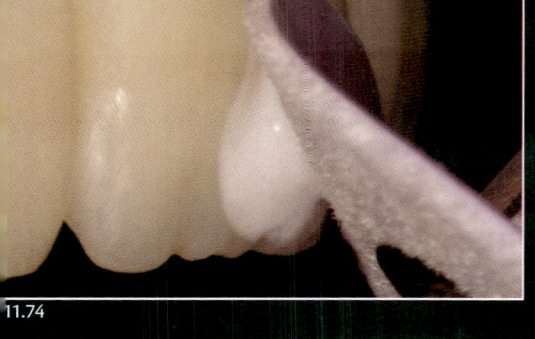

11.71

11.72

·11.73

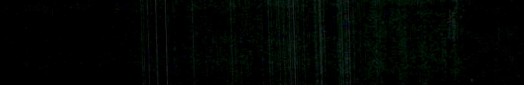

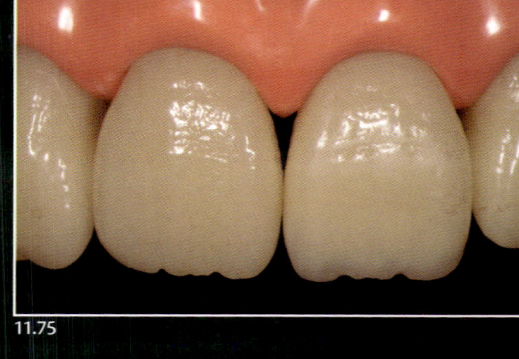

11.74

11.75

Os procedimentos de acabamento e polimento têm importância crucial para o sucesso estético das restaurações e serão exaustivamente discutidos no capítulo 16. Por ora, deve ficar claro que existem materiais e instrumentos diferentes capazes de proporcionar um bom resultado final, sendo sua seleção dependente das características do caso e, é claro, da

da macro e micromorfologia da superfície dental é fundamental para o pleno sucesso restaurador, contribuindo para o mascaramento da interface e consequente integração estética da restauração (FIGS. 11.69 A 11.74). Vale lembrar que nenhum tipo de preparo cavitário foi executado, sem prejuízo à beleza, resistência ou funcionalidade da restauração

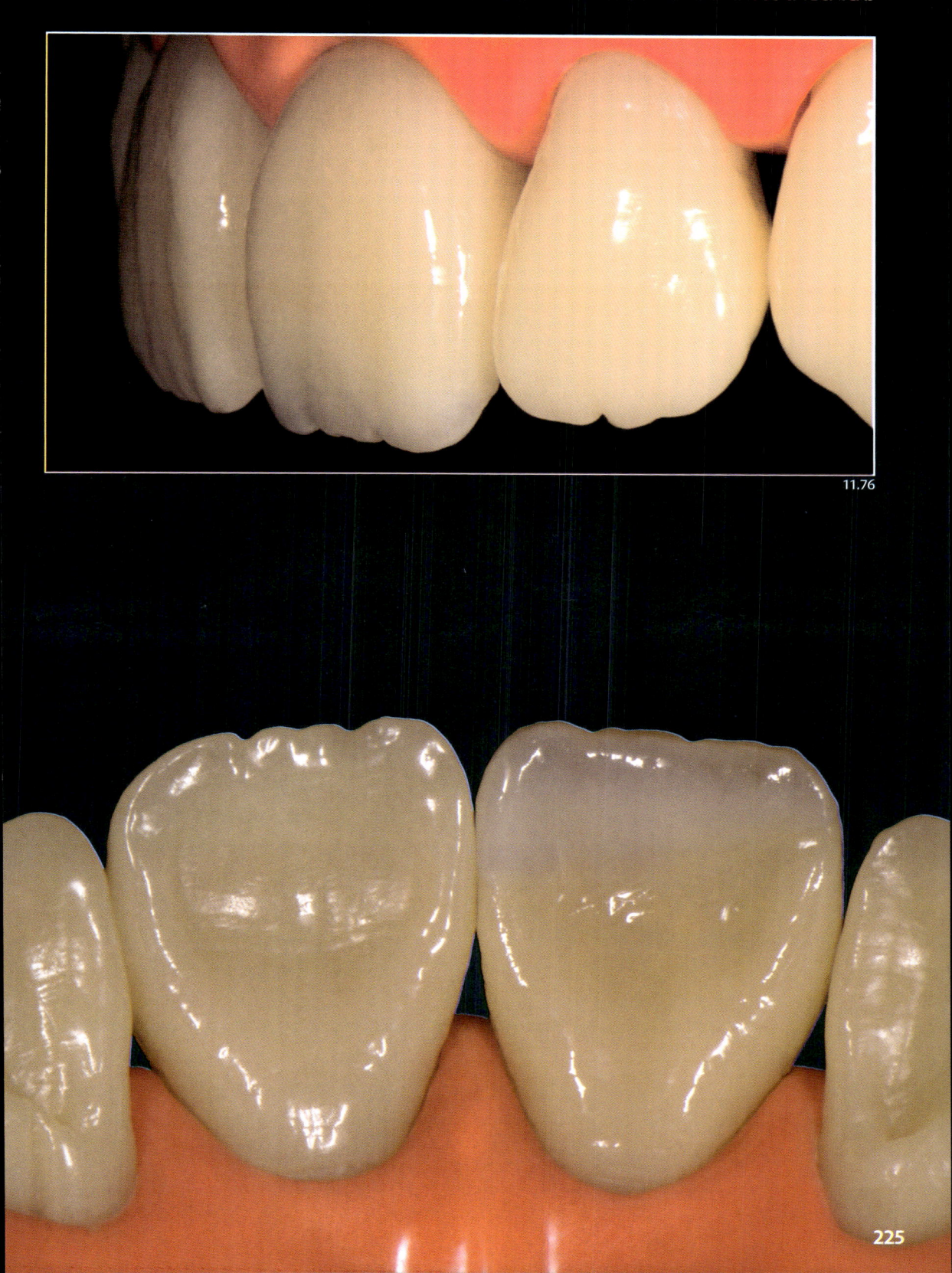

11.76

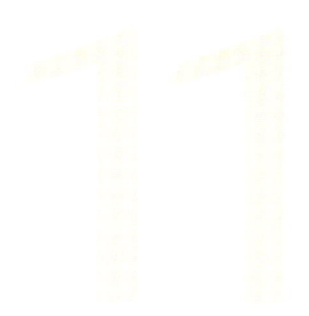

PREPARO E RESTAURAÇÃO CLASSE IV COM COMPÓSITOS

Técnica de reconstrução à mão livre

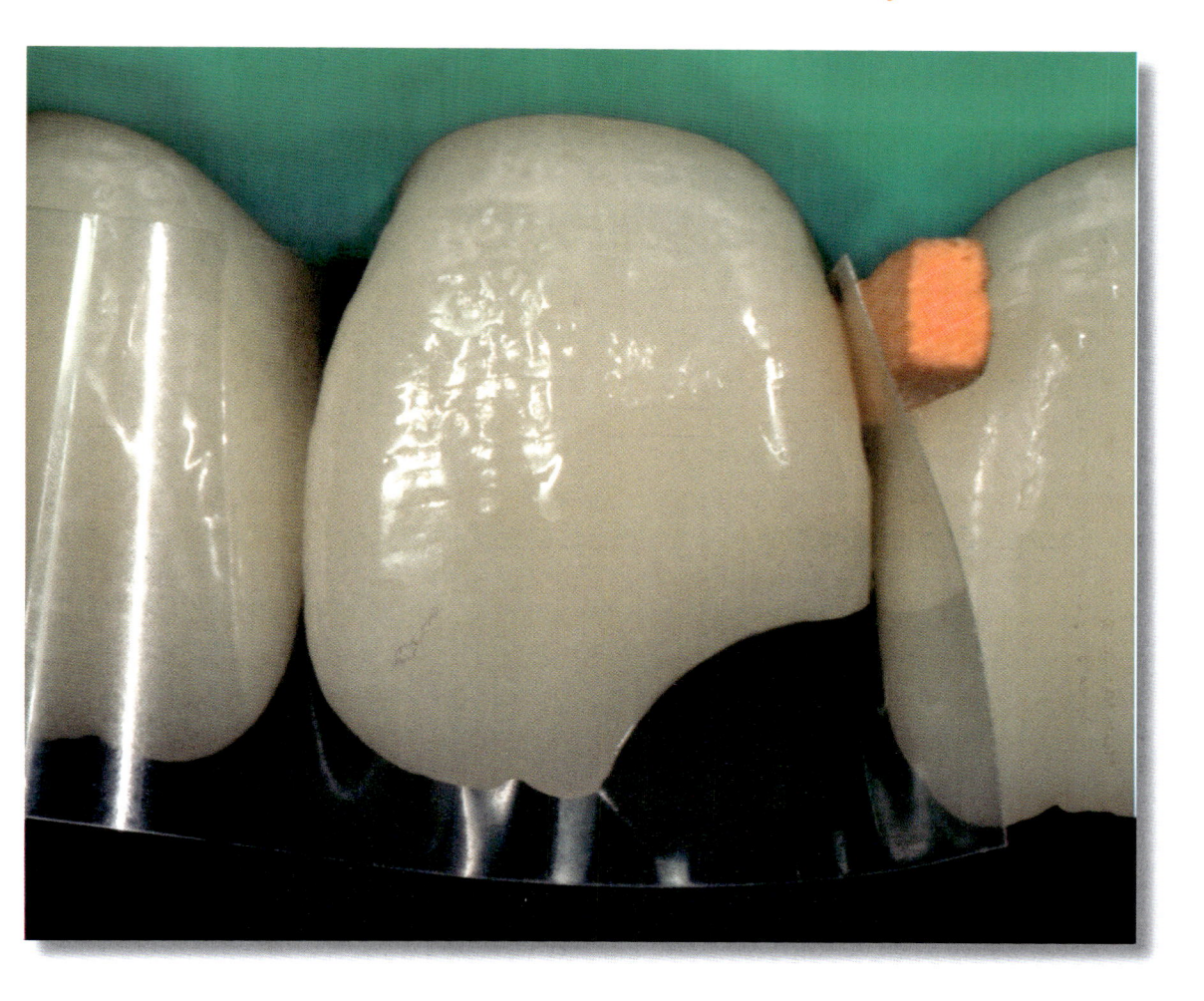

No primeiro caso deste capítulo, já manifestamos preferência pela técnica restauradora que envolve o uso de uma guia de silicone, realizada sobre um enceramento diagnóstico ou ensaio restaurador. Acreditamos que tal planejamento só traz benefícios e permite um resultado funcional e estético superior. Entretanto, em alguns casos, e para alguns pacientes, por premissa de tempo ou simplicidade da situação a ser restaurada, a confecção da guia de silicone é impraticável, exigindo que a forma da restauração seja definida à mão livre, diretamente sobre o dente durante a confecção da restauração definitiva. Assim, a situação clínica simulada a seguir apresenta, passo a passo, os procedimentos operatórios para a realização de uma restauração Classe IV à mão livre. Outro diferencial desta sequência é a execução de um bisel vestibular que, embora não seja prática clínica corrente de nossa equipe, é realizado e ensinado em inúmeras escolas e, portanto, respeitado e apresentado neste livro. O caso simulado neste capítulo apresenta uma restauração insatisfatória envolvendo o ângulo mesioincisal do dente 11 (FIGS. 11.77 E 11.78). Como em qualquer outra situação restauradora, inicialmente se realiza uma adequada profilaxia da região (FIG. 11.79), seja por meio de pastas profiláticas aplicadas com taça de borracha ou escova Robinson, ou, ainda, de um jato de bicarbonato. Com os dentes limpos e hidratados adequadamente, são selecionadas as massas de resina composta que serão utilizadas na restauração (FIG. 11.80). De forma idêntica à descrita na sequência anterior, aqui também as cores e os graus de translucidez do remanescente dental e dos dentes adjacentes devem ser avaliados e, preferencialmente, registrados em um mapa cromático. Especial atenção deve ser dada à avaliação do contorno dos lóbulos de desenvolvimento da dentina, ao desenho e à espessura do halo incisal opaco e à expressão cromática da área opalescente incisal, visto que estes são fatores críticos na seleção e estratificação dos materiais restauradores. Muitos desses detalhes são perdidos ou alterados com a desidratação dos dentes, que inevitavelmente acompanha o isolamento do campo operatório. Assim, eles precisam ser observados e registrados antes do início dos procedimentos restauradores. O isolamento do campo operatório é, então, conduzido. Neste caso, optou-se pelo isolamento com o uso de um lençol de borracha (FIG. 11.81). Como já visto na sequência anterior, o isolamento com fios retratores, roletes de algodão, afastadores labiais e sugadores também está indicado para inúmeras situações restauradoras em dentes anteriores. A próxima etapa envolve a remoção da restauração insatisfatória, sendo as pontas diamantadas, empregadas em alta rotação e sob refrigeração, os instrumentos mais indicados para essa tarefa. Seu uso, nas proximidades da face proximal do dente adjacente é, porém, um risco à integridade do esmalte sadio ali existente. Por essa razão, é imprescindível a inserção de uma tira de matriz metálica junto à superfície do dente adjacente, sendo esta estabilizada pela pressão de uma cunha de madeira (FIG. 11.82). Na sequência, a restauração insatisfatória é completamente removida, com o auxílio de pontas diamantadas esféricas (FIGS. 11.83 E 11.84). Uma alternativa interessante, na finalização desse processo, é o uso de uma lâmina de bisturi número 12, para cortar e remover resíduos do compósito.

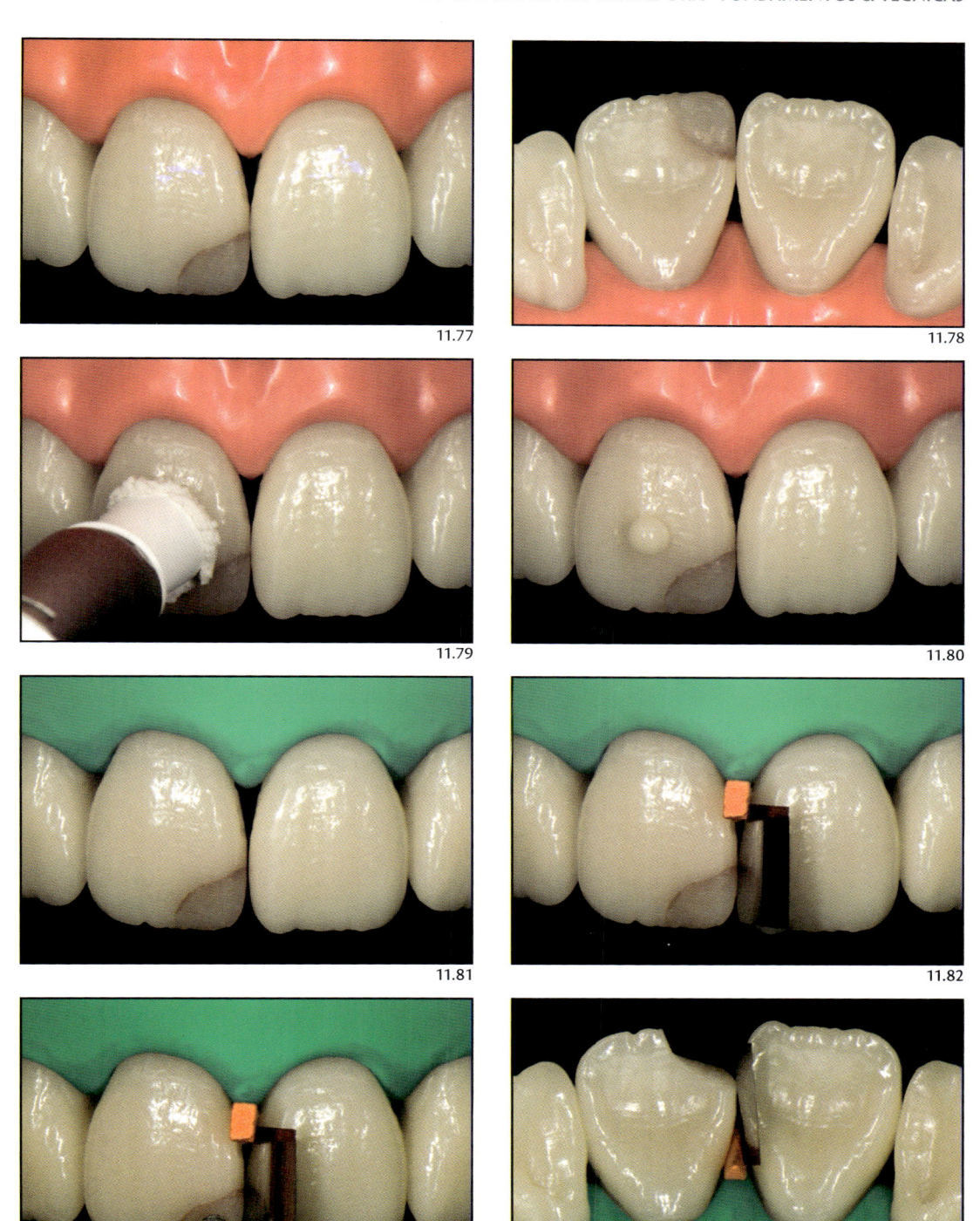

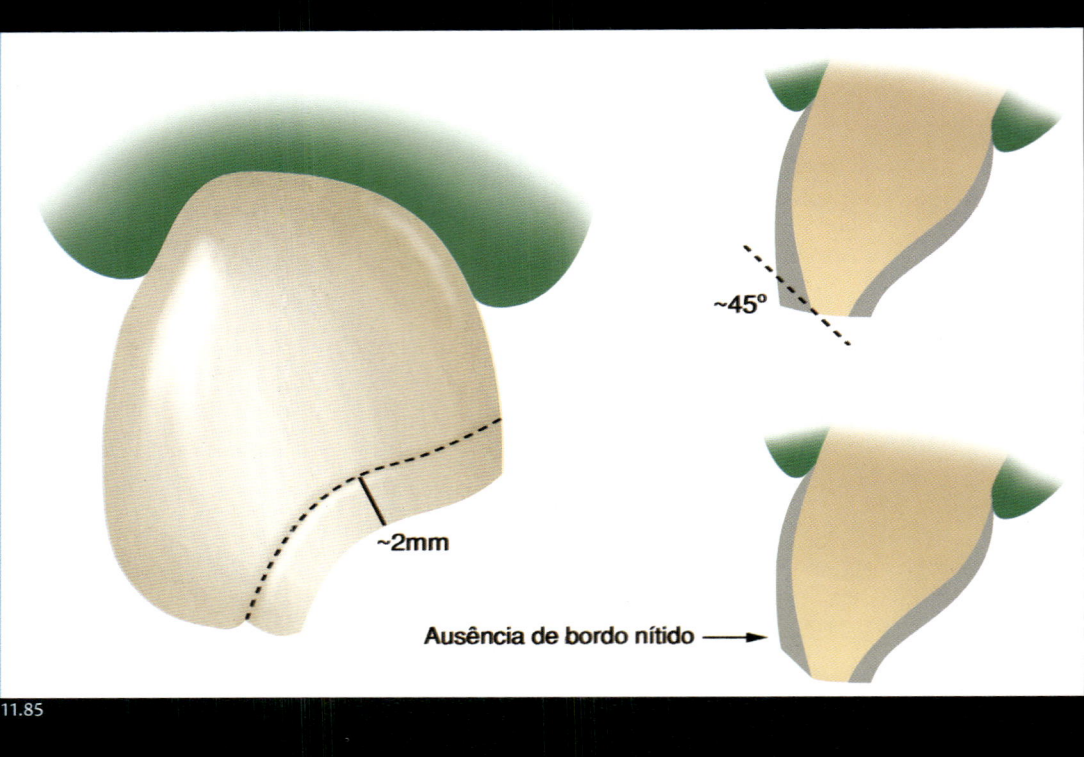

~45°

~2mm

Ausência de bordo nítido ⟶

11.85

Conforme já mencionado, nesta sequência optamos pela execução de um bisel vestibular, que se caracteriza por um desgaste realizado nas margens do preparo cavitário, com extensão aproximada de 2 mm (FIG. 11.85), mas que pode variar de caso para caso. O bisel vestibular é realizado com duas principais funções: permitir uma transição mais gradual entre a espessura de resina composta da região restaurada em direção ao remanescente dental, o que facilitaria o mascaramento das margens da restauração; e expor uma maior quantidade de esmalte instrumentado, o que aumentaria a retenção da restauração e a qualidade do selamento marginal. Entretanto, alguns trabalhos de pesquisa e acompa-

nhamentos clínicos têm demonstrado que é possível obter excelente estética e alta retenção das restaurações, sem qualquer tipo de desgaste. Isso fez com que nos tornássemos ainda mais cautelosos em relação à remoção de tecido dental sadio, já que as supostas vantagens de tal procedimento não parecem trazer benefícios palpáveis. Neste caso, com a restauração antiga totalmente removida (FIG. 11.86), empregou-se uma ponta diamantada em forma de chama, posicionada em 45° com a superfície dental, para confeccionar um bisel com cerca de 2 mm de extensão (FIGS. 11.87 A 11.90). Observe a proteção do dente adjacente com uma tira de matriz metálica, para minimizar o risco de desgaste.

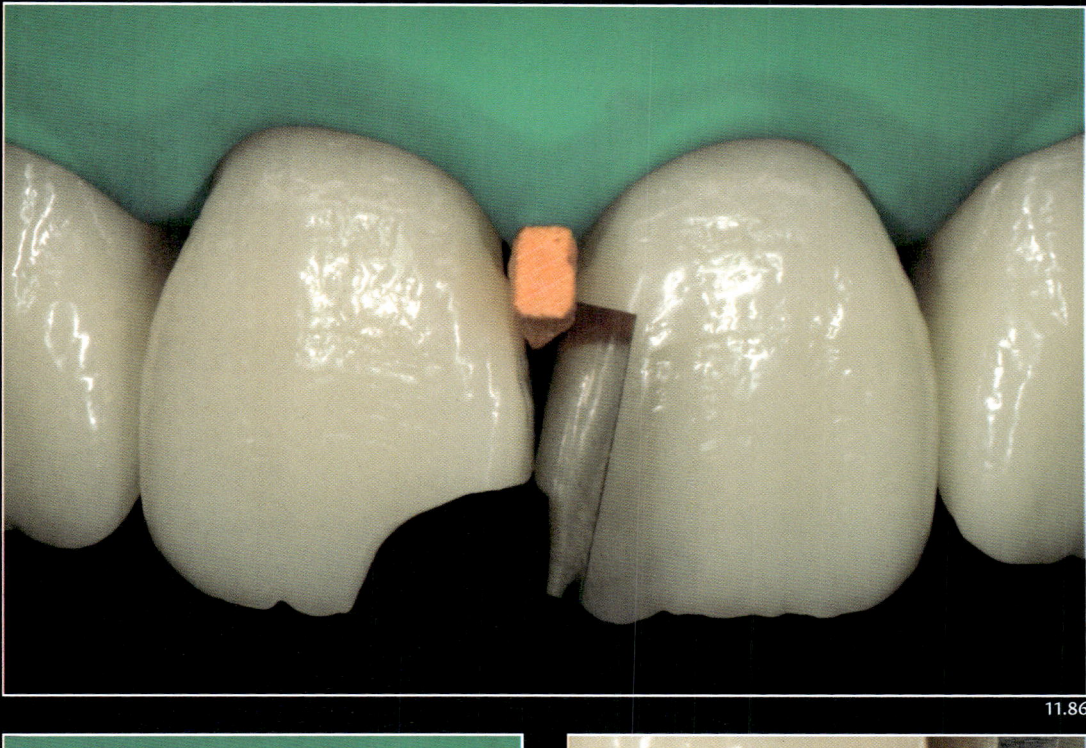

11.86

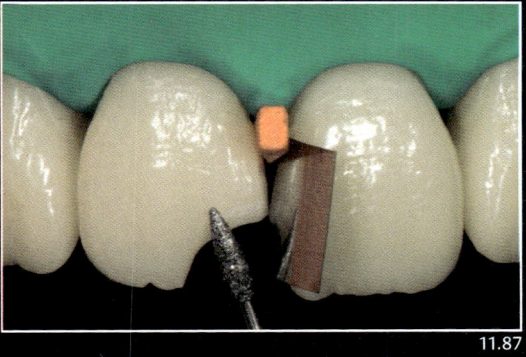

11.87

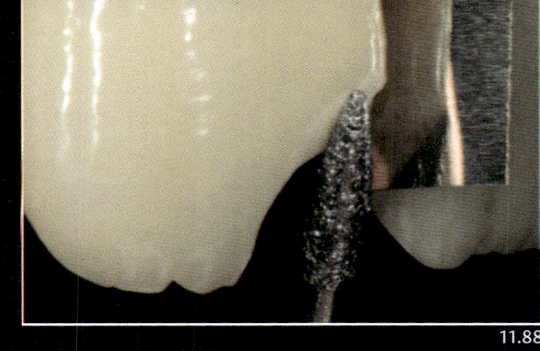

11.88

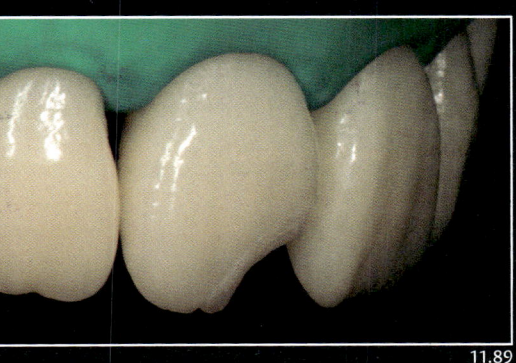

11.89

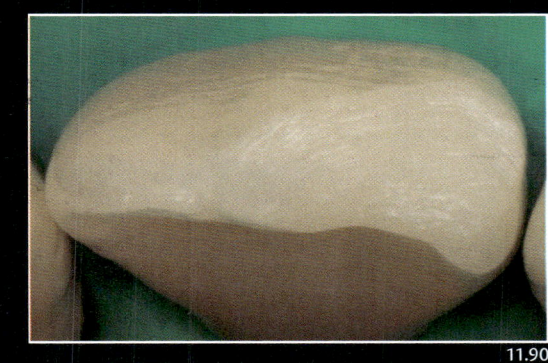

11.90

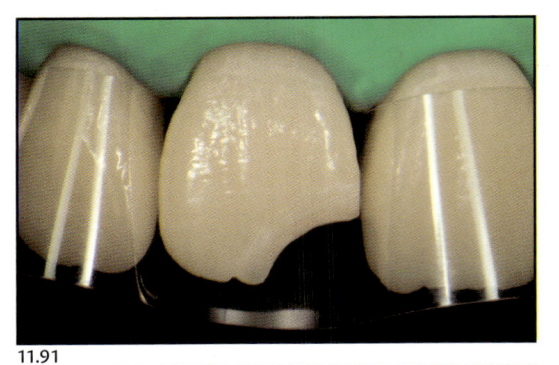

11.91

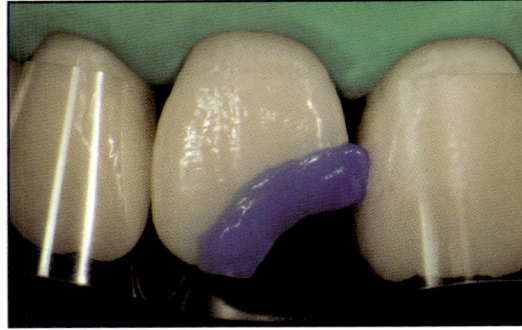

11.92

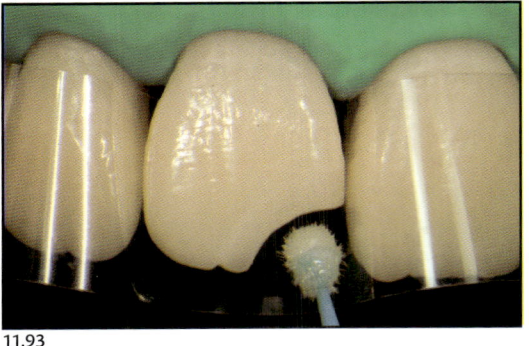

11.93

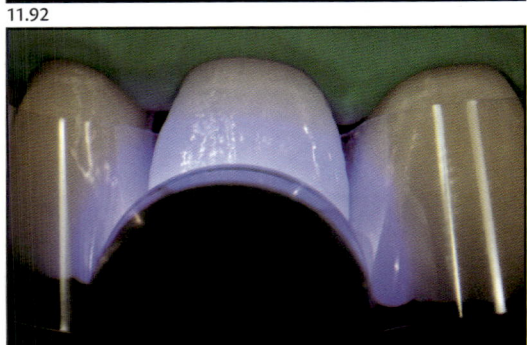

11.94

Após a finalização do preparo cavitário, a superfície é limpa e são realizados os procedimentos adesivos, de acordo com as recomendações detalhadas no capítulo 5. Inicialmente, os dentes adjacentes são protegidos do condicionamento ácido e da aplicação do sistema adesivo, por uma matriz de poliéster (FIG. 11.91). Após o condicionamento, lavagem, remoção dos excessos de umidade, aplicação do sistema adesivo e fotopolimerização (FIGS. 11.92 A 11.94), uma nova tira de poliéster é adaptada e estabilizada com uma cunha de madeira (FIG. 11.95). Esta matriz de poliéster servirá como base para a delimitação dos contornos da restauração e para a conformação da face palatal. A pressão digital é indicada para me-

lhorar a adaptação da matriz ao longo da margem de esmalte palatal e, ainda, para conferir à matriz uma curvatura côncava, característica dos terços médio e incisal da face palatal dos incisivos superiores. A seguir, uma resina composta micro-híbrida ou nanoparticulada, que apresente boas propriedades mecânicas, é inserida, de forma a reproduzir o esmalte palatal (FIG. 11.96). Ainda mantendo a pressão digital sobre a matriz, realiza-se a fotoativação do incremento (FIG. 11.97). Observe, após a remoção da matriz, que o compósito já polimerizado reproduz, de forma bastante próxima, o contorno original do dente (FIG. 11.98). Repare ainda no alto grau de translucidez, compatível com o esmalte natural.

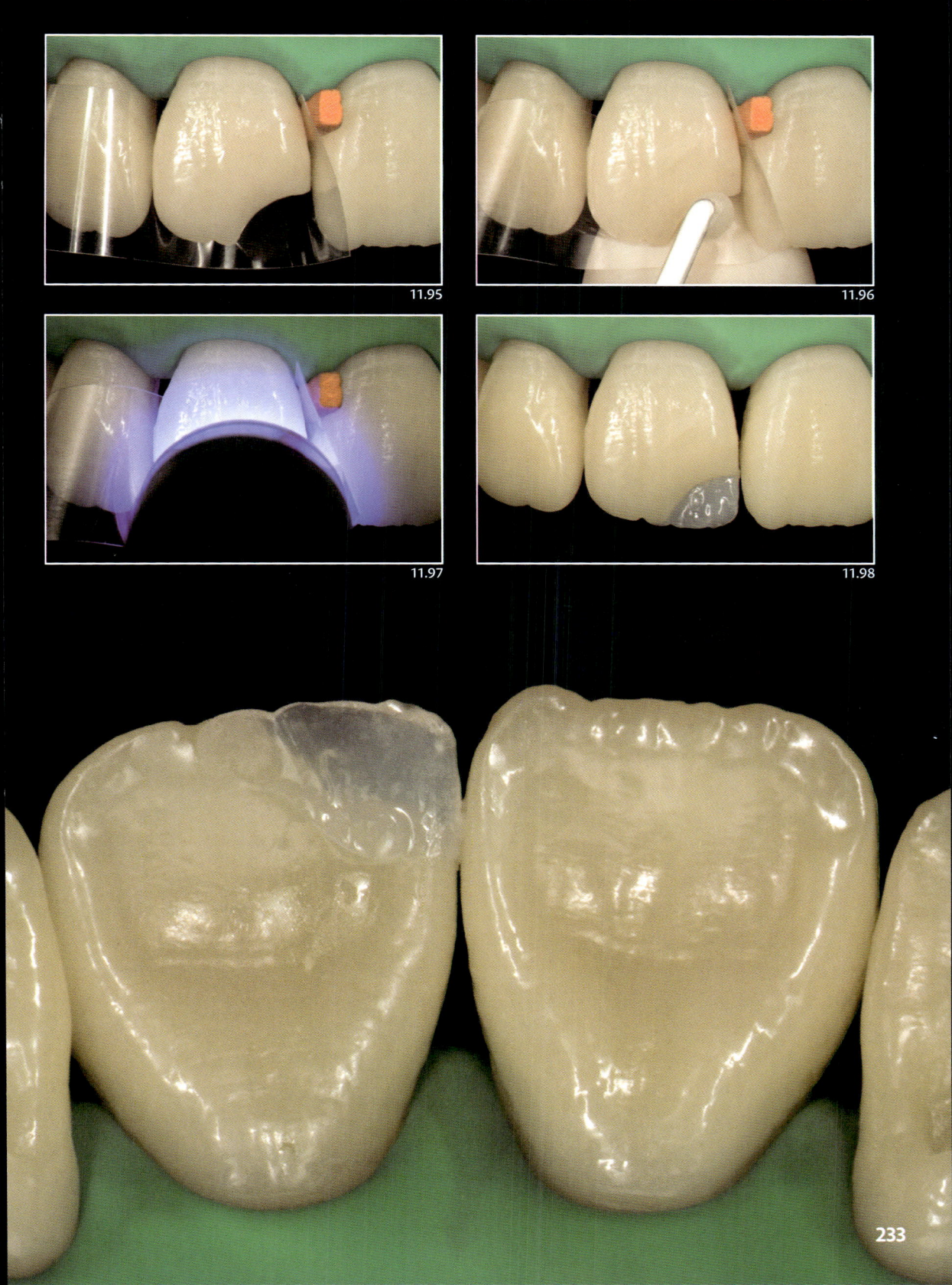

11.95

11.96

11.97

11.98

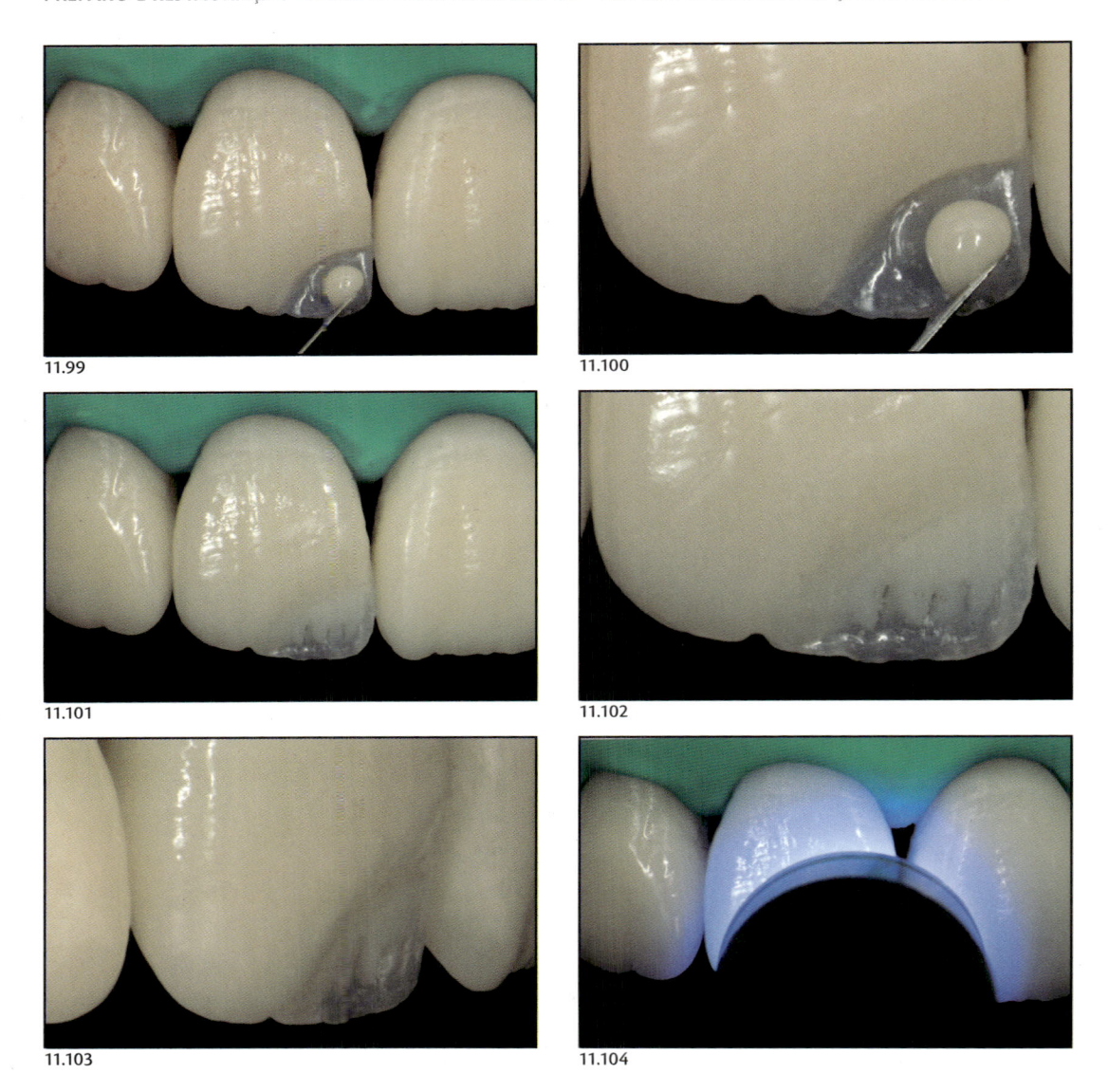

11.99

11.100

11.101

11.102

11.103

11.104

A partir do anteparo palatal já confeccionado, a reconstrução da dentina é iniciada por meio da conformação dos mamelões, com um compósito de translucidez baixa (FIGS. 11.99 A 11.101). Após se assegurar que essa massa de compósito não invade as regiões do terço incisal reservadas para a expressão da translucidez (FIGS. 11.102 E 11.103), realiza-se a fotoativação (FIG. 11.104). A seguir, o mesmo compósito — tipo dentina — é aplicado em um filete fino e sutil, na região da borda incisal, com o objetivo de reproduzir o efeito óptico do halo incisal opaco (FIGS. 11.105 E 11.106).

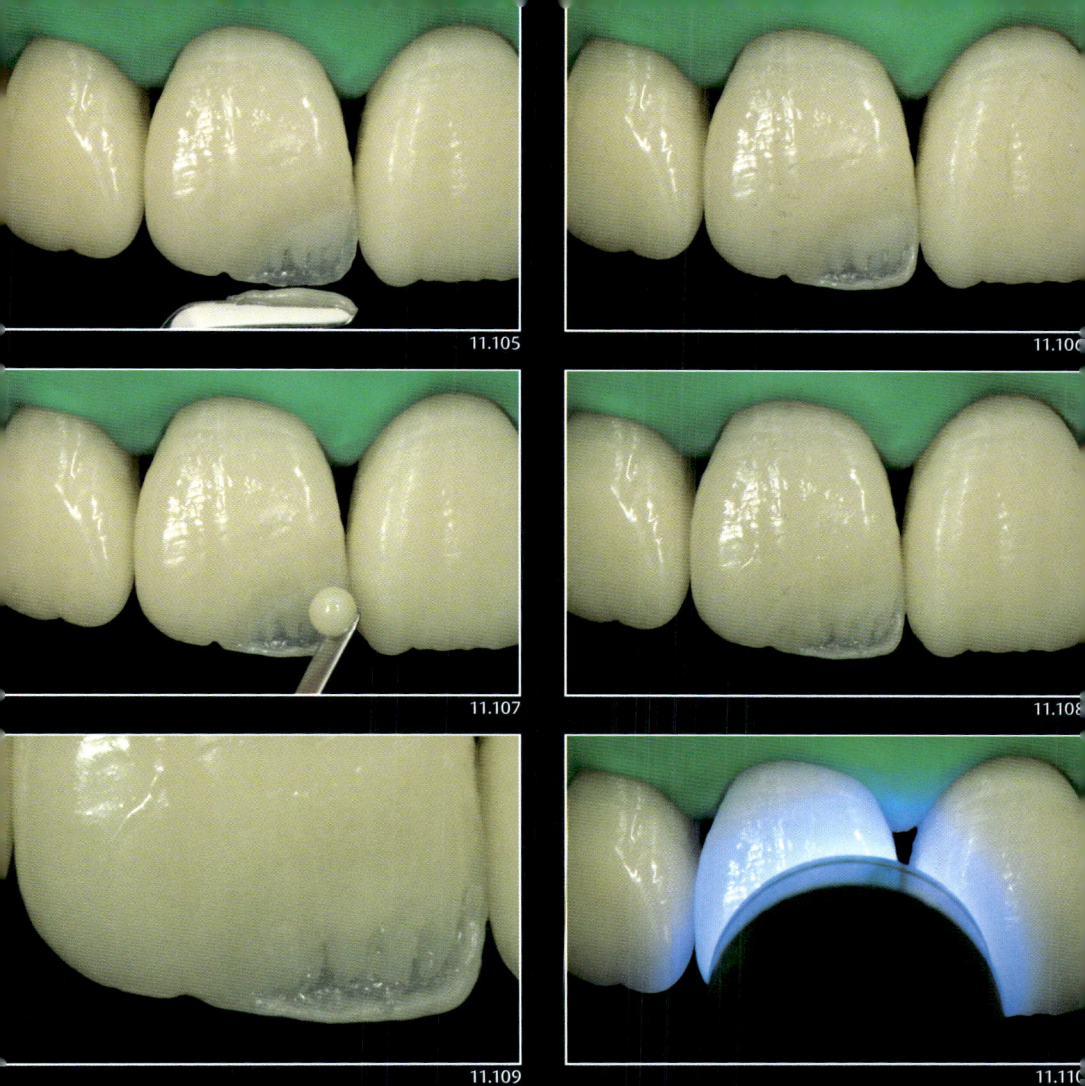

11.105

11.106

11.107

11.108

11.109

11.110

Um último incremento de dentina é inserido e conformado, de modo a definir a forma final dos mamelões dentinários (FIGS. 11.107 E 11.108). Veja que o espaço para os efeitos opalescentes do terço incisal foi adequadamente preservado (FIG. 11.109). É importante lembrar que, para

um uso mais racional do tempo clínico, é possível fotopolimerizar cada incremento de resina composta, apenas por alguns segundos, desde que uma fotoativação total seja conduzida ao fim da inserção deste compósito, pelo tempo recomendado pelo fabricante (FIG. 11.110).

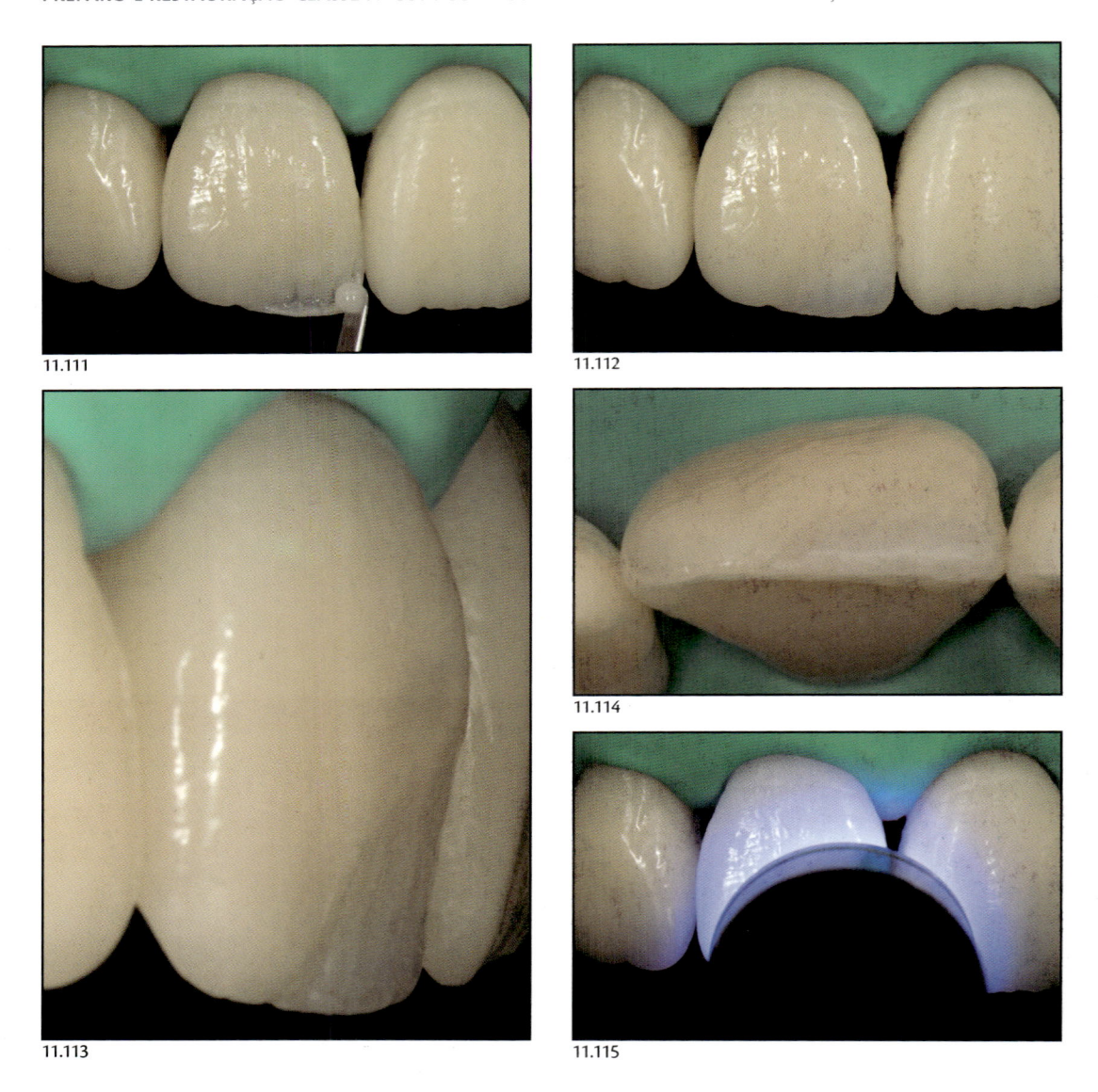

11.111

11.112

11.114

11.113

11.115

De forma idêntica à apresentada na sequência anterior, o espaço entre os mamelões e o halo opaco é preenchido com um compósito translúcido e opalescente (FIGS. 11.111 E 11.112). Realizada a conformação deste incremento, confirma-se a existência de espaço para uma última massa de compósito (FIGS. 11.113 E 11.114), e realiza-se a fotoativação (FIG. 11.115). A camada de resina composta que reproduz o esmalte vestibular é, provavelmente, aquela que mais requer cuidados, uma vez que define a macromorfologia da restauração e recebe os procedimentos de texturização. As-

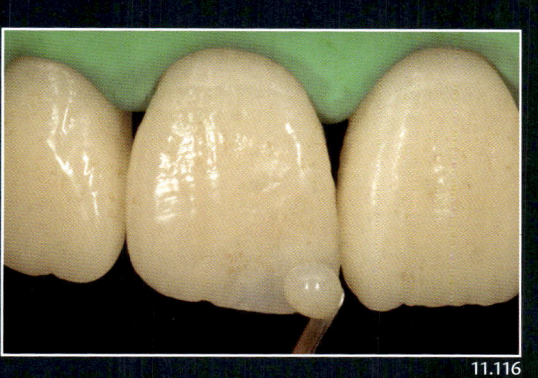

11.116

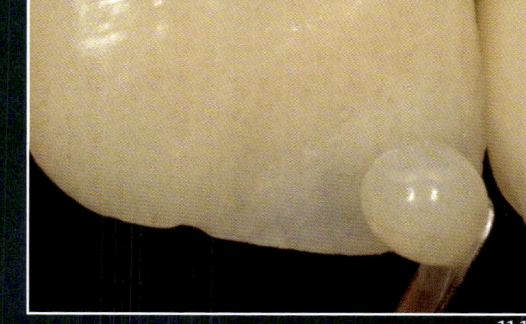

11.117

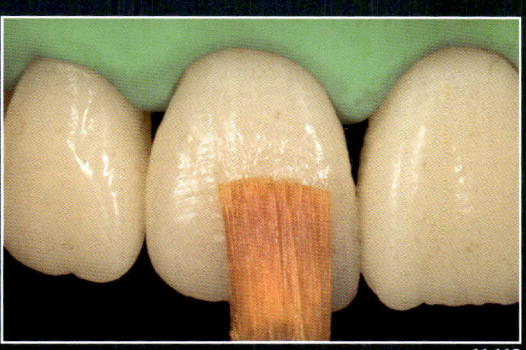

11.118

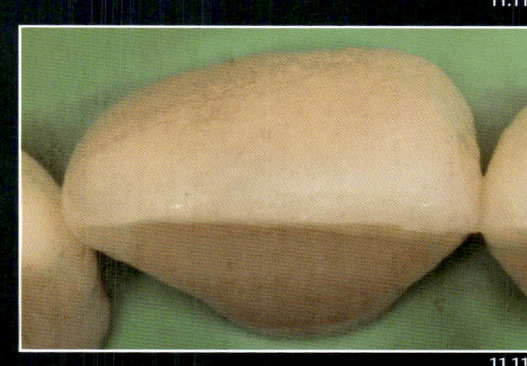

11.119

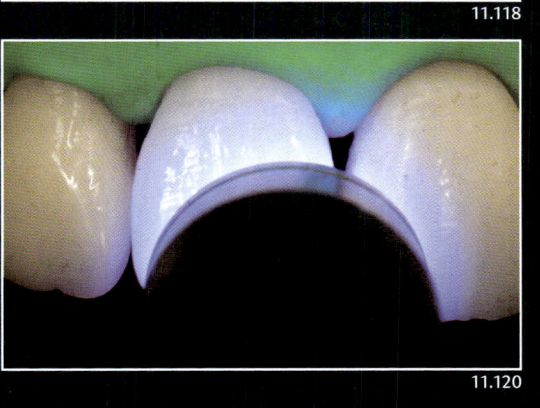

11.120

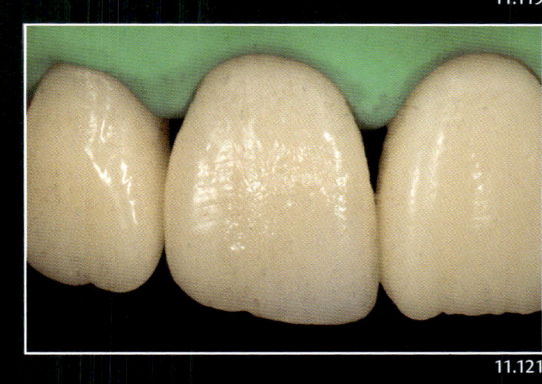

11.121

sim, é essencial que, durante a escultura dessa camada, já se tenha em mente o resultado que se planeja obter, visto que, iniciados os procedimentos de acabamento e polimento, não mais poderá ser acrescentado material restaurador. Veja que o compósito escolhido, com caracte-rísticas ópticas de esmalte e alta capacidade de polimento, foi esculpido cuidadosamente com o auxílio de pincéis e que pequenos excessos do material restaurador são deixados propositalmente, já pensando nos desgastes que serão realizados durante o acabamento (FIGS. 11.116 A 11.121).

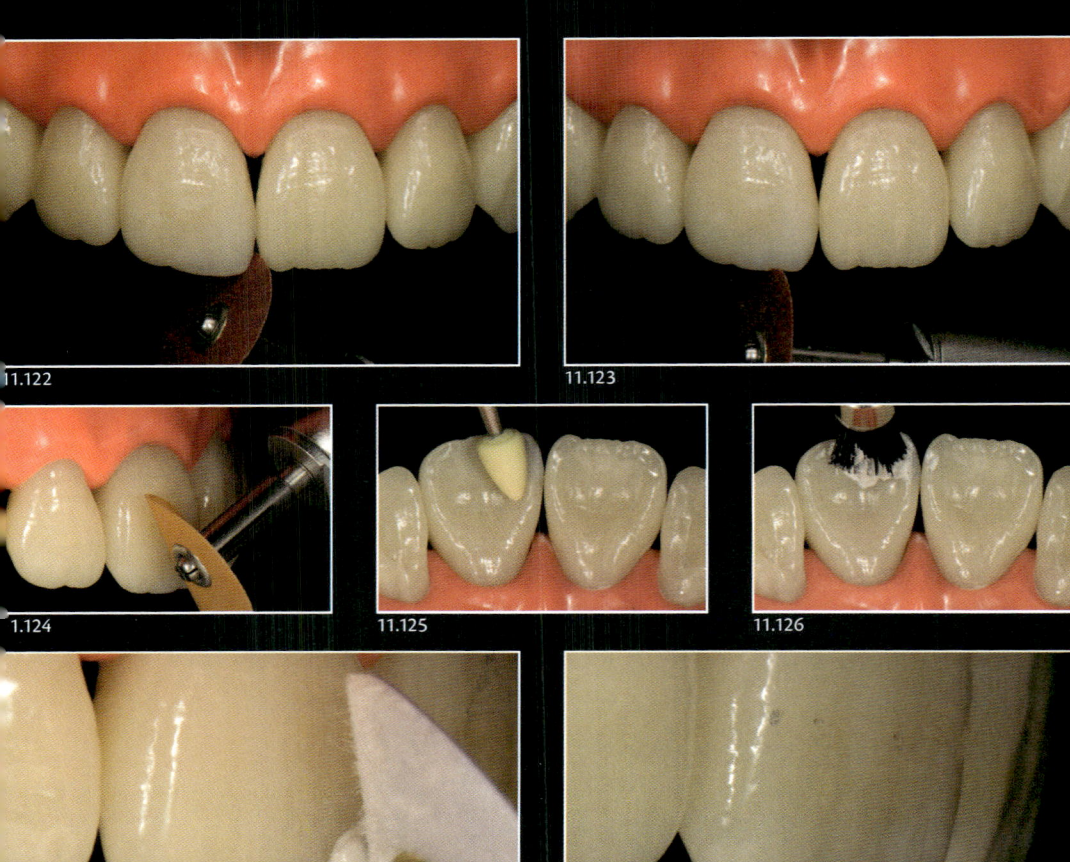

11.122

11.123

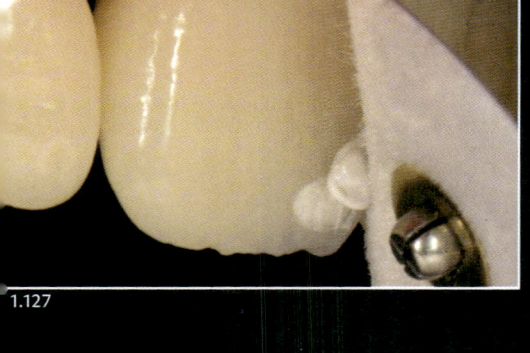

11.124

11.125

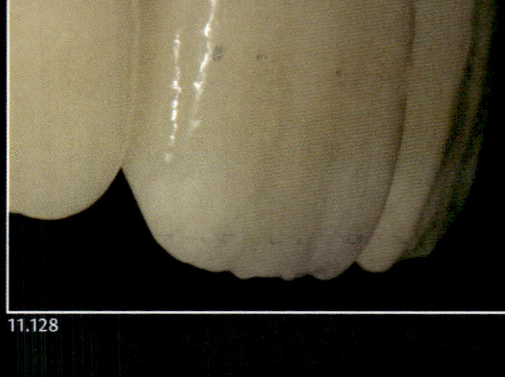

11.126

11.127

11.128

Na mesma sessão em que a restauração é realizada, são executados os procedimentos de acabamento inicial, descritos detalhadamente no capítulo 16. Atenção especial deve ser dada ao ajuste oclusal, já que é comum existirem contatos prematuros nas restaurações em que a face palatal é conformada à mão livre. Em uma sessão clínica subsequente, finaliza-se o acabamento e executa-se o polimento da restauração

(FIGS. 11.122 A 11.127). Esses procedimentos têm o objetivo de conferir à restauração características similares ao remanescente dental e aos dentes adjacentes (lisura, macro e micromorfologia), de modo a devolver a harmonia visual ao conjunto dos dentes anteriores (FIGS. 11.128 E 11.129). O resultado final é bastante agradável, com ótima integração de forma e cor entre o material restaurador e a estrutura dental.

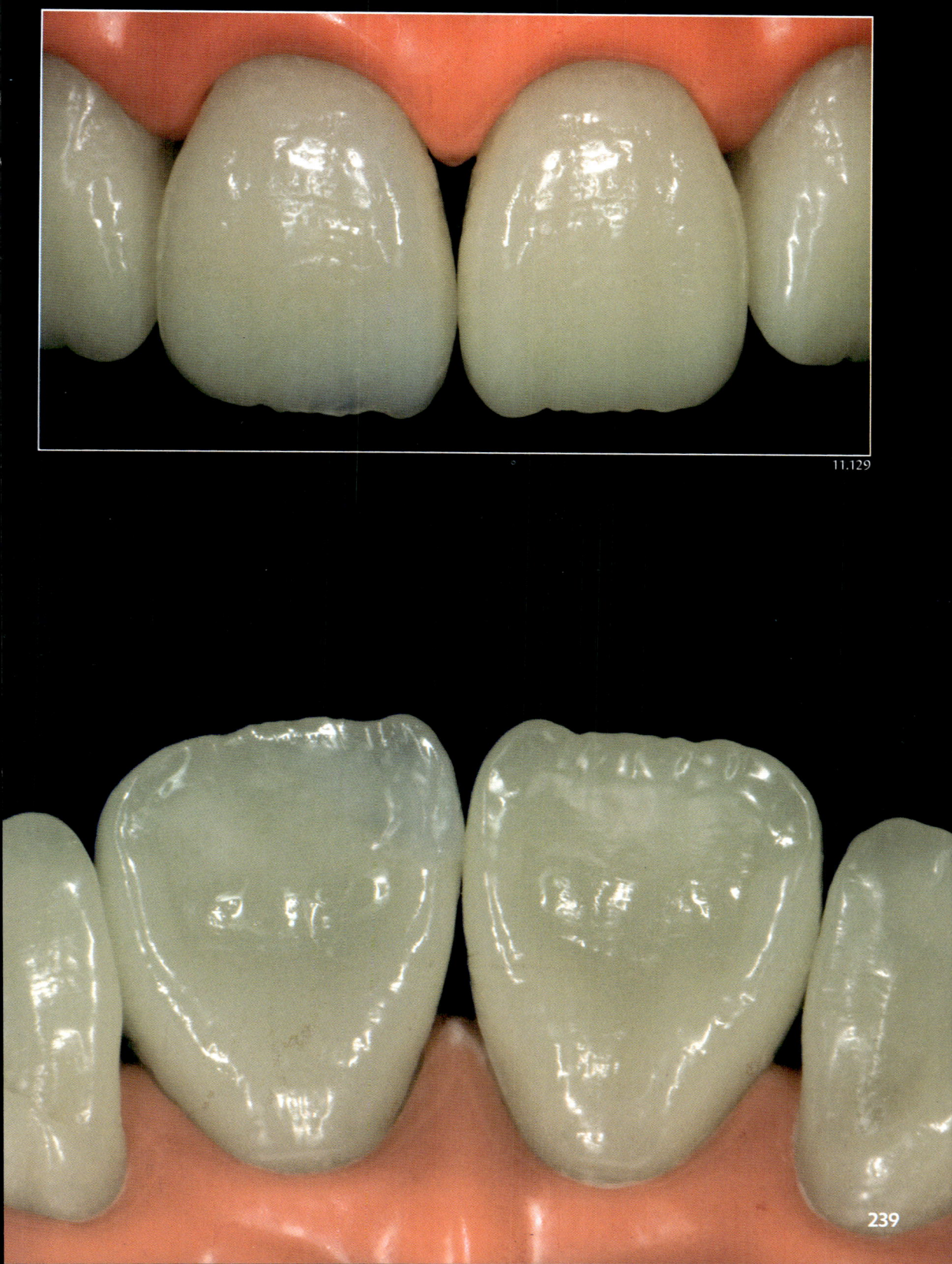

11.129

239

PREPARO E RESTAURAÇÃO CLASSE V COM COMPÓSITOS

Lesões não cariosas

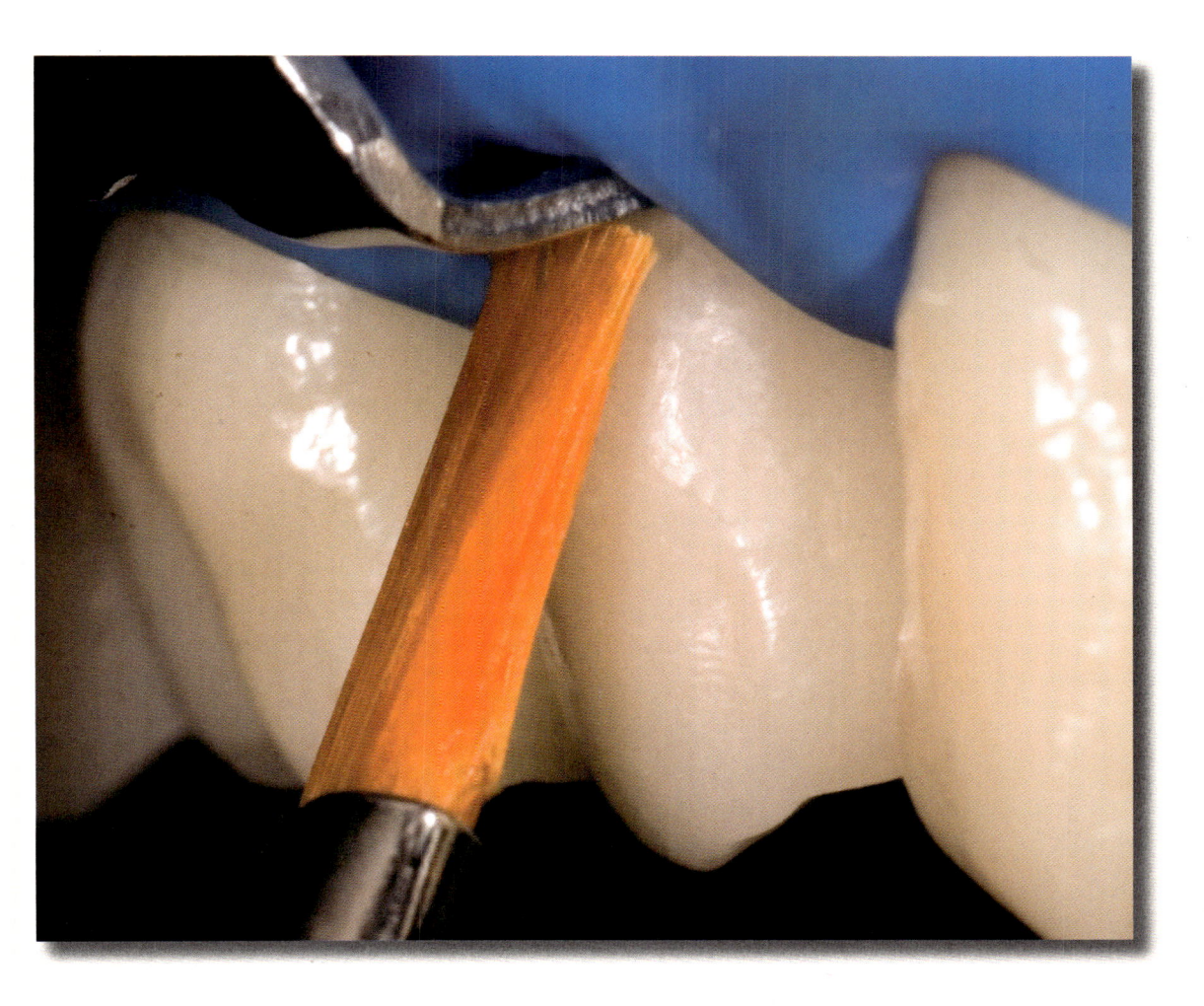

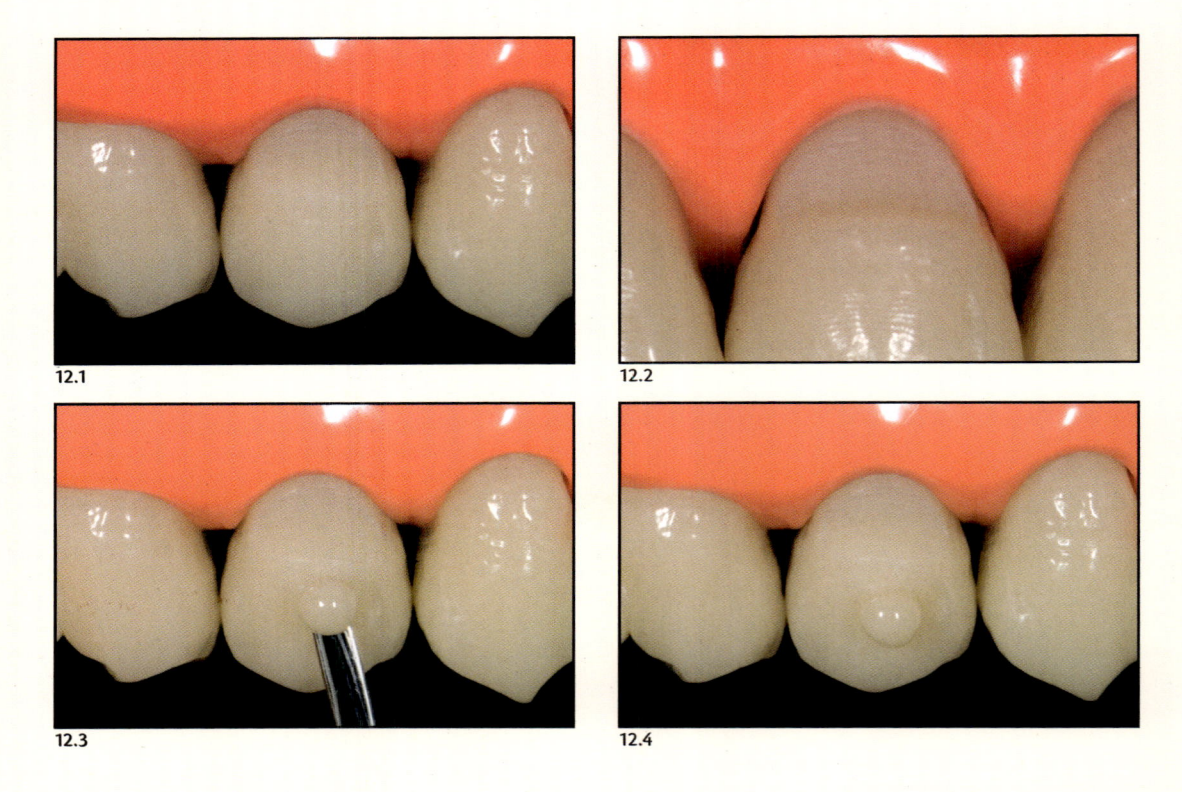

12.1
12.2
12.3
12.4

Lesões não cariosas Classe V manifestam-se como perdas de estrutura dental na região cervical dos dentes (FIGS. 12.1 E 12.2). O tratamento restaurador está indicado quando há comprometimento estético, biológico ou funcional, e em casos de hiper-sensibilidade que não respondem à terapia não-invasiva. Antes de realizar qualquer procedimento restaurador, entretanto, é necessário diagnosticar e controlar os fatores etiológicos das lesões, que podem ser a corrosão, a abrasão, a abfração ou a associação destas. Caso opte-se pela restauração, inicialmente realiza-se a profilaxia e a seleção de cores (FIGS. 12.3 E 12.4). Com as informações cromáticas devidamente registradas, procede-se o isolamento absoluto do campo operatório, preferencialmente com o auxílio de grampos retratores, a fim de assegurar que a margem gengival da cavidade seja exposta adequadamente. Em algumas situações, os grampos retratores precisam ser modificados, para que se adaptem às necessidades de retração gengival do caso (FIGS. 12.5). Após ser levado em posição com a pinça porta-grampos, o grampo 212 deve ser estabilizado com godiva de baixa fusão para que não se desloque durante o ato restaurador. Para tal, pequenos cones de godiva são plastificados na chama de uma lamparina e posicionados sobre a haste do grampo e nos espaços interdentais, através de pressão digital (FIGS. 12.6 A 12.9)

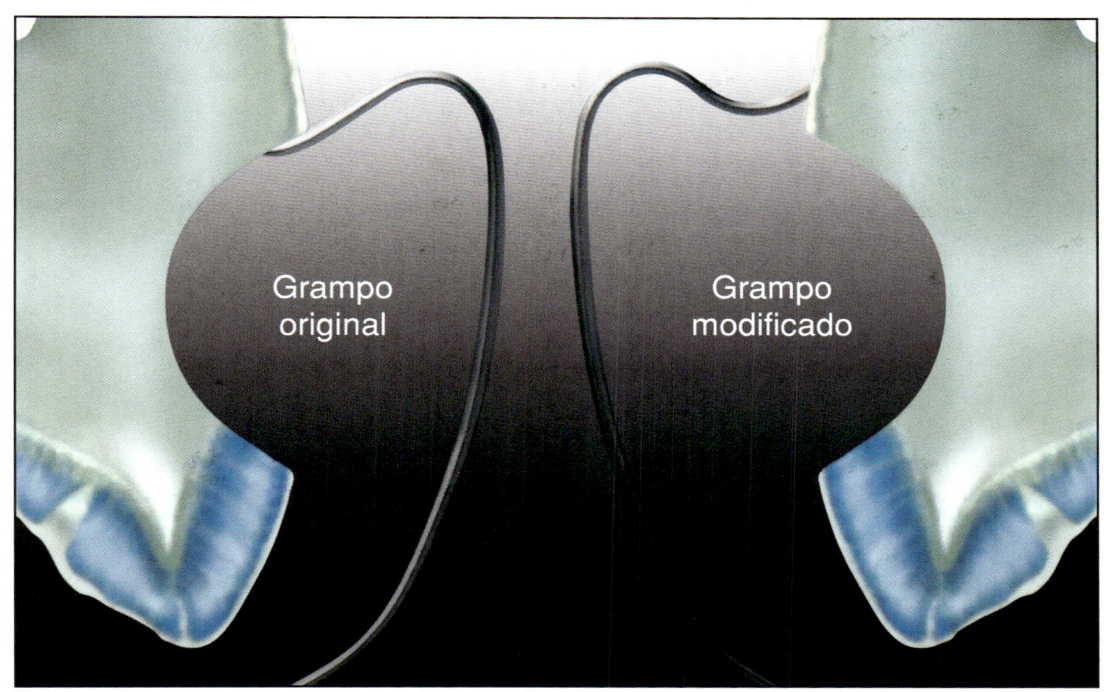

Grampo
original

Grampo
modificado

12.5

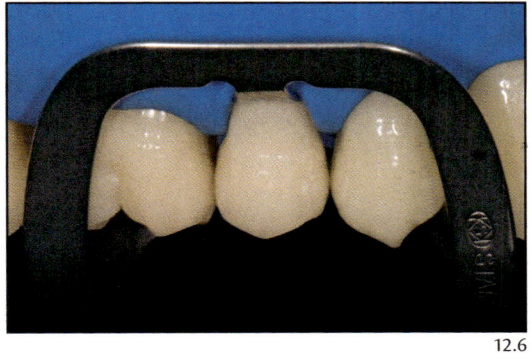

12.6

12.7

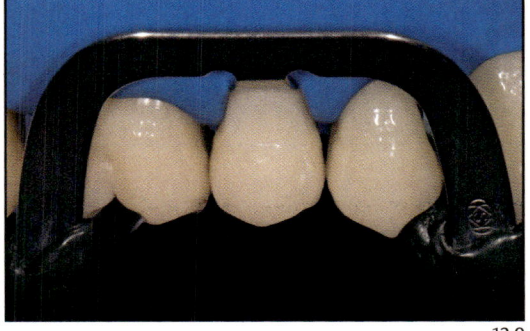

12.8

12.9

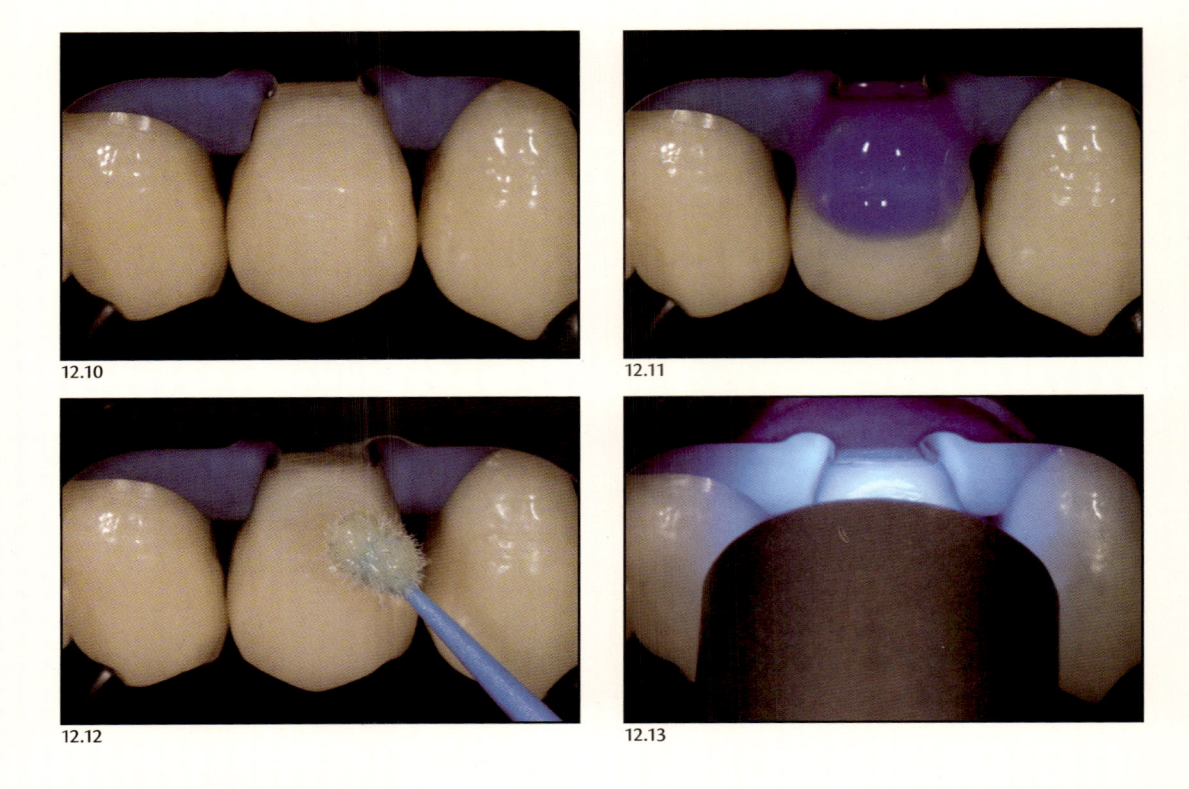

12.10
12.11
12.12
12.13

Com as margens da cavidade completamente expostas, graças à ação do grampo retrator, é hora de iniciar os procedimentos restauradores propriamente ditos (FIG. 12.10). Uma das grandes vantagens do uso de compósitos na restauração de lesões Classe V não cariosas é a natureza adesiva do material, que permite ao clínico abrir mão do preparo de retenções macromecânicas, mandatórias em restaurações não adesivas. Assim, ao restaurar uma lesão Classe V não cariosa com compósitos, o procedimento restringe-se, basicamente, à reposição da estrutura perdida, sem qualquer desgaste prévio adicional. Para que o procedimento seja bem-sucedido, entretanto, é importante conhecer e respeitar

as particularidades dos substratos dentais presentes na cavidade. Embora em alguns casos as lesões apresentem margens localizadas inteiramente em esmalte, o mais frequente é que a margem cervical esteja situada em dentina. Por essa razão, é importante que o protocolo adesivo contemple as diferenças estruturais existentes entre os tecidos, a fim de permitir o estabelecimento simultâneo de uma excelente união ao esmalte e à dentina. As figuras acima ilustram as etapas envolvidas na utilização de um sistema adesivo de dois passos, com condicionamento ácido. A aplicação do ácido é iniciada pelo esmalte e estendida à dentina, onde permanece por 15 segundos (FIG. 12.11), sendo, então, lavado por

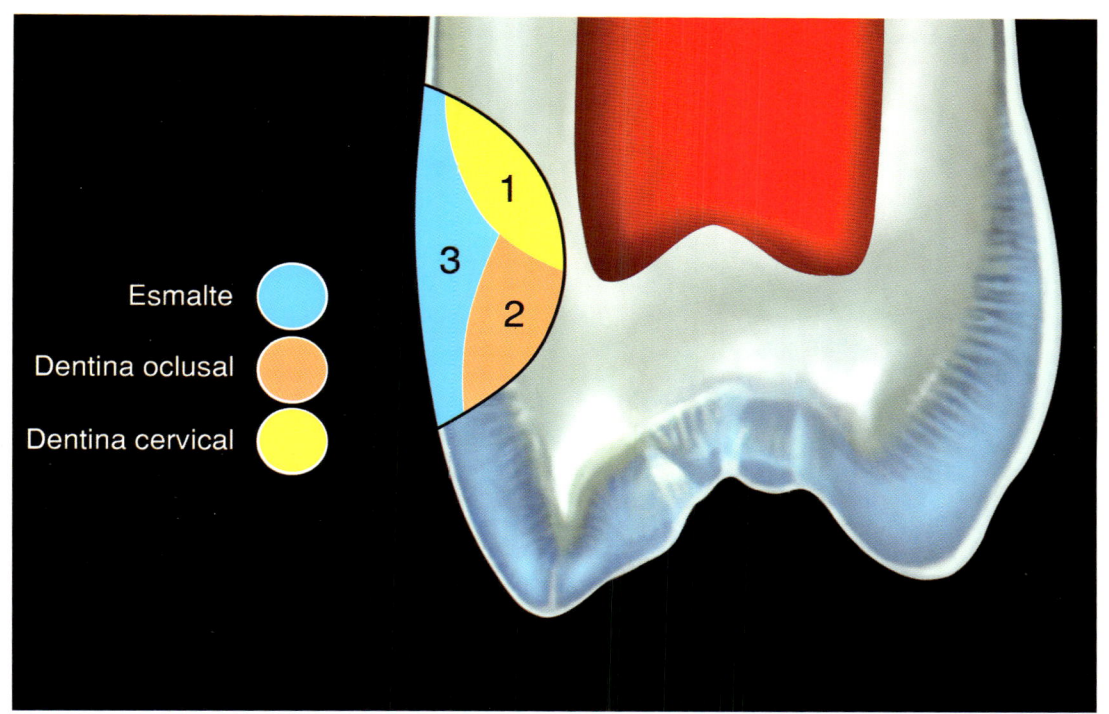

Esmalte

Dentina oclusal

Dentina cervical

12.14

igual tempo. Após a lavagem, a dentina é mantida úmida e ao menos duas camadas do sistema adesivo são aplicadas, intercaladas por leves jatos de ar (FIG. 12.12), que têm a função de volatilizar os solventes do sistema adesivo. Nesse momento, é importante remover os excessos de adesivo, que tendem a permanecer acumulados junto às margens e à garra do grampo retrator. Feito isso, o adesivo é fotoativado (FIG. 12.13) e passa-se à inserção dos compósitos. Em virtude da íntima relação que as restaurações Classe V apresentam com o periodonto, é essencial que resinas compostas com boas características de polimento sejam escolhidas. A necessidade do uso de massas com características ópticas similares às da dentina ocorre apenas em lesões cervicais mais profundas, sendo que nas lesões mais superficiais geralmente é suficiente apenas utilizar compósitos tipo esmalte. Com o objetivo de reduzir os estresses gerados pela contração de polimerização, devem ser utilizados pequenos incrementos de resina composta, inseridos e adaptados sequencialmente, primeiro à margem cervical e depois à margem oclusal da cavidade (FIG. 12.14). Essa técnica de inserção, além de permitir um melhor controle dos efeitos deletérios da contração de polimerização, facilita a estratificação de restaurações altamente estéticas, graças à sobreposição de massas com espessuras e graus de translucidez diferentes.

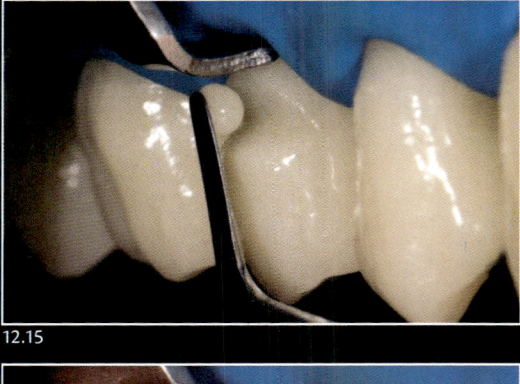
12.15

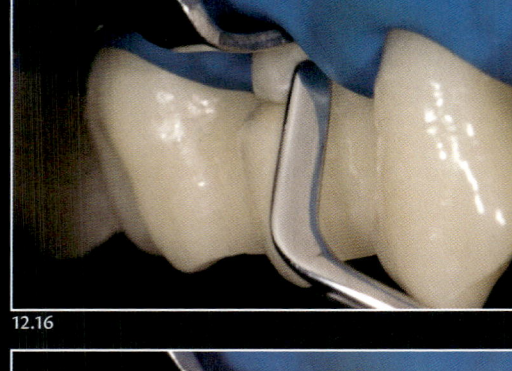
12.16

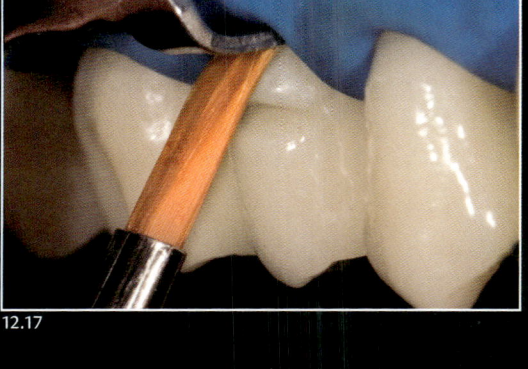
12.17

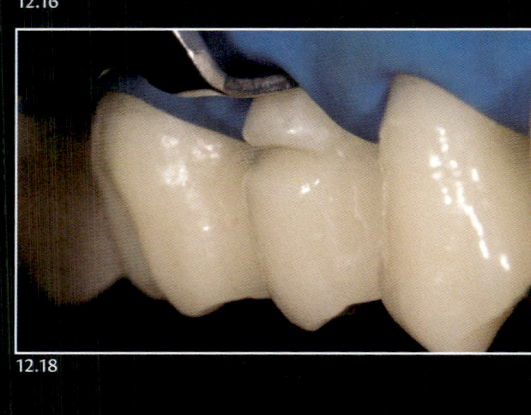
12.18

Nas figuras desta e da próxima página, é possível observar a sequência de inserção das massas de compósito. Inicialmente, um incremento de compósito levemente mais saturado é aplicado e adaptado contra a margem cervical da cavidade, com o auxílio de espátulas (FIGS. 12.15 E 12.16) e pincéis (FIG. 12.17). Antes da fotoativação, o contorno é checado, para se certificar de que não há excessos grosseiros e de que o volume preenchido é compatível com as dimensões da cavidade (FIG. 12.18). A seguir, realiza-se a fotoativação, de acordo com a técnica selecionada, conforme já discutido no capítulo 7 (FIG. 12.19). O segundo incremento é inserido, de forma a preencher o espaço entre a margem oclusal e a

resina composta já polimerizada (FIGS. 12.20 E 12.21), porém com cuidado para que permaneça espaço para uma última camada de compósito. Após a fotoativação (FIG. 12.22), o incremento final é inserido, de forma a restituir o volume total da restauração (FIG. 12.23). Mais uma vez, o uso de pincéis é recomendado, a fim de minimizar a permanência de excessos e oferecer ao compósito uma superfície lisa e uniforme (FIG. 12.24). Neste momento, é interessante observar o perfil da restauração e verificar se ele acompanha os dentes adjacentes (FIG. 12.25). Após a fotopolimerização final, a restauração está praticamente finalizada, faltando apenas o acabamento e o polimento (FIG. 12.26).

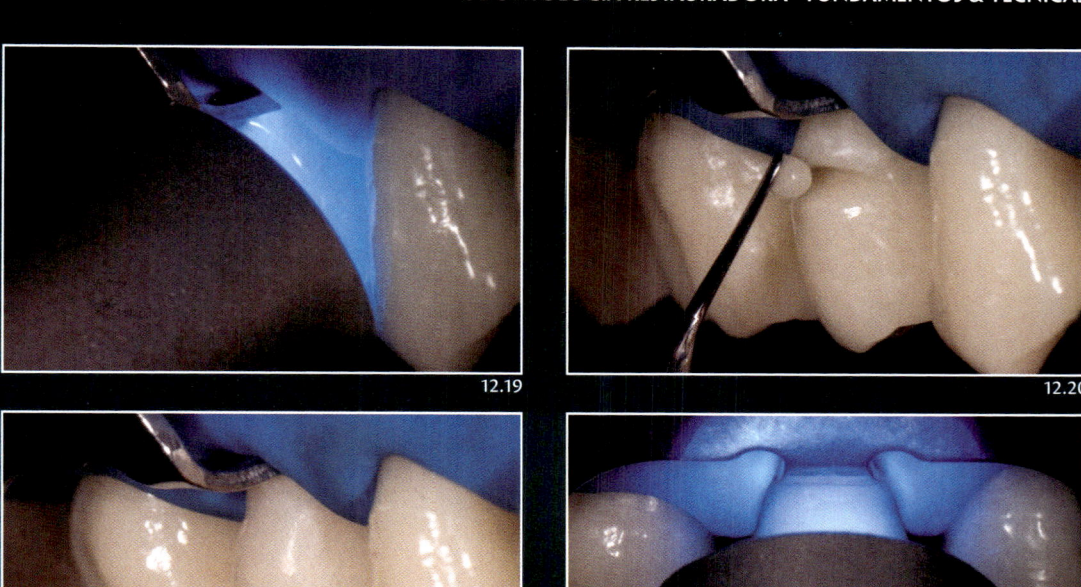

12.19

12.20

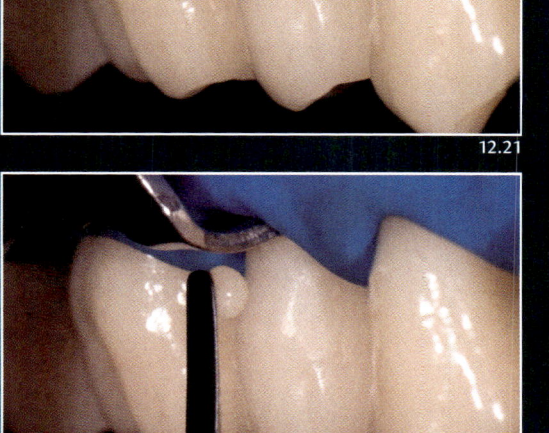

12.21

12.22

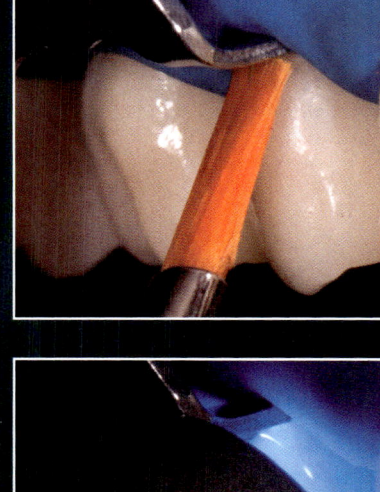

12.23

12.24

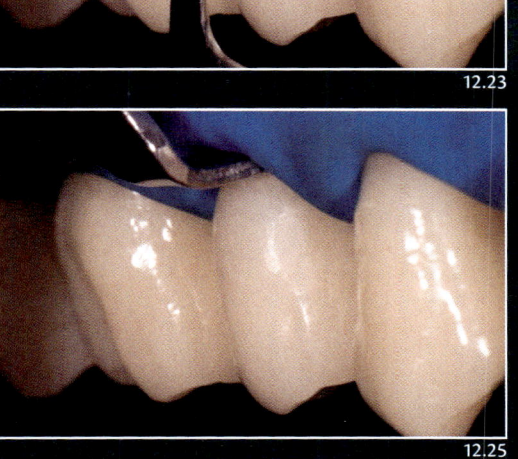

12.25

12.26

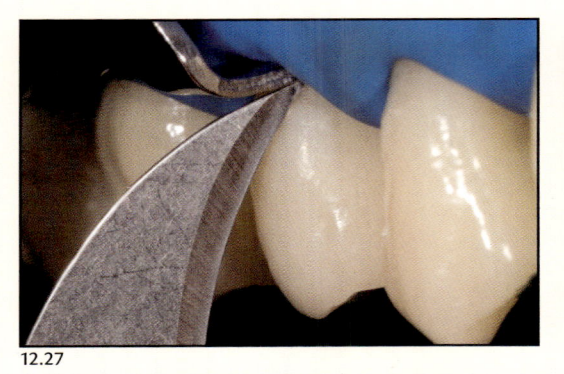

12.27

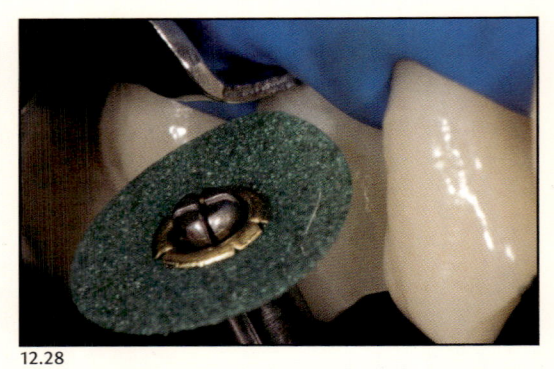

12.28

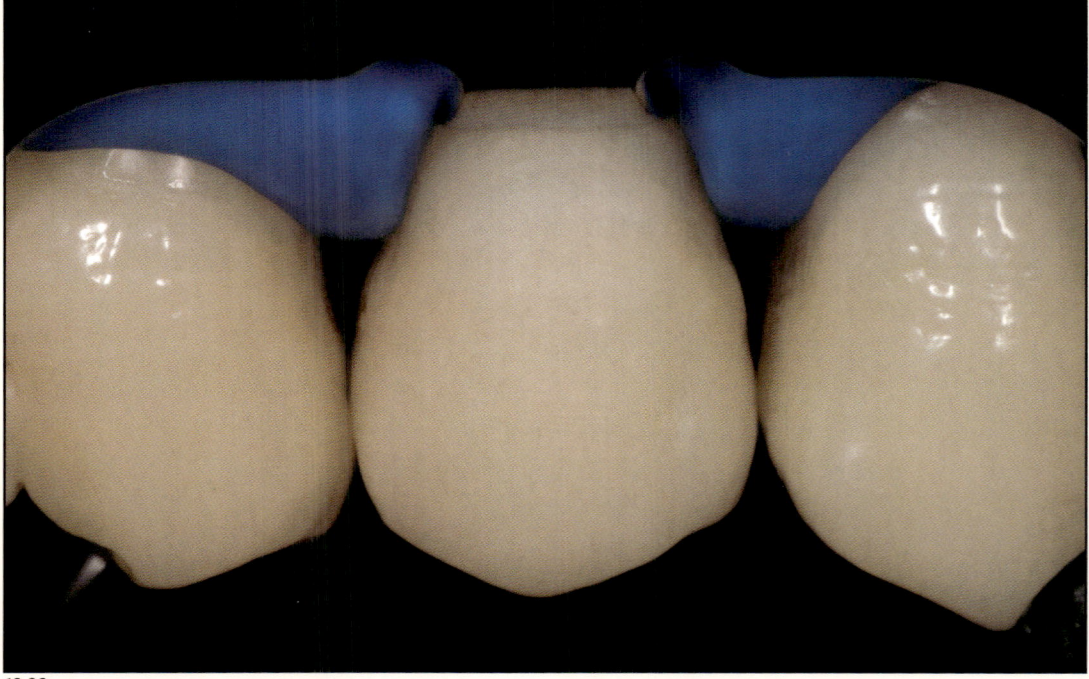

12.29

Uma vez que a aplicação do compósito foi feita com bastante atenção, o acabamento limita-se à remoção de eventuais excessos de adesivo e resina nas margens da restauração. Lâminas de bisturi número 12 e discos flexíveis abrasivos são muito apropriados para tal etapa (FIGS. 12.27 A 12.29). Tais passos são realizados, sempre que possível, antes da remoção do dique de borracha e do grampo retrator, devido ao afastamento dos tecidos moles e ao excelente acesso à margem gengival. O acabamento desta

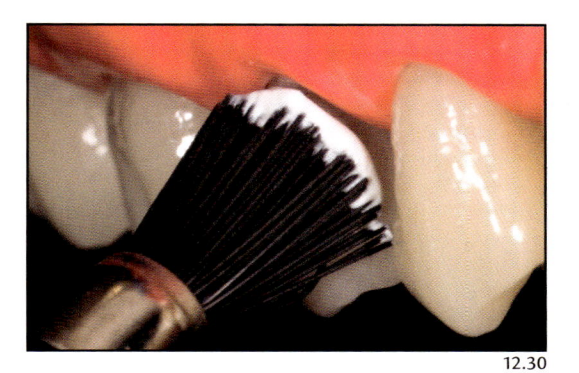

12.30

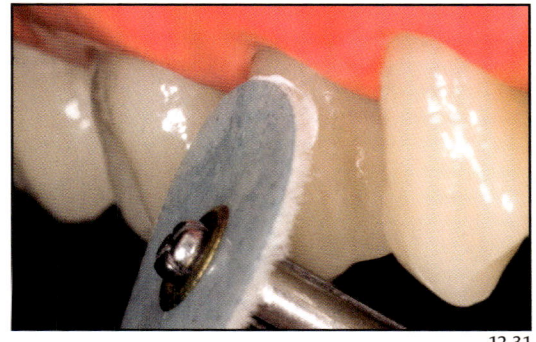

12.31

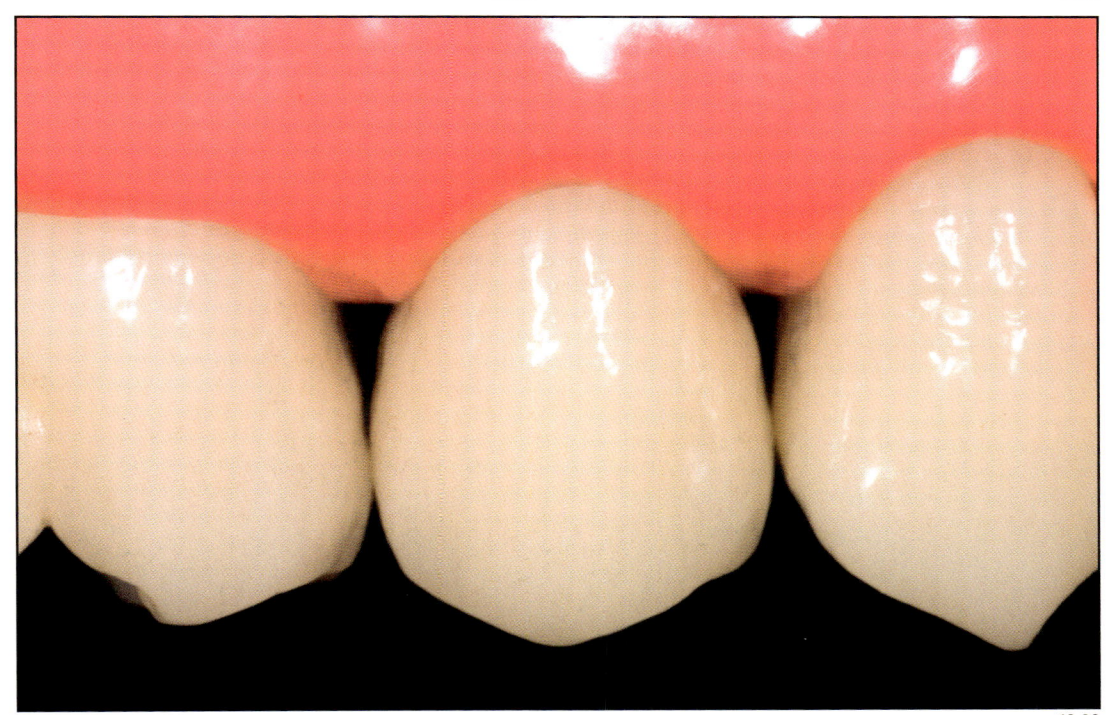

12.32

margem sem a presença do grampo retrator é, em geral, dificultado pela presença do tecido gengival e pela ocorrência de sangramento localizado. O polimento final é realizado com pastas de polimento, aplicadas com escova Robinson ou discos de feltro (FIGS. 12.30 E 12.31). Observe que a restauração restabelece a forma e a estética natural do dente (FIG. 12.32). Enfatizamos que os fatores causais devem ser pesquisados e tratados, anterior ou simultaneamente à realização do procedimento restaurador.

12

PREPARO E RESTAURAÇÃO CLASSE V COM COMPÓSITOS

Lesões cariosas

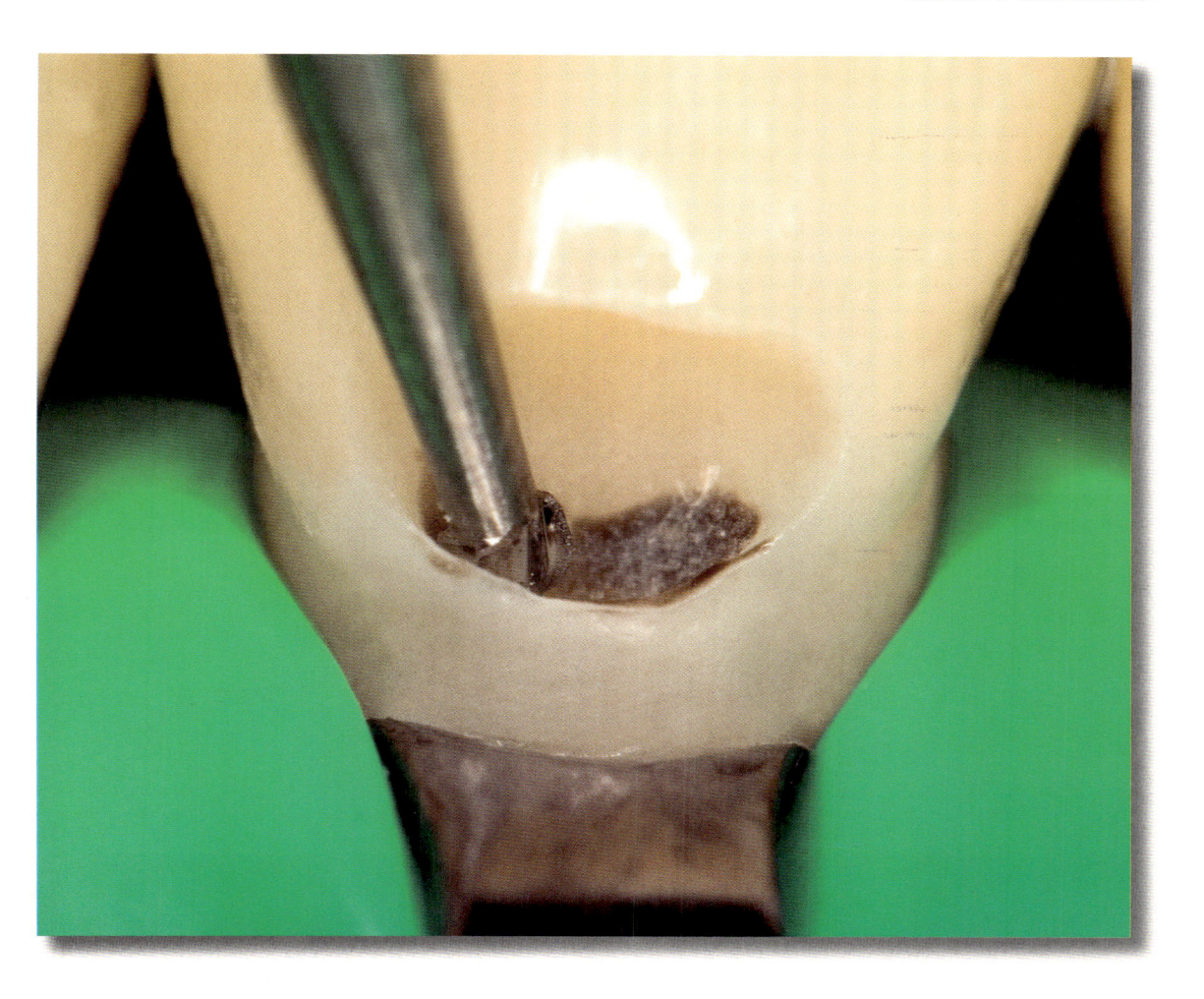

Lesões cervicais cariosas nem sempre precisam ser restauradas, mesmo quando se encontram cavitadas — lembre-se do que foi discutido no capítulo 2. Caso se decida restaurar a cavidade, inicialmente devem ser realizadas a profilaxia e a seleção de cor do compósito. A seguir, procede-se o isolamento do campo operatório — o uso do lençol de borracha, associado a um grampo retrator, é altamente recomendável, uma vez que a retração dos tecidos moles facilita sobremaneira a execução do preparo e da restauração (FIG. 12.33). A inserção do grampo retrator, bem como sua estabilização com godiva de baixa fusão, são realizadas de acordo com a mesma técnica demonstrada na sequência anterior. Deve-se ter cuidado para que a garra do grampo retrator não seja apoiada em região de esmalte sem suporte dentinário, sob risco de ocorrência de fratura des-

te. Realizado o isolamento do campo operatório, o tecido cariado é removido com brocas esféricas lisas, com tamanho adequado à cavidade e em baixa rotação. Muitas vezes, o preparo é iniciado com uma broca maior e, em regiões de acesso mais difícil, uma broca com tamanho reduzido é utilizada, visando maior preservação de estrutura dental (FIGS. 12.34 A 12.36). Nem o desenho nem o tamanho da cavidade são alterados pelo preparo cavitário, apenas remove-se a estrutura dental comprometida pela lesão cariosa. Repare na presença de esmalte sem apoio dentinário, que será reforçado, posteriormente, pelos materiais adesivos (FIG. 12.37). É importante lembrar que, clinicamente, não é a aparência da dentina que determina sua remoção, mas sim sua consistência e seu grau de umidade, conforme discutido no capítulo 2.

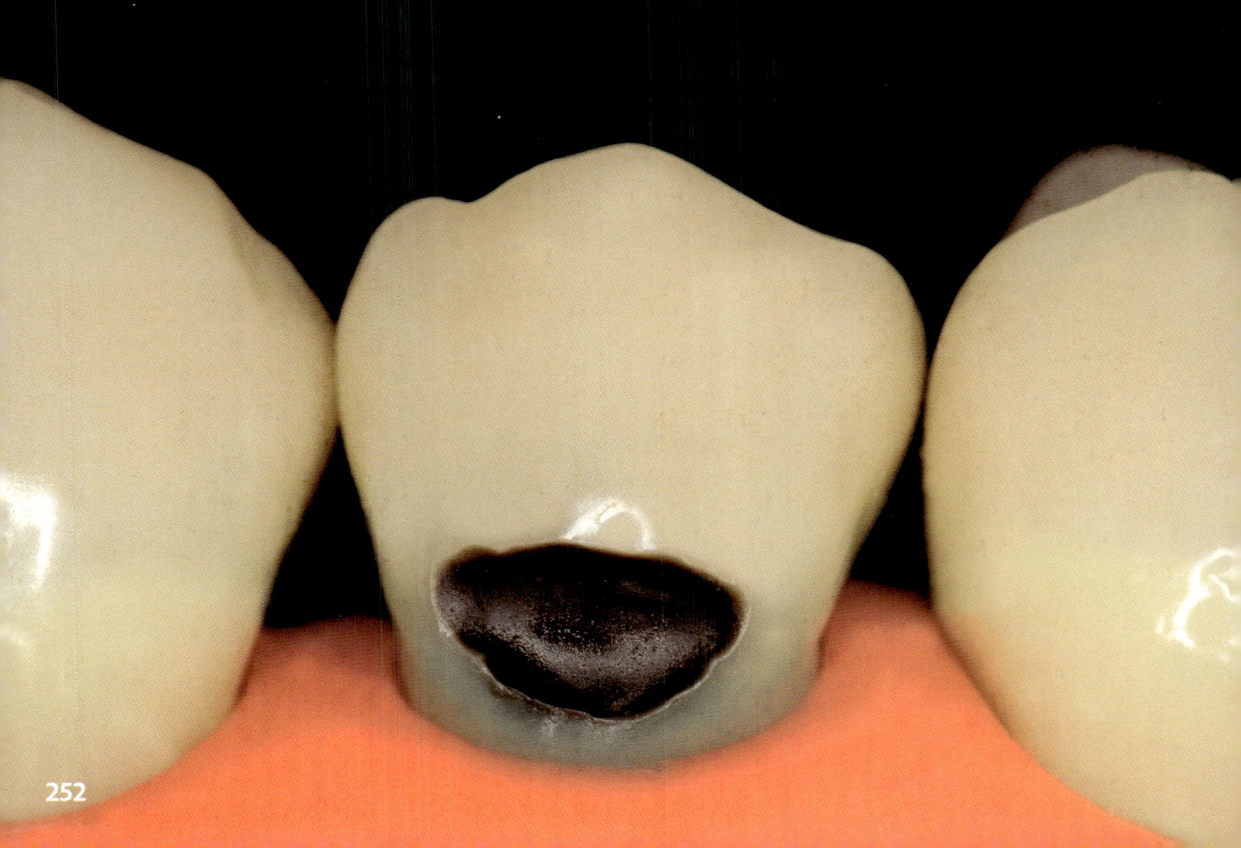

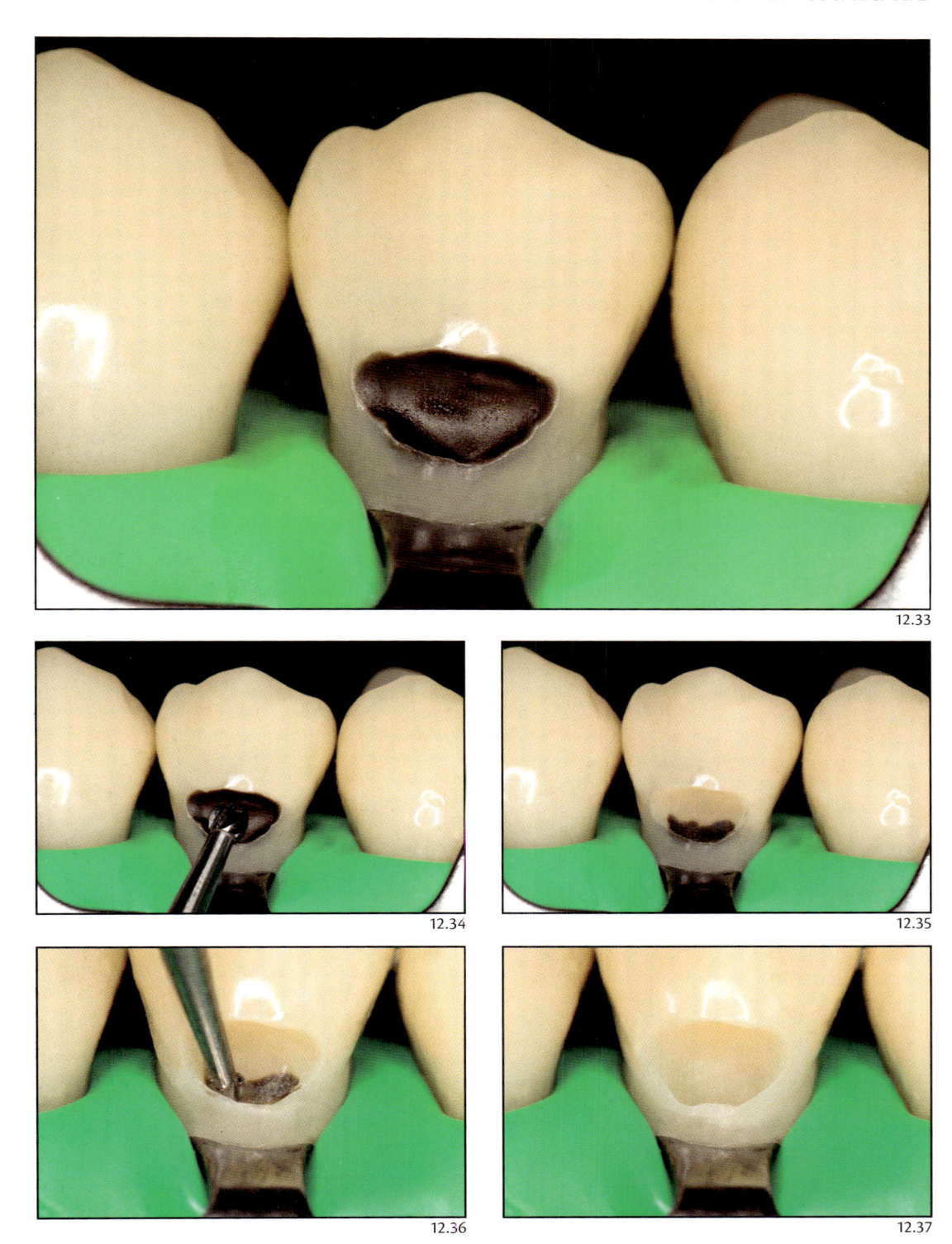

12.33

12.34

12.35

12.36

12.37

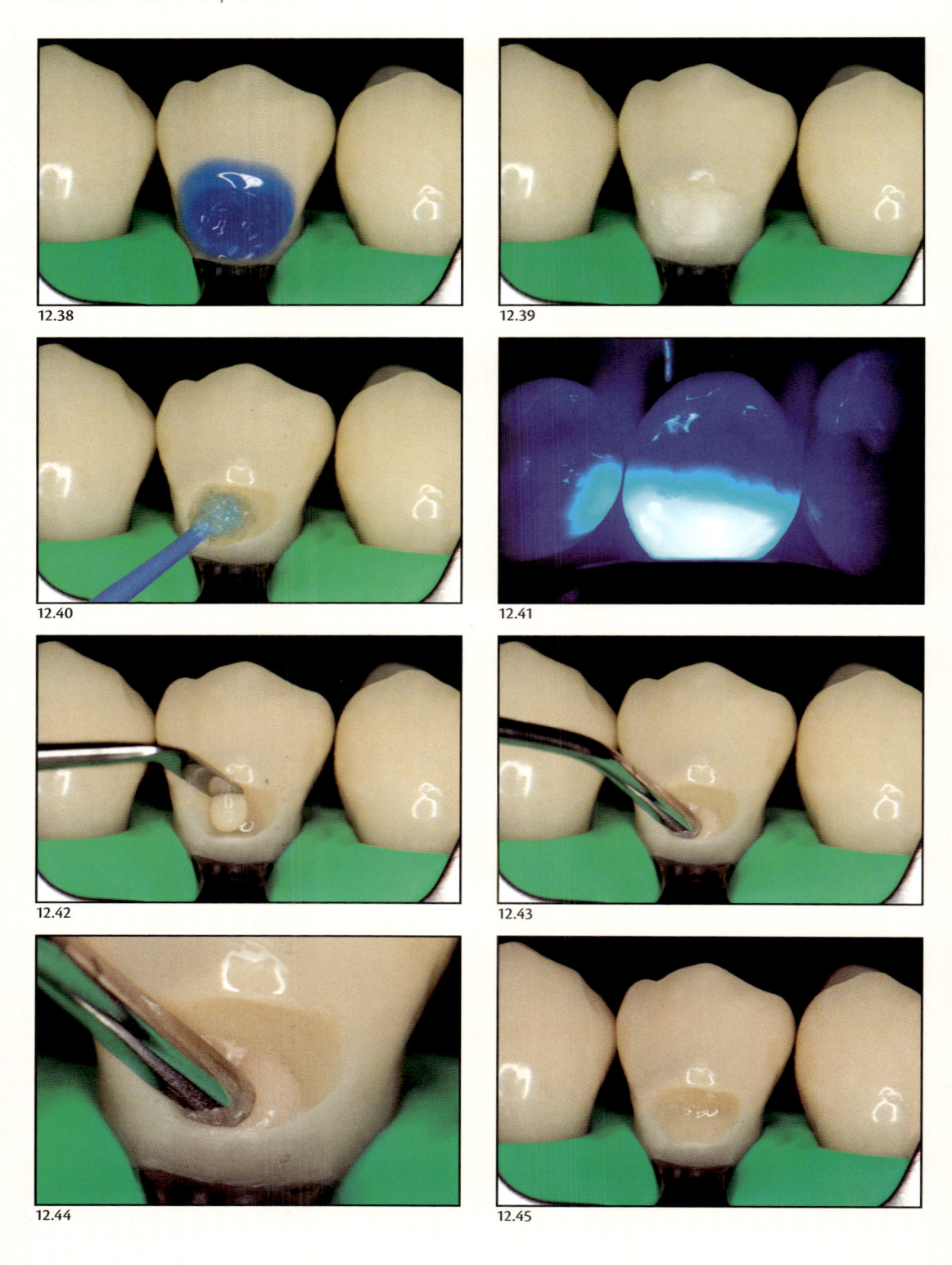

12.38

12.39

12.40

12.41

12.42

12.43

12.44

12.45

Com o preparo cavitário realizado, são executadas as manobras de hibridização dos tecidos dentais envolvidos. O ácido fosfórico é aplicado em toda a cavidade e 2 mm além dos limites externos desta (FIG. 12.38). Após 15 segundos de condicionamento, o ácido é lavado, a dentina é protegida com uma bolinha de algodão e o esmalte é secado com jatos de ar (FIG. 12.39). Nesse momento, realiza-se a aplicação do sistema adesivo (FIG. 12.40). Após a volatização dos solventes do adesivo, a superfície é fotoativada (FIG. 12.41) e tem início a reconstrução da estrutura dental perdida, através do uso de compósitos. Alguns autores indicam, para a restauração de lesões Classe V, utilizar resinas compostas microparticuladas, devido ao seu menor módulo de elasticidade e à facilidade de polimento. Entretanto, diversas pesquisas também apontam o sucesso clínico de resinas micro-híbridas e nanoparticuladas. O que parece ser realmente importante é o uso de pequenos incrementos, a fim de minimizar os estresses da contração de polimerização e, na sequência, a realização de um bom acabamento e polimento. Na técnica aqui apresentada, o primeiro incremento de resina, com características ópticas similares às da dentina, é aplicado contra as paredes gengival e axial da cavidade, sem, entretanto, ocupar o espaço referente ao esmalte (FIGS. 12.42 E 12.43). Muito cuidado deve ser tomado para assegurar o preenchimento de toda a região de esmalte sem apoio dentinário (FIGS. 12.44 E 12.45). Em uma técnica alternativa de polimerização, o primeiro incremento é fotoativado por um curto período — cerca de 5 segundos — visando prolongar a fase pré-gel da resina composta e, com isso, reduzir o estresse de contração de polimerização.

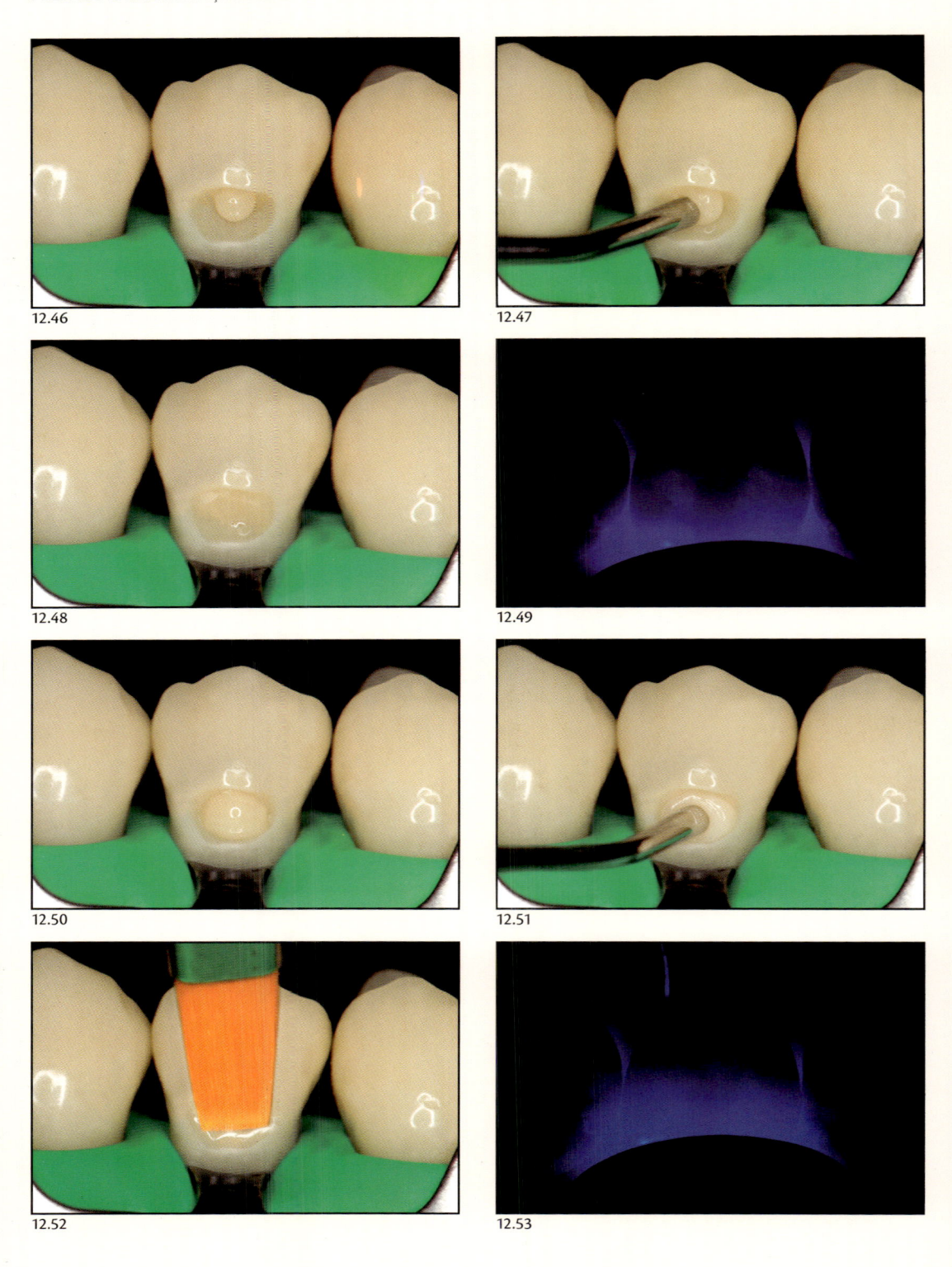

12.46

12.47

12.48

12.49

12.50

12.51

12.52

12.53

Um segundo incremento de compósito, com características ópticas similares às da dentina, é aplicado, agora em direção às paredes oclusal e axial (FIGS. 12.46 A 12.48). Após conformado, com cuidado para não invadir o espaço referente ao esmalte, ele também é fotoativado por aproximadamente 5 segundos (FIG. 12.49). A seguir, um último incremento do mesmo compósito é aplicado no centro da cavidade, de forma a ocupar o restante do espaço referente à dentina (FIGS. 12.50 E 12.51). Nesse momento, é altamente recomendável o uso de pincéis, para suavizar e tornar imperceptíveis as zonas de transição de um incremento para outro (FIG. 12.52). Esse é um cuidado importante, uma vez que os compósitos empregados na reprodução do esmalte são mais translúcidos e permitem, em certo grau, a visualização da topografia dentinária. Em outras palavras, caso as transições entre os incrementos dentinários não sejam suaves, é possível que estas sejam visualizadas após a conclusão da restauração, o que pode prejudicar seriamente o resultado estético final. Também é importante observar a cavidade de múltiplos ângulos, para avaliar a espessura do espaço disponível para a aplicação do "esmalte artificial", que será reconstruído em um próximo passo: um espaço exagerado irá conferir uma aparência acinzentada à restauração, ao passo que uma espessura insuficiente acarretará em um aspecto altamente opaco e artificial. Com esse espaço adequadamente obtido, procede-se a fotopolimerização final dos incrementos de dentina, por um período geralmente igual a 40 segundos, mas que pode variar de um compósito para outro e, evidentemente, de um aparelho fotopolimerizador para outro (FIG. 12.53).

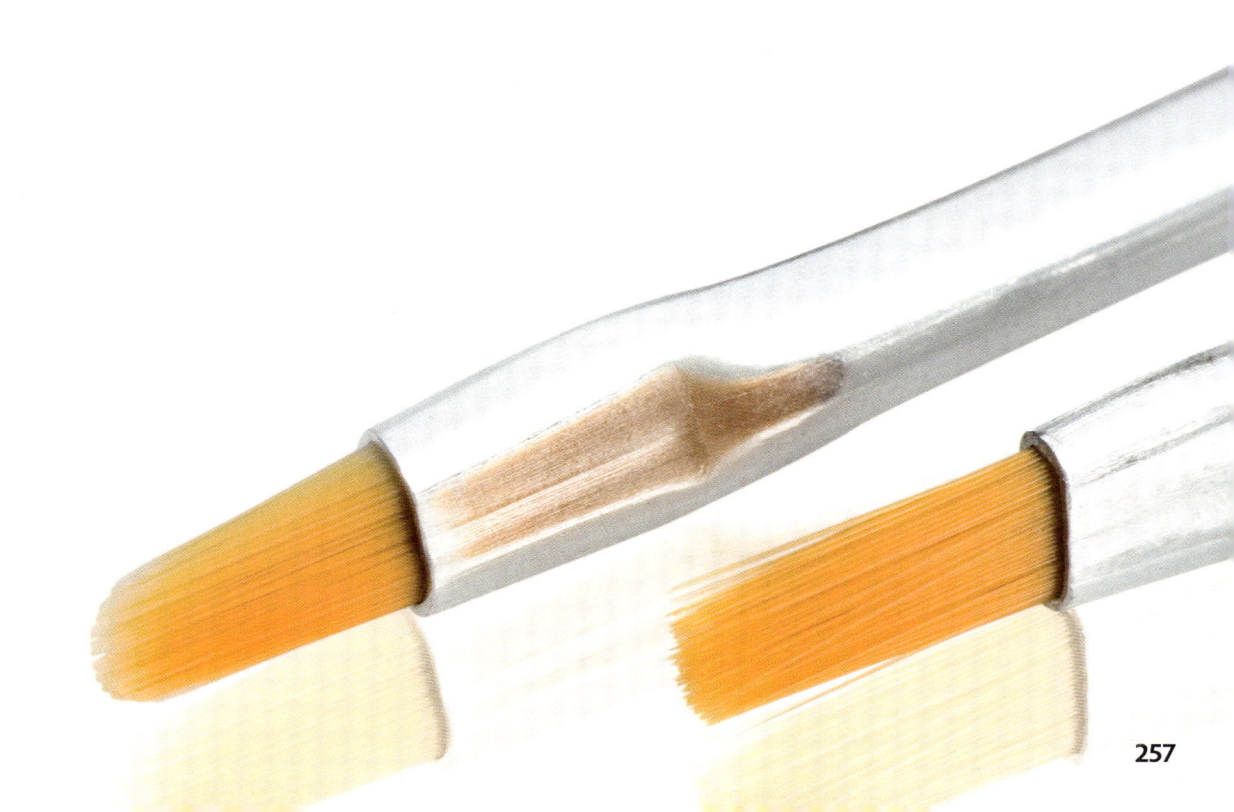

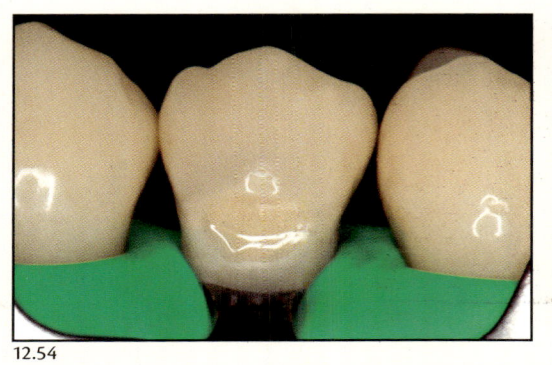

12.54

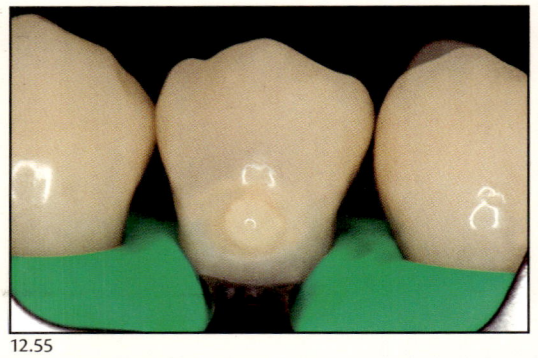

12.55

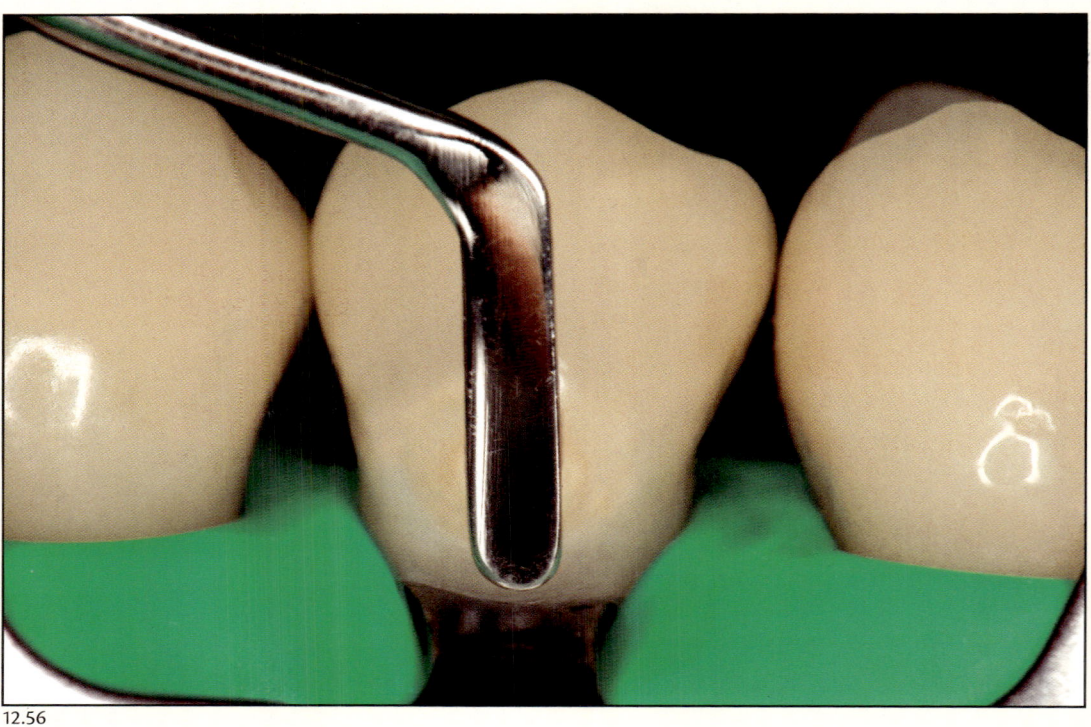

12.56

Concluída a reconstrução da dentina, é o momento de inserir os compósitos com características ópticas semelhantes às do esmalte. Também é importante que o material usado nessa última camada seja passível de ótimo polimento, para minimizar o acúmulo de placa e melhorar a resposta dos tecidos periodontais à restauração. A aplicação e a conformação do compósito são realizadas com o auxílio de espátulas e, especialmente, pincéis, que colaboram muito na obtenção de uma superfície final mais lisa

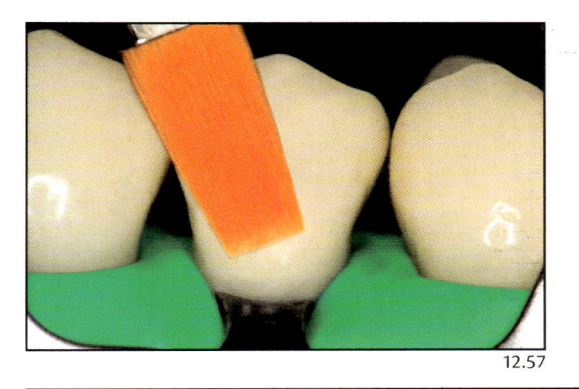

12.57

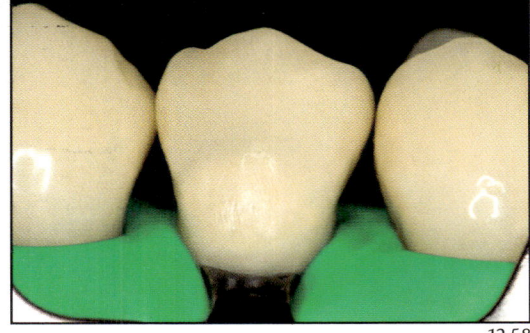

12.58

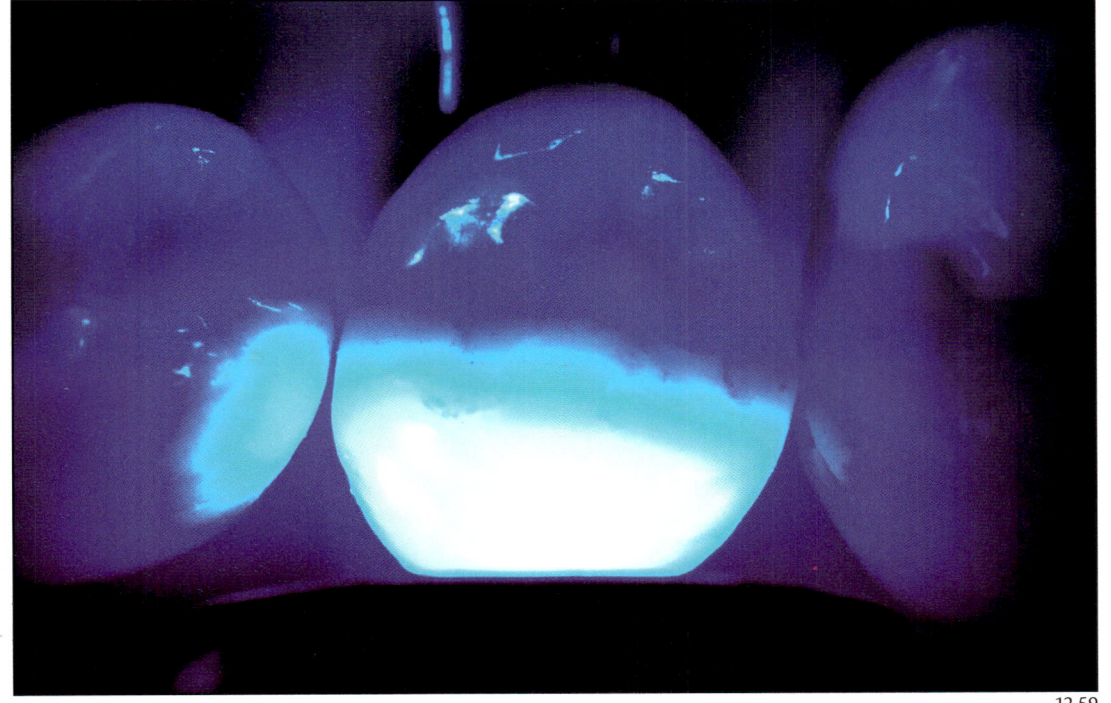

12.59

e na justaposição da resina composta com o ângulo cavossuperficial da cavidade (FIGS. 12.54 A 12.57). Observe que o compósito é esculpido com o mínimo de excesso possível e com contorno praticamente idêntico ao que se deseja para a restauração definitiva (FIG. 12.58). Para a fotoativação final, recomenda-se um tempo igual ou superior àquele recomendado pelo fabricante do compósito, a fim de assegurar melhores características ao material e melhorar o desempenho longitudinal da restauração (FIG. 12.59).

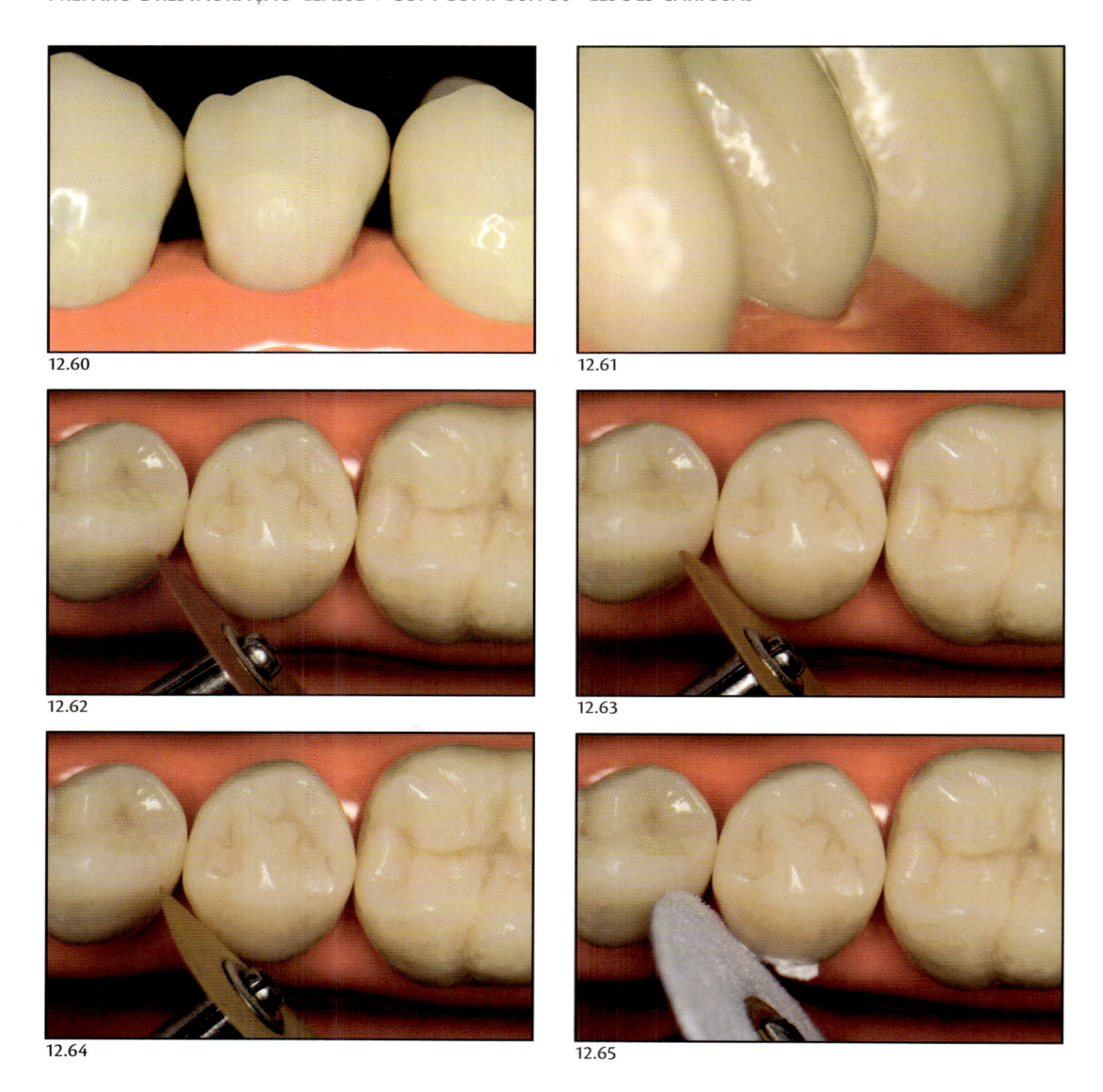

12.60

12.61

12.62

12.63

12.64

12.65

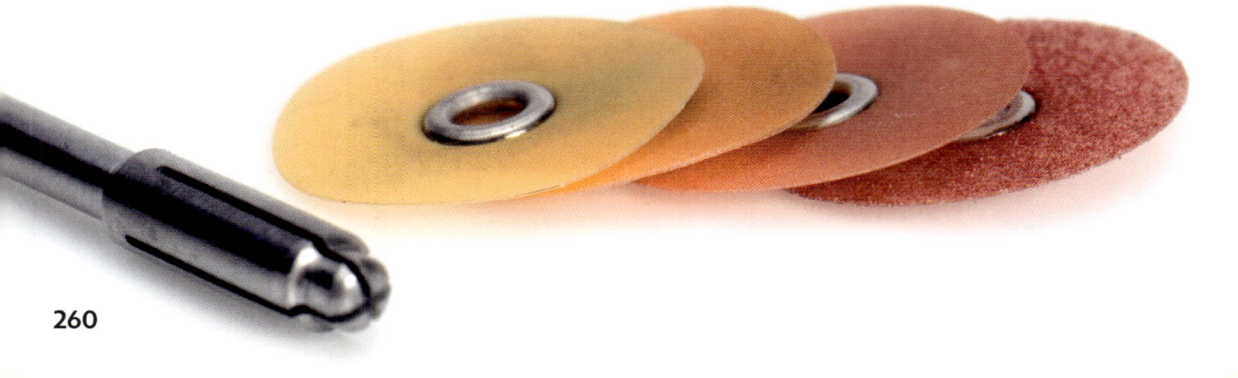

Após a fotopolimerização final do compósito, o dique de borracha e o grampo retrator são removidos. Nesse momento, as características da restauração já estão muito próximas do ideal, graças ao atencioso protocolo restaurador adotado (FIG. 12.60). Observe, em uma visão de perfil, que a restauração apresenta contorno muito próximo ao dos dentes adjacentes (FIG. 12.61). Entretanto, a restauração ainda não apresenta uma lisura superficial ideal, nem um ótimo brilho, justificando a realização dos procedimentos de acabamento e

polimento. Sendo assim, uma sequência de discos abrasivos é empregada, em ordem decrescente de abrasividade (FIGS. 12.62 A 12.64). A seguir, uma pasta de polimento é aplicada, com o auxílio de um disco de feltro (FIG. 12.65), a fim de conferir alto brilho à superfície da restauração. Concluídos os procedimentos, verifica-se que a restauração apresenta resultados funcional e estético bastante satisfatórios, praticamente não sendo observada diferença de cor e de forma entre o material restaurador e a estrutura dental circundante.

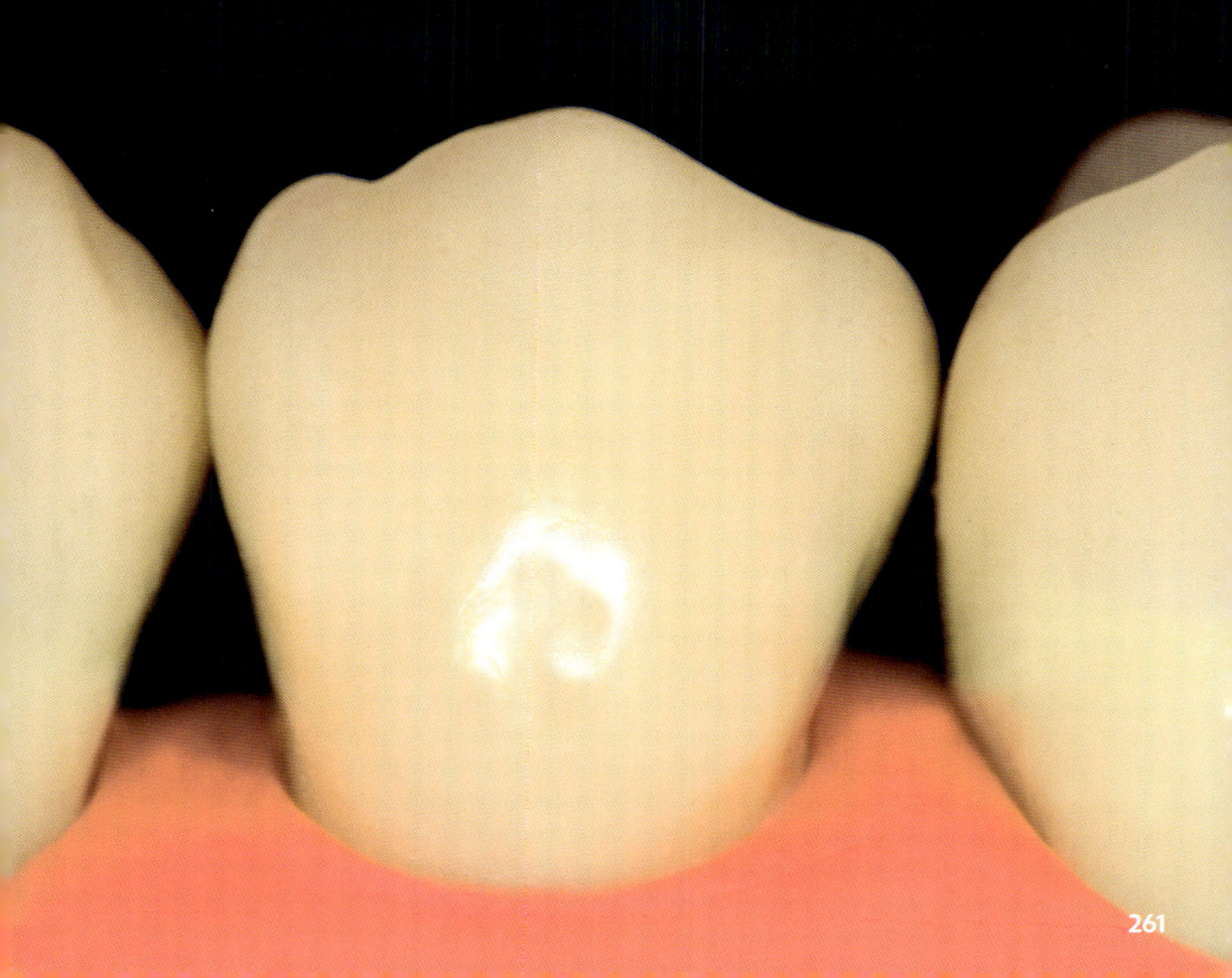

COLAGEM DE FRAGMENTO DENTAL

Técnica de colagem com guia de acrílico

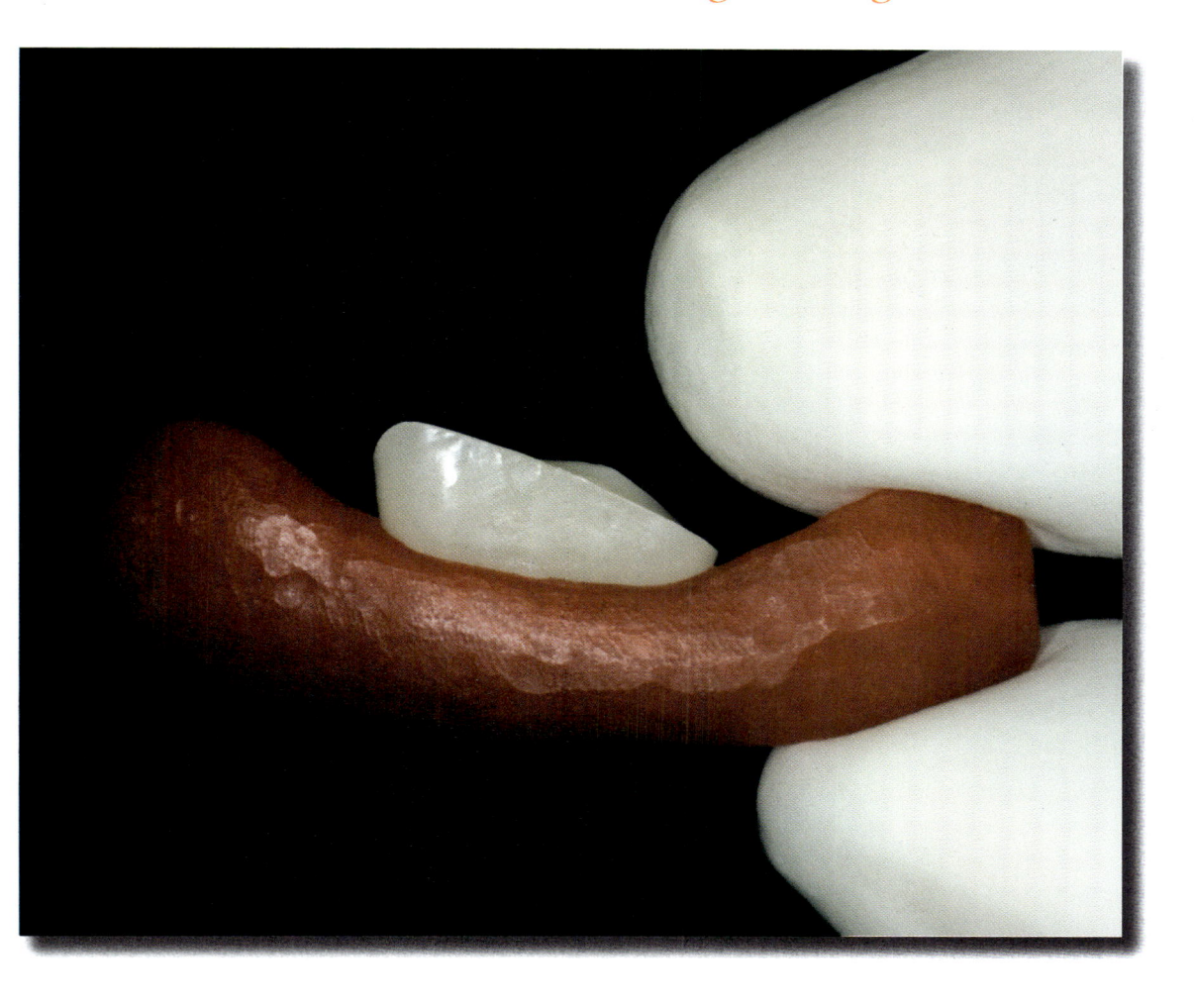

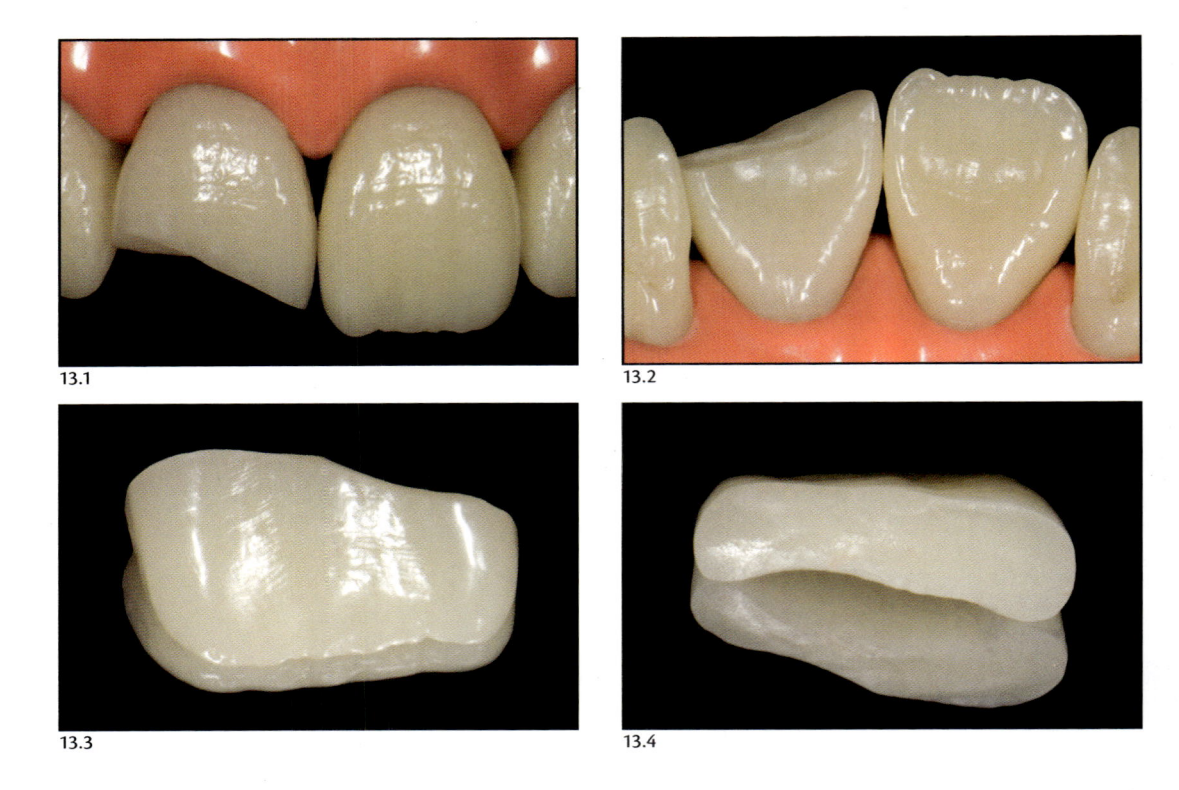

13.1

13.2

13.3

13.4

O sucesso de uma colagem de fragmento depende, entre outros fatores, da extensão da fratura, do estado de conservação do fragmento e de sua adaptação ao remanescente. O caso simulado neste capítulo apresenta uma fratura envolvendo esmalte e dentina (FIGS. 13.1 E 13.2), com um fragmento em ótimo estado de conservação (FIGS. 13.3 E 13.4). Ao executar uma colagem, as primeiras etapas são a realização de uma profilaxia no fragmento e nos dentes, e a seleção de um compósito com cor compatível com a do esmalte. Feito isso, avalia-se a adaptação do fragmento ao remanescente — tanto por vestibular como por palatal, observa-se uma ótima adaptação, praticamente não havendo perda de es-

trutura dental (FIGS. 13.5 E 13.6). A seguir, passa-se à análise dos contatos oclusais em máxima intercuspidação habitual (FIG. 13.7). Observe que eles se apresentam claramente confinados ao remanescente, não se estendendo à linha de fratura onde, posteriormente, será a interface de união entre o dente e o fragmento. Essa é a situação ideal para assegurar um melhor desempenho clínico em casos de colagem. É importante memorizar o padrão pré-operatório de distribuição de contatos, para permitir sua conferência após a colagem. Em condições oclusais normais, a existência de discrepância entre os contatos observados antes e após a colagem sugere que o fragmento foi colado em posição inadequada.

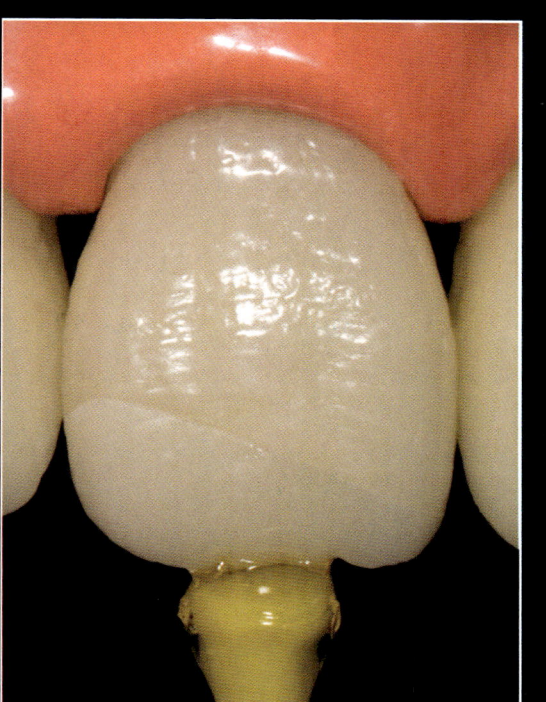

13.5

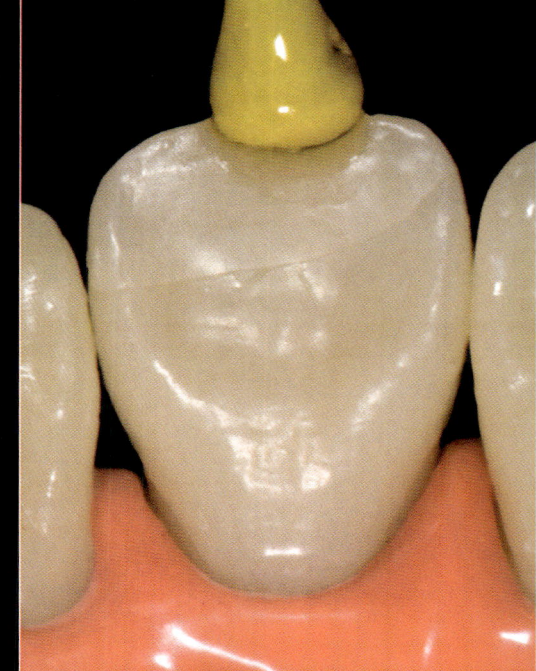

13.6

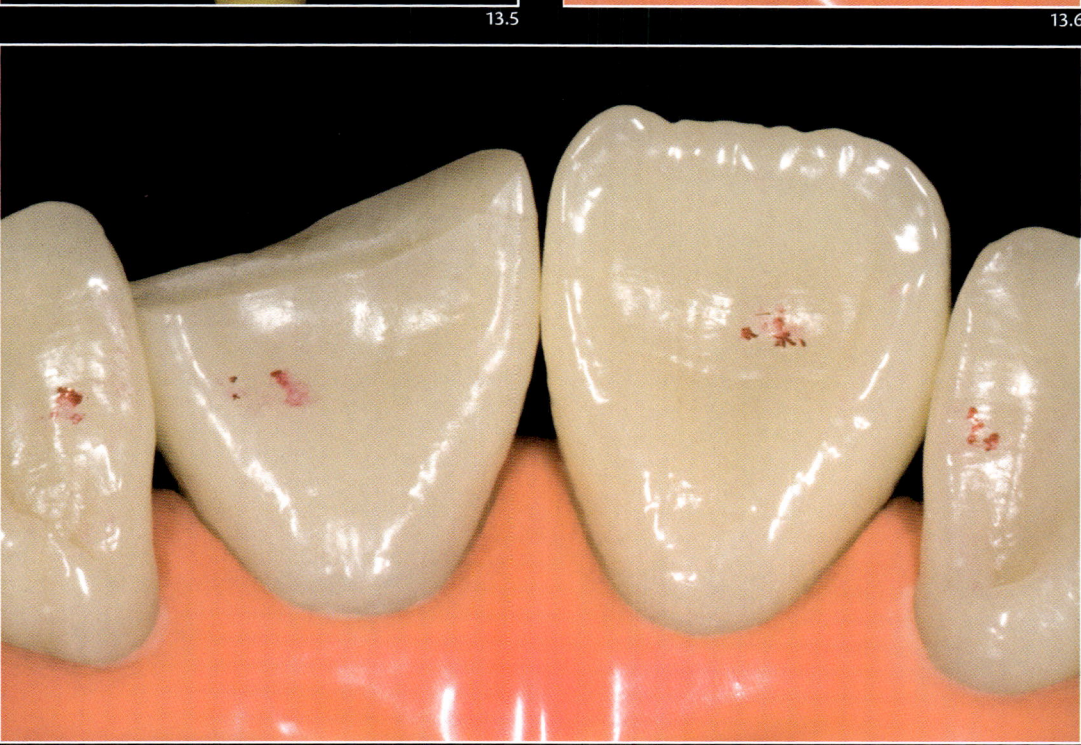

13.7

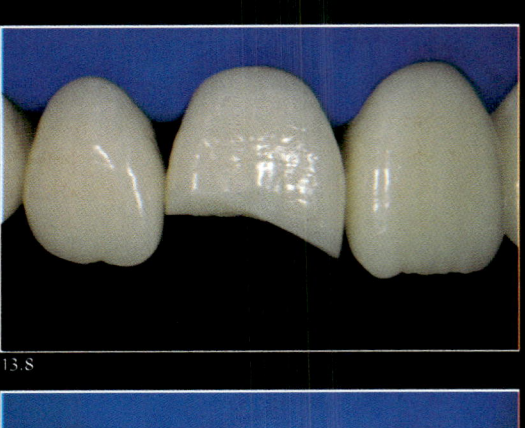
13.8

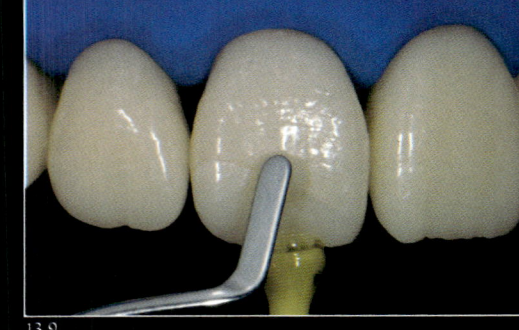
13.9

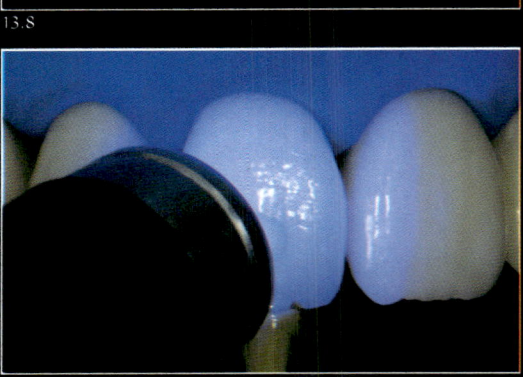
13.10

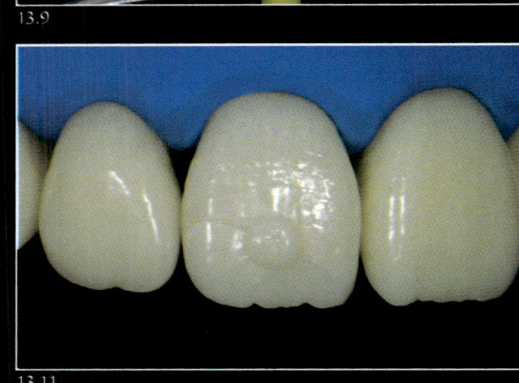
13.11

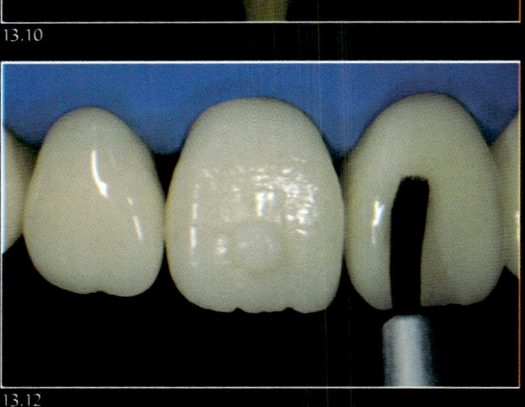
13.12

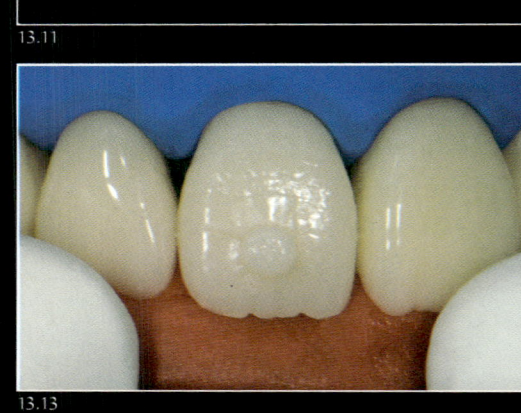
13.13

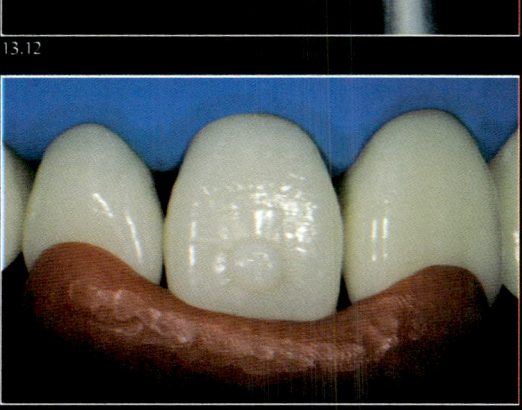
13.14

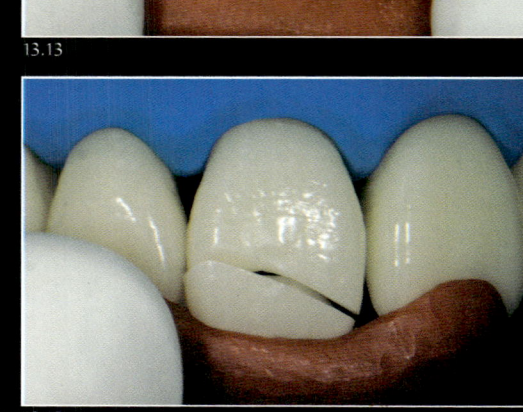
13.15

Dentre todos os procedimentos restauradores, a colagem de um fragmento é, provavelmente, aquele em que o sucesso mais depende da adesão. Uma vez que os procedimentos adesivos são altamente sensíveis à umidade, é essencial que o campo operatório seja isolado adequadamente — seja de forma absoluta ou relativa. No presente caso, optou-se pela realização do isolamento absoluto com o uso de lençol de borracha (FIG. 13.8). A etapa mais crítica da colagem de um fragmento dental é, sem dúvida, o seu correto posicionamento no momento em que o sistema adesivo e a resina composta forem fotopolimerizados. Para que não ocorram erros nesta etapa, confecciona-se uma guia de acrílico que, tendo como referência os dentes adjacentes, garante o posicionamento ideal do fragmento. A primeira etapa na confecção dessa guia é colocação do fragmento em posição e sua fixação temporária com uma bolinha de resina composta, posicionada na interface fragmento–remanescente e, a seguir,

fotopolimerizada (FIGS. 13.9 A 13.11). O próximo passo é o isolamento dos dentes adjacentes ao dente fraturado, com um lubrificante hidrossolúvel (FIG. 13.12). A seguir, um rolete de resina acrílica em fase plástica é levado ao encontro das superfícies incisais dos três dentes, envolvendo parte das faces vestibular e palatal (FIGS. 13.13 E 13.14). É importante que a resina acrílica não ultrapasse a linha de fratura, para permitir uma adequada remoção dos excessos de compósito durante a execução da colagem. Após a polimerização completa do acrílico, a bolinha de resina que fixava o fragmento ao remanescente é removida e a guia de acrílico é deslocada em direção incisal (FIG. 13.15). Observe que a guia se solta facilmente dos dentes que foram lubrificados, porém traz preso consigo o fragmento que não havia sido isolado. Dessa forma, a guia de acrílico, além de facilitar a manipulação do fragmento, será uma importante referência no posicionamento deste durante a colagem.

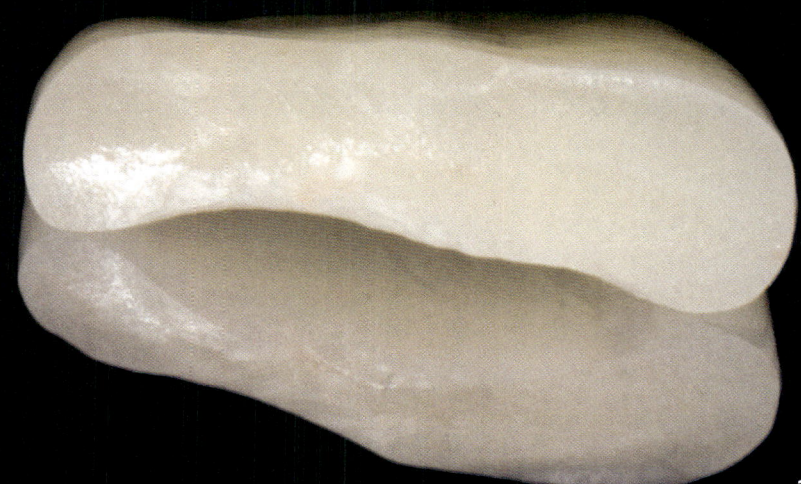

Ao realizar uma colagem de fragmento, os procedimentos adesivos são executados separadamente: inicialmente no fragmento e, na sequência, no remanescente. A primeira grande vantagem da guia de acrílico se faz evidente no momento de realizar os procedimentos adesivos no fragmento dental, uma vez que sua manipulação, geralmente difícil por suas diminutas dimensões, torna-se bastante fácil (FIGS. 13.16 E 13.17). O condicionamento ácido é realizado sobre toda a superfície que será colada e se estende cerca de 1 a 2 mm em direção às faces proximais, vestibular e palatal (FIG. 13.18). Após 15 segundos, o ácido é lavado e os excessos de umidade são removidos com bolinhas de algodão e jatos de ar, respeitando os cuidados necessários aos substratos esmalte e dentina. O sistema adesivo é aplicado, de acordo com suas instruções, entretanto não é fotoativado (FIG. 13.19). Nesse momento, o fragmento está pronto para a colagem, porém os procedimentos adesivos ainda não foram realizados no remanescente. É importante que o fragmento permaneça protegido da ação da luz, para prevenir a polimerização precoce da camada adesiva. No remanescente, os procedimentos iniciam-se com a proteção dos dentes adjacentes com uma fita veda-rosca, para que não sofram a ação do ácido fosfórico e do agente adesivo (FIG. 13.20). O condicionamento ácido e a aplicação do sistema adesivo seguem o mesmo protocolo empregado no fragmento e, mais uma vez, o adesivo não é fotoativado (FIGS. 13.21 A 13.23). Caso a camada adesiva fosse fotopolimerizada, tanto no fragmento como no remanescente dental, a espessura das películas adesivas poderia impedir a correta adaptação entre eles, durante a colagem.

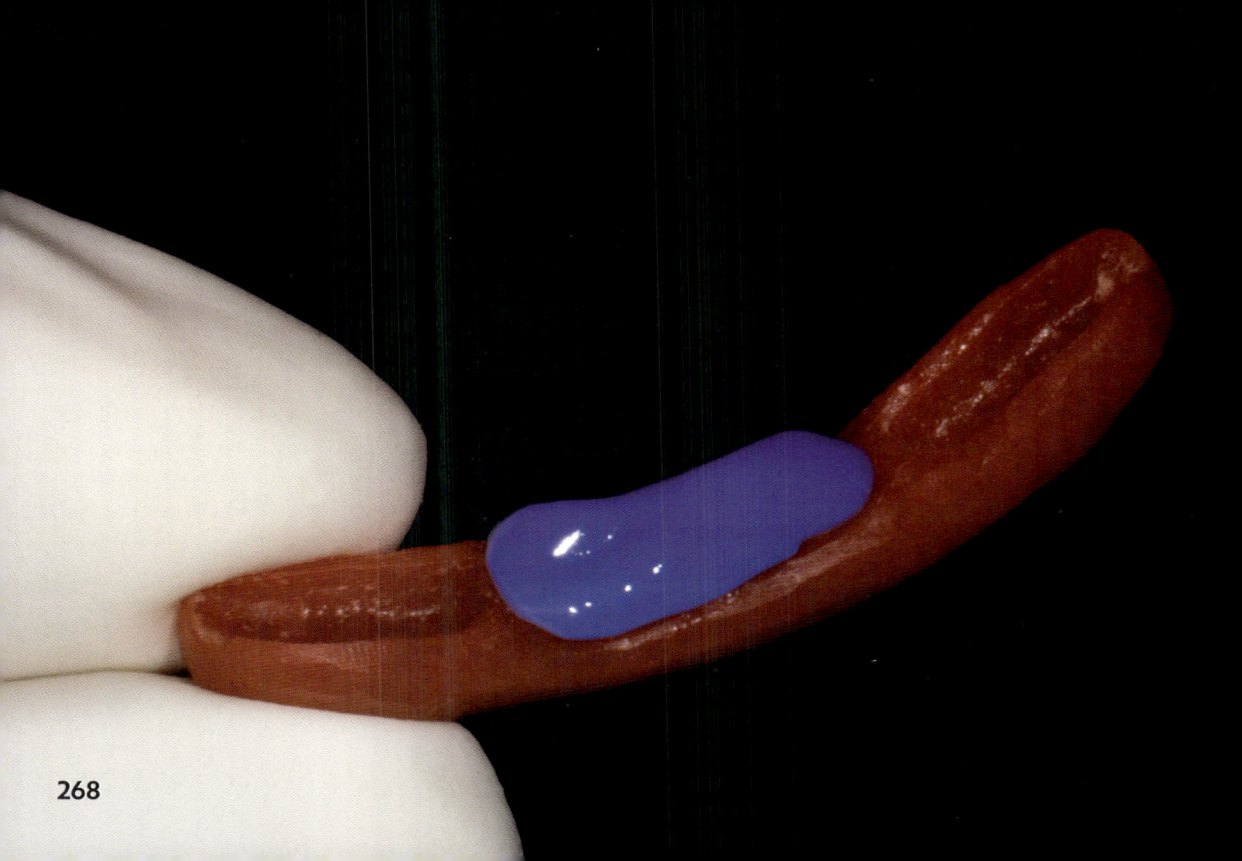

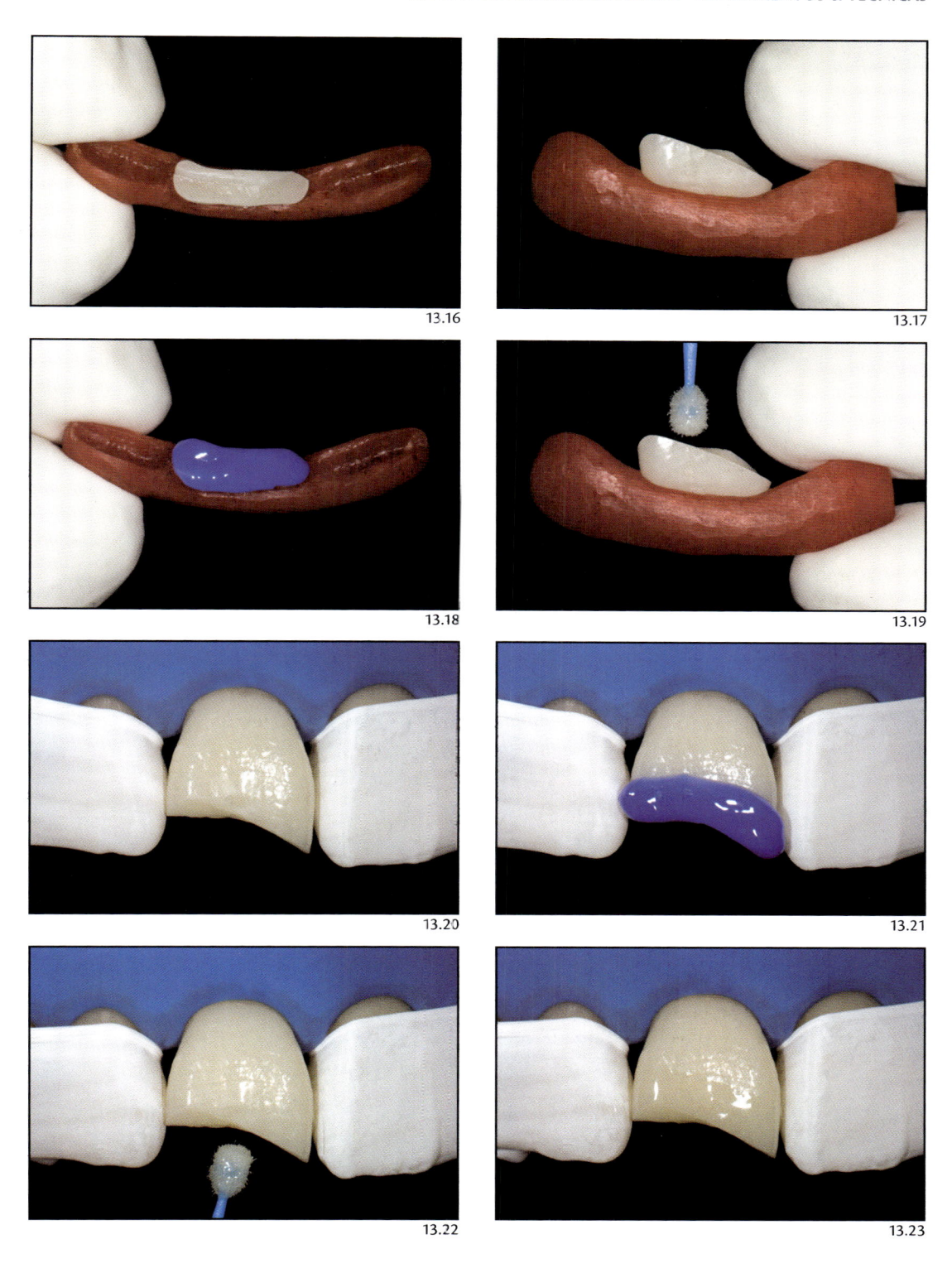

13.16

13.17

13.18

13.19

13.20

13.21

13.22

13.23

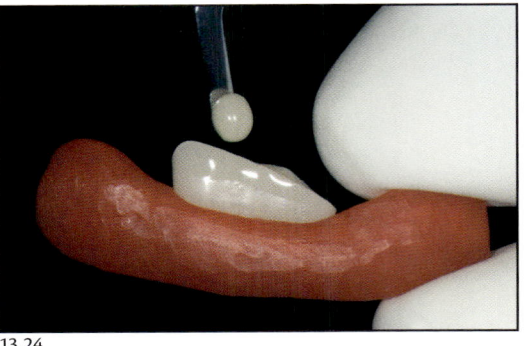

13.24

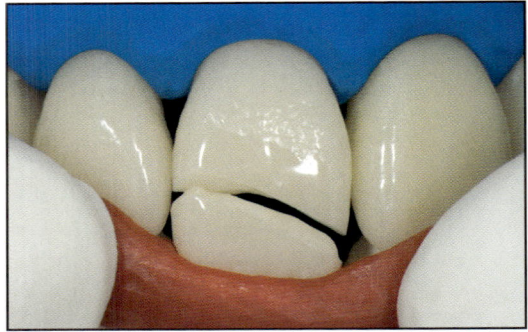

13.25

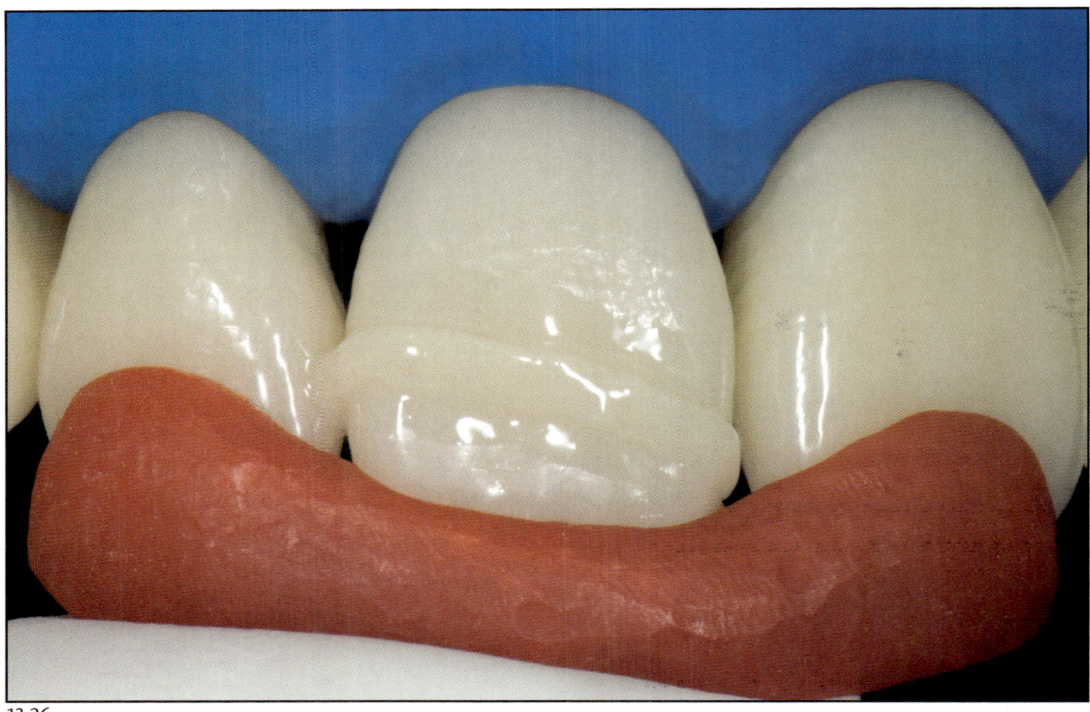

13.26

Finalizados os procedimentos adesivos, um compósito de cor compatível com o esmalte é aplicado sobre o fragmento, atuando como um verdadeiro agente cimentante (FIG. 13.24). A seguir, o conjunto guia/fragmento é levado em posição e estabiliza-do por meio de pressão digital (FIGS. 13.25 E 13.26). O ideal, nesse momento, é que excessos de resina composta escoem ao longo de toda a interface, de forma a garantir que todos os possíveis espaços existentes entre o remanescente dental e o frag-

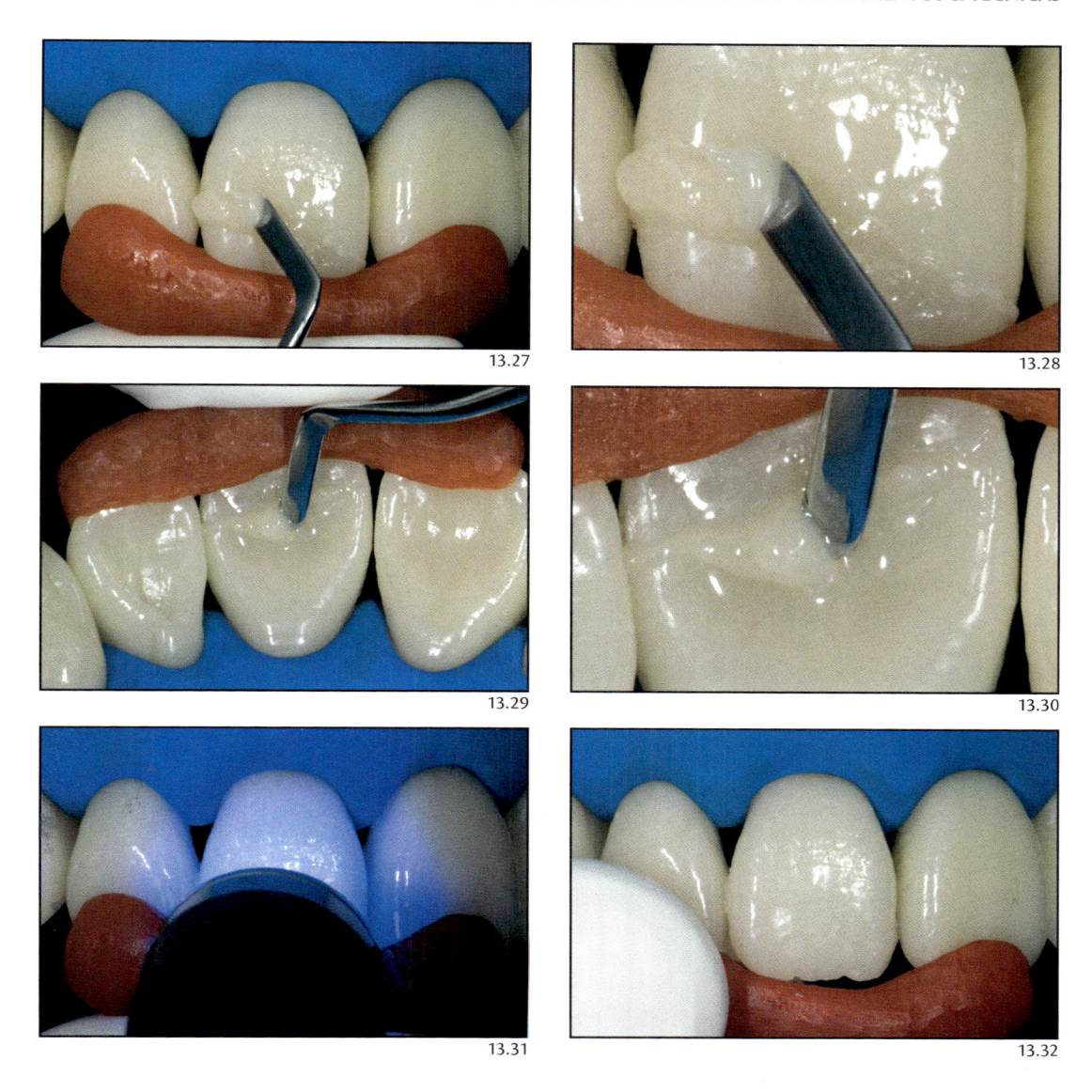

13.27

13.28

13.29

13.30

13.31

13.32

mento tenham sido ocupados pelo compósito. Nesse momento, os excessos são removidos com uma espátula ou pincel e o conjunto guia/fragmento é fotoativado, de forma que o sistema adesivo e o compósito sejam polimerizados corretamente (FIGS. 13.27 A 13.31). A seguir, a guia de acrílico é deslocada para incisal e removida (FIG. 13.32). Em alguns casos, nos quais a adaptação entre o remanescente e o fragmento não é perfeita, pode-se acrescentar resina composta nas zonas de desadaptação.

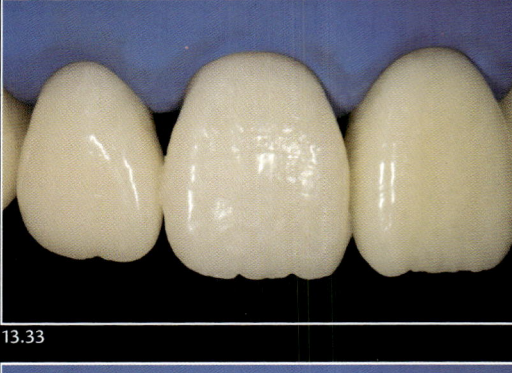

13.33

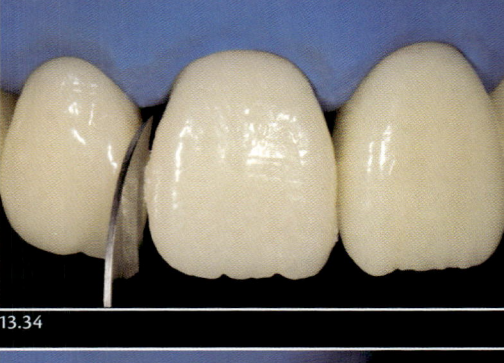

13.34

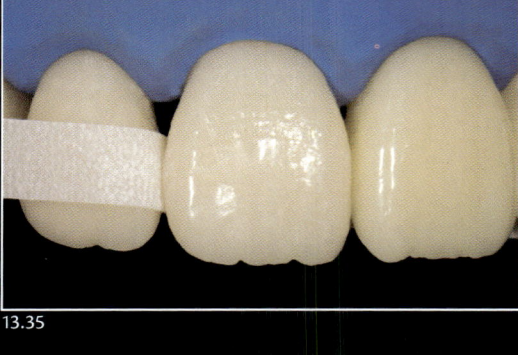

13.35

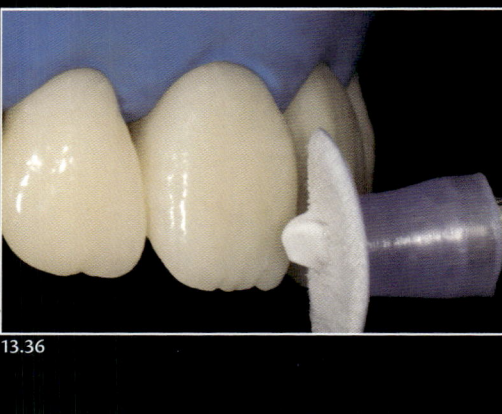

13.36

Após a retirada da guia de acrílico, os excessos de resina composta são minuciosamente removidos. Para essa tarefa, está indicado o uso de lâminas de bisturi número 12, discos flexíveis abrasivos, tiras de lixa e borrachas abrasivas, de acordo com a quantidade de excessos e suas localizações (FIGS. 13.33 A 13.35). A seguir, executa-se um polimento, procurando dar à interface de colagem um brilho similar ao das estruturas dentais, de forma que a transição do fragmento para o remanescente fique visualmente imperceptível (FIG. 13.36). Com a remoção do isolamento absoluto, os contatos oclusais são checados e comparados com aqueles registrados antes da colagem (FIG. 13.37).

Caso haja discrepância entre os contatos pré e pós-operatório é provável que o fragmento tenha sido colado em posição inadequada ou que permaneçam excessos de resina composta na região da margem, sendo necessária, então, a execução de um ajuste oclusal. Esteticamente, o resultado de uma colagem de fragmento é, geralmente, bastante agradável. De nenhuma outra forma seria possível recuperar a função, a forma e a textura natural de maneira tão rápida, conservadora e biologicamente correta (FIGS. 13.38 A 13.40). Não existe — e nem jamais existirá — material restaurador que suplante as vantagens inerentes à manutenção da estrutura dental natural.

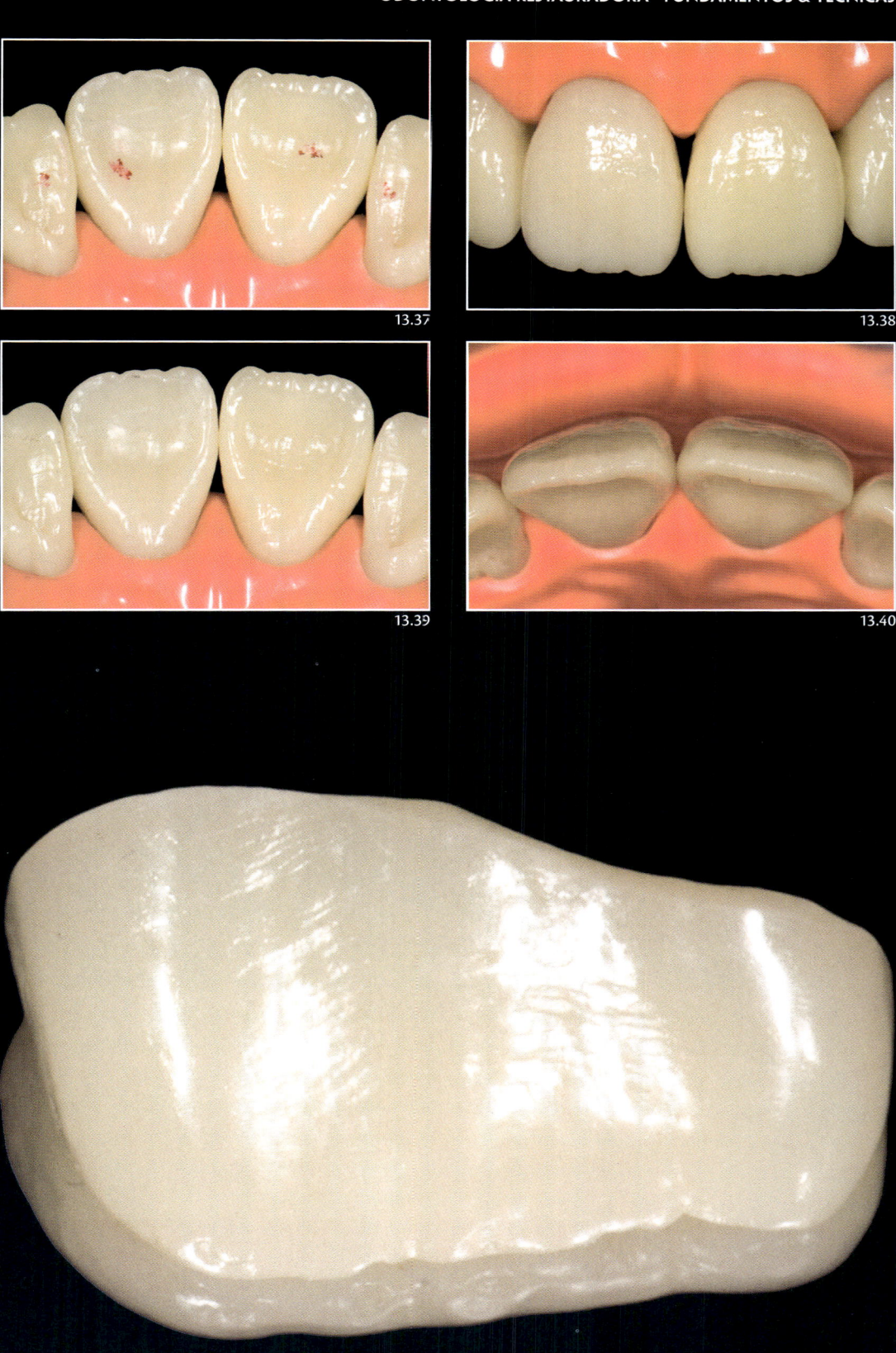

13.37

13.38

13.39

13.40

COLAGEM DE FRAGMENTO DENTAL

Técnica de bisel pós-colagem

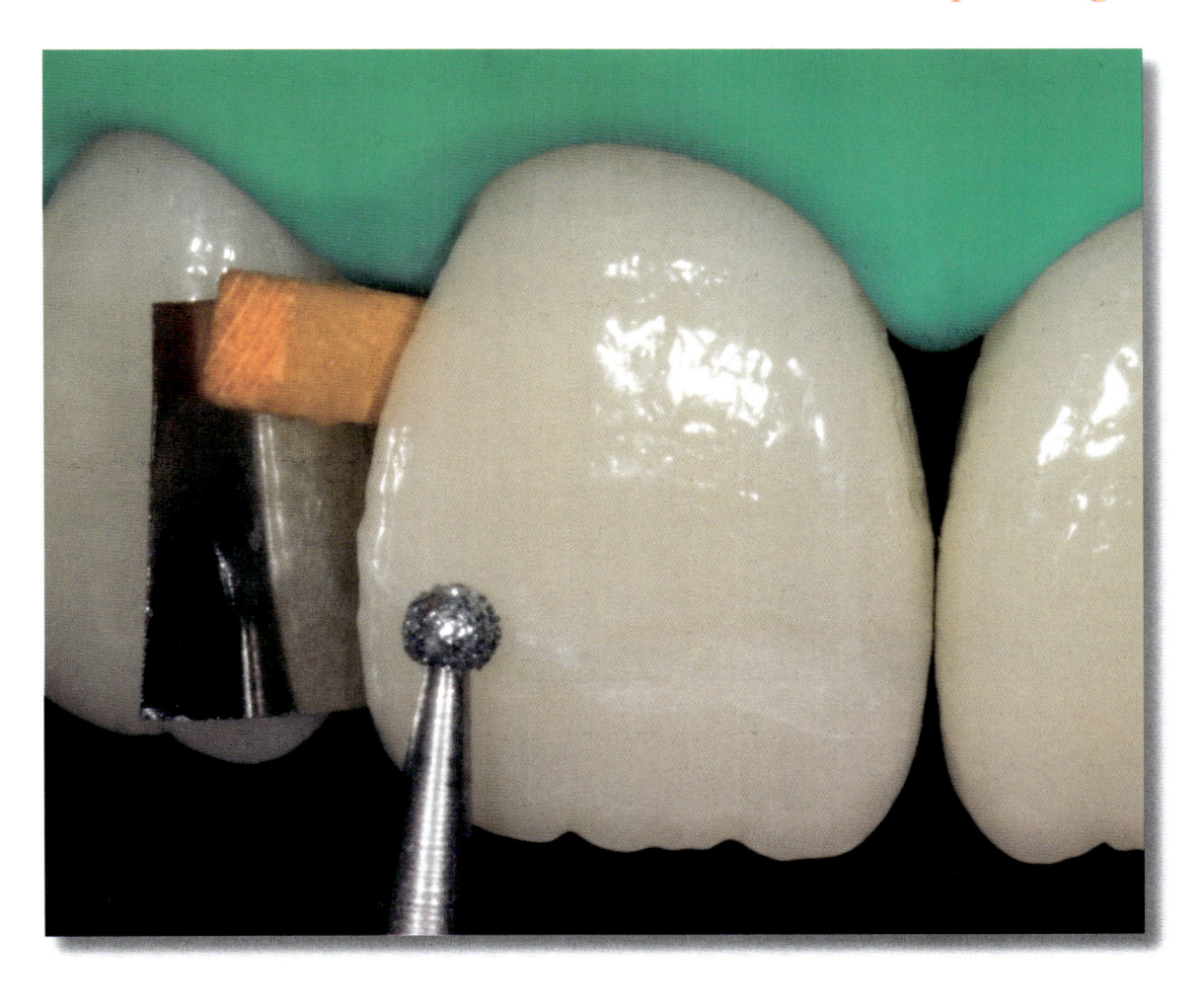

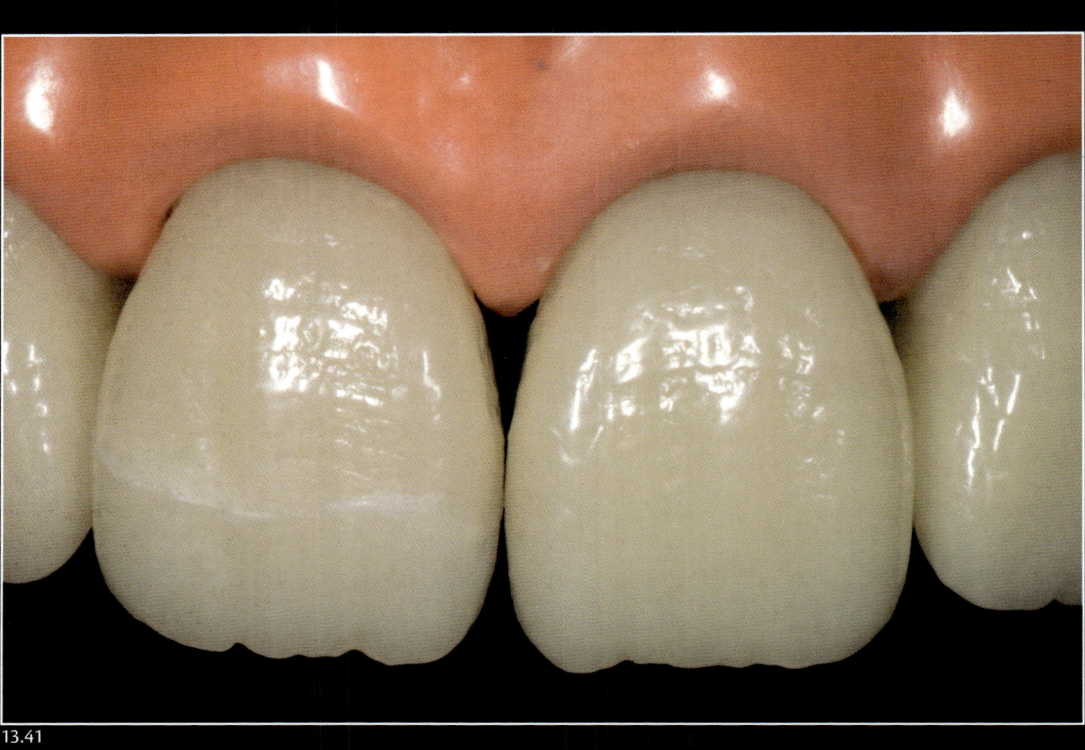

13.41

Em alguns casos, a linha de união entre o remanescente e o fragmento pode ficar aparente, após a colagem (FIGS. 13.41 A 13.43). Quando isso acontece, uma alternativa é a execução de um bisel pós-colagem. Como já foi comentado nos capítulos 2 e 11, o bisel remove estrutura dental sadia e não é essencial para a obtenção de estética. Entretanto, naqueles casos em que a linha de união permanece aparente, a execução de um bisel — indicado por *necessidade* estética e não apenas para facilitar sua obtenção — pode auxiliar no mascaramento da interface. Uma vez que a estrutura removida durante a confecção do bisel precisará ser reconstruída, é fundamental que massas de compósito com cor e

nível de translucidez adequados sejam escolhidas. Para isso, de forma semelhante à já demonstrada nas demais modalidades de restaurações diretas em dentes anteriores, escalas de cor e testes com bolinhas de compósito polimerizadas sobre a estrutura dental, são auxiliares úteis (FIGS. 13.44 E 13.45). Deve ficar perfeitamente claro, antes da execução de qualquer procedimento invasivo, que a realização do bisel é determinada pela necessidade de melhorar a transição estética do dente para o fragmento. Assim, sua indicação deve ser limitada aos locais em que a linha de união realmente compromete a estética, o que não ocorre na face palatal, por exemplo, conforme mostra a página ao lado.

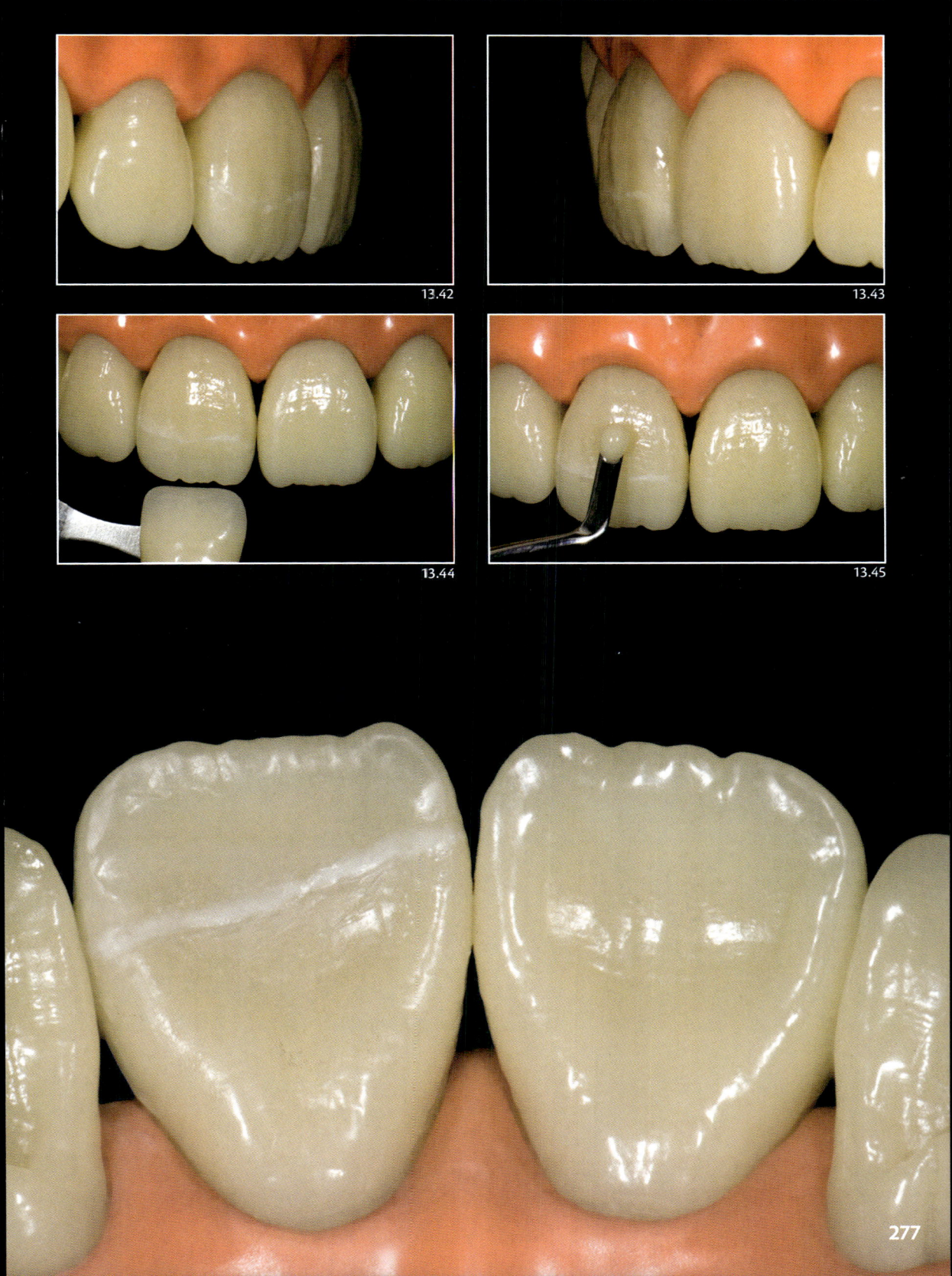

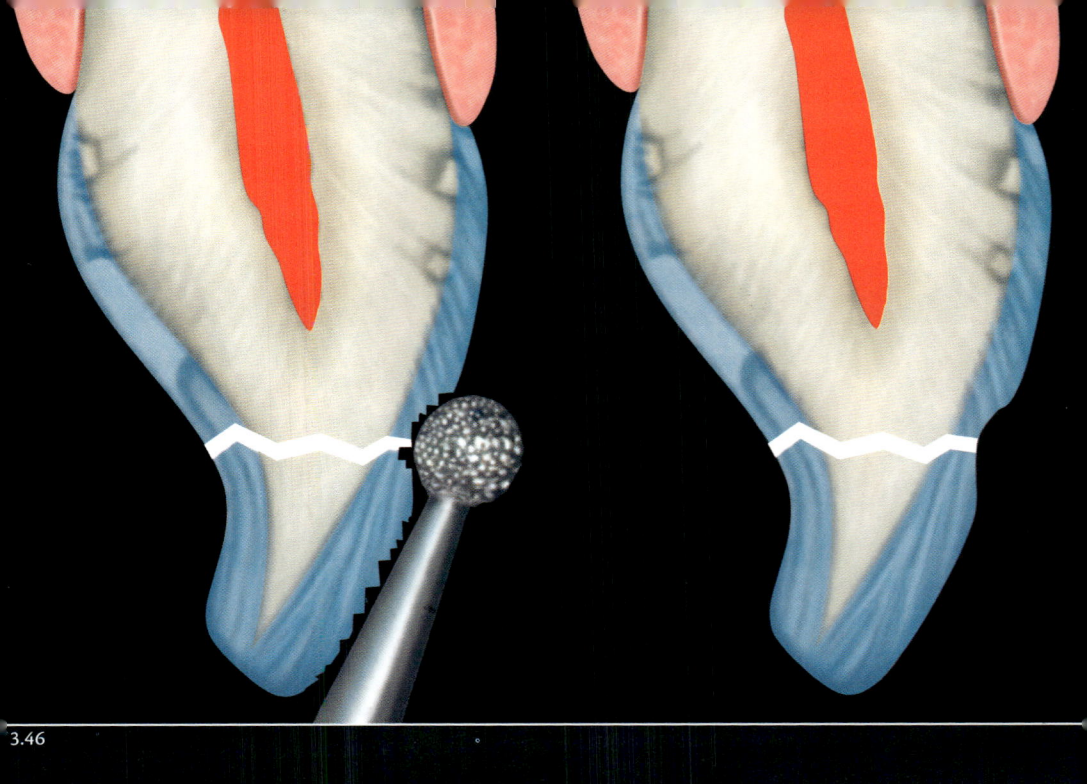

3.46

Uma vez que o bisel é confeccionado às expensas do desgaste do esmalte e do compósito presente na interface, os instrumentos de eleição são as pontas diamantadas esféricas, empregadas em alta rotação. Visto que a ponta diamantada é posicionada sobre a interface, de forma a desgastar simultaneamente o remanescente e o fragmento, é evidente que o diâmetro desta deve ser compatível com a extensão planejada para o bisel: quanto mais extenso, maior o diâmetro da ponta, e vice-versa. Observe que o eixo da ponta diamantada permanece praticamente paralelo à superfície vestibular do dente, de forma que o desgaste fica limitado a menos da metade do

diâmetro de sua ponta ativa (FIG. 13.46). O bisel deve ser executado em toda a área visível da linha de união e, devido à proximidade com os dentes adjacentes, estes devem ser protegidos com uma tira de matriz metálica, quando a ponta se aproxima das regiões proximais (FIGS. 13.47 A 13.52). Em uma vista lateral, é possível observar claramente a profundidade do bisel, que deve ser a mínima necessária para que o compósito consiga mascarar a linha de colagem (FIG. 13.53). Na face palatal, em que não há comprometimento estético, opta-se por não realizar desgaste algum, a fim de preservar o máximo de estrutura dental sadia (FIG. 13.54) conforme mencionado previamente.

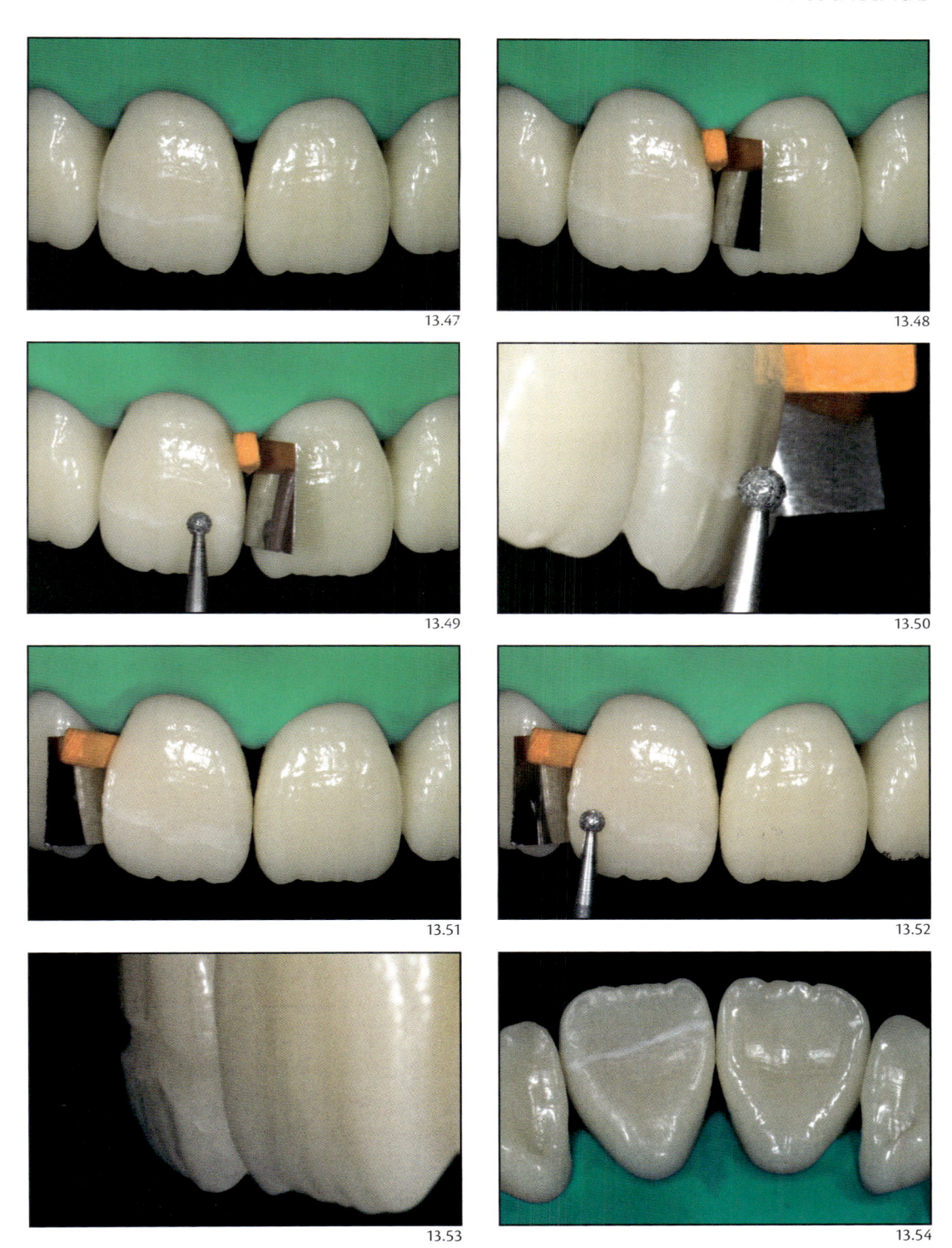

13.47

13.48

13.49

13.50

13.51

13.52

13.53

13.54

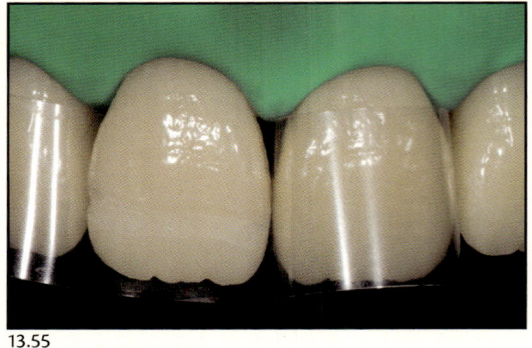

13.55

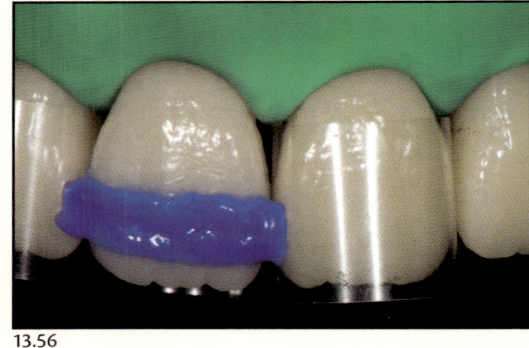

13.56

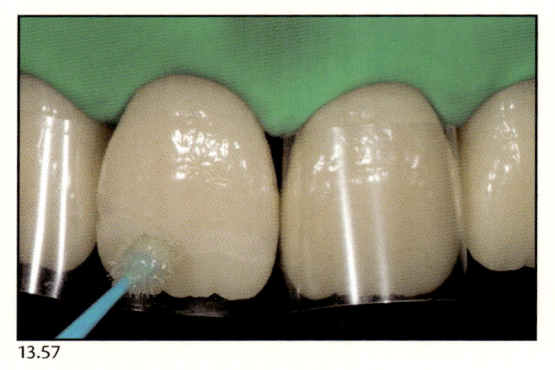

13.57

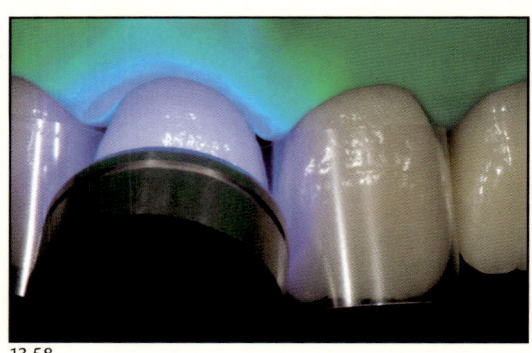

13.58

Os procedimentos adesivos são realizados em toda a extensão do bisel e aproximadamente 1 a 2 mm além de suas margens (FIGS. 13.55 E 13.56). Após a lavagem do ácido e remoção dos excessos de umidade, o sistema adesivo é aplicado de acordo com suas recomendações de uso e fotopolimerizado (FIGS. 13.57 E 13.58). Repare que uma matriz de poliéster protege os dentes adjacentes da ação do ácido e do sistema adesivo durante todo o protocolo de aplicação (FIG. 13.59). A seguir, o compósito selecionado é levado com uma espátula até o espaço criado pelo bisel (FIGS. 13.60 E 13.61). Pincéis são utilizados para acomodar a resina composta, remover excessos sutis e deixar a superfície com a forma desejada, de modo que as etapas de acabamento e polimento sejam bastante simplificadas. A fotopolimerização é conduzida por cerca de 30 a 40 segundos, com uma unidade fotoativadora que apresente intensidade luminosa adequada (FIG. 13.62). No presente caso, apenas uma massa de resina composta com características de esmalte foi utilizada. Entretanto, em diversas situações, é necessário lançar mão da associação de compósitos menos translúcidos (i.e., com características similares às da dentina) com a função de mascarar a linha de união, e compósitos mais translúcidos (i.e., com características similares às do esmalte), a fim de reproduzir a translucidez e o brilho característicos da superfície dental.

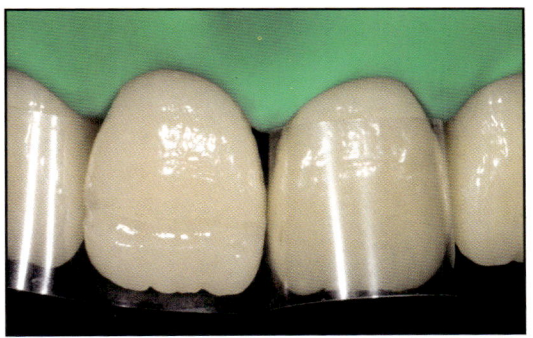
13.59

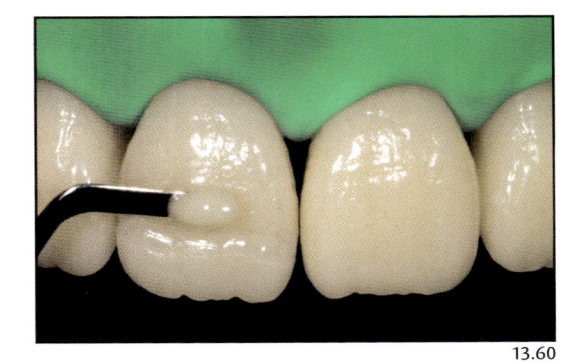
13.60

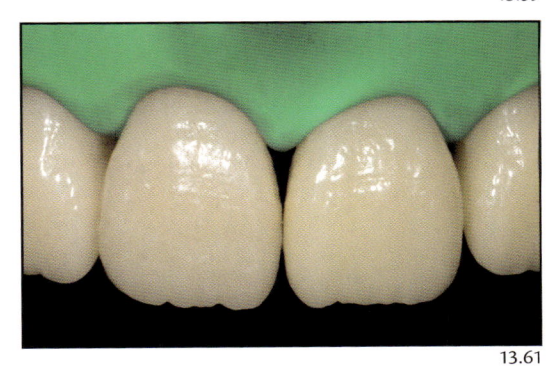
13.61

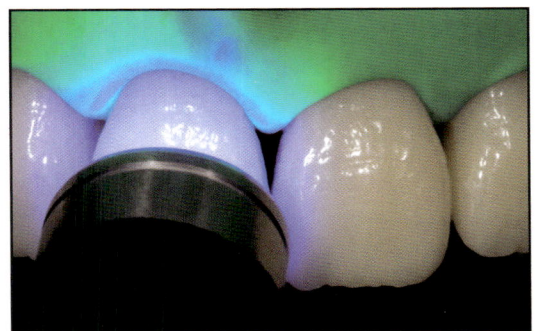
13.62

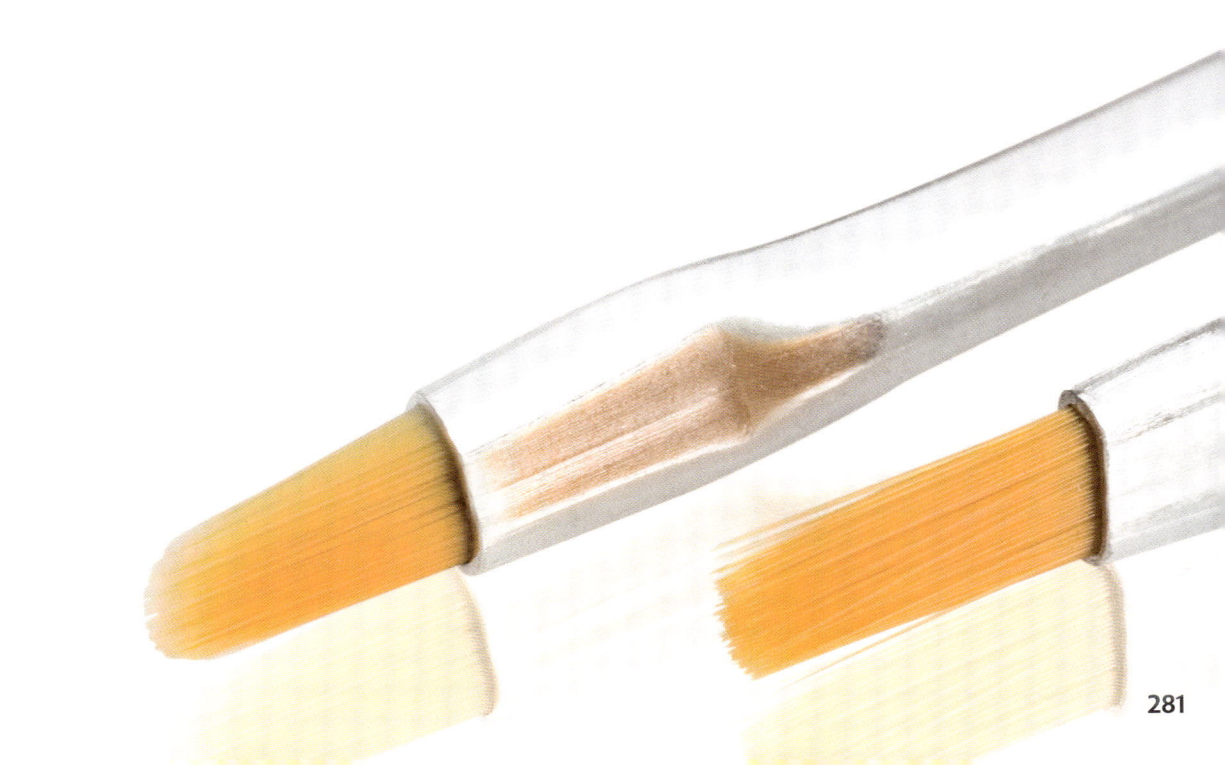

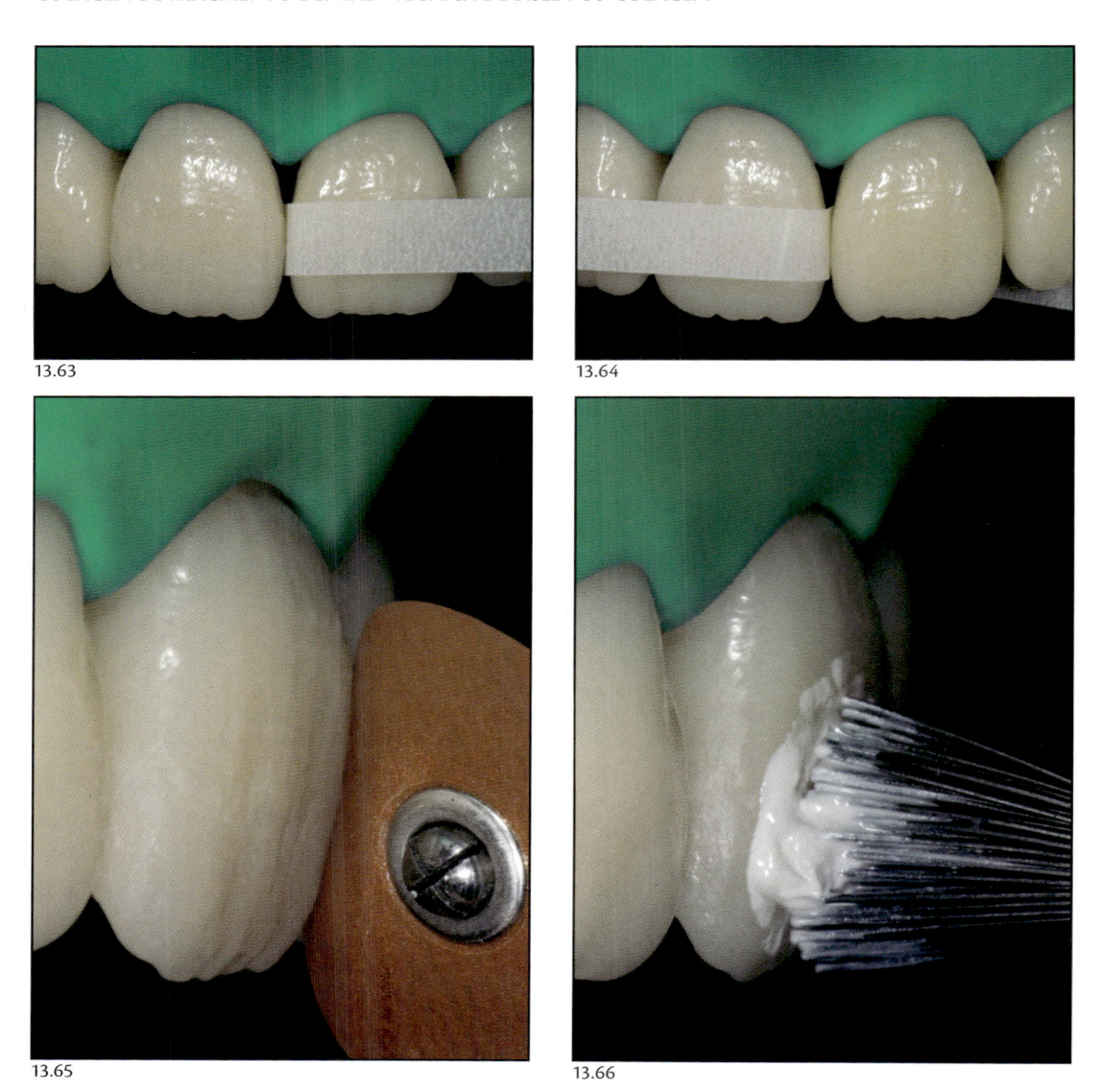

13.63

13.64

13.65

13.66

Concluídas a inserção e polimerização do compósito, os procedimentos de acabamento e polimento resumem-se à remoção de excessos e ao estabelecimento de textura e brilho compatíveis com a estrutura dental circundante. Para isso, podem ser empregados discos abrasivos flexíveis, tiras de lixa e borrachas abrasivas, de acordo com a região de trabalho (FIGS. 13.63 A 13.65). Em alguns casos, é necessário utilizar pontas diamantadas de granulação extrafina para reproduzir a textura superficial,

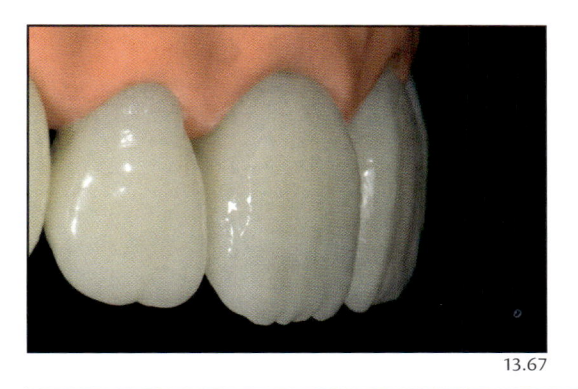

13.67

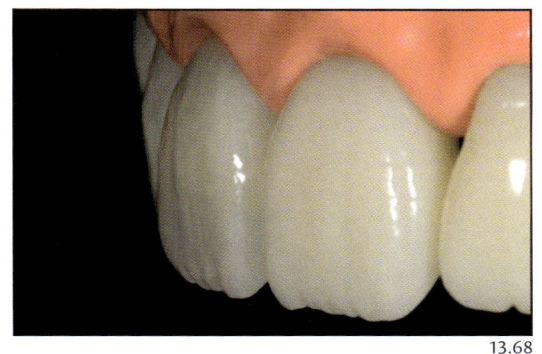

13.68

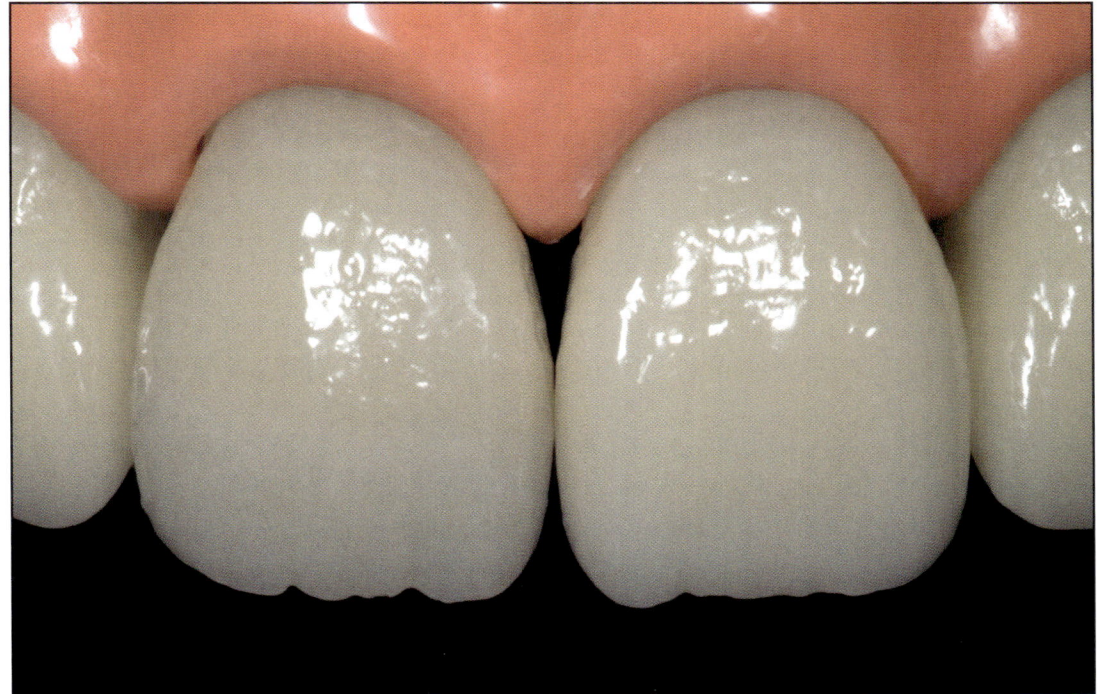

13.69

conforme discutido no capítulo 16. O brilho final é obtido com pastas de polimento, aplicadas com escovas Robinson ou discos de feltro (FIG. 13.66). O resultado estético da técnica do bisel pós-colagem é bastante agradável (FIGS. 13.67 A 13.69). Embora o procedimento envolva a remoção de estrutura dental sadia, ele está plenamente indicado nos casos em que a linha de união é aparente. Porém, reforçamos que é possível obter restaurações altamente estéticas sem biséis.

14

FACETA DIRETA COM COMPÓSITOS

Técnica da matriz de acrílico

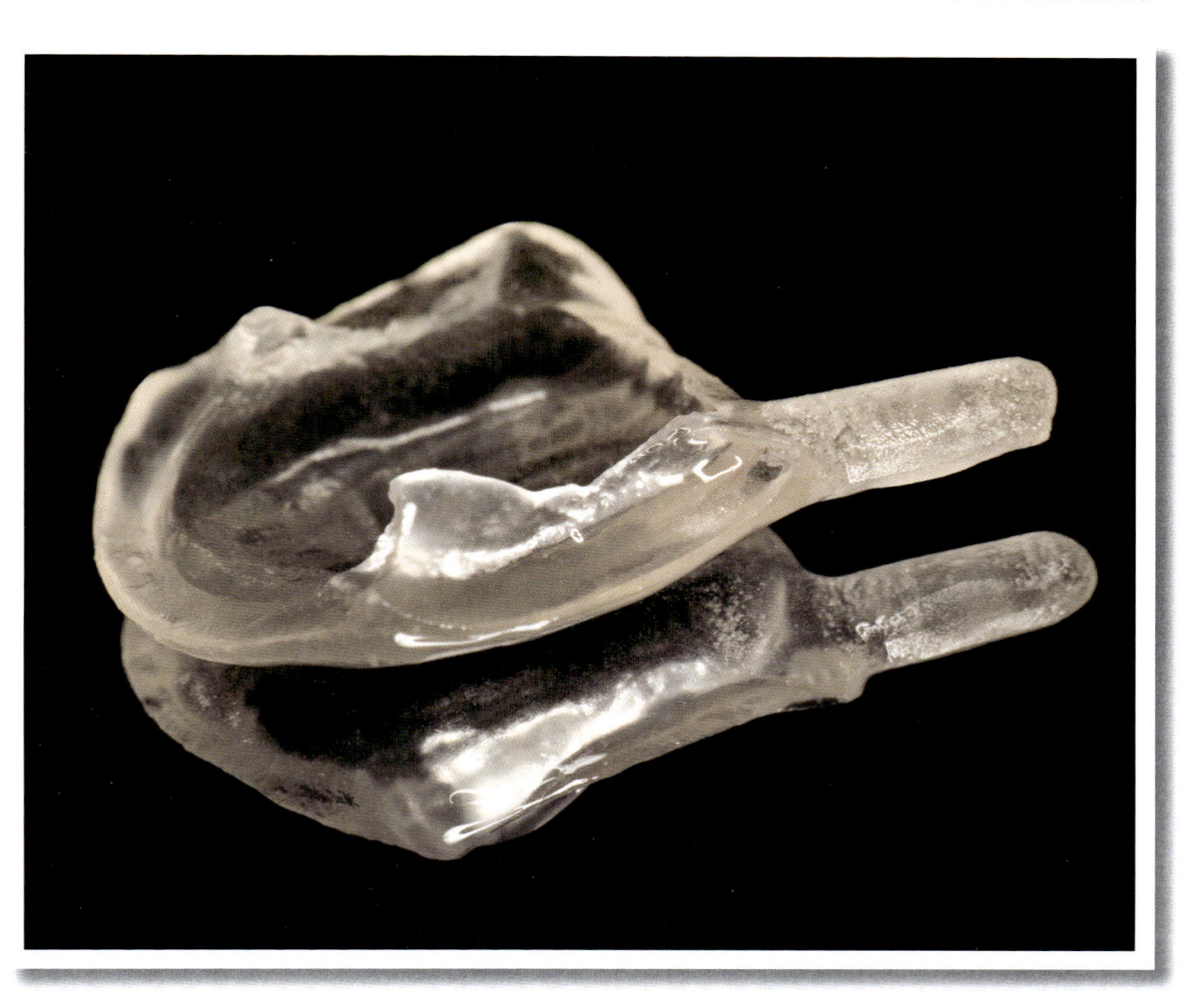

De maneira geral, as facetas estão indicadas quando se deseja alterar a cor e/ou a forma vestibular dos dentes, sem, entretanto, envolver de forma significativa as demais faces. No caso simulado neste capítulo, será demonstrada a sequência de confecção de uma faceta direta em um dente com alteração de cor, mas sem qualquer alteração de forma e textura (FIG. 14.1). Clinicamente, não há dúvida de que a primeira indicação de tratamento em um caso como esse, seria o clareamento dental. Para fins didáticos, entretanto, considere que se descartou o clareamento e optou-se pela execução de uma faceta direta. O primeiro aspecto que deve ser levado em consideração durante o planejamento é que a forma do dente está praticamente inalterada e pode, portanto, ser adotada como referência para a restauração definitiva.

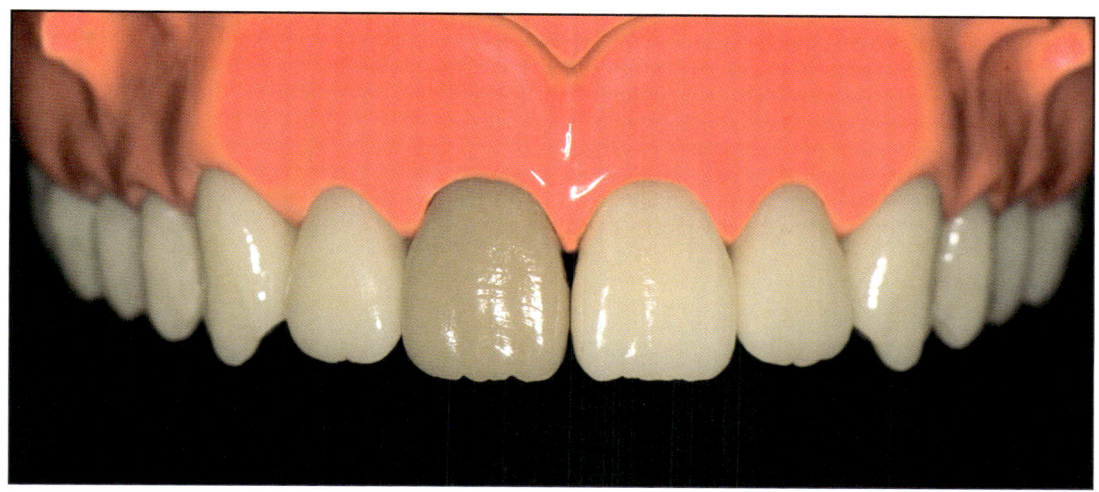

14.1

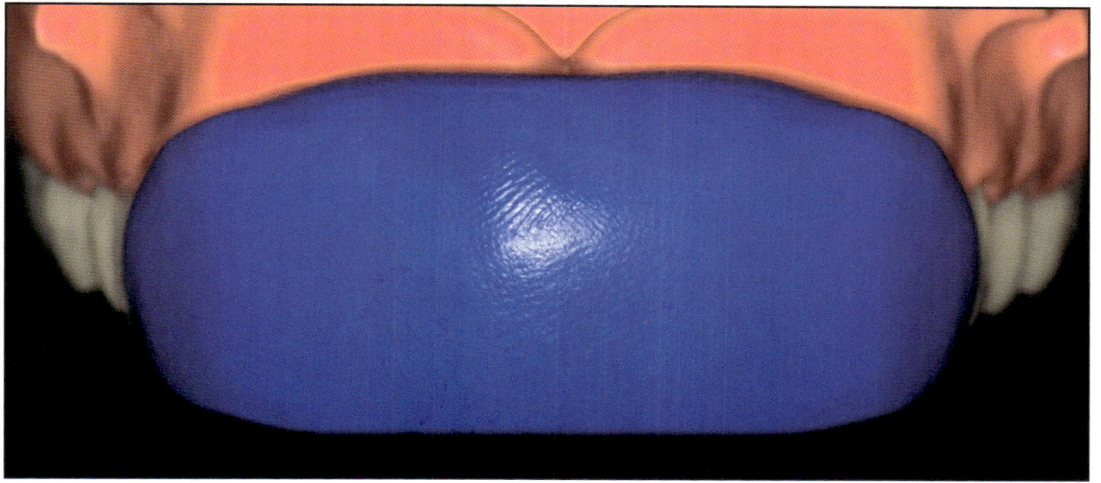

14.2

O primeiro passo é a confecção de guias de silicone, diretamente sobre os dentes (FIG. 14.2). Deve-se ter cuidado para que o material seja bem adaptado à superfície dental, a fim de reproduzir corretamente seus contornos. Para maximizar as vantagens do uso das guias, ao menos duas devem ser confeccionadas e, a seguir, cortadas: a primeira longitudinalmente e a segunda transversalmente. Dessa forma, o desgaste realizado no preparo e a inserção das massas de compósito poderão ser observados e controlados em ambos os planos. No decorrer desta sequência, você poderá verificar a ação das guias, posicionadas sobre o dente com o preparo concluído e ao fim da estratificação das massas referentes à dentina.

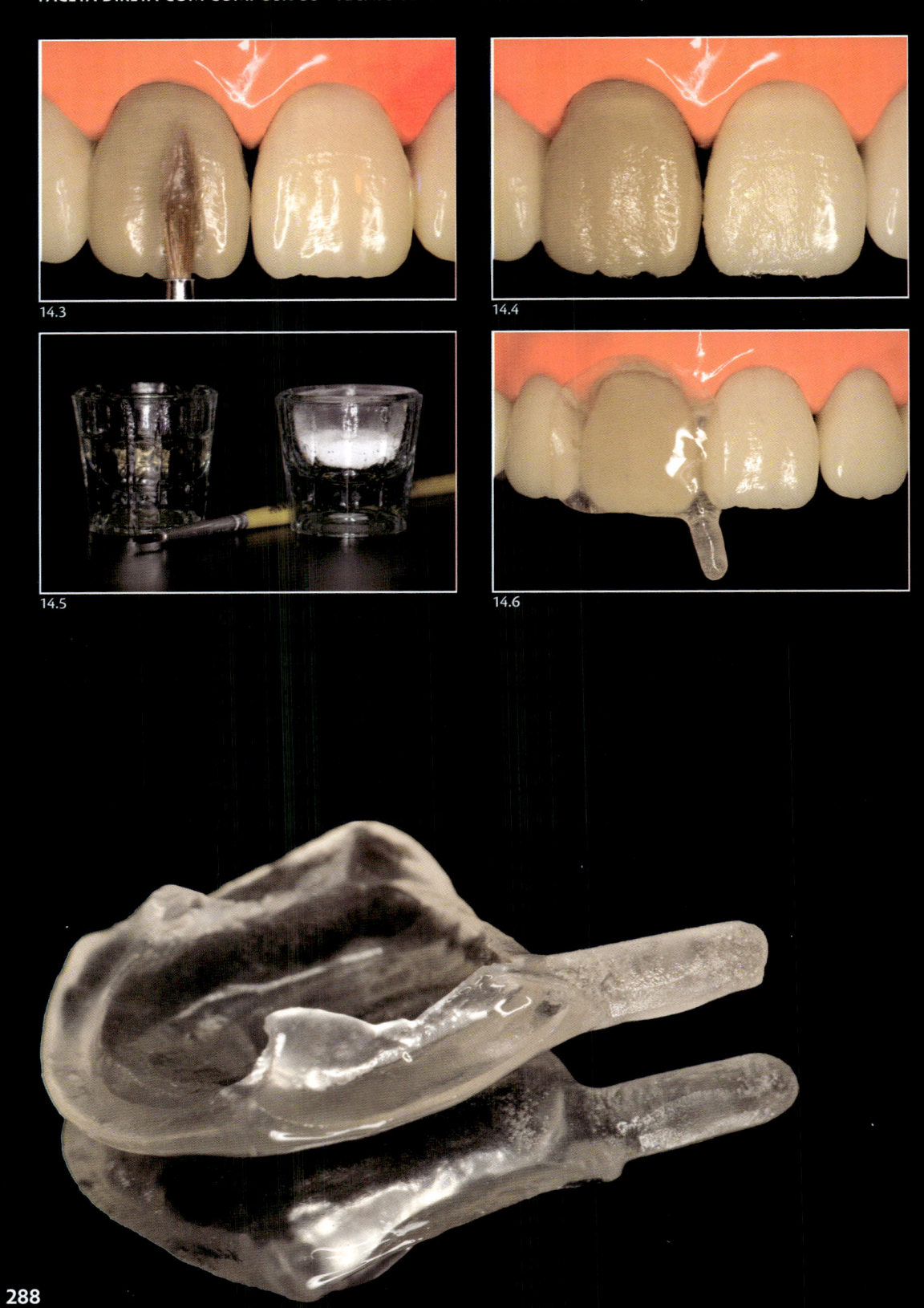

14.3

14.4

14.5

14.6

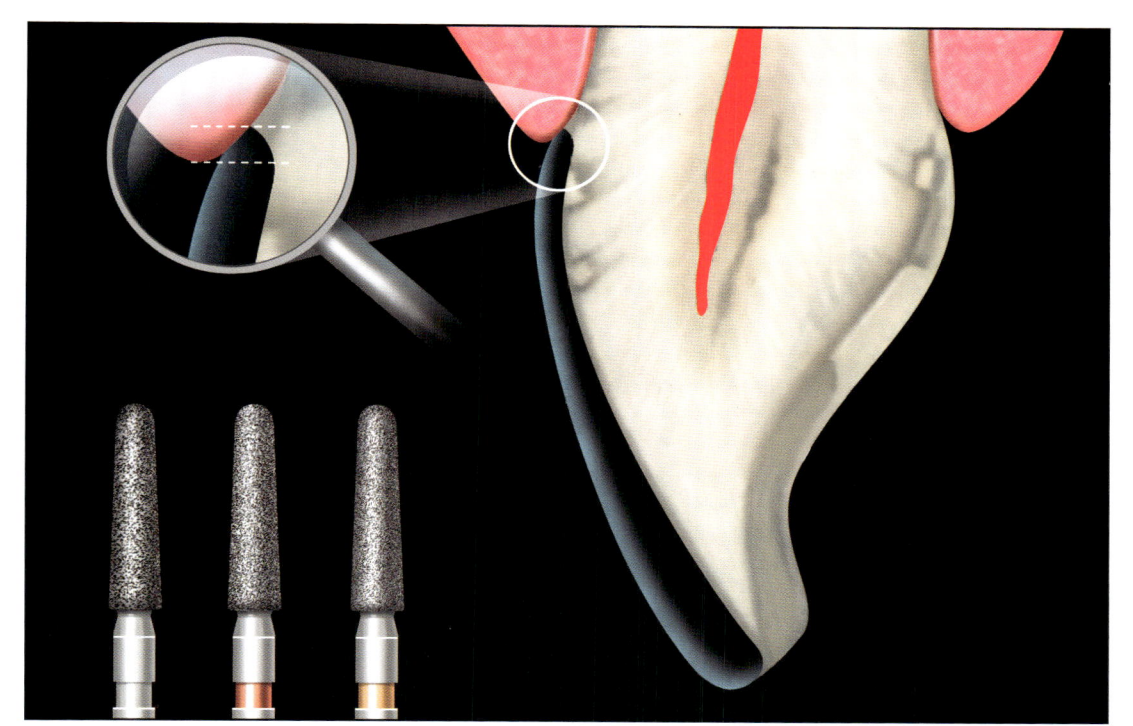

14.7

Além das guias de silicone, em situações em que a forma e a textura estão preservadas, é possível, ainda, confeccionar uma matriz de acrílico transparente, a fim de copiar e transferir a morfologia vestibular pré-operatória para a restauração definitiva. Para a confecção dessa matriz, é necessário isolar com vaselina o dente que será copiado, bem como os dentes adjacentes (FIGS. 14.3 E 14.4). A seguir, empregando a técnica do pincel, diversas esferas de acrílico incolor são levados de encontro à face vestibular do dente escurecido (FIGS. 14.5 E 14.6). É importante que o acrílico estenda-se um pouco em direção aos dentes adjacentes, pois, após o preparo, são estes que garantem o posicionamento correto da matriz. Um pequeno cabo também pode ser criado, a fim de facilitar o manuseio. Após a polimerização do acrílico, a matriz é removida e armazenada em água. Um aspecto fundamental, ao confeccionar um preparo para faceta direta, é definir a quantidade de desgaste necessária para mascarar a superfície escurecida do remanescente (FIG. 14.7). Não há dúvida de que uma faceta realizada sobre um substrato escurecido necessita de maior espessura de compósito do que uma faceta realizada sobre um substrato não escurecido. Entretanto, deve-se ter cuidado para não promover desgastes desnecessários, às expensas de estrutura dental sadia.

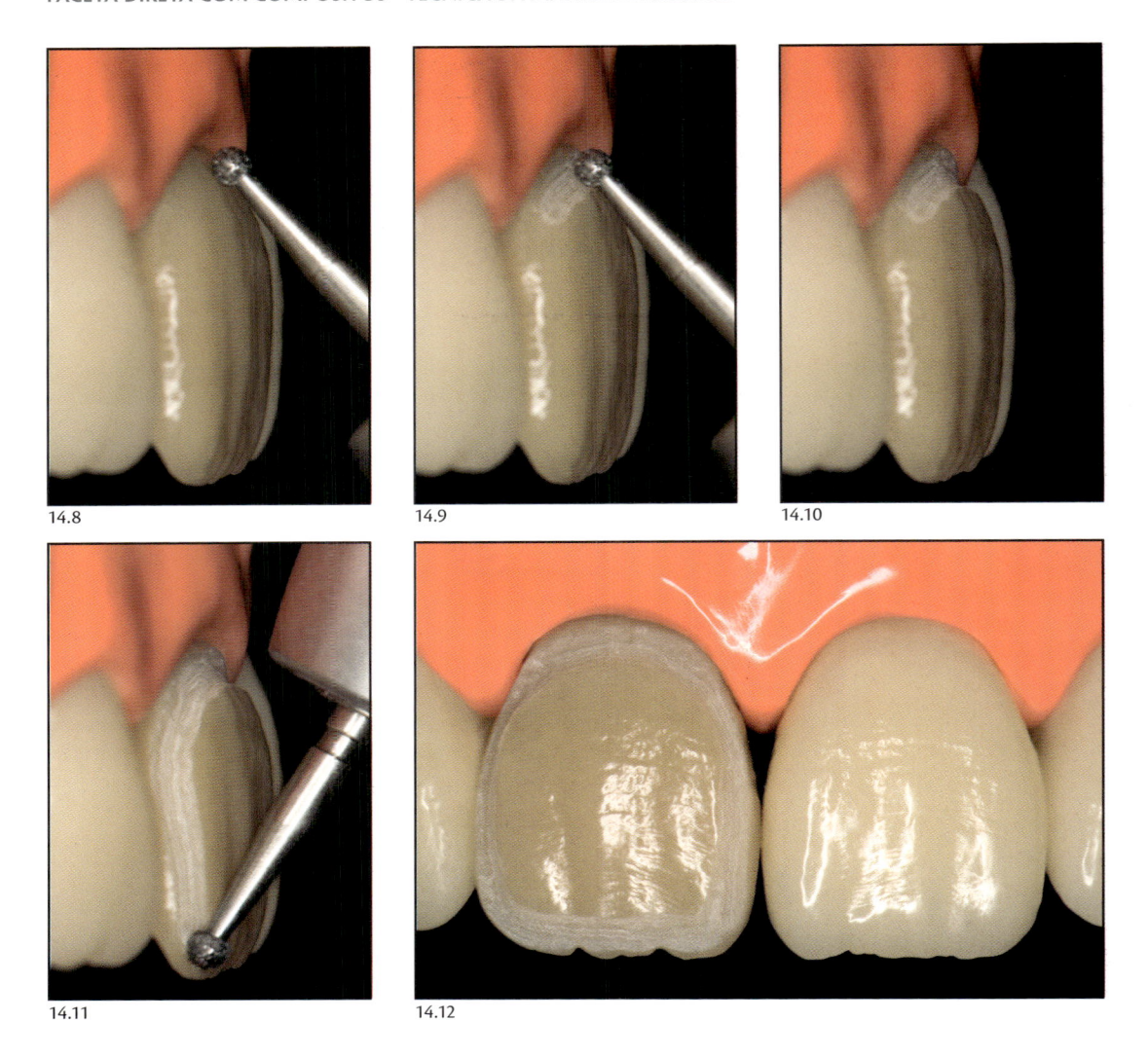

14.8

14.9

14.10

14.11

14.12

O preparo dental tem início pela confecção de canaletas com uma ponta diamantada esférica, posicionada em um ângulo de 45° com a superfície vestibular, de modo que o desgaste fica limitado à metade do diâmetro de sua ponta ativa (FIGS. 14.8 A 14.11). Esta primeira etapa tem por objetivo delimitar as margens do preparo (FIG. 14.12). Na sequência, uma ponta diamantada troncocônica é empregada para execução de sulcos longitudinais. Esta é uma etapa que exige bastante atenção, pois a profundidade do preparo será definida pela extensão da penetração lateral da ponta diamantada na estutura dental. Os sulcos são executados respeitando-se os planos de inclinação dos terços cervical, médio e incisal

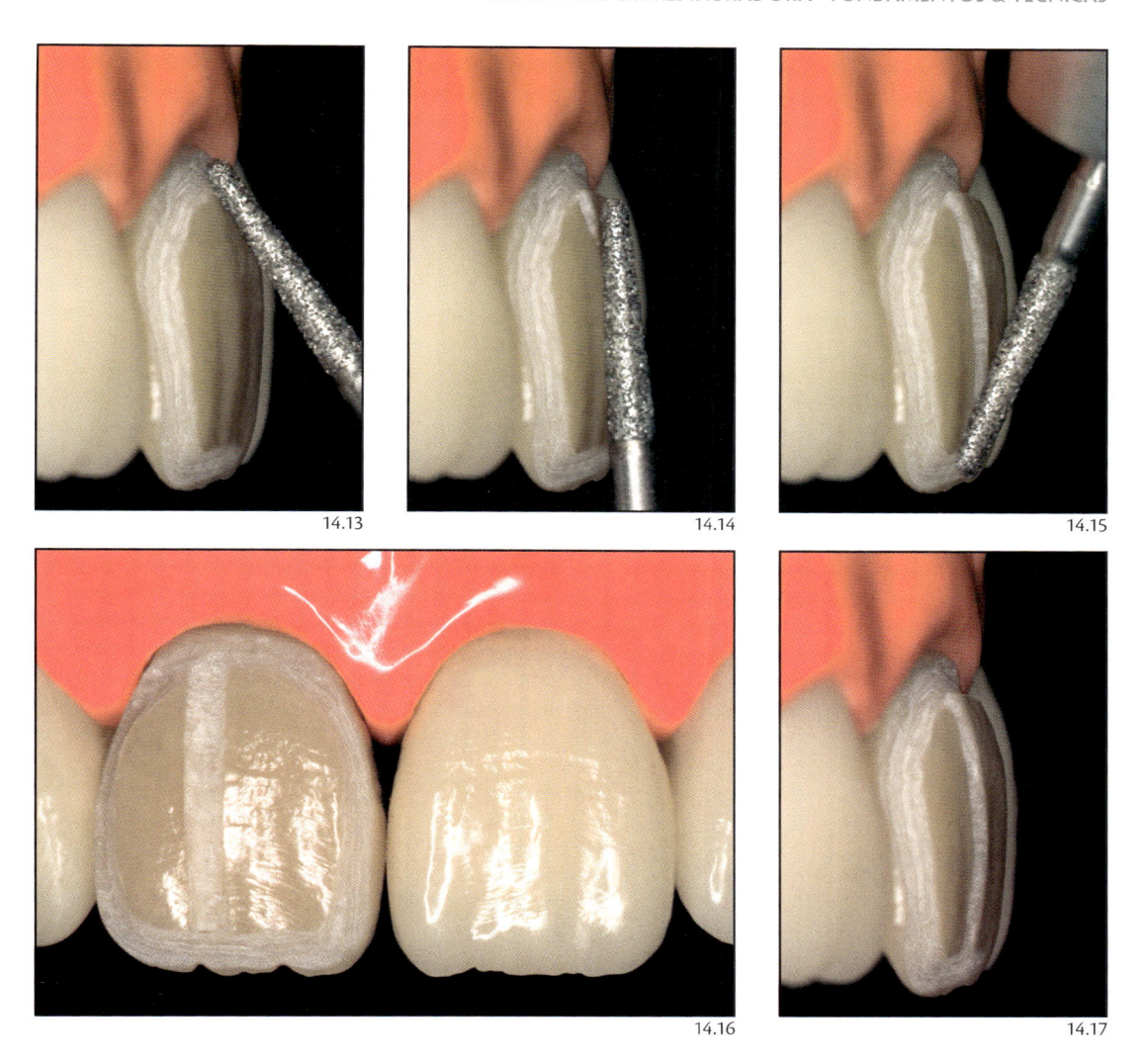

14.13

14.14

14.15

14.16

14.17

da face vestibular. Observe que, para a confecção do sulco no terço incisal, é necessário posicionar a ponta diamantada de cervical para incisal, a fim de não desgastar inadvertidamente a região do bordo (FIGS. 14.13 A 14.15). No caso demonstrado neste capítulo, a redução da estrutura dental é realizada a partir da forma do dente natural (FIGS. 14.16 E 14.17).

Entretanto, em casos que requerem significativas alterações de forma, o desgaste deve ser realizado de acordo com o contorno planejado para a restauração, definido por meio do enceramento diagnóstico e/ou ensaio restaurador. Em ambas as situações, as guias de silicone são importantes auxiliares no controle do desgaste.

A partir do sulco longitudinal criado anteriormente, a ponta diamantada troncocônica realiza o desgaste restante da porção vestibular do dente. Observe atentamente nas fotografias ao lado, que os três planos de inclinação vestibular são respeitados, de modo que exista uma uniformidade de desgaste ao longo de todo o preparo (FIGS. 14.18 A 14.23). Concluída a remoção de toda a superfície vestibular, realizada com pontas diamantadas de maior granulação, passa-se ao refinamento do preapro e à atuação em regiões mais delicadas, como a margem gengival e as proximidades dos dentes adjacentes. O refinamento de um preparo para faceta direta é um procedimento simples, que procura gerar uma superfície lisa e sem irregularidades, por meio do uso de pontas diamantadas de granulações fina e extrafina (FIG. 14.24). A profundidade final do preparo também é definida nesta etapa. Um cuidado essencial, para permitir o posicionamento da margem gengival do preparo ligeiramente dentro do sulco gengival, de modo a ocultar a interface dente/restauração e mascarar pequenas diferenças de cor entre a faceta e o remanescente dental, é a realização de um leve afastamento gengival. Para isso, um fio retrator de calibre compatível com o sulco é cuidadosamente inserido no sulco gengival (FIG. 14.25). A ação mecânica do fio retrai o tecido, permitindo o uso de pontas diamantadas troncocônicas de granulações fina e extrafina, para estender o preparo, tornado-o levemente intrassulcular (FIGS. 14.26 E 14.27). Além de realizar o afastamento mecânico, o fio retrator protege o espaço biológico, minimizando o risco de sobre-extensão sulcular do preparo. A delimitação clara das margens gengivais é uma condição indispensável para orientar a inserção dos compósitos. Observe que, em uma visão frontal, o preparo parece estar quase finalizado, após o refinamento e extensão intrassulcular (FIG. 14.28). Ainda falta, porém, sua extensão em direção aos dentes adjacentes e aos contatos proximais, etapa em que a área de visibilidade dinâmica deve ser considerada.

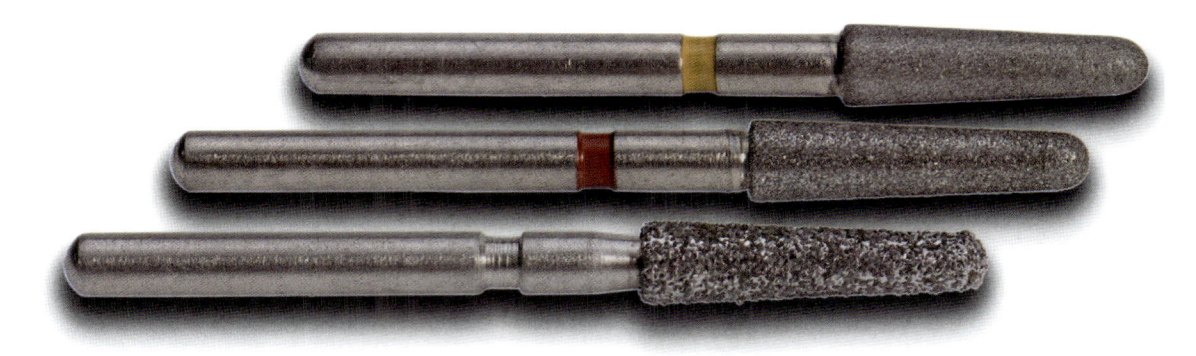

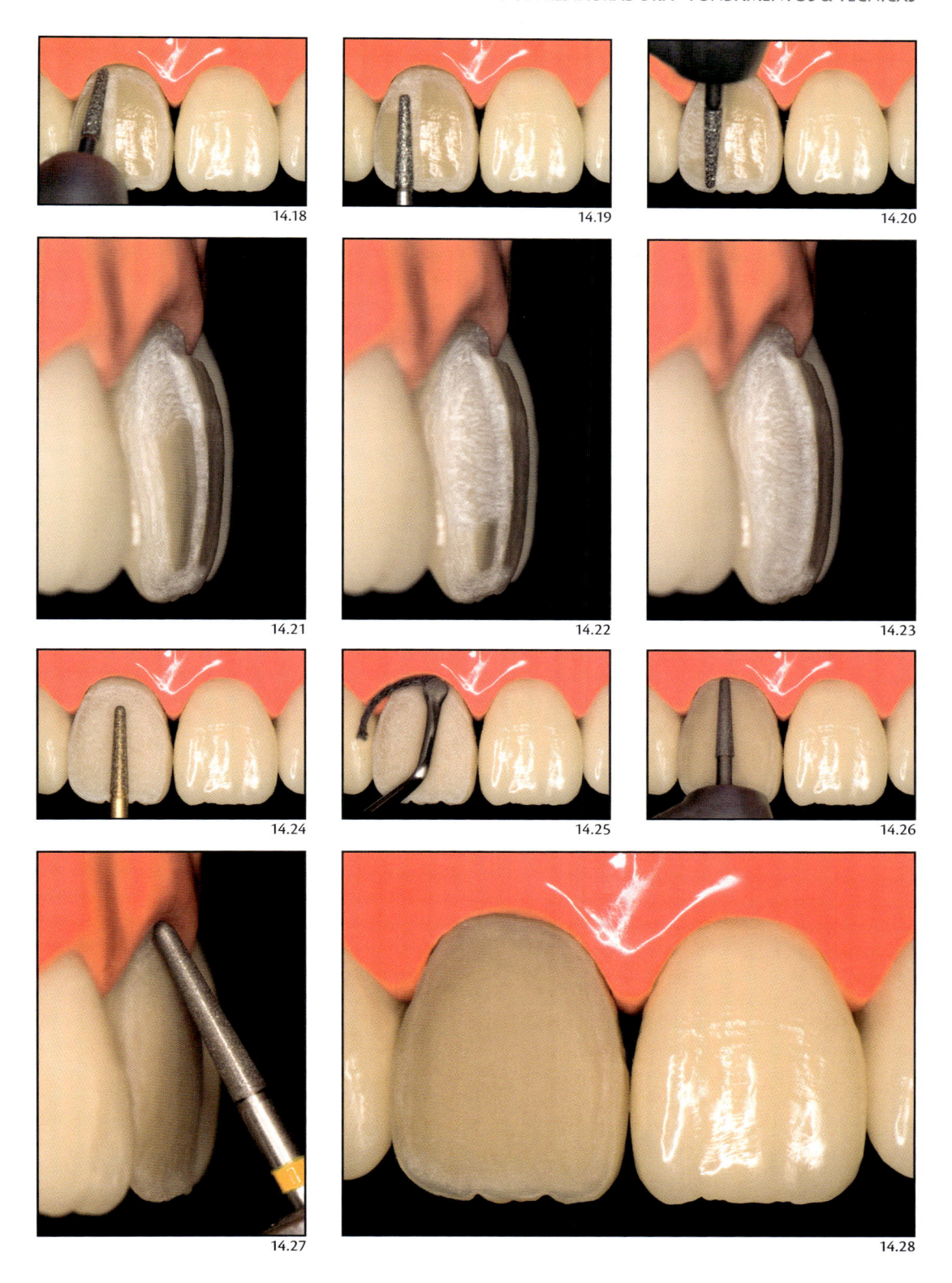

14.18

14.19

14.20

14.21

14.22

14.23

14.24

14.25

14.26

14.27

14.28

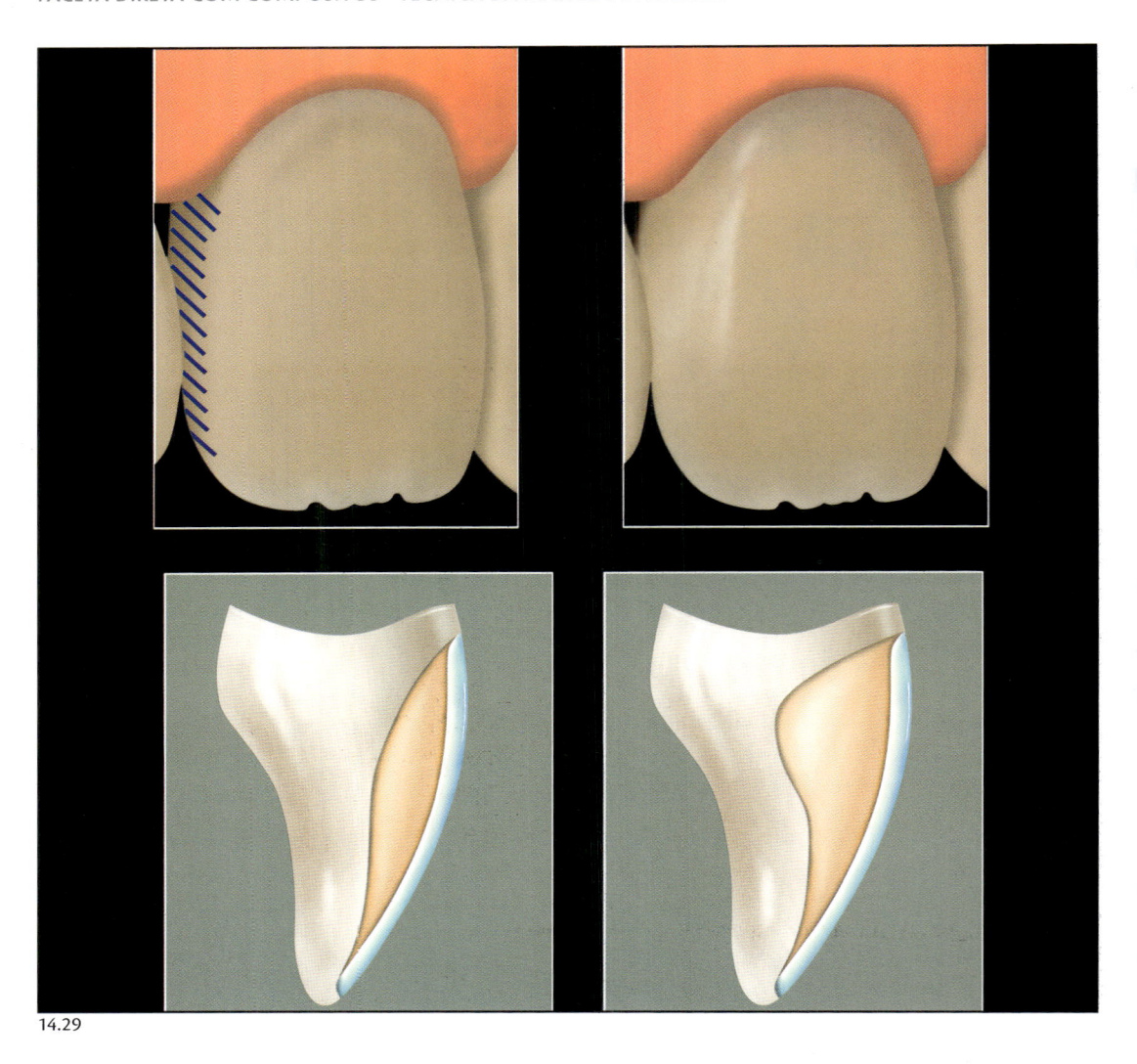

14.29

A área de visibilidade dinâmica é toda a região dental não preparada e que permanece visível, independentemente do ângulo de observação (FIG. 14.29). Veja que, ao observar o dente a partir de uma posição lateral, fica evidente a presença de regiões em que o esmalte não foi preparado (FIGS. 14.30 E 14.33). O preparo destas áreas é essencial para o sucesso estético das restaurações, especialmente em dentes escurecidos. Mesmo dentes sem alteração de cor, entretanto, também necessitam desse cuidado, para assegurar longevidade às facetas. Para o preparo dessas regiões, emprega-se as mesmas pontas diamantadas de granulação fina e extrafina, já utilizadas (FIGS. 14.31 E 14.34). O objetivo

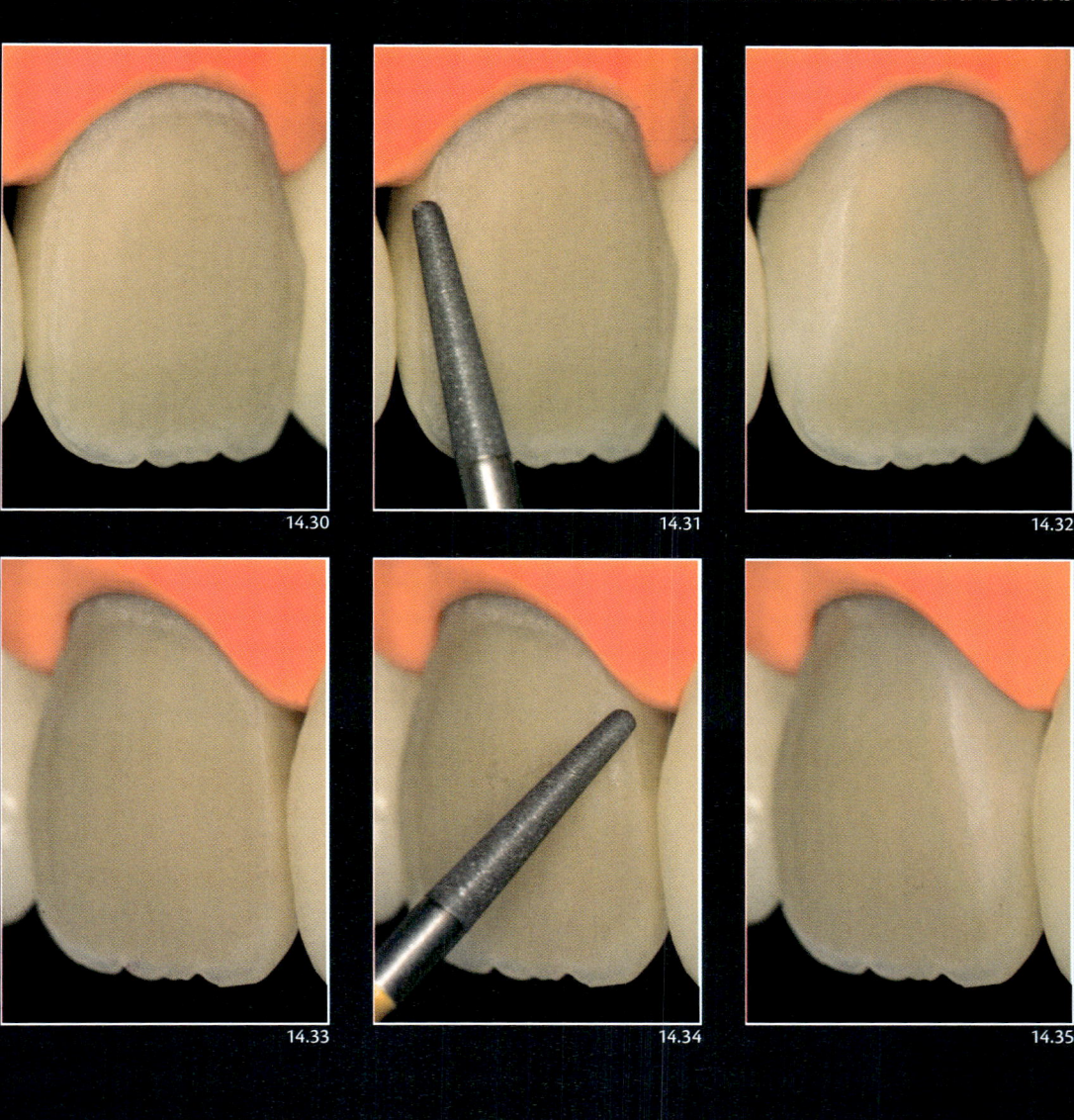

14.30 14.31 14.32

14.33 14.34 14.35

é estender o preparo até que as margens fiquem totalmente ocultas, qualquer que seja a posição de observação (FIGS. 14.32 E 14.35). Veja que na região de subcontato proximal é preciso levar o preparo em uma extensão considerável, no sentido palatal. Para minimizar as chances de atingir inadvertidamente a superfície proximal do dente adjacente, recomen-

da-se sua proteção com tiras de matriz metálica, como já descrito em outros capítulos deste livro. Também é interessante, nessa etapa, trabalhar com as pontas diamantadas levemente anguladas em relação ao longo eixo do dente, de tal forma que apenas uma pequena região da extremidade ativa apresente contato com a estrutura dental.

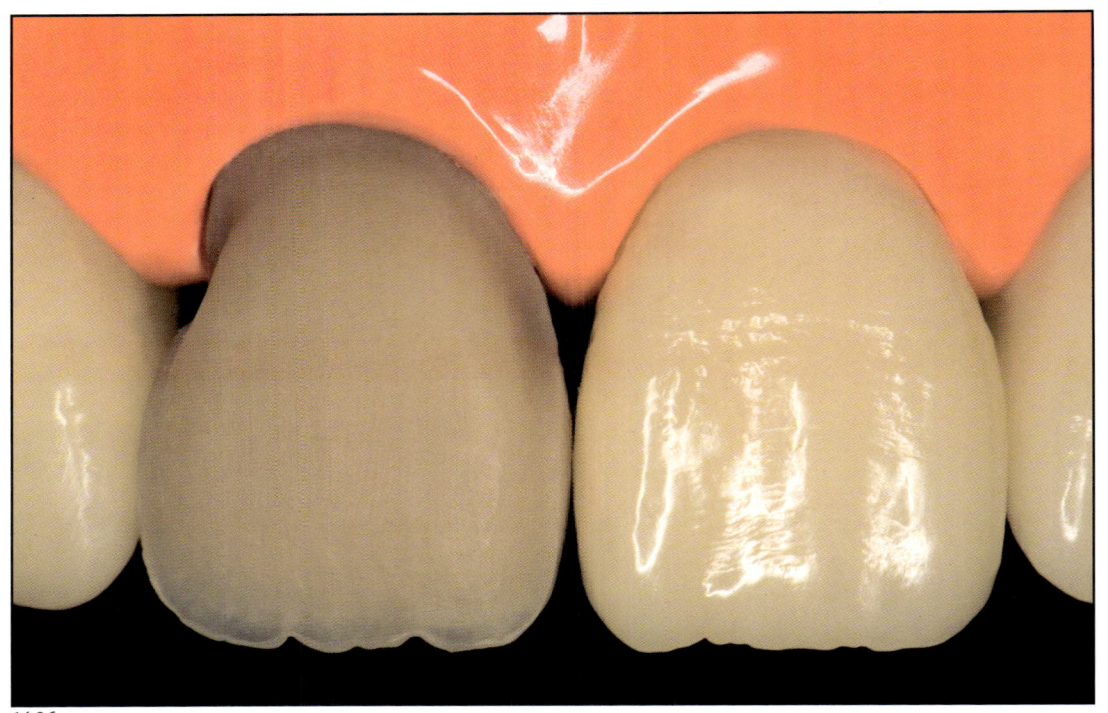

14.36

Nesse momento, o preparo está concluído. Observe que as margens encontram-se perfeitamente definidas e que não há estrutura dental escurecida não preparada e visível, independentemente da posição de observação (FIG. 14.36). As guias de silicone, que já vinham sendo utilizadas para guiar a quantidade de desgaste, são empregadas para demonstrar a uniformidade de espessura que existe para a inserção dos compósitos (FIGS. 14.37 E 14.38). A margem gengival, levemente intrassulcular, também é um fator de importância primordial para a estética da faceta (FIG. 14.39). Um preparo meticulosamente realizado é o fator-chave para a obtenção de sucesso com facetas diretas, visto que, além de ocultar a transição do compósito para o remanescente dental, é o preparo que define a espessura disponível para a aplicação da resina composta. Com o preparo concluído, é hora de executar um ensaio restaurador, a fim de assegurar a escolha dos compósitos corretos para o caso. O agente opacificador e os compósitos de dentina e esmalte são utilizados de maneira idêntica à planejada para a restauração definitiva, de modo a confirmar a seleção de cores e produzir uma receita cromática, que será obedecida durante a execução da restauração definitiva (FIG. 14.40). O ensaio restaurador, após aprovado, é facilmente deslocado e removido, já que não foi unido ao preparo com agentes adesivos.

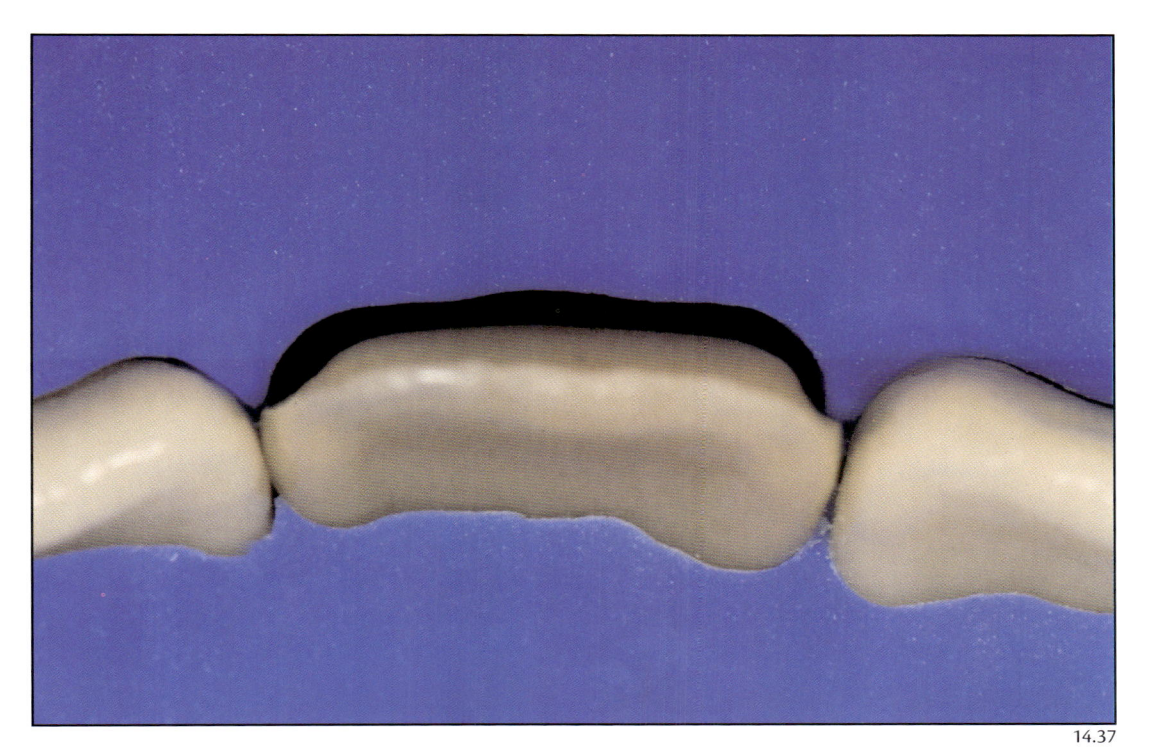

14.37

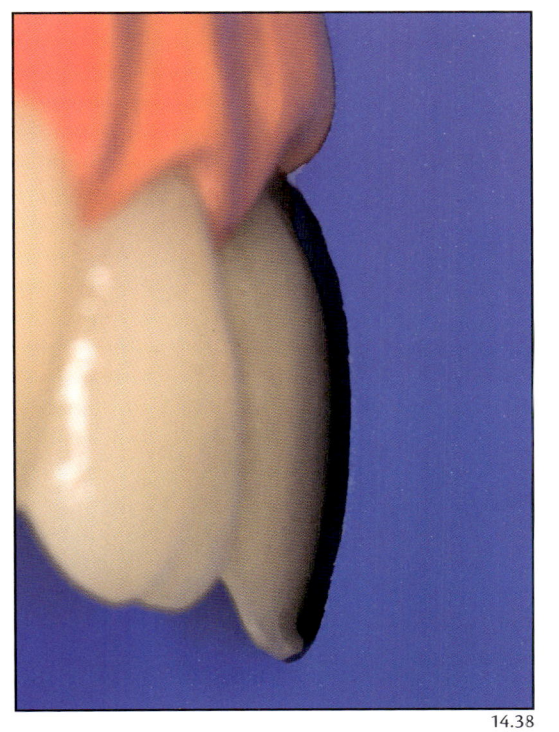

14.38

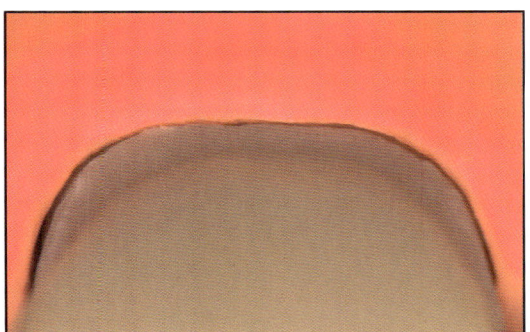

14.39

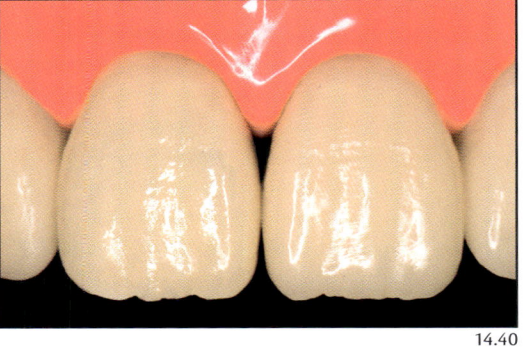

14.40

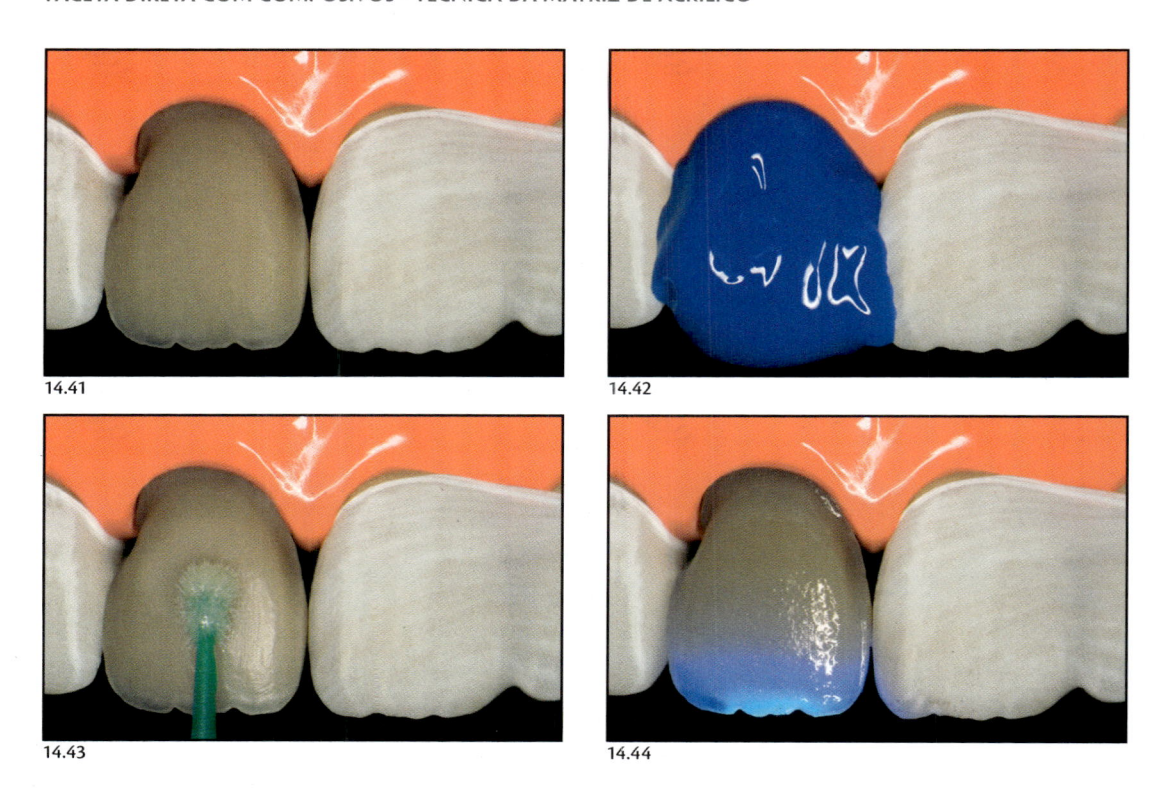

14.41

14.42

14.43

14.44

Para a realização dos procedimentos adesivos, o campo operatório é isolado de forma relativa (FIG. 14.41). É comum que o fio retrator, inserido durante a fase de preparo, para afastar o tecido gengival, seja danificado pela ação das pontas diamantadas. Nesses casos, o fio é removido e substituído por um novo, com as mesmas características do anterior. Fitas veda-rosca são utilizadas para que os procedimentos adesivos sejam confinados ao dente preparado, não atingindo os dentes adjacentes. A hibridização dos tecidos dentais é realizada de acordo com o protocolo recomendado para o sistema adesivo escolhido (FIGS. 14.42 A 14.45). O desafio, agora, é mascarar o escurecimento severo do substrato dental. Para isso, são utilizados agentes opacificadores, que em uma pequena espessura são capazes de esconder o fundo escuro. O opacificador é aplicado primeiramente no sentido cérvico-incisal e muito bem fotoativado (FIGS. 14.46 A 14.48), seguido de uma aplicação no sentido mésio-distal e uma nova fotopolimerização (FIGS. 14.49 A 14.52). É essencial que não permaneçam regiões de empoçamento do opacificador e que ele não atinja as margens da faceta. Em casos em que o escurecimento do susbstrato é discreto, pode não ser necessário empregar opacificadores, já que o mascaramento do fundo pode ser realizado apenas com compósitos com características de dentina.

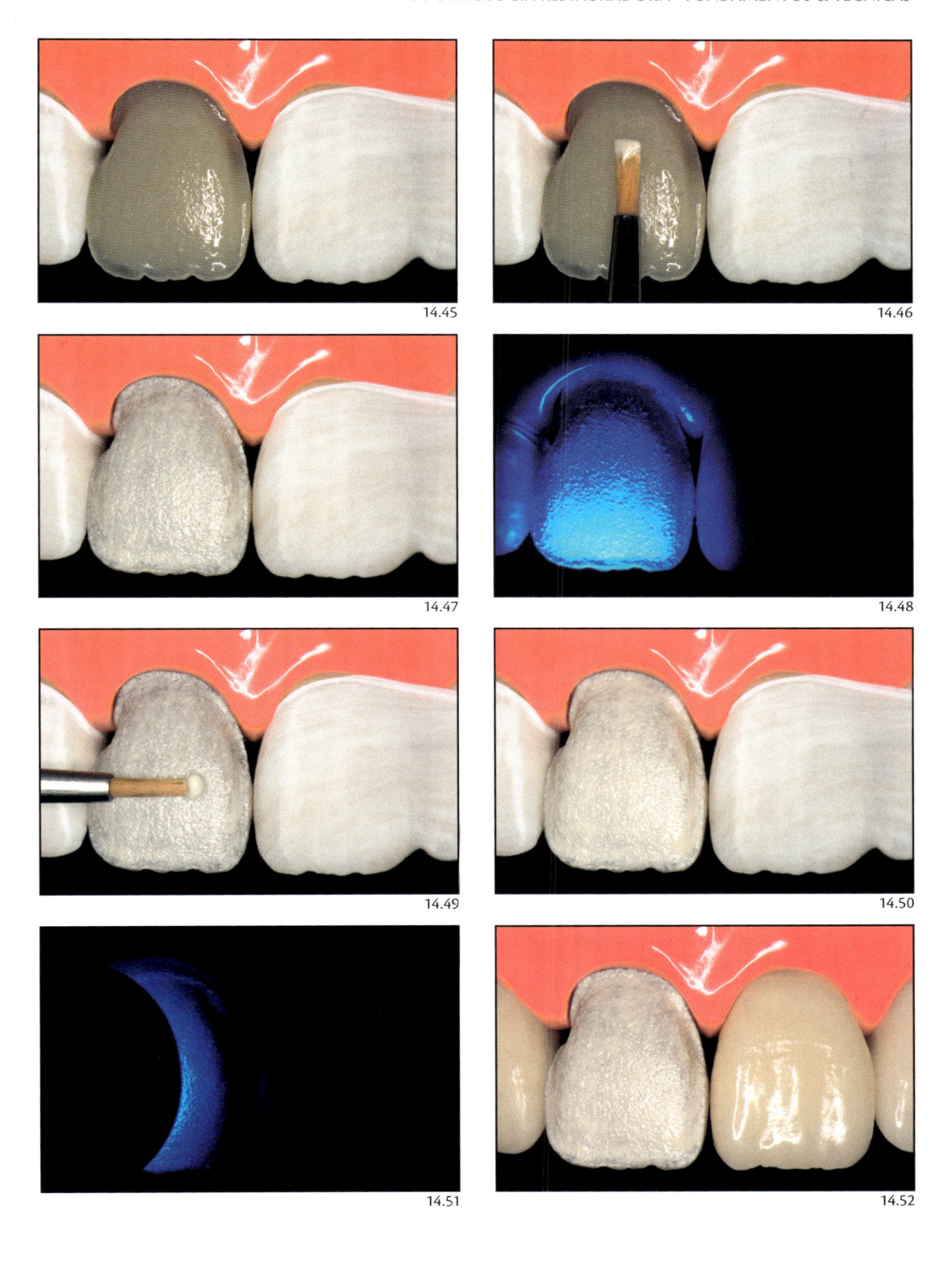

14.45

14.46

14.47

14.48

14.49

14.50

14.51

14.52

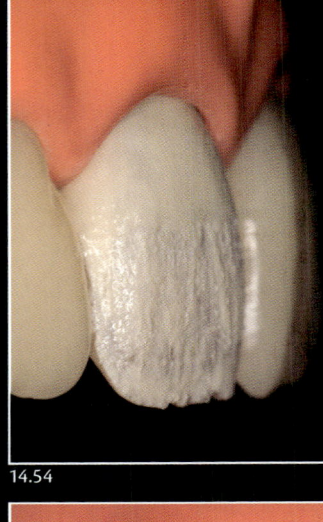

14.53

14.54

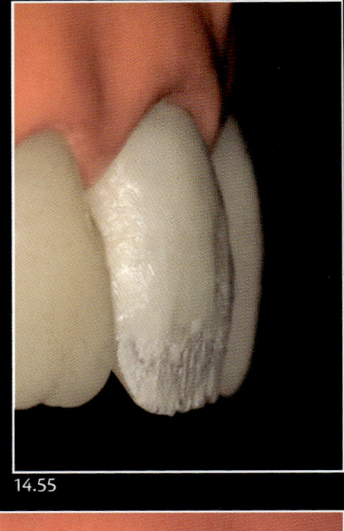

14.55

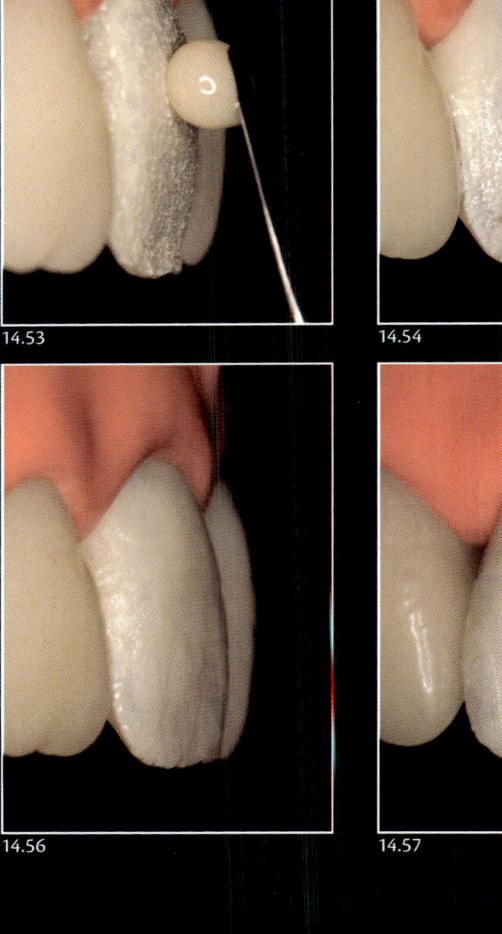

14.56

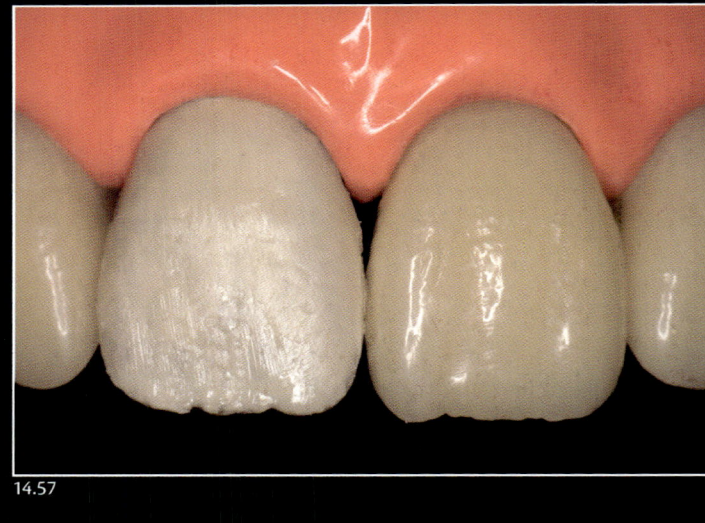

14.57

As massas de resina composta são aplicadas sobre o fundo opacificado, de acordo com o ensaio restaurador. A inserção é iniciada com um compósito de baixa translucidez, que se estende do terço cervical ao médio (FIGS. 14.53 E 14.54). Um segundo incremento, geralmente menos saturado que o primeiro, se sobrepõe a ele no terço

médio e é levado em direção incisal (FIG. 14.55). A seguir, uma última porção é aplicada ao terço incisal, completando o recobrimento do substrato opacificado (FIGS. 14.56 E 14.57). É essencial que o espaço disponível para a última camada, referente ao esmalte e que será levada em posição com o auxílio a matriz de acrílico, seja perfeitamente

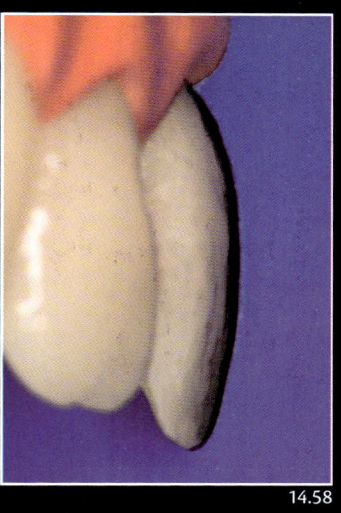

14.58

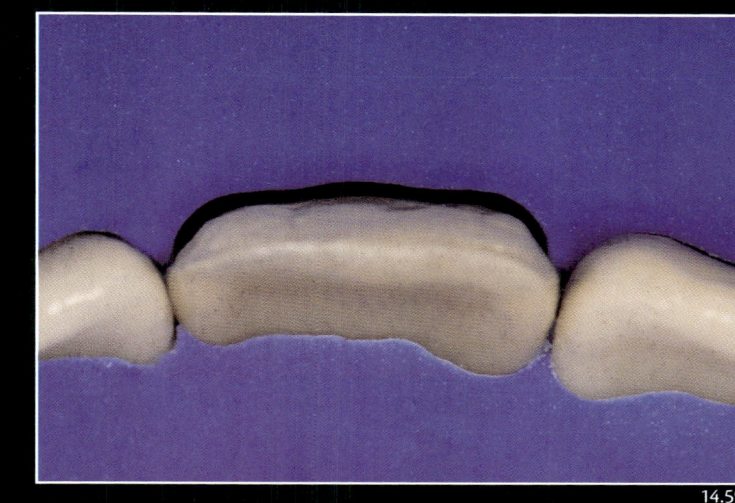

14.59

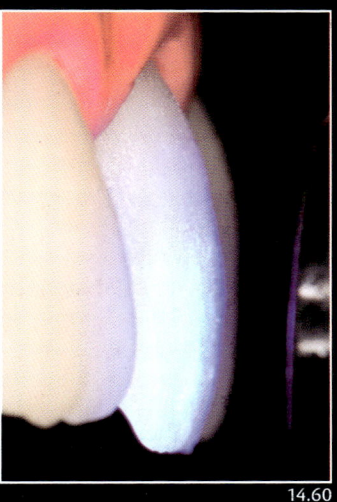

14.60

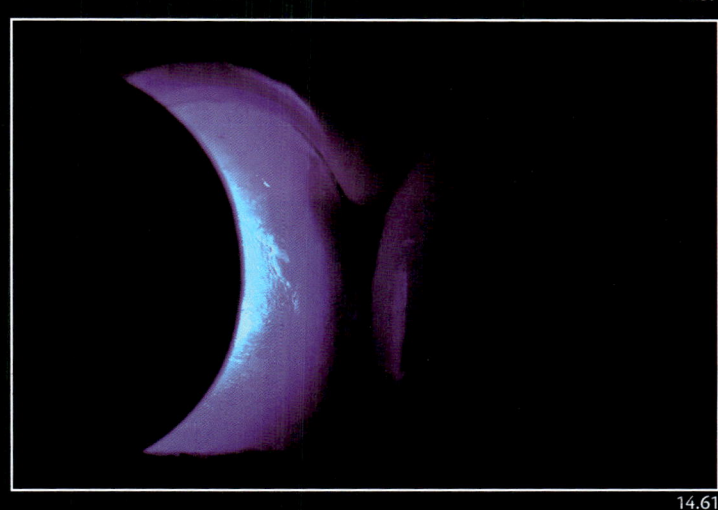

14.61

uniforme, sob risco de conferir à restauração um aspecto artificial (FIGS. 14.58 E 14.59). Os incrementos só devem ser fotopolimerizados após a confirmação da existência desse espaço, com as guias de silicone (FIGS. 14.60 E 14.61). Antes da aplicação da camada de esmalte, dependendo das peculiaridades do caso, podem ser utilizados corantes especiais, para acentuar as características cromáticas do dente, uma vez que o uso do opacificador impossibilita a reprodução de efeitos como o halo incisal translúcido apenas com o uso de resinas opalescentes. Infelizmente, os corantes não replicam verdadeiramente a relação existente entre os tecidos dentais e a luz.

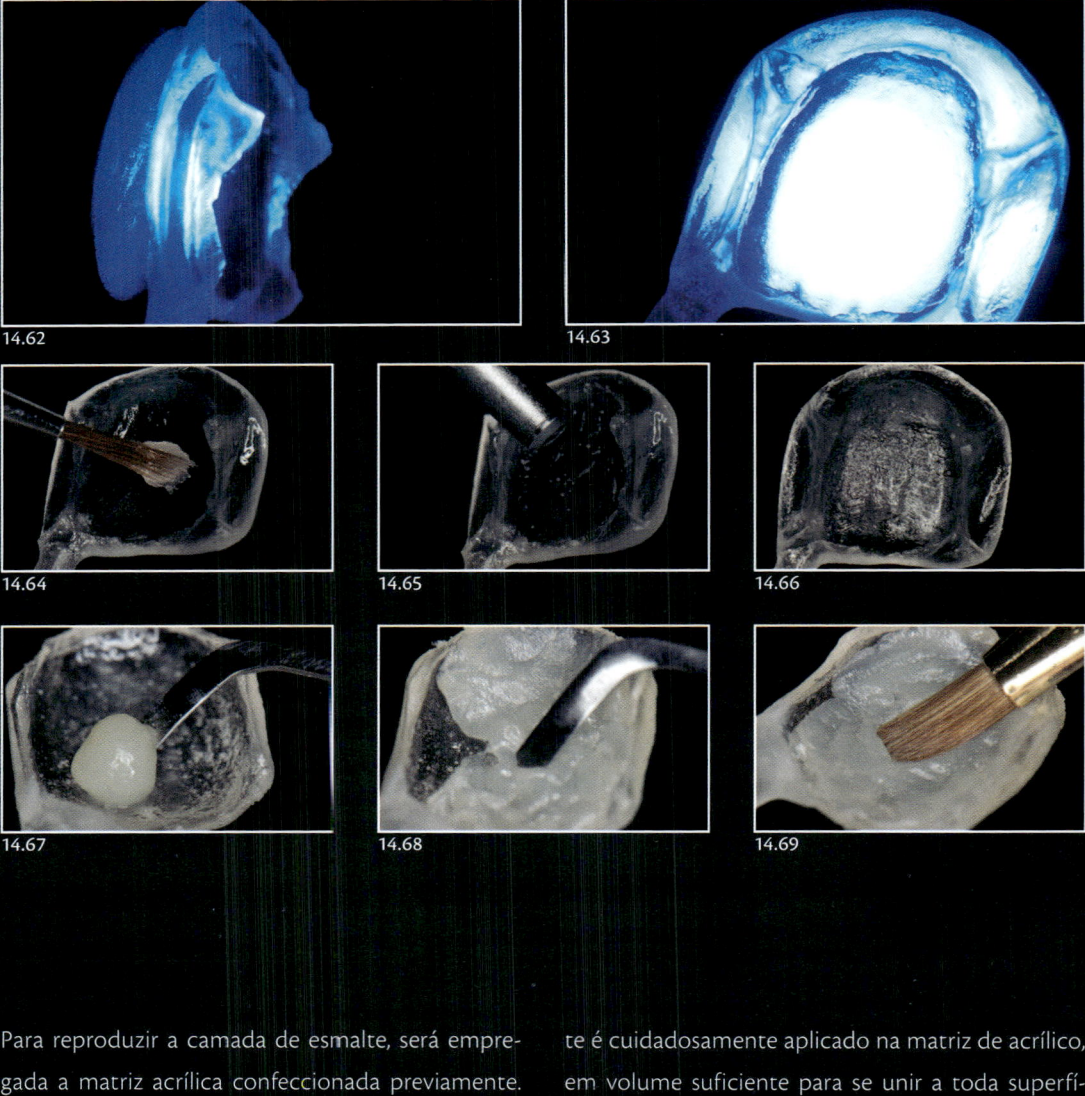

14.62

14.63

14.64

14.65

14.66

14.67

14.68

14.69

Para reproduzir a camada de esmalte, será empregada a matriz acrílica confeccionada previamente. Graças à sua transparência, a matriz permite a passagem da luz e, consequentemente, a fotopolimerização do compósito (FIGS. 14.62 E 14.63). Para a utilização da matriz, o primeiro passo é a lubrificação de sua superfície interna com vaselina (FIG. 14.64), com cuidado para deixar uma camada tão delgada e sem excessos, quanto possível (FIGS. 14.65 E 14.66). A seguir, o compósito com características de esmal-

te é cuidadosamente aplicado na matriz de acrílico, em volume suficiente para se unir a toda superfície de resina composta já aplicada sobre o dente (FIGS. 14.67 A 14.69). É preferível que seja aplicado compósito em excesso, para garantir o preenchimento de todos os espaços. O que não pode ocorrer, é a aplicação de uma quantidade de material restaurador menor do que a necessária, visto que a presença de vaselina na matriz impede que se acrescente compósito após a remoção desta. Após o pre-

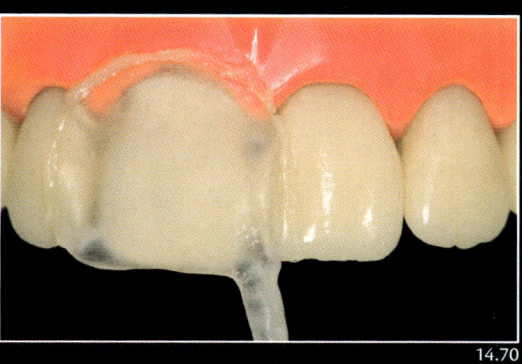

14.70

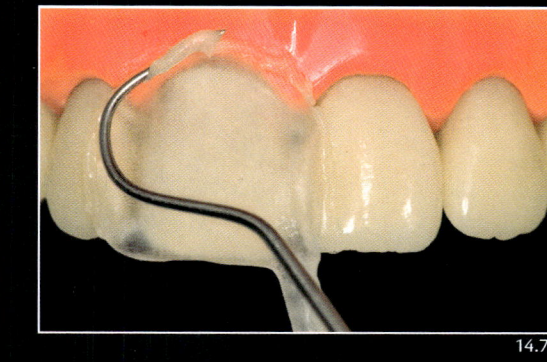

14.71

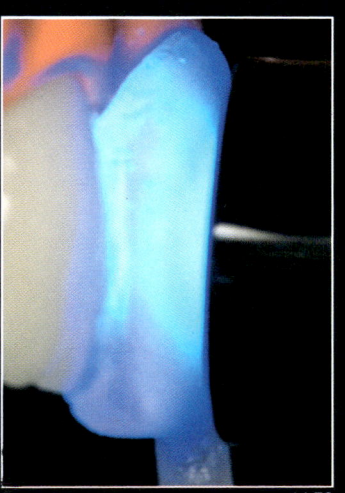

14.72

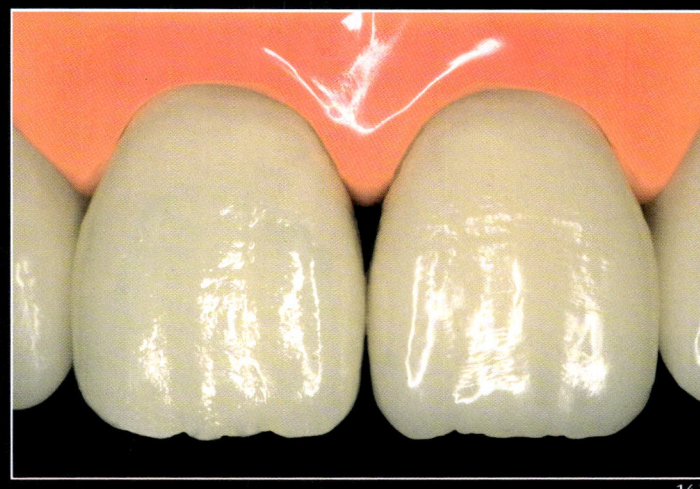

14.73

enchimento, a matriz é levada em posição e pressionada até que se tenha certeza de seu completo assentamento, garantido pelas projeções de acrílico realizadas sobre os dentes adjacentes (FIG. 14.70). Os excessos de resina composta extravasam e são removidos com o auxílio de uma sonda exploradora ou de um pincel descartável (FIG. 14.71). A fotoativação inicial é realizada através da matriz de acrílico, por apenas 5 segundos, para que não ocorra união entre a resina composta e a resina acrílica da ma-

triz (FIG. 14.72). Feito isso, a matriz é removida e o compósito recebe a fotoativação final, por tempo igual ou superior ao recomendado pelo fabricante. Observe que a superfície vestibular da faceta já se mostra similar àquela do dente natural (FIG. 14.73). Observe também, que a faceta é capaz de mascarar adequadamente o substrato escurecido, sem, entretanto, parecer excessivamente opaca, graças à aplicação sequencial de materiais com diferentes graus de translucidez e opacidade.

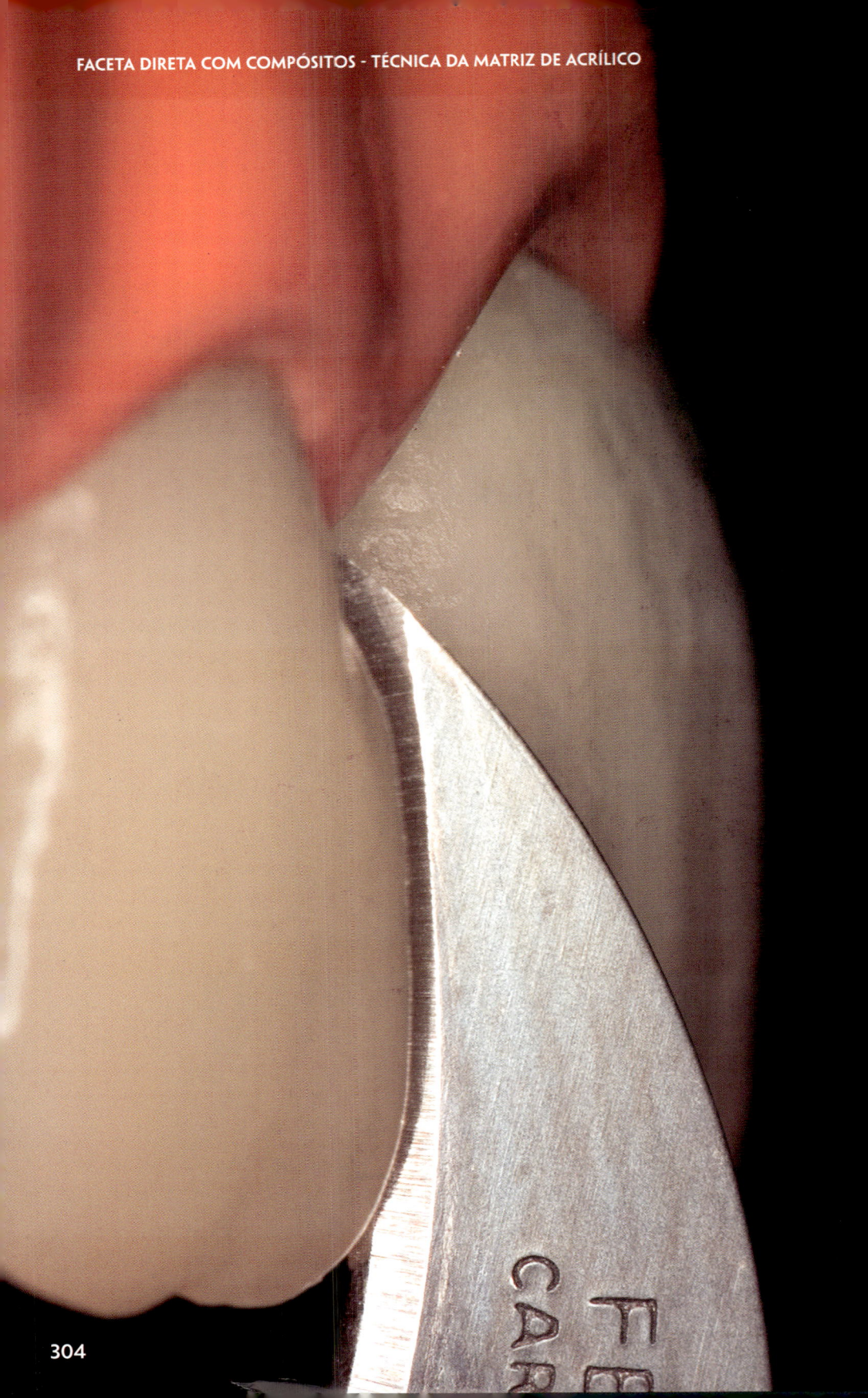

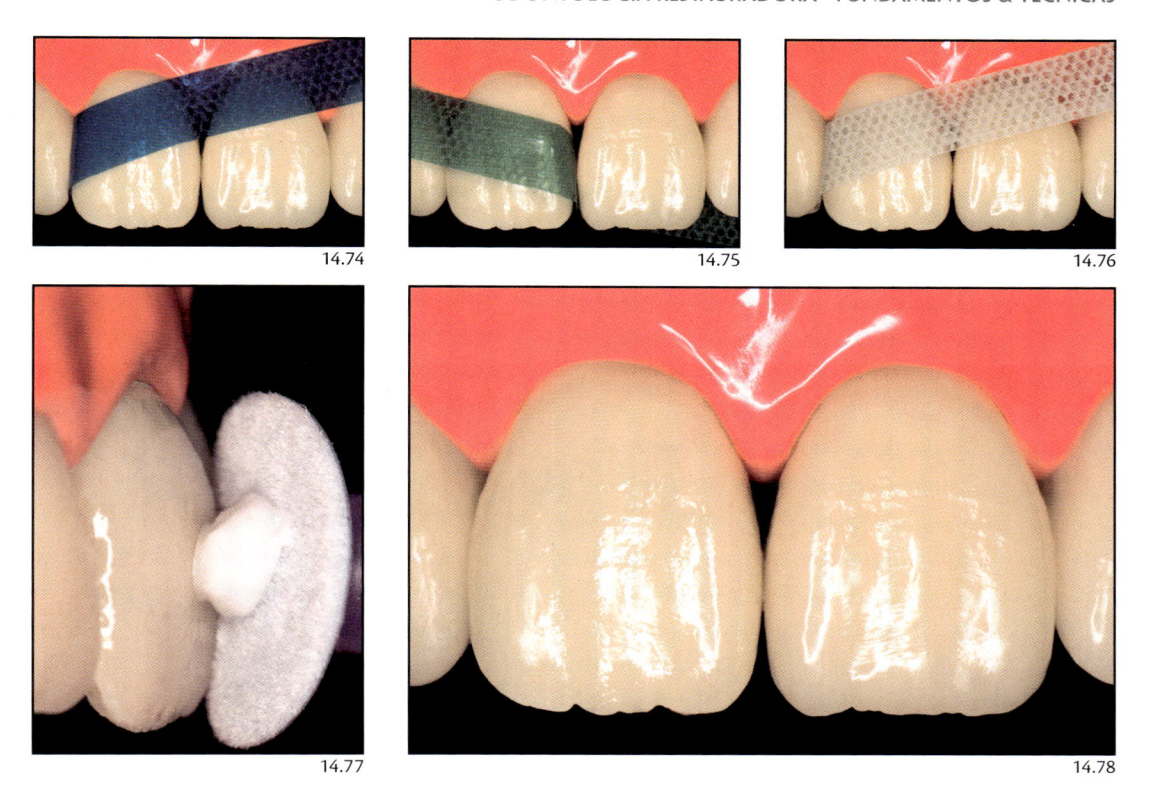

14.74

14.75

14.76

14.77

14.78

Uma vez que a matriz de acrílico é capaz de reproduzir a forma e a textura originais da superfície vestibular com extrema fidelidade, os procedimentos de acabamento e polimento consistem, basicamente, na eliminação de excessos marginais e no estabelecimento de brilho compatível com os dentes adjacentes. Assim, inicialmente, realiza-se a remoção de excessos de compósito, empregando um bisturi montado com uma lâmina número 12, com muito cuidado para evitar a formação de degraus marginais. Na região da margem gengival, a simples remoção do fio retrator já é, muitas vezes, suficiente para eliminar pequenos excessos de adesivo e compósito que estejam presentes. A seguir, com tiras de lixa de abrasividade decrescente, é possível regularizar e tornar perfeitamente lisas as superfícies proximais (FIGS. 14.74 A 14.76). Concluídos os procedimentos de acabamento, é o momento de ajustar o brilho da faceta, por meio do polimento com pastas especiais e discos de feltro (FIG. 14.77). Deve-se evitar o uso de pastas muito abrasivas, visto que estas podem atenuar inadvertidamente a textura obtida com a matriz de acrílico. O resultado estético alcançado é bastante agradável, graças à perfeita integração de forma, cor e textura entre a faceta e os dentes adjacentes (FIG. 14.78).

14

FACETA DIRETA COM COMPÓSITOS

Técnica de reconstrução à mão livre

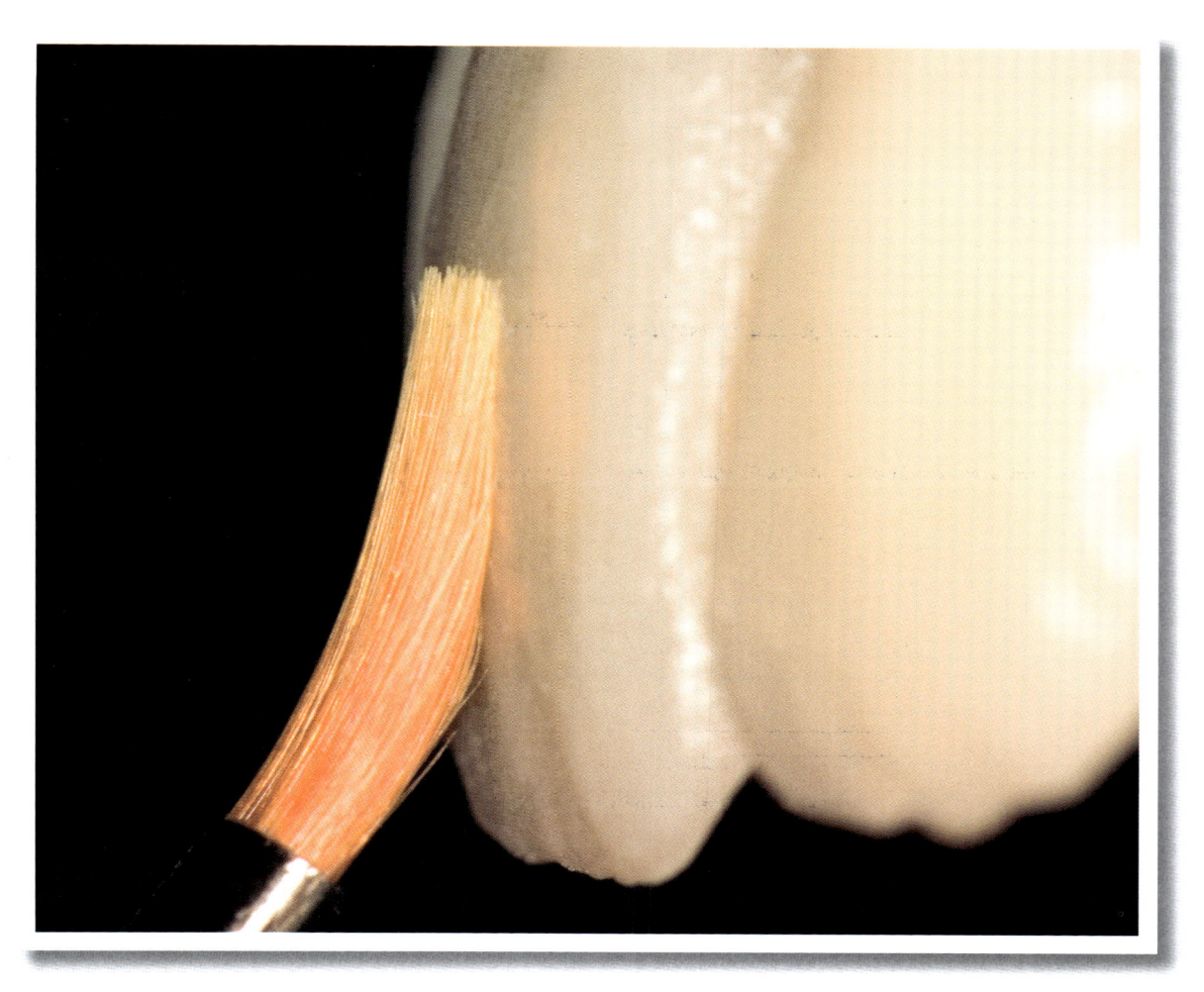

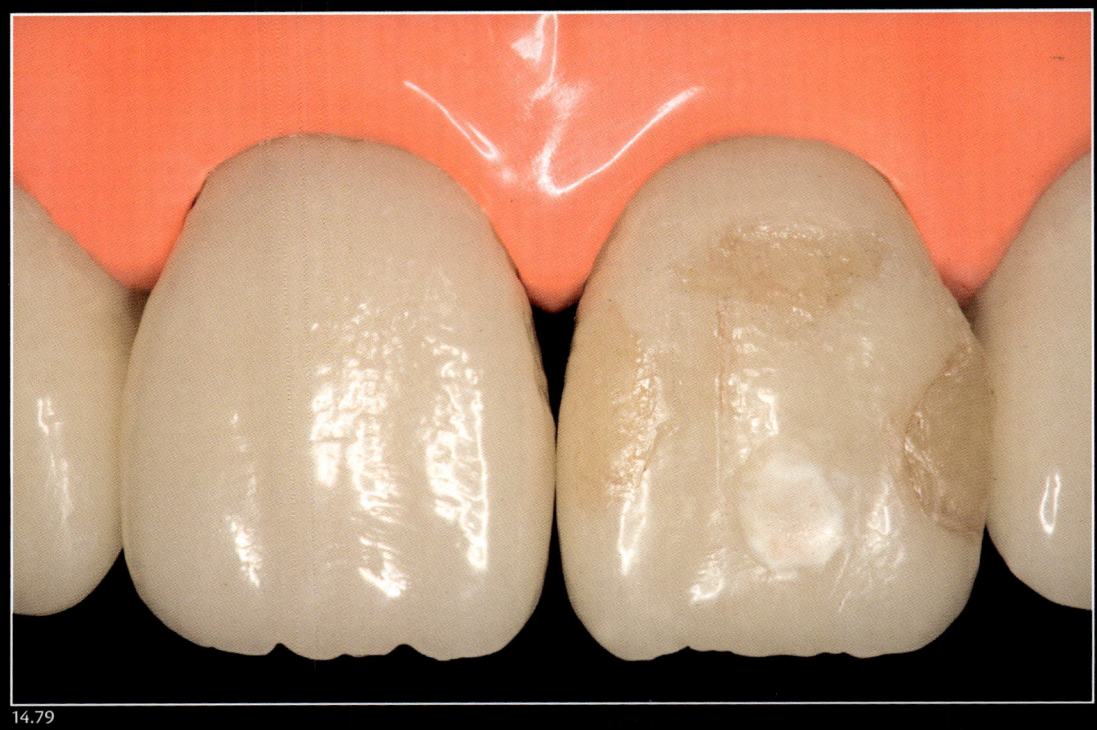

14.79

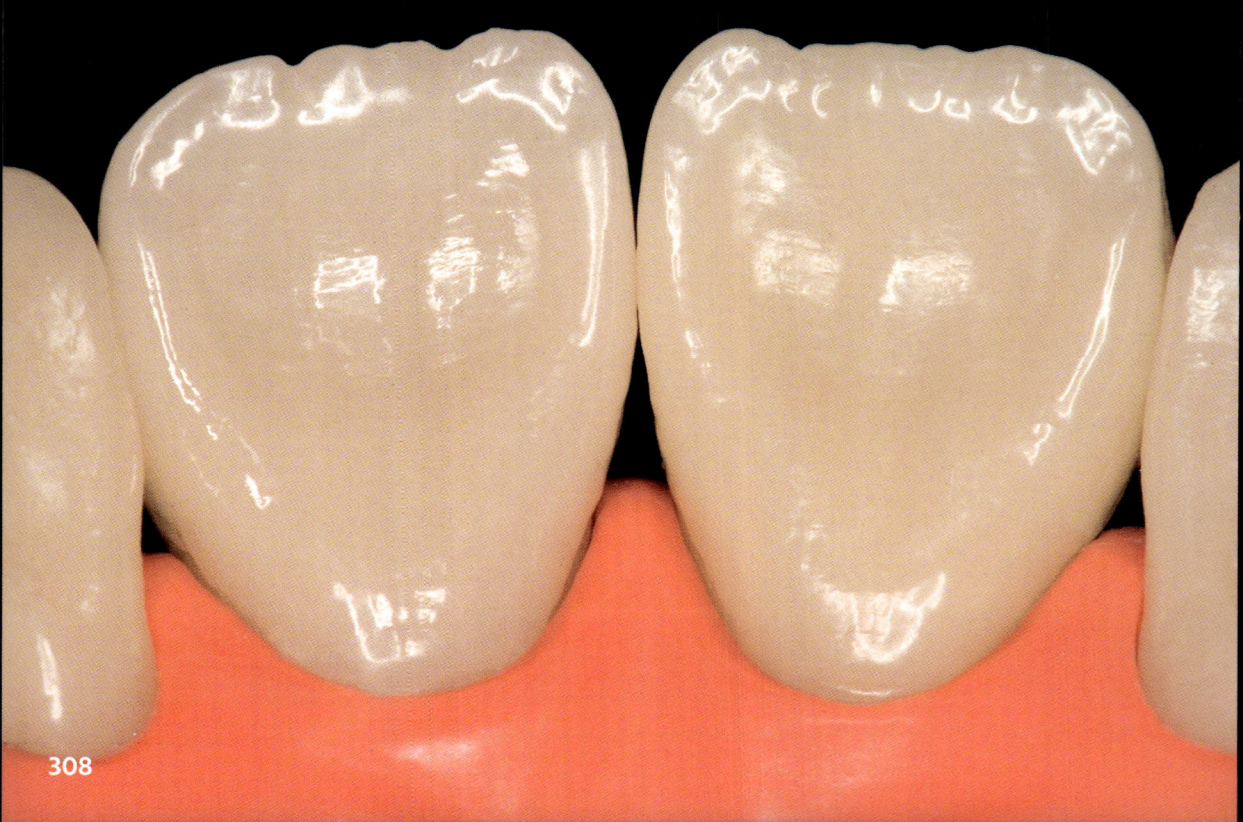

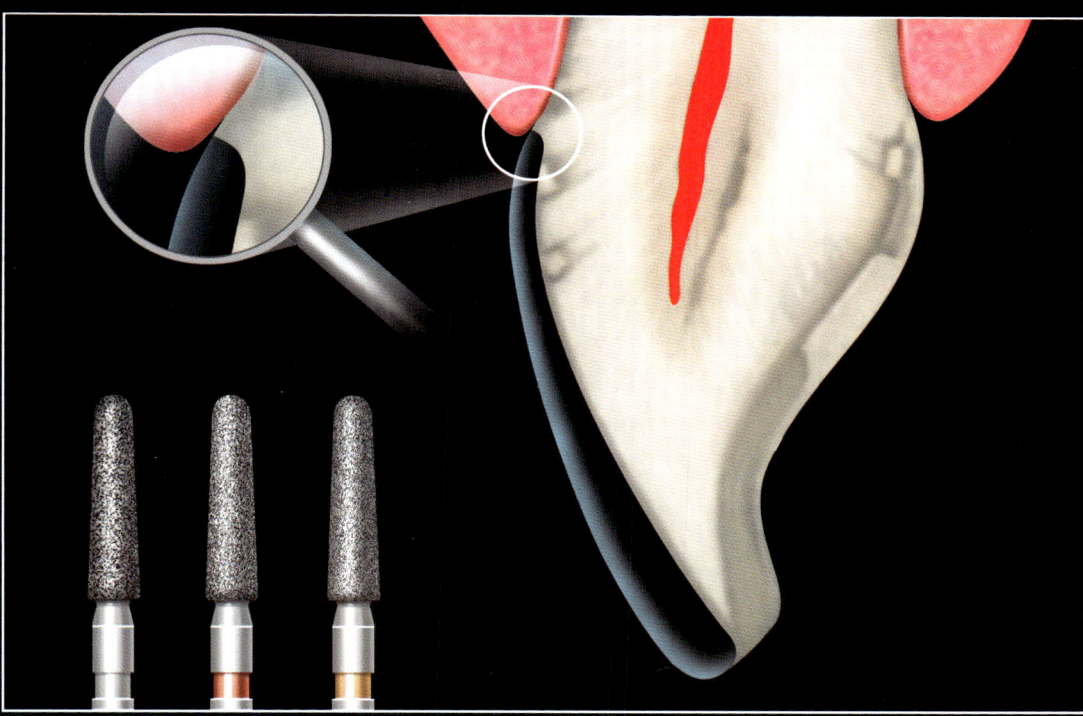

14.80

A situação aqui simulada, apresenta um dente anterior com múltiplas restaurações insatisfatórias e defeitos de formação em sua face vestibular (FIG. 14.79). Em casos como este, a realização de uma faceta direta não apenas é indicada, como é preferível à execução de múltiplas restaurações isoladas. Diferentemente da sequência anterior, entretanto, as características morfológicas do dente não servem como referência para a restauração definitiva, de modo que não se justifica a confecção de uma matriz de acrílico. Assim, a forma e a textura da faceta deverão ser definidas à mão livre, sendo o profissional inteiramente responsável pela criação da morfologia superficial. Neste caso, a referência natural é o dente adjacente, cujas características de cor, forma e textura encontram-se preservadas. Outra diferença fundamental é que, enquanto na sequência anterior foi demonstrado o protocolo de preparo e confecção de uma faceta em um dente escurecido, nesta sequência o substrato não apresenta alteração de cor. Com isso, é possível realizar um preparo mais conservador, uma vez que as camadas de resina composta não têm a necessidade de mascarar o fundo escurecido (FIG. 14.80). Essa é uma diferença importante, porém não significa, necessariamente, que os procedimentos operatórios sejam simples, uma vez que o preparo dental continua sendo uma etapa extremamente crítica.

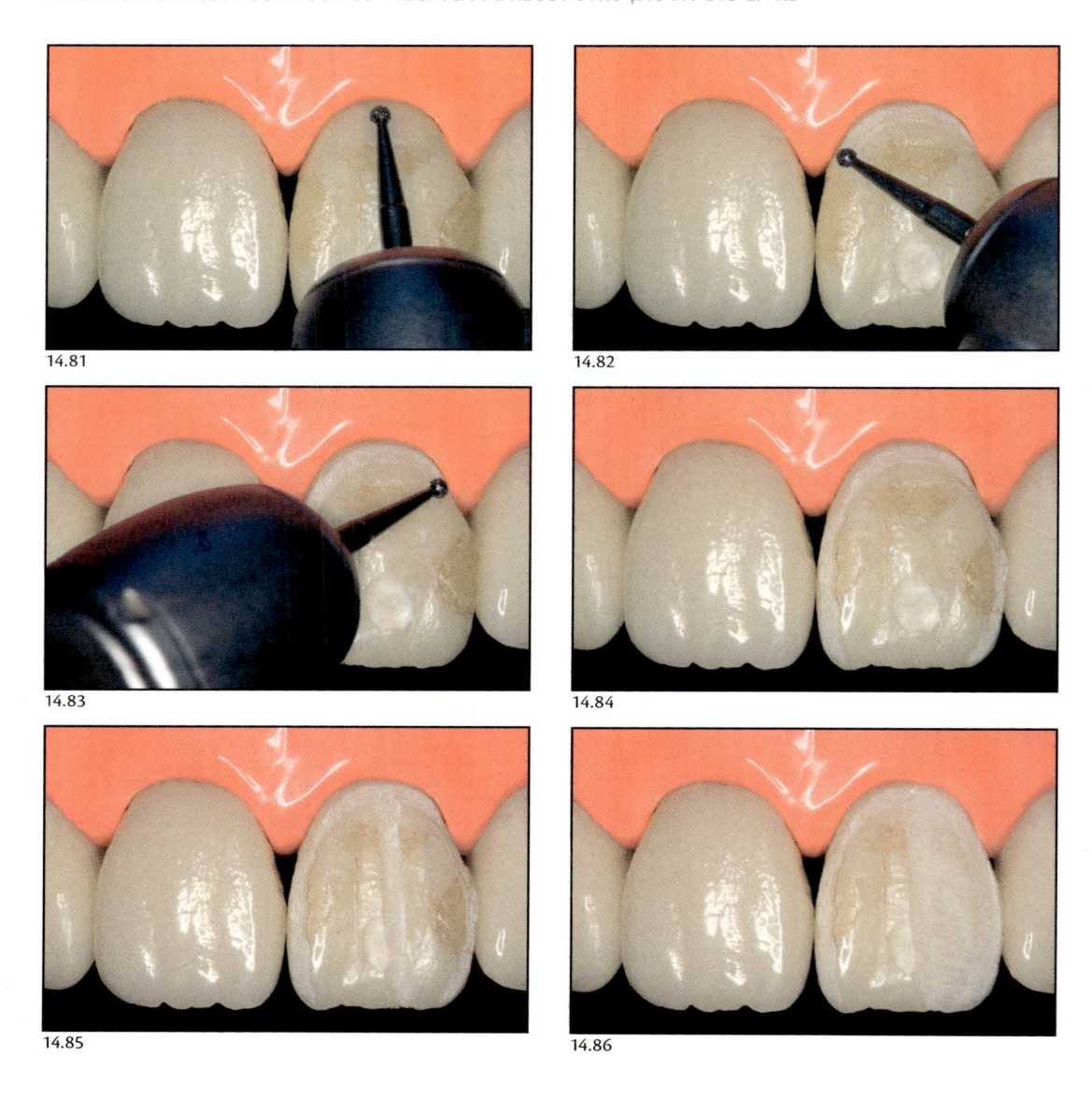

14.81

14.82

14.83

14.84

14.85

14.86

O preparo segue as mesmas orientações já descritas na sequência anterior: execução das canaletas marginais (FIGS. 14.81 A 14.84) e sulcos longitudinais (FIG. 14.85), desgaste da estrutura dental vestibular (FIGS. 14.86 E 14.87), refinamento do término, extensão intrassulcular e em direção às faces proximais (FIG. 14.88), de modo a esconder as margens do preparo durante a visualização dinâmica (FIG. 14.89). Observe que a ponta diamantada utilizada na criação das canaletas marginais tem um diâmetro de

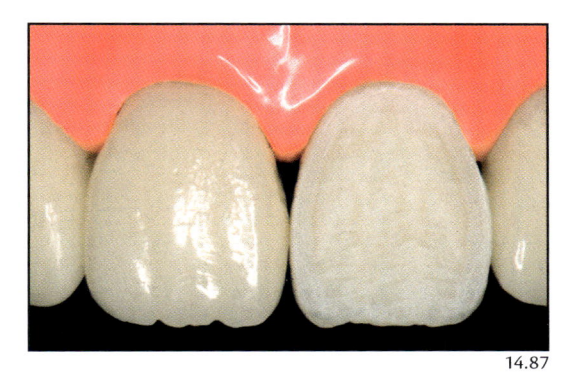

14.87

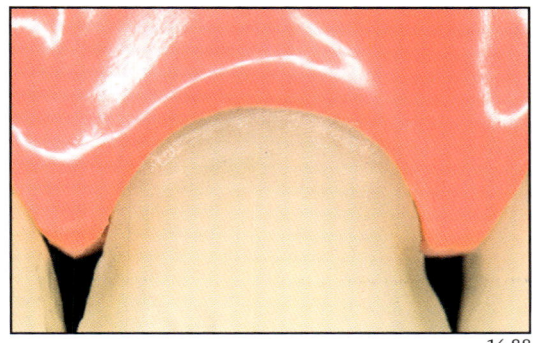

14.88

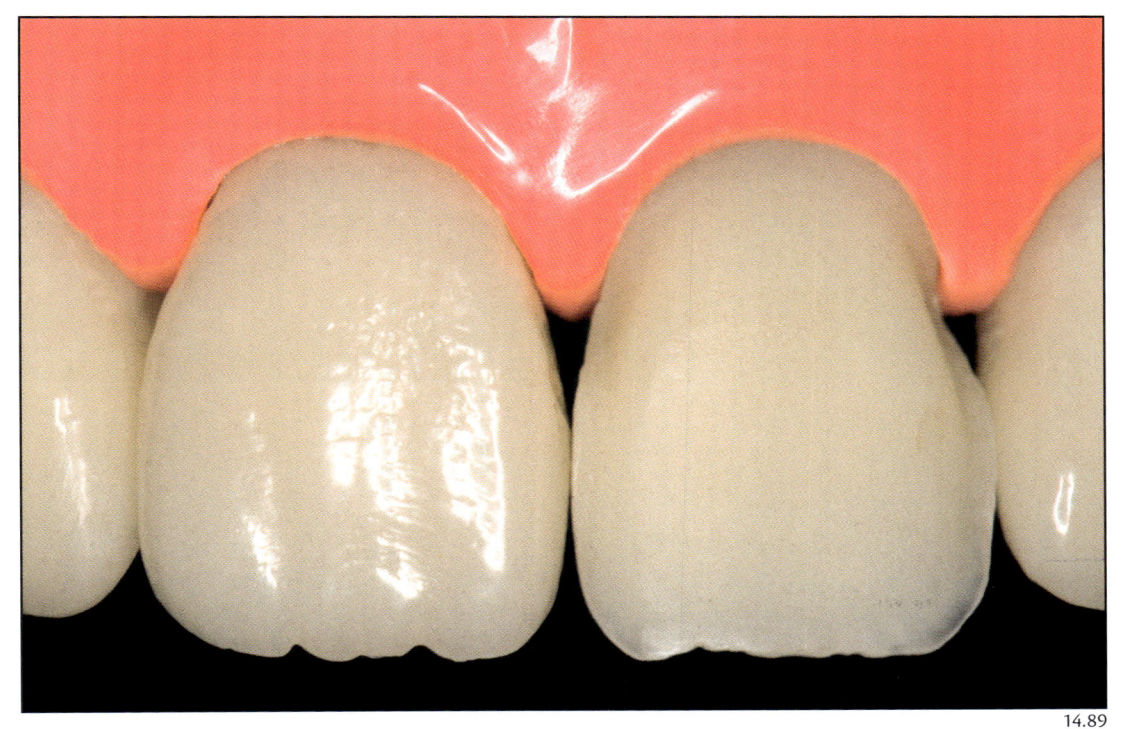

14.89

ponta ativa menor do que o da ponta utilizada na sequência anterior, a fim de permitir um desgaste menos invasivo. Por essa mesma razão, a ponta diamantada troncocônica, empregada para execução dos sulcos longitudinais e do desgaste da superfície vestibular, também é aprofundada em menor nível na estrutura dental. As margens gengivais podem ser posicionadas no nível gengival ou ligeiramente intrassulculares, de forma a esconder a transição do dente para a restauração.

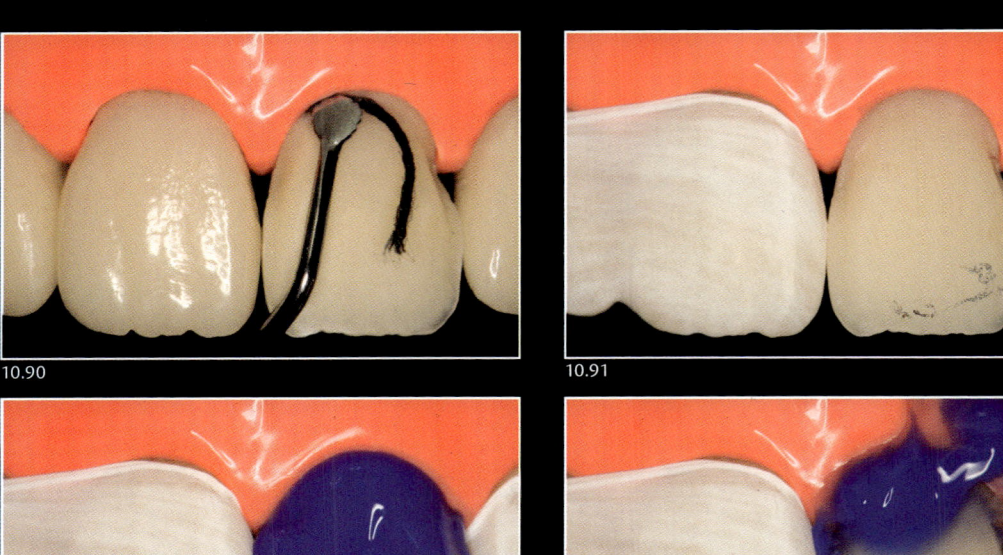

10.90

10.91

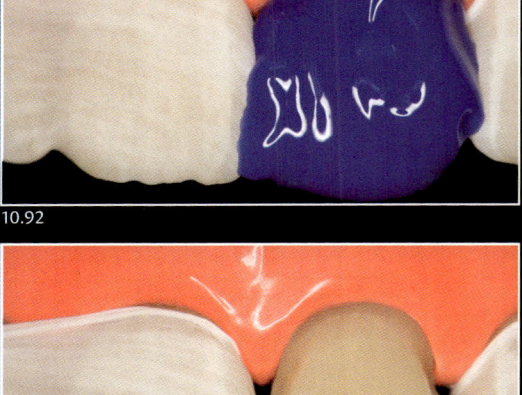

10.92

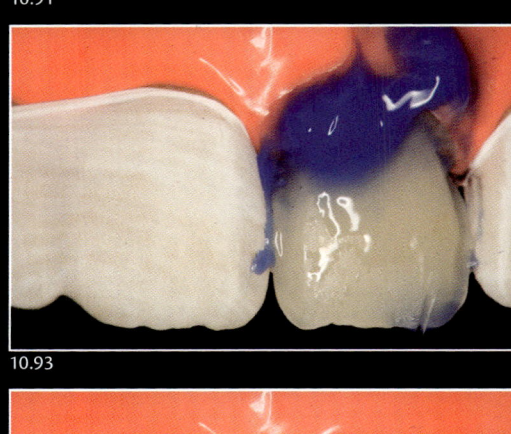

10.93

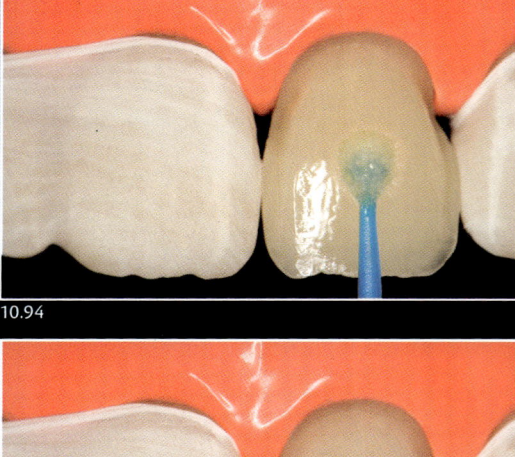

10.94

10.95

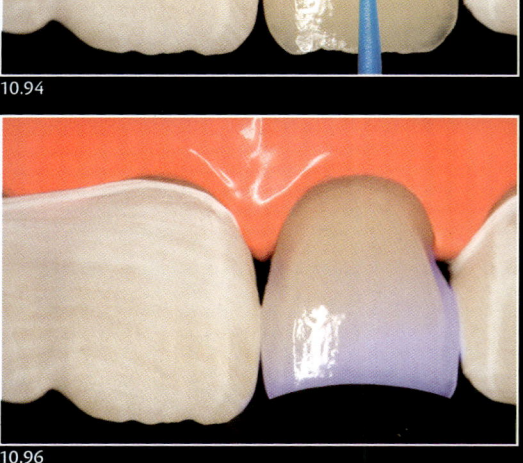

10.96

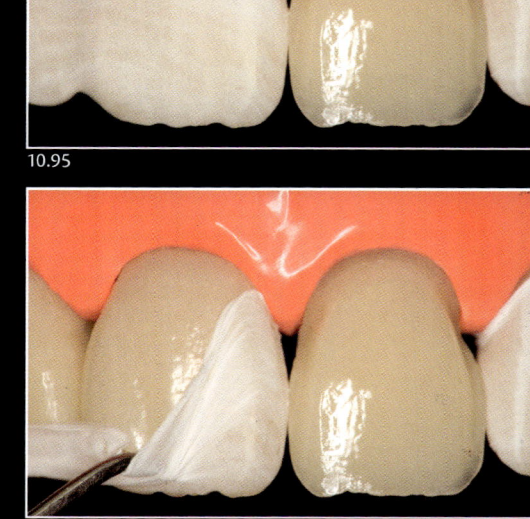

10.97

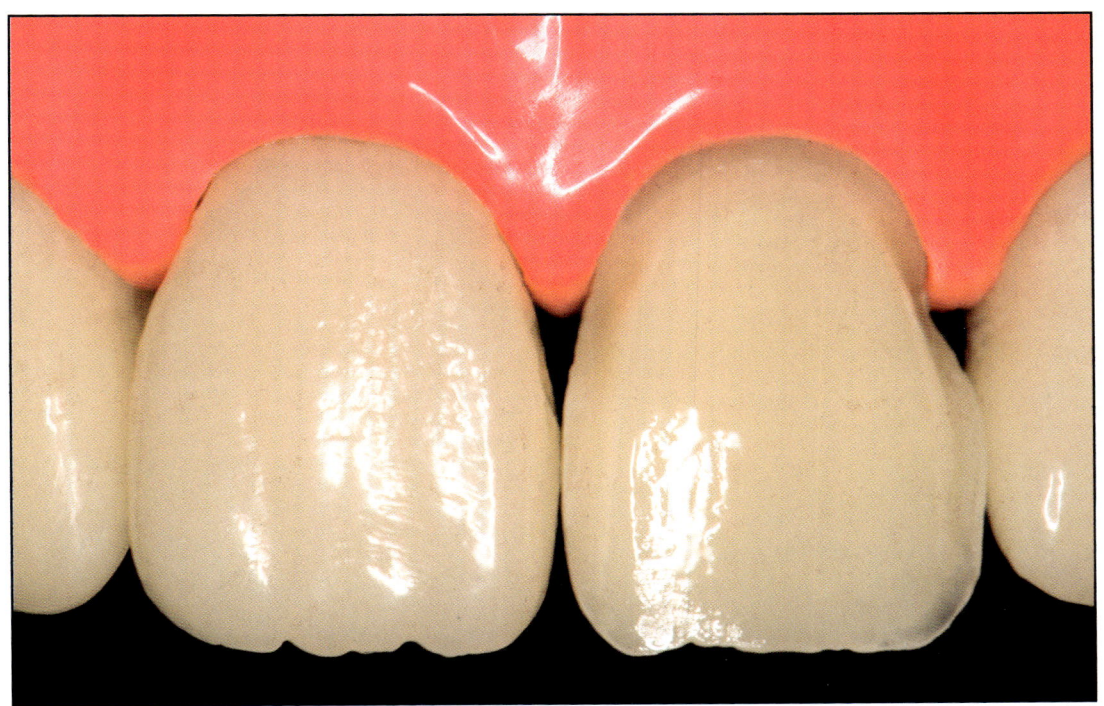

14.98

Com o preparo concluído, está indicada a realização de um ensaio restaurador, obviamente, sem o uso de agentes de união. Após a confirmação das massas de compósito que serão empregadas, remove-se o ensaio e realiza-se o isolamento do campo operatório. No presente caso, optou-se pela execução de um adequado isolamento relativo, incluindo a colocação de um fio retrator para afastar os tecidos gengivais e controlar a secreção do fluido crevicular (FIG. 14.90). A seguir, tiras de poliéster ou fitas veda-rosca devem ser aplicadas, a fim de restringir a ação dos materiais adesivos à superfície dental que será restaurada (FIG. 14.91). O protocolo adesivo é iniciado pelo condicionamento ácido, por cerca de 15 segundos, seguido de lavagem e secagem da superfície (FIGS. 14.92 E 14.93). Em preparos para facetas com pouca profundidade, o que é possível em dentes sem alteração de cor, é comum e desejável que apenas o esmalte seja desgastado, não ocasionando exposição de dentina. Assim, não são necessários os cuidados usuais para que a dentina seja mantida úmida após a lavagem do ácido. O adesivo é aplicado em uma camada fina e uniforme, sobre toda a superfície condicionada e é, então, fotoativado (FIGS. 14.94 A 14.96). As fitas veda-rosca são removidas (FIG. 14.97) e o preparo está pronto para receber os compósitos, empregados para reprodução da superfície vestibular (FIG. 14.98).

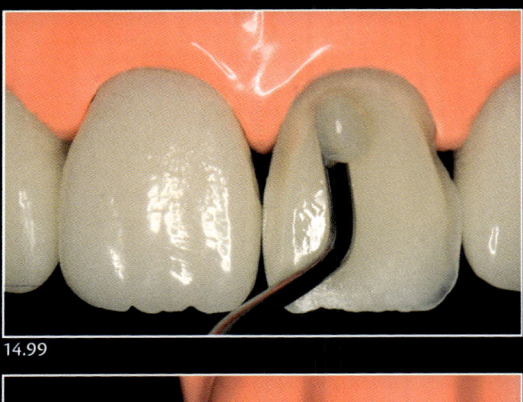

14.99

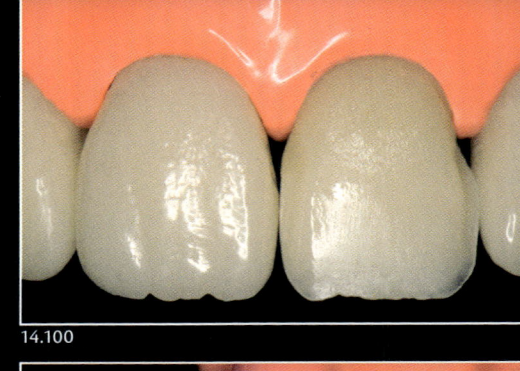

14.100

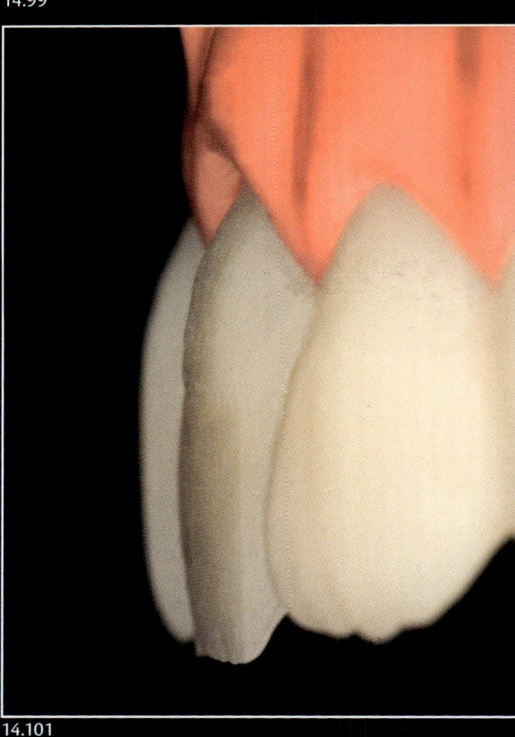

14.101

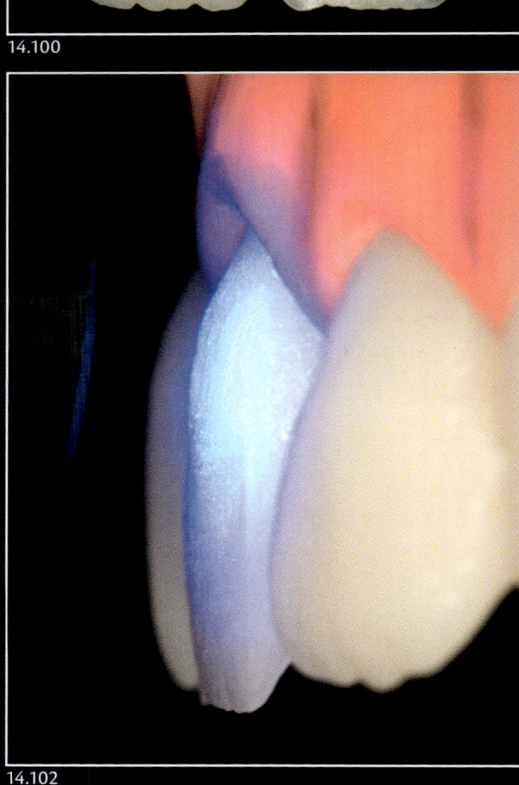

14.102

Normalmente, a seleção de cores e o ensaio restaurador apontam a necessidade de estabelecer um gradiente de saturação, da região cervical até a incisal. A primeira camada de compósito é concluída em três incrementos, aplicados e fotoativados separadamente nos terços cervical, médio e incisal, e se sobrepondo levemente nas áreas de transição, de forma a criar uma variação cromática suave ao longo da coroa (FIGS. 14.99 A 14.105). É importante, também, que a transição de um incremento para o

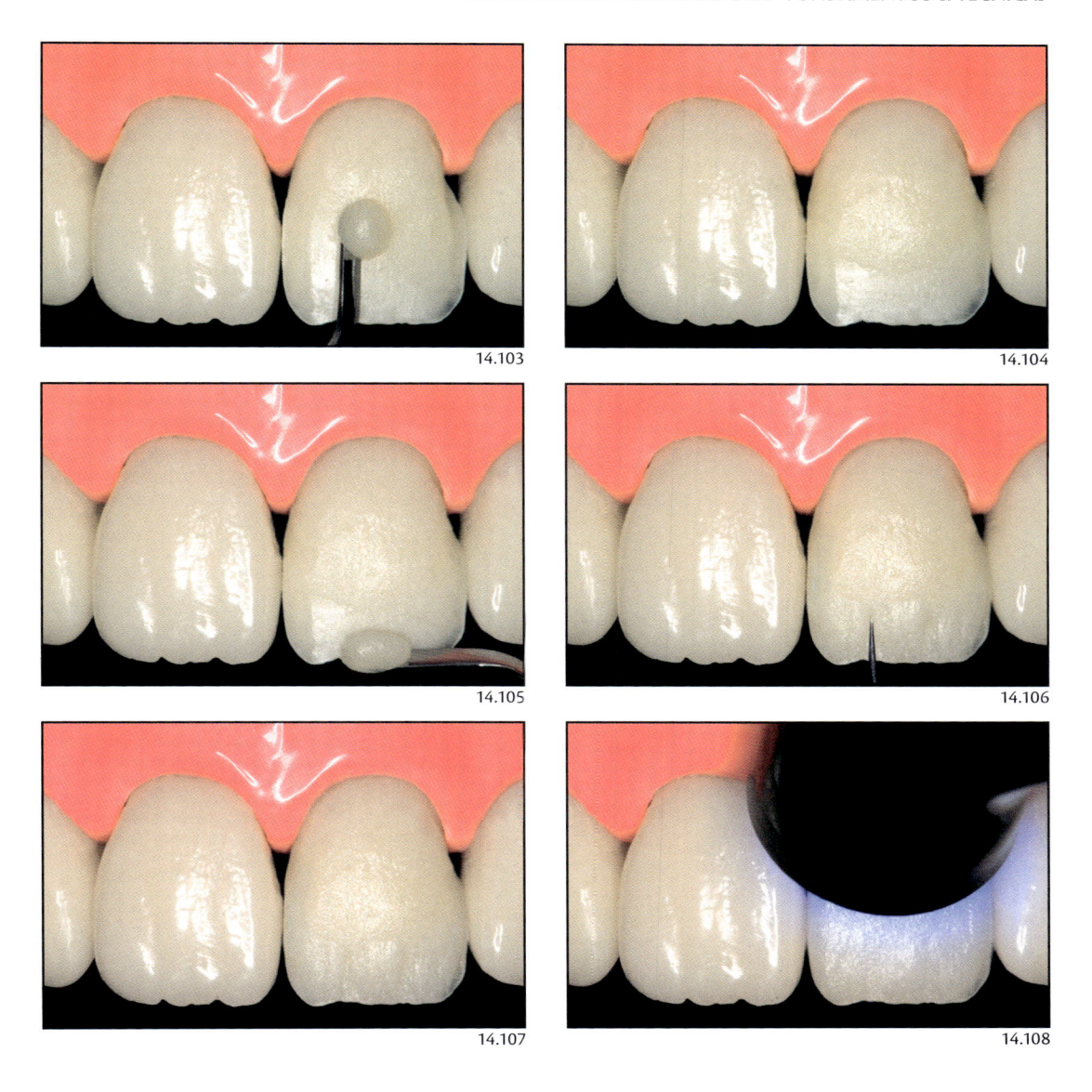

14.103

14.104

14.105

14.106

14.107

14.108

outro seja sutil. Por essa razão, recomenda-se acomodar a resina composta com pincéis, que suavizam as transições. Na região incisal, é interessante esculpir essa primeira camada de compósito com contorno semelhante ao dos mamelões dentinários, a fim de tentar reproduzir o comportamento óptico dos dentes naturais (FIGS. 14.106 A 14.108). Muito cuidado deve ser tomado, antes da fotoativação de cada incremento, para assegurar que o espaço reservado ao "esmalte artificial" não foi invadido.

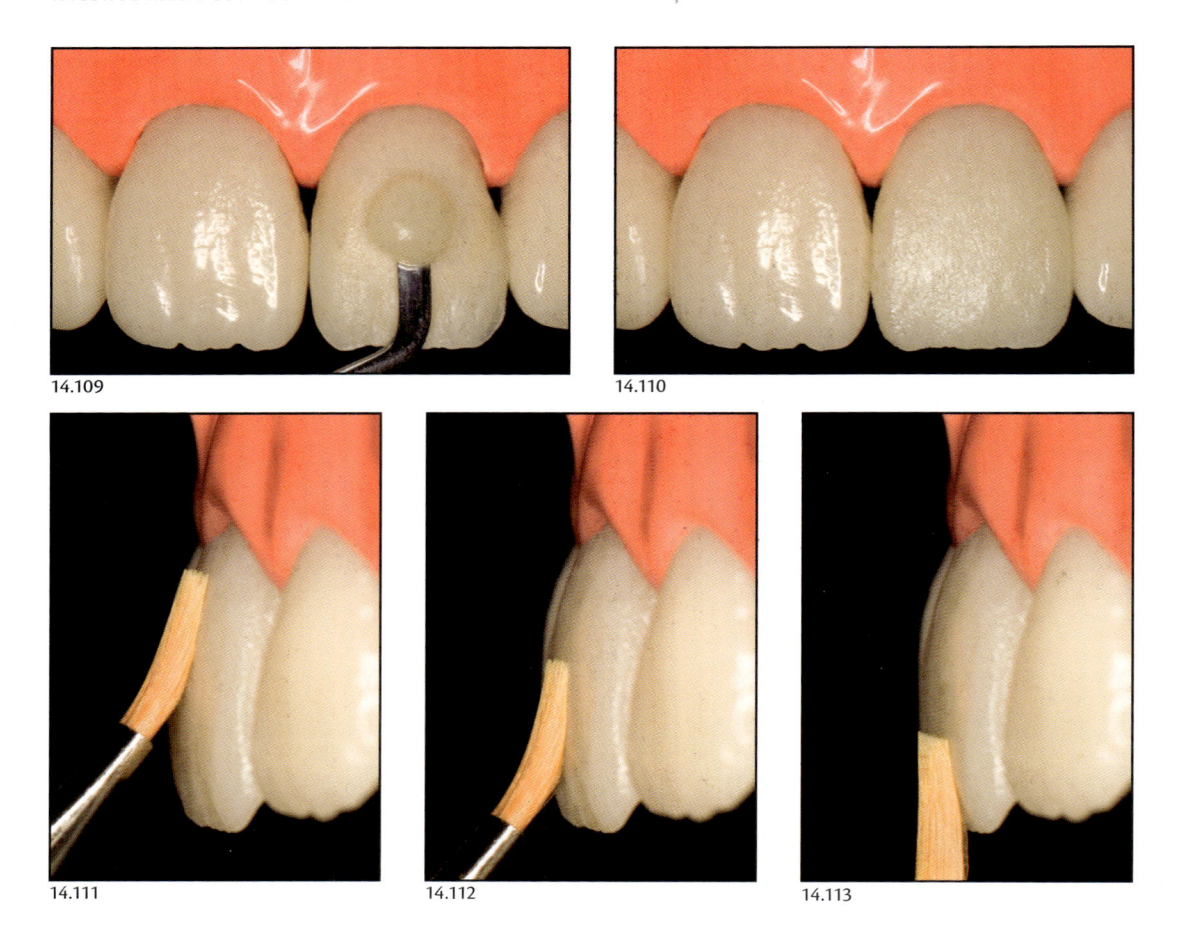

14.109

14.110

14.111

14.112

14.113

Finalizando a inserção dos compósitos, uma resina composta com características ópticas semelhantes às do esmalte (i.e., mais translúcida e menos saturada), é utilizada sobre os incrementos anteriores, para criar a nova morfologia vestibular (FIGS. 14.109 E 14.110). Dependendo da riqueza de detalhes cromáticos do dente, podem ser necessárias diferentes massas de resina composta nesta etapa. Por outro lado, em casos mais simples, um único compósito para esmalte é capaz de proporcionar um resultado satisfatório.

Certamente, a obtenção de forma e textura corretas é mais importante do que preciosismos na reprodução dos detalhes cromáticos, embora estes sejam, também, importantes. Um instrumento que auxilia de forma significativa na conformação da morfologia vestibular é o pincel de ponta chata, utilizado conforme as fotografias acima. A ação do pincel sobre o compósito é diferente da ação de uma espátula metálica, que, por ser rígida, dificulta a escultura de superfícies curvas e suaves. Observe que o pincel, da

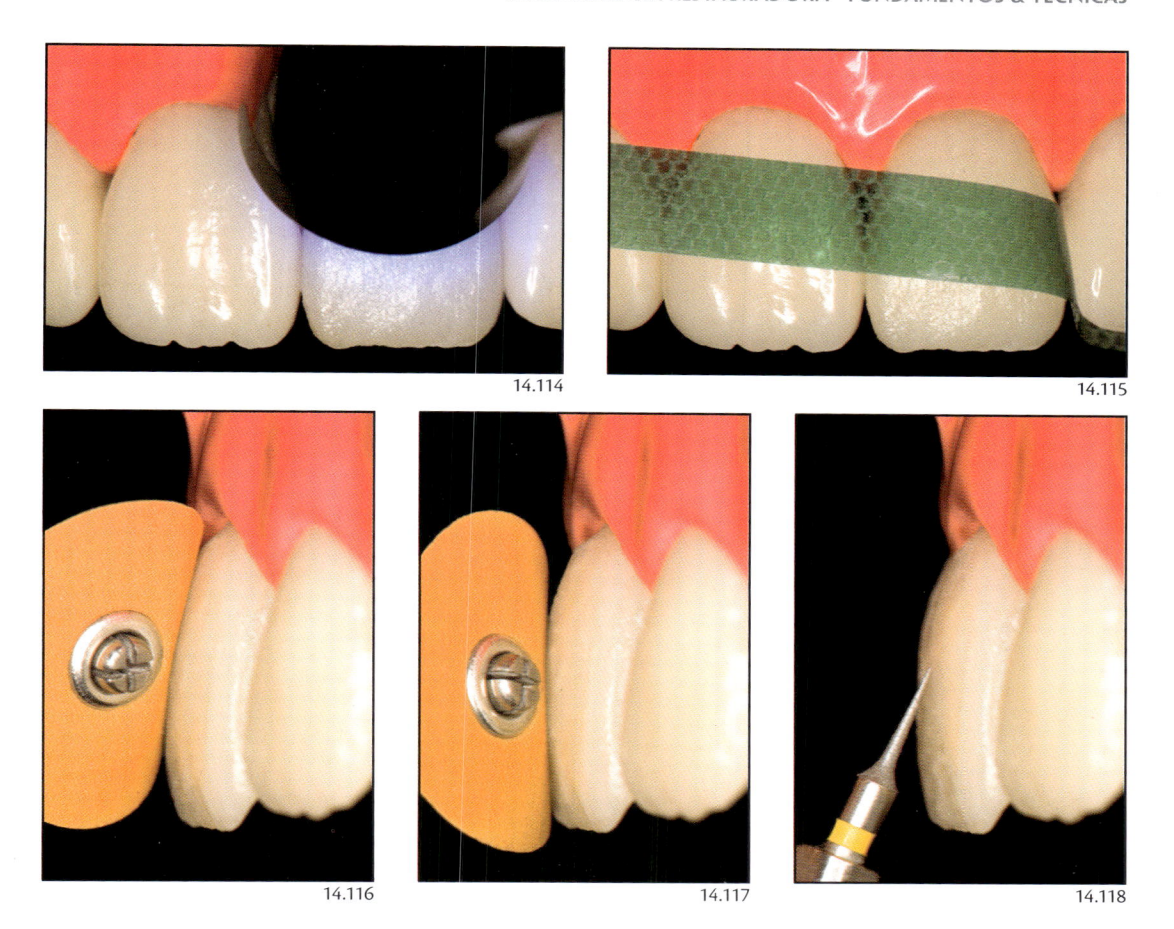

14.114

14.115

14.116

14.117

14.118

mesma maneira que a ponta diamantada empregada durante o preparo, respeita os planos de inclinação vestibular do dente (FIGS. 14.111 A 14.113). Assim que for obtida uma forma adequada, confirmada por meio da observação a partir de múltiplos ângulos, realiza-se a fotoativação (FIG. 14.114). É preferível, neste momento, a presença de leves excessos de resina do que a falta de material restaurador. Portanto, a restauração deve ser observada atentamente, antes que sejam iniciados os procedimentos de acabamento e

polimento, que contaminam a superfície do compósito e impedem o acréscimo de novos incrementos. Caso não seja necessário adicionar resina composta, o fio retrator é removido e são iniciados os procedimentos de acabamento e polimento, com tiras de lixa, discos abrasivos e pontas diamantadas, dependendo da região instrumentada (FIGS. 14.115 A 14.118). Evidentemente, quanto maior o cuidado tomado na conformação dos compósitos, mais simples serão os procedimentos de acabamento.

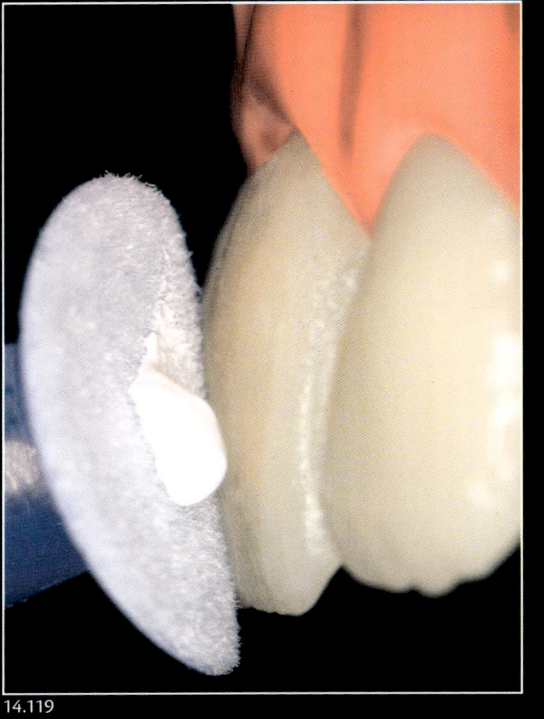

14.119

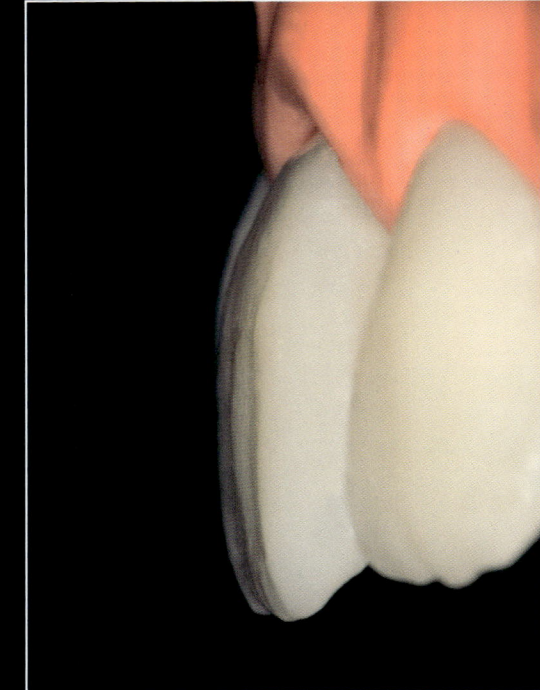

14.120

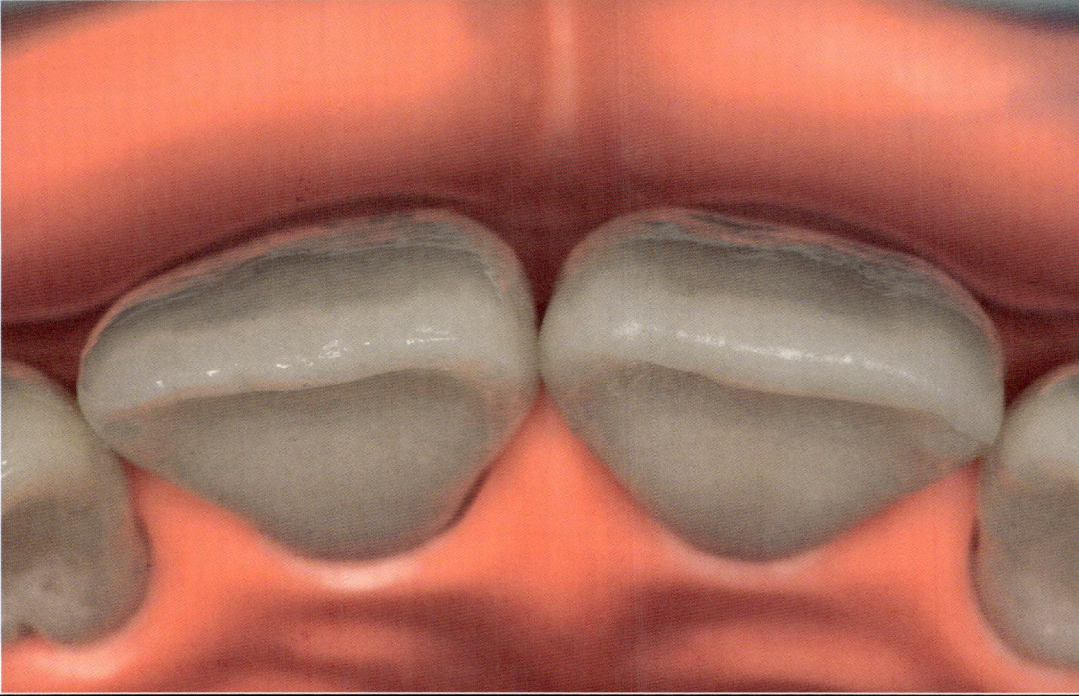

14.121

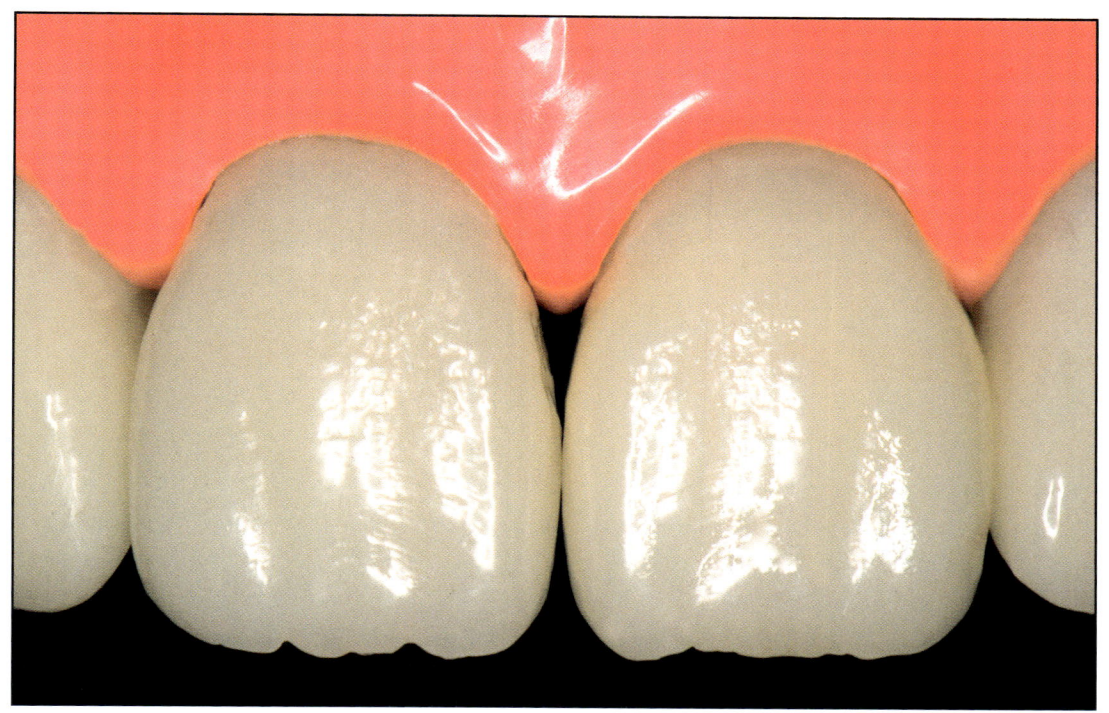

14.122

Removidos os excessos grosseiros e definida a textura de superfície, é o momento de conferir à superfície vestibular da faceta brilho semelhante ao observado nos dentes adjacentes. Para isso, uma pasta para polimento é aplicada, sobre a superfície do dente limpo e seco, com o auxílio de um disco de feltro (FIG. 14.119), até que a restauração exiba brilho semelhante ao do dente homólogo. Deve-se evitar o uso de pastas excessivamente abrasivas, a fim de preservar a textura recém-obtida com as pontas diamantadas. Confira no capítulo 16, o protocolo detalhado para acabamento e polimento de restaurações diretas em dentes anteriores. Neste caso, o resultado alcançado, observado em múltiplos ângulos (FIGS. 14.120 A 14.122), atesta o sucesso do procedimento restaurador. Além de restituir a forma e a cor do dente, a faceta direta apresenta uma superfície muito parecida com a do dente adjacente. Evidentemente, para alcançar resultados como este, é necessário treinamento intenso e familiaridade com os materiais empregados. Entretanto, não há dúvida de que as facetas diretas são alternativas restauradoras que devem ser consideradas, sempre que possível, pois apresentam bom resultado estético e têm ótima relação custo-benefício, quando comparadas com as diferentes modalidades de restaurações indiretas, em especial nos casos em que apenas um dente estiver envolvido.

15

REDUÇÃO OU FECHAMENTO DE DIASTEMAS E DENTES CONOIDES

Fechamento de diastema

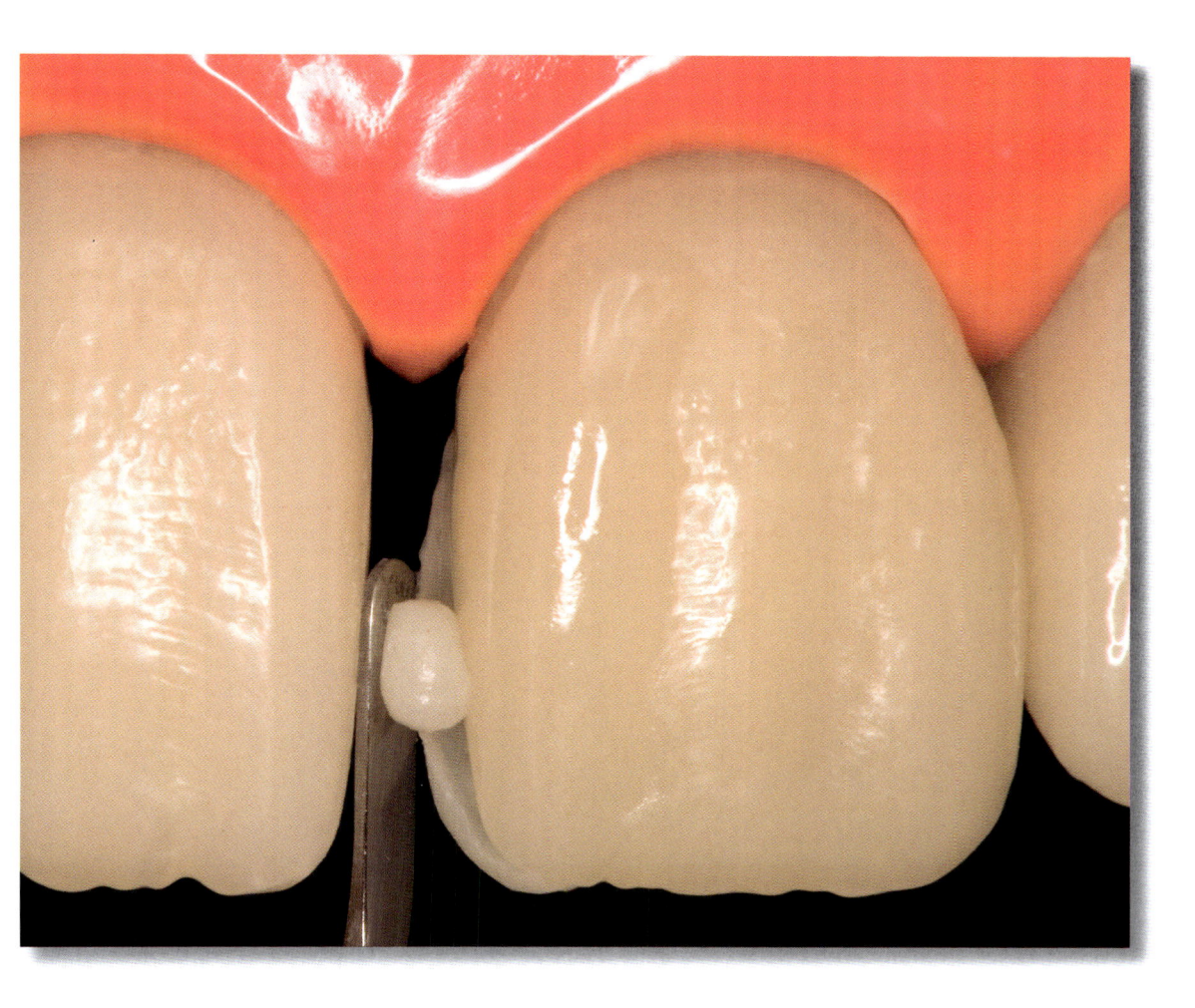

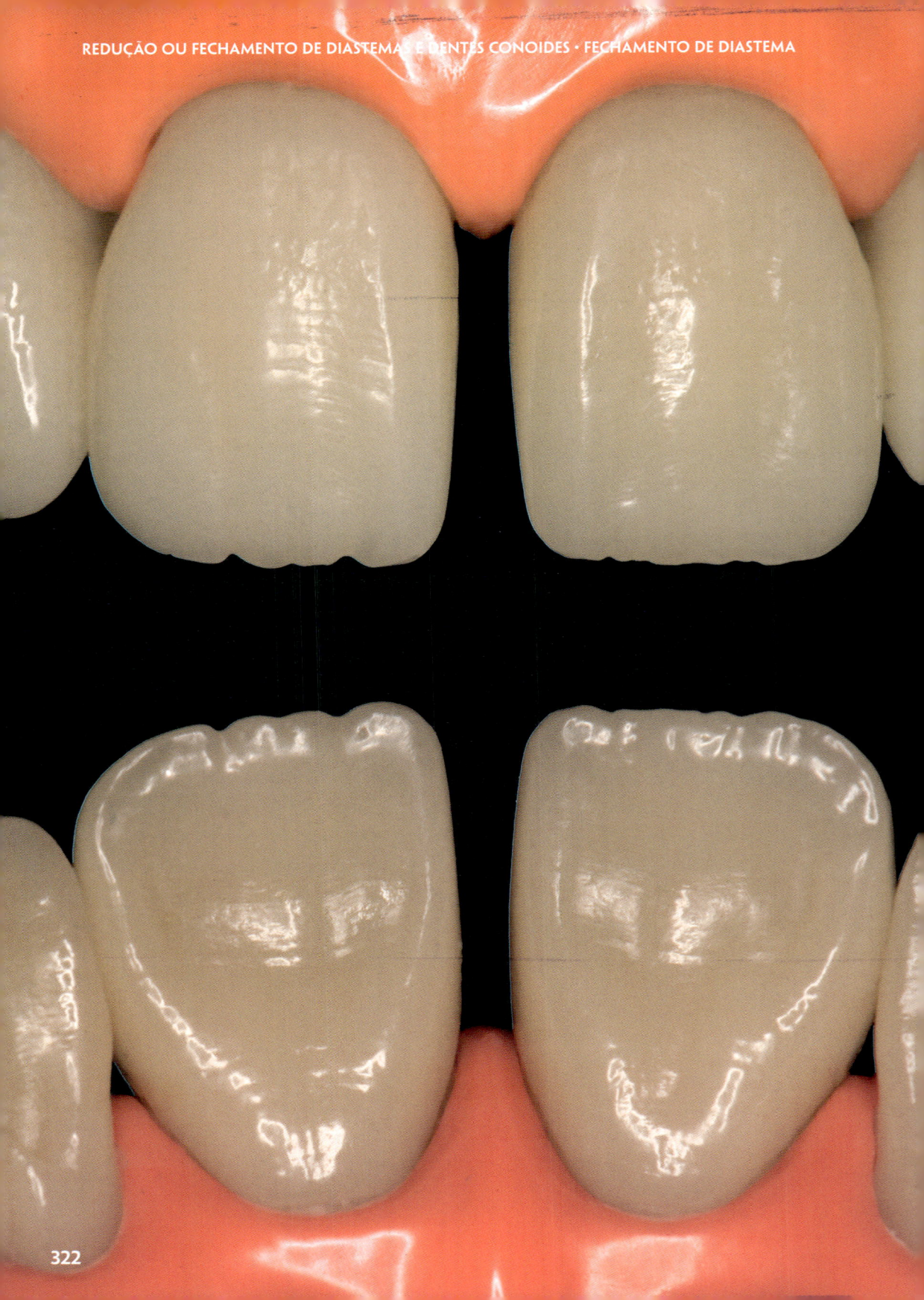

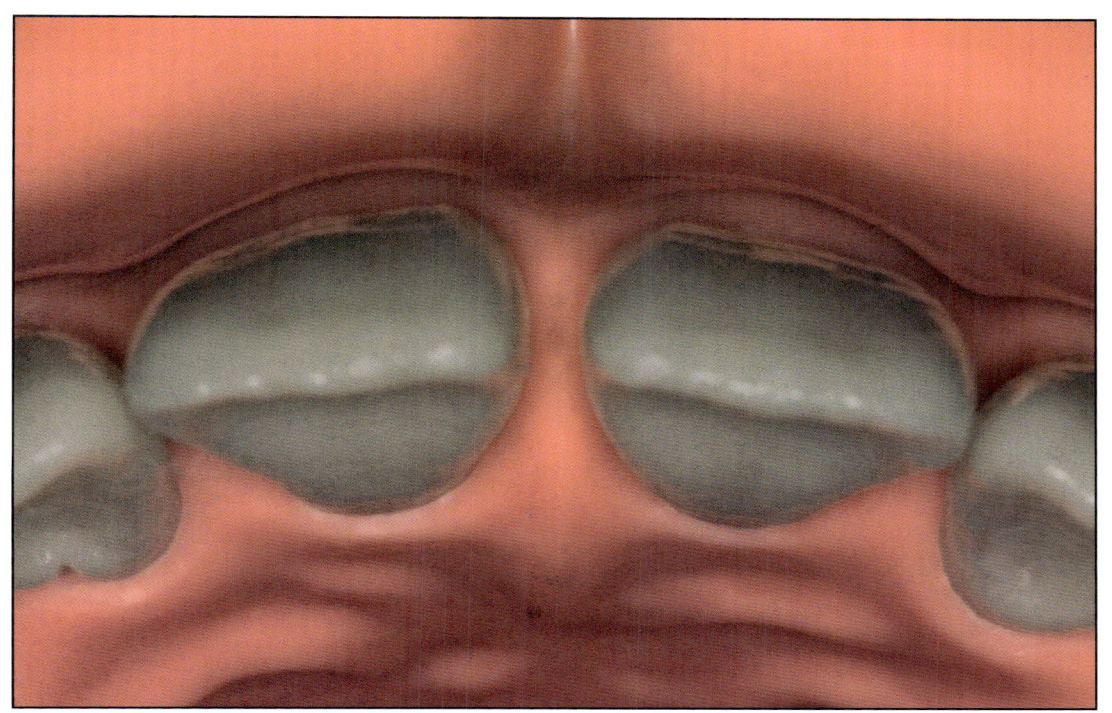

15.1

Para muitas pessoas, a presença de diastemas é um fator que afeta a estética de maneira negativa. Nesses casos, sempre que possível e indicado, recomenda-se o fechamento ortodôntico dos espaços. Em algumas circunstâncias, entretanto, os procedimentos ortodônticos não são capazes de promover o fechamento total dos diastemas, em virtude da discrepância entre a largura dos dentes anteriores superiores e inferiores. Em outros casos, o tratamento ortodôntico pode não ser a modalidade terapêutica mais indicada, pelo fato de os dentes envolvidos apresentarem alterações de forma e/ou proporção altura–largura incorreta. Por essas razões, a procura por tratamentos restauradores capazes de modificar a forma dos dentes, levando ao fechamento dos espaços indesejados, é relativamente comum (FIG. 15.1). O fechamento de diastemas com resinas compostas, aplicadas de forma direta, é uma técnica altamente conservadora, uma vez que não é necessário qualquer desgaste tecidual, antes da aplicação das massas de compósito. Entretanto, o êxito restaurador depende de um planejamento adequado, para assegurar que os dentes restaurados apresentem uma forma adequada, principalmente no que tange à relação entre a altura e a largura. Do ponto de vista estético, o ideal é que a largura não exceda 75 a 80% da altura da coroa.

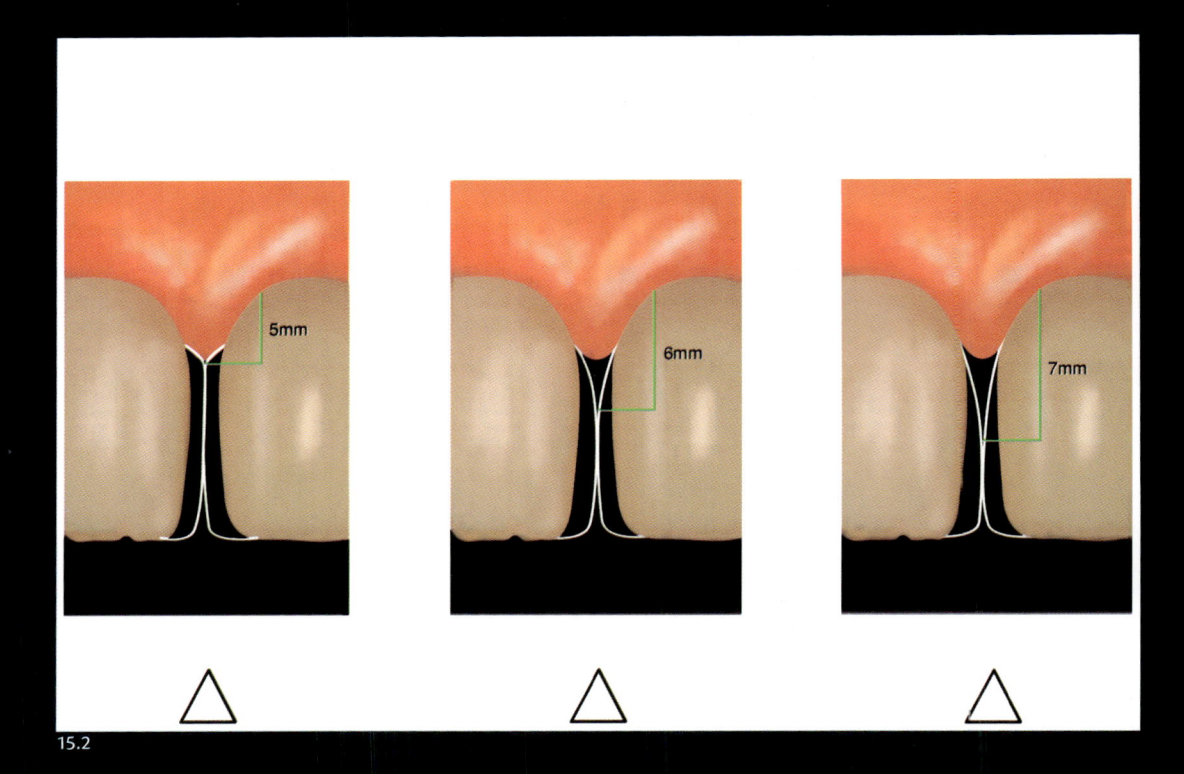

15.2

Também não pode ser esquecida a relação das restaurações com os tecidos periodontais. Alterações do perfil de emergência devem ser executadas de forma diligente e cautelosa, sem produzir excessos que comprometam a saúde do periodonto. É essencial atentar para a formação da papila interdental, que exige que o ponto de contato entre os dentes fique, no máximo, 5 mm distante da crista óssea (FIG. 15.2). Para o planejamento das restaurações, pode-se optar pela execução de um enceramento diagnóstico, seguido por um ensaio restaurador, ou somente pela execução do ensaio restaurador, sem o enceramento prévio (FIG. 15.3). O ensaio restaurador é necessário para uma seleção de cores adequada e para que o paciente aprove a forma planejada para as restaurações definitivas. Sobre o enceramento diagnóstico — ou diretamente sobre o ensaio — confecciona-se uma guia de silicone, que auxiliará na obtenção da forma final da restauração. Em uma situação como a aqui apresentada, o uso da guia é importante para que o acréscimo de resina seja uniforme em ambos os dentes, uma vez que mesmo um leve desequilíbrio poderia fazer com que um dente ficasse mais largo do que o outro, prejudicando a expressão estética. Observe como a guia de silicone permite antever o contorno das restaurações, orientando a inserção dos incrementos de resina composta (FIG. 15.4).

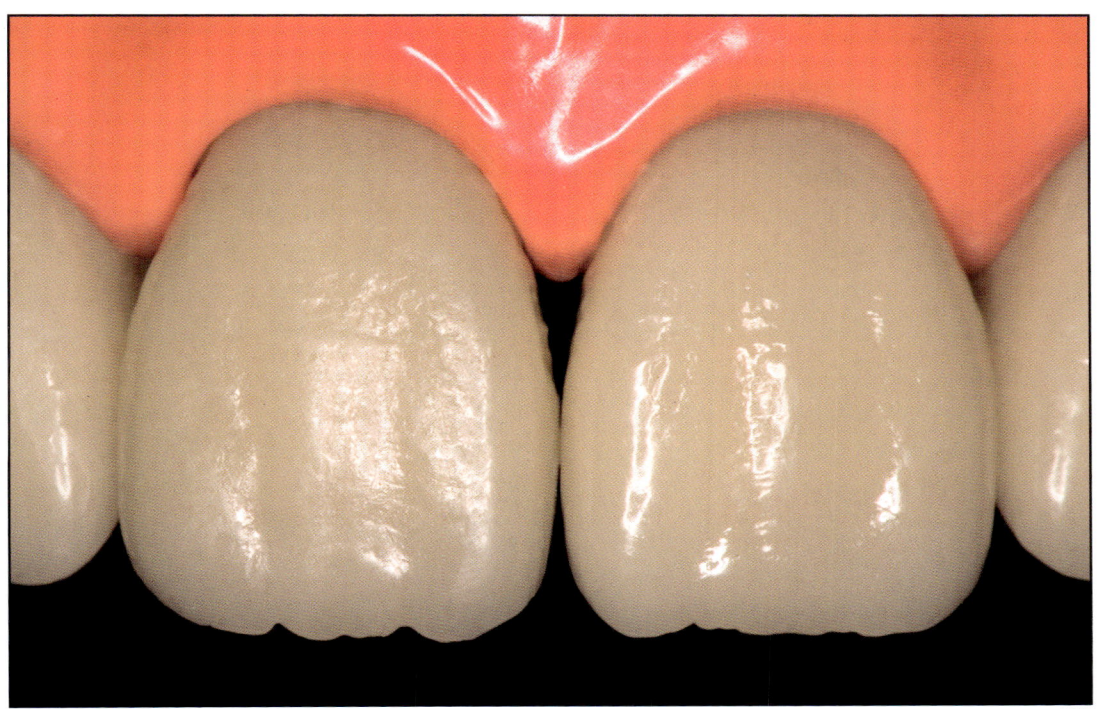

15.3

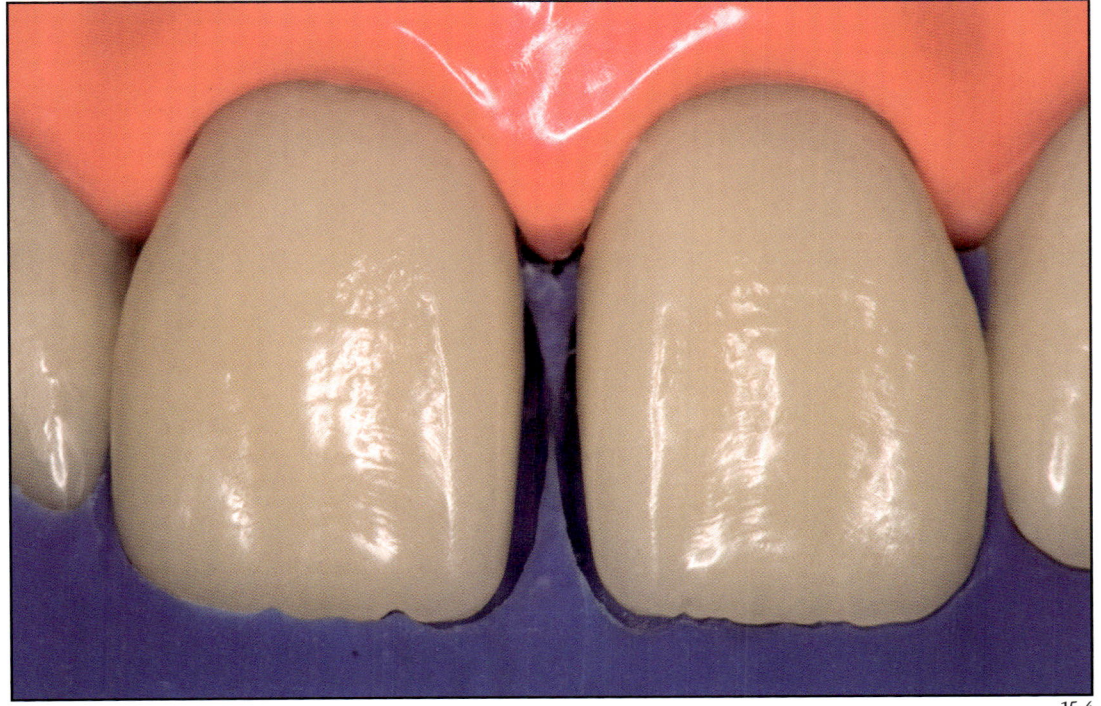

15.4

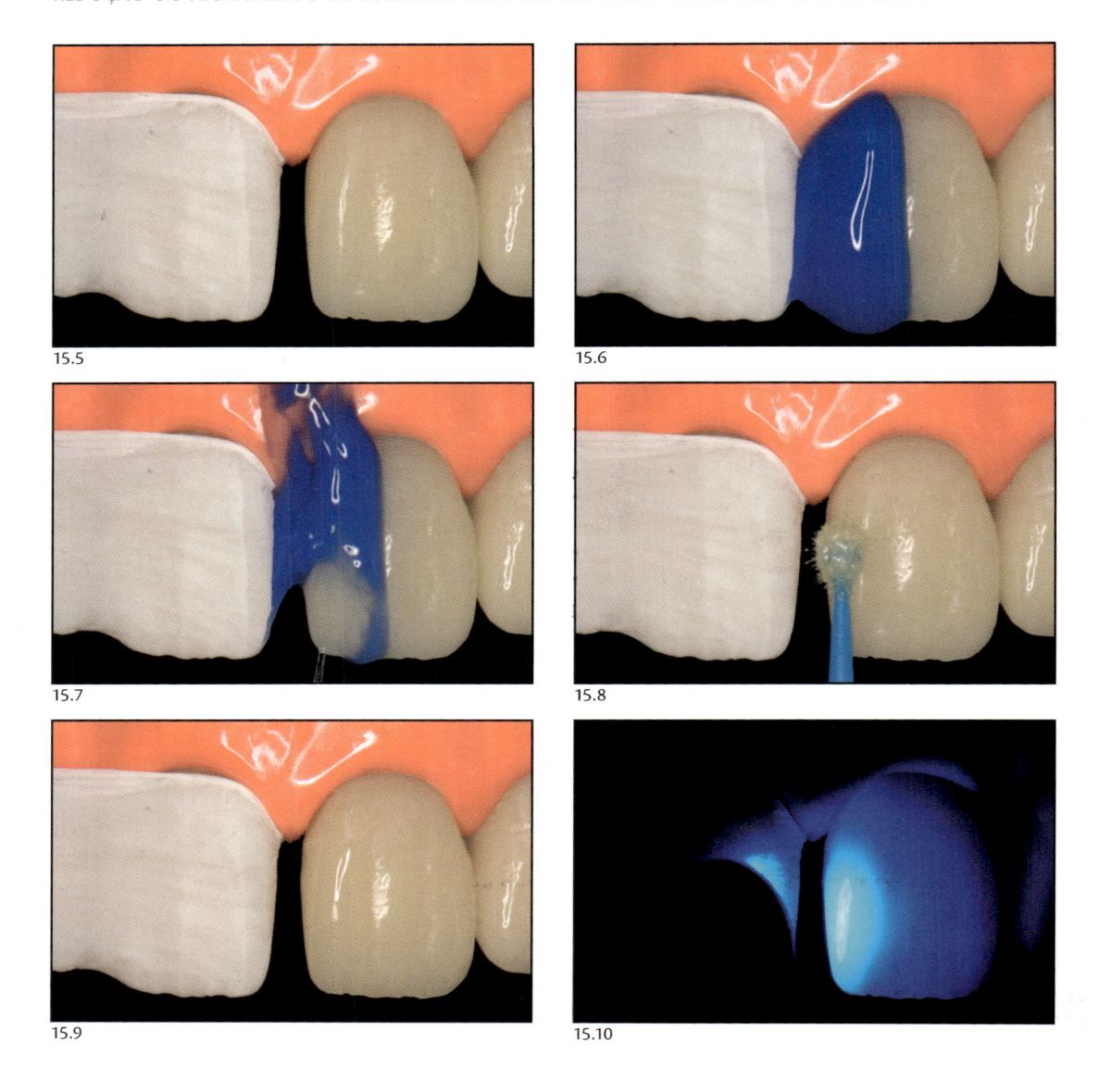

15.5

15.6

15.7

15.8

15.9

15.10

Com a forma das restaurações definida pelo ensaio e registrada com a guia de silicone, tem início o protocolo restaurador. Inicialmente, a superfície é limpa com pasta profilática ou um jato de bicarbonato de sódio, e o campo operatório é isolado com roletes de algodão, sugador, afastador labial e um fio retrator, para controlar o fluido crevicular. No caso aqui apresentado, o dente 21 será restaurado primeiro. Assim, o dente 11 é protegido com fita veda-rosca, para que não seja atingido pelo condicionamento

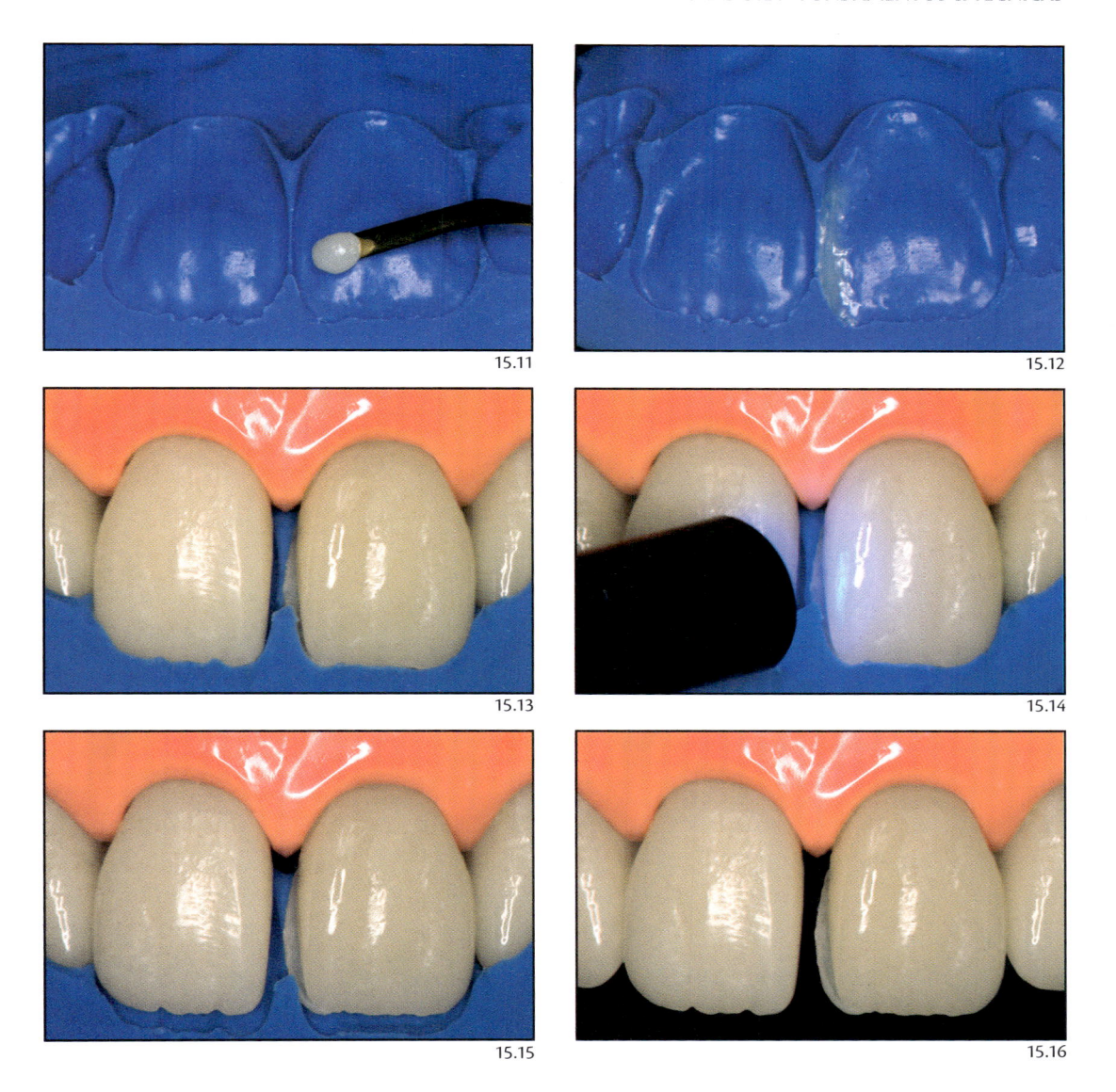

15.11

15.12

15.13

15.14

15.15

15.16

ácido, que se estende além dos limites da futura restauração (FIGS. 15.5 E 15.6). O dente condicionado é lavado e secado com jatos de ar (FIG. 15.7) e, na sequência, o sistema adesivo é aplicado e fotoativado (FIGS. 15.8 A 15.10). O compósito escolhido para a reprodução do esmalte palatal é inserido na guia, que é levada de encontro ao dente e pressionada em posição (FIGS. 15.11 A 15.13). Após a fotopolimerização, a guia é removida e o contorno planejado para a restauração é claramente observado (FIGS. 15.14 A 15.16).

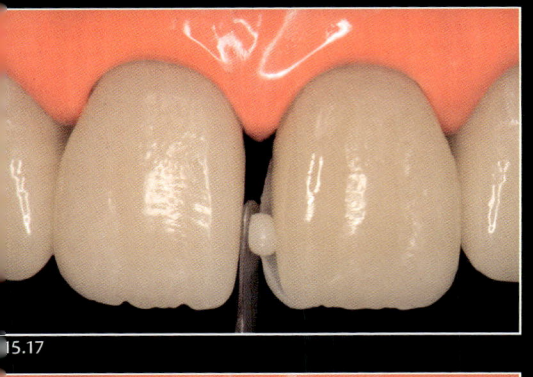

15.17

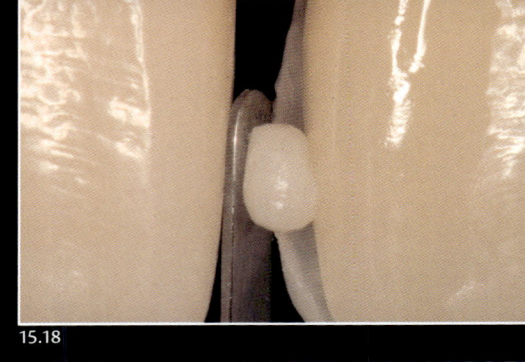

15.18

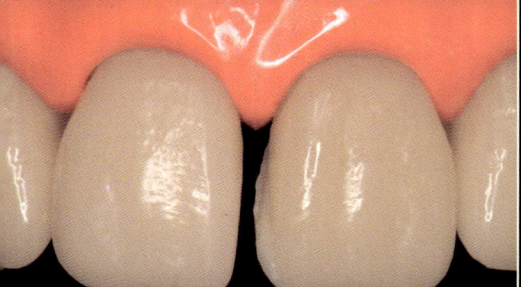

15.19

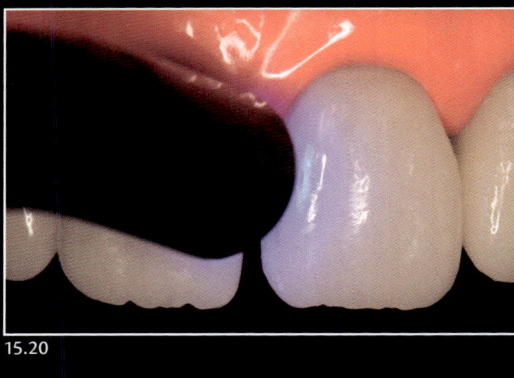

15.20

Com a guia de silicone removida, um segundo incremento de compósito, com características ópticas similares às da dentina, é inserido, conformado e fotopolimerizado (FIGS. 15.17 A 15.20). A seguir, um terceiro incremento é aplicado, com o objetivo de reproduzir as características do esmalte vestibular e proximal (FIG. 15.21). É importante que o compósito utilizado nesta etapa tenha boas características de polimento. Observe que a forma é cuidadosamente definida com o auxílio de pincéis, que colaboram na obtenção de superfícies lisas e de transições suaves entre o material restaurador e o substrato dental (FIGS. 15.22 A 15.24). A fotopolimerização final é realizada por um tempo que, para a maioria

dos compósitos, fica em torno de 30 a 40 segundos (FIG. 15.25). Nesse ponto, a restauração está concluída. Antes de iniciar os procedimentos restauradores no dente homólogo, entretanto, é importante executar o acabamento e o polimento da superfície proximal recém-restaurada, com tiras de lixa e/ou discos flexíveis abrasivos. O espaço interdental facilita esse processo, que também tem como objetivo remover a camada superficial, não polimerizada devido à inibição pelo oxigênio. Esse é um cuidado importante, para impedir que os acréscimos de resina composta, que serão realizados no dente adjacente, venham a se unir àqueles já presentes na restauração concluída (FIGS. 15.26 A 15.28).

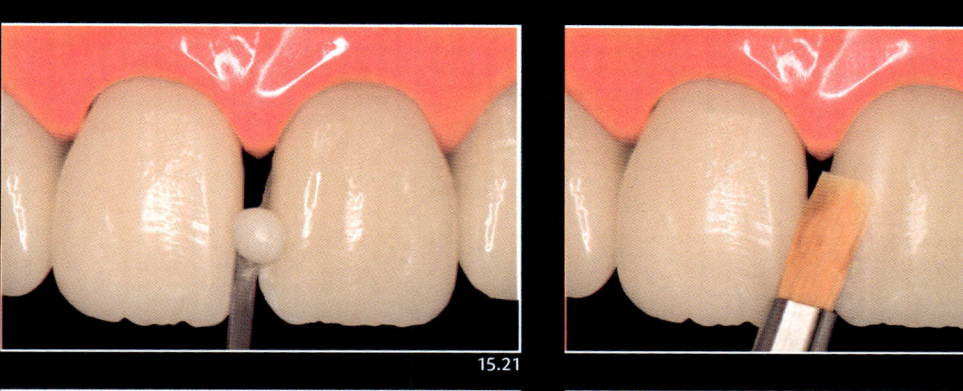

15.21

15.22

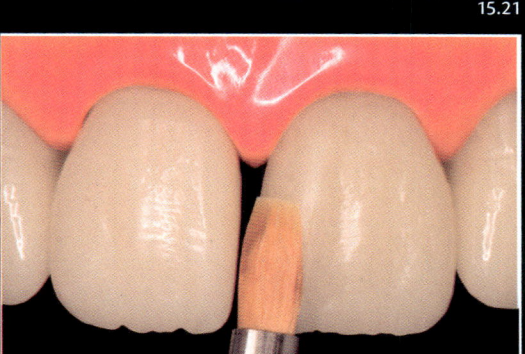

15.23

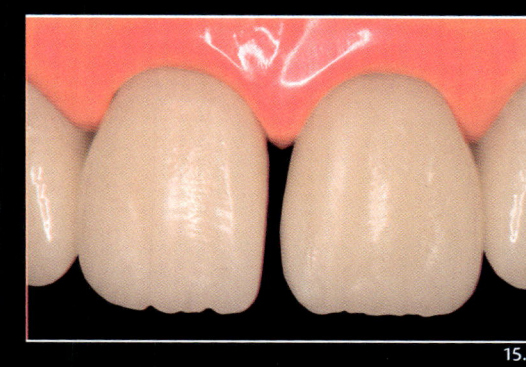

15.24

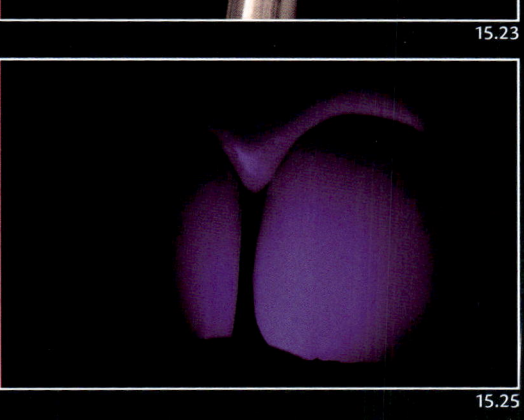

15.25

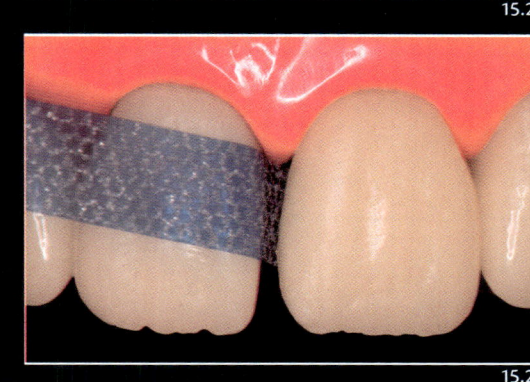

15.26

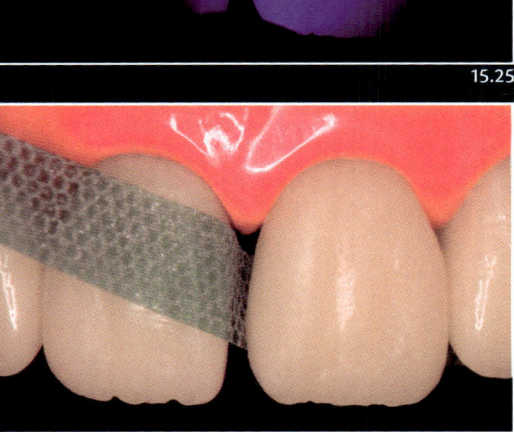

15.27

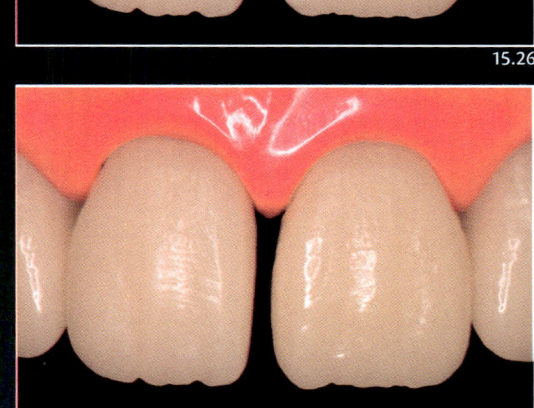

15.28

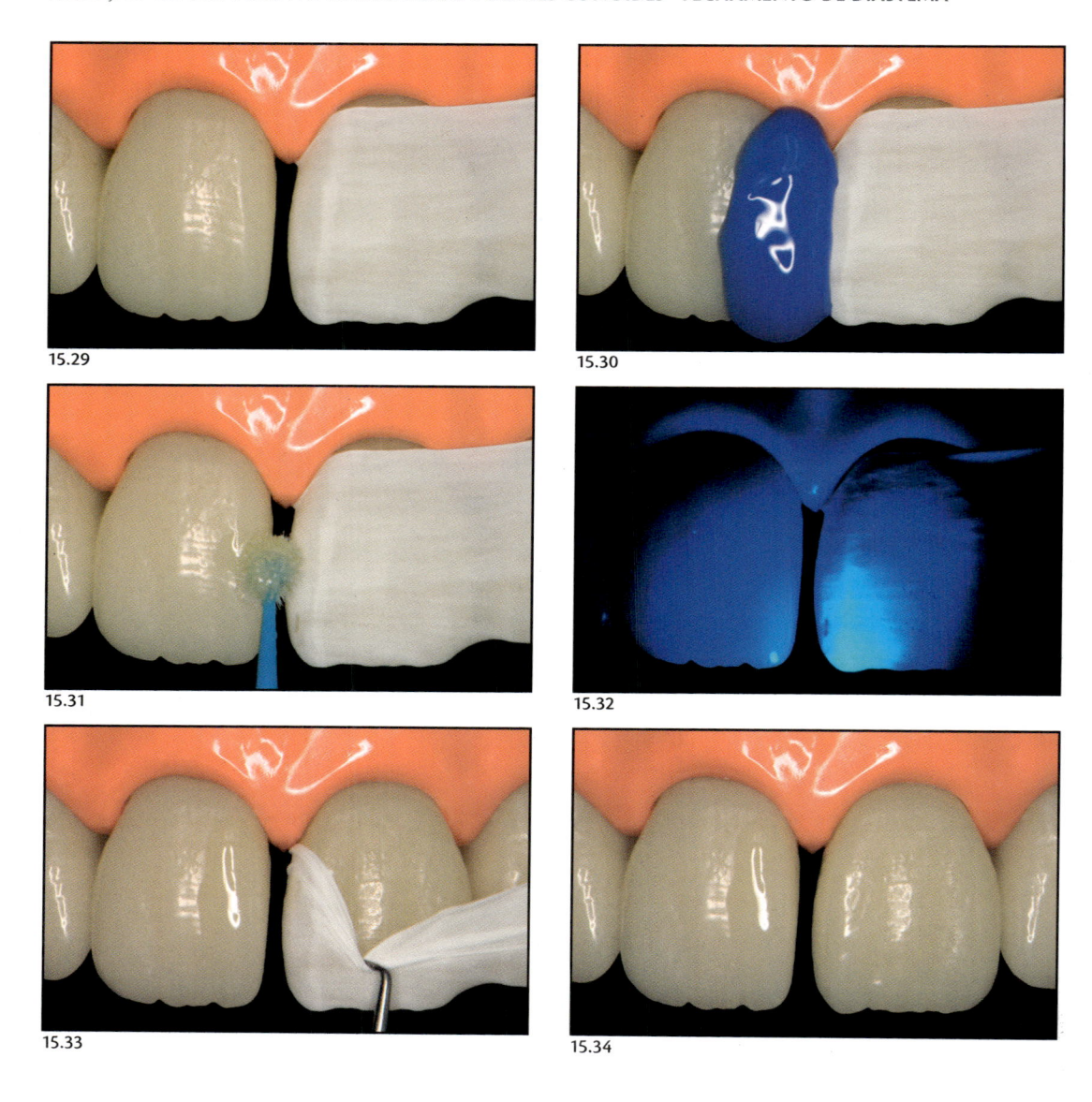

15.29

15.30

15.31

15.32

15.33

15.34

Concluída a restauração do dente 21, os mesmos procedimentos são, agora, realizados no dente 11. Mais uma vez, um fio retrator é inserido no sulco gengival, e o dente adjacente, já restaurado, é protegido com fita veda-rosca (FIG. 15.29). O condiciona-mento com ácido fosfórico, sua lavagem, secagem e a aplicação do sistema adesivo são realizados de forma idêntica à já descrita (FIGS. 15.30 E 15.31). Após a fotopolimerização do adesivo, a fita veda-rosca é removida e a guia de silicone, já carregada com o

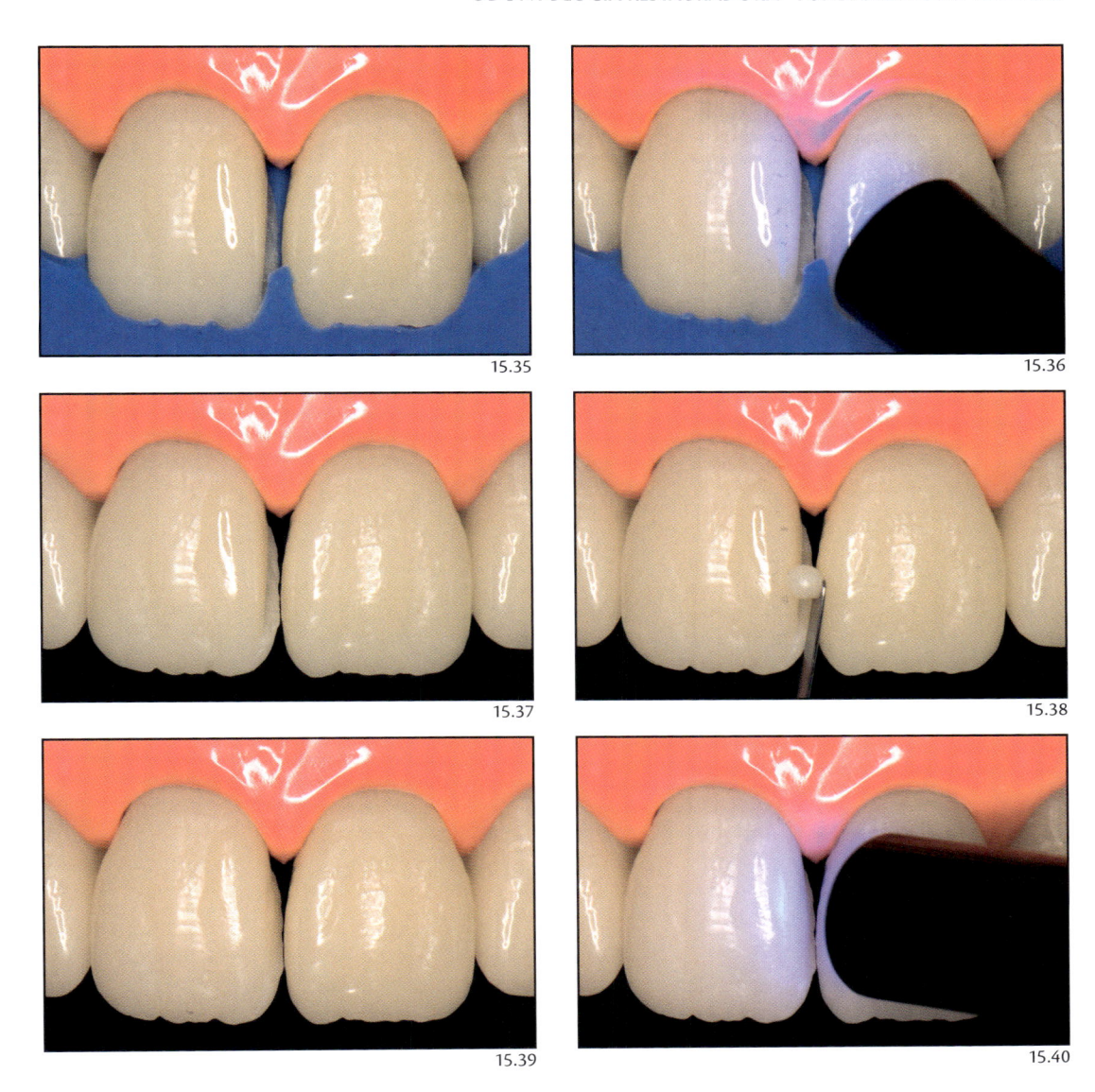

15.35

15.36

15.37

15.38

15.39

15.40

compósito que reproduzirá o esmalte palatal, é levada em posição (FIGS. 15.32 A 15.35). Observe que, imediatamente após a fotoativação deste primeiro incremento, a guia é removida e o espaço do diastema já se revela praticamente ocupado pela resina composta (FIGS. 15.36 E 15.37). Um segundo incremento, realizado com compósito tipo dentina, é inserido, conformado e fotoativado (FIGS. 15.38 A 15.40). Lembre-se que deve permanecer espaço suficiente para o compósito referente ao esmalte vestibular.

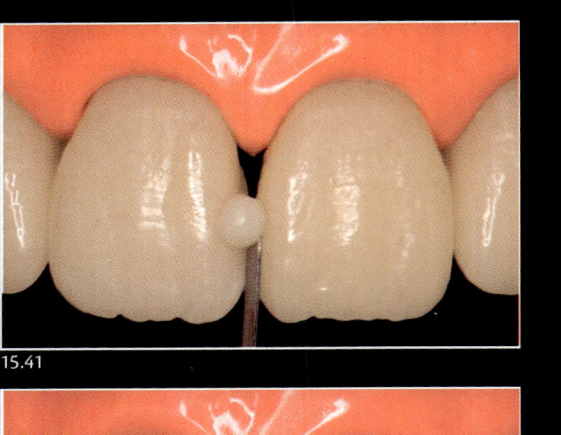

15.41

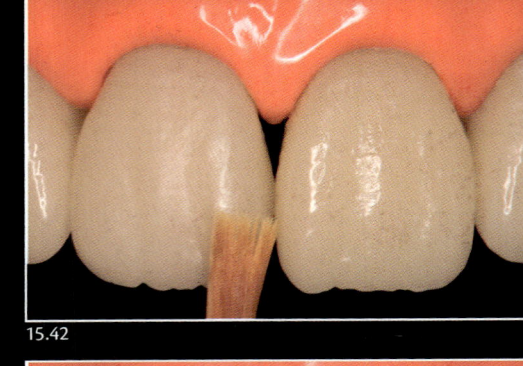

15.42

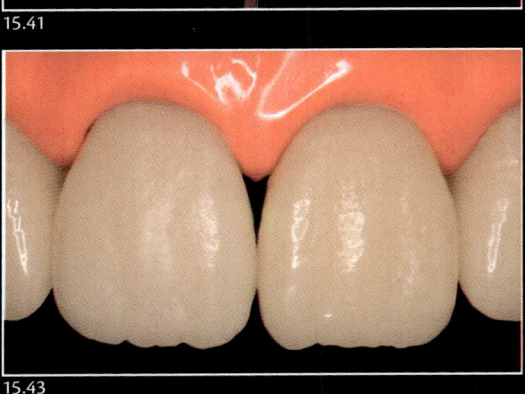

15.43

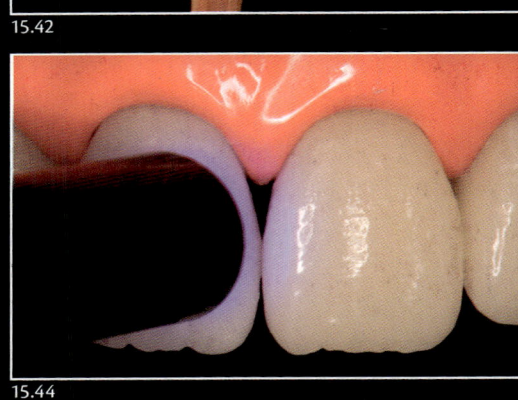

15.44

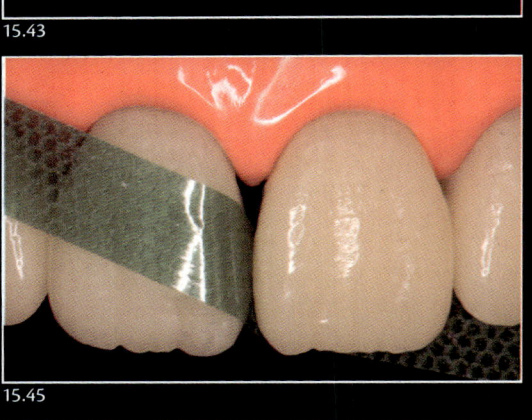

15.45

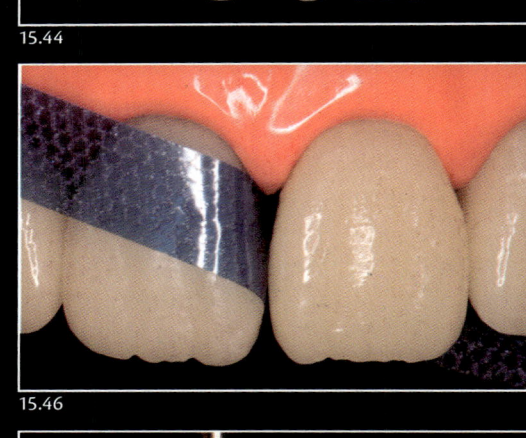

15.46

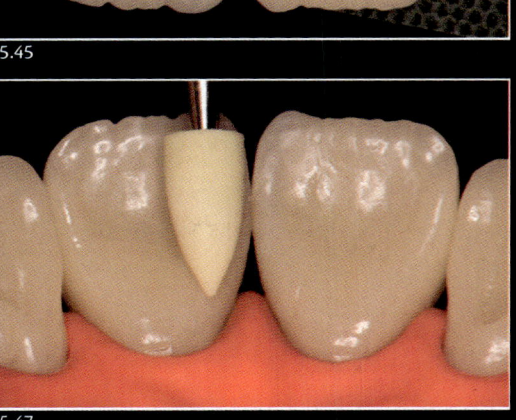

15.47

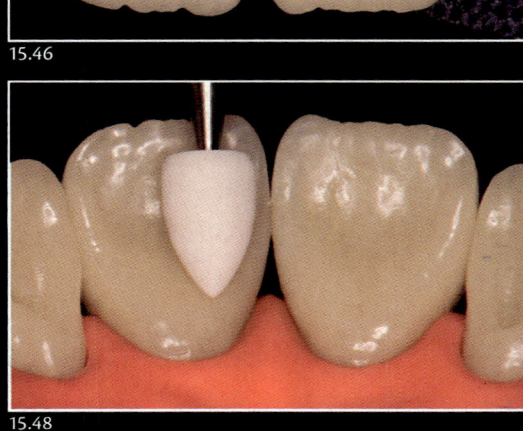

15.48

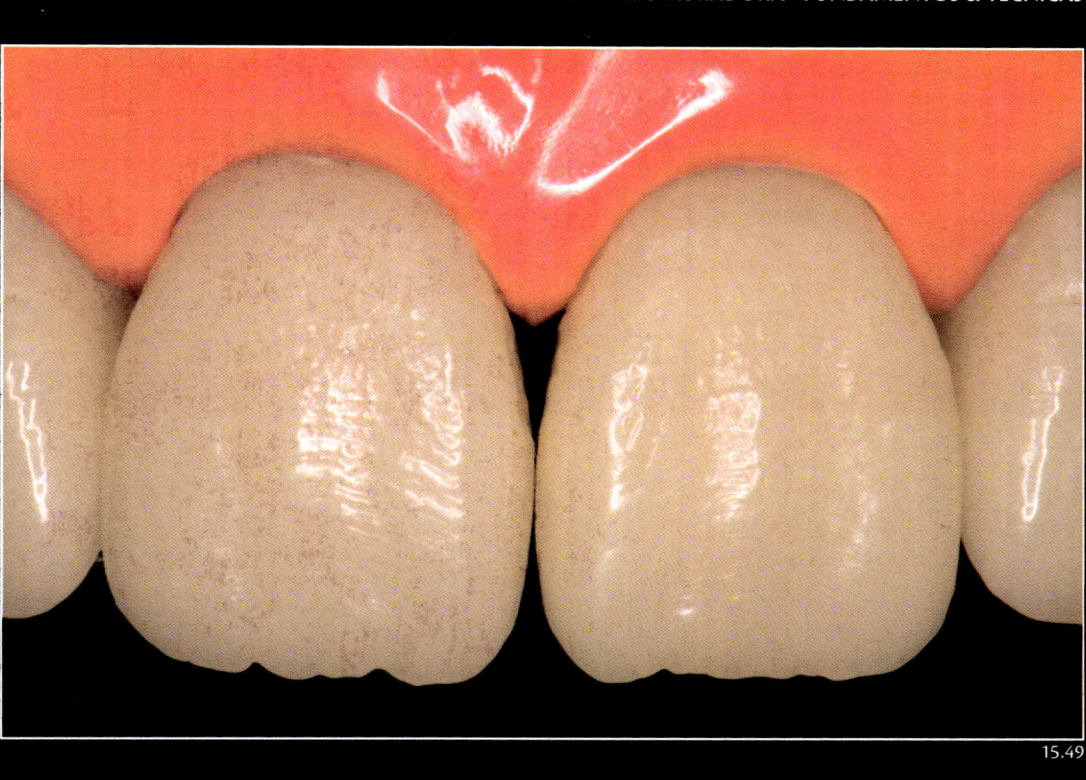

15.49

Concluindo a inserção dos compósitos, um último incremento, com características compatíveis com a reprodução do esmalte vestibular, é aplicado e conformado, com o auxílio de espátulas e pincéis (FIGS. 15.41 E 15.42). Observe que este incremento encosta na restauração do dente adjacente, porém isso não é um problema, uma vez que esta foi protegida durante os procedimentos adesivos, além de ter sido adequadamente acabada e polida (FIG. 15.43). Confirmado o contorno da restauração, realiza-se a fotoativação final (FIG. 15.44) e passa-se ao acabamento e polimento. São empregadas tiras de lixa, em ordem decrescente de abrasividade, até que se obtenha uma superfície proximal lisa e sem excessos na região da interface, aspecto de extrema importância para a saúde gengival (FIGS. 15.45 E 15.46). Borrachas abrasivas são utilizadas no acabamento e polimento das faces palatais e, caso necessário, também nas faces vestibulares (FIGS. 15.47 E 15.48). O resultado final é bastante agradável, modificando sensivelmente a estética, sem a realização de qualquer tipo de desgaste da estrutura dentária (FIG. 15.49). Vale ressaltar que a presença do triângulo negro na região cervical, neste caso, deve-se ao fato de a sequência fotográfica ter sido realizada em um manequim rígido, no qual não é possível modificar o contorno gengival.

REDUÇÃO OU FECHAMENTO DE DIASTEMAS E DENTES CONOIDES

Incisivos laterais conoides

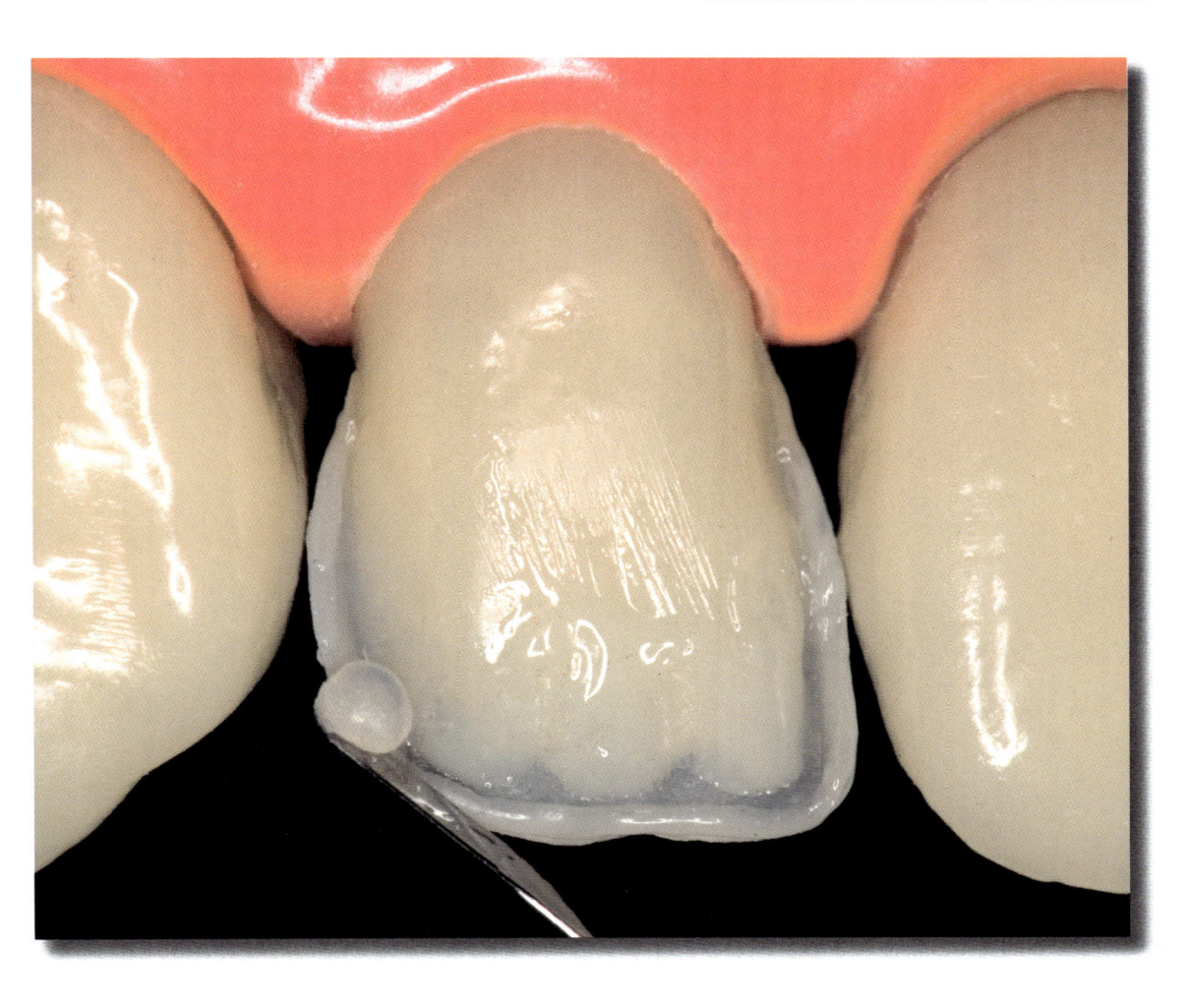

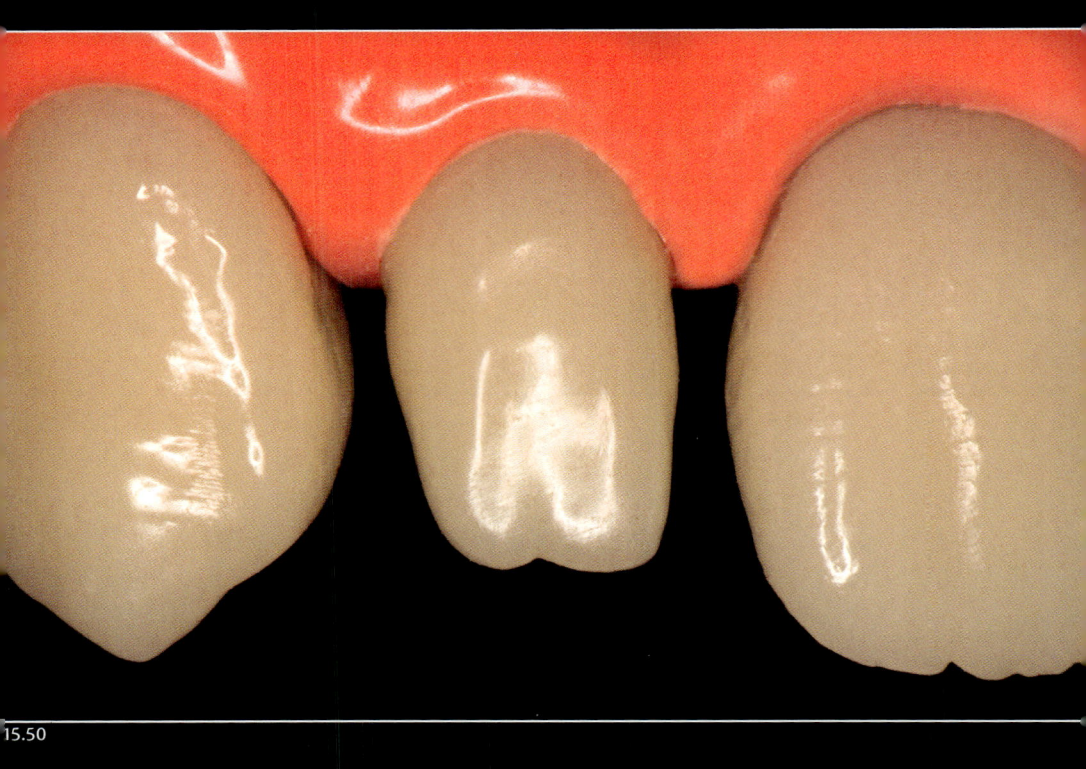

15.50

O caso apresentado neste capítulo retrata um incisivo lateral conóide. Observe que a forma anômala deste dente quebra a harmonia estética do segmento anterior (FIG. 15.50). Em situações como essa, a restauração direta com resinas compostas é uma solução bastante interessante. O planejamento é iniciado com a realização de um enceramento diagnóstico, que possibilita a confecção de uma guia de silicone (FIGS. 15.51 E 15.52). A seguir, a guia é empregada na confecção de um ensaio restaurador, executado diretamente sobre o dente, para permitir que as massas de compósito sejam testadas e confirmadas (FIG. 15.53). Após a remoção do ensaio,

relativo do campo operatório — para mais detalhes confira o capítulo 4. A inserção de um fio retrato no sulco gengival ajuda no isolamento e promove afastamento mecânico da gengiva, de modo que o perfil de emergência da restauração possa ser alterado desde o interior do sulco (FIG. 15.54). O uso de fita veda-rosca é uma manobra interessante para proteger os dentes adjacentes da ação do ácido fosfórico e do sistema adesivo, que são aplicados de acordo com as recomendações já expostas no capítulo 5 (FIGS. 15.55 A 15.58). Lembre-se que é importante condicionar o dente e aplicar o adesivo por toda a área a ser restaurada, incluíndo, em alguns

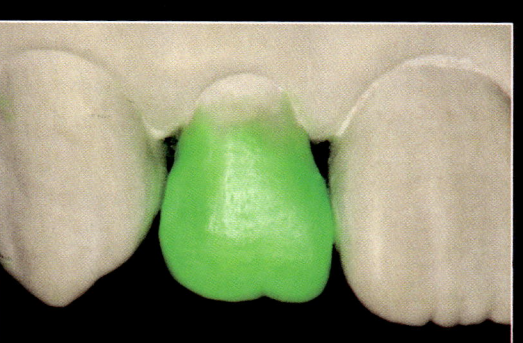

15.51

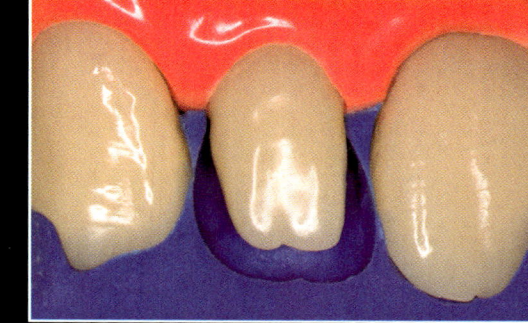

15.52

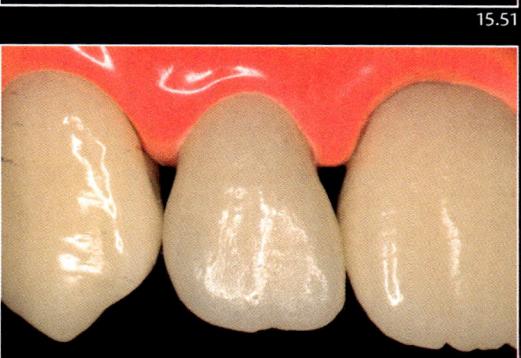

15.53

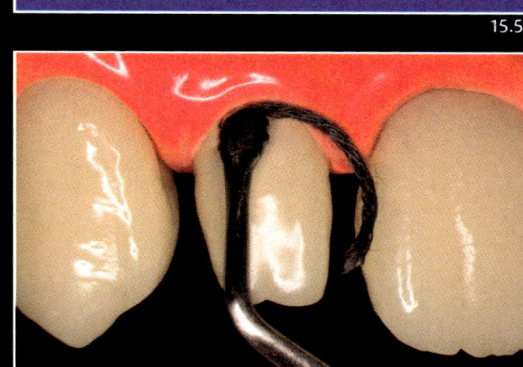

15.54

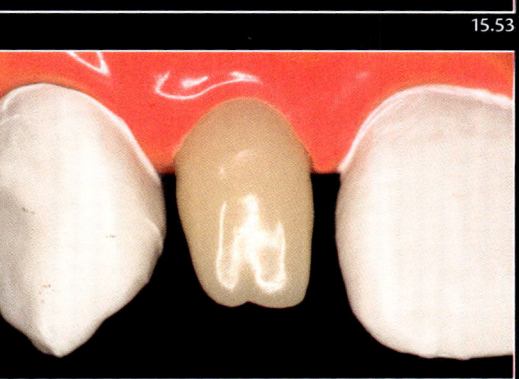

15.55

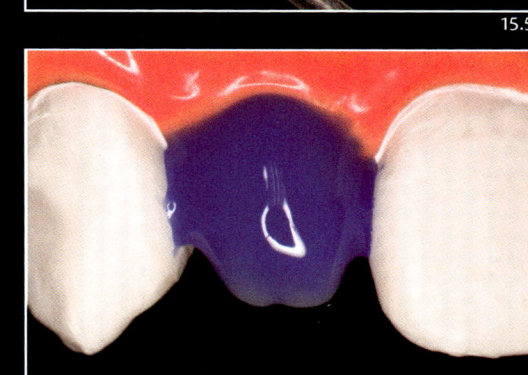

15.56

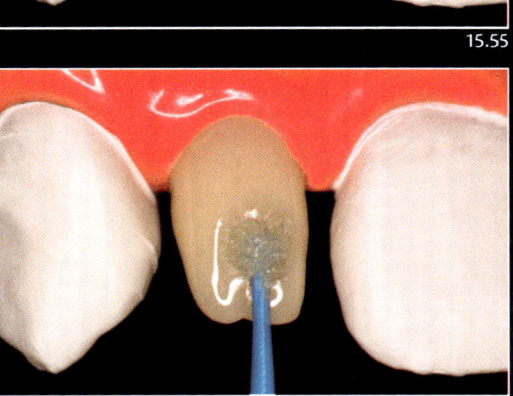

15.57

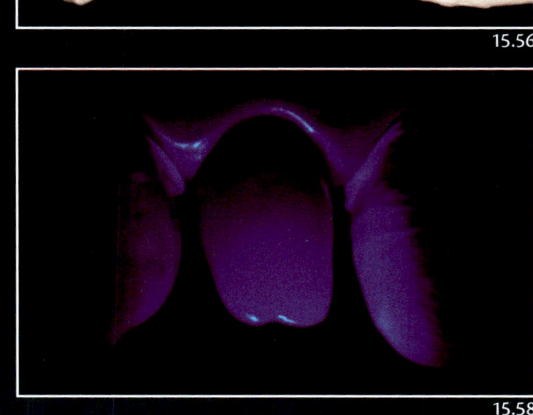

15.58

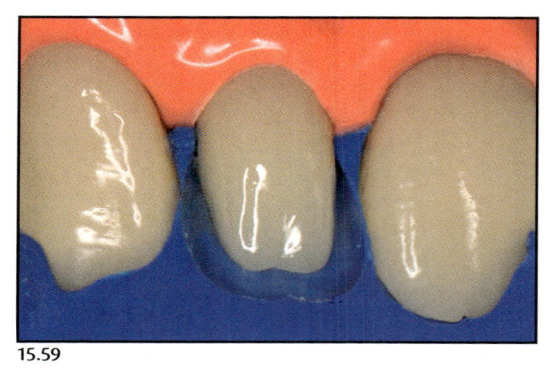

15.59

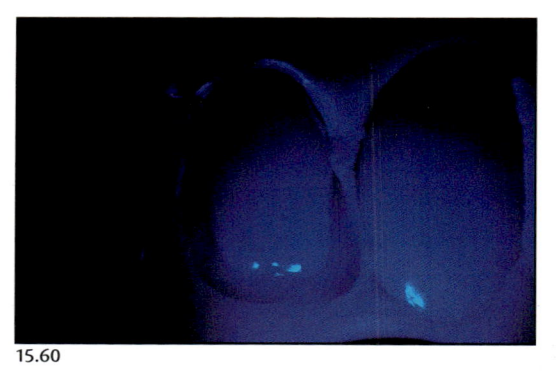

15.60

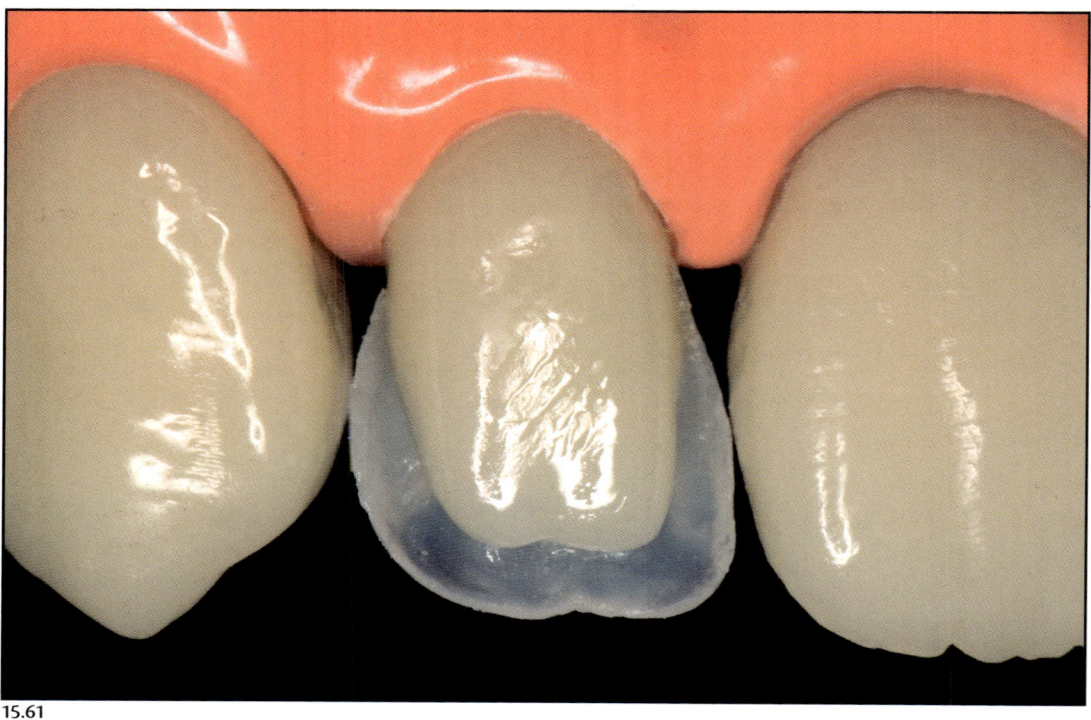

15.61

Na sequência, o compósito escolhido para a reprodução do esmalte palatal é inserido na guia de silicone e levado de encontro ao dente (FIG. 15.59). Com a guia perfeitamente assentada, confirma-se a existência de íntimo contato entre o compósito e a superfície pa- latal, e, só então, realiza-se a fotoativação (FIG. 15.60). Após a remoção da guia, observe que o contorno da restauração já está perfeitamente definido, gra- ças à criação deste anteparo palatal, que colaborará muito na inserção dos incrementos subsequentes

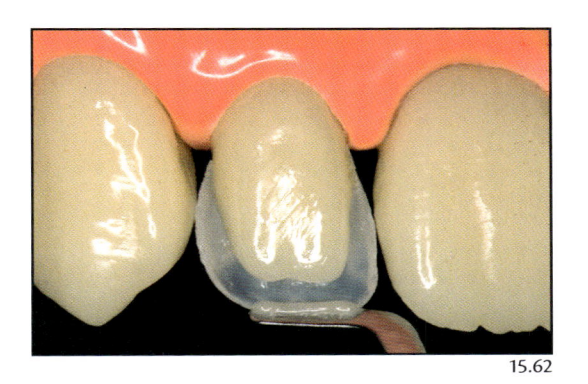

15.62

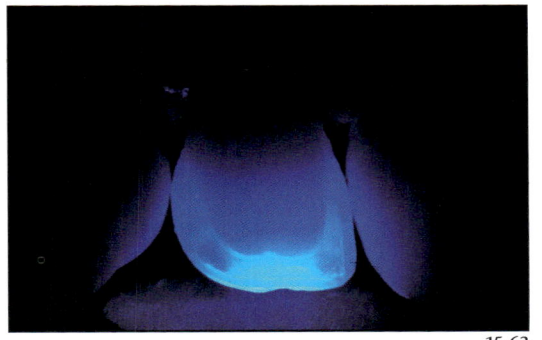

15.63

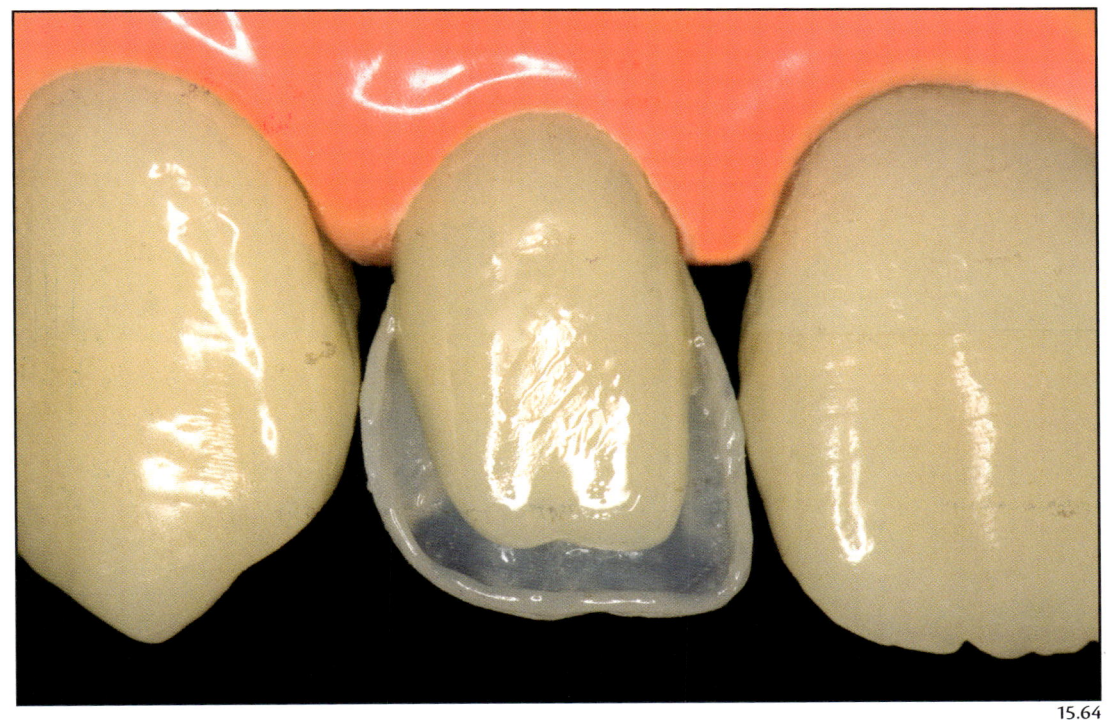

15.64

(FIG. 15.61). O próximo passo é a reprodução do efeito óptico do halo opaco incisal. Para isso, um pequeno filete de resina composta de baixa translucidez, semelhante àquela que será empregada na reprodução da dentina, é levado de encontro às margens definidas pelo primeiro incremento (FIG. 15.62). A seguir, esse compósito é cuidadosamente adaptado e, na sequência, fotopolimerizado (FIG. 15.63). Veja que este acréscimo de material é bastante sutil e não modifica as dimensões da restauração (FIG. 15.64).

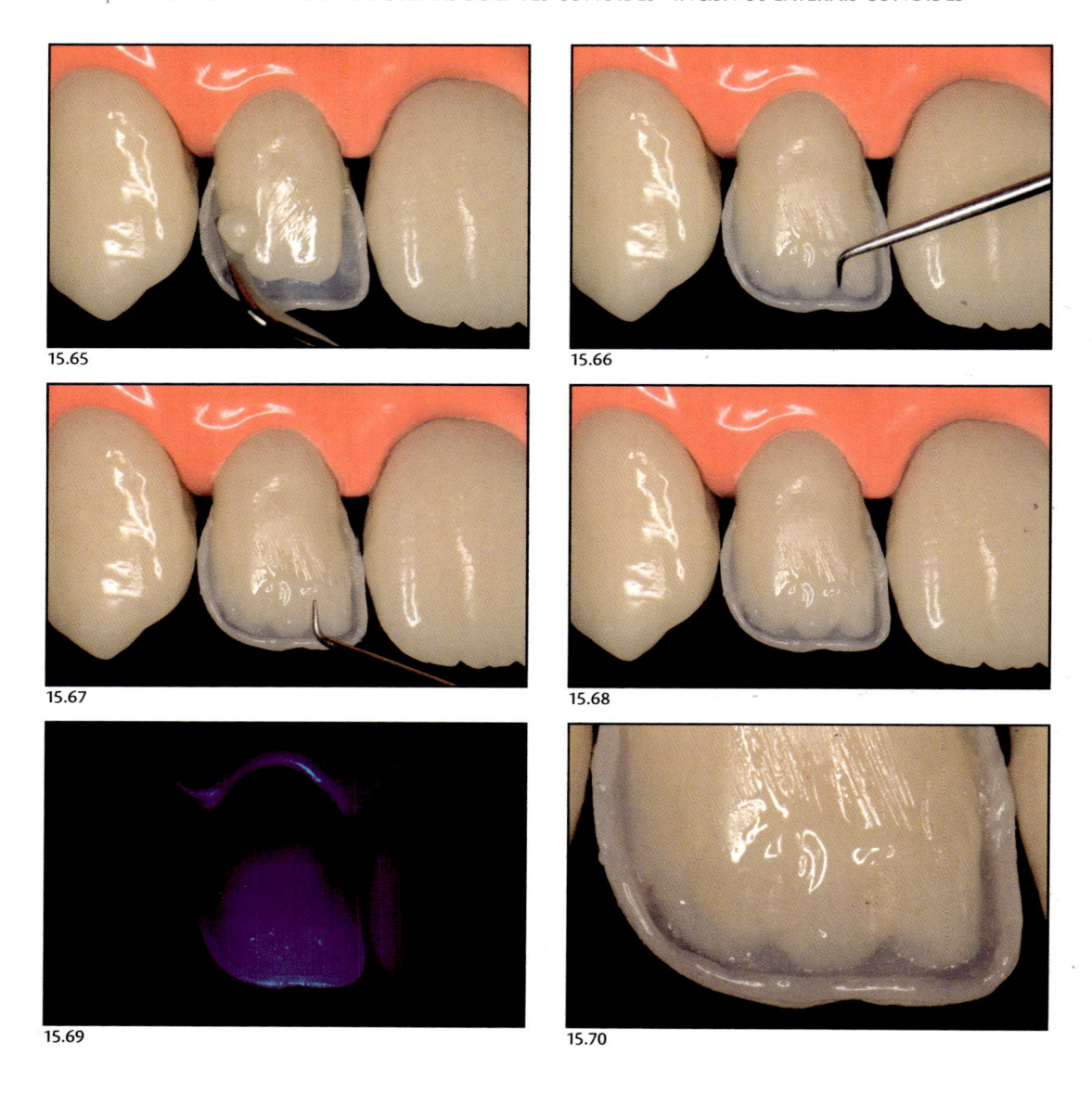

15.65

15.66

15.67

15.68

15.69

15.70

Um novo incremento de resina composta, menos translúcida e mais saturada, é inserido, com o objetivo de reproduzir o contorno planejado para a dentina (FIG. 15.65). De acordo com as peculiaridades ópticas dos dentes e, obedecendo àquilo que foi observado e aprovado durante o ensaio restaurador, realiza-se a escultura dos mamelões, ou lóbulos de desenvolvimento dentinário (FIGS. 15.66 A 15.69). Observe que os mamelões são estendidos até as proximidades do halo opaco, porém deixando um espaço, que será

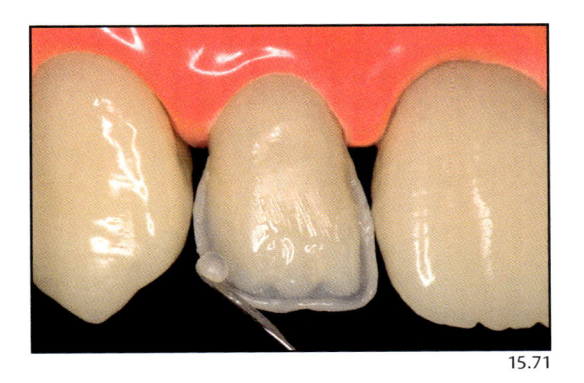

15.71

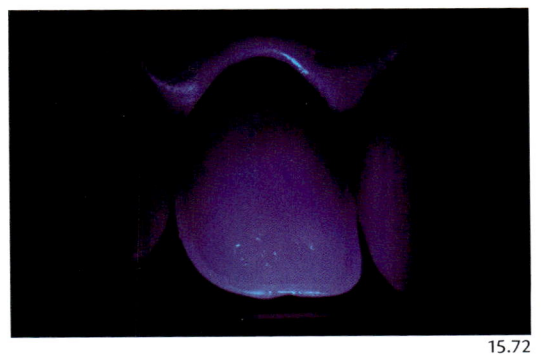

15.72

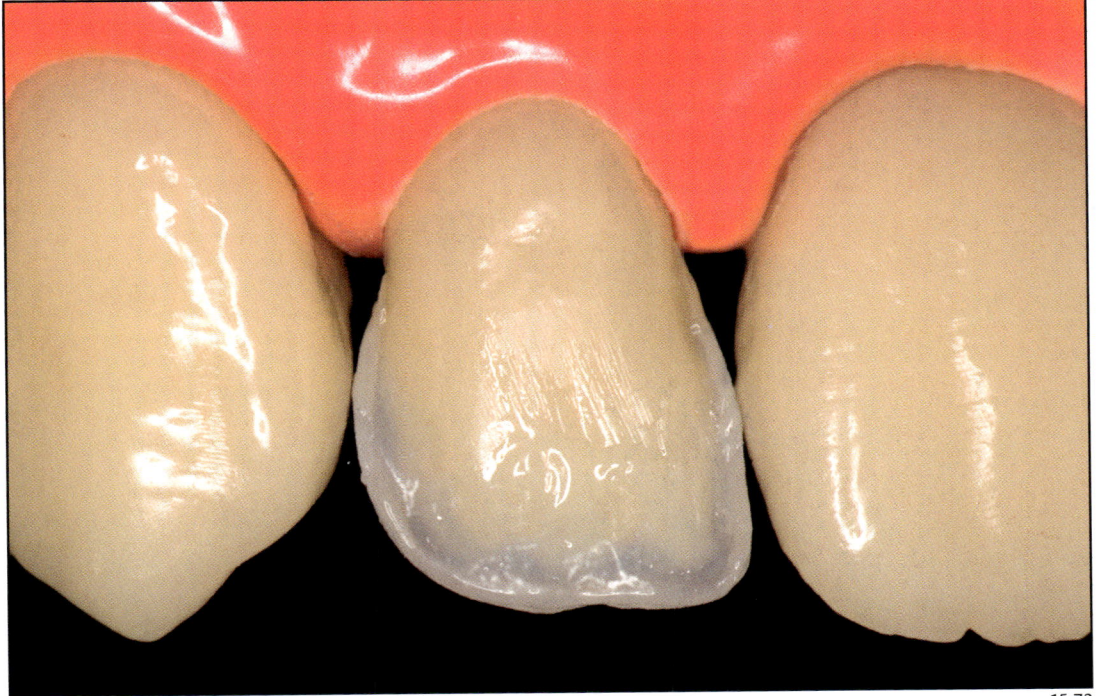

15.73

preenchido com uma resina composta opalescen-te, a fim de reproduzir o belo efeito óptico de halo incisal translúcido ou opalescente (FIG. 15.70). Nas figuras acima, uma pequena quantidade deste com-pósito opalescente é aplicada entre cs incrementos referentes à dentina (FIGS. 15.71 E 15.72). Neste mo-mento, já é evidente o efeito azulado presente na região do terço incisal e há espaço adequado para que o último incremento, referente ao esmalte ves-tibular, seja aplicado (FIG. 15.73).

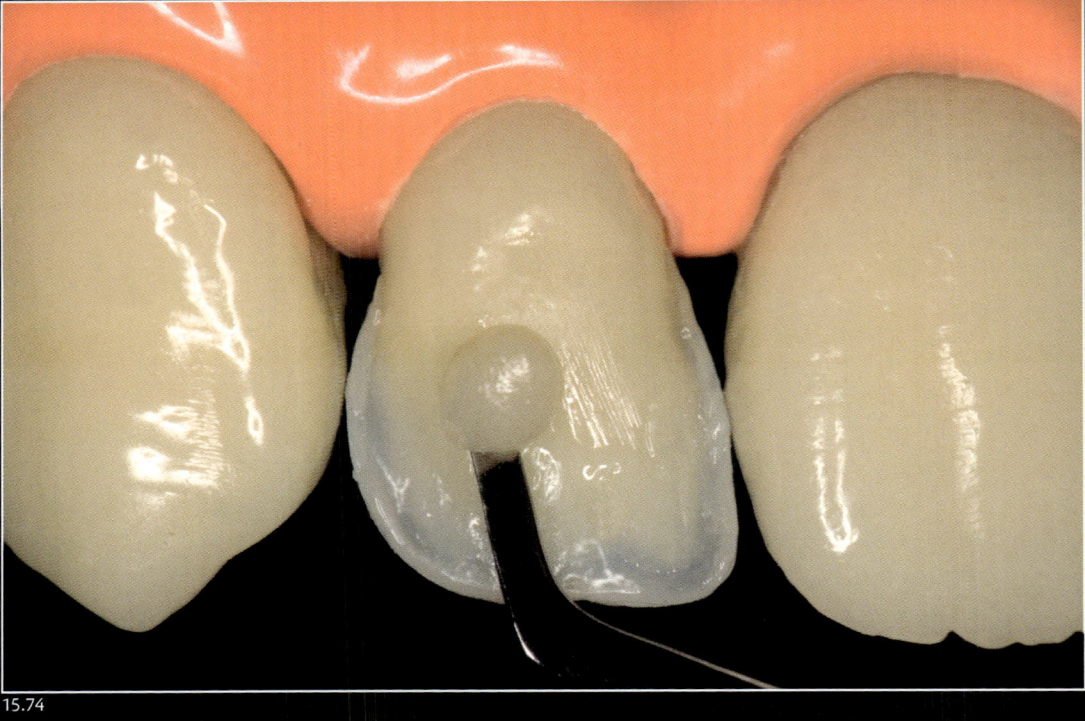

15.74

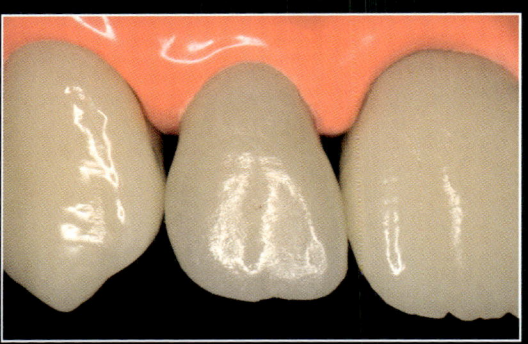

15.75

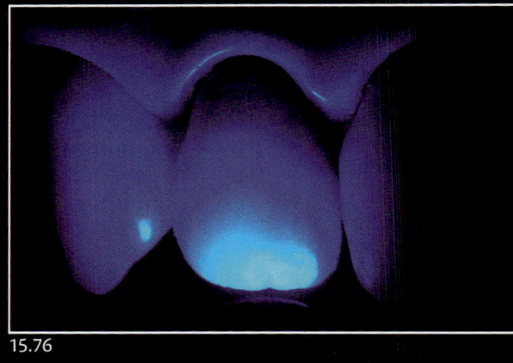

15.76

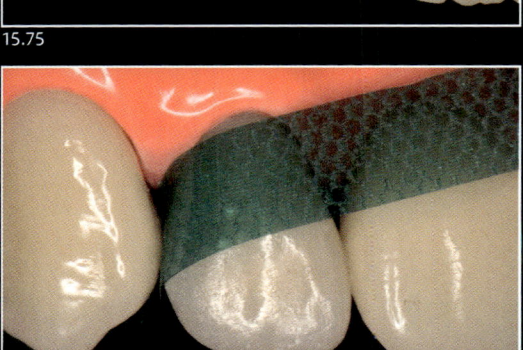

15.77

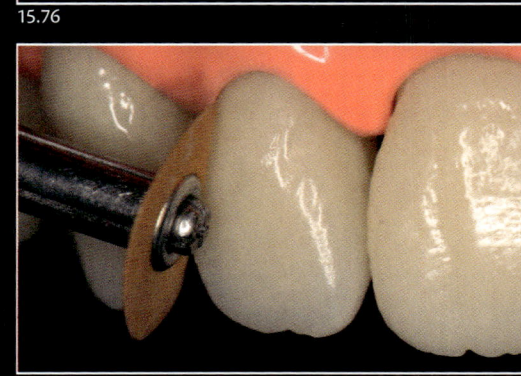

15.78

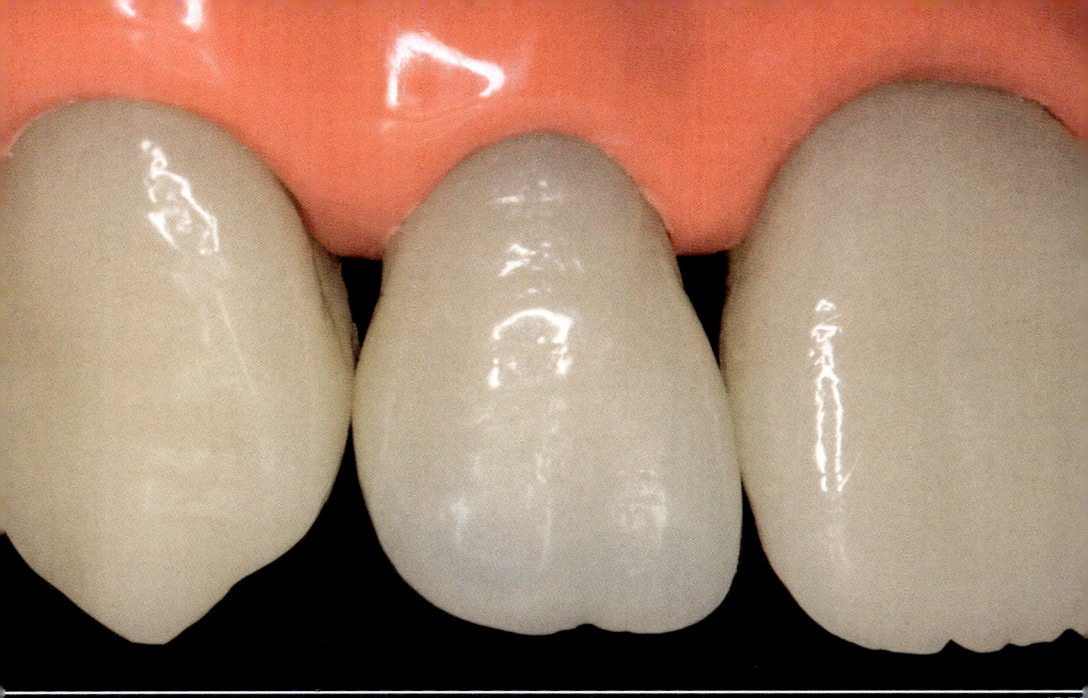

15.79

Para concluir a restauração, a camada referente ao esmalte vestibular é inserida e conformada, em um ou mais incrementos, com o auxílio de espátulas para compósito e pincéis (FIG. 15.74). O material restaurador é aplicado de forma a encostar suavemente nos dentes adjacentes, a fim de fechar todo o espaço existente e estabelecer um contato proximal correto (FIG. 15.75). No momento em que a forma da restauração for considerada adequada, realiza-se a fotopolimerização final, por tempo igual ou superior ao recomendado pelo fabricante do compósito (FIG. 15.76). Os procedimentos de acabamento e polimento aproximam-se muito daqueles realizados em uma faceta direta

(FIGS. 15.77 E 15.78). A restauração de um dente conoide, de acordo com a técnica apresentada, não deixa de ser um tipo de faceta, uma vez que cobre toda a face vestibular, sem, entretanto, necessitar da realização de um preparo cavitário prévio. Deve-se ter muito cuidado ao utilizar tiras de lixa nas faces proximais, para evitar que o contato recém-estabelecido, seja rompido. Concluídas as etapas de acabamento e polimento, pode-se verificar que a restauração apresenta aspecto bastante natural, com ótima integração de cor e forma à estrutura dental remanescente e aos dentes adjacentes (FIG. 15.79). Observe, ainda, os sutis efeitos opalescentes criados no terço incisal.

16

ACABAMENTO E POLIMENTO DE RESTAURAÇÕES DIRETAS ANTERIORES

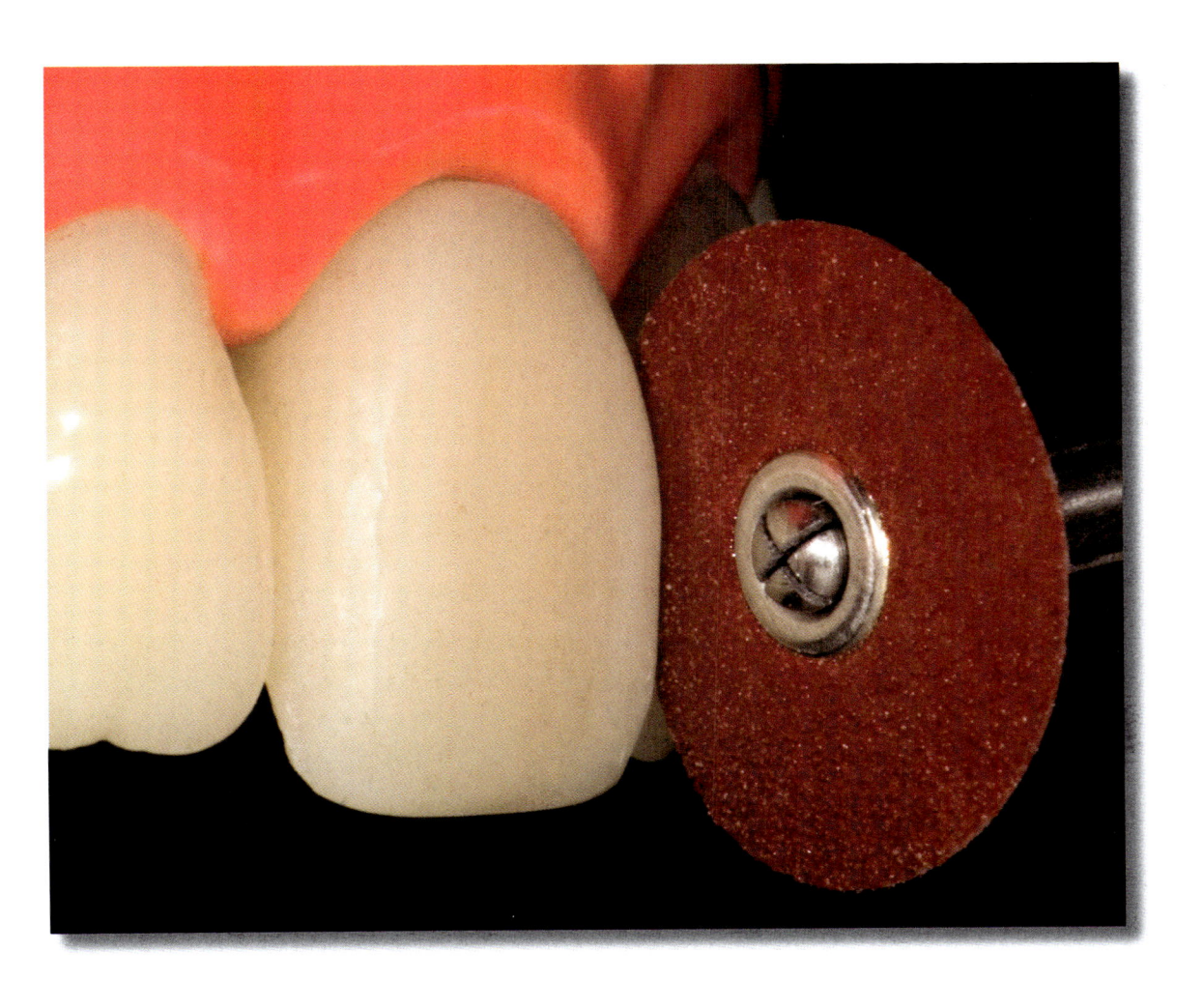

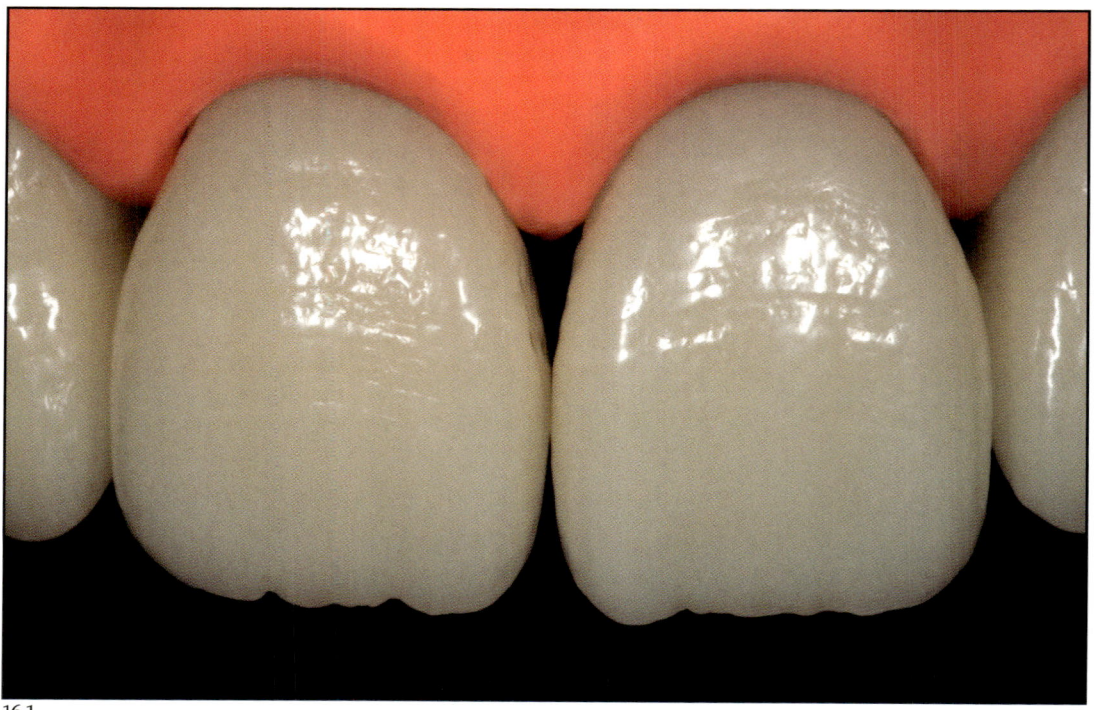

16.1

O objetivo primordial de uma restauração estética é que ela seja imperceptível, ou seja, que o material restaurador seja capaz de reproduzir a estrutura dental perdida em todos os seus detalhes. Na busca desse objetivo, a primeira e mais importante tarefa é conhecer a riqueza de características dos dentes naturais (FIG. 16.1). Observe, nas figuras desta e da página ao lado, a infinidade de detalhes que os dentes do manequim, utilizado nas sequências deste livro, apresentam. Veja que a simples mudança do ângulo de observação é capaz de revelar novas características. É possível notar que a textura superficial dos dentes interage com a luz, gerando áreas de maior reflexão

e zonas menos brilhantes, devido às sombras. A anatomia da face vestibular mostra-se suavemente irregular, com uma alternância sutil de cristas e sulcos, projeções e depressões. O bviamente, os dentes naturais apresentam diferentes graus de caracterização de sua morfologia, que varia de acordo com a idade, com os hábitos, de paciente para paciente, e até mesmo entre dentes homólogos de um mesmo indivíduo. O mais importante é aprender a reconhecer as principais características morfológicas existentes, treinar o protocolo de sua reprodução e adaptar tais conhecimentos aos casos individuais que se apresentam na clínica diária.

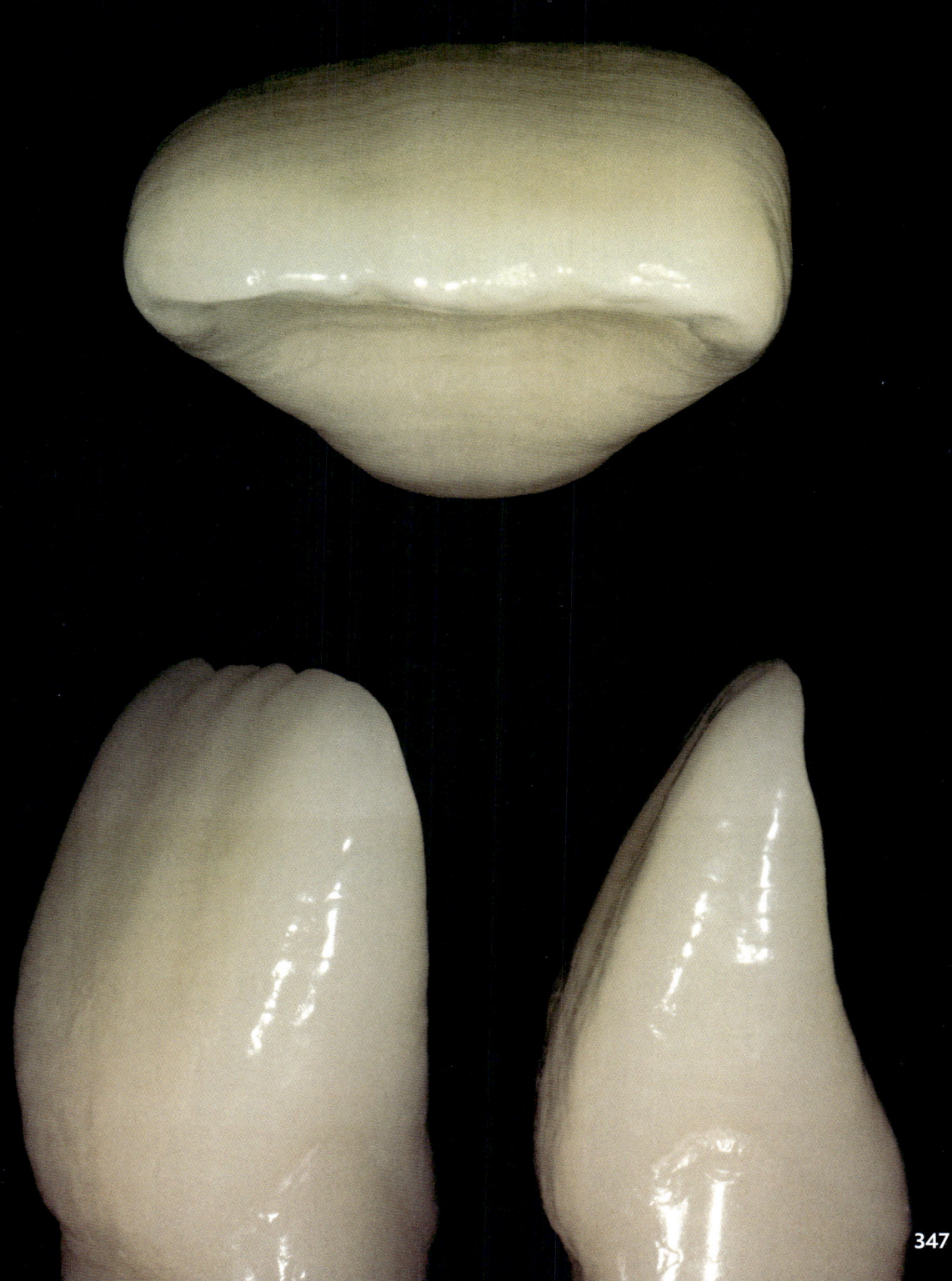

Este capítulo procura demonstrar as principais etapas da sequência de acabamento e polimento de restaurações diretas anteriores. Para isso, foi confeccionada uma faceta direta no dente 11 e, por motivos didáticos, esta faceta foi propositalmente realizada com excessos (FIGS. 16.2 E 16.3). O objetivo é demonstrar, passo a passo, como a obediência ao protocolo empregado será capaz de transformar a faceta, com excessos evidentes, em uma restauração esteticamente agradável. Didaticamente, a fase de acabamento e polimento de uma restauração direta anterior pode ser dividida em três etapas: acabamento inicial, acabamento intermediário e polimento final. A primeira destas etapas, o acabamento inicial, é executada imediatamente ao término da restauração, e tem por objetivos definir a anatomia primária do dente, bem como a realização de quaisquer ajustes que sejam necessários para que o paciente sinta-se confortável com a restauração, até a sessão de acabamento

intermediário e polimento final. O acabamento inicial começa pela remoção de excessos proximais, que poderiam causar algum tipo de injúria gengival (FIG. 16.4). Para isso, são utilizadas lâminas de bisturi número 12 (FIG. 16.5) e tiras de lixa abrasivas. Observe que as lixas são inseridas por sua região neutra, não abrasiva, para evitar que removam material em excesso, o que poderia levar ao rompimento do contato proximal (FIG. 16.6). A seguir, a tira de lixa é posicionada em forma de "S" e utilizada em movimentos de vaivém, auxiliando na obtenção de uma superfície proximal convexa (FIGS. 16.7 A 16.9). Concluído o ajuste proximal, o próximo passo é a correção do contorno da restauração, que pode ser desnecessária, desde que o compósito tenha sido aplicado com cuidado. Para concluir o acabamento inicial, realiza-se o ajuste oclusal da restauração, que no caso de uma faceta sem envolvimento palatal, como simulado neste capítulo, limita-se à verificação de interferências em protrusão.

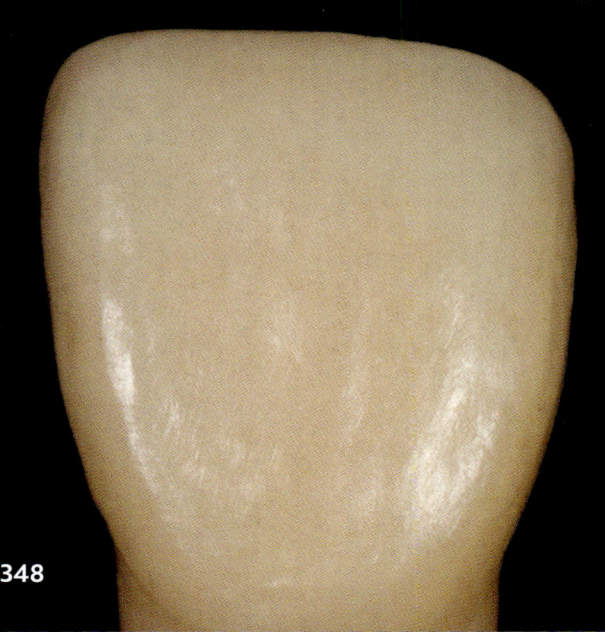
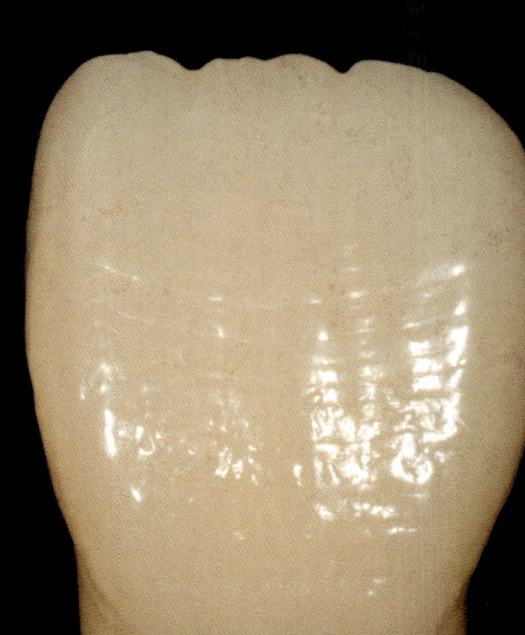

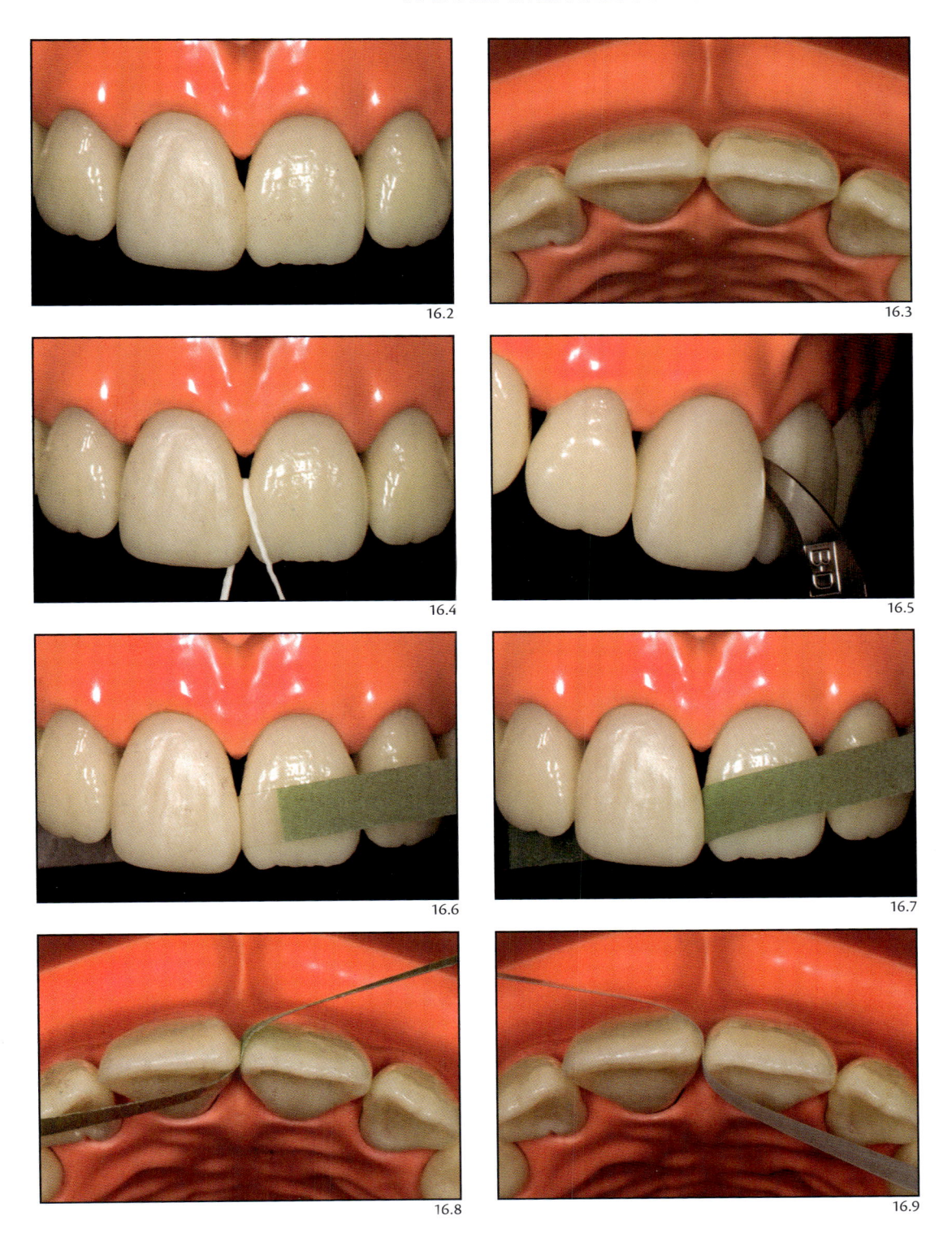

16.2

16.3

16.4

16.5

16.6

16.7

16.8

16.9

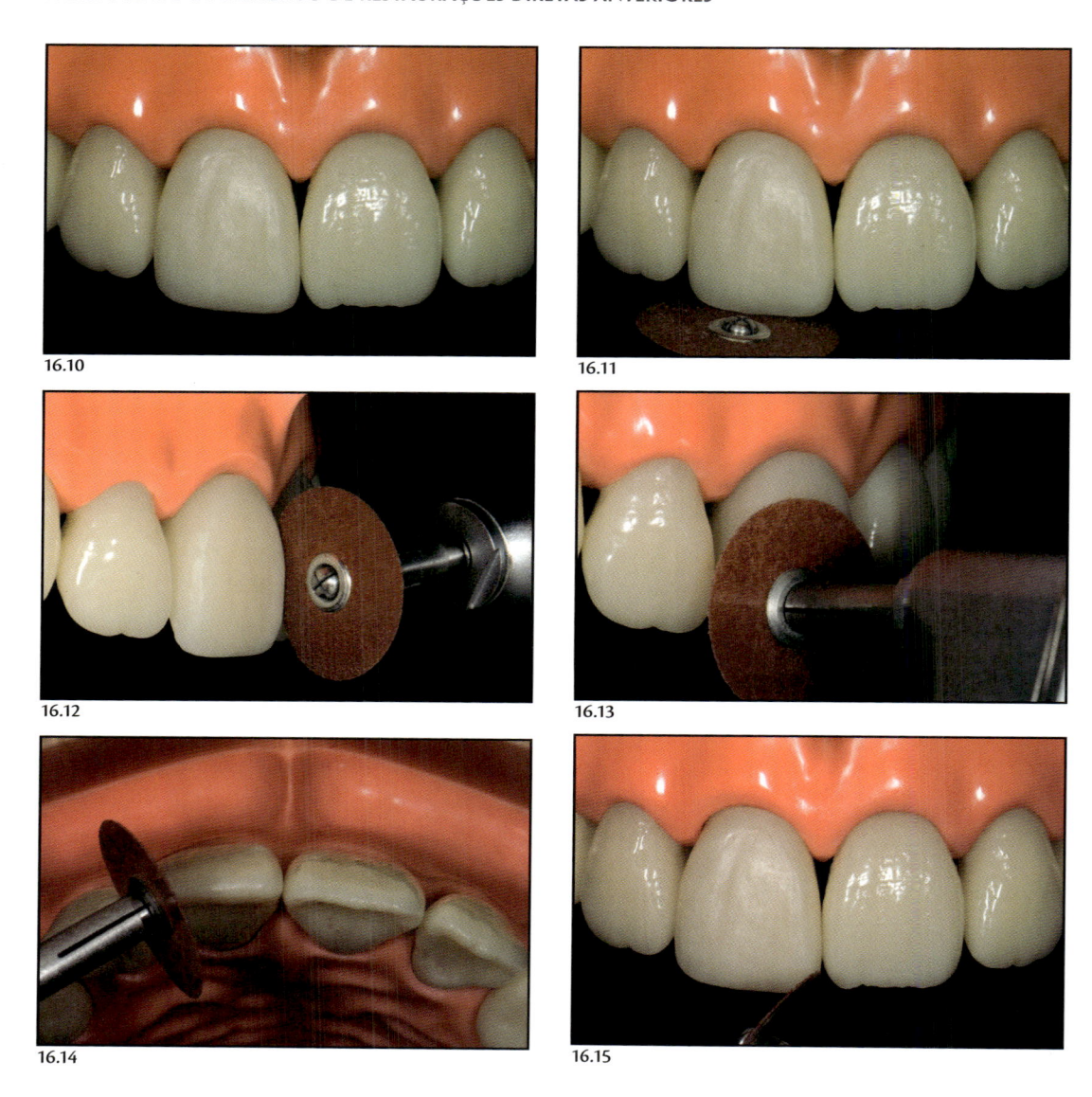

16.10

16.11

16.12

16.13

16.14

16.15

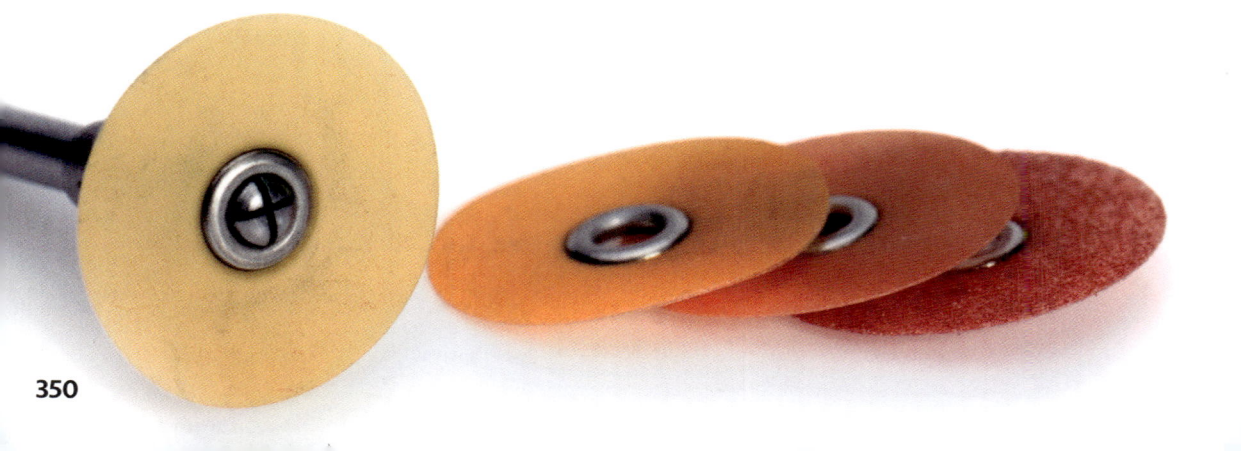

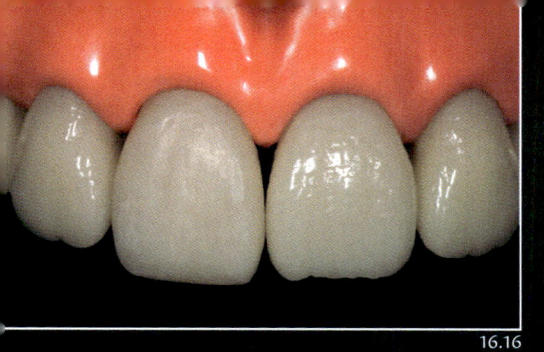

16.16

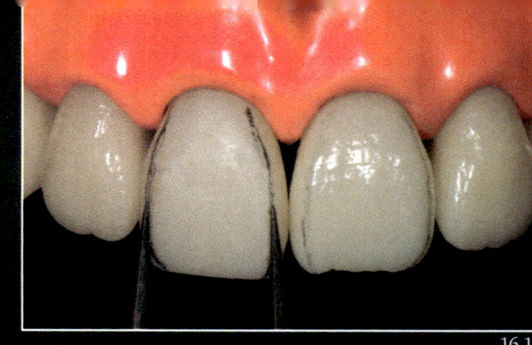

16.17

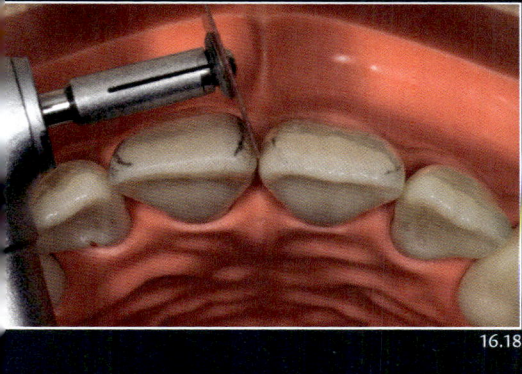

16.18

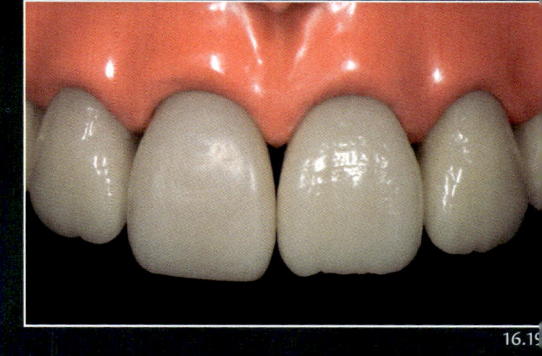

16.19

Após, no mínimo, 48 horas da sessão restauradora, o paciente volta ao consultório para o acabamento intermediário e o polimento final. Nesse momento, paciente e dentista estão descansados e os dentes estão reidratados, permitindo confirmar se a cor dos compósitos empregados foi a ideal (FIG. 16.10). O acabamento intermediário é iniciado com discos flexíveis abrasivos e, em um primeiro momento, tem os seguintes objetivos: refinar a relação altura–largura (FIG. 16.11); definir a localização dos contatos proximais (FIG. 16.12); ajustar os planos de inclinação vestibular (FIG. 16.13); e esculpir a forma ideal das ameias incisais (FIGS. 16.14 E 16.15). Concluídas essas etapas, observe que o dente já apresenta forma próxima à

ideal, embora pareça levemente mais largo que o dente homólogo (FIG 16.16). Isso ocorre devido à diferença na área plana, que é a área da superfície vestibular que reflete a luz que incide de maneira frontal e direta. Para o ajuste da área plana, inicialmente, as arestas proximais do dente homólogo são demarcadas com grafite e, em seguida, a distância entre elas é transferida para o dente restaurado, com o auxílio de um compasso com ponta seca (FIG. 16.17). Feito isso, uma nova área plana é definida, com o auxílio de discos flexíveis abrasivos (FIGS. 16.18 E 16.19). Em alguns casos, alterações suaves na área plana podem ser incorporadas às restaurações, criando efeitos ópticos que favorecem o resultado estético.

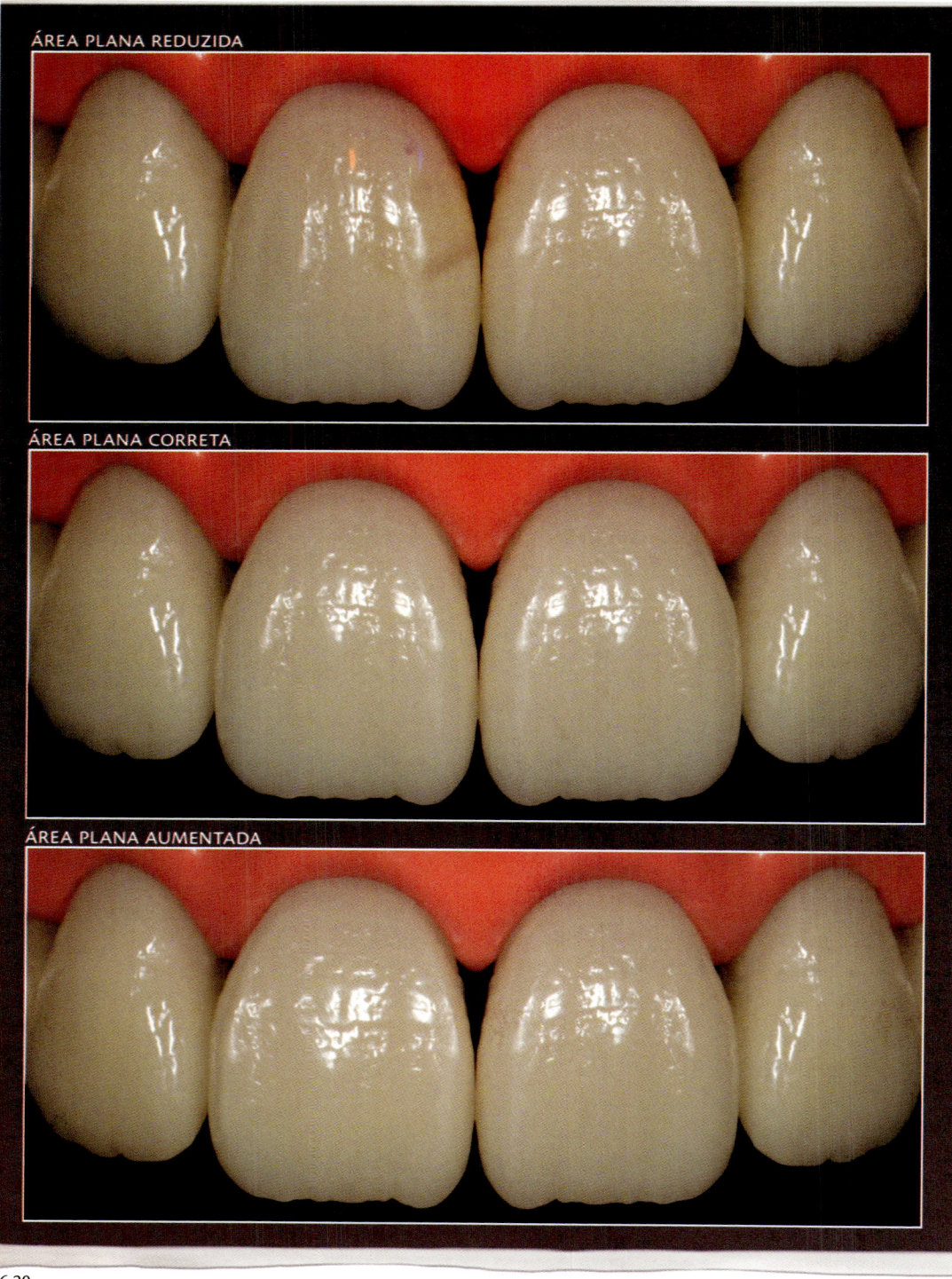

ÁREA PLANA REDUZIDA

ÁREA PLANA CORRETA

ÁREA PLANA AUMENTADA

16.20

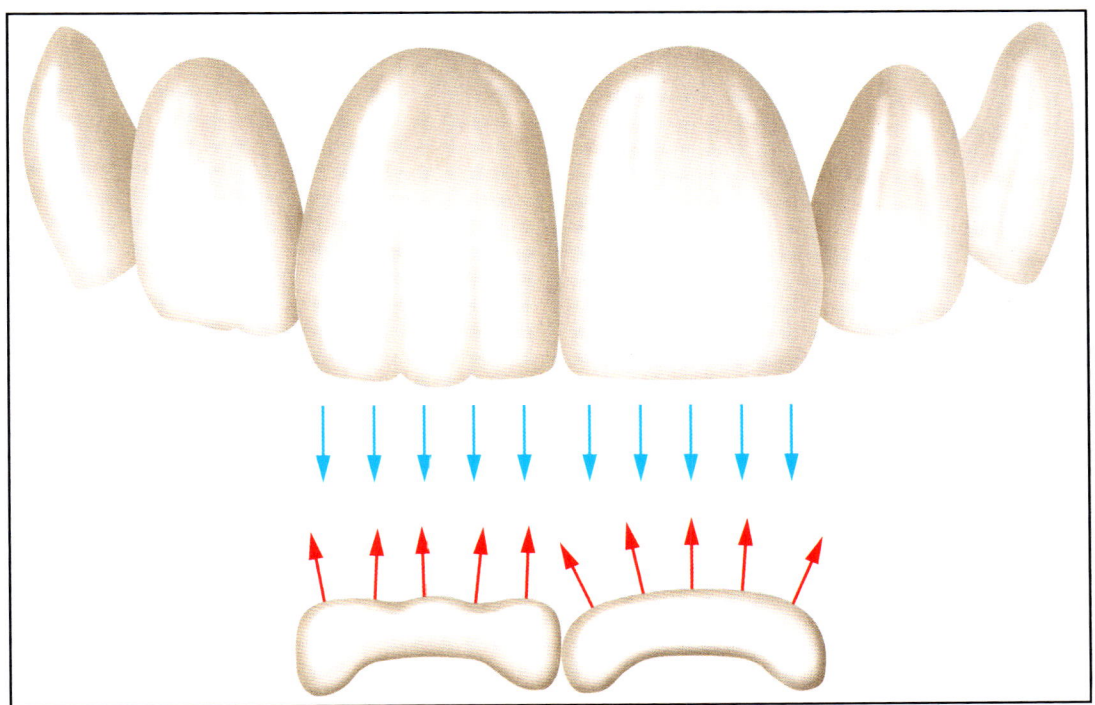

16.21

Uma área plana maior, por exemplo, faz com que o dente pareça maior, enquanto uma redução da área plana diminui o tamanho aparente do dente. Sendo assim, é possível que dentes com proporções ligeiramente distintas pareçam similares, caso suas áreas planas sejam semelhantes. Da mesma forma, é possível que dentes com largura idêntica pareçam diferentes, se suas áreas planas forem diferentes. Esse efeito pode ser visto nas fotografias da página ao lado, nas quais a área plana de um dos incisivos centrais foi modificada digitalmente (FIG. 16.20). Veja como a modificação faz com que a largura aparente do dente seja significantemente alterada. Esse efeito ocorre porque quando se modifica a topografia da superfície, aproximando ou afastando as arestas longitudinais, invariavelmente se modifica os ângulos de reflexão da luz (FIG. 16.21). Aliás, uma das maiores dificuldades na confecção de restaurações imperceptíveis é justamente fazer com que o dente restaurado interaja com a luz de forma idêntica ao que ocorre nos dentes naturais. Em uma restauração Classe IV, por exemplo, é muito mais provável que a interface seja bem disfarçada em um dente com uma textura rica, com diversas linhas que alterem a reflexão da luz, do que em uma superfície extremamente lisa, na qual qualquer irregularidade chama a atenção e evidencia a restauração.

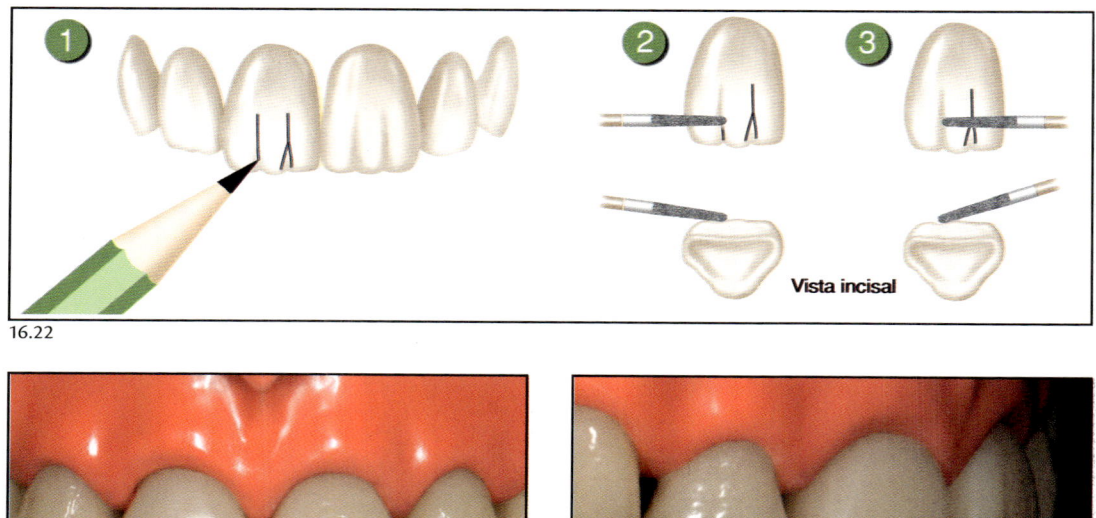

16.22

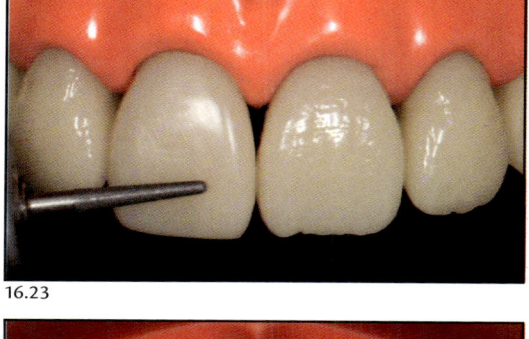

16.23

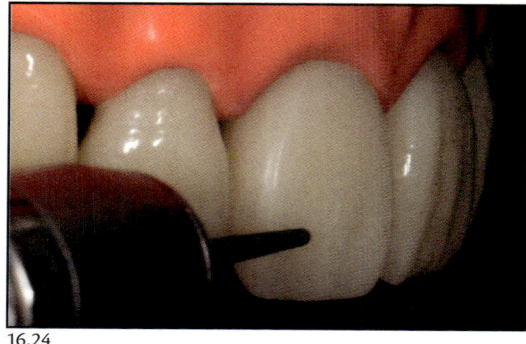

16.24

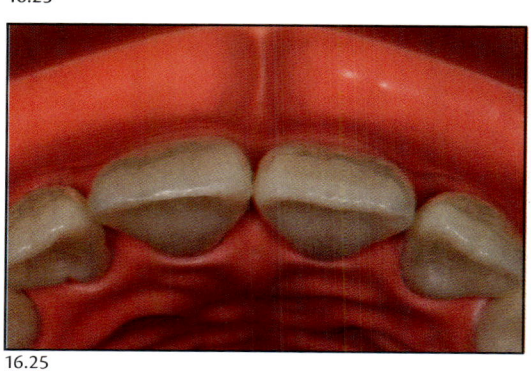

16.25

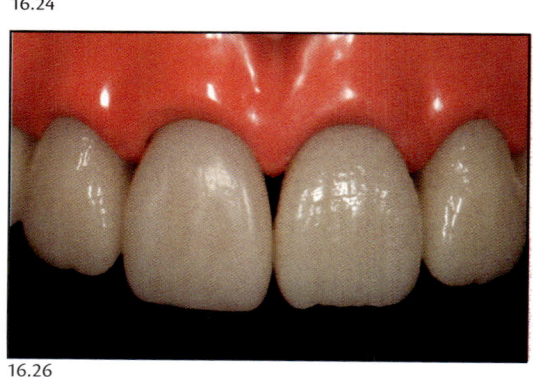

16.26

A superfície vestibular dos dentes anteriores normalmente apresenta suaves depressões longitudinais que acompanham a divisão entre os lóbulos de desenvolvimento. Nos incisivos centrais, que apresentam três lóbulos, há duas depressões ou sulcos longitudinais.

Para que essa característica seja reproduzida corretamente, simulando o aspecto suave e natural dos sulcos, pode-se empregar uma ponta diamantada troncocônica extrafina e com extremo arredondado, posicionada lateralmente, de forma que apenas

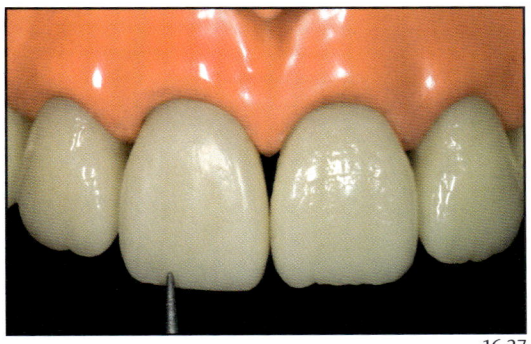

16.27

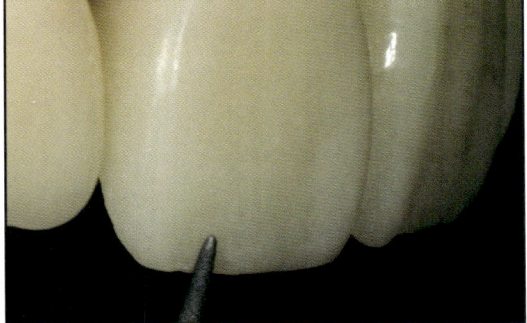

16.28

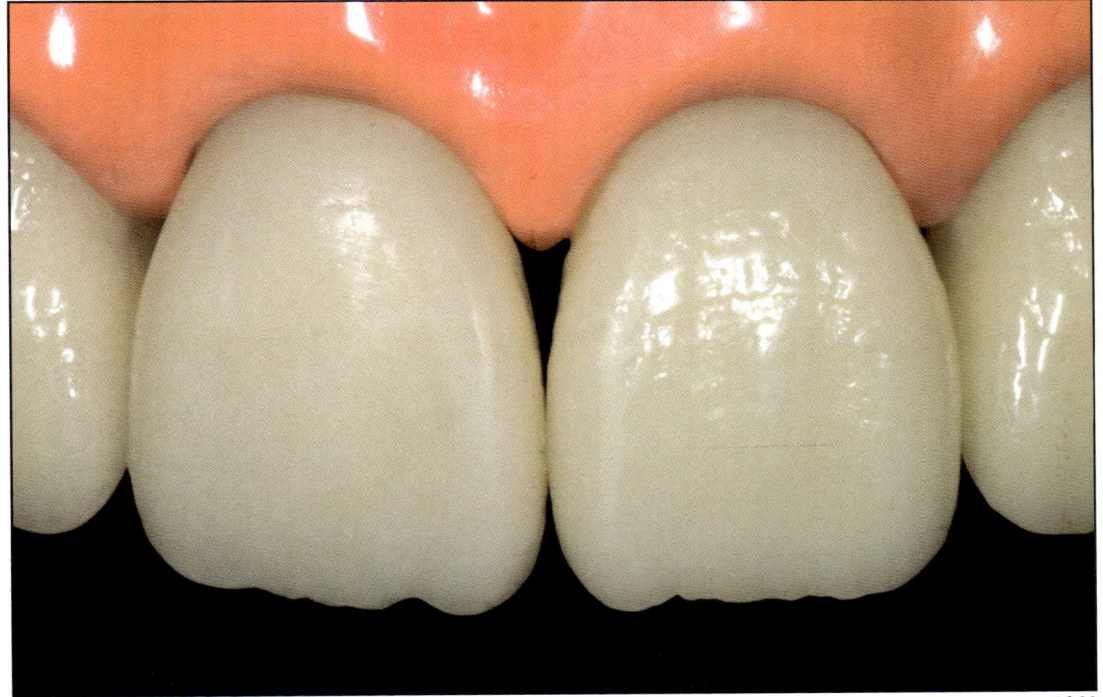

16.29

a ponta ativa tenha contato com a superfície dental (FIGS. 16.22 A 16.26). Na formação de cada sulco, a ponta atua longitudinalmente, direcionada para a mesial e, a seguir, para a distal, fazendo com que as depressões sejam suavizadas. Detalhes da morfologia incisal, como irregularidades e deltas incisais, podem ser confeccionados com pontas diamantadas de pequeno calibre (FIGS. 16.27 A 16.29). Neste momento, a forma da restauração está praticamente concluída, faltando apenas a texturização e o polimento.

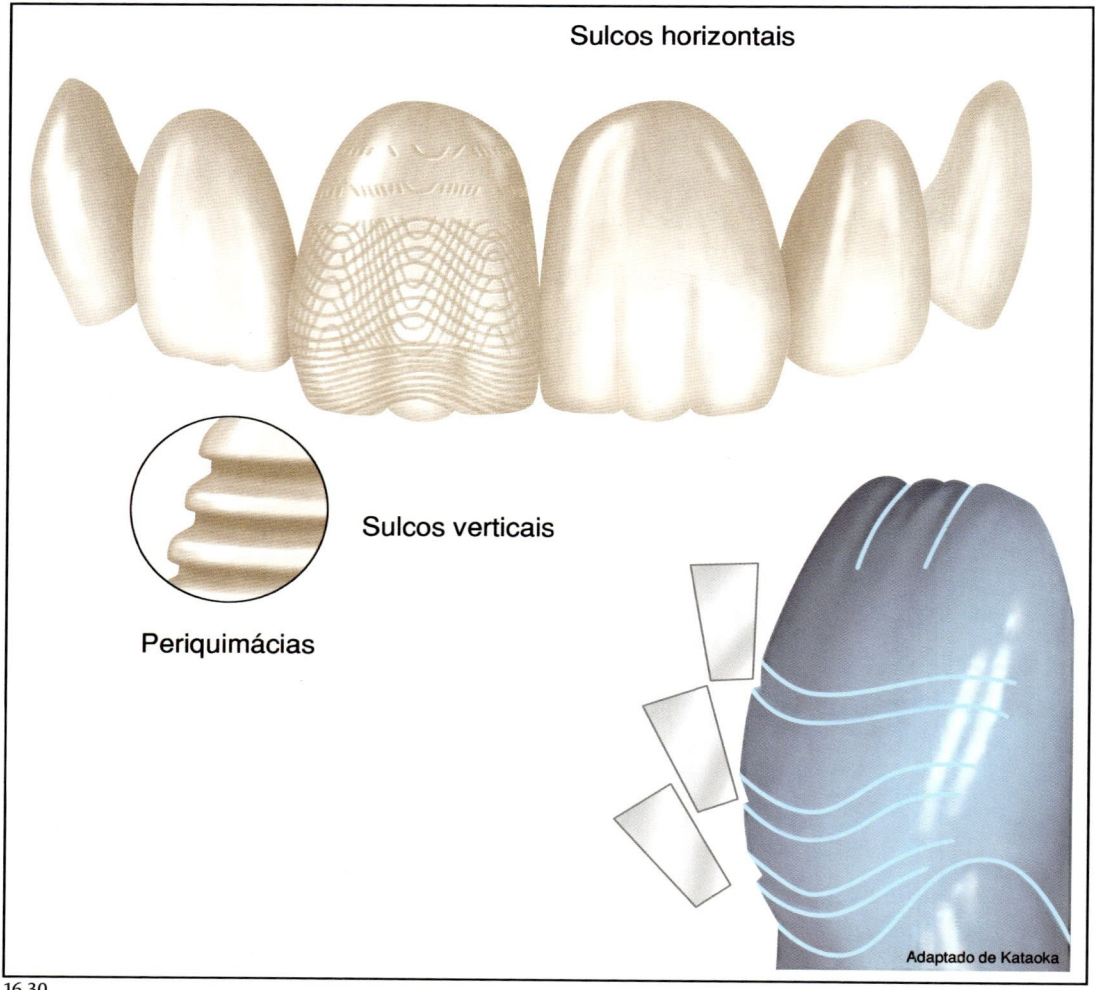

Sulcos horizontais

Sulcos verticais

Periquimácias

Adaptado de Kataoka

16.30

A textura da superfície vestibular resulta da presença de dois detalhes morfológicos: sulcos horizontais e periquimácias. Os sulcos horizontais são mais profundos e demarcados, e apresentam uma disposição semicircular, partindo de um centro imaginário na borda incisal do dente. Já as periquimácias são sulcos rasos, numerosos e sutis, formados pelas estrias de Retzius durante a formação do esmalte (FIG. 16.30). Ambas as características podem ser reproduzidas com pon-

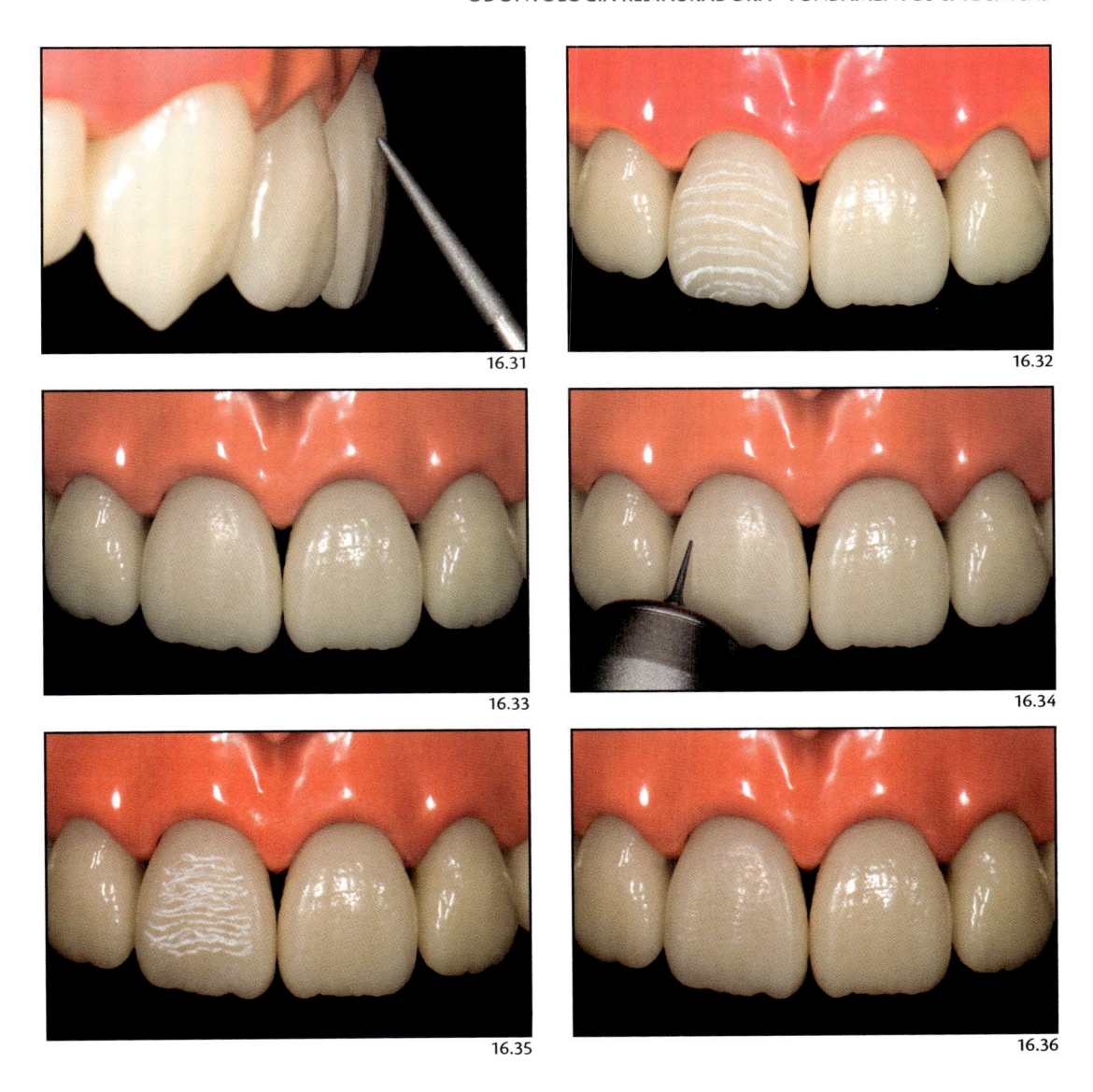

16.31

16.32

16.33

16.34

16.35

16.36

tas diamantadas. Os sulcos horizontais são criados com pontas de granulação fina, empregadas com pouca pressão, para evitar o aprofundamento excessivo (FIGS. 16.31 A 16.33). Caso fiquem demasiadamente evidentes, é possível suavizá-los por meio de pastas abrasivas ou borrachas de polimento. As periquimácias são simuladas por meio de diversas linhas paralelas, confeccionadas com pontas de extremo afilado e que, idealmente, não devem se cruzar (FIGS. 16.34 A 16.36).

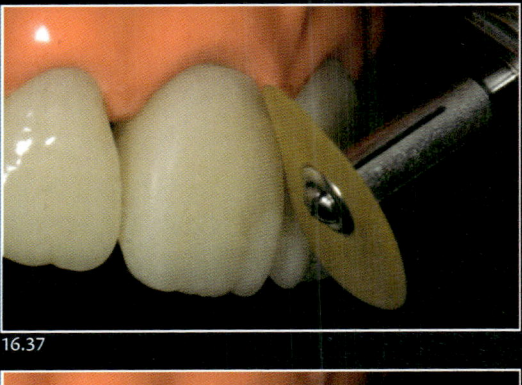

16.37

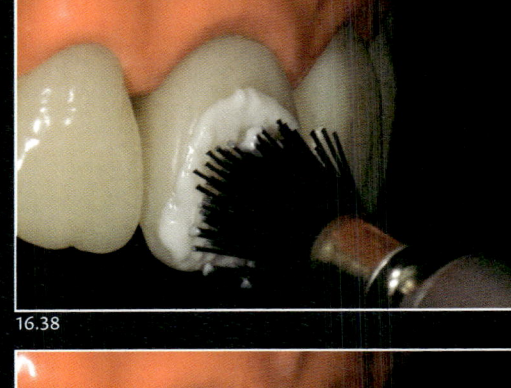

16.38

16.39

16.40

As etapas finais são a suavização da textura e o polimento da restauração. Normalmente, a textura é suave nas regiões mais salientes, como os lóbulos de desenvolvimento, e acentuada nas regiões menos salientes, como os sulcos longitudinais. Para realizar a suavização, podem ser empregadas borrachas ou discos flexíveis com baixa abrasividade (FIG. 16.37). Feito isso, inicia-se o polimento da restauração, com escovas Robinson ou discos de feltro, associados a pastas com abrasividade decrescente (FIGS. 16.38 E 16.39). É importante que sejam empregadas escovas e/ou discos limpos para cada pasta, a fim de que estas não se misturem. O polimento é finalizado com um disco de feltro associado a uma

pasta de granulação extrafina, a fim de conferir o brilho final à restauração (FIGS. 16.40 A 16.42). Compare o resultado estético obtido com o aspecto da faceta antes do acabamento e polimento, e veja como o protocolo apresentado foi capaz de transformar a restauração. Sem exageros, pode-se dizer que, ao menos em restaurações diretas anteriores, o acabamento e o polimento são tão importantes para o resultado final quanto a aplicação cuidadosa dos compósitos. Evidentemente, a chave para a integração estética é a observação atenta e a tentativa de reprodução dos dentes naturais do paciente, de forma que pode ser necessária a adaptação do protocolo às particularidades do caso.

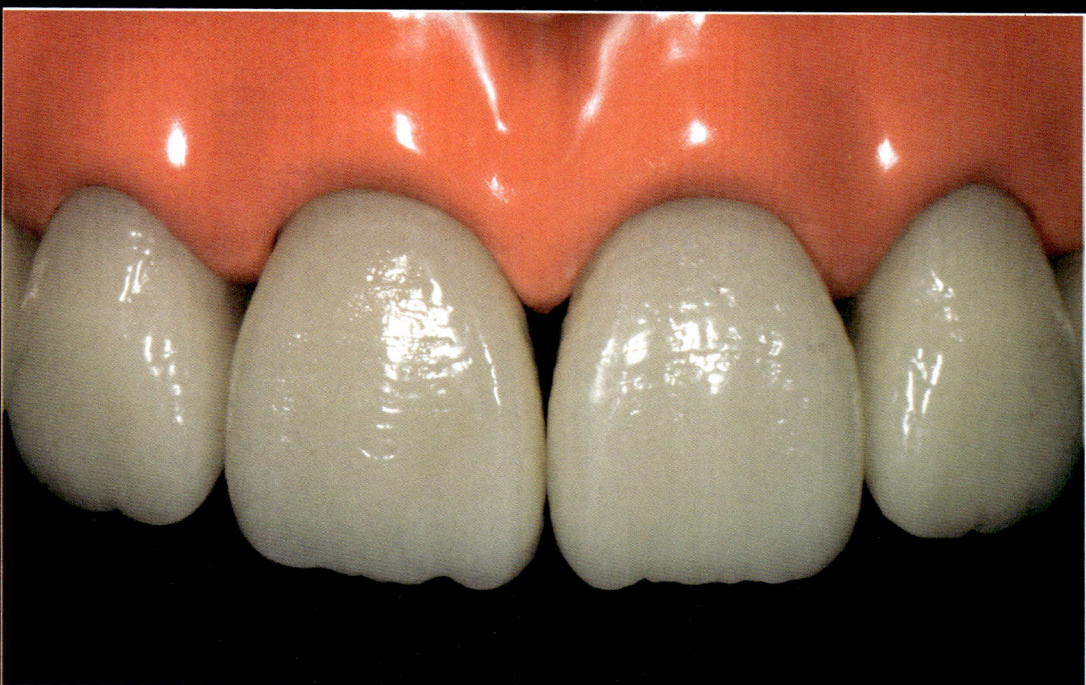

16.41

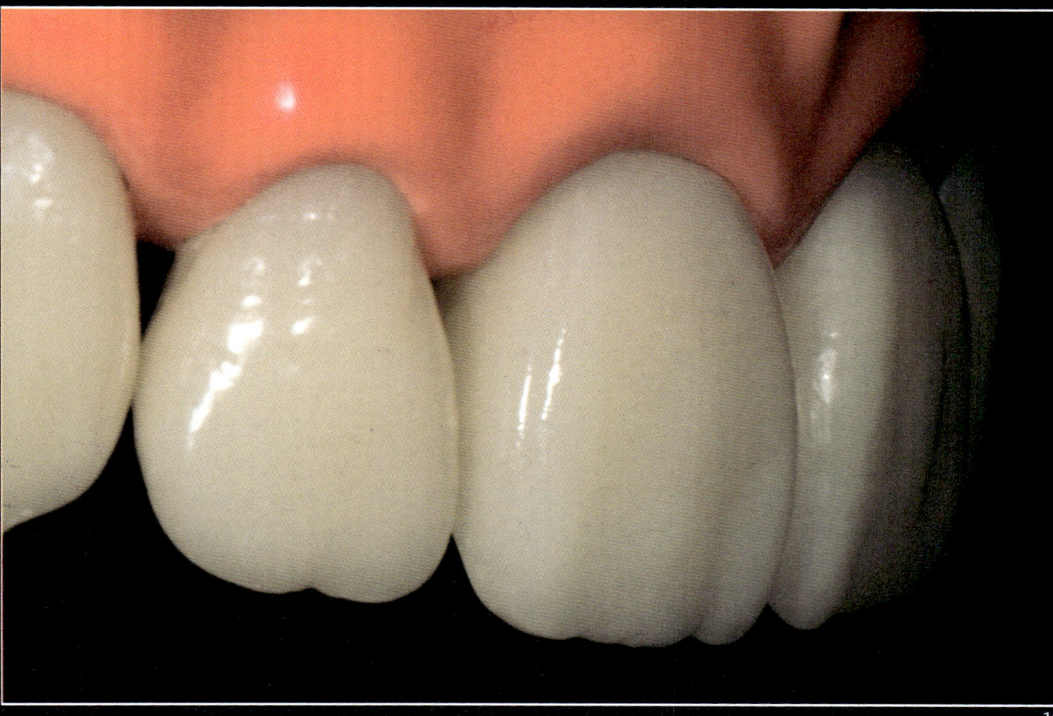

16.42

17

PREPARO E RESTAURAÇÃO CLASSE I COM COMPÓSITOS

Técnica de estratificação à mão livre

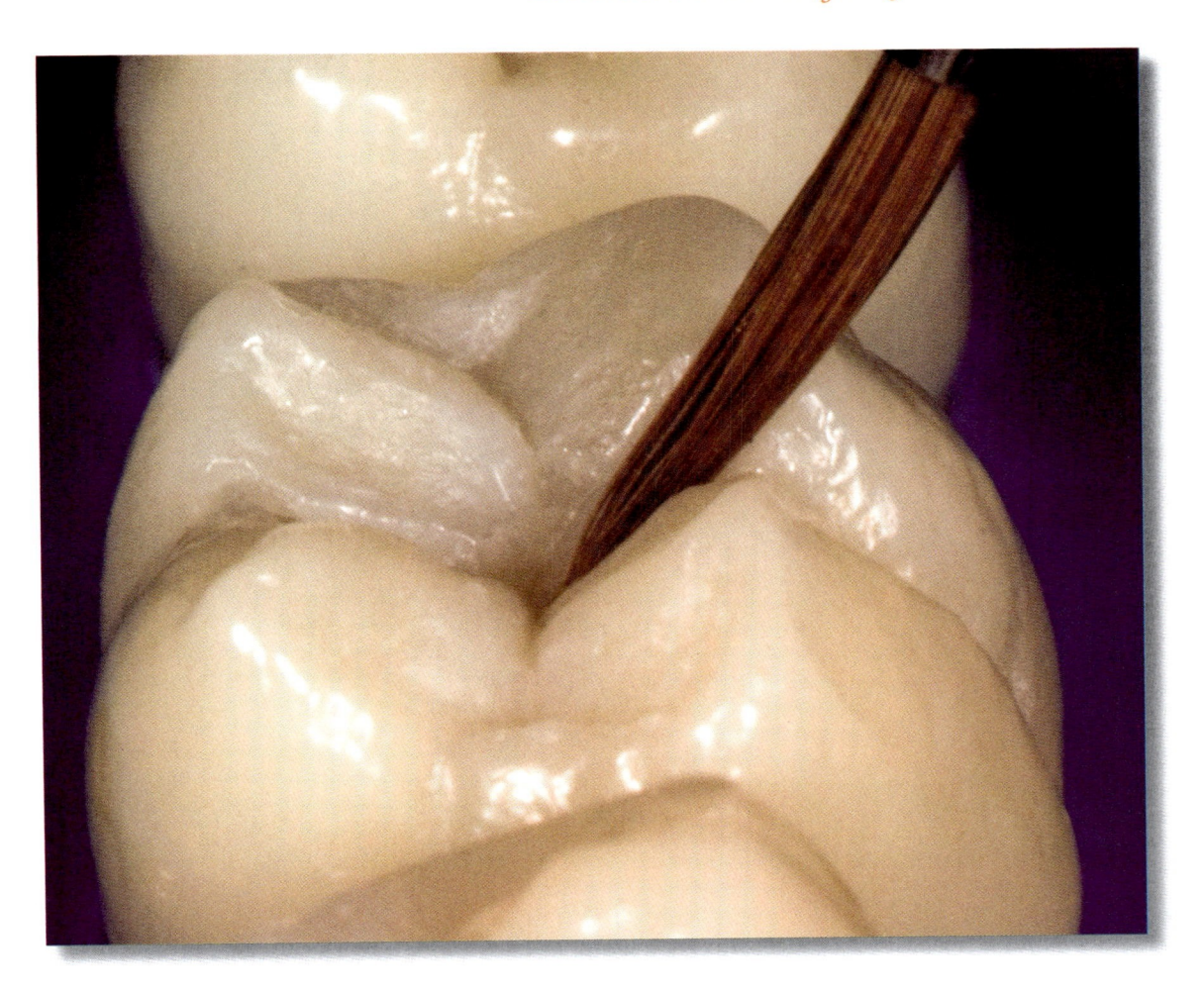

Este capítulo demonstra a tática operatória para lesões cariosas Classe I, segundo a técnica de estratificação natural. Para isso, foi simulada uma lesão cariosa primária, de média extensão, na face oclusal do dente 36 (FIG. 17.1). Observe que, neste caso, a lesão simulada apresenta-se francamente cavitada e não deixa dúvidas quanto à necessidade restauradora. Em outras situações, entretanto, a cavitação pode ser tão sutil que a decisão de restaurar ou não só pode ser tomada após a avaliação de radiografias interproximais. Vale ressaltar que mesmo em uma situação como a aqui apresentada, as radiografias são auxiliares valiosos na determinação da profundidade biológica da lesão. Dando início aos procedimentos operatórios, os contatos oclusais devem ser registrados e memorizados (FIG. 17.4), para permitir, ao fim do procedimento, o ajuste da restauração. Idealmente, não devem existir contatos exatamente na região da interface, visto que estes comprometem o desempenho da restauração. Concluída a avaliação oclusal, realiza-se uma profilaxia e procede-se a seleção de cores das resinas compostas que serão empregadas na restauração. A cor pode ser avaliada com o auxílio de escalas de cor ou bolinhas de compósito polimerizadas junto ao dente (FIGS. 17.2 E 17.3). Embora seja possível restaurar dentes posteriores apenas com uma massa de resina composta, segundo a técnica de estratificação natural, escolhemos, no mínimo, dois compósitos: um com características ópticas semelhantes às da dentina (mais saturado e menos translúcido), e outro com características semelhantes às do esmalte (menos saturado e mais translúcido). É importante selecionar compósitos que apresentem boas propriedades mecânicas, como os micro-híbridos e nanoparticulados, para que a restauração resista aos esforços oclusais. Com as informações cromáticas e oclusais devidamente registradas, realiza-se o isolamento absoluto do campo operatório.

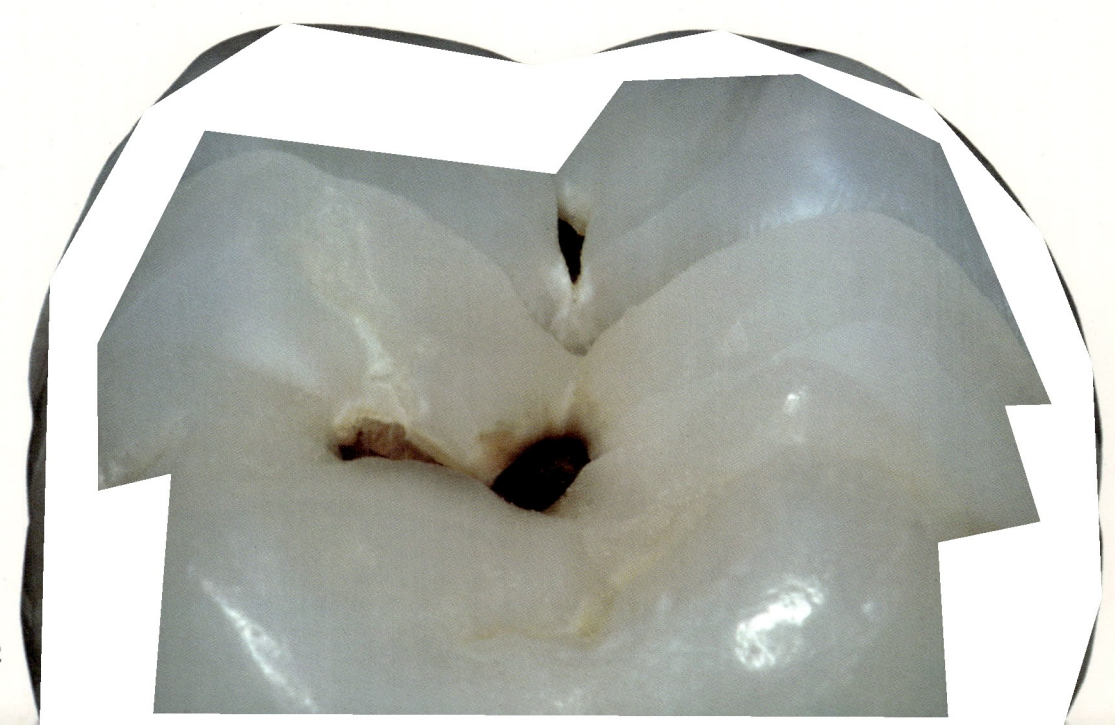

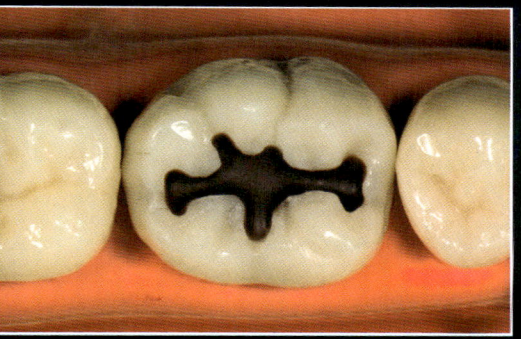

17.1

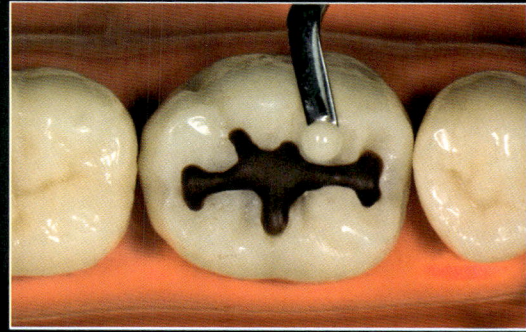

17.2

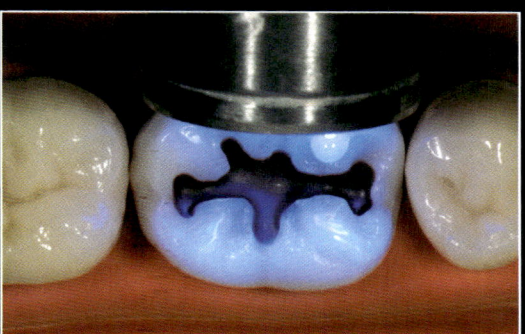

17.3

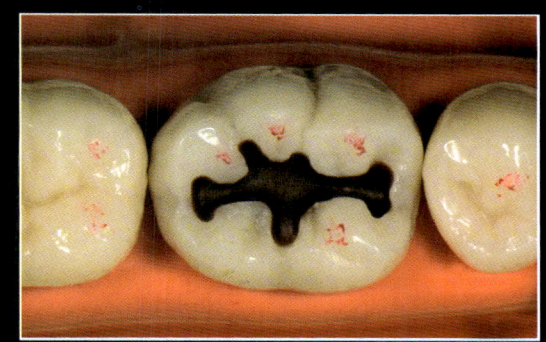

17.4

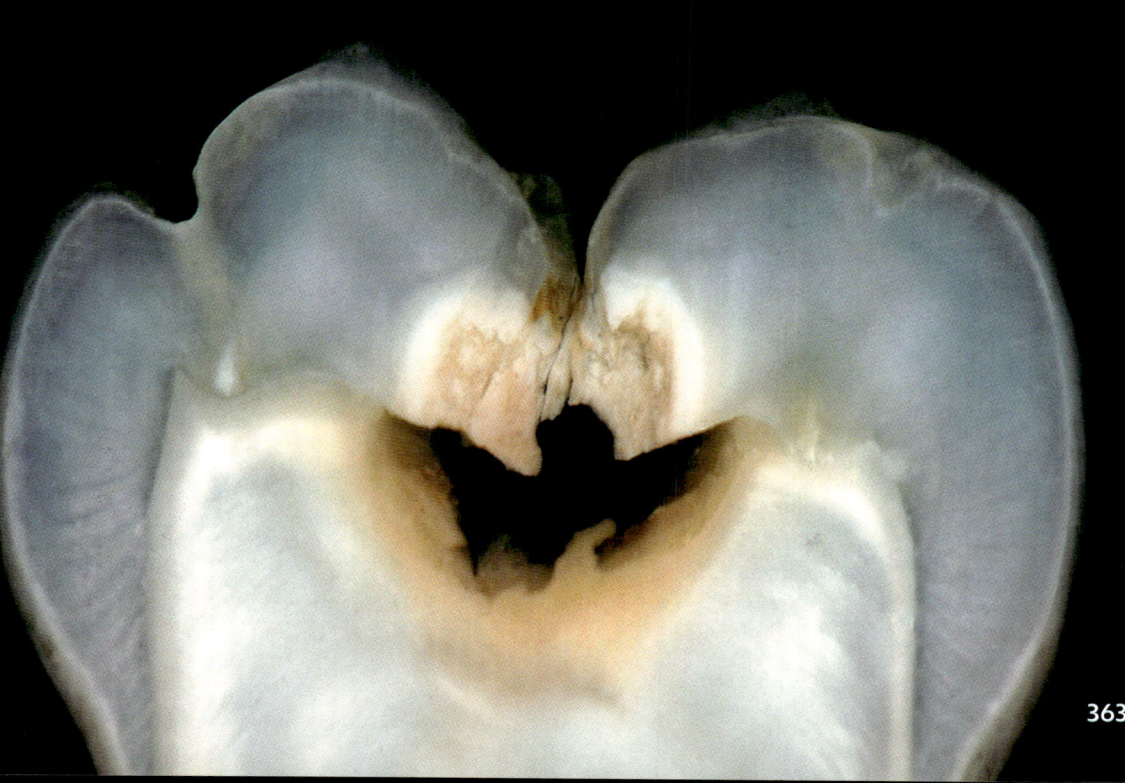

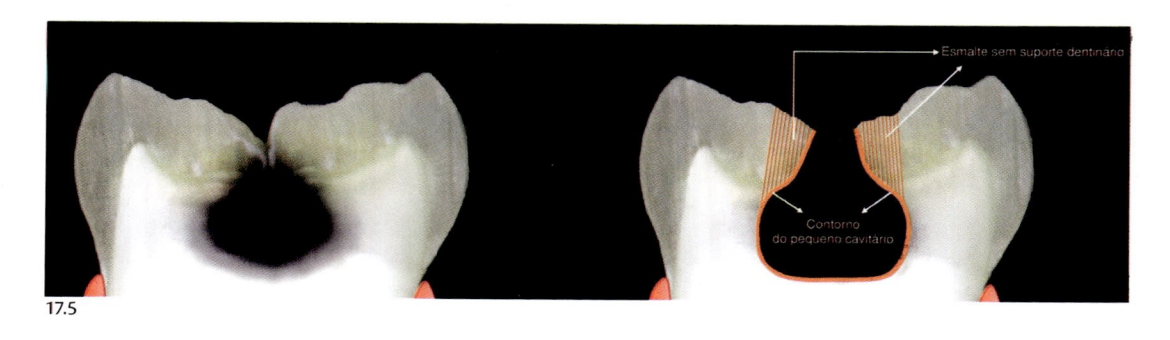

17.5

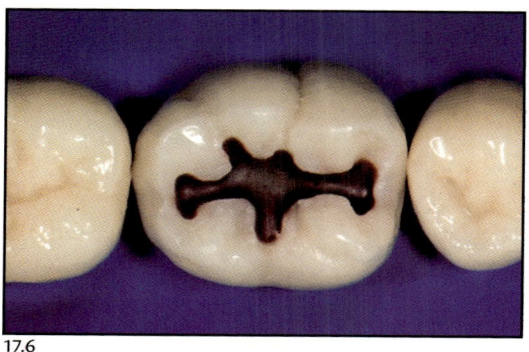

17.6

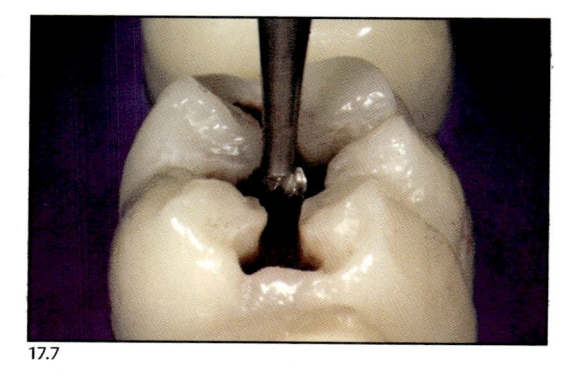

17.7

O padrão de desenvolvimento das lesões na superfície oclusal é um aspecto que deve ser considerado, antes do preparo cavitário. Em virtude da natureza orgânica da dentina e, especialmente, da junção amelodentinária, as lesões progridem lateralmente, deixando, muitas vezes, grande quantidade de esmalte sem suporte, após o preparo (FIG. 17.5). Graças à adesão proporcionada pelos compósitos, entretanto, é possível preservar esse esmalte, diminuindo as dimensões da cavidade. No presente caso, como há acesso direto ao tecido cariado, o preparo foi conduzido inteiramente com brocas esféricas lisas, em baixa rotação (FIGS. 17.6 E 17.7). Instrumentos manuais também podem ser empregados, especialmente em regiões mais profundas. Concluído o preparo (FIG. 17.8), são realizados os procedimentos adesivos. Inicialmente, um gel de ácido fosfórico é aplicado sobre o esmalte e a dentina, por 15 segundos, com cuidado para que se estenda 1 a 2 mm além das margens, para assegurar um condicionamento adequado (FIG 17.9). Após lavagem abundante, o excesso de umidade da dentina é removido com uma bolinha de algodão e o esmalte é seco com jatos de ar (FIG. 17.10). A seguir, ao menos duas camadas de adesivo são aplicadas (FIG. 17.11), os solventes são volatilizados com um jato de ar e a espessura de película é uniformizada com um pincel descartável. Por fim, realiza-se a fotoativação (FIG. 17.12).

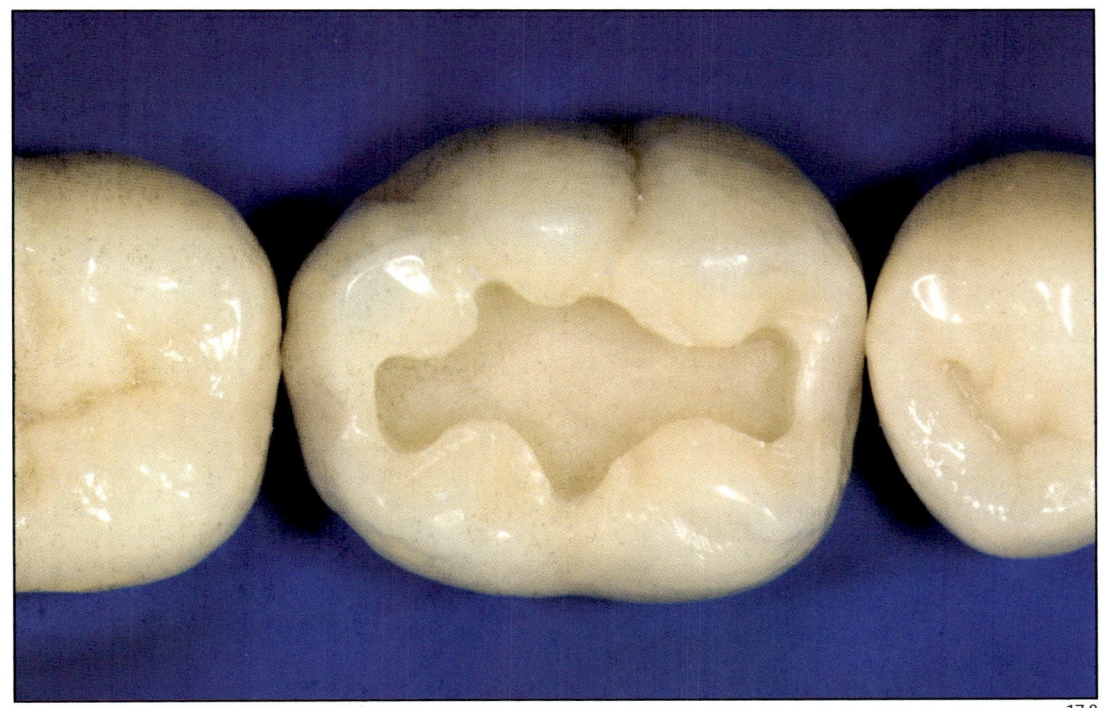

17.8

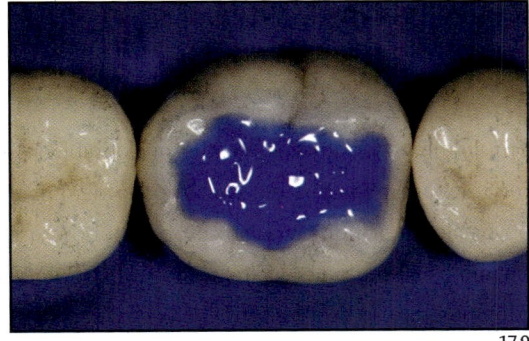

17.9

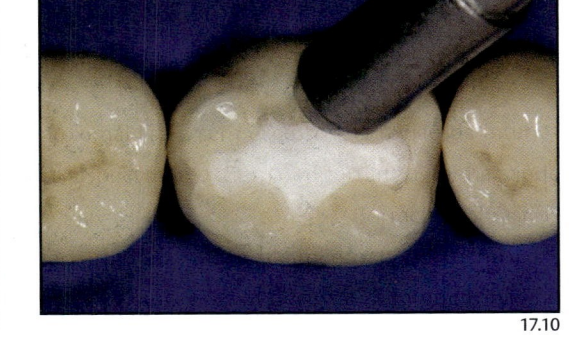

17.10

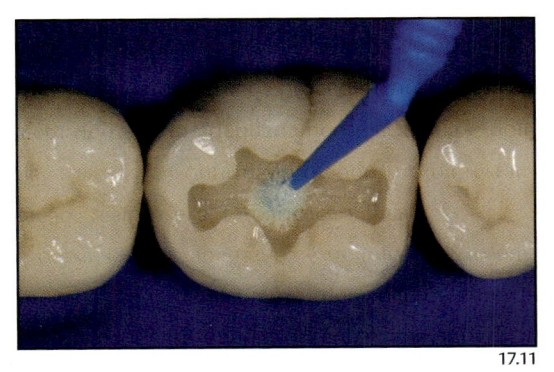

17.11

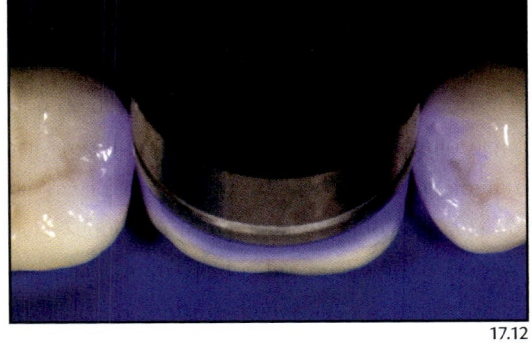

17.12

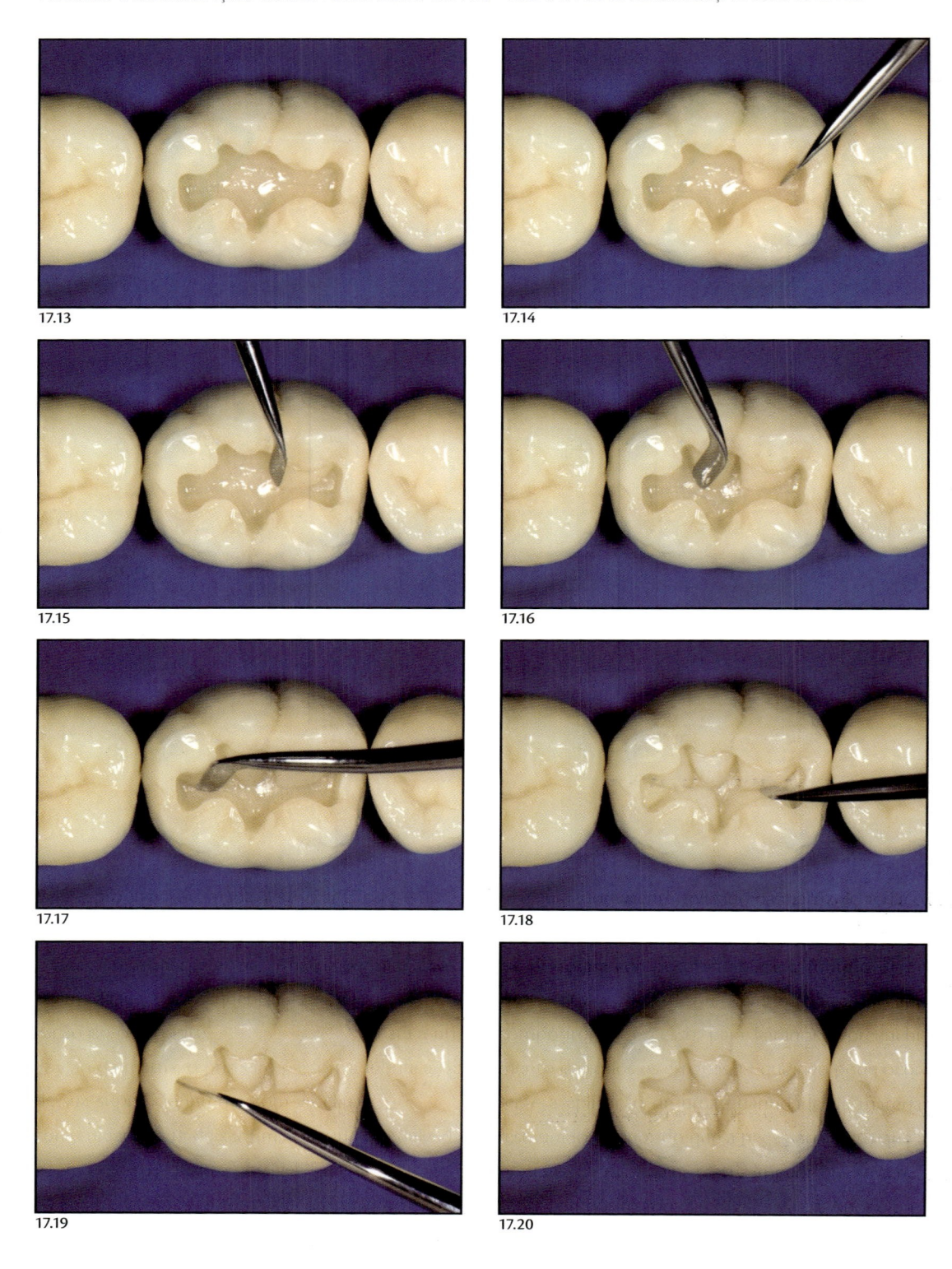

17.13

17.14

17.15

17.16

17.17

17.18

17.19

17.20

Concluída a aplicação do sistema adesivo, as massas de compósito são aplicadas incrementalmente, de forma a reproduzir a anatomia dental original. O primeiro passo, evidentemente, é a reconstrução da dentina, com compósitos mais saturados e menos translúcidos. A técnica, aqui demonstrada, envolve a conformação sequencial da dentina de cada uma das cúspides e das cristas marginais. Essa técnica tem, como uma de suas principais vantagens, o excelente controle do fator C, visto que cada incremento é aderido a uma área mínima e não há contato de um incremento com o outro. Outra vantagem é o excelente controle sobre a anatomia final da restauração. Uma vez que os incrementos de dentina representam não mais que um esboço da anatomia externa final, as chances de erro são minimizadas e geralmente é possível efetuar pequenas correções anatômicas ao inserir as resinas correspondentes ao esmalte. Exatamente por isso, nessa etapa não há

necessidade de detalhar excessivamente a anatomia. Veja nas fotografias ao lado, que os incrementos referentes às cúspides são praticamente desprovidos de detalhes (FIGS. 17.13 A 17.20). Após a inserção de cada um desses pequenos incrementos, realiza-se uma breve fotoativação, por cerca de 5 segundos, apenas para estabilizar a resina composta, impedindo que a escultura seja inadvertidamente alterada com a inserção dos incrementos seguintes. Assim que todos os incrementos referentes à dentina estiverem conformados, realiza-se uma fotoativação completa. É essencial que não se deixe de realizar essa fotoativação pelo tempo recomendado pelo fabricante, antes de iniciar a inserção dos compósitos para esmalte. Essa técnica de polimerização, além de agilizar o processo restaurador, pode, em algum grau, prolongar a fase pré-gel do compósito, induzindo menos tensões à interface adesiva e, consequentemente, ao remanescente dental.

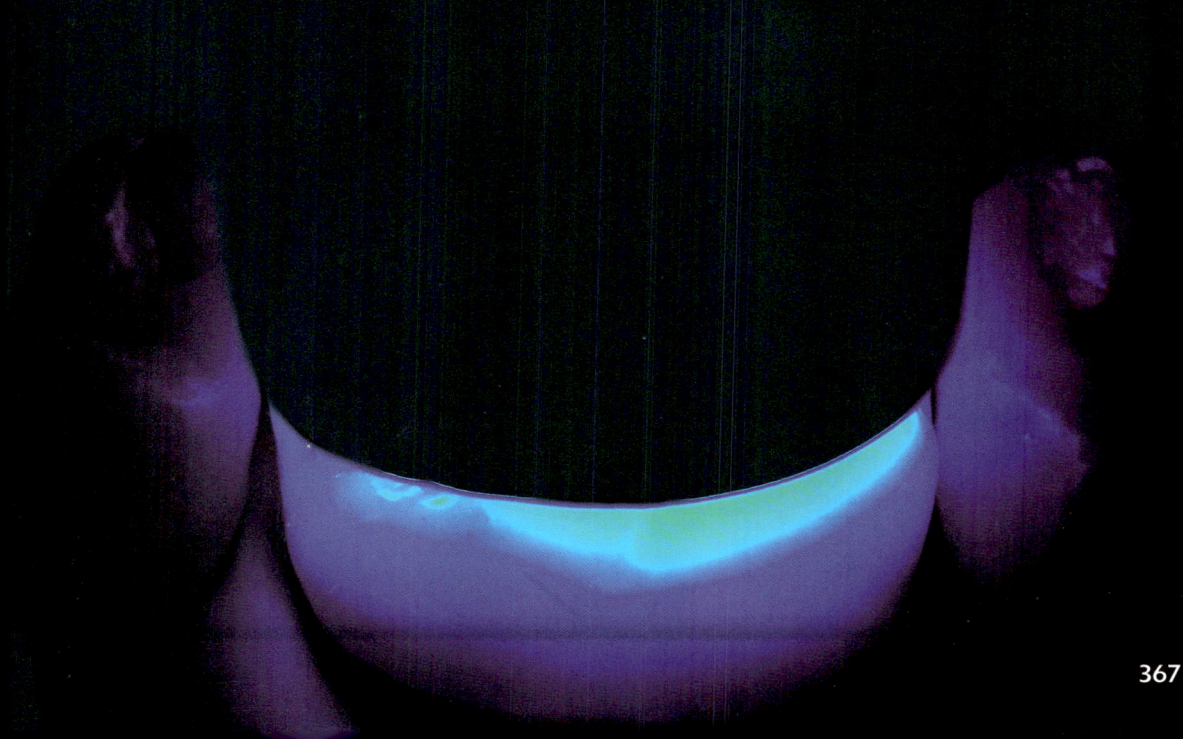

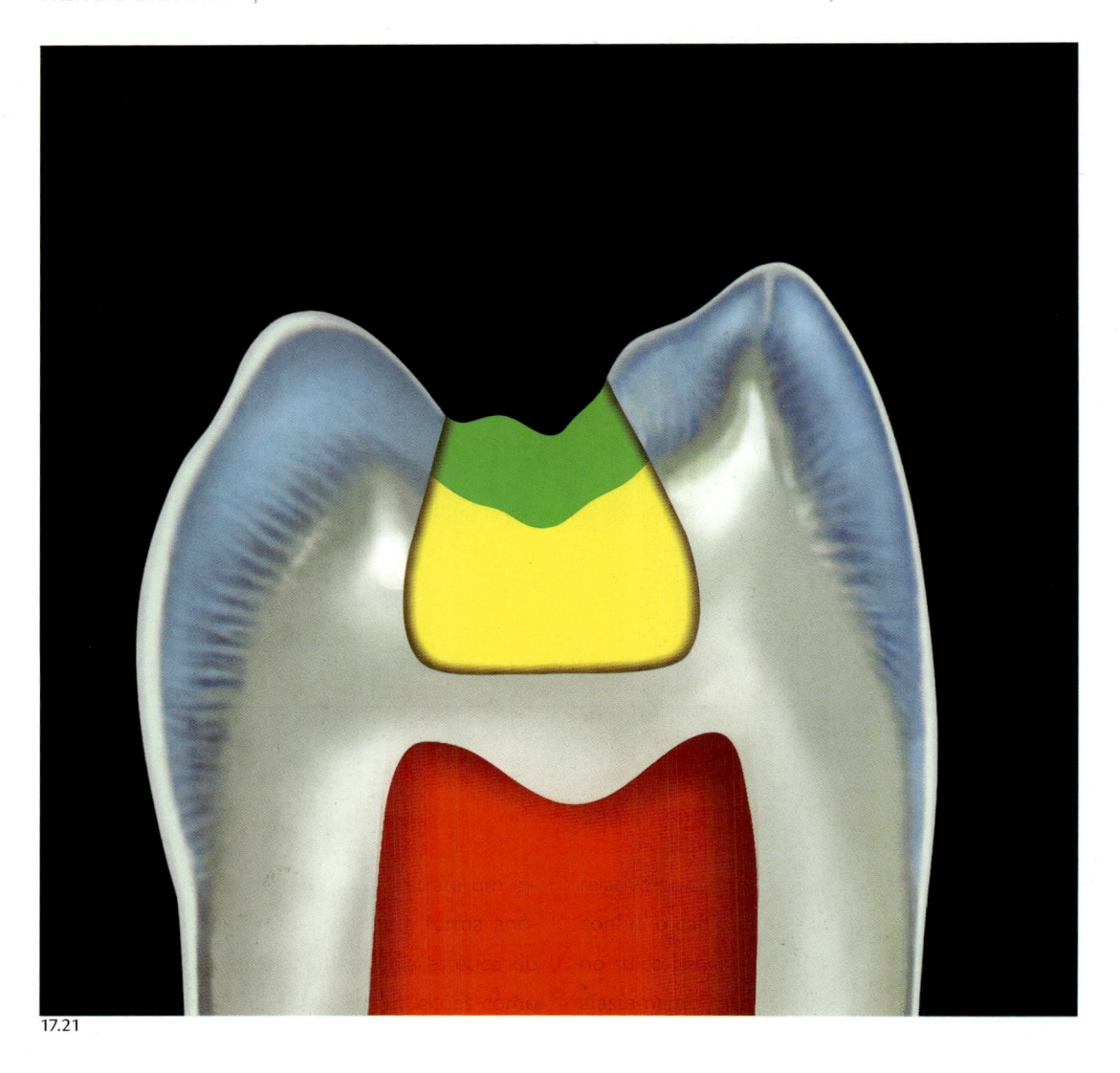

17.21

O princípio básico da técnica de estratificação natural é a sobreposição de compósitos com características ópticas distintas, a fim de conferir policromatismo às restaurações. Assim, se nas fotografias anteriores a dentina foi modelada com um compósito menos translúcido e mais saturado, o esmalte será agora reproduzido com um compósito mais translúcido e de menor saturação. A espessura da camada de esmalte artificial deve ser levemente menor que a espessura do esmalte natural, para evitar que a restaura-

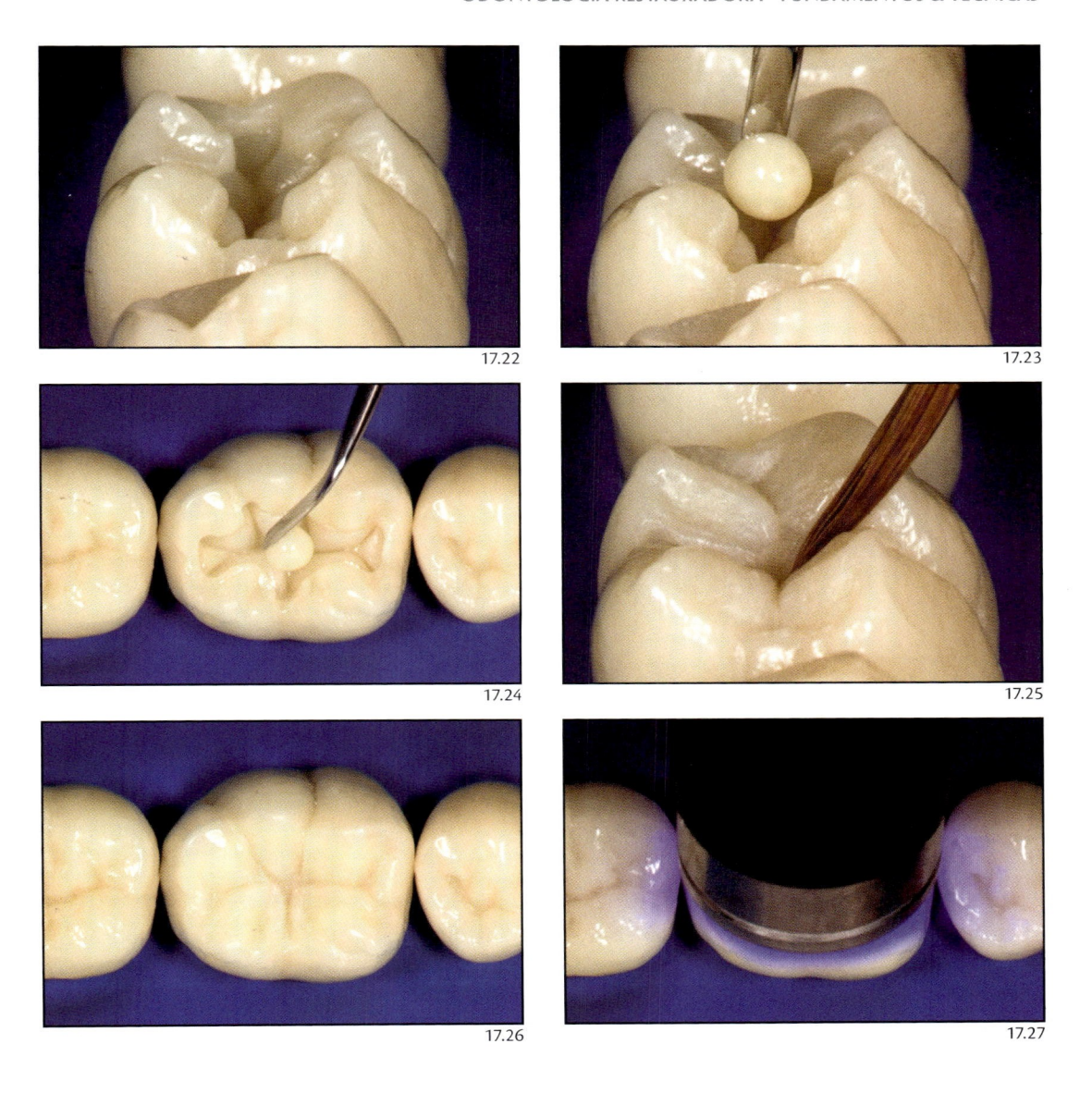

17.22

17.23

17.24

17.25

17.26

17.27

ção fique excessivamente translúcida e acinzentada (FIGS. 17.21 E 17.22). Assim, o compósito é inserido e adaptado, com espátulas e pincéis, de modo a definir a anatomia final (FIGS. 17.23 A 17.25). Antes de realizar a fotoativação, é importante observar a restauração de múltiplos ângulos, para verificar se a escultura está correta e confirmar a ausência de excessos de compósito, que acarretariam em procedimentos de acabamento e polimento mais agressivos (FIG. 17.26). Feito isso, realiza-se a fotoativação final (FIG. 17.27).

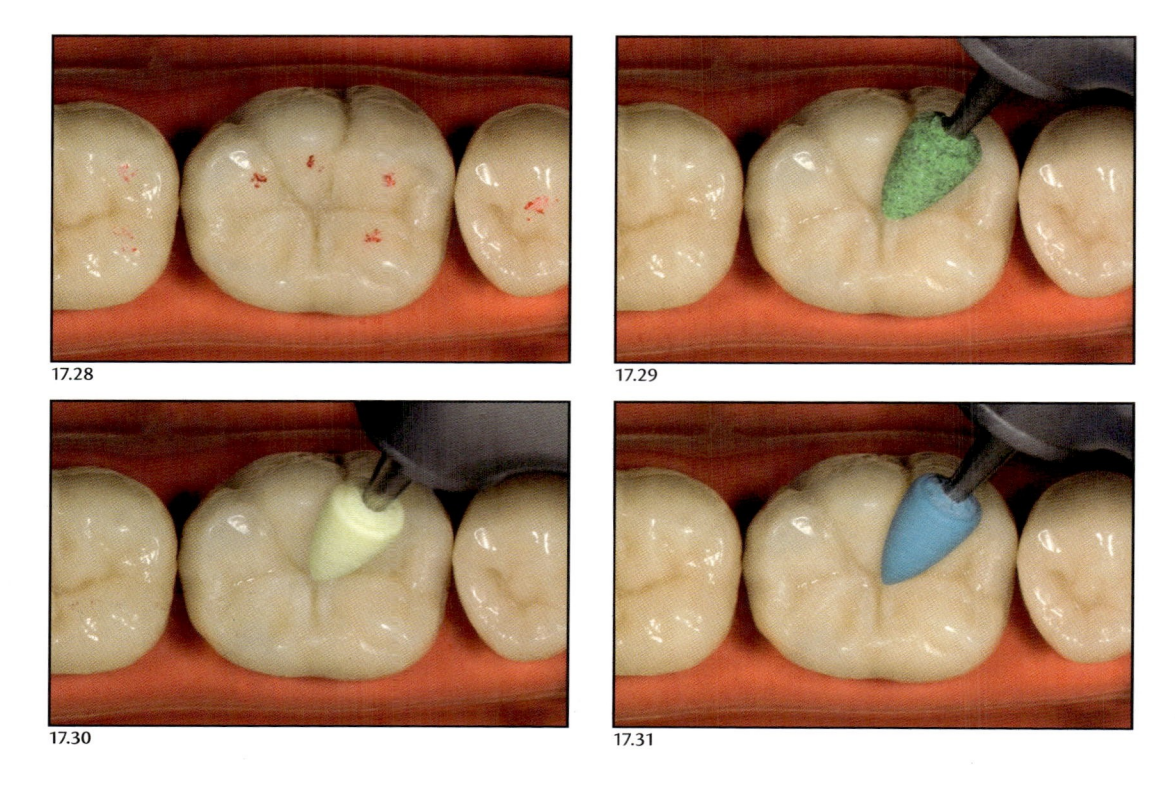

17.28

17.29

17.30

17.31

Concluídos os procedimentos de inserção e conformação dos compósitos, o dique de borracha é removido e os contatos oclusais são checados e mentalmente comparados com aqueles registrados antes do procedimento restaurador (FIG. 17.28). Na presença de discrepâncias, pequenos ajustes devem ser realizados com pontas diamantadas com granulações fina e extrafina. Deve ficar claro, entretanto, que realizar pequenos ajustes é diferente de definir a escultura com pontas diamantadas. É por essa razão que, na presente sequência, todos os cuidados foram tomados para estabelecer a escultura definitiva por meio da conformação correta dos incrementos

de compósito. Evidentemente, quando os procedimentos restauradores são conduzidos com cuidado e atenção, apenas ajustes mínimos se fazem necessários. Em relação aos procedimentos de acabamento e polimento propriamente ditos, existem múltiplos instrumentos capazes de produzir bons resultados. No presente caso, uma vez que não havia excessos grosseiros, foram empregadas apenas borrachas sequenciais, em ordem decrescente de abrasividade (FIGS. 17.29 A 17.31). Realizados esses procedimentos, a restauração está concluída. Observe a excelente mimetização de cor e a correta restituição da anatomia dental original (FIG. 17.32).

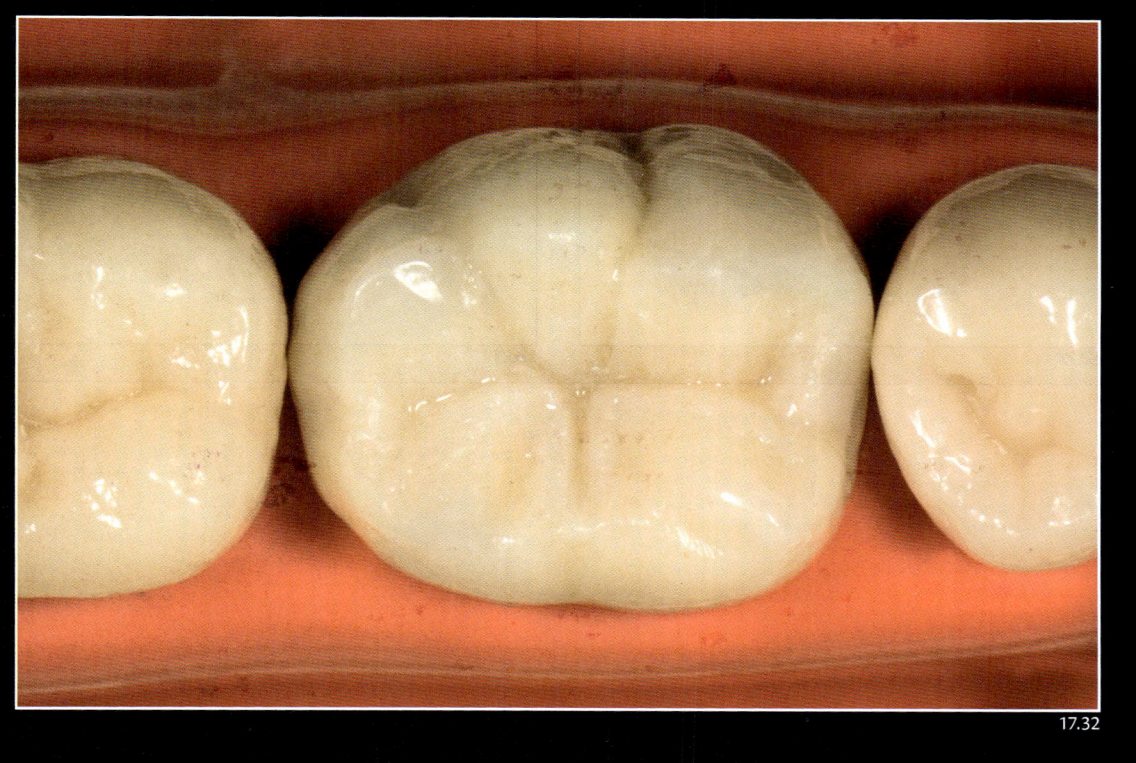

17.32

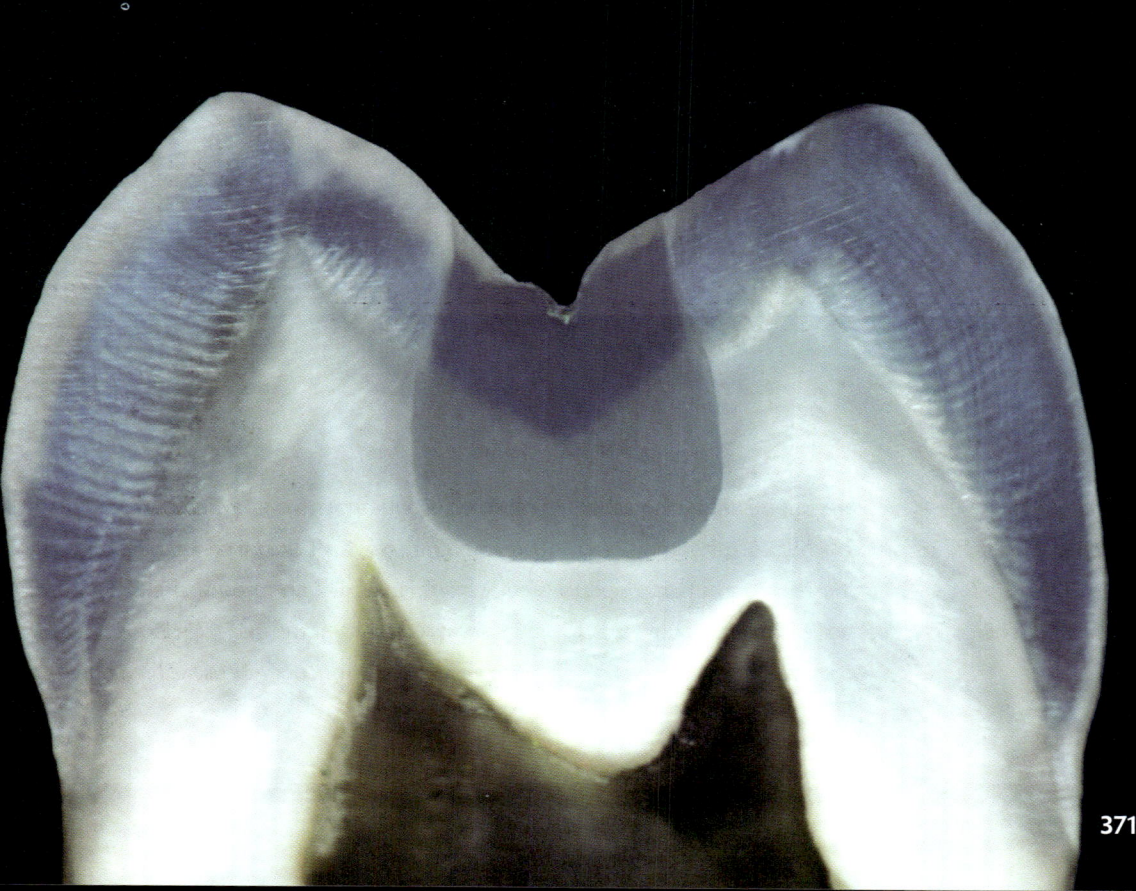

17

PREPARO E RESTAURAÇÃO CLASSE I COM COMPÓSITOS

Técnica da matriz oclusal de acrílico

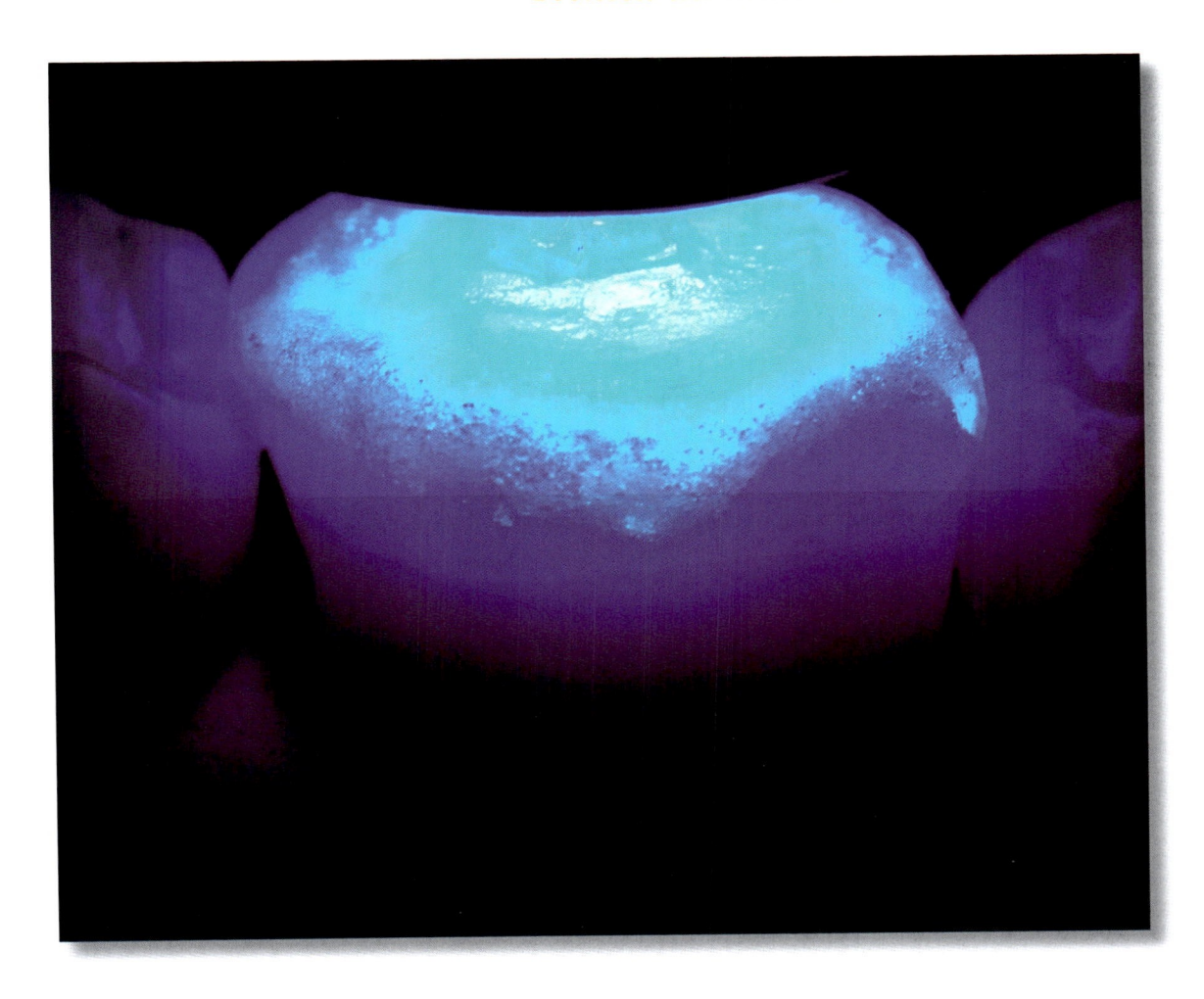

Em virtude de seu padrão de desenvolvimento característico, eventualmente as lesões oclusais combinam envolvimento dentinário extenso e cavitação mínima na superfície do esmalte. No presente caso, embora a fossa central apresente uma pequena lesão cariosa com necessidade restauradora, praticamente não há comprometimento da morfologia oclusal (FIG. 17.33). Por essa razão, é essencial que o diagnóstico da presença e profundidade da lesão seja feito com base não apenas no aspecto clínico, mas também em suas características radiográficas (FIG. 17.34). Situações como essa, em que a superfície oclusal encontra-se praticamente íntegra, representam a indicação ideal para a técnica da matriz oclu-sal de acrílico. Em essência, essa técnica envolve o registro da morfologia pré-operatória com um material transparente, criando um pequeno "carimbo" que será empregado durante a inserção das resinas compostas, para transferir a anatomia original do dente à restauração. Porém, antes de realizar qualquer tipo de preparo no dente, é importante que os contatos oclusais sejam verificados com papel articular e memorizados (FIG. 17.35). Esse cuidado facil ta sobremaneira os procedimentos de acabamento e polimento da restauração. Feito isso, o dente é cuidadosamente limpo com pasta profilática, aplicada com uma escova Robinson (FIG. 17.36) e os compósitos são selecionados.

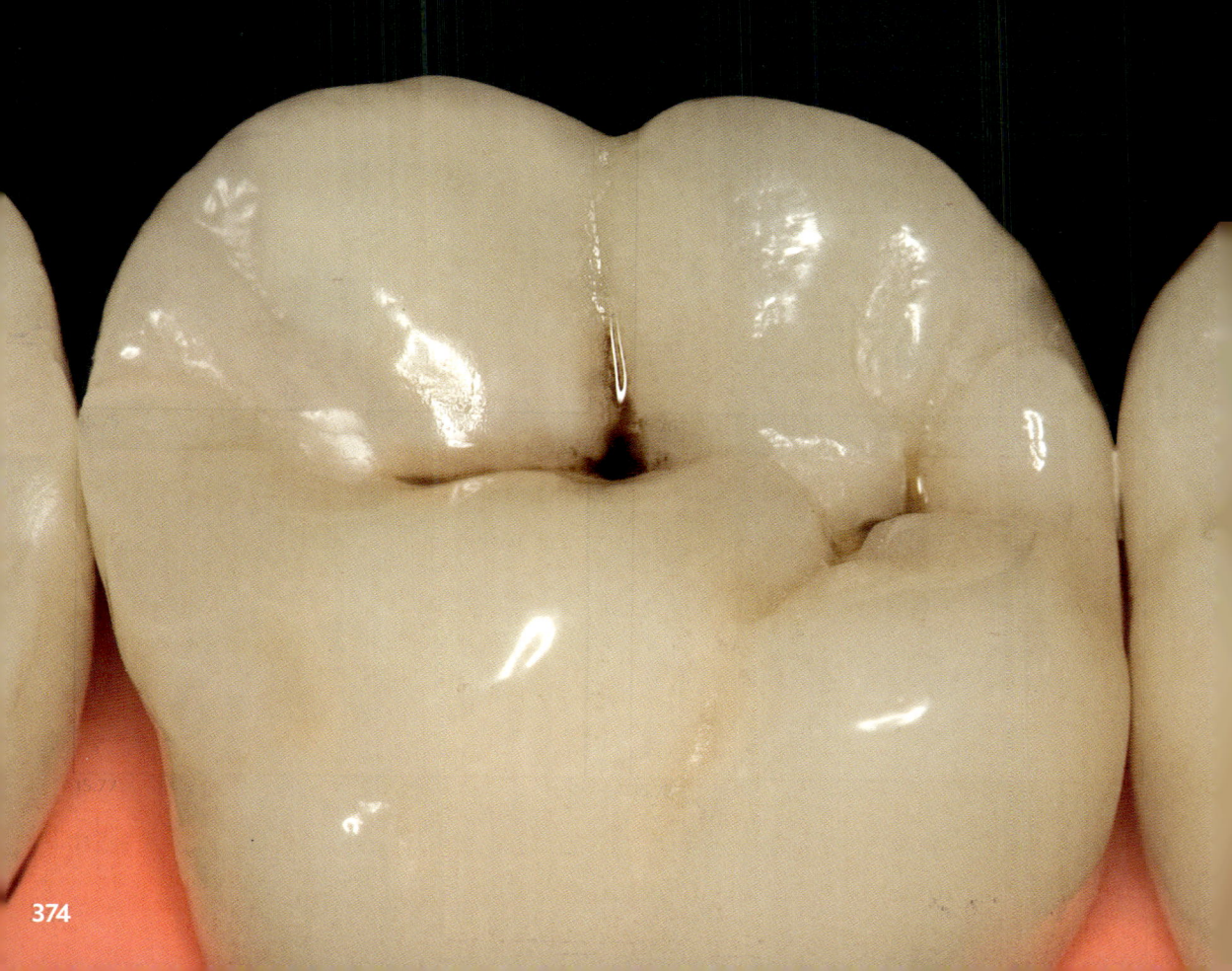

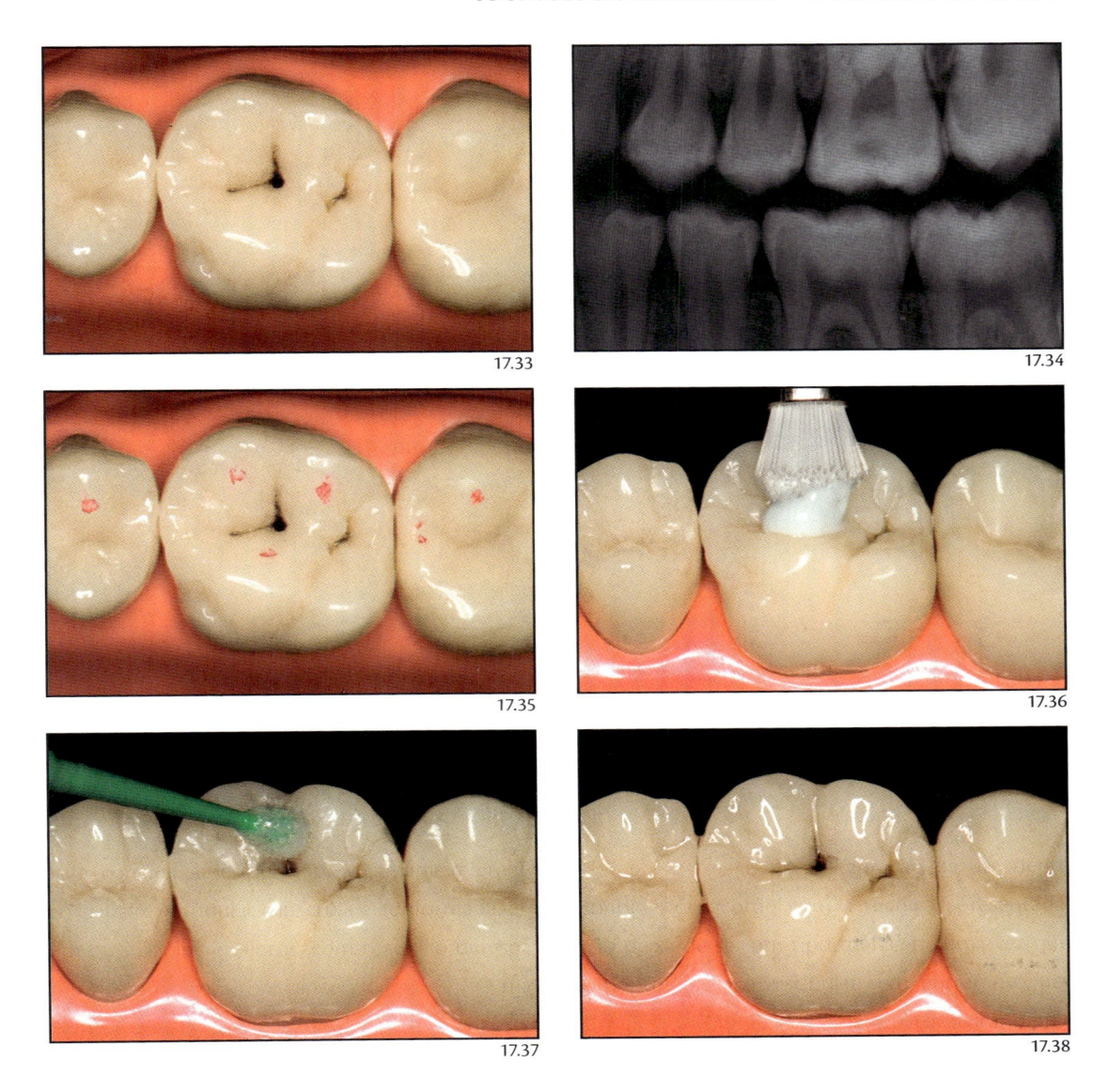

17.33

17.34

17.35

17.36

17.37

17.38

A superfície que se deseja copiar é isolada com vaselina líquida, com o auxílio de um pincel descartável (FIG. 17.37). Esse é um cuidado essencial para permitir que a matriz seja removida após a polimerização da resina acrílica. É importante que a vaselina seja aplicada com cuidado e atenção, para garantir o completo isolamento da superfície (FIG. 17.38). Por outro lado, não é recomendável que permaneçam excessos, em especial nas regiões de sulco, pois os mesmos podem interferir no registro da anatomia pelo acrílico.

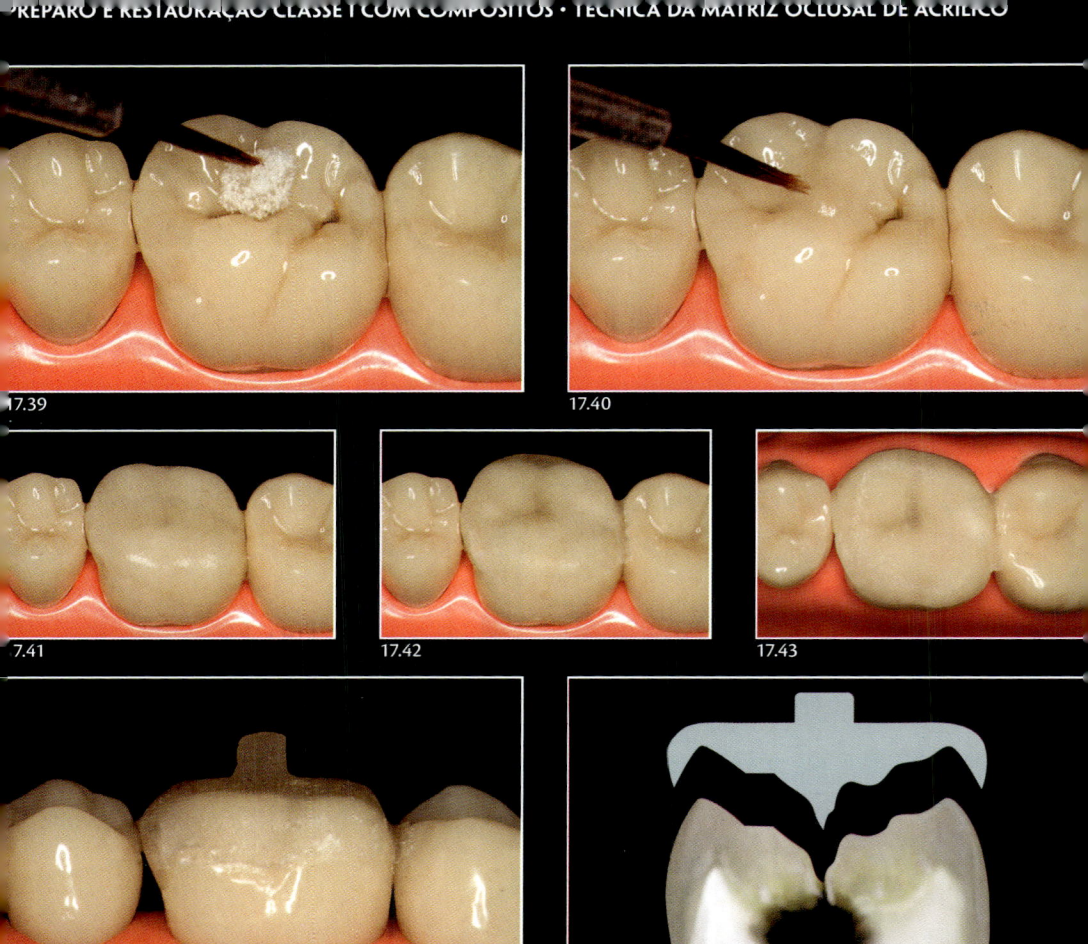

17.39

17.40

17.41

17.42

17.43

17.44

17.45

A confecção da matriz é iniciada com pequenas esferas de resina acrílica incolor, levadas com um pincel contra a superfície oclusal do dente (FIGS. 17.39 E 17.40), de forma a recobrir não apenas a região envolvida, mas toda a face oclusal (FIGS. 17.41 A 17.43). Esse é um cuidado importante para conferir estabilidade e assegurar o posicionamento correto da matriz após o preparo cavitário.

Também é interessante que se confeccione um pequeno cabo (FIG. 17.44), para facilitar a apreensão e manipulação da matriz durante os procedimentos restauradores. Após a polimerização da resina acrílica, a superfície interna da matriz reproduz fielmente os detalhes anatômicos da superfície dental (FIG. 17.45). Na sequência, a matriz é removida, lavada com detergente para remover os resíduos de vase-

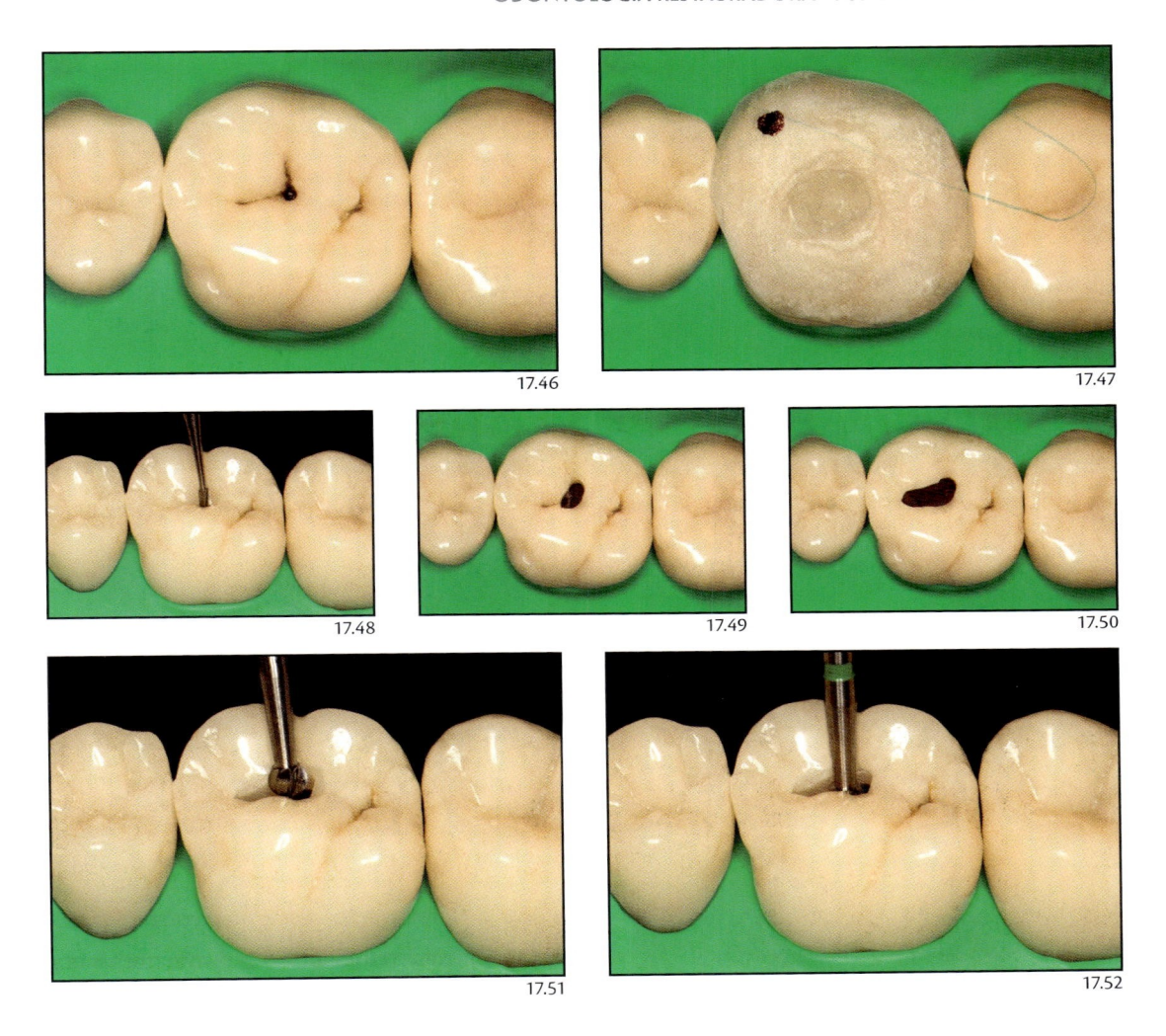

17.46   17.47   17.48   17.49   17.50   17.51   17.52

lina, e armazenada em água até o momento de sua utilização, durante a inserção das resinas compostas. Após o isolamento absoluto do campo operatório (FIG. 17.46), a matriz é reposicionada sobre o dente e uma pequena marcação é confeccionada com uma caneta (FIG. 17.47), a fim de facilitar o futuro reposicionamento desta. No exemplo acima, a marca indica a posição da cúspide mesiovestibular. Feito isso, o pre-

paro cavitário é iniciado, em alta rotação, (FIG. 17.48) pela fossa central e, em um primeiro momento, visa a criação de um acesso à lesão cariosa (FIG. 17.49). Para conseguir um bom acesso, eventualmente, é necessário remover estrutura hígida (FIG. 17.50). A seguir, o tecido cariado é removido com curetas ou brocas esféricas lisas, de tamanho compatível com a cavidade, em baixa rotação (FIGS. 17.51 E 17.52).

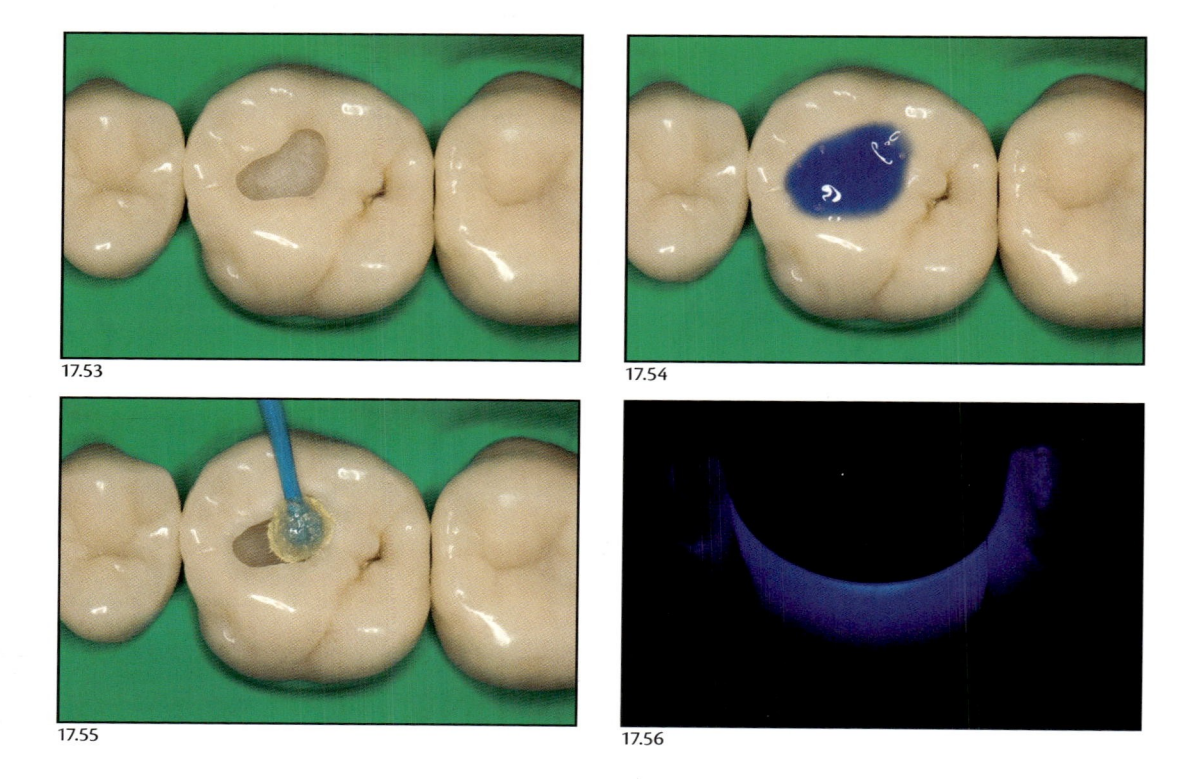

17.53

17.54

17.55

17.56

Concluído o preparo (FIG. 17.53), são realizados os procedimentos adesivos. Inicialmente, um gel de ácido fosfórico a 37% é aplicado por 15 segundos sobre o esmalte e a dentina (FIG. 17.54) e, na sequência, um sistema adesivo é aplicado em, no mínimo, duas camadas (FIG. 17.55). Muito cuidado deve ser tomado para minimizar os excessos de adesivo na região das margens, para não impedir o reposicionamento da matriz. Com o adesivo devidamente aplicado, realiza-se a fotoativação (FIG. 17.56). A seguir, uma camada de compósito com características ópticas semelhantes às da dentina, é inserida no fundo da cavidade para torná-la mais rasa e facilitar a escultura dos incrementos subsequentes (FIGS. 17.57 E 17.58).

Após a fotoativação desse incremento inicial (FIG. 17.59) cada cúspide é conformada separadamente, iniciando-se pela reprodução da dentina da cúspide mesiopalatal (FIG. 17.60). Deve-se ter cuidado para deixar espaço para os compósitos que serão empregados na reprodução do esmalte — para isso, a matriz de acrílico pode ser levada em posição, antes da polimerização (FIG. 17.61). Caso não haja contato entre a matriz e o compósito (FIG. 17.62), tem-se a segurança de que o incremento não está sobrecontornado e procede-se a fotoativação. Para isso, entretanto, é fundamental que a matriz esteja perfeitamente limpa, seca e sem resíduos da vaselina empregada durante sua confecção.

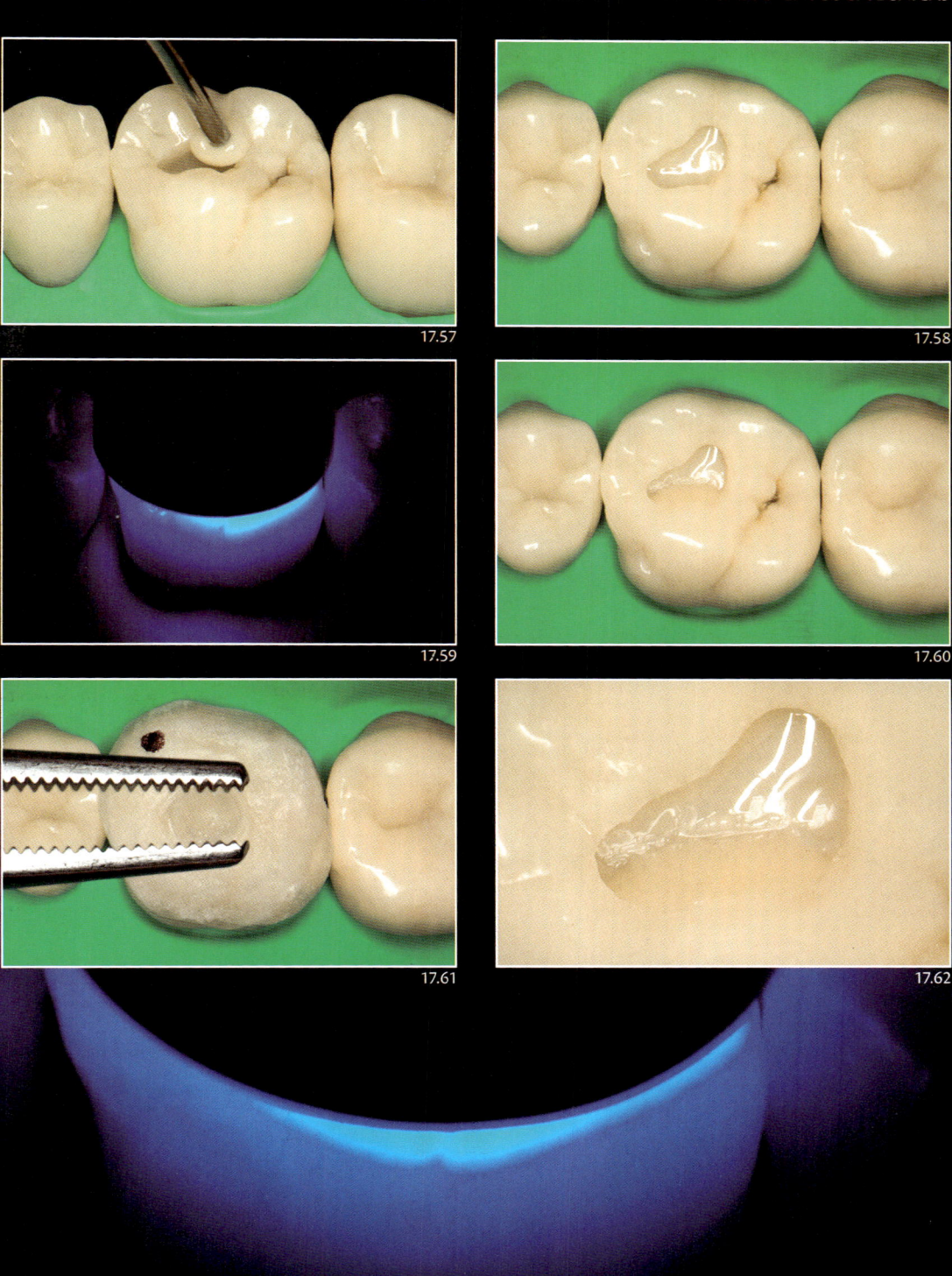

17.57

17.58

17.59

17.60

17.61

17.62

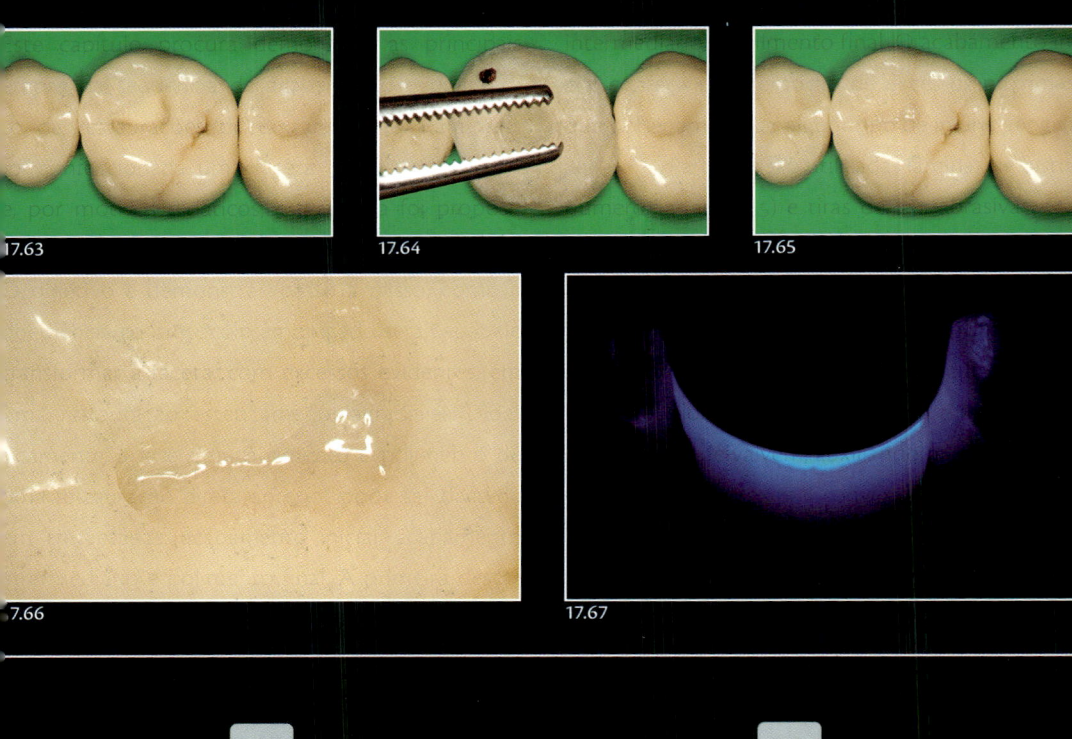

17.63 17.64 17.65

17.66 17.67

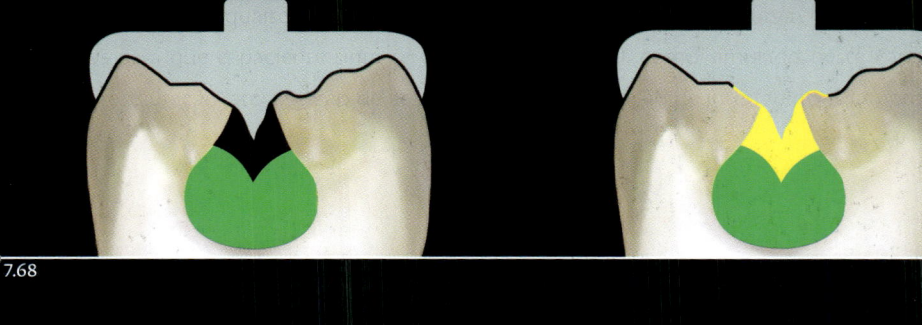

17.68

Após esculpir o segundo incremento (FIG. 17.63), referente à dentina da cúspide vestibulomesial, leva-se novamente a matriz em posição (FIG. 17.64), para checar se o compósito recém-aplicado não está sobrecontornado. Ao contrário do incremento anterior, entretanto, dessa vez a matriz tocou no compósito, amassando-o (FIGS. 17.65 E 17.66). Quando isso acontecer, é fundamental que os excessos sejam removidos e o compósito seja recontornado com espátulas e pincéis (FIG. 17.67). Nesse ponto, a reconstrução da dentina está concluída e há espaço suficiente para a aplicação do compósito referente ao esmalte (FIG. 17.68). Este é, então, aplicado com espátulas e pincéis (FIGS. 17.69 A 17.71). O objetivo, nesse momento, não é definir a anatomia da restauração, visto que essa será determinada pela pressão da ma-

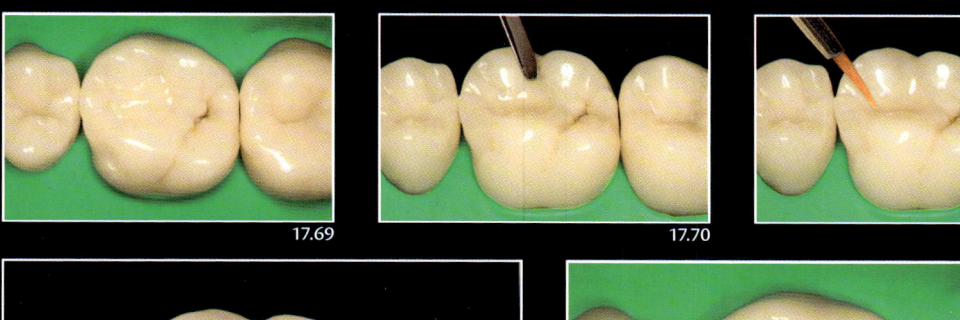
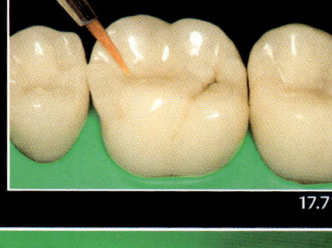

17.69

17.70

17.71

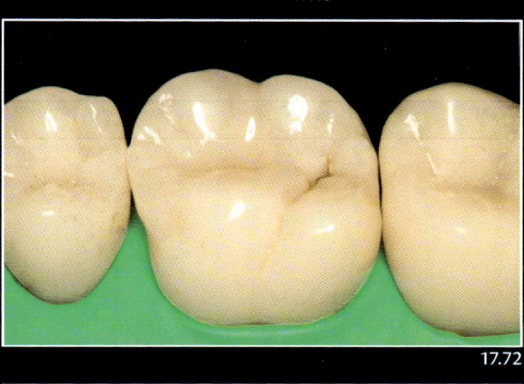
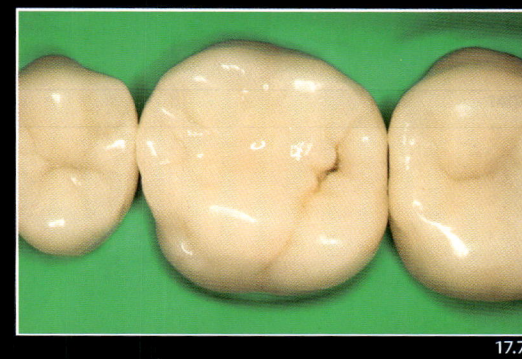

17.72

17.73

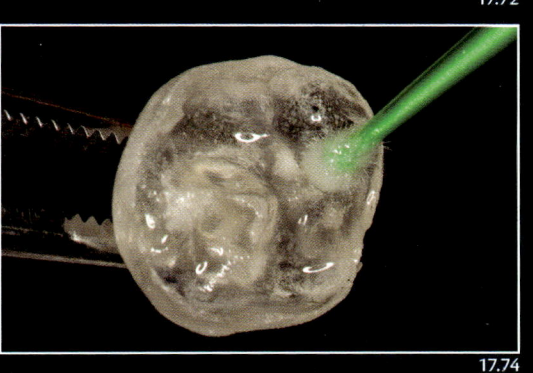
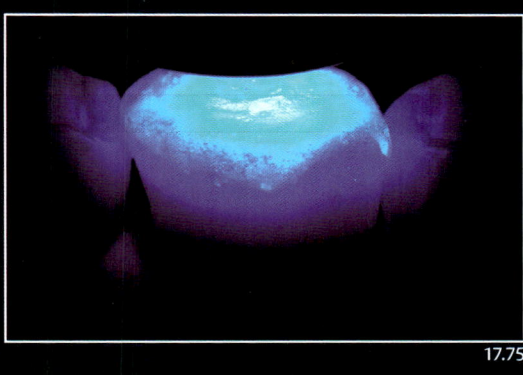

17.74

17.75

triz sobre o compósito não polimerizado, mas sim assegurar a presença de um leve excesso de resina ao longo da interface. Esse é um cuidado essencial, visto que após o posicionamento da matriz não será mais possível acrescentar compósito ao dente, devido à presença de vaselina na superfície. Assim, com a resina composta devidamente adaptada ao ângulo cavossuperficial (FIGS. 17.72 E 17.73), a superfície interna da matriz é isolada com uma pequena quantidade de vaselina líquida (FIG. 17.74) e esta é posicionada sobre o dente e firmemente pressionada, de modo a "amassar" o compósito. A seguir, realiza-se uma breve fotoativação, através da matriz, por cerca de 5 segundos (FIG. 17.75), apenas para estabilizar a resina composta e permitir que a matriz seja removida sem deformar a morfologia recém-obtida.

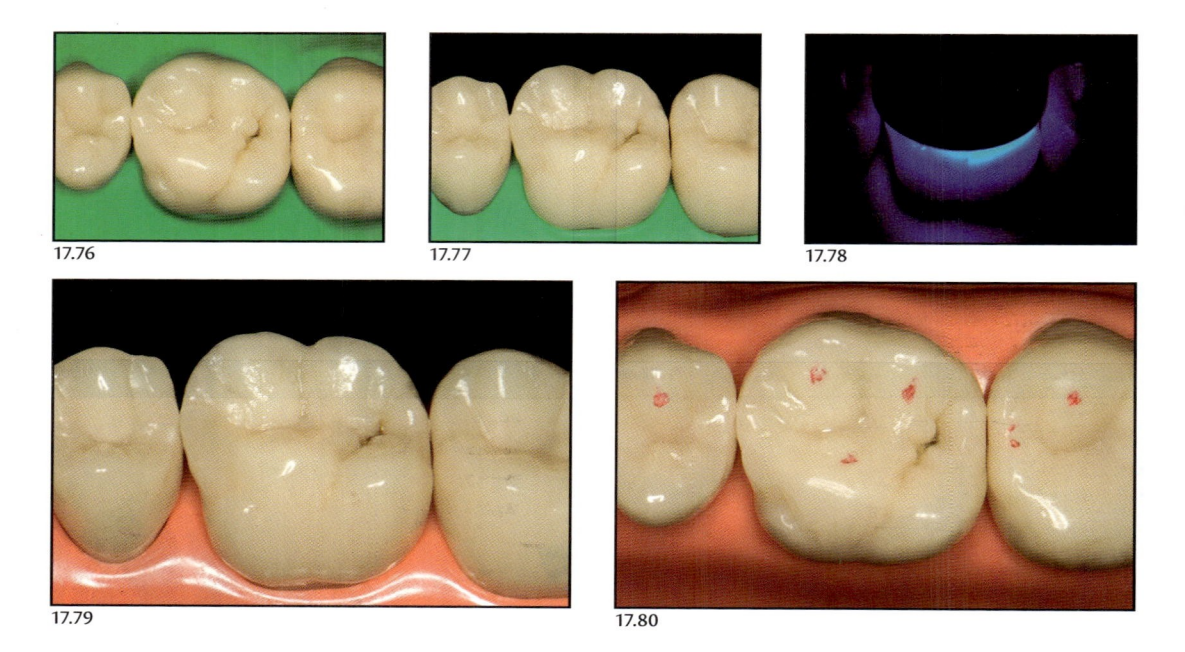

17.76

17.77

17.78

17.79

17.80

Após a breve fotoativação realizada com a matriz em posição, esta é removida (FIGS. 17.76 E 17.77) e a restauração recebe a fotoativação final, por um mínimo de 40 segundos (FIG. 17.78). Feito isso, o dique de borracha é removido e os contatos oclusais são marcados, para verificar se a restauração promoveu alguma modificação no padrão oclusal pré-operatório (FIGS. 17.79 E 17.80). Nesse momento, é importante que os contatos avaliados antes do preparo sejam lembrados, para que, caso necessário, se possa realizar o ajuste oclusal. É importante que se entenda que, ao empregar a técnica da matriz oclusal de acrílico, é essencial que ao fim do procedimento haja leves excessos ao longo de toda a margem. Essa afirmação, que à primeira vista pode parecer incorreta, é facilmente compreendida quando se considera o mecanismo pelo qual a ma-

triz transfere a anatomia para a massa de compósito não polimerizado. Ao ser pressionada, a matriz força o deslizamento do compósito para sobre a margem, de forma que a ausência de excessos indica que a matriz não exerceu pressão e, portanto, a restauração está subcontornada em relação à anatomia pré-operatória. No presente caso, sutis excessos foram detectados ao longo das margens e os procedimentos de acabamento e polimento foram inteiramente realizados com borrachas abrasivas (FIGS. 17.81 A 17.83) e escovas especiais para polimento (FIG. 17.84). O resultado estético final é bastante interessante, graças à correta seleção e reprodução das cores do dente (FIG. 17.85). Do ponto de vista funcional, os resultados são ainda melhores, visto que a restauração reproduz exatamente a morfologia original do dente.

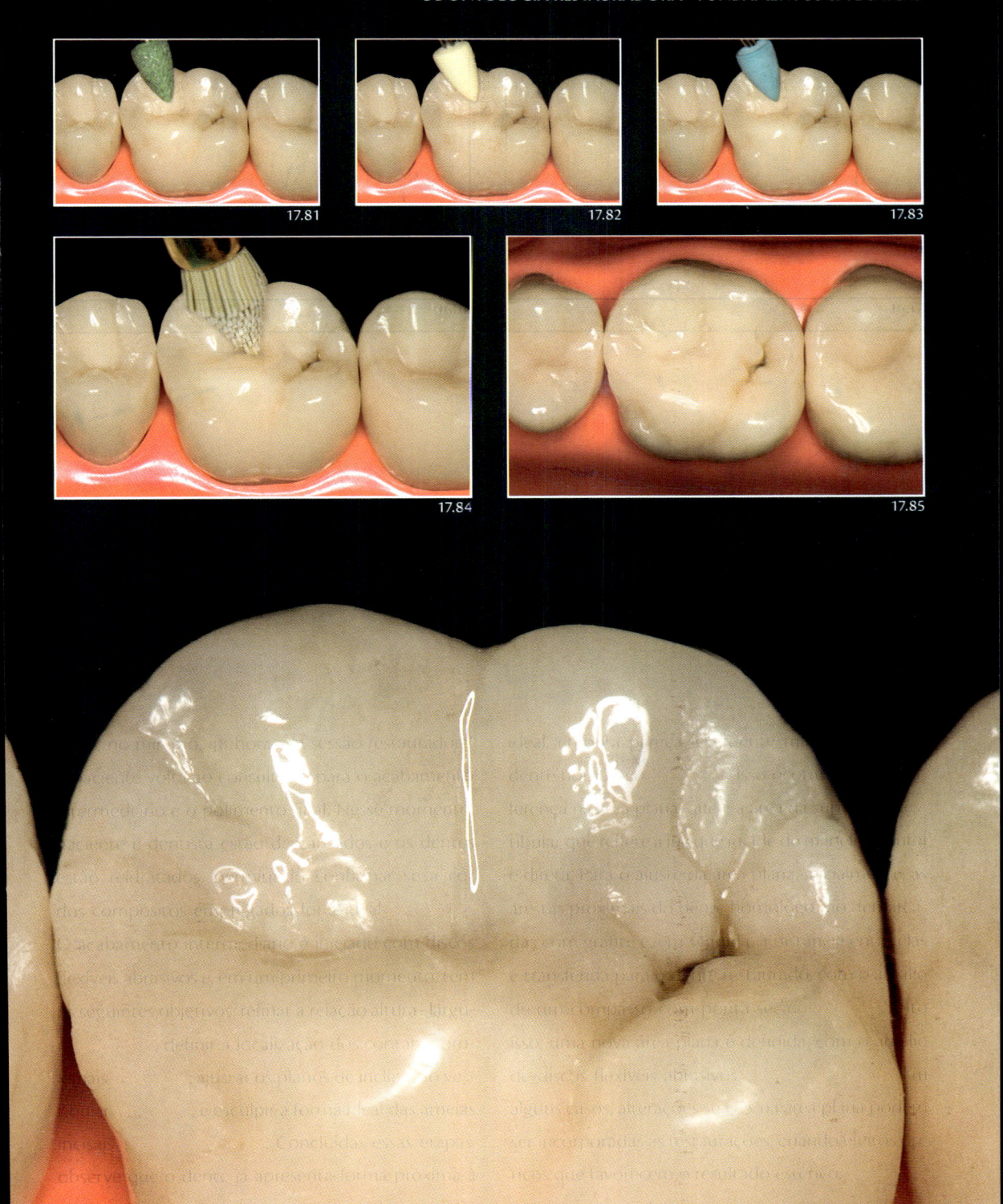

17.81

17.82

17.83

17.84

17.85

PREPARO E RESTAURAÇÃO CLASSE II COM COMPÓSITOS

Técnica do slot horizontal

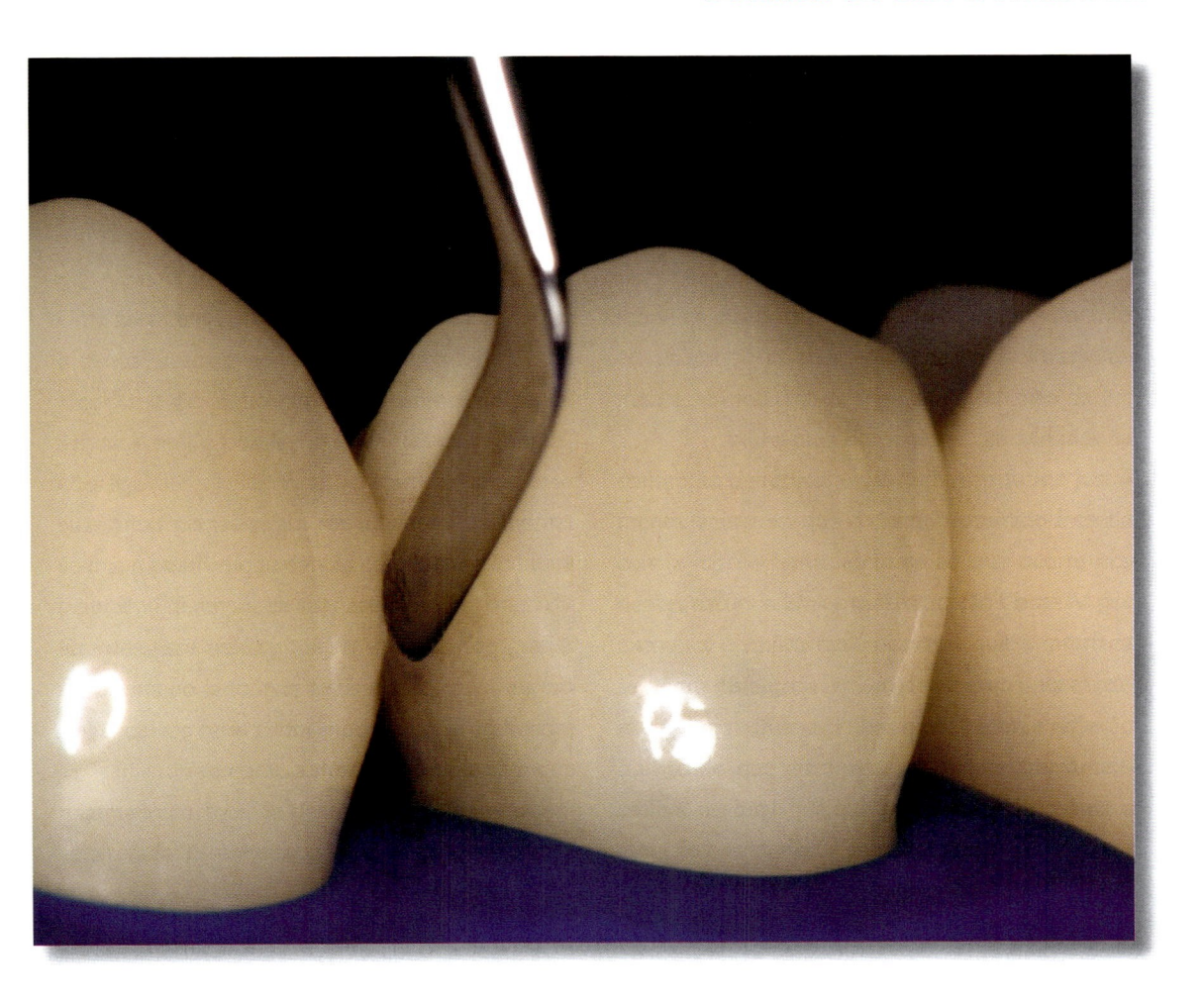

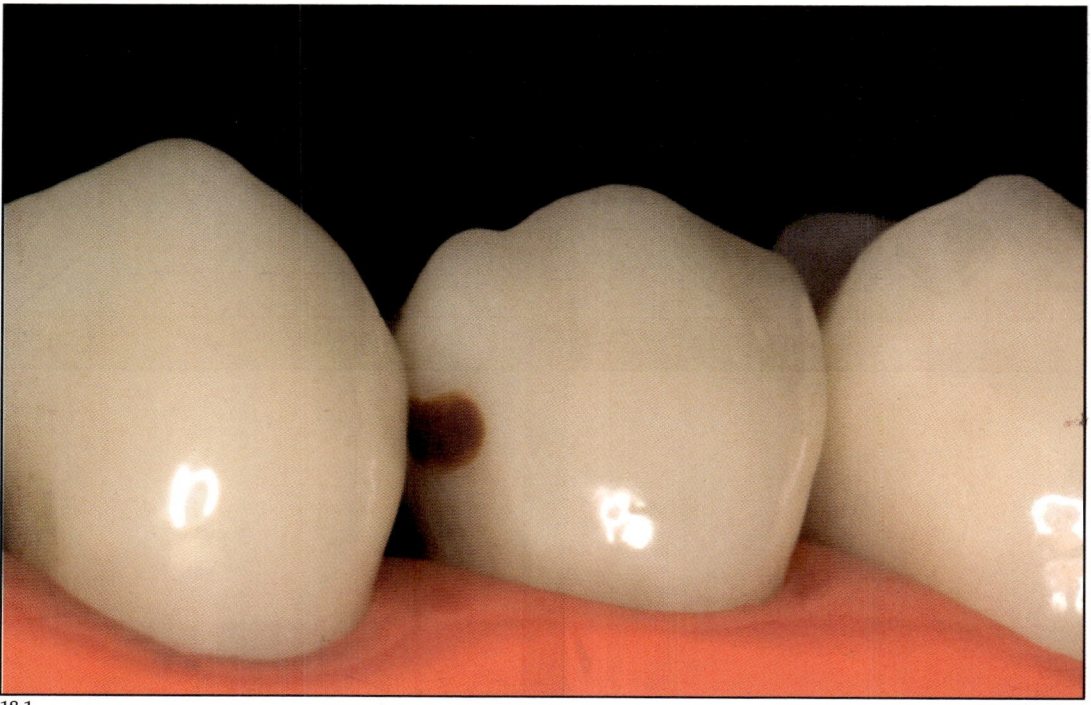

18.1

A conservação tecidual tem sido cada vez mais valorizada na realização de preparos cavitários. Sendo assim, é imperativo preservar o máximo de estrutura dental sadia, desde que isso não comprometa a resistência da restauração ou do remanescente dental. Em alguns casos de lesões Classe II pequenas ou médias, localizadas apenas nas superfícies proximais, é possível realizar o preparo cavitário sem envolver a crista marginal. Embora a realização desse tipo de cavidade conservadora seja, muitas vezes, mais trabalhosa, a preservação de tecido dental, em especial de estruturas importantes como a crista marginal, justificam tal esforço. No caso simulado neste capítulo, a face mesial do dente 35 apresenta uma pe-

quena lesão cariosa com necessidade restauradora (FIGS. 18.1 E 18.2). A localização da cavidade, levemente abaixo da área de contato proximal, é determinante no processo de escolha pela técnica do *slot* horizontal, como será visto na sequência. Dando início aos procedimentos operatórios, após a realização de uma profilaxia (FIG. 18.3), pequenas bolinhas de resina composta são aplicadas e fotopolimerizadas sobre o dente (FIGS. 18.4 E 18.5), para selecionar as cores de compósito que melhor mimetizam as características ópticas do esmalte e da dentina. Ao fazer isso, é essencial certificar-se de que a coloração do dente não está alterada pela lesão cariosa, sob risco de selecionar compósitos com coloração incorreta.

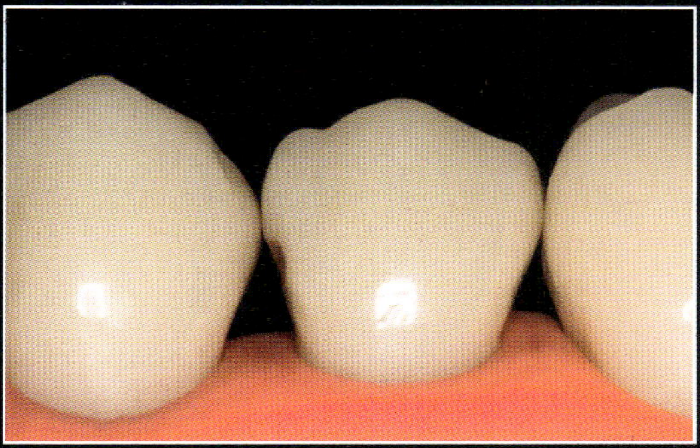

18.2

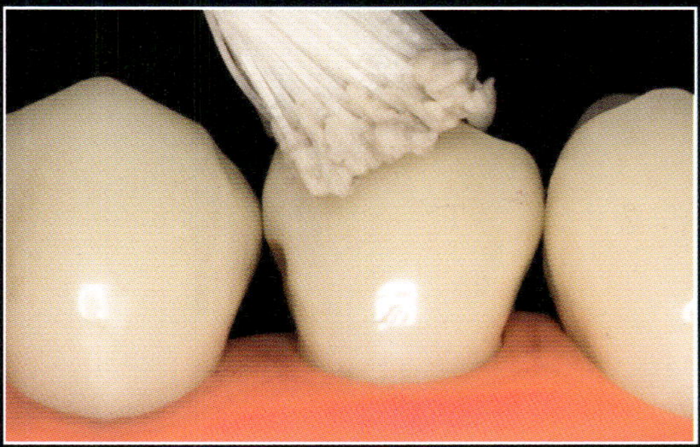

18.3

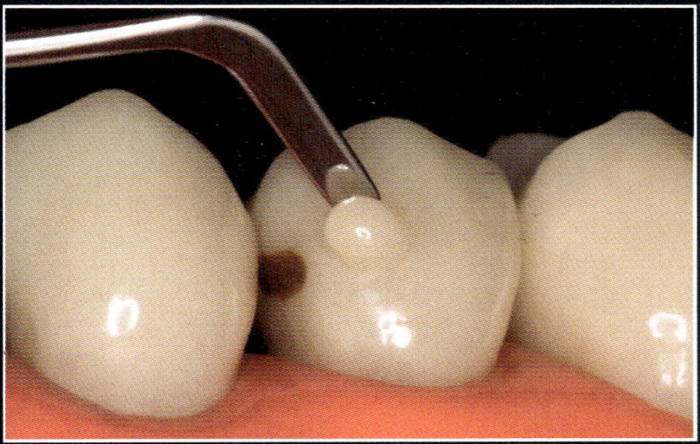

18.4

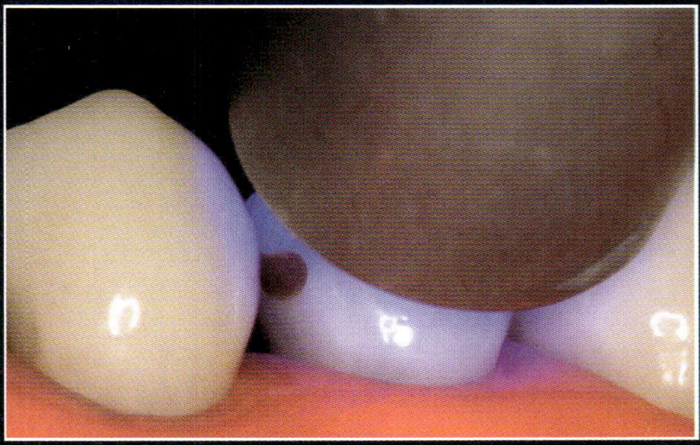

18.5

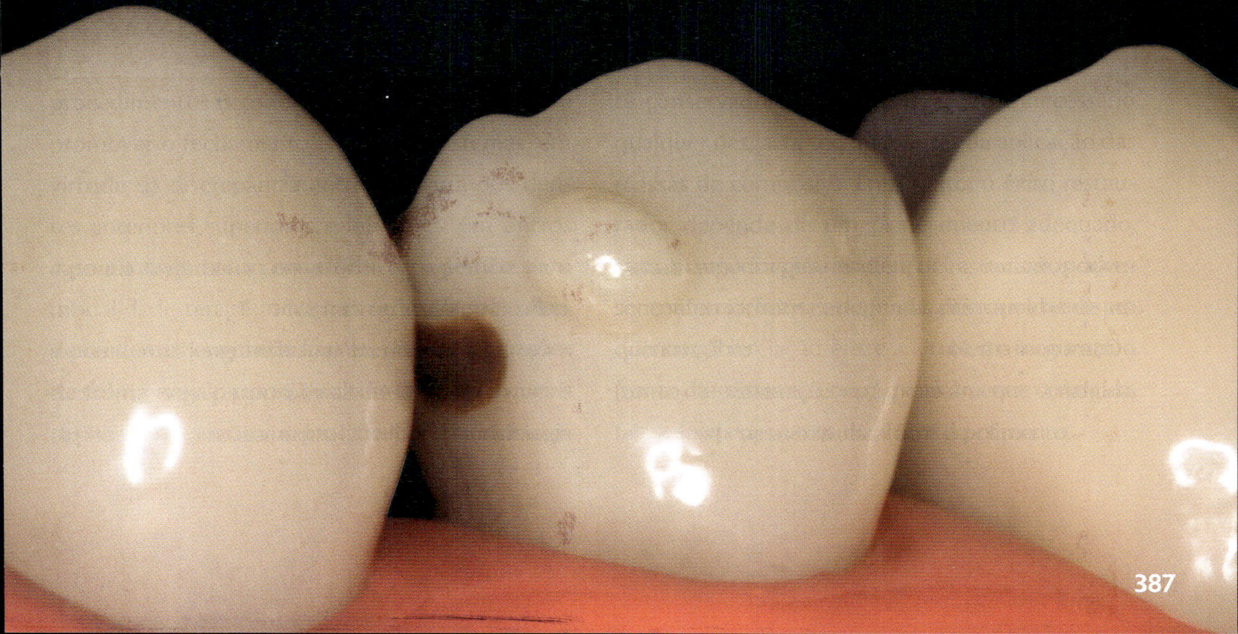

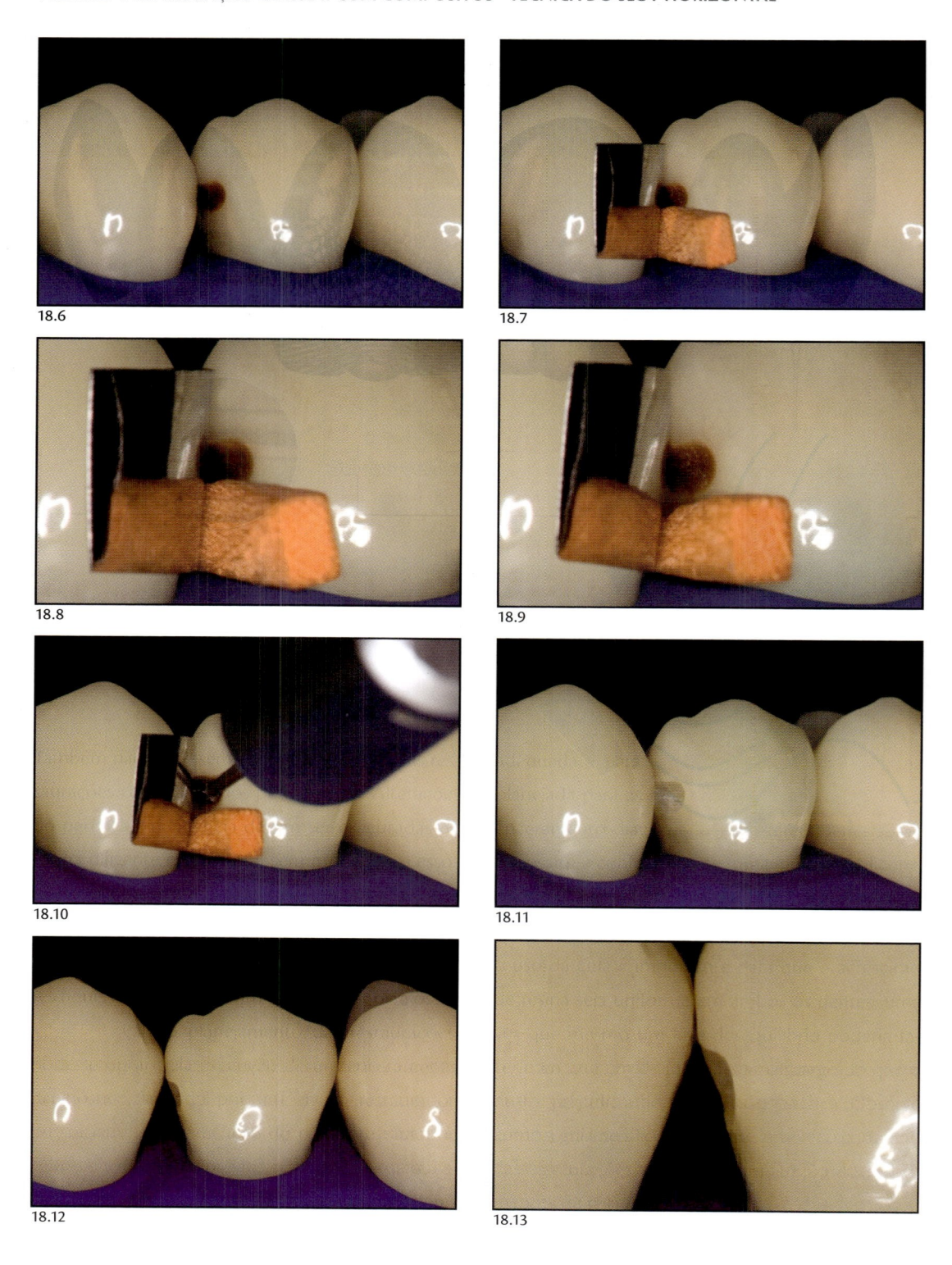

18.6

18.7

18.8

18.9

18.10

18.11

18.12

18.13

Concluída a seleção dos compósitos que serão empregados no procedimento restaurador, executa-se o isolamento absoluto do campo operatório (FIG. 18.6). A seguir, uma tira de matriz metálica é inserida no espaço interproximal e estabilizada com uma cunha de madeira, a fim de garantir a proteção do dente adjacente durante as manobras do preparo cavitário (FIG. 18.7). Muitas vezes, é necessário modificar a cunha para que ela não interfira no acesso à lesão (FIGS. 18.8 E 18.9). A seguir, o tecido cariado é removido com brocas esféricas lisas em baixa rotação, finalizando o preparo cavitário (FIG. 18.10). Observe que praticamente não há diferença entre as dimensões da lesão e as dimensões da cavidade, o que confirma o caráter altamente conservador dos preparos tipo *slot* horizontal (FIGS. 18.11 A 18.13). Outras formas de acesso fatalmente implicariam em sacrifício desnecessário de estrutura dental sadia. Especialmente interessante é a preservação da crista marginal, que, além de ser um dos mais importantes elementos de reforço estrutural nos dentes posteriores, é uma referência anatômica importante, responsável por contatos oclusais e proximais. Sob alguns aspectos, o preparo de um *slot* é mais difícil que o preparo de cavidades convencionais com acesso oclusal, em especial no que diz respeito à instrumentação em regiões muito próximas ao dente adjacente. Entretanto, ao decidir por uma ou outra forma de acesso, tenha sempre em mente que a conservação de estrutura dental é mais importante do que facilidade de execução. O esforço vale a pena.

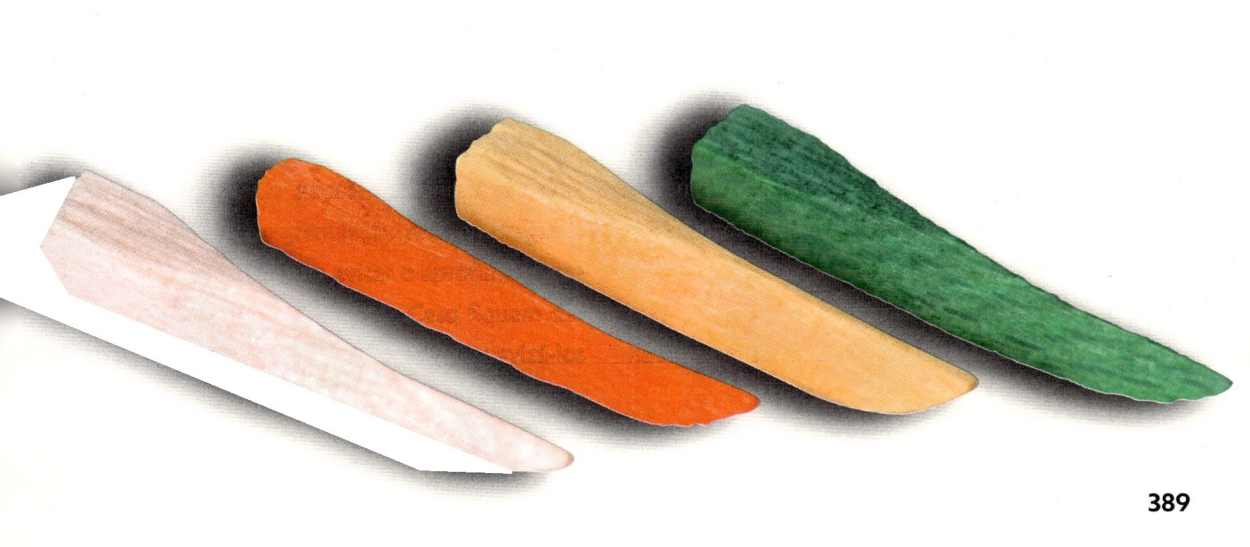

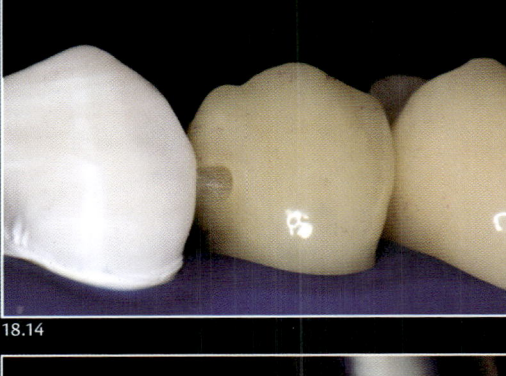

18.14

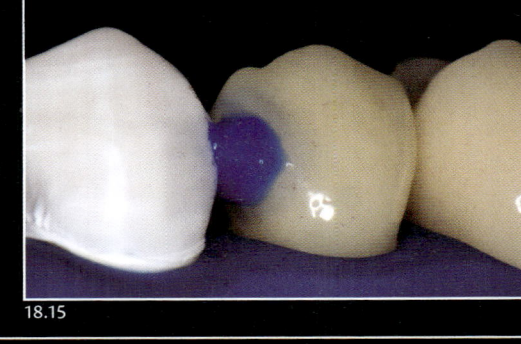

18.15

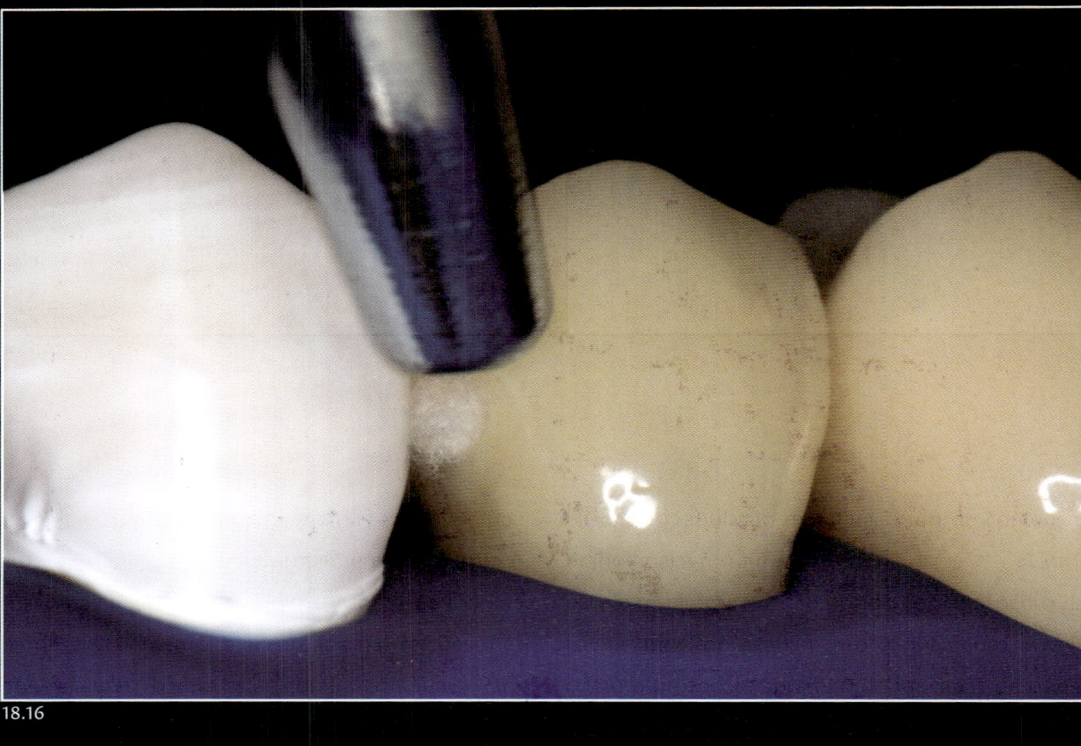

18.16

Após a limpeza da cavidade, são executados os procedimentos adesivos. Inicialmente, a superfície do dente adjacente deve ser protegida com uma tira de poliéster ou fita veda-rosca, a fim de limitar a ação do ácido e do adesivo ao dente que será restaurado (FIG. 18.14). Feito isso, o ácido é aplicado à cavidade e estendido 1 a 2 mm além das margens (FIG. 18.15). A seguir, a cavidade é lavada com jatos de água abundantes e o excesso de umidade da dentina é removido com uma bolinha de algodão, ao mesmo tempo

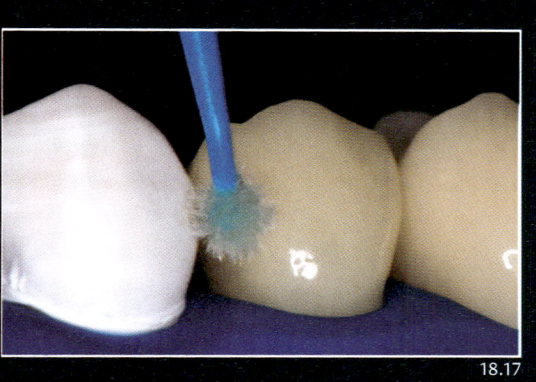

18.17

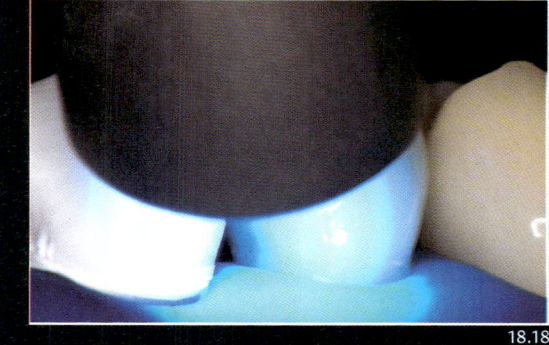

18.18

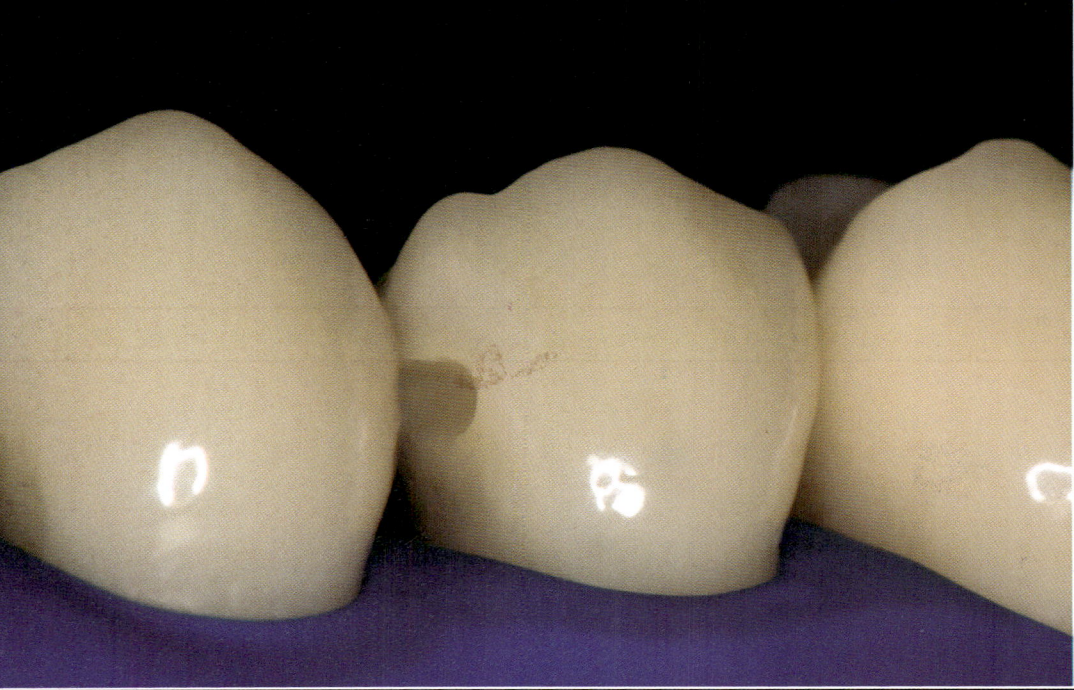

18.19

que o esmalte é secado com jatos de ar (FIG. 18.16). O sistema adesivo é, então, aplicado com um pincel descartável, e suaves jatos de ar são empregados para volatizar seus solventes (FIG. 18.17). Embora as fotografias demonstrem o uso de um sistema ade-

sivo de dois passos, outros sistemas podem ser empregados, conforme discutido no capítulo 5. Realizada a fotoativação, a superfície dental encontra-se adequadamente hibridizada e a fita veda-rosca pode ser removida com segurança (FIGS. 18.18 E 18.19).

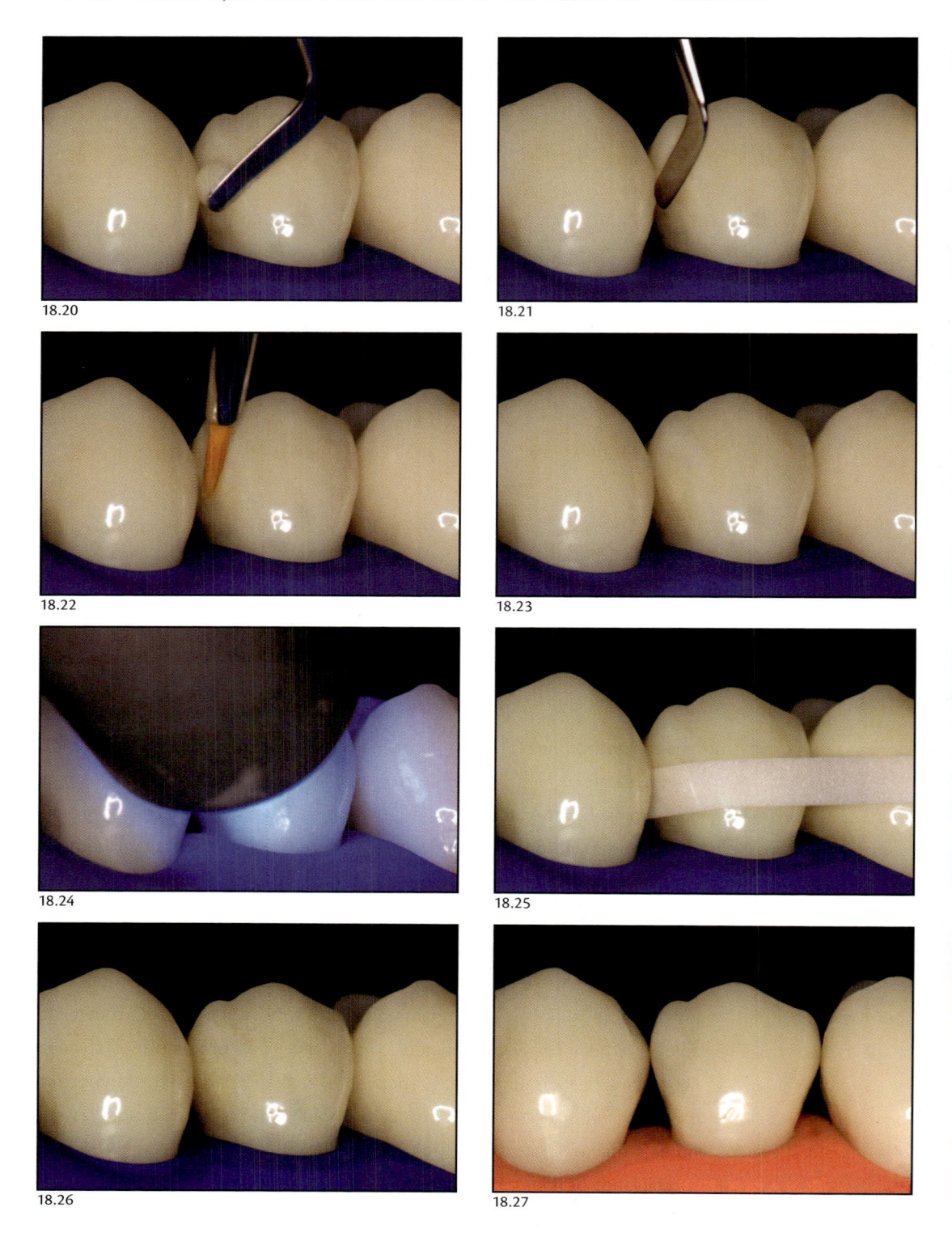

18.20

18.21

18.22

18.23

18.24

18.25

18.26

18.27

Para a inserção das resinas compostas, diferentes espátulas e pincéis podem ser empregados, de acordo com as características e dimensões da cavidade e, evidentemente, da preferência do profissional. Assim, com uma espátula com espessura delgada, um pequeno incremento de compósito é levado à cavidade e conformado cuidadosamente, procurando minimizar a ocorrência de excessos (FIGS. 18.20 E 18.21). Pincéis com ponta fina também podem ser utilizados com sucesso, especialmente durante a adaptação do compósito às margens (FIG. 18.22). Na presente sequência, visto que a cavidade localiza-se levemente cervical à área de contato, foi possível inserir e conformar as massas de resina composta totalmente à mão livre (i.e., sem a necessidade de utilizar matrizes). Em outros casos, entretanto, uma matiz metálica associada a uma cunha de madeira pode colaborar substancialmente na técnica restauradora. Isso ocorre, especialmente, em cavidades com maior extensão vestibulolingual/palatal e/ou que apresentam envolvimento da área de contato proximal. Para finalizar o procedimento, assim que a forma da restauração estiver definida corretamente, realiza-se a fotoativação final (FIGS. 18.23 E 18.24). Nesse ponto, ainda aproveitando o acesso proporcionado pelo dique de borracha, pode-se realizar o acabamento e polimento. Caso sejam detectados excessos de compósito e/ou de adesivo na região das margens, estes podem ser facilmente removidos com uma lâmina número 12, montada em um cabo de bisturi. Na maioria das vezes, entretanto, os procedimentos de acabamento e polimento são extremamente simples, bastando a utilização de tiras de lixa de granulação fina (FIG. 18.25). Veja que a restauração concluída apresenta ótima integração de forma e cor à estrutura dental (FIGS. 18.26 E 18.27).

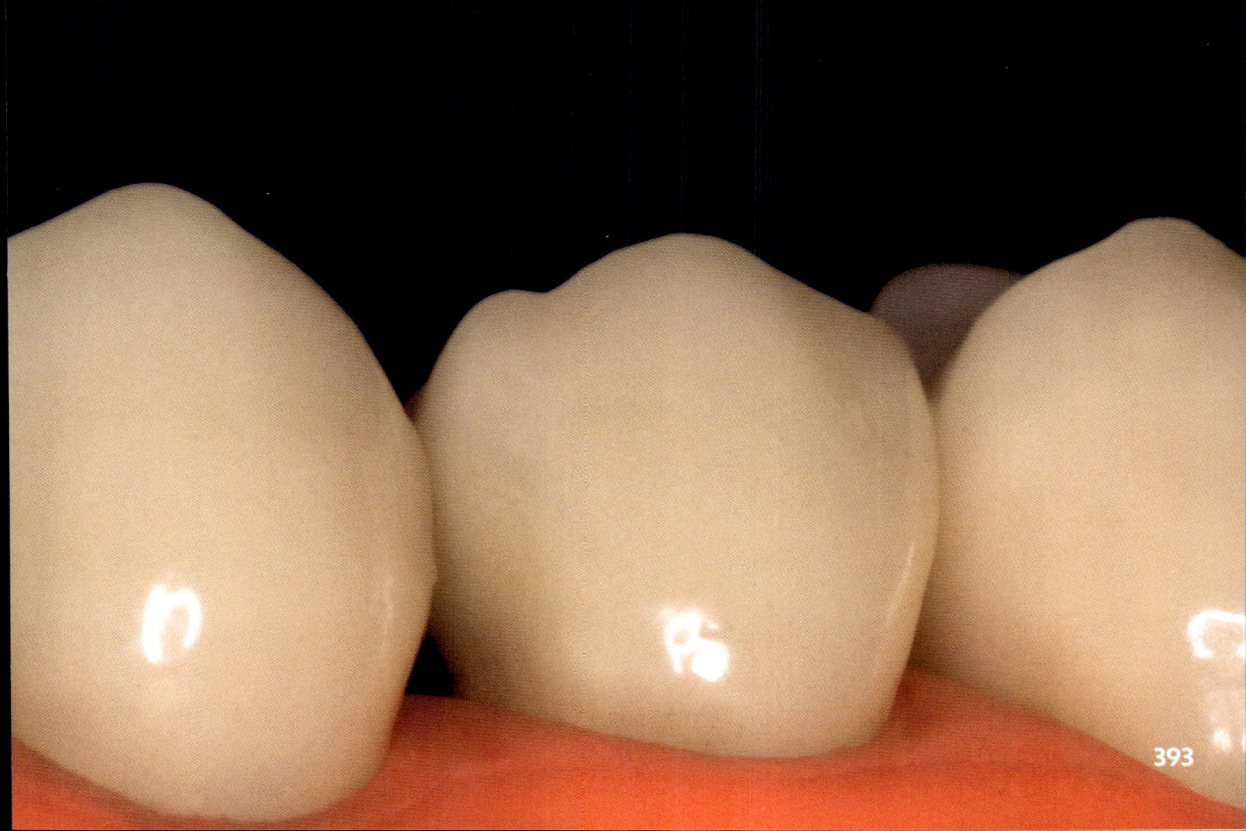

18

PREPARO E RESTAURAÇÃO CLASSE II
COM COMPÓSITOS

Técnica da matriz metálica parcial biconvexa

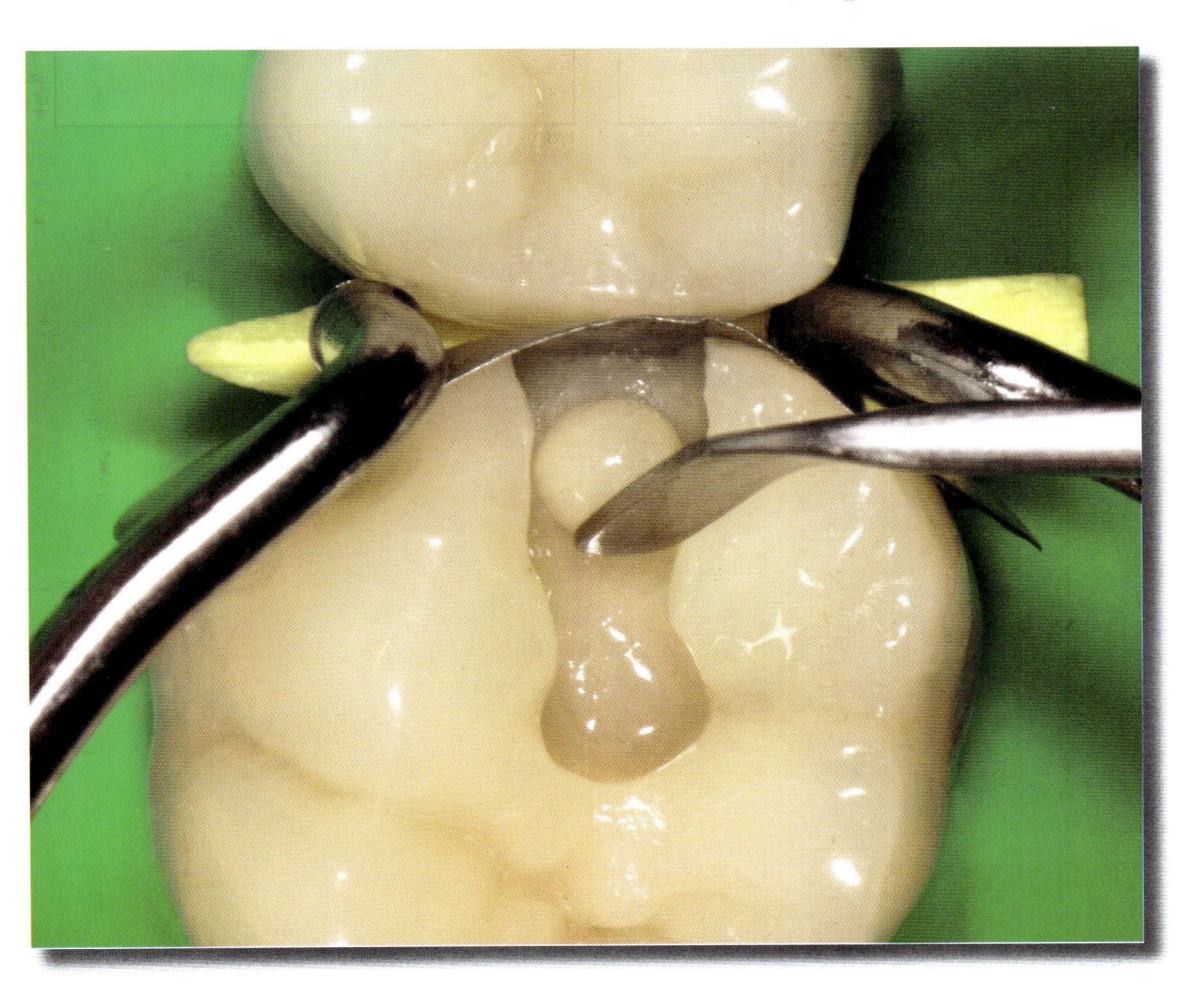

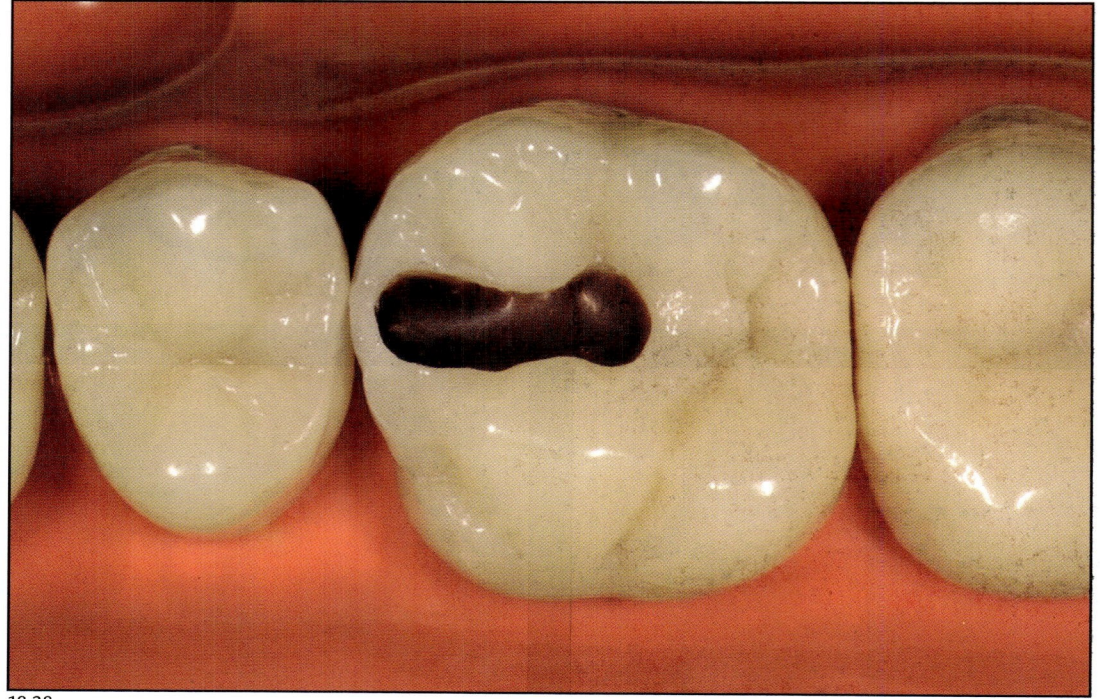

18.28

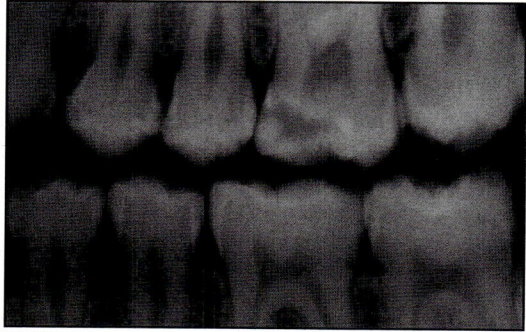

18.29

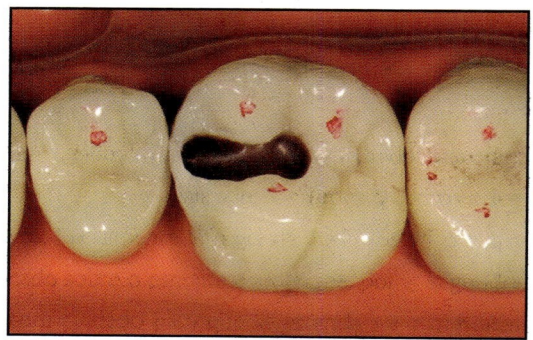

18.30

Este capítulo demonstra o protocolo de uso de uma matriz metálica parcial biconvexa associada a um grampo metálico. Restaurações Classe II com compósitos são extremamente desafiadoras em relação à obtenção de contatos proximais adequados, lação à obtenção de contatos proximais adequados, daí a atenção especial em relação ao tipo de matriz que deve ser utilizada. De modo geral, quando há envolvimento de apenas uma das faces proximais, as matrizes metálicas parciais biconvexas são as ideais. Neste caso, a lesão apresenta comprometi-

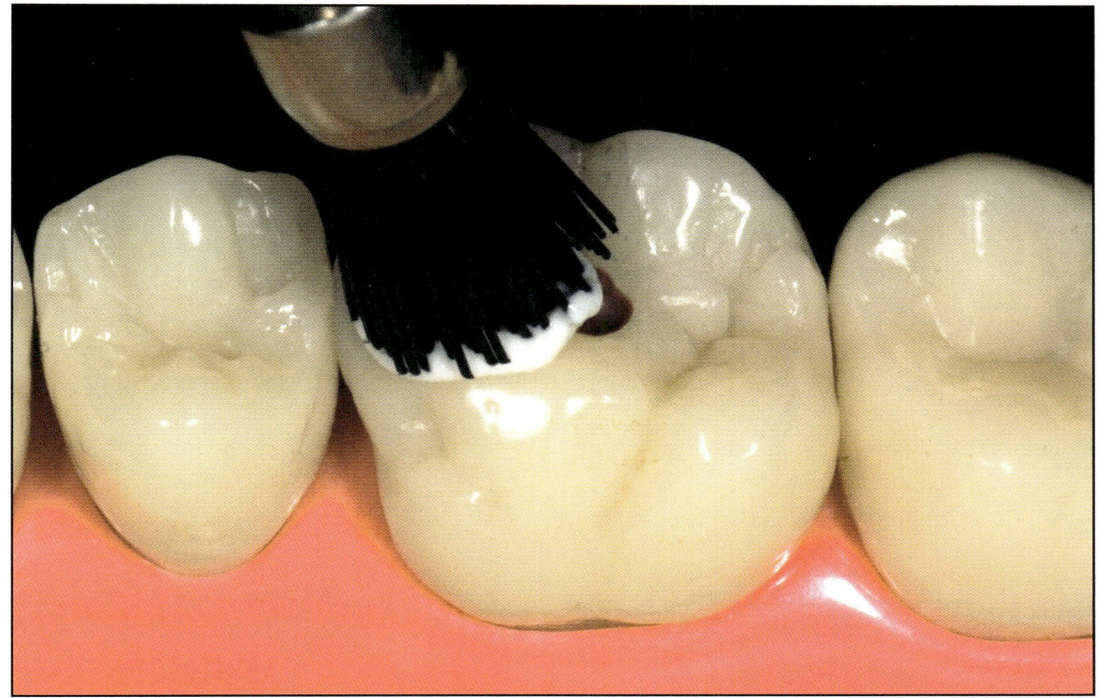

18.31

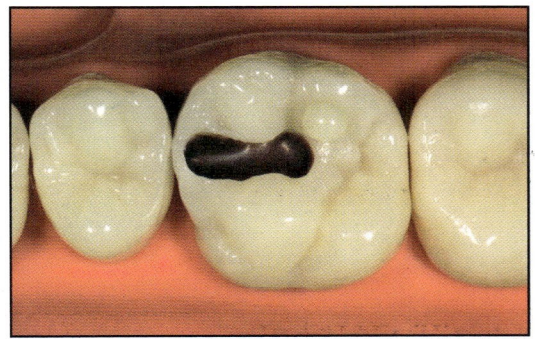

18.32

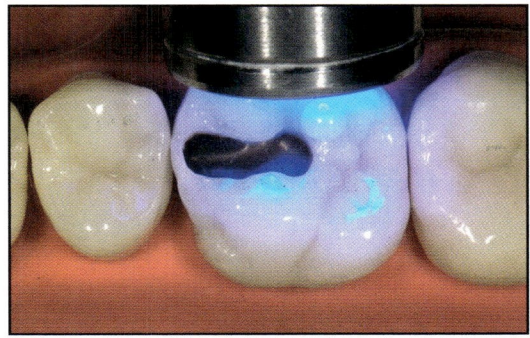

18.33

mento oclusal significativo e a crista marginal está bastante fragilizada, devido à extensão proximal da lesão cariosa (FIGS. 18.28 E 18.29), o que exigirá especial atenção na definição da forma final do preparo. Devido ao envolvimento da face oclusal, o primeiro passo é a demarcação dos contatos (FIG. 18.30). Na sequência, a superfície do dente é limpa e as cores são selecionadas por meio da aplicação e fotoativação de pequenos incrementos de resina composta sobre a superfície dental (FIGS. 18.31 A 18.33).

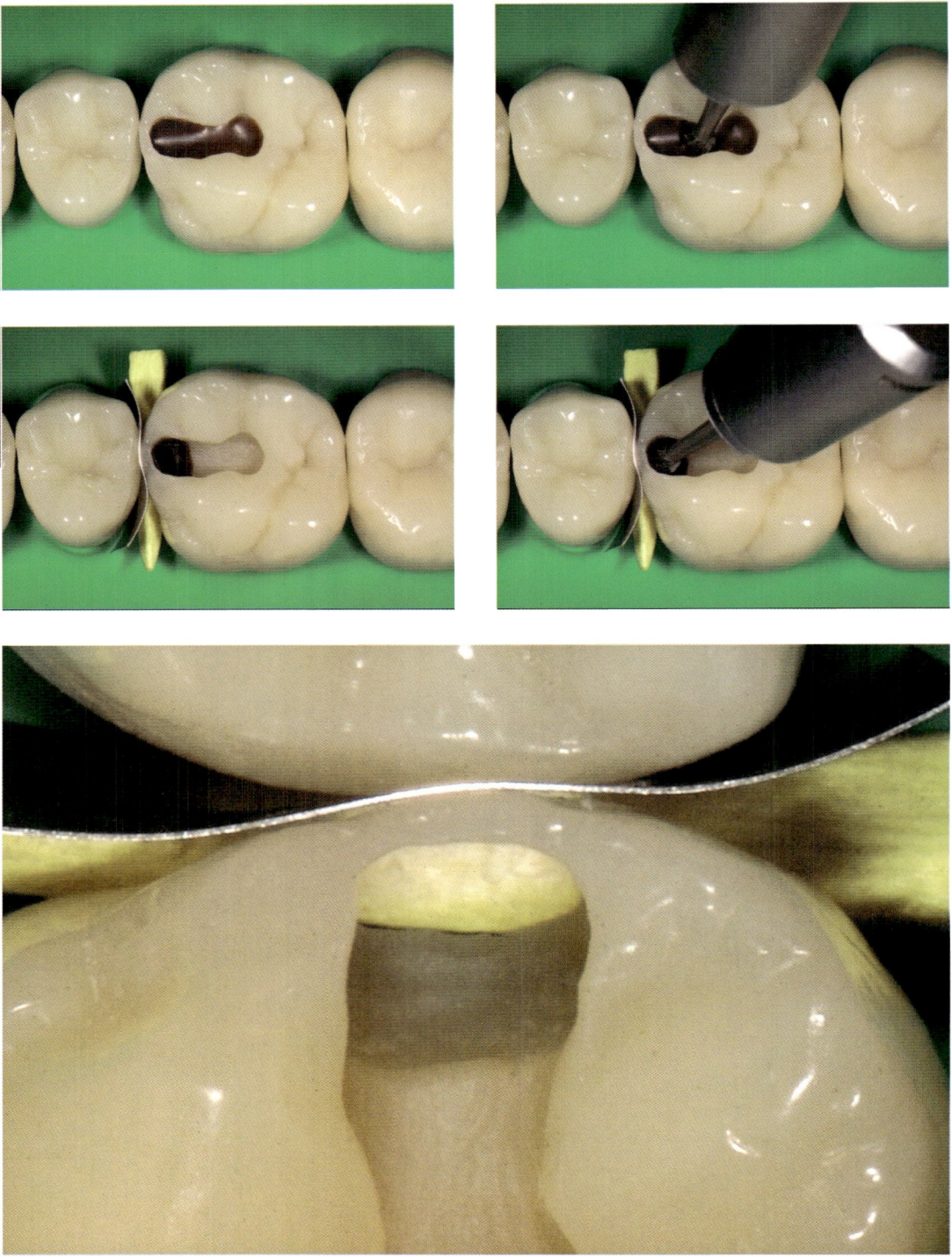

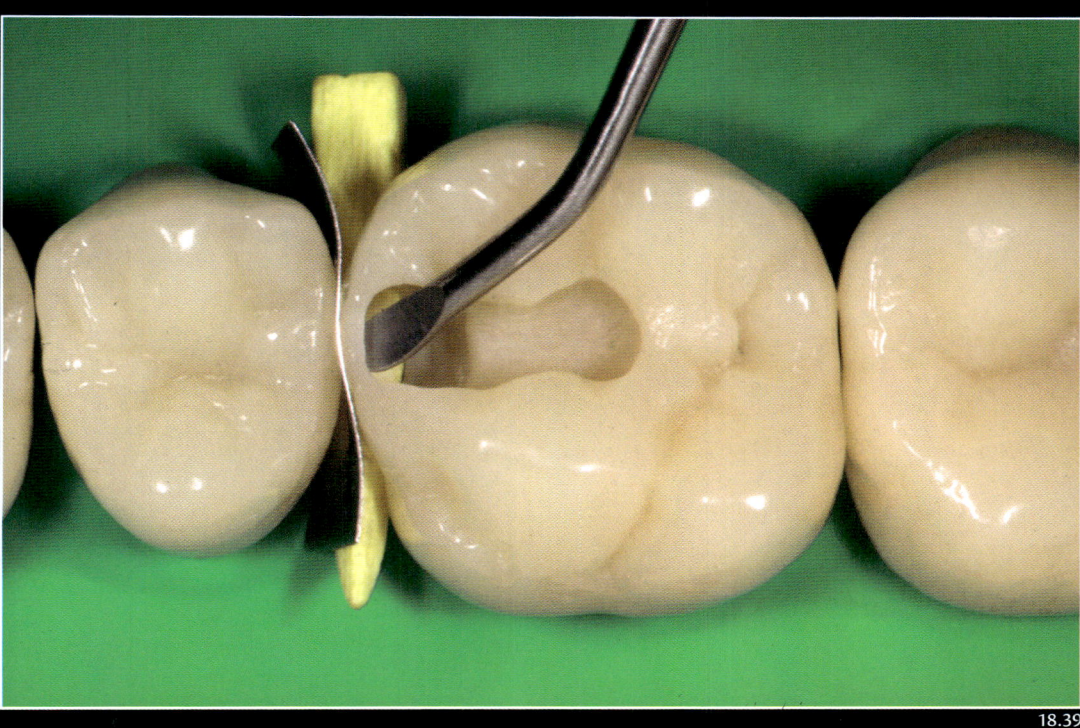

18.39

Os procedimentos de preparo, bem como a restauração propriamente dita, são realizados sob isolamento absoluto (FIG. 18.34). Em situações em que há acesso direto à lesão, o preparo consiste, basicamente, na remoção do tecido cariado com brocas esféricas lisas, em baixa rotação. Inicialmente, trabalha-se na região central da face oclusal e, pouco a pouco, vai se estendendo a cavidade em direção à face proximal (FIG. 18.35). Observe que, no momento em que se inicia a remoção de tecido cariado junto à parede mesial, uma matriz metálica é posicionada para proteger o dente adjacente (FIGS. 18.36 E 18.37). Durante o preparo, é importante que a integridade da matriz seja confirmada repetidas vezes, visto

que mesmo leves toques da broca podem ser suficientes para perfurá-la, especialmente ao empregar a alta rotação. Após a remoção do tecido cariado, nota-se que uma pequena porção da crista marginal continua preservada (FIG. 18.38). Dependendo da espessura remanescente, pode ser possível conservá-la, confeccionando um preparo tipo túnel. No presente caso, entretanto, optou-se por removê-la, em virtude da pequena espessura e consequente fragilidade. Para evitar danos ao dente adjacente, é interessante que essa manobra seja conduzida com instrumentos manuais, como recortadores de margem ou curetas, pressionados contra o esmalte proximal remanescente (FIG. 18.39).

A face proximal dos dentes naturais apresenta convexidades, tanto no sentido cérvico-oclusal como vestibulolingual/palatal. A reprodução correta dessa característica com matrizes planas é extremamente difícil, em especial ao utilizar compósitos, que são adaptados à cavidade sem pressão, diferentemente do que ocorre nas restaurações com amálgama. Para contornar esse problema, uma alternativa interessante é empregar matrizes metálicas parciais biconvexas, que seguem os contornos anatômicos dos dentes naturais. Essas matrizes são disponibilizadas em diversos tamanhos, específicos para molares e pré-molares. Após a inserção da matriz (FIG. 18.40), é importante estabilizá-la e adaptá-la ao dente com uma cunha de madeira de tamanho adequado (FIGS. 18.41 E 18.42). Cunhas muito pequenas não são capazes de pressionar a matriz contra o dente e podem permitir extravasamento de material para além da margem gengival. Cunhas muito grandes, por outro lado, podem exercer pressão excessiva na matriz, deformando-a e,

consequentemente, levando à falhas na adaptação e/ou no contorno da restauração. Realizada a inserção da cunha, o anel metálico do sistema de matriz é posicionado, com o auxílio da pinça porta-grampos, de forma a exercer pressão entre o dente a ser restaurado e o dente adjacente (FIG. 18.43). A ação mecânica ativa desse anel melhora a adaptação da matriz à cavidade, além de colaborar substancialmente na obtenção de contatos proximais adequados. Nesse momento, também é interessante utilizar um instrumento com ponta romba, a fim de pressionar levemente a matriz contra a superfície proximal do dente adjacente, de forma a assegurar o contato da matriz com este e minimizar a chance de confeccionar restaurações com contornos proximais inadequados. Ao fazer isso, entretanto, deve-se ter cuidado para não amassar demasiadamente a matriz. Finalizada a inserção do conjunto matriz/cunha/anel, é essencial confirmar a adaptação ao longo de todas as margens, para minimizar a ocorrência de excessos marginais (FIG. 18.44).

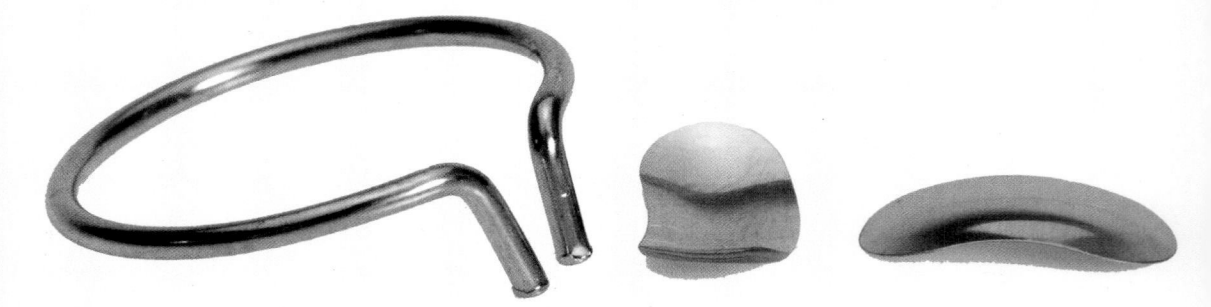

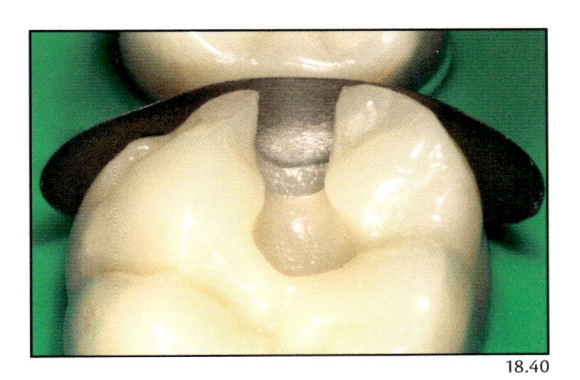

18.40

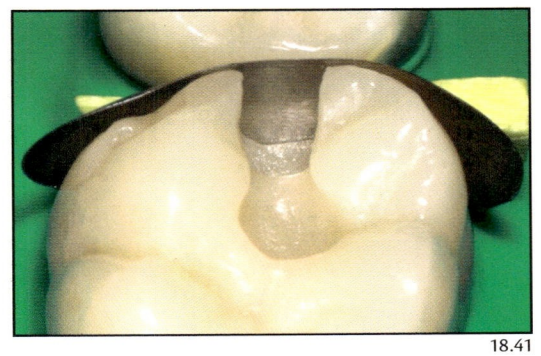

18.41

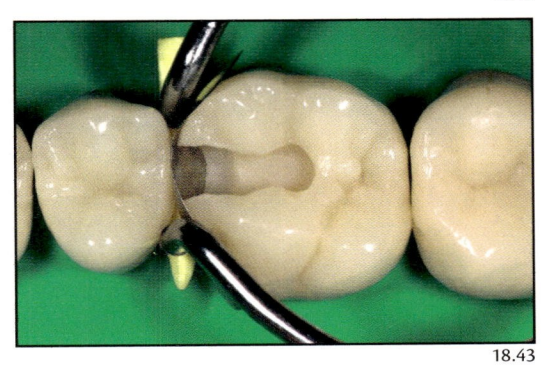

18.42

18.43

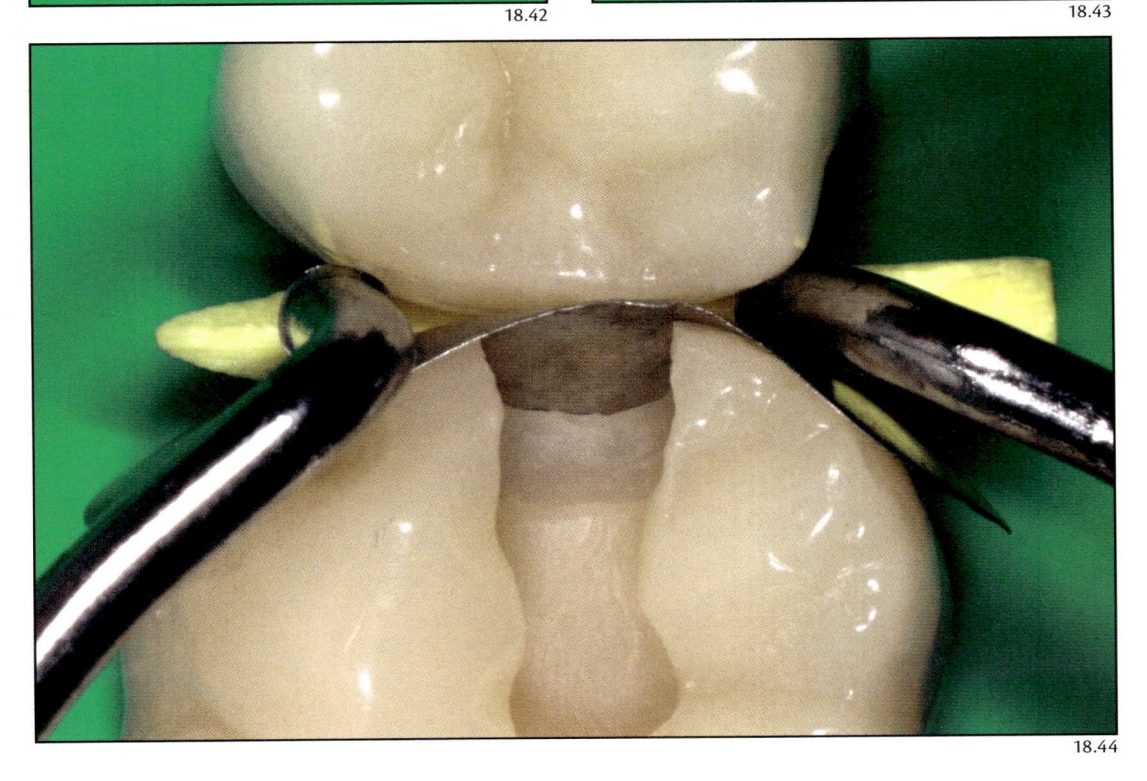

18.44

Uma alternativa interessante à utilização das tradicionais cunhas de madeira é o uso das cunhas elásticas, recentemente introduzidas no mercado. Especialmente quando associadas às matrizes metálicas parciais biconvexas, essas cunhas permitem a obtenção de restaurações com contornos naturalmente curvos e sem excessos. De forma análoga às cunhas de madeira, as cunhas elásticas são disponibilizadas em diferentes tamanhos, identificados pela cor. Entretanto, diferentemente do que ocorre nas cunhas de madeira, a única dimensão que varia nas cunhas elásticas é a altura. Observe na fotografia que ilustra esta página, que é bastante fácil perceber a diferença de altura de uma cunha para outra (azul > amarelo > verde). O fato de todas as cunhas apresentarem a mesma largura é compensado pela elasticidade do material, que permite que a cunha se deforme e se adapte ao espaço disponível. É importante notar que, assim como para as cunhas de madeira, a seleção da cunha mais apropriada à cavidade é um fator crucial para o sucesso do procedimento. Na página ao lado, você pode observar uma breve sequência de inserção e estabilização do conjunto matriz metálica/cunha elástica/anel metálico. Repare que, em virtude da altura da ameia gengival, há um grande espaço a ser preenchido pela cunha, a fim de assegurar adaptação ótima à matriz (FIGS. 18.45A E 18.45B). Uma cunha com tamanho médio é, então, selecionada e apreendida com uma pinça porta-grampo, de forma a permitir seu estiramento e sua passagem pela área de contato com o dente adjacente. Observe que, enquanto estirada, a cunha tem seu volume significativamente reduzido (FIGS. 18.45C E 18.45D). Realizada a inserção da cunha, a pinça porta-grampo é removida e, graças à recuperação elástica do material, a cunha retorna à forma original, pressionando a matriz contra as margens da cavidade (FIGS. 18.45E E 18.45F). Para finalizar, o anel metálico do sistema de matriz é inserido, melhorando ainda mais a adaptação da matriz ao contorno externo do dente (FIGS. 18.45G E 18.45H).

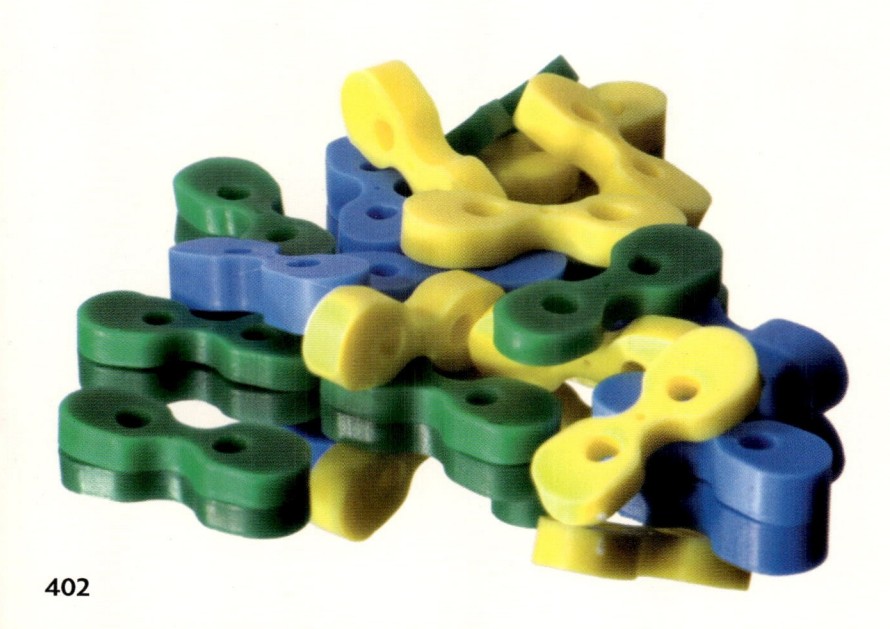

MATRIZ METÁLICA PARCIAL BICONVEXA

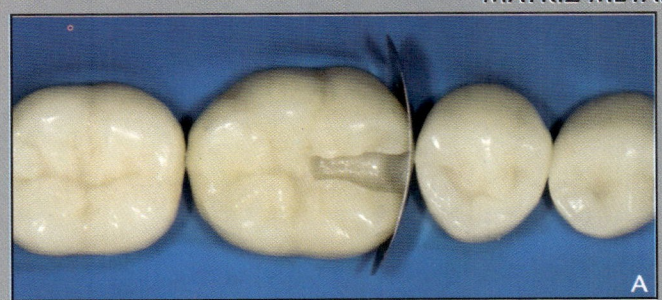

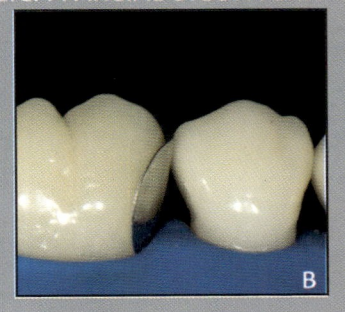

INSERÇÃO DA CUNHA ELÁSTICA

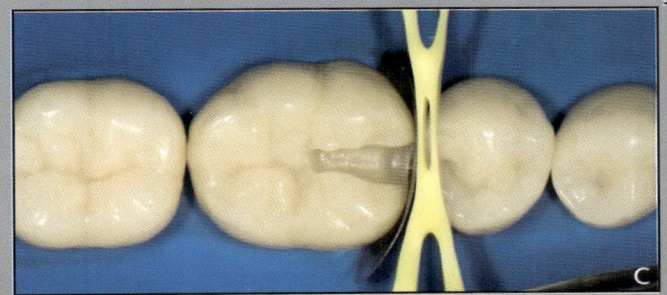

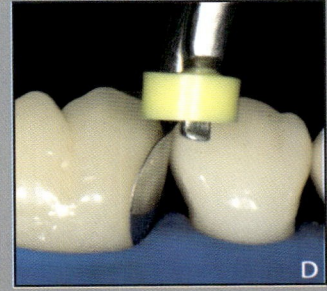

CONJUNTO MATRIZ–CUNHA ELÁSTICA

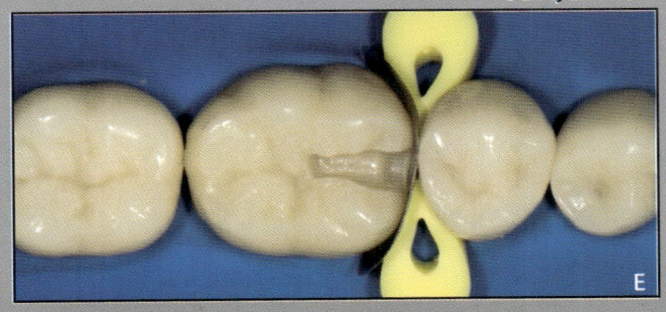

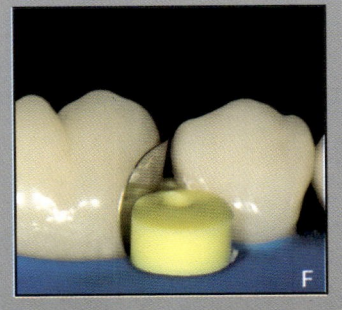

CONJUNTO MATRIZ–CUNHA ELÁSTICA–ANEL METÁLICO

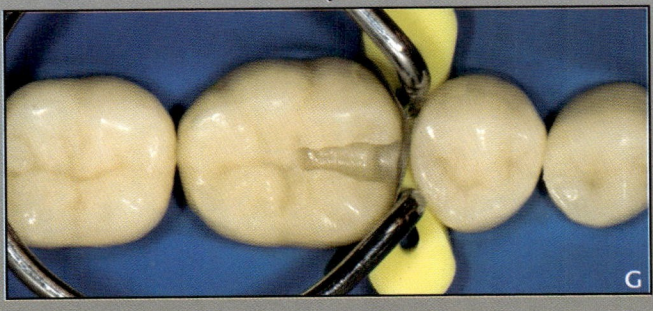

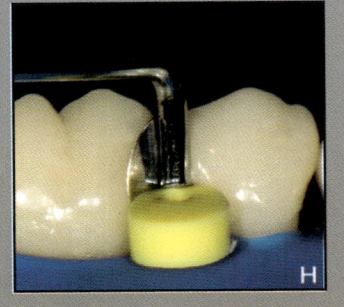

18.45

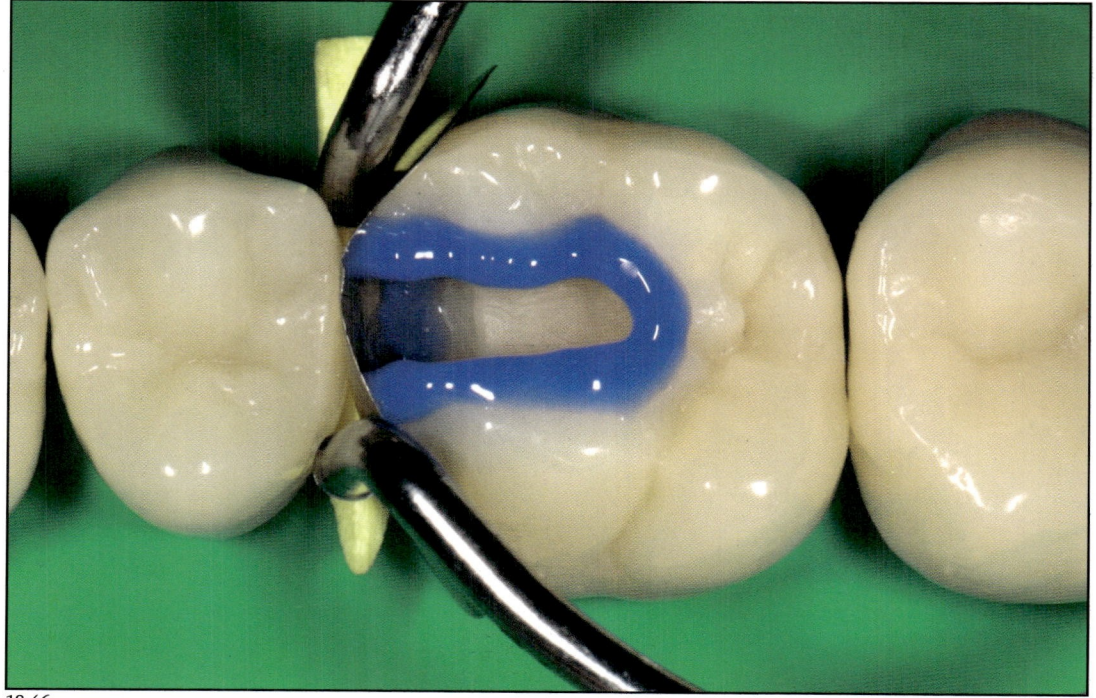

18.46

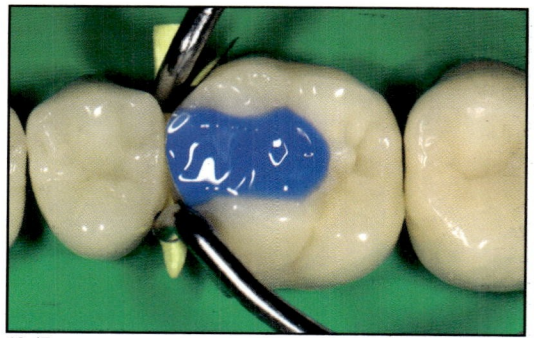

18.47

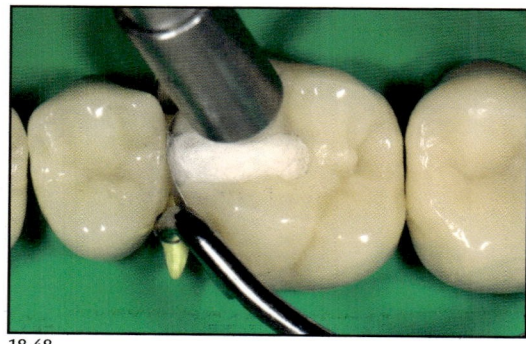

18.48

De volta à sequência anterior, os procedimentos adesivos são iniciados pela aplicação do gel de ácido fosfórico a 37%, ao longo de toda a margem de esmalte (FIG. 18.46). Na face oclusal, é importante que o ácido se estenda 1 a 2 mm além da margem, a fim de assegurar um condicionamento adequado. Após a aplicação sobre o esmalte, o ácido é estendido à dentina, onde permanece por 15 segundos (FIG. 18.47). A cavidade é, então, lavada com jatos de água, o excesso de umidade da dentina é removido

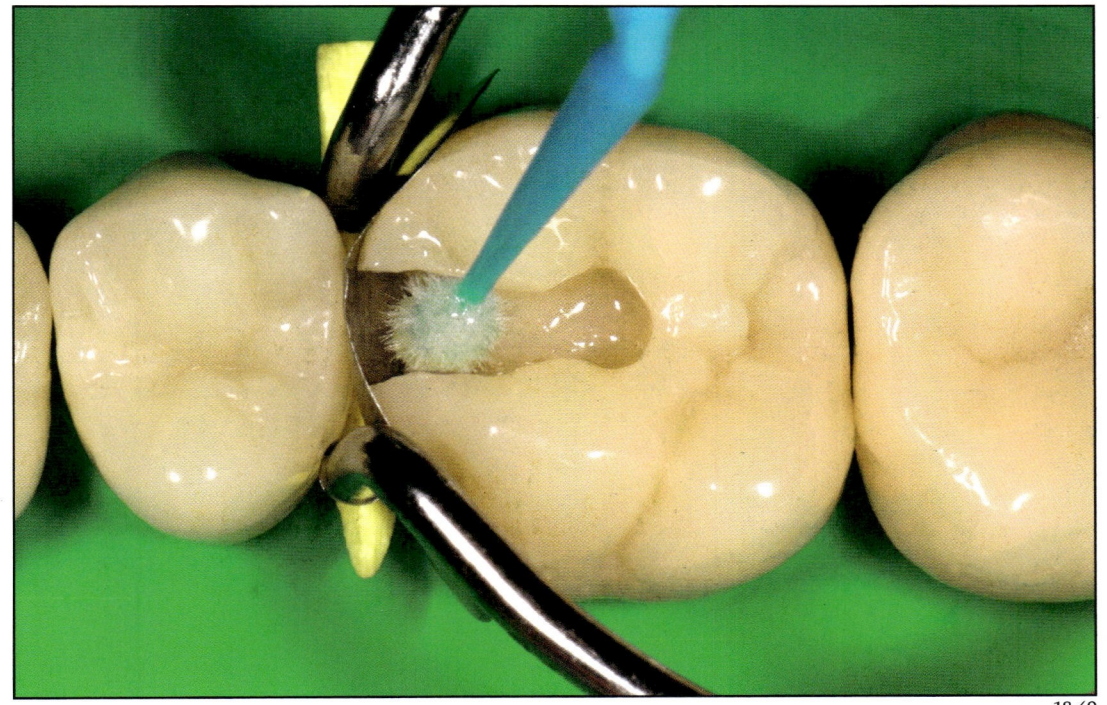

18.49

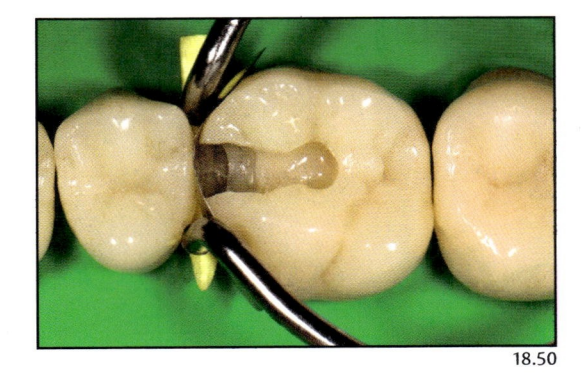

18.50

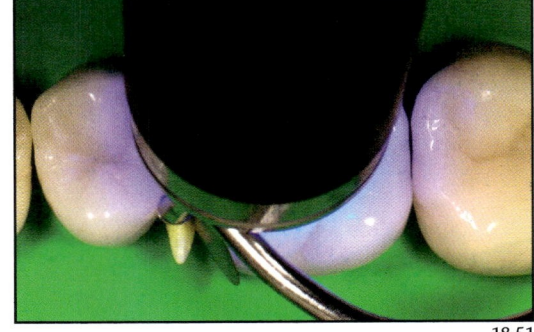

18.51

com uma bolinha de algodão e o esmalte é, simultaneamente, seco com jatos de ar (FIG. 18.48). A seguir, múltiplas camadas do sistema adesivo são aplicadas com um pincel descartável (FIGS. 18.49 E 18.50). Deve-se ter cuidado para remover os excessos de adesivo, que tendem a acumular na região da margem gengival e que poderiam comprometer o desempenho longitudinal da restauração. Após a fotoativação (FIG. 18.51), a cavidade está pronta para a aplicação do compósito.

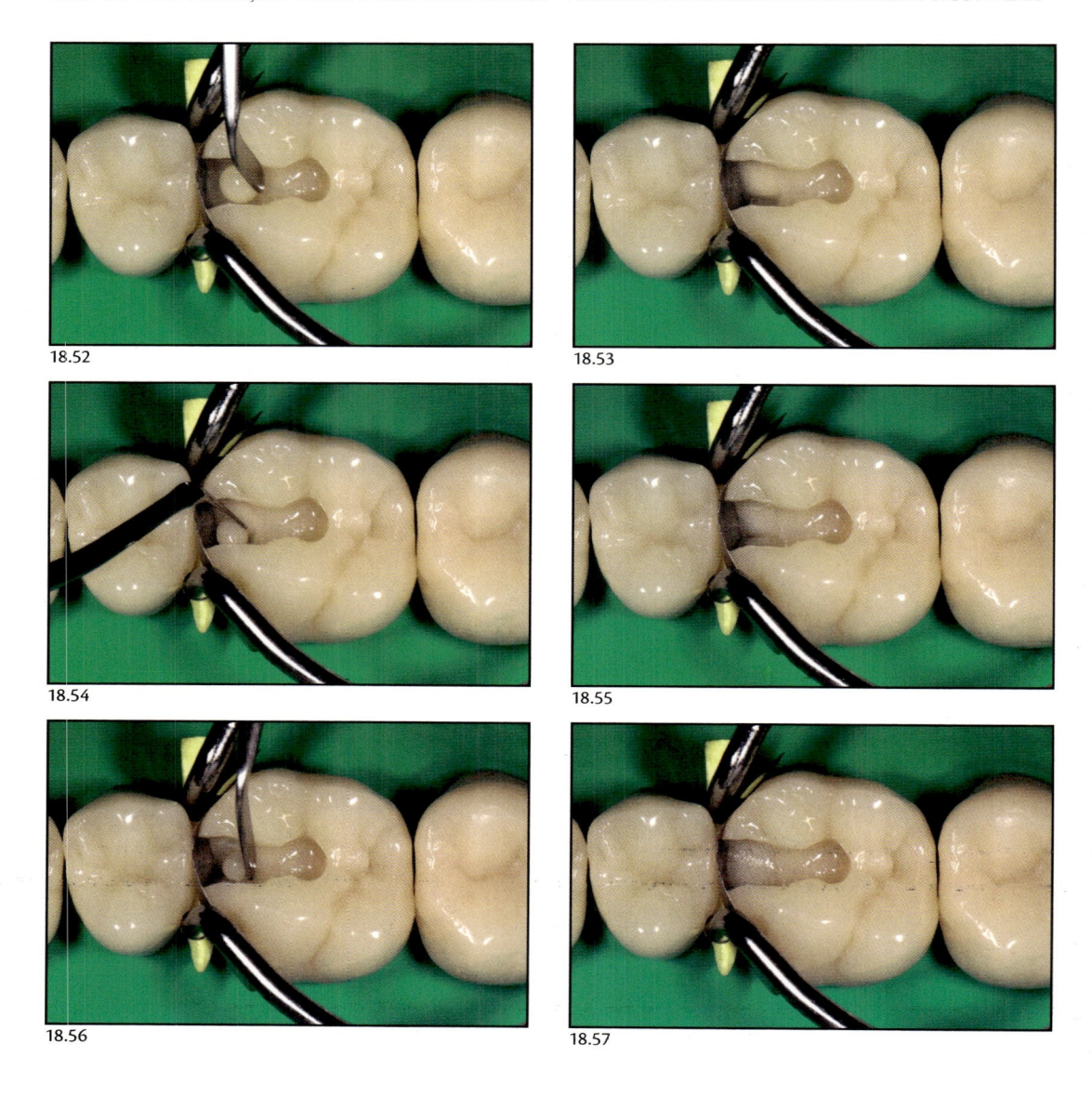

18.52

18.53

18.54

18.55

18.56

18.57

A inserção da resina composta é iniciada pela caixa proximal, por meio da aplicação sucessiva de pequenos incrementos oblíquos, fotoativados individualmente. O objetivo básico dessa etapa é transformar a cavidade composta (oclusomesial) em uma cavidade simples (oclusal), mais fácil de ser restaurada (FIGS. 18.52 A 18.59). Ao inserir o compósito de forma incremental, minimiza-se a área de adesão de cada incremento, permitindo o controle dos efeitos deletérios da contração

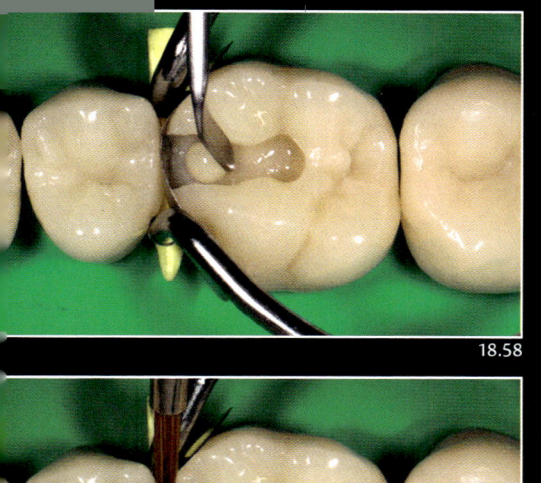

18.58

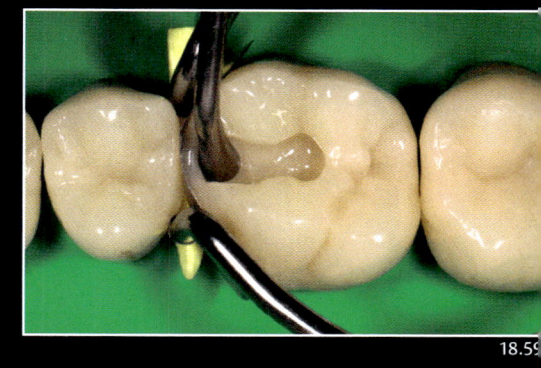

18.59

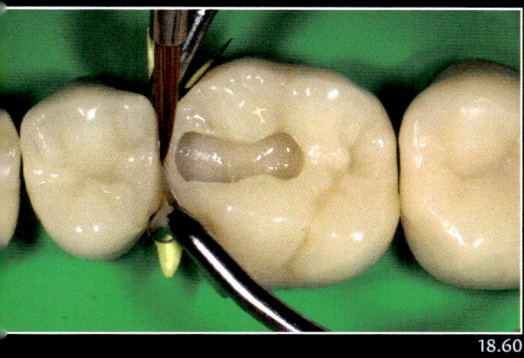

18.60

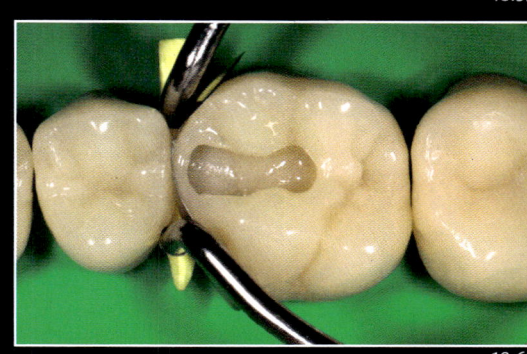

18.61

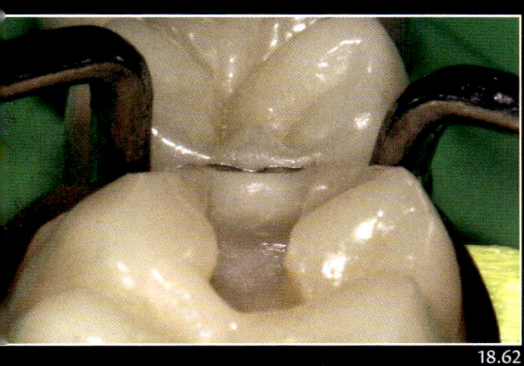

18.62

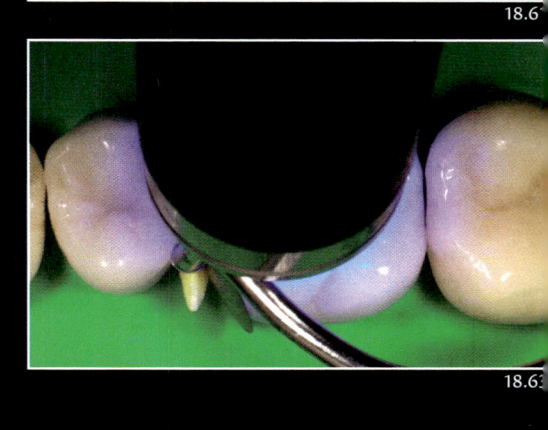

18.63

de polimerização. Além de espátulas e condensadores, pincéis também podem ser empregados, para promover alterações sutis no contorno do compósito (FIGS. 18.60 E 18.61). É importante avaliar a altura da crista marginal do dente adjacente, visto que ela

é uma referência importante para a reconstrução proximal (FIG. 18.62). Após a última fotoativação da parede proximal (FIG. 18.63), anel, matriz e cunha são removidos e a restauração é completada como se fosse exclusivamente oclusal.

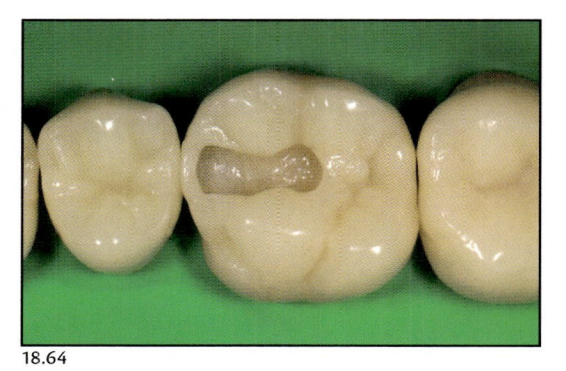
18.64

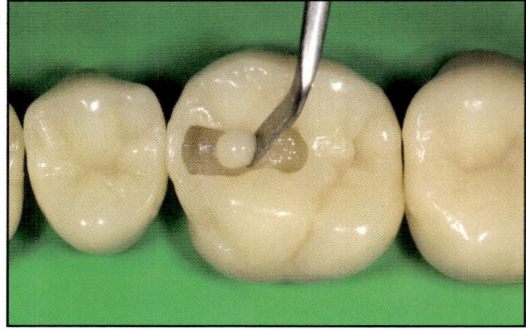
18.65

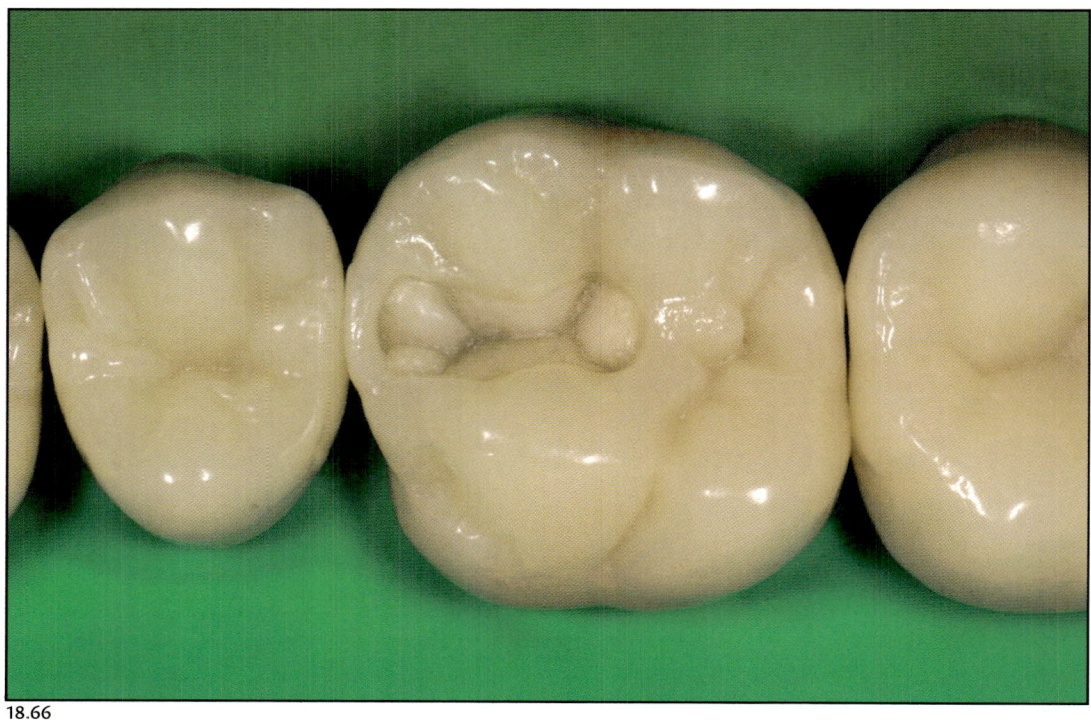
18.66

É importante que os incrementos referentes à dentina sejam posicionados e conformados de modo a respeitar a anatomia básica do dente, esboçando suas cúspides, cristas e sulcos (FIGS. 18.64 A 18.66). Deve-se ter muito cuidado para que seja mantido espaço suficiente para a aplicação dos compósitos mais translúcidos e menos saturados, que serão empregados na reprodução do esmalte, sob risco de conferir à restauração um aspecto opaco e artificial. A seguir, os compósitos tipo "esmalte" são

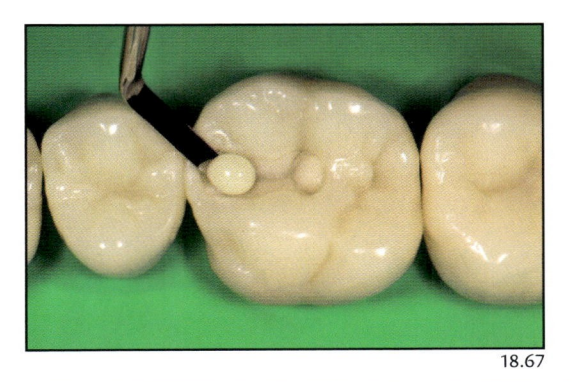

18.67

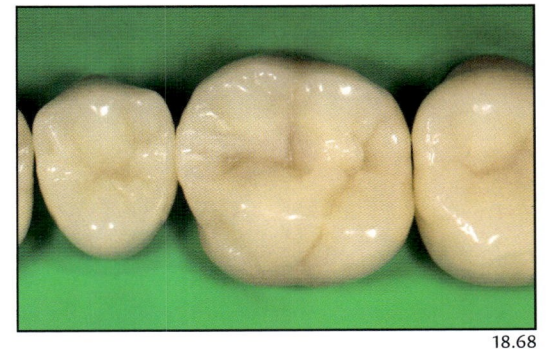

18.68

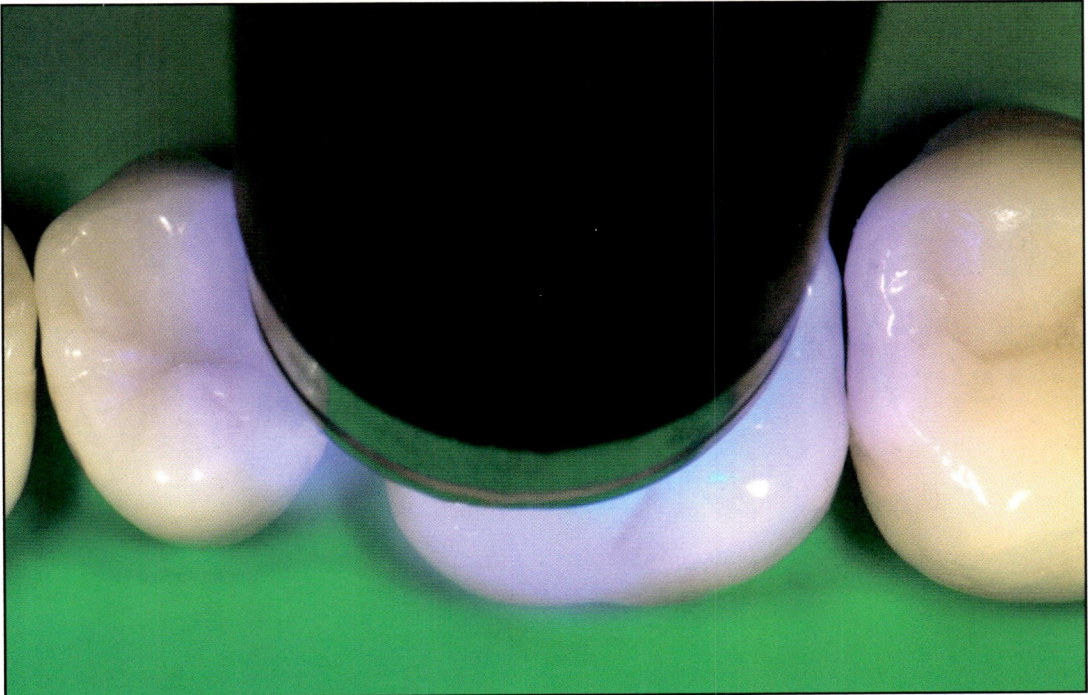

18.69

inseridos e conformados com espátulas e pincéis (FIGS. 18.67 E 18.68), procurando definir com precisão as características anatômicas esboçadas com os compósitos tipo "dentina". Lembre-se que quanto mais cuidado for tomado durante a escultura da resina composta, mais fáceis serão os procedimentos de ajuste, acabamento e polimento, e melhor será o desempenho da restauração. Assim, somente após concluída e confirmada a escultura final, realiza-se a fotoativação (FIG. 18.69).

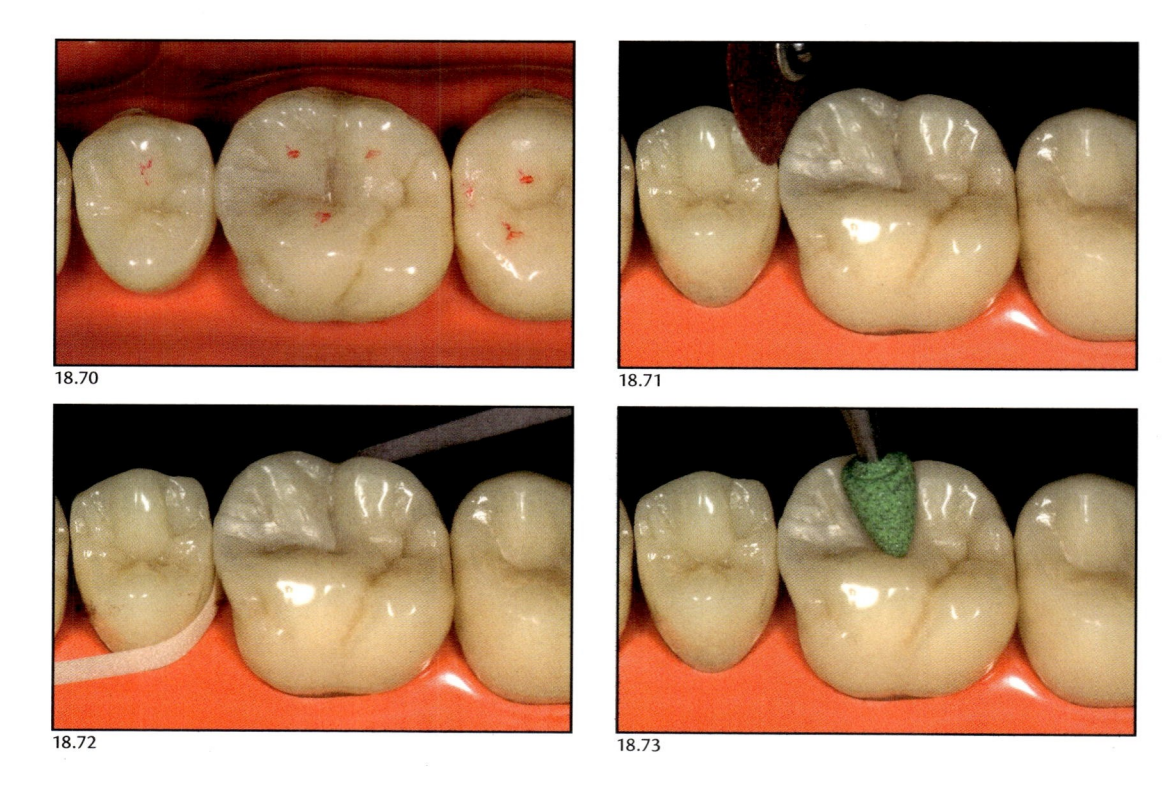

18.70

18.71

18.72

18.73

Concluídos os procedimentos de inserção e escultura dos compósitos, o dique de borracha é removido, a restauração é avaliada e, se necessário, ajustada. Via de regra, é preferível que as restaurações sejam acabadas e polidas em uma sessão subsequente, para assegurar um melhor desempenho ao material. Entretanto, na presença de excessos que possam interferir na função, é necessário que o ajuste seja executado na mesma sessão clínica. Assim, os contatos oclusais devem ser checados e comparados àqueles registrados antes do preparo (FIG. 18.70). Caso necessário, os excessos podem ser removidos com pontas diamantadas de granulações fina e extrafina. Para o acabamento propriamente dito, inicialmente podem ser empregados discos abrasivos flexíveis, para melhorar o contorno proximal da restauração (FIG. 18.71). Tiras de lixa também são importantes auxiliares no acabamento proximal, porém é essencial que sejam usadas corretamente, pois o uso indevido pode remover o ponto de contato obtido (FIG. 18.72). Na face oclusal, um polimento excelente pode ser alcançado pela utilização de borrachas abrasivas sequenciais, aplicadas em ordem decrescente de abrasividade (FIGS. 18.73 A 18.75). Outra alternativa é a utilização de escovas abrasivas especiais (FIG. 18.76). A restauração final apresenta excelente integração óptica e anatômica ao remanescente dental (FIG. 18.77).

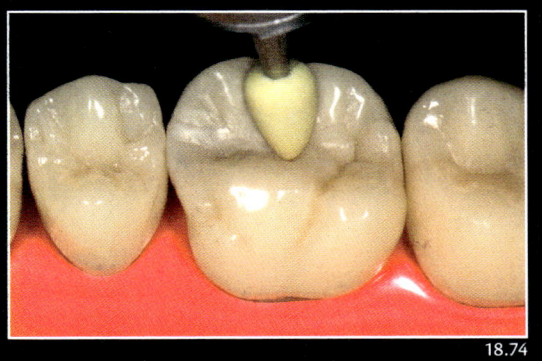

18.74

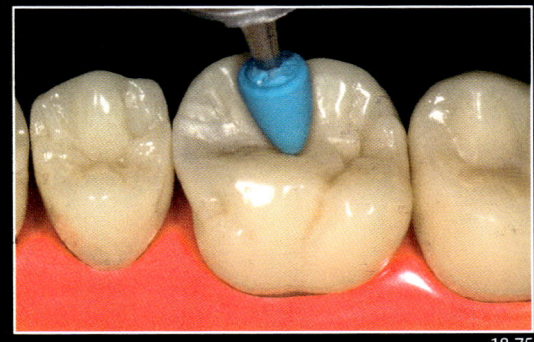

18.75

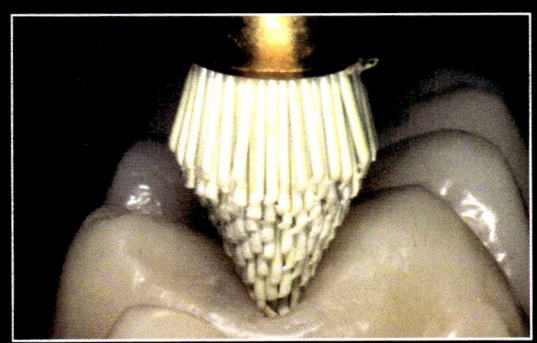

18.76

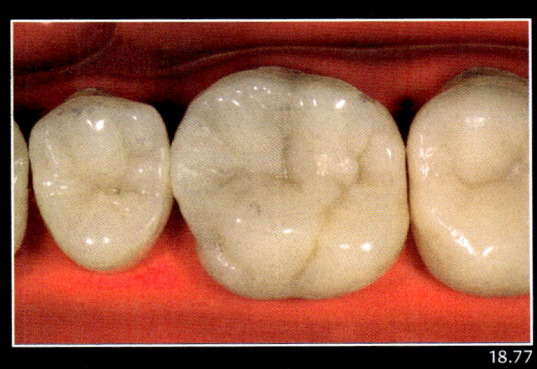

18.77

PREPARO E RESTAURAÇÃO CLASSE II COM COMPÓSITOS

Técnica da matriz metálica circunferencial

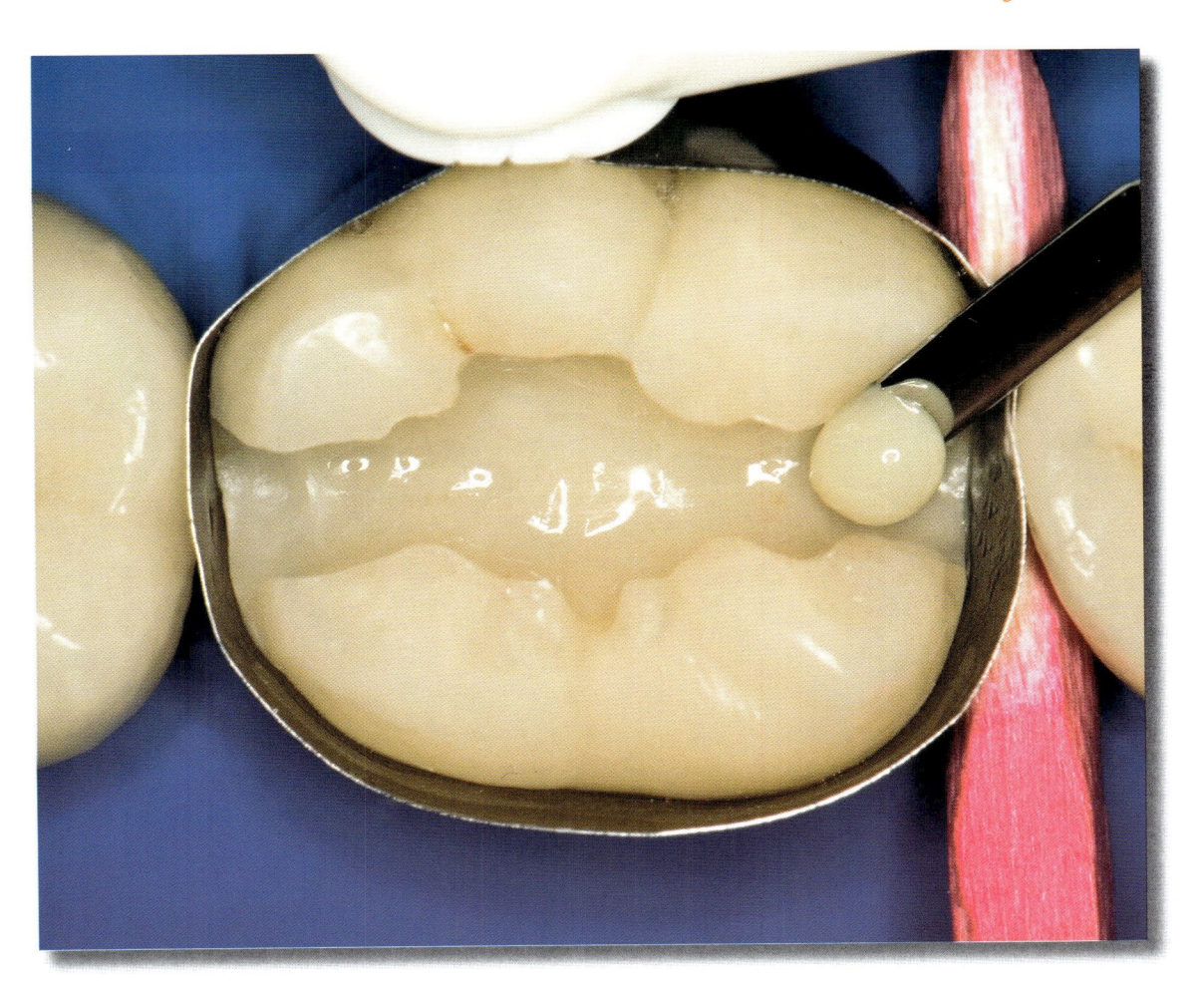

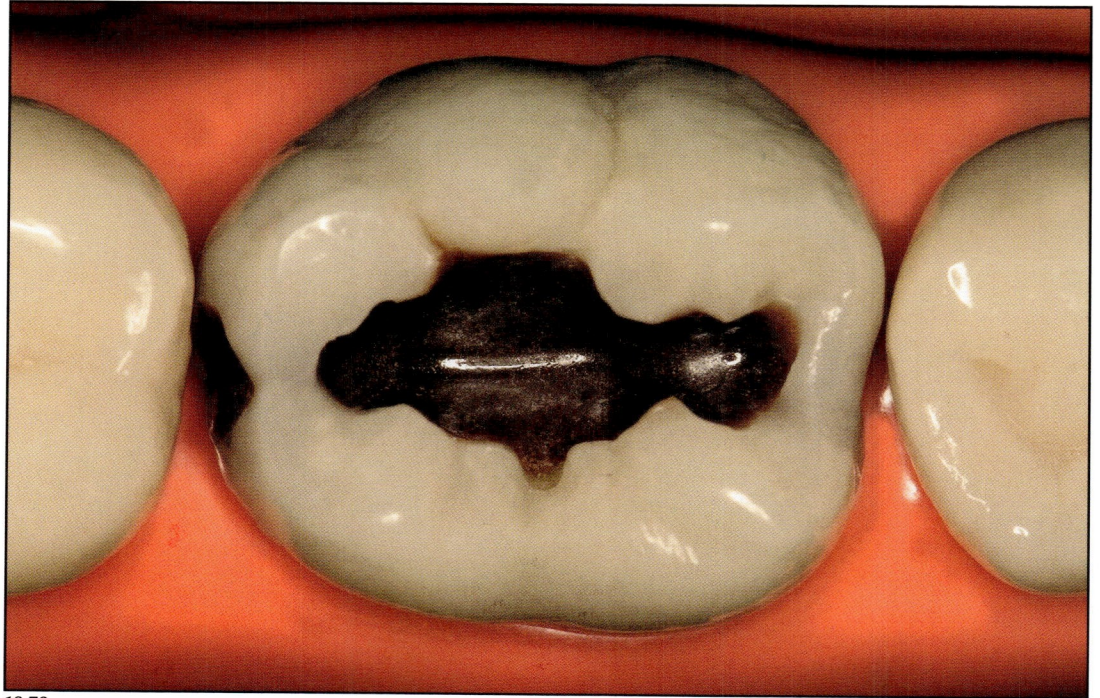

18.78

Em preparos cavitários Classe II que envolvem as duas faces proximais, ou em alguns casos em que não há uma boa adaptação das matrizes metálicas parciais biconvexas, pode-se utilizar, com bons resultados, uma matriz metálica associada a um porta-matriz, sendo o porta-matriz de Tofflemire o mais conhecido e utilizado. Seu uso inspirou a criação de outros sistemas porta-matrizes simplificados que, entretanto, não diferem quanto ao método de funcionamento. Este capítulo ilustra o preparo e a restauração de uma lesão cariosa mésio-oclusodistal (FIG. 18.78), com o uso de um conjunto porta-matriz/matriz inspirado no sistema de Tofflemire. Observe o fácil acesso à lesão cariosa, a extensão da lesão no sentido das faces proximais, bem como a fragilidade das cristas marginais. Antes do isolamento absoluto do campo operatório, é necessário checar os contatos oclusais, com o auxílio de papel articular, para permitir o ajuste da restauração, ao fim do procedimento, caso necessário. Feito isso, realiza-se uma adequada profilaxia e procede-se a seleção de cores para os compósitos restauradores. Como já foi discutido nos exemplos anteriores de lesões Classe II, é essencial preservar a maior quantidade possível de estrutura dental sadia. Entretanto, para se definir qual será a forma final do preparo cavitário, inicialmente é necessário remover o

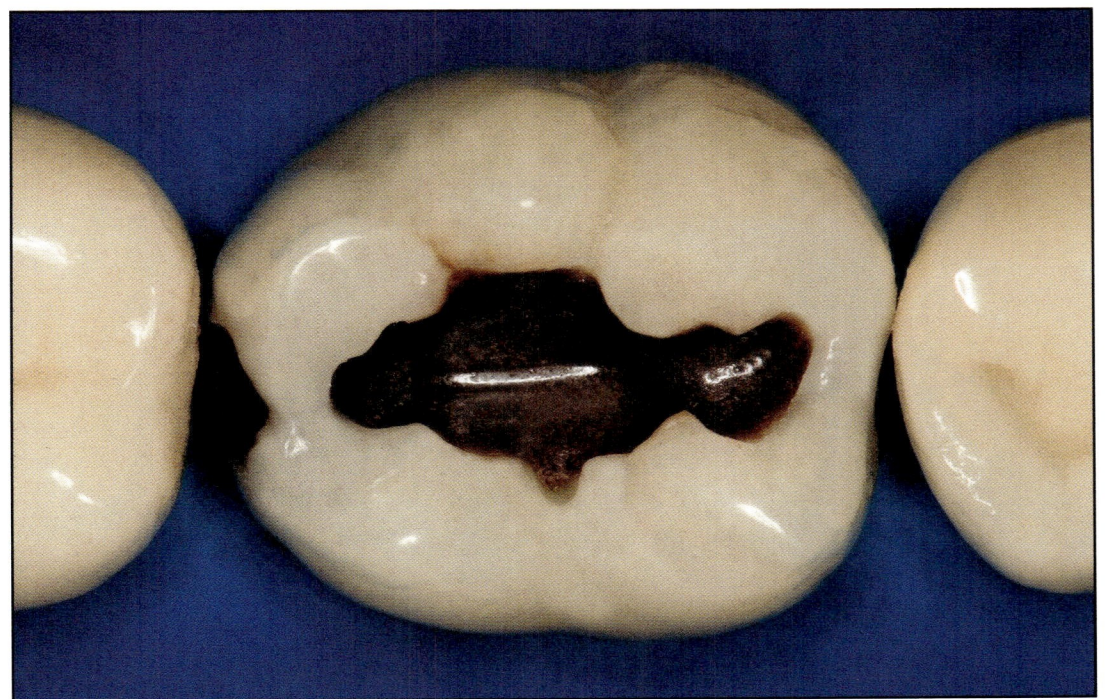

18.79

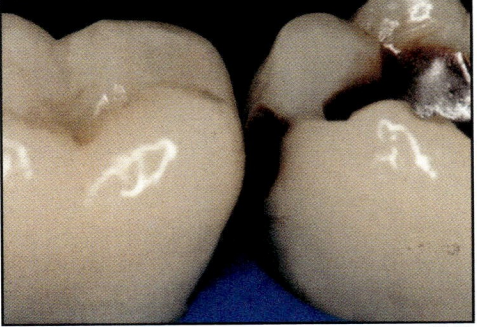

18.80

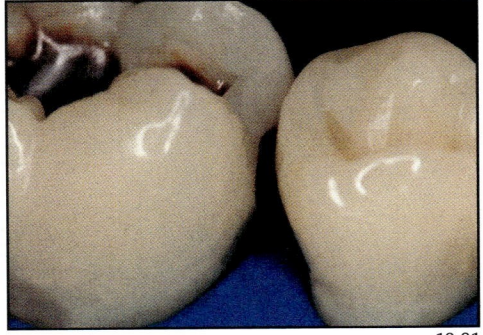

18.81

tecido cariado com consistência amolecida. Para permitir uma melhor visualização e facilitar os procedimentos de preparo e restauração, realiza-se o isolamento absoluto do campo operatório. Na definição do acesso à lesão, o primeiro passo é observá-la atentamente, de múltiplos ângulos (FIGS. 18.79 A 18.81). Na lesão aqui simulada, o acesso mais fácil e indicado é via face oclusal, visto que a mesma já apresenta comprometimento significativo. Em um primeiro momento, as cristas marginais devem ser mantidas — a decisão de removê-las virá no decorrer do preparo cavitário, no momento ou após a remoção do tecido cariado das faces proximais.

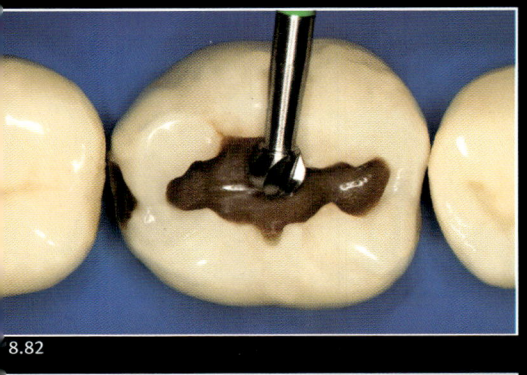

8.82

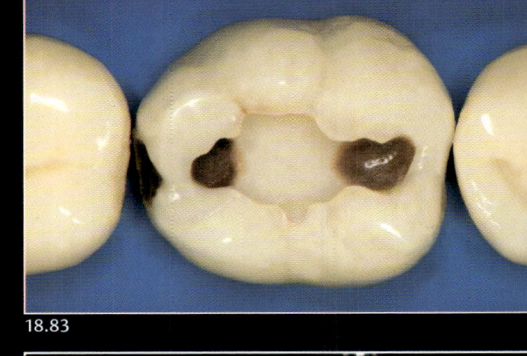

18.83

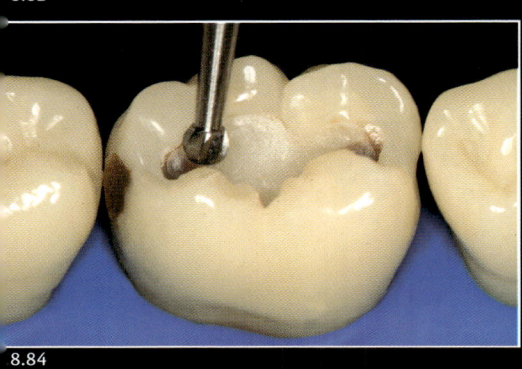

8.84

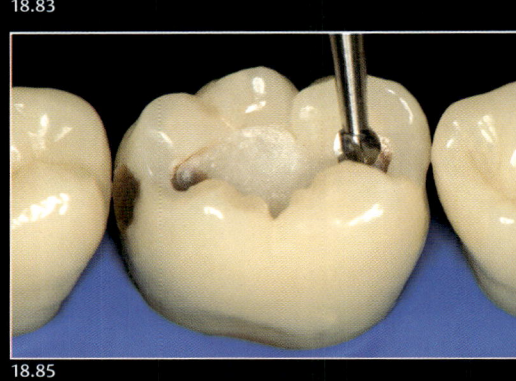

18.85

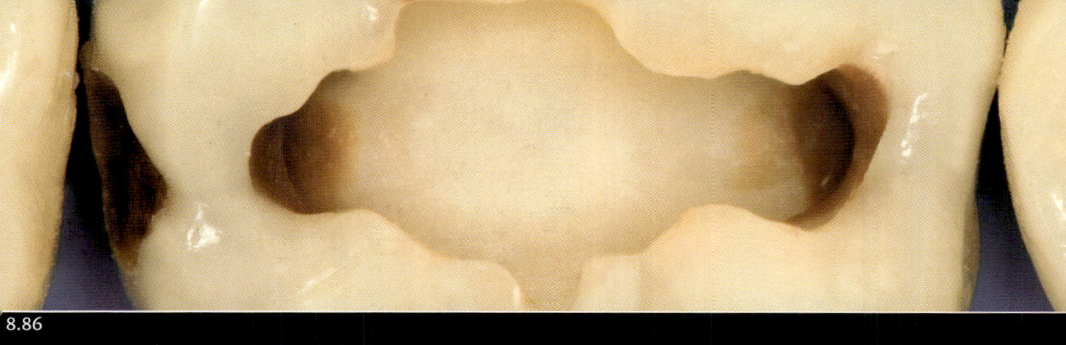

8.86

O tecido cariado começa a ser removido com brocas esféricas lisas, em baixa rotação. É importante observar que, para o preparo de lesões francamente cavitadas, são empregadas brocas de largo diâmetro (FIGS. 18.82 E 18.83). Após a remoção da

lesão oclusal, inicia-se a remoção do tecido cariado em direção às faces proximais (FIGS. 18.84 A 18.86). É essencial, nesse momento, proteger os dentes adjacentes com uma matriz metálica, estabilizada com o auxílio de uma cunha de madeira e/ou

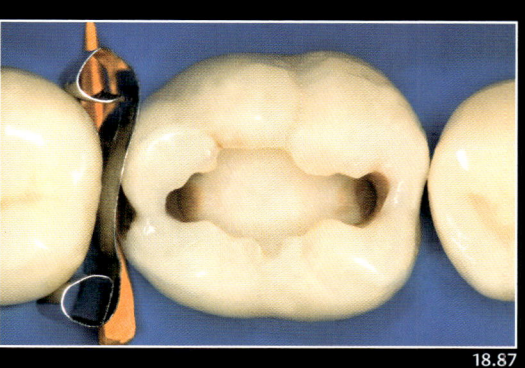

18.87

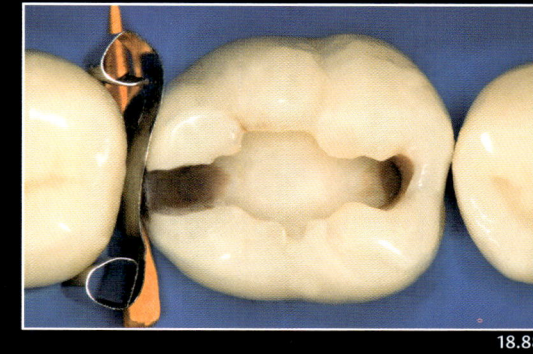

18.88

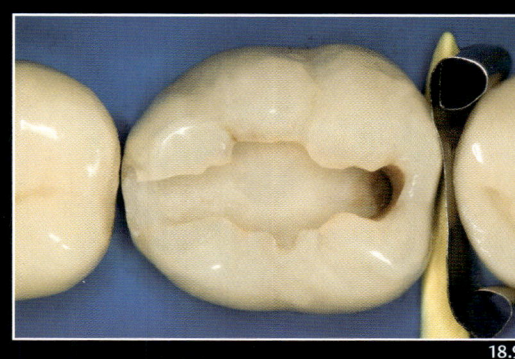

18.89

18.90

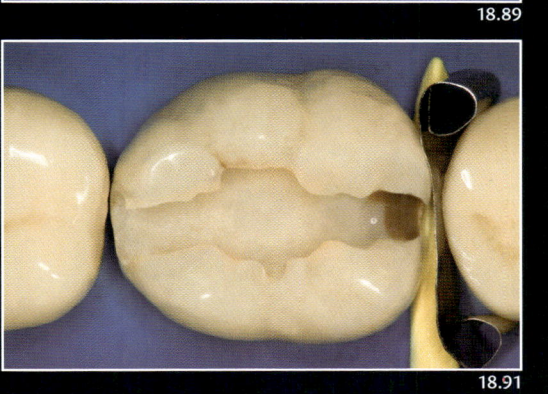

18.91

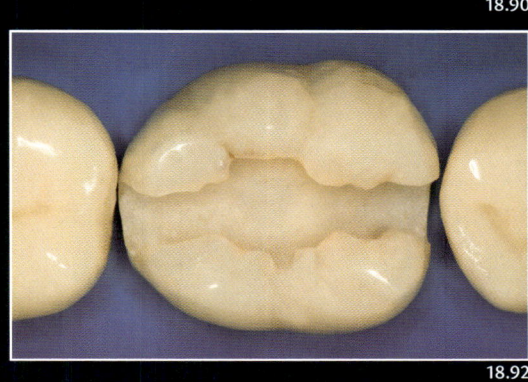

18.92

de adaptações em suas extremidades (FIG. 18.87). A seguir, empregando brocas esféricas lisas, em baixa rotação, agora menores do que as anteriormente utilizadas, a cavidade é estendida em direção proximal. Caso o acesso à lesão seja difícil, é

necessário aumentar o perímetro da cavidade com pontas diamantadas, em alta rotação. Neste caso, optou-se pela remoção das cristas marginais, em virtude da presença de tecido cariado subjacente e de sua fragilidade (FIGS. 18.88 A 18.92).

No DVD que acompanha este livro, você encontra uma sequência de montagem de um porta-matriz tipo Tofflemire. É recomendável que você assista a essa sequência algumas vezes, ao mesmo tempo em que exercita, repetidamente, a montagem da matriz. Tenha em mente que uma matriz mal-montada pode não se adaptar corretamente ao dente, dificultando a obtenção de restaurações sem excessos e com contorno adequado. Na presente sequência, entretanto, conforme mencionado anteriormente, foi empregado um sistema de matriz e porta-matriz simplificado, cujo desenho é inspirado no tradicional porta-matriz de Tofflemire. Nesse sistema, à semelhança do que ocorre com as matrizes convencionais para porta-matriz, há matrizes com diferentes alturas (5 mm e 7 mm), que se adaptam a quase todas as situações clínicas, sem a necessidade de modificações. Tradicionalmente, as matrizes com 5 mm são empregadas durante a restauração de pré-molares, enquanto aquelas com 7 mm são empregadas para restaurar molares. Entretanto, mais importante que seguir essa regra à risca é avaliar a situação clínica e selecionar a matriz mais adequada para o caso (i.e., não há qualquer problema em empregar uma matriz com 5 mm para restaurar um molar, caso o dente apresente coroa clínica curta). Selecionada a matriz, os próximos passos são sua inserção e estabilização com cunhas de madeira e a avaliação de sua altura em relação aos dentes adjacentes (FIG. 18.93). Matrizes muito baixas não oferecem suporte adequado durante a inserção do material, ao passo que matrizes demasiadamente altas dificultam os procedimentos operatórios. O ideal é que a matriz fique apenas levemente acima do nível das cristas marginais dos dentes adjacentes. Confirmada a adaptação da matriz, realizam-se os procedimentos adesivos, que se iniciam pela aplicação de um gel de ácido fosfórico a 37%, primeiramente no esmalte e, em seguida, na dentina (FIG. 18.94). As cunhas de madeira asseguram que a ação do ácido fique limitada à cavidade, eliminando o risco de condicionamento além das margens. Após lavagem copiosa, o excesso de umidade da dentina é removido com uma bolinha de algodão, a fim de não desidratá-la, ao mesmo tempo em que o esmalte é secado com suaves jatos de ar. A seguir, o sistema adesivo é aplicado em, no mínimo, duas camadas (FIG. 18.95). A seguir, os solventes são volatilizados com leves jatos de ar e a cavidade é avaliada visualmente, para detecção de excessos de adesivo que estejam acumulados na região das margens (FIG. 18.96). Caso presentes, especialmente nas margens cervicais, esses excessos devem ser removidos com um pincel descartável, previamente à fotoativação, realizada pelo tempo recomendado pelo fabricante (FIG. 18.97).

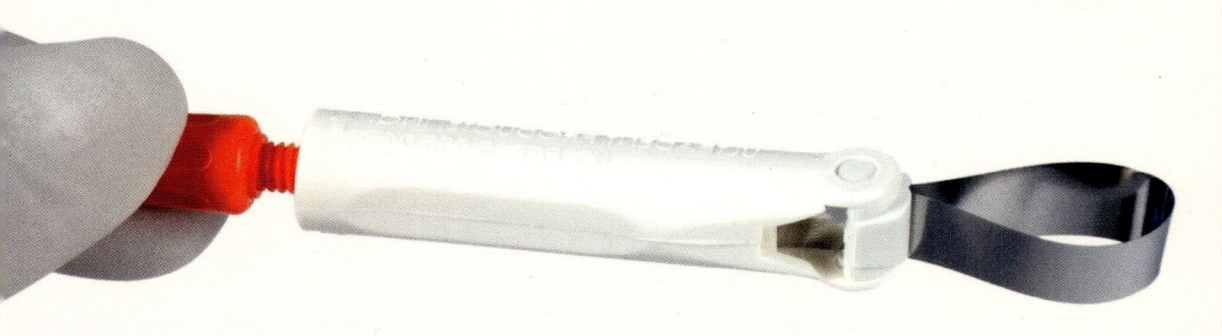

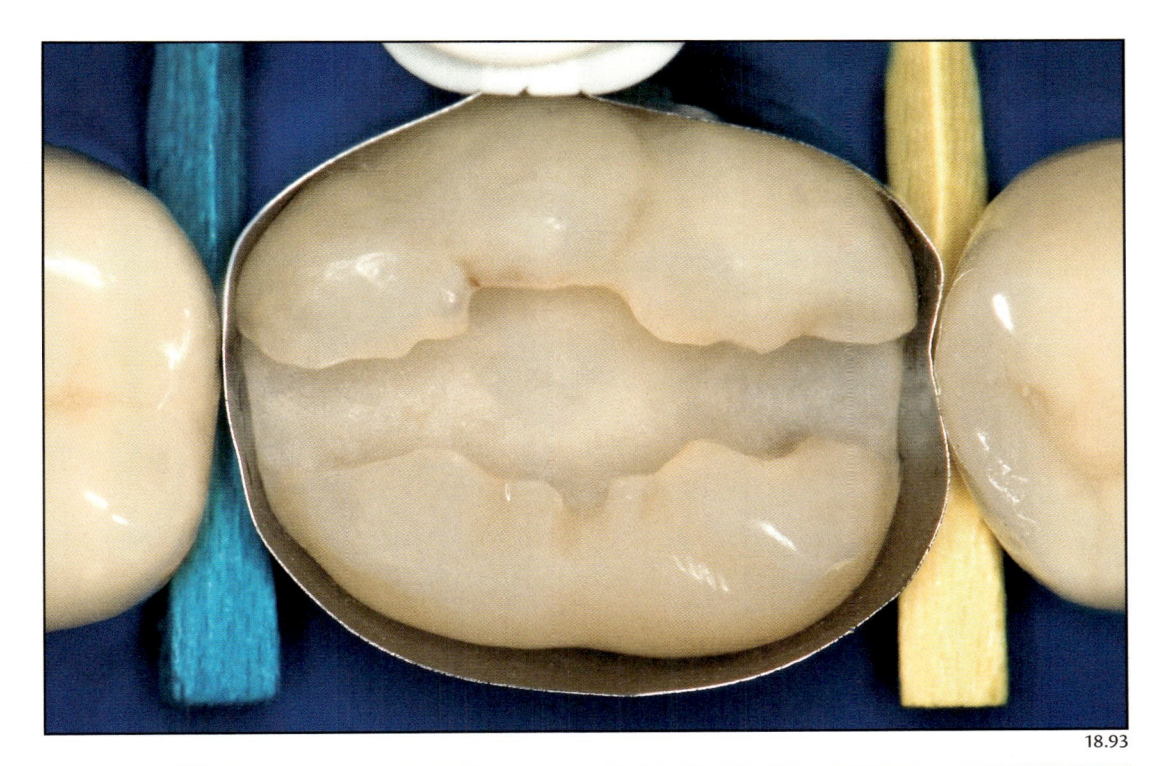

18.93

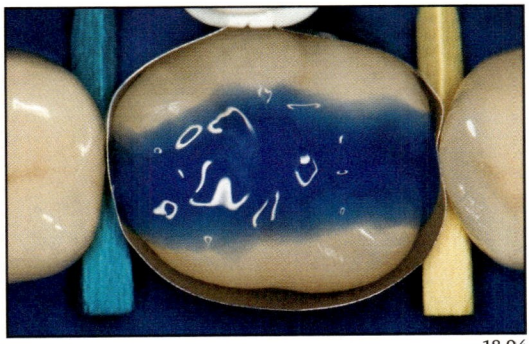

18.94

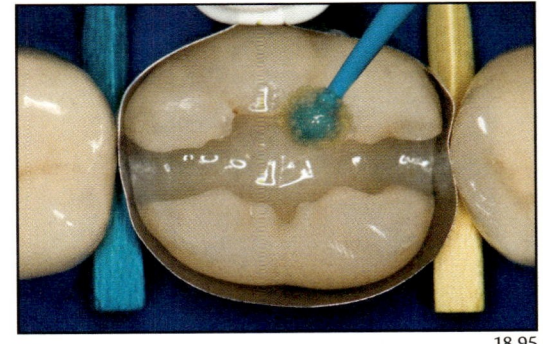

18.95

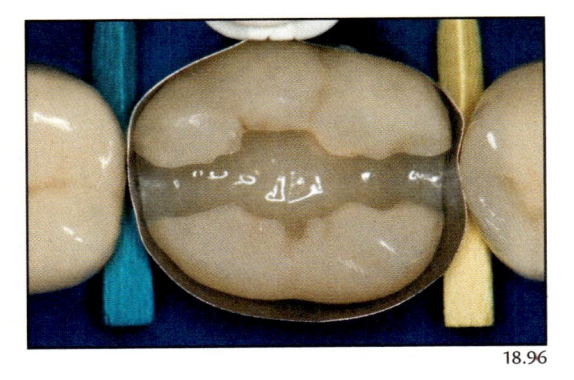

18.96

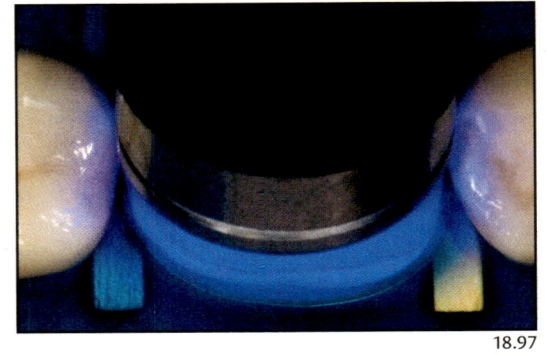

18.97

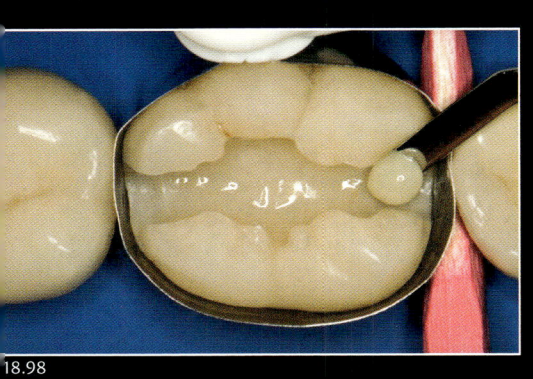

18.98

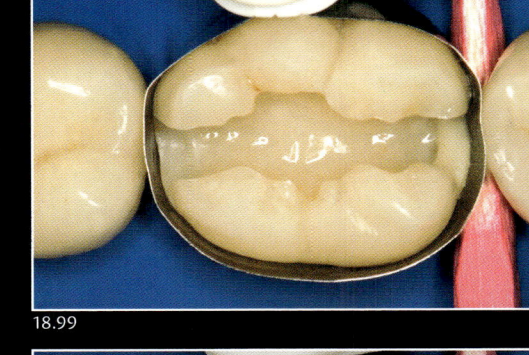

18.99

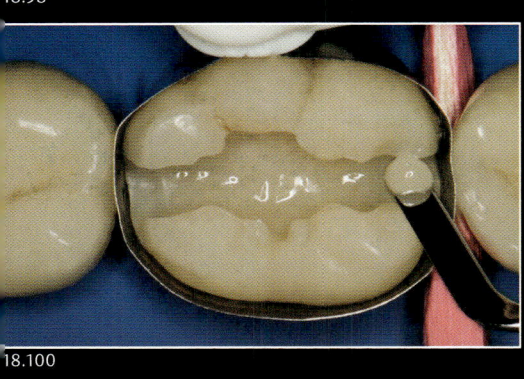

18.100

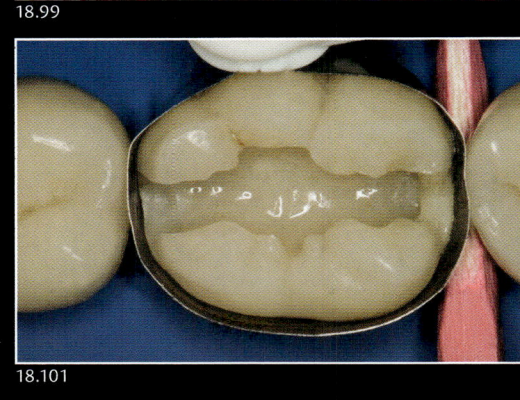

18.101

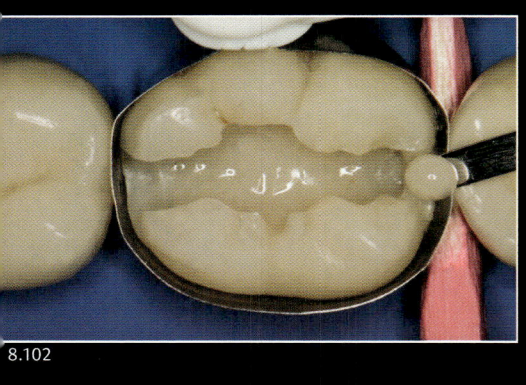

18.102

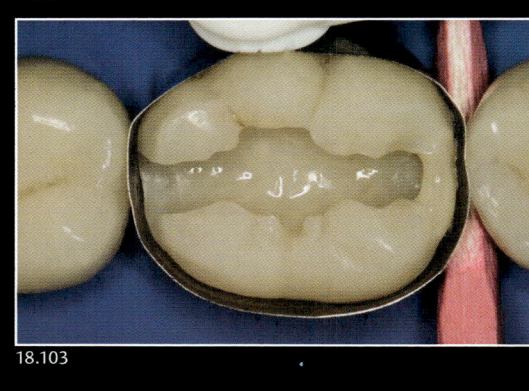

18.103

Observe que apenas uma cunha é utilizada de cada vez, no espaço interproximal do lado que esta sendo restaurado (FIG. 18.98). Esse cuidado colabora na obtenção de melhores contatos proximais. A seguir, pequenos incrementos de compósito são sucessi-

vamente inseridos e adaptados contra a matriz e o preparo cavitário, até que a crista seja reconstruída (FIGS. 18.99 A 18.103). Cada incremento é fotoativado individualmente. No exemplo acima, com a face mesial finalizada, procede-se a reconstrução da

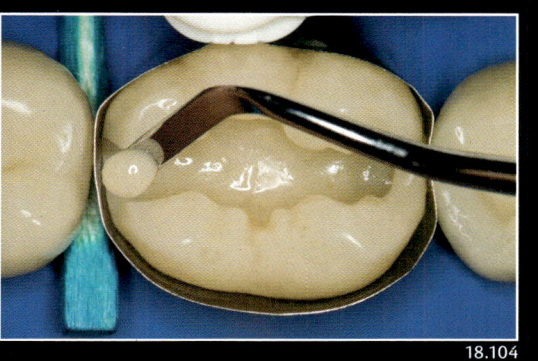

18.104

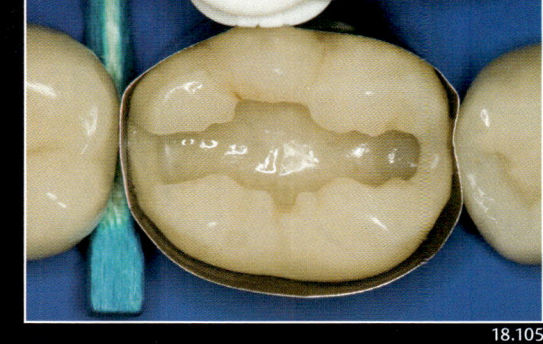

18.105

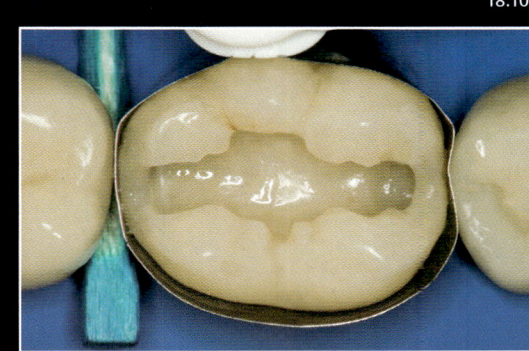

18.106

18.107

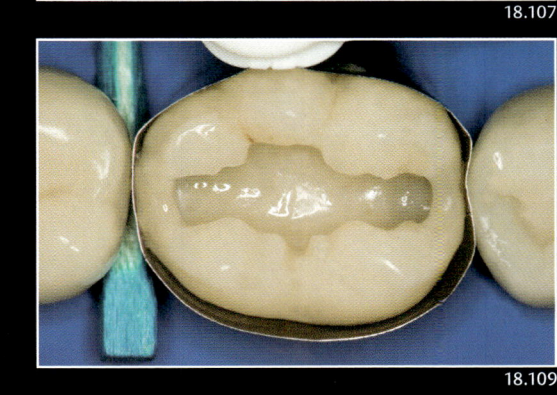

18.108

18.109

face distal. Assim, a cunha do lado mesial é removida, uma nova cunha é adaptada no espaço interproximal distal e os mesmos procedimentos operatórios são executados (FIGS. 18.104 A 18.109). Finalizada a reconstrução das paredes proximais, resta apenas a restauração da face oclusal. Nesse momento, o conjunto porta-matriz/matriz e a cunha de madeira podem ser removidos. Muito cuidado deve ser tomado para que não ocorra contaminação da superfície do compósito com sangue ou saliva.

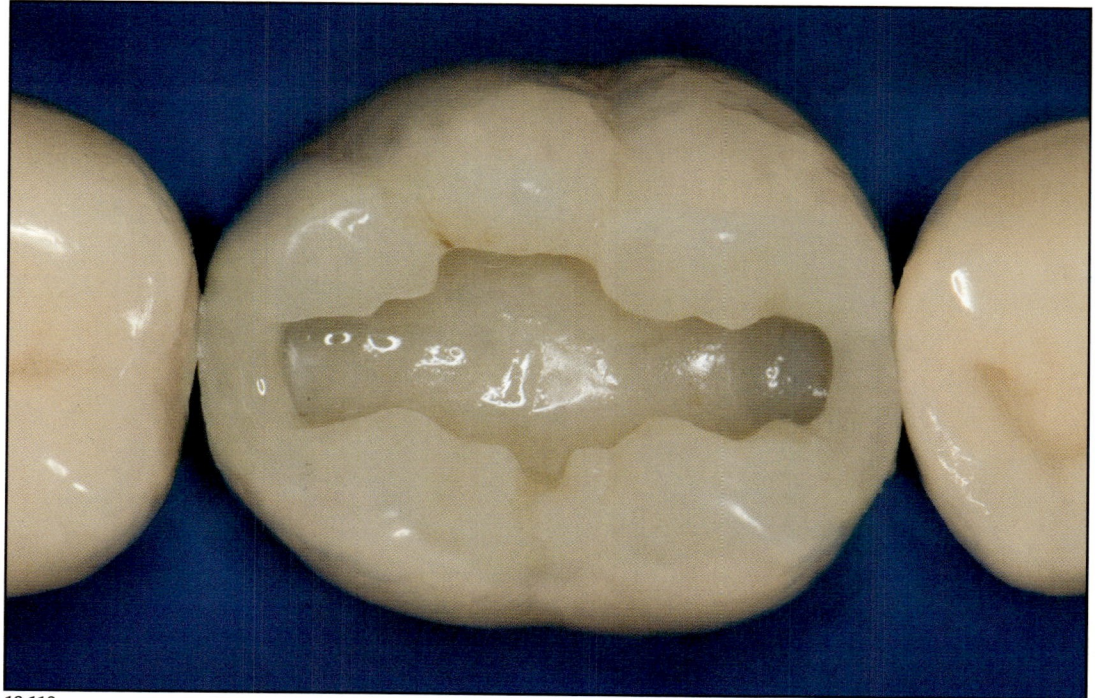

18.110

A partir desse momento, a técnica restauradora empregada é idêntica à já descrita para as cavidades Classe I (FIG. 18.110). Assim, seguindo a técnica de estratificação natural, os primeiros passos são a inserção e a conformação dos compósitos referentes à dentina. Para isso, resinas compostas com baixa translucidez e maior saturação são aplicadas, de modo a esboçar — cúspide por cúspide — a anatomia dentinária. Conforme já descrito nos capítulos anteriores, não há necessidade de definir com precisão os sulcos e as vertentes de cúspide, uma vez que isso será feito na sequência, com os compósitos tipo esmalte. O importante é que a posição e as dimensões das cúspides sejam reproduzidas adequadamente. Para agilizar o procedimento, lembre-se que cada incremento pode ser fotoativado brevemente, apenas para estabilizar a escultura, desde que se realize uma fotoativação completa ao final da aplicação dos compósitos tipo dentina (FIG. 18.111). Na sequência, compósitos mais translúcidos e menos saturados, adequados para a reprodução do esmalte, são aplicados e esculpidos em detalhes, para completar a restauração. Observe que a anatomia obtida com a escultura do esmalte mantém íntima relação com aquela definida na dentina (FIG. 18.112). Finalizada a escultura, a restauração é submetida à fotoativação final, pelo tempo recomendado pelo fabricante do compósito.

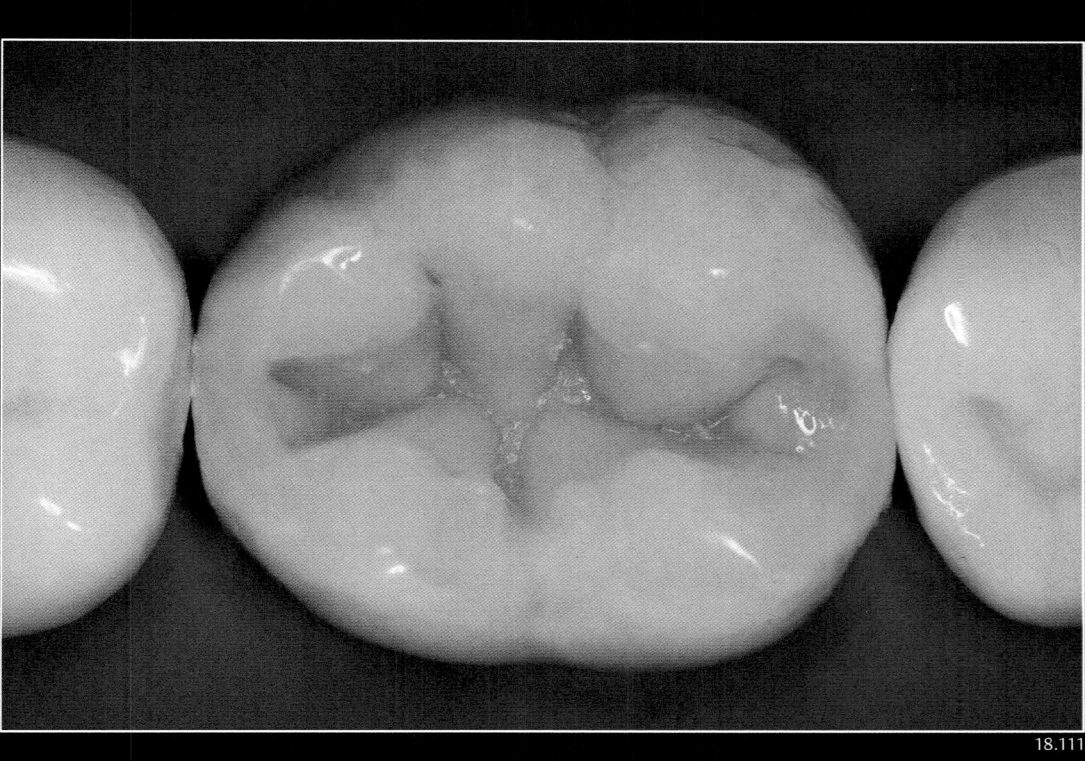

18.111

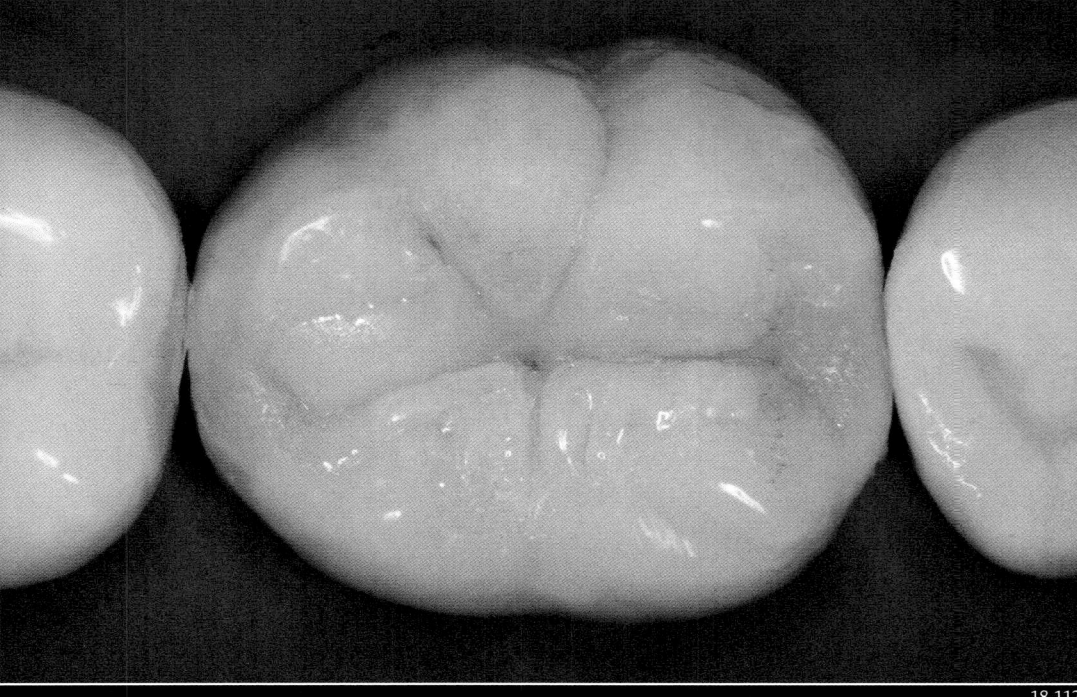

18.112

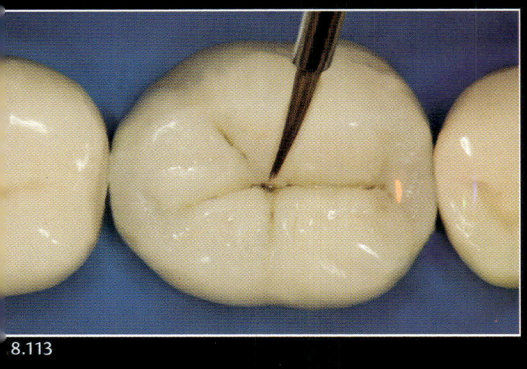

8.113

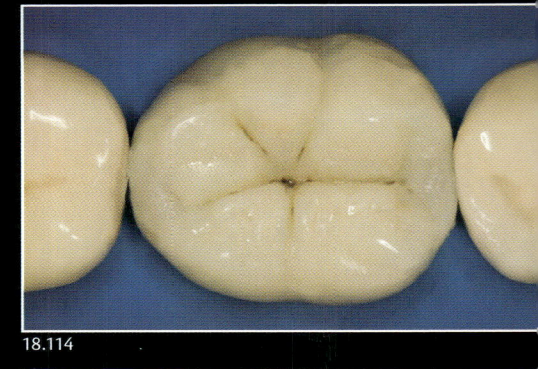

18.114

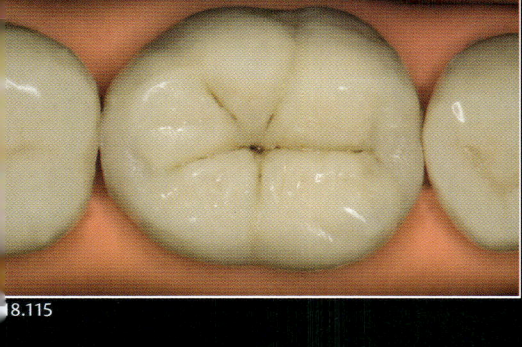

8.115

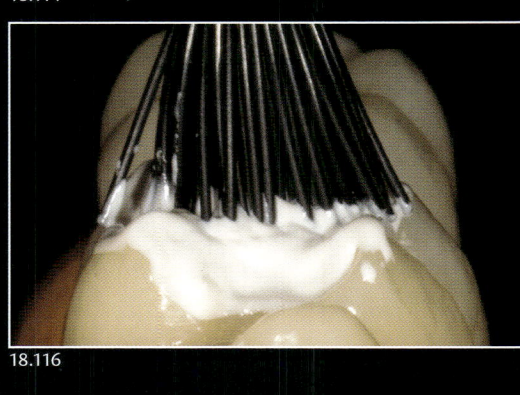

18.116

As mais belas restaurações são aquelas que re-produzem com tal fidelidade as características de forma e cor dos dentes naturais, que se torna difícil perceber sua existência (i.e., restaurações tão perfeitamente integradas ao remanescente dental e aos tecidos circunvizinhos que são virtualmente imperceptíveis). Para alcançar tais resultados, muitas vezes, é necessário lançar mão de técnicas de caracterização com corantes, para reproduzir pigmentações como aquelas comumente existentes nas cicatrículas e fissuras. Esses corantes nada mais são do que resinas compostas fluidas e altamente saturadas, disponíveis em matizes diferentes — branco, azul, marrom, amarelo e ocre, entre

vários outros. Na presente sequência, a restauração foi finalizada com a aplicação extrínseca (i.e. superficial) de um corante marrom, na região do sulcos, com o auxílio de um pincel com ponta extremamente fina (FIGS. 18.113 E 18.114). Vale lembrar que exageros na colocação dos corantes podem produzir efeitos ruins, exagerados e artificiais, portanto, muito cuidado deve ser tomado durante seu uso. Outro aspecto que não deve ser negligenciado, ao empregar corantes, é a fotopolimerização. Uma vez que apresentam alta concentração de pigmentos, há uma atenuação óbvia e inevitável da passagem da luz e, consequentemente, mais tempo de exposição é necessário para que a tinta

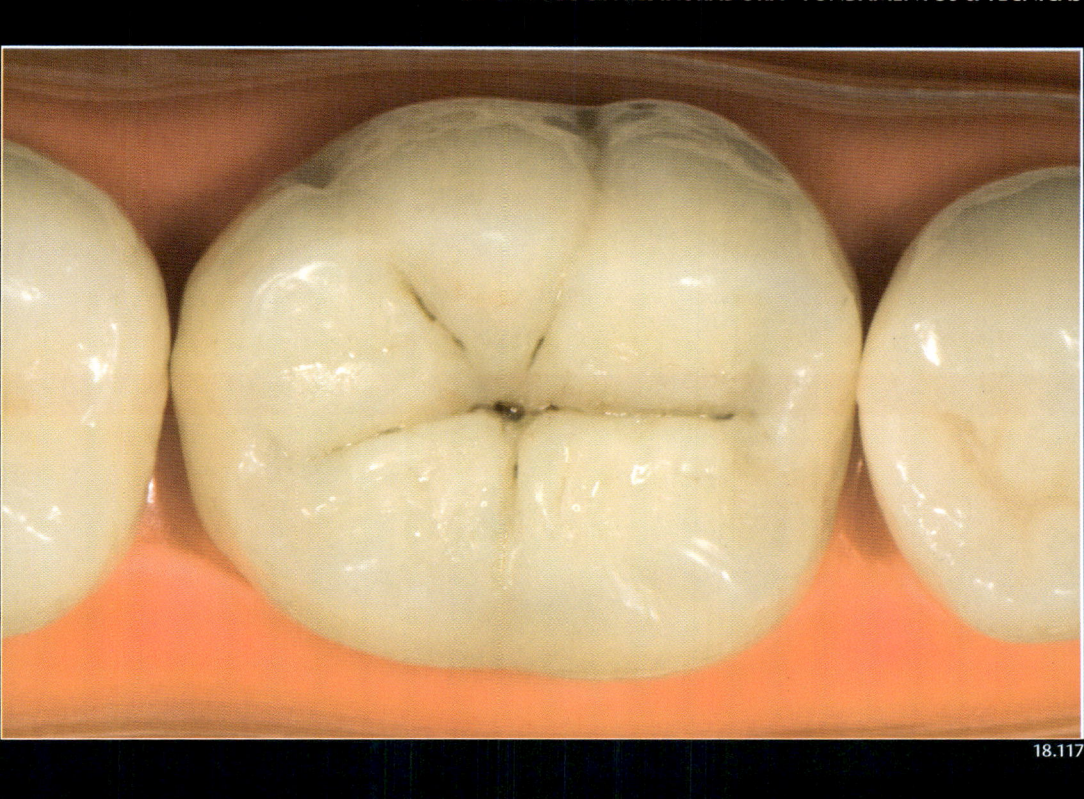

18.117

atinja um nível adequado de polimerização. Isso é especialmente importante quando a utilização de corantes é feita de forma intrínseca (i.e., no interior da restauração), para evitar que os incrementos de compósito aplicados subsequentemente absorvam parte da tinta e adquiram sua coloração. Finalizada a aplicação do corante, o isolamento absoluto é removido (FIG. 18.115). Observe que os cuidados tomados durante a inserção dos compósitos, aliados à caracterização extrínseca executada, promovem um resultado estético bastante agradável e natural, mesmo antes de a restauração passar pelos procedimentos de acabamento e polimento. A propósito, em relação a estes, vale lembrar o que

já foi dito em diversos outros pontos deste livro: quanto maiores os cuidados na realização da restauração, menor a necessidade de ajustes oclusais e mais simples os procedimentos de acabamento. Na presente sequência, inicialmente, os contornos proximais foram corrigidos com discos abrasivos e tiras de lixa, conferindo à restauração uma forma compatível com aquela encontrada em um dente natural. A seguir, a superfície oclusal foi polida com borrachas abrasivas e pastas para polimento, a fim de conferir ao compósito, lisura e brilho semelhantes aos do esmalte natural (FIG. 18.116). O resultado final confirma a excelente integração estética da restauração (FIG. 18.117).

BIBLIOGRAFIA RECOMENDADA

Durante a leitura destes dois volumes, você pôde observar a ausência de referências bibliográficas no corpo do texto. Preferimos agrupá-las no final desta obra e incentivar, de maneira enfática, o acesso a tal bibliografia. Diversos autores do mundo inteiro, com publicações nas mais diferentes revistas científicas e livros, produziram as informações aqui apresentadas. A recomendação da bibliografia abaixo é não só um agradecimento por publicações tão informativas e relevantes, mas também uma sugestão de estudo que, sem sombra de dúvida, colaborará no aprendizado e na execução de uma Odontologia de alta qualidade.

LIVROS

1. Ahmad I. Protocols for predictable aesthetic dental restorations. Oxford: Blackwell. 2006.

2. Albers HF. Tooth-colored restoratives: Principles and techniques. 9th Ed. Hamilton: BC Decker. 2002.

3. Anusavice KJ. Phillips' science of dental materials. 11th Ed. St. Louis: Saunders. 2003.

4. Araujo Jr E. O passo-a-passo da clínica. Florianópolis: Ponto. 2006.

5. Baratieri LN, Araujo Jr E, Monteiro Jr S, Vieira LCC. Caderno de dentística: restaurações adesivas diretas com resinas compostas em dentes anteriores. São Paulo: Ed. Santos. 2002.

6. Baratieri LN, Araujo Jr E, Monteiro Jr S. Composite restorations in anterior teeth: Fundamentals and possibilities. São Paulo: Quintessence. 2005.

7. Baratieri LN, et al. Dentística: procedimentos preventivos e restauradores. São Paulo: Ed. Santos. 1989.

8. Baratieri LN, et al. Estética: restaurações adesivas diretas em dentes anteriores fraturados. São Paulo: Ed. Santos. 1994.

9. Baratieri LN, et al. Odontologia restauradora: fundamentos e possibilidades. São Paulo: Ed. Santos. 2001.

10. Baratieri LN, et al. Soluções clínicas: fundamentos e técnicas. Florianópolis: Ponto. 2008.

11. Conceição EN, et al. Dentística: saúde e estética. 2ª ed. Porto Alegre: Artes Médicas. 2007.

12. Dietschi D, Spreafico R. Restaurações adesivas: conceitos atuais para o tratamento estético de dentes posteriores. São Paulo: Quintessence. 1997.

13. Eliades G. Watts D, ELiades T. Hard tissues and bonding. Interfacial phenomena and related properties. Heidelberg: Springer. 2005.

14. Fejerskov O, Kidd E. Cárie dentária: a doença e seu tratamento clínico. São Paulo: Ed. Santos. 2005.

15. Fonseca AS (org.). Odontologia estética: a arte da perfeição. São Paulo: Artes Médicas. 2008.

16. Fradeani M. Reabilitação estética em prótese fixa. Análise estética: uma abordagem sistemática para o tratamento protético. Volume 1. São Paulo: Quintessence. 2006.

17. Garone Netto N, et al. Dentística restauradora: restaurações diretas. São Paulo: Ed. Santos. 2003.

18. Garone Netto N, et al. Introdução à dentística restauradora. São Paulo: Ed. Santos. 2003.

19. Gomes JC (ed.). Estética em clínica odontológica. Curitiba: Maio. 2004.

20. Gürel G. The science and art of porcelain laminate veneers. Chicago: Quintessence. 2003.

21. Kataoka S, Nishimura Y. Nature's morphology: An atlas of tooth shape and form. Chicago: Quintessence. 2002.

22. Kina S, Bruguera A. Invisível: restaurações estéticas cerâmicas. Maringá: Dental Press. 2007.

23. Magne P, Belser U. Bonded porcelain restorations in the anterior dentition: A biomimetic approach. Chicago: Quintessence. 2003.

24. Mesquita E, Cé G, Thaddeu Filho M. Prótese unitária. Florianópolis: Ponto. 2008.

25. Mondelli J, et al. Fundamentos de dentística operatória. São Paulo: Ed. Santos. 2006.

26. Nakabayashi N, Pashley DH. Hibridização dos tecidos dentais duros. São Paulo: Quintessence. 2000.

27. Pegoraro LF, et al. Prótese fixa. São Paulo: Artes Médicas. 1998.

28. Reis A, Loguercio AD. Materiais dentários diretos: dos fundamentos à aplicação clínica. São Paulo: Ed. Santos. 2007.

29. Roberson TM, Heymann HO, Swift Jr E. Sturdevant's art and science of operative dentistry. 5th Ed. St. Louis: Mosby. 2006.

30. Schillinburg Jr HT, et al. Fundamentals of fixed prosthodontics. 3rd Ed. Chicago: Quintessence. 1997.

31. Scotti R, Ferrari M. Pinos de fibra: considerações teóricas e aplicações clínicas. São Paulo: Artes Médicas. 2003.

32. Sensi LG, Marson FC, Souza SM, Araujo E, Baratieri LN. Restaurações com compósitos em dentes posteriores. Florianópolis: Ponto. 2006.

33. Summit JB, Robbins JW, Hilton TJ, Schwartz RS. Fundamentals of operative dentistry. 3rd Ed. Chicago: Quintessence. 2006.

34. Van Noort R. Introduction to dental materials. 2nd Ed. London: Elsevier. 2002.

ARTIGOS

1. Araujo Jr EM, Baratieri LN, Monteiro Jr S, Vieira LCC, de Andrada MAC. Direct adhesive restoration of anterior teeth: Part 1. Fundamentals of excellence. Pract Proced Aesthet Dent. 2003 Apr; 15(3):233-40.

2. Araujo Jr EM, Baratieri LN, Monteiro Jr S, Vieira LCC, de Andrada MAC. Direct adhesive restoration of anterior teeth: Part 2. Clinical protocol. Pract Proced Aesthet Dent. 2003 Jun; 15(5):351-7.

3. Bonsor SJ, Chadwick RG. Longevity of conventional and bonded (sealed) amalgam restorations in a private general dental practice. Br Dent J. 2009 Jan 24; 206(2):E3.

4. De Munck J, Van Landuyt K, Peumans M, Poitevin A, Lambrechts P, Braem M, Van Meerbeek B. A critical review of the durability of adhesion to tooth tissue: methods and results. J Dent Res. 2005 Feb; 84(2):118-32.

5. Edelhoff D, Sorensen JA. Tooth structure removal associated with various preparation designs for anterior teeth. J Prosthet Dent. 2002 May; 87(5):503-9.

6. Edelhoff D, Spiekermann H, Yildrim M. Excelência restauradora em cerâmica pura – visão geral. Clínica. 2005; 1(2):105-118.

7. Ferracane JL. Buonocore Memorial Lecture. Placing dental composites–a stressful experience. Oper Dent. 2008 May-Jun; 33(3):247-57.

8. Fortkamp S, Schlichting LH, Maia HP, Machry L. Moldagem com elastômeros não aquosos: Visão atual. Clínica. 2007; 3(4):350-364.

9. Gargiulo AW, Wentz FM, Orban B. Dimensions and relations of the dentogingival junction in humans. J Periodontol. 1961; 32:261-267.

10. Hilgert LA, et al. A escolha do agente cimentante para restaurações cerâmicas. Clínica. 2009; 5(2):194-205.

11. Hilgert LA, Lopes GC, Araújo E, Baratieri LN. Adhesive procedures in daily practice: essential aspects. Compend Contin Educ Dent. 2008 May; 29(4):208-1

12. Kidd EA. How 'clean' must a cavity be before restoration? Caries Res. 2004 May--Jun; 38(3):305-13.

13. Krämer N, Lohbauer U, García-Godoy F, Frankenberger R. Light curing of resin-based composites in the LED era. Am J Dent. 2008 Jun; 21(3):135-42.

14. Loguercio AD, Reis A. Application of a dental adhesive using the self-etch and etch-and-rinse approaches: an 18-month clinical evaluation. J Am Dent Assoc. 2008 Jan; 139(1):53-61.

15. Loguercio AD, Bittencourt DD, Baratieri LN, Reis A. A 36-month evaluation of self-etch and etch-and-rinse adhesives in noncarious cervical lesions. J Am Dent Assoc. 2007 Apr; 138(4):507-14.

16. Lopes GC, Oliveira GM. Direct composite resin restorations in posterior teeth. Compend Contin Educ Dent. 2006 Oct; 27(10):572-9.

17. Magne P. Composite resins and bonded porcelain: the postamalgam era? J Calif Dent Assoc. 2006 Feb: 34(2):135-47.

18. Maia EA, Baratieri LN. de Andrada MA, Monteiro S Jr, de Araújo EM Jr. Tooth fragment reattachment: fundamentals of the technique and two case reports. Quintessence Int. 2003 Feb; 34(2):99-107.

19. Manhart J, Chen H, Hamm G, Hickel R. Buonocore Memorial Lecture. Review of the clinical survival of direct and indirect restorations in posterior teeth of the permanent dentition. Oper Dent. 2004 Sep-Oct; 29(5):481-508.

20. Melo TS, Kano P, Araujo Jr EM. Avaliação e reprodução cromática em odontologia restauradora. Parte I: O mundo das cores. Clínica. 2005; 1(2):95-104.

21. Melo TS, Kano P, Araujo Jr EM. Avaliação e reprodução cromática em odontologia restauradora. Parte II: A dinâmica da luz nos dentes naturais. Clínica. 2005; 1(4):295-303.

22. Milicich G, Rainey JT. Clinical presentations of stress distribution in teeth and the significance in operative dentistry. Pract Periodontics Aesthet Dent. 2000 Sep; 12(7):695-700.

23. Perdigão J. New developments in dental adhesion. Dent Clin North Am. 2007 Apr; 51(2):333-57.

24. Peumans M, De Munck J, Fieuws S, Lambrechts P, Vanherle G, Van Meerbeek B. A prospective ten-year clinical trial of porcelain veneers. J Adhes Dent. 2004 Spring; 6(1):65-76.

25. Pivetta MR, Moura SK, Barroso LP, Lascala AC, Reis A, Loguercio AD, Grande RH. Bond strength and etching pattern of adhesive systems to enamel: effects of conditioning time and enamel preparation. J Esthet Restor Dent. 2008;20(5):322-35.

26. Reis A, Loguercio AD, Kraul A, Matson E. Reattachment of fractured teeth: a review of literature regarding techniques and materials. Oper Dent. 2004 Mar--Apr; 29(2):226-33.

27. Schlichting L, Machry L, Rost AP, Backes CN. Matriz oclusal: anatomia e função originais. Clínica. 2006; 2(1):86-93.

28. Türkün S. A arte do acabamento e polimento em restaurações estéticas. Clínica. 2006; 2(4): 416-420.

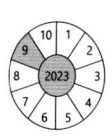